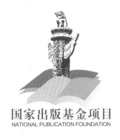
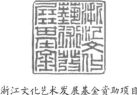

国家出版基金项目
NATIONAL PUBLICATION FOUNDATION

浙江文化艺术发展基金资助项目
PROJECTS SUPPORTED BY ZHEJIANG CULTURE
AND ARTS DEVELOPMENT FUND

主编

高景恒 Gao Jingheng

彭庆星 Peng Qingxing

鲁开化 Lu Kaihua

袁继龙 Yuan Jilong

中国美容内科学

Chinese Aesthetic Internal Medicine

图书在版编目（CIP）数据

中国美容内科学 / 高景恒等主编. — 杭州：浙江
科学技术出版社，2022.9
ISBN 978-7-5739-0275-7

Ⅰ.①中…　Ⅱ.①高…　Ⅲ.①美容—内科学
Ⅳ.①R5

中国版本图书馆CIP数据核字（2022）第170909号

书　　名	中国美容内科学
主　　编	高景恒　彭庆星　鲁开化　袁继龙

出版发行　浙江科学技术出版社
　　　　　地址：杭州市体育场路347号　　邮政编码：310006
　　　　　办公室电话：0571-85176593
　　　　　销售部电话：0571-85176040
　　　　　网址：zjkj.zjcbcm.com
　　　　　E-mail：zkpress@zkpress.com

排　　版	杭州兴邦电子印务有限公司
印　　刷	浙江新华印刷技术有限公司

开　　本	889×1194　1/16	印　　张	45.25
字　　数	949 000		
版　　次	2022年9月第1版	印　　次	2022年9月第1次印刷
书　　号	ISBN 978-7-5739-0275-7	定　　价	650.00元

责任编辑　唐　玲	文字编辑　黄　乐
责任校对　赵　艳　陈宇珊	封面设计　孙　菁
责任印务　田　文	

主编简介

高景恒

1935年生，吉林人。1960年4月提前半年毕业于大连医学院，参加附属医院外科的急腹症中西医结合攻关研究半年余，同年底被分配至外科进行住院医师轮转。1963年在同年级中首批担任附属医院外科总住院医师。1969年进入整形烧伤外科工作，1972—1973年被派往上海第二医学院附属第九人民医院整复外科进修学习。从事整形美容、显微外科、手外科、烧伤外科工作50余年。

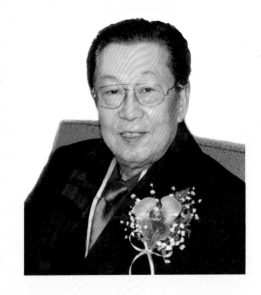

在临床工作中，引进国内外先进技术数十种。1969—1983年，在遵义医学院（1969年大连医学院南迁至遵义，更名为遵义医学院）附属医院首先开展显微外科技术；1976年成功完成多种组织瓣游离移植及小儿第2足趾吻合血管的游离移植再造拇指，后者经专家（陈中伟、张涤生院士等）鉴定为国际首例，被评为辽宁省重大科技成果，至此已完成显微外科技术的研究并在临床应用，进入国内外整形外科发展的第三阶段。高教授也于1985年由主治医师破格晋升为主任医师。

进入辽宁省人民医院后，创建整形外科，担任主任、教授、博士研究生导师。国内首创多组织瓣联合移植重建胸颈全段食管功能。1993年，多组织瓣联合移植修复先天性膀胱外翻的形态和功能获辽宁省科学技术进步奖一等奖，同期完成软组织恶性肿瘤的根治性、腔室切除和形态修复与功能重建。上述是国内外整形外科发展的第三阶段的先进技术。1987年与华西医科大学联合创办《中国修复重建外科杂志》，任副主编。

自20世纪80年代末开始，重点开展美容外科技术的研究与应用。在国内率先研究面部年轻化、体形塑造、乳房美容外科及第二代除皱手术（SMAS技术）与相关解剖。1990年创办国内第一本美容外科杂志——《实用美容整形外科》杂志（即现今的《中国美容整形外科杂志》）并担任常务副主编，从1997年起担任主编、终身名誉主编。自担任该杂志主编以来，率先报道SMAS技术、肿胀麻醉技术、软组织填充材料和组织工程研究等的发展，近年来报道各种微创技术和方法，包括激光、电、光等技术，中胚层疗法、注射填充等，引领了整形外科第四阶段的发展。近年来随着再生医学与干细胞研究应用，进入整形外科第四、第五阶段的发展，引领了我国美容界开展抗衰老医学以及量子医学的研究与临床应用。

先后担任中华医学会整形外科学分会常务委员，中国修复重建外科学会副主任委员，中华医学会医学美学与美容学分会副主任委员、名誉主任委员，中国医师协会美容与整形医师分会副会长、名誉会长，中国整形美容协会高级顾问。2007年被聘为美国加州杰利瑞大学博士研究生导师；2010年9月，《中国美容整形外科杂志》与美国PRS（*Plastic and Reconstructive Surgery*）和*PRS Global Open*杂志建立合作关系，被聘为该杂志的国际编委。

获辽宁省科学技术进步奖一等奖3项、重大成果奖2项；发表学术论文200余篇；担任10余部专著的主编、副主编，主审数部；创办杂志2本。1988年获评卫生部全国卫生文明建设先进工作者，1991年被国务院批准为有突出贡献专家并享受国务院政府特殊津贴，1992年获评卫生部和人事部全国卫生系统模范工作者，1996年被评为辽宁省优秀专家，2005年获中国医师协会美容与整形医师奖，2010年被评为专业技术岗位国家二级教授。

彭庆星 ════════════

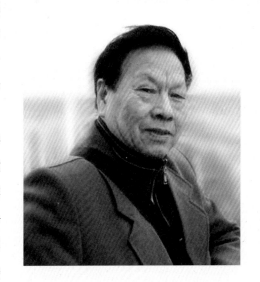

1938年生，江西人。教授，宜春学院美容医学院名誉院长、医学美学研究所名誉所长。1993年受聘为湖南医科大学（现名中南大学湘雅医学院）皮肤美容专业硕士研究生导师，2001年受聘为中南大学美容医学心理专业博士研究生导师。

1989年2月，创办东方医学美学研究所（现名宜春学院医学美学研究所）。先后以该研究所为平台，筹建中华医学会医学美学与美容学分会和中国医师协会美容与整形医师分会。历任中华医学会医学美学与美容学分会筹备组组长，第一、二届委员会常务副主任委员，第三、四届委员会主任委员，第五届委员会前任主任委员，第六届委员会名誉主任委员等。

多年来，分别受聘为《中华医学美学美容杂志》编辑委员会前三届副总编辑、第四届常务编委、第五届总编辑，《中国美容医学》杂志编辑委员会前五届副主任委员，《中国美容整形外科杂志》编辑委员会前四届编委、第五届名誉主编，《医学参考报》"美容医学频道"名誉主编，《中华医学杂志（英文版）》同行评议专家等。

主编（或独著）著作、教材50余部，发表学术论文260余篇（其中国外10篇）。1988—2001年主持完成的"医学美学与美容医学内涵及体系结构"系列研究，经江西省科技厅组织专家鉴定为"填补了国内外空白，达到国际领先水平，是一项突破性研究成果"。

1993年9月，获国家教委、人事部授予的"全国优秀教师"称号；1994年10月，获"有突出贡献专家"称号并享受国务院政府特殊津贴；2001年6月，获中国科学技术协会"优秀学会工作者"称号；2003年9月，获江西省高校"教学名师"称号；2006年11月，获"中国医师奖"；2016年1月，获中国整形美容协会"行业成就奖"等。

在国际上，1997年5月，被英国剑桥国际传记中心授予"国际上有成就的学术带头人"证书；2008年4月，被国际美容医学联盟（UIME）、罗马尼亚美容医学会授予"学科发展贡献奖"；2011年5月，获UIME学科建设"铂金奖"等。

鲁开化 ════════

1935年生，安徽全椒县人。1957年毕业于中国人民解放军第四军医大学医疗系。中国人民解放军空军军医大学（原名中国人民解放军第四军医大学）西京整形医院、全军整形外科研究所主任医师，一级教授（军队），博士研究生导师；中国整形美容协会常务理事会特聘专家教授、整合整形外科专业委员会名誉主任委员、整合美容医学专业委员会专家组组长。2017年获"国之大医·特别致敬"荣誉称号，参加首届国家名医高峰论坛。

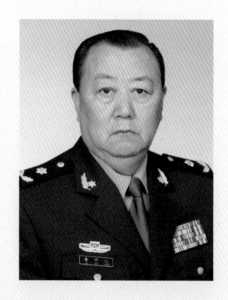

先后完成21项科研课题，撰写医学论文500余篇。主编《临床美容整形外科学》《常用美容手术及并发症修复》《皮肤软组织扩张术》《新编皮肤软组织扩张术》等8部专著，是《整形外科学》与《美容外科学》两部专著的副主编，是40余部专著的编委。曾获国家科学技术进步奖一等奖1项、三等奖3项，陕西省、吉林省科学技术进步奖一等奖2项、三等奖3项，军队科学技术进步奖二等奖8项、三等奖4项；荣立三等功3次。

历任陕西省医学会常务理事、烧伤整形分会主任委员，中国人民解放军医学科学技术委员会委员（两届）、烧伤整形专业委员会副主任委员、整形外科学组组长。曾任中华医学会显微外科学分会副主任委员（两届）、中华医学会整形外科学分会常务委员（三届）、中国康复医学会修复重建外科专业委员会委员、《中华整形外科杂志》副总编辑、《中国美容整形外科杂志》副主编、《中国美容医学》主编及《中国修复重建外科杂志》等8家杂志编委。

在烧伤、创伤及后遗畸形的治疗，耳、鼻、拇指等器官再造，显微外科皮瓣技术及美容外科技术方面均有较深造诣。在1960年大面积烧伤患者（烧伤面积占总体表面积的90%，Ⅲ度烧伤面积占总体表面积的68%，是当时世界上最严重的病例）抢救及2006年国内首例换脸术中均是积极参与者之一。曾获医学美学与美容医学学科建设贡献奖（两次）、中国显微外科杰出贡献奖。

袁继龙 ══════

1971年生，山东单县人。医学博士，主任医师，博士研究生导师，教授，九三学社社员。现任辽宁省人民医院整形美容外科主任、《中国美容整形外科杂志》主编。

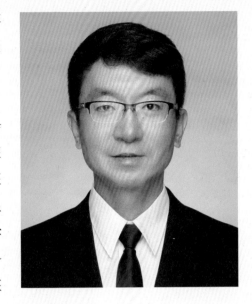

兼任中华医学会整形外科学分会委员、中华医学会整形外科学分会面部年轻化学组副组长、中国研究型医院学会整形外科学专业委员会常务委员、中国研究型医院学会美容医学专业委员会常务委员、中国医师协会显微外科医师分会委员、辽宁省医学会医学美学与美容学分会候任主任委员、辽宁省医学会显微外科学分会常务委员、辽宁省医学会整形外科学分会常务委员、沈阳医学会整形与美容分会主任委员、辽宁省医学会和沈阳医学会医疗事故鉴定专家组成员、辽宁省整形美容质量控制中心副主任。为中国医科大学、辽宁中医药大学、大连医科大学硕士研究生导师，奥地利鲁道夫基金会医院访问学者。

主持辽宁省"百千万人才工程"资助项目、辽宁省自然科学基金指导计划项目及沈阳市科学技术计划项目等。获辽宁省科学技术进步奖三等奖1项。主编《全科医学采分点必背》《中国美容内科学》，参编《现代美容外科学》等5部专著，主译《隆乳整形术：原则及实践》等著作。获发明专利1项。近5年在专业核心期刊发表论文20余篇，其中SCI收录7篇。

《中国美容内科学》指导委员会

顾 问

张其亮　张　斌　臧培卓　高建华　李青峰

主任委员

彭庆星　高景恒

副主任委员

刘洪臣　李世荣　杨蓉娅　郑孝勤　曹孟君　郝立君　曹志明
赵启明　宋建星　胡葵葵

委 员

王向义　石　龙　高树奎　白伶珉　王忠媛　李孟倩　朱利娜
孔丽霞　丁　胜　郭书彤　裘名宜　吴正平　周绍龙　关　升

《中国美容内科学》编撰委员会

主　编

高景恒　彭庆星　鲁开化　袁继龙

副主编

郑孝勤　张　晨　刘宣力　曹孟君　曹志明　曹景敏　曾汉祺
秦宏智　王洁晴　臧培卓

责任编撰者（以姓氏笔画为序）

丁雅妮　王达烈　王志军　尹卫民　刘金超　齐向东　李　勤
肖　嵘　吴景东　吴溯帆　张庆国　张宇夫　陈卫华　林晓曦
欧阳天祥　　　　金宝玉　郑丹宁　赵中州　赵启明　胡葵葵
查旭山　徐盈斌　郭　澍　黄绿萍　谢　芳　蒲兴旺　樊　星

参编者（以姓氏笔画为序）

于靖洋　马　刚　马晓荣　王　松　王向义　王琪海　云子轩
石　杰　冯永强　刘恩惠　刘瑞真　孙　赛　孙中生　孙孝先
孙晓虹　杨　雷　肖　明　肖　强　何仁亮　汪晓蕾　张　杨

陈世栋　陈勇军　陈蓉蓉　林　秀　罗　敏　罗鸯鸯　树　叶
姜金豆　秦志华　莫海雁　索南多杰　　　夏学颖　高婧囡
程代薇　黎　冻　魏在荣

编写助理

郭书彤　丁　胜

序 一

美容是人类社会进步和经济发展的重要标志。"爱美之心，人皆有之。"爱美是人的重要属性，也是天性。但是在漫长的发展历史中，由于生产力难以满足人们的衣食住行，甚至难保最基本的生活条件，因此美容只是少数人的特权；对于广大民众，只能为基本生活而奋斗，根本没有为美的能力。现在，人们的生活条件改善了，不仅有了美容的愿望，而且有了美容的权利，更重要的是有了美容的能力。近年来，美容业发展突飞猛进，人们对美容的需求越来越多，要求也越来越高，这一行业正在持续升温，不断发展，前景看好。

然而，针对这次浪潮，从专业角度来看，一个又一个必须关注的问题不断突显，怎么解决这些问题是美学发展的方向。回顾人类美学，大致经历了三个时代。

第一时代是美容。这一时代，医学并不十分发达，科技又没能跟上，此时爱美重在局部，重在容颜。人们通常用一些简单的装饰技巧或粉饰方法来装扮自己的容颜，比如修饰发型、穿金戴银、涂脂抹粉。总体来讲，这是一种短时行为，"治标未治本"，重在外表美。

第二时代是美体。这一时代，人们逐渐认识到整个个体的外界表现与容颜密不可分，逐渐出现了做瑜伽、抽脂、隆乳、肥臀……对自己的体形进行调整甚至修整，以增加美颜的作用，重在外在美。

第三时代是美人。是将人视为一个整体，从全方位、多因素考虑，既考虑身体局部对容颜的作用，又考虑人的体质、气质和素质，即全身健康（包括心理调整对于美容的作用），重在内在美。

《中国美容内科学》就是上述三代美学的整合，从美容到美体，再到美人。高景恒教授长期从事美容医学的基础与临床工作，有扎实的理论功底和丰富的临床经验。他组织全国专家从美容医学涉及的多角度、多维度、全方位知识考虑，著成这本书。这是一本富有整合医学理论和实践的整合美容学专著，内容丰富，思想新颖，特点鲜明。

我有幸先睹为快，特推荐给读者。我不懂美学，更不懂美容，但我与大家一样爱美，我知道内科乃至全身的病理生理变化对美容十分重要。

中国工程院院士、原副院长
中国人民解放军第四军医大学原校长
美国医学科学院外籍院士

2021年8月8日

序 二

　　我本人并不直接从事美容与抗衰老研究，之所以和该领域建立了一定的联系，一方面来源于20世纪我们所从事的有关生长因子研究和表皮细胞去分化现象的发现等理论与技术成果，其中部分已经被该领域专家应用于美容和抗衰老；另一方面，我作为中华医学会组织修复与再生分会的主任委员，在学科领域多少与整形、美容和抗衰老有一定关联，加之近年来又应邀参加了该领域几次重要的国内外学术会议，所以对该领域有一些粗浅的了解。因此，当高景恒教授邀请我为即将出版的《中国美容内科学》写个序言时，我欣然答应了，并以此来祝贺该专著的出版。

　　我总的印象是：美容与抗衰老是全人类向往和共同追求的目标；它是生物学、医学与美学等自然科学和社会科学理论与技术的延伸和规范应用的领域；我国政府和行政管理部门高度重视该领域的发展，并有相关的学会和协会进行管理与指导；我国在该领域已经具有较好的基础，除部分德高望重的老专家仍然在一线引领与指导学科发展外，一大批年富力强的优秀中青年专家正活跃在该领域的各个学科，包括基层。此外，该领域还是一个非常有发展潜力的庞大产业。因此，关注医学美容、抗衰老及其相关领域的学术、技术与产业化发展，既是学科发展的需要，也是大众生活的需求，值得我们关注。

　　美容涉及的学科门类比较多，范围也较广。之前已有多部美容外科学专著出版。《中国美容内科学》则更加强调美的内在因素，以及由此产生的一系列治疗技术和方法对美容和抗衰老所产生的作用。相信《中国美容内科学》的出版，将与高景恒教授先前主编的《美容外科学》珠联璧合、交相辉映，为该领域留下一段值得人们回忆的佳话。

　　《中国美容内科学》由该领域资深专家领衔，一大批优秀中青年专家参与编著。它的出版，是该领域近年来国内外成果的总结与集中体现，也是该领域学科发展的需要，特别是给广大从业人员提供了一部具有重要参考价值的学术著作。在此，我祝贺该书的出版，并相信它对进一步规范行业行为、推动行业有序健康发展会起到积极的促进作用。

中国工程院院士

中华医学会组织修复与再生分会主任委员

中国人民解放军总医院生命科学院院长

2021年7月4日

序 三

　　这本《中国美容内科学》凝聚了主编高景恒等专家的心血、汗水和智慧，更凝聚了他们这代人对蓬勃发展的中国医疗整形美容行业的关注和热爱。这些专家为了中国医疗整形美容行业、事业的发展，几十年来呼吁、奔波甚至呐喊，他们与前辈张涤生教授一样，是这个行业的骄傲，是这个行业的财富。

　　2002年，本人在新疆维吾尔自治区卫生厅任副厅长期间就开始关注医疗整形美容行业，2015年回到国家卫生计生委后，就一直参与该行业的规范、建设和发展。自从担任第二届中国整形美容协会会长以来，更是体会到该行业的许多专家、学者、医护专业人员，有一种求学、求知的学习风气，有一种使中国医疗整形美容行业走向世界的强国之梦。

　　《中国美容内科学》的出版，必将丰富医疗整形美容学科体系，必将为广大从事医疗整形美容专业的医护人员提供更为丰富的专业知识营养，也必将为广大求美者提供一部更为专业的科普读物，从而为提高人民生活质量、建设美丽中国出一份力。愿本书为广大读者所钟爱！

中国整形美容协会会长

2021年8月2日　张斌

序 四

探寻阳光下的生命美学

现代医学正在日益突破学科的樊篱，力图满足时代变化所产生的需求。美容内科学正是这样一个极具挑战性和创新性的学科，丰富着人类关于健康和美的概念，这是继美容外科之后，由外向内的一次探索，由内向外的一种生发。当追求和发现相遇相知，就像希望和阳光交织，惊喜出现了，创造和创新结晶成一棵高大的充满希望的树，并盛开芬芳的花朵。

读高景恒先生的《中国美容内科学》，就像与医学界一个富有机智和才气的人对话，我倾听他关于美容内科的见解，分享他的医学经验和成果，感受他为人类医疗美容学探索的灵魂和不停歇的追求，还有乐于分享的无私奉献精神。当年，他的《美容外科学》对医疗美容行业已经是无价瑰宝，而今这部《中国美容内科学》更是对医疗美容行业的全面解码。

高先生是中国医疗美容领域的领军人物。医疗美容作为现代医学的重要分支，尤其是现代社会的医疗美容，很多概念已经更丰富了，甚至超出了医学自身的需求和限度，这就需要学科的进步和重新审视。生命的形成和遭际有时晦暗不明，有时陷入黑暗和困顿，每当此时，人们呼唤和企盼的正是一线光明。光明就是生机，光明就是希望，光明就是一切。在特定的时刻，医生便是给陷入困顿的生命带来光明的人，医学的进步能让某些不幸被阳光普照，重现生机，带来慰藉。

目前，美容医学的发展已表现在物理、化学、生物学等多个方面，而未来的医学手术将向微创、无创发展。高先生在美容内科方面的探索和实践，无疑又将人类的健康美学提升到一个新的层次，是医疗美容方面的结合和突破。高先生将他的美容内科上升到对长寿和美丽的极大尊崇，还引申到生命权益要得以保障的层面，让人心中敬意油然而生。

高先生的《中国美容内科学》是对美容内科文献的突破，他在耄耋之年仍能让大家看到这部潜心之作，令人敬仰。他对美容医学的长期钻研和对工作的热爱，翔实可循的案例和临床成果，加上他有发现珍宝的本领和扎实准确的文字叙述，构成了本书的成功要素。我一次次被他的想法所吸引，因为他的成果关涉人们的幸福。

美容不仅是对人体的塑造和改变，也不仅仅关乎样貌肢体的修饰和再造，它涉及如何理解生命和评价生存，如何直面生命和尊严。生命美学、健康美学和医疗成果相结合，这不仅仅是医学的进步，更关乎对爱的理解，对智慧的挥洒和关照，而这一切，都是高先生努力的结果，都是高先生和他的团队汗水和心血的结晶。

　　《中国美容内科学》让我看到了简捷而丰硕的成果和方向性的引导，看见了引向新领域的通道，还有继续进步的思考。

辽宁省人民医院院长

《中国美容整形外科杂志》社社长　　臧培卓

2021 年 6 月 21 日

序 五

　　《中国美容内科学》是本学科领域最先以"美容内科学"命名出版的专著，是继高景恒教授参与主编的《微创美容外科学》（2013年出版）后又一抗衰老医学专著。该书内容丰富新颖，除了对微创美容医疗进行详细论述外，还将衰老的原因、毒素与衰老、美容–长寿–基因以及再生医学作为重要命题，并对顺势医学、量子医学等进行了深入论述。

　　美容内科学是应用非手术医疗手段，对正常人群机体进行结构、形态和功能改造，满足美丽、情感渴望、愉悦和社会需要等需求的医学科学。年轻就是美丽，因此延缓衰老自然成为其固有的命题。

　　美容内科是整形美容范围内发展迅速且不断扩大医疗内涵的领域，其医疗内容已经占据当今整形医疗业务的"半壁江山"。笔者曾研究上海交通大学医学院附属第九人民医院整形外科就诊人群的变化，1982年以前，因疾病、外伤、畸形就医者占整形外科就医人群的90%以上；而当今，这类就医者每年为2万～3万人次，只占就医人群的20%左右，其余80%左右是为了容貌和躯体美丽而就诊的，这其中约一半人采用非手术的美容内科医疗。

　　笔者有幸对本书的顺势医学、量子医学等章节先睹为快，为高教授阅读量之广泛和研究之深入而惊叹，也回忆起以往的40多年，我们见面交谈最多的是读书之所见和对异同的辩解……本人对顺势医学曾有所实践，既信又疑，但是在阅读高教授有关顺势医学的历史、现实价值和未来，以及其四大特点、七大要素的阐述之后，相信您也会有钻研其究竟的决心。科学的本质就是不断探索。

　　量子医学是医学新秀。本书详细叙述了宇宙和人体能量的表现形式及其转轨，将生物体的物质性特征认识提高到新的层面。把人体比作"生物雷达"，生物和人体的细微病态就可能以能量的细微变化测定来评估和整治，其内涵又能与中医"虚、实、热、寒"评估理论相呼应。量子医学对人体病态的评估价值已被多方面证实，这是对生物体物质世界的深刻认识和应用，本人十分看好其未来。

　　美容内科学是我国学者在现代整形外科学发展中最先倡导的命题。1983年，卫莲郡医师最先从事整形内科学实践，因为某些原因，她被迫停止从事了23年的整形外科手术实践，无奈，笔者建议和协助其开展被命名为"整形内科学"的临床实践，包括增生性瘢痕的内科治疗，用药以"黑布膏"为主，外用加压包扎和协同5–氟尿嘧啶、激素等治疗，三氯乙酸化学剥脱医治体表斑块痣；高压氧舱治疗，提高皮瓣移植成活率和改善皮瓣移植后血液循环障碍等。直到

1990 年，笔者在上海第九人民医院整形外科建立了美容（内科）治疗室，采用磨削、化学剥脱、电灼、超声、光电波、蒸汽温湿和按摩、皮下注射药物等内科手段，治疗增生性瘢痕、色素痣、老年斑和用于面部年轻化等。

中国美容内科医学实践可追溯到 2000 多年前。早在秦汉时期的《山海经》就有记载："天婴……可以已痤"（痤即痤疮），即天婴可以治疗痤疮；"荀草，服之美人色"，即服荀草可美容。马王堆出土的西汉《五十二病方》中有用内科方法以达到体表组织美化的记载，包括白癜风的治疗和体表肿块的非手术治疗等。至于古代持续几世纪的"长生不老的炼丹术"，更是到了"世人皆知"的地步。

近年，美容外科在中国迅猛发展，基于其市场特性，激流之下泥沙混杂，有将虚假的"先进"医疗用于临床，更有甚者以吹牛和应用"旋转门式技巧"损害求美者，抗衰老医学范畴是"重灾区"。这需要对此有清晰的认识和引导。希望有更多科学、专业的医学论著出版，指导整形美容内科的临床实践，"师者，传道、授业、解惑也"。

上海交通大学医学院附属第九人民医院终身教授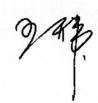

2021 年 7 月 20 日

祝賀美容外科學出版發行
年輕美麗人皆好之　若得其道
美容施之身心健美　年壽延々
　　　　李業

美外当华　美内当长.

美兼内外　美达极致

祝贺《美岩妇科学》出版

高建军

前　言

现代医学的发展为人类的健康做出了重大贡献，但也因日益分化所彰显的局限性而逐渐导致当代整合医学发展的新趋势。当代整合医学的发展已产生了1+1＞2的医学效应。美容内科学是美容医学和抗衰老、长寿医学、当代整合医学发展的典范，也是结构医学向功能（能量）医学和信息医学转化的新成果。

何谓美容医学？笔者曾著文：美容医学的服务对象是健康人群；服务目的是利用医学手段满足健康人美丽和长寿两大心理需求，可谓"爱美之心，人皆有之，年轻健康，美丽得之；延年益寿，自古有之，长生不老，人皆求之"。

众所周知，临床医学的服务对象是患者，服务目的是诊治疾病；而美容医学是利用医学手段满足健康人美丽和长寿两大心理需求。因此，美容医学与临床医学在服务对象、服务目的上具有本质的区别，各属不同的逻辑领域，从而决定了在当代整合医学大趋势下形成的美容医学整体学科属于临床医学之外的另类医学，即继临床医学、预防医学、康复医学之后的"第四医学"。

笔者认为，任何发展阶段形成的医学都是伴随着社会科学、人文科学和自然科学的发展而发展的。换句话说，医学发展是社会、人文、自然科学的发展成果向医学不断渗透的结果。这种渗透表现在物理方面（诊断、治疗的各种医疗设备）、化学方面（药物等）和生物学方面（再生医学等）。其发展趋势是无创和微创的高端技术，这是医学发展的客观的、必然的规律。在这样的背景之下，美容内科学应运而生。

医学伦理宣言告诉我们："医学发展依靠于实验研究，研究的最终结果是靠人体试验，以不损害患者利益为第一位。"其发展方式和路径是："鼓励探索，宽容失败，尊重个性，敢为人先；科学的本质是批判；而学术交流在于质疑；能伪证的问题才是科学的问题；学术争鸣是学术原生态建设的灵魂！"

美容医学是抗衰老研究的领军学科。30多年来，当代中国美容医学学科经历了提出、质疑、创新等不断发展和完善的过程，已成为集美容外科学、美容皮肤科学、美容牙科学、美容中医科学等于一体的整体学科。鉴于近年来以抗衰老医学为核心的技术逐渐在应用中显现和发展，中华医学会医学美学与美容学分会和中国医师协会美容与整形医师分会先后在深圳和长春召开部分专家、教授及有关领导参加的座谈会，论证了撰写《中国美容内科学》专著的必要性。

我们在撰写《中国美容内科学》的指导思想上坚持了美容医学技术发展的两大任务、三大原则和五大技术发展方向。两大任务是美丽、年轻（长寿）；三大原则是安全有效、微创（无创）和综合疗法；五大技术发展方向是常规技术发展、微创（无创）技术发展、再生医学的发展、抗衰老医学的发展和量子顺势医学的发展，或称量子医学时代——美容量子医学时代的到来。

　　全书共16章，包括基础知识部分6章、技术部分5章、进展部分5章。进展部分中的再生医学、抗衰老医学、顺势医学、量子医学，经搜索国内外文献，尚未查到典型、标准的类似专著作参考。

　　本书集中本专业的部分专家执笔，内容仅代表执笔者的专业水平。编著者竭尽全力完成此书稿，撰写中分工为主编、副主编、责任编撰者和参编者，共四级作者。本书仅供同道们在实践中参考，并请读者提出宝贵意见，在此不胜感谢！

2020 年 12 月 17 日

目　录

第一章

美容内科学概论

第一节　美容医学的孕育、发展及特点

一门新学科的孕育，往往源于社会生活中存在的、能满足人们需求的某些现象引起了人们的关注，从而激发人们研究其基础理论、揭示其规律的兴趣，使之成为一门规范、系统、完善的学科。

随着社会科学、人文科学和自然科学的发展成果不断向医学渗透，医学科学也不断发展。美容医学就是这样的一门新兴医学学科。它的诞生，源于某些医学技术的应用满足了人们追求美的需求，继而激起了中国医学学者对以人体美学、审美、医学审美设计为主要内容的医学美学基础理论的研究。这必然驱使人们把分属于医学学科中有关"美容"的分支项目加以整合，并不断拓展，从而形成一门新型医学学科——美容医学。

美容医学学科已成为当今医学发展中的新型热门学科之一。美容医学学科包括美容外科学、美容皮肤科学、美容牙科学、美容中医学，以及新兴起的美容内科学等。

一、从医学技术在美容领域中的应用谈起

传统的医学领域以"救死扶伤"为服务宗旨，目的是治疗或者预防疾病，保障人们的健康，未涉及如何使人们变得更漂亮。然而，"爱美之心，人皆有之"。古今中外，人们对美的追求，就像衣食住行一样，属于人的内在需求。当人们具备了相应的物质条件，就会想方设法来美化自身外表形象，如使用化妆品掩盖皮肤上的斑点，涂口红使嘴唇更加性感，还有设计发型、服饰打扮、喷洒香水、服用具有美容功效的保健食品等。无论是古代的皇家妃子使用牛奶沐浴，还是今天的人们走进美容院，进行面部护理和身体护理，使肌肤细腻、光滑和延缓衰

老，都反映出人们对自身美的不懈追求。因此，"美容"作为一门学问，在民间早已存在，只是没有系统的美容医学一说。

还有，如穿耳洞、文眉、漂唇这些美容技术的实施最早并不是在医疗机构，而是在生活美容场所。但由于这些技术对人体具有创伤性和侵入性，所以人们在获得美丽的同时，也有部分人因为感染或瘢痕等导致毁容或使健康受到影响。于是，人们逐渐将这些美容技术项目纳入医学领域，促使美容领域与医学领域相结合，就产生了如今的眼睑成形术、睑袋去除术等美容外科技术，牙齿漂白术、牙列矫正术等美容牙科技术，针灸减肥等美容中医技术，雀斑治疗等美容皮肤科技术。这些技术项目属于我们今天所说的医学美容学或称美容医学范畴。

其实，这种用医学手段来解决人体美的技艺方法可以追溯到2000多年前。《晋书·魏咏之传》记载，东晋有位叫魏咏之的唇裂患者，通过高明的医者为其成功施行唇裂修补术后，仕途便顺畅起来。古印度的《摩奴法典》中记载了劓刑，犯人被削掉鼻梁后的鼻部呼吸功能虽在，但外观丑陋，于是产生了鼻再造术。1897年，广州《中西日报》、上海《申报》相继报道了在法国问世的"整容方法"，报道称："整容医师在老妇耳际割开，将皮切去一条，然后将面皮绷紧，密线缝之，则面上的皱纹悉平，宛如妙龄女子。"所以医学美容技术并不是今天才有的，而是古而有之。

20世纪80年代中后期以来，随着人民生活逐步改善，外来文化与生活方式逐渐渗透，医学技术不断进步与发展，追求自身美的人也越来越普遍，尤其是演艺人员、外事人员、旅外人员和部分经济条件优越的青年男女，对容貌与形体美的追求不断增长，相关医疗美容技术应运而生，并逐步成为社会文化发展和人民生活质量提高的需求之一。当代的专家学者们逐渐认识到，爱美是人的一种天性，老年人期望自己青春永驻，中年人希望有更好的形象获得自信，年轻人则向往成为俊男美女。主观的自信和客观的第一印象成为人们进行友情、亲情、爱情交往的名片，甚至成为就业、入学、交友、应征入伍等成败的重要因素。

马克思曾经说过："人也按照美的规律来建造。"这真可谓："爱美之心，人皆有之，年轻健康，美丽得之；延年益寿，自古有之，长生不老，人皆求之。"因此，美容是人类创造自身美的一种社会文化现象，也是社会发展的必然结果。

二、《医学美学》的诞生与美容医学的提出

1988年，由邱琳枝、彭庆星主编，天津科学技术出版社出版的中外首部《医学美学》，创建并拓展了医学美学理论体系。该书揭示了医学领域中的美学基础理论，分别探讨了内科、外科、耳鼻咽喉科、口腔科、整形外科等多个临床医学学科，以及预防医学、康复医学等医学领域中的美与审美的理论。该书将人体美界定为现实人体美、艺术人体美、概念人体美、医学人

体美四个类别，并且探讨了医学美学涵盖的医学美、医学审美、医学美感、形式美法则等美学基本规律。在此历史背景下，当代中国医学美学学者纷纷发表文章，提出了维护、修复和塑造现实生活中健康的、具有生命活力的人体之美的学科目标和任务，这必然导致医学领域中相继出现的一系列美容技术手段顺理成章地重组并形成了一个整体性的新型医学学科——美容医学。这是当代中国学者运用人的生物-心理-社会完美的整体论思维，指导美容医学学术研究的一项突破性成果。

三、美容医学的内涵和任务

美容医学有以下特征：①实施医学手段，包括外科手术、药物和各种诊断治疗仪器等，这就证明了美容医学属医学范畴；②服务对象是健康人群；③服务目的是满足美丽和长寿两大心理需求。这是全人类基本、自然的心理需求，从而说明美容医学不同于当前的临床医学、康复医学和预防医学等。医学原本仅服务于病态的人和治疗疾病，而美容医学的服务对象是健康人，服务目的是满足美丽和长寿两大心理需求，属非基本医疗需求。这是医学向纵深发展的革命性进展，属于另类医学，即临床医学、康复医学、预防医学以外的医学，或称"第四医学"，是相对独立的医学体系。美容医学是社会发展的产物，是我国经济建设和精神文明建设的必然结果，也是人类享受和平发展的产物。

四、美容医学整体学科发展的特点

美容医学的整体学科体系是由中国学者首先提出的，而作为一门学科门类则是世界的。在美容医学的发展历程中，美容是目的，美学是基础，而医学是手段，是服务于目的的技术群。美容医学的整体学科体系包括基础学科和应用学科。其研究的对象、范围、方法都在进一步加深与拓展中；其学科目的、发展方向亦已非常明确，即服务于现实人体美。美容医学的发展除了美容技术群的研究创新外，美容医学基础也在不断前行，且富有时代的特点，引领人体美的时尚与发展方向。归纳起来，美容医学整体学科的发展具有以下四个特点。

（一）满足人的审美需要

满足人的审美需要是美容医学区别于其他医学的根本之处。因为人的审美标准是在不断发展变化的，所以人的审美需要也随之改变。在人类对美的理解认识的历史长河中，不同时段或地域的人们会对"美"产生不同的理解，美容技术所产生的结果也会有所不同。例如，黑种人、白种人和黄种人的面部轮廓特征各不相同，并有着各自不同的审美观。在一些少数民族、原始部落中，更有独特的文身、打耳洞、穿鼻和穿脐等人体艺术表现形式，被认为是美的象征。对体形美的不同理解则是一个更好的例证。在我国汉代，以赵飞燕为代表，有"细腰宫里露桃新"的诗句，那时的审美标准视"细腰"为美；到了唐代，则以"肥硕"为美，中国历史上"四大美女"之一的杨贵妃体态丰腴，使得"六宫粉黛无颜色"。现代在大多数国家以苗条匀称的身材为美，而南太平洋的汤加等国仍以肥胖为美，这就是民族风俗的差异。审美标准包括科学的审美标准、地域性标准和个人的标准。此一时的美放在彼一时或许就不美了。如今，人们崇尚的是具有自我个性的生命活力美、生命质量美的美学标准，而关注自身的健康、养生、抗衰、益寿等则是永恒不变的美学标准。

（二）心理学特性

美容技术的实施改变了人体美，更重要的是能使求美者获得心理上的愉悦和平衡。一方面，很多求美者是因为自身形体或容貌的问题造成心理上的困扰才来就医的；另一方面，在实施美容技术后，特别是实施了具有创伤性或侵入性的技术后，都存在一个恢复期的问题，而心理疏导可以让求美者在健康积极的心理状态下度过恢复期。所以美容医学一定离不开心理学，美容医学的实施本身就是对求美者的一种心理疏导。美容技术的发展和运用不能脱离求美者的心理需要，否则易导致术后不满意和纠纷。

（三）市场经济特性

爱美不是人们衣食住行的基本需要，美容医学也不是为了救死扶伤，所以医疗美容不属于国家保障的基本医疗范围。美容医学是为了满足人们爱美的天性，提升人们的生活品质，帮助爱美人士更好地进行社会交往。这说明美容技术服务是一种商品，其价值和价格受市场经济规律调控。同时，目前美容市场需求大，也是推动美容医学快速发展的重要力量。美容技术的快速更新也源自美容市场中存在各种各样的求美需要，诸如目前提倡的微创、多种技术相结合、注重预防等。生命功能美、生命质量美，以及顺势疗法、量子医学理念等，也是顺应当前美容医学技术市场的需要而提出的。

（四）美容医学与生活美容的不可分割性

美容医学是一门新兴医学应用学科，同时交叉于美容学领域中，与"生活美容"并举，而称为"医学美容"，所以美容医学又称医学美容学。医学美容学与生活美容有着不可分割的关系，两者均应与人体的综合形象设计相结合，融入真、善、美这个大美学范畴。

五、美容医学发展的三原则

（一）安全有效的原则

美容医学在临床服务中必须保证安全有效，这是由美容医学的特征所决定的。因此必须避免医疗行为中"明知山有虎，偏向虎山行"的医疗行为。

为了实现安全有效的第一原则，必须遵守美容医学是为满足健康人心理需求的原则。实施医疗美容技术时要注意：①严格选择适应证；②严格进行全面的身体检查，并确定人体主要脏器，包括心、脑、肺、肝、肾等结构与功能正常；③排除过敏史；④注重潜在感染病灶的存在，尤其要重视非结核分枝杆菌慢性感染病灶的存在；⑤严格执行各项治疗技术的具体原则和规范，避免不可预见的威胁受术者生命的并发症出现，如面部注射美容技术可能导致的并发症——血管栓塞，尤其是心、脑和眼动脉栓塞等。

（二）微创和无创化的原则

微创和无创化是实现"安全有效"第一原则的保证。只有实现微创和无创化，医疗美容技术的安全性才高。微创和无创技术发展是高端科学技术发展的必然规律。

医学科学是伴随着社会科学、人文科学和自然科学的发展而不断发展的，这也是上述三类科学发展的成果不断向医学渗透的结果。这种渗透表现在物理、化学和生物学方面。物理方面主要是各种医疗仪器设备，如诊断和治疗仪器等，包括电、光、超声、等离子等；化学方面主要是药物、生物填充材料、中胚层疗法的应用等；生物学方面主要是再生医学的创新发展，包括细胞疗法、干细胞疗法、基因疗法、端粒疗法、线粒体疗法等。上述均属于高端科学技术及以微创和无创为特点的科学技术的发展。必须强调的是，微创和无创技术是医学科学技术发展的必然规律，它不是简单技术，而是高端的医学科学技术。对于治疗疾病恢复健康，人们期望的是能用注射技术就不用手术技术，能用口服和外用药物就不用注射技术。如今医院的医疗实践证明，内科患者越来越多，外科患者越来越少，符合科学技术发展的必然客观规律。

（三）综合疗法的原则

人体形态结构是由多组织、多器官组成的，而变丑和衰老也是因为多组织、多器官的老化而导致的。因此，为了达到美丽和延缓衰老的目的，治疗手段和技术就必须是针对多组织和多器官的治疗。综合疗法可以实现上述要求和目的。如面部年轻化，如果仅进行除皱手术，只能拉紧松弛的皮肤，不会改善皮肤质地和肤色变化；如果加上脂肪细胞移植等手段，不仅能改善松弛的皮肤，也能改善皮肤质地而使面部年轻化，移植的脂肪细胞最终有可能成为面部及全身组织和器官的再生剂，但要注意避免过度医疗行为。

第二节　美容内科学的提出与再现

学科的分化与分类是现代科学技术发展的必然趋势与结果，同时它也促进了科学技术的发展。因此，学科分类是必然的，也是符合客观发展规律的。我国美容医学也在发展中逐渐分类，尤其是微创和无创美容技术的发展促成了美容内科学的提出和再现。

一、"美容内科学"概念的提出

在临床医学领域里，一般将以药物治疗为主要治疗手段的称为内科，以手术为主要治疗手段的称为外科。内科学是临床医学的基础。根据当前美容医学的技术发展内容，以药疗、食疗等来达到健康人身心健美的技术手段，均属于美容内科学范畴，这是以当代高端内科技术为主体而发展起来的。

当今美容医学发展的两大任务是美容与长寿，三个基本原则是安全有效、微创和无创化以及综合疗法。美容医学发展的五大方向是：①常规美容医学技术的发展；②微创和无创技术的发展；③再生医学技术的发展，主要是细胞疗法、干细胞疗法和组织工程的研究；④抗衰老医学的发展；⑤量子顺势医学的发展。

抗衰老医学是一项涉及生命体和生命科学的整体学科。2000年，《整形再造外科》（*Plastic and Reconstructive Surgery*，PRS）杂志主编 Rohrich R. J. 提出，整形外科、美容医学是抗衰老医学的领军学科。当今延缓衰老的技术包括综合疗法、细胞及干细胞疗法、激素疗法、重组生长激素疗法、人类生长因子疗法、基因疗法、端粒和端粒酶疗法、线粒体疗法、能量（量子）疗法、抗自由基疗法等。

因此，学科分类是自然的，也是人为的客观规律。我国美容医学的发展促成了美容内科学的提出（图1-1）。

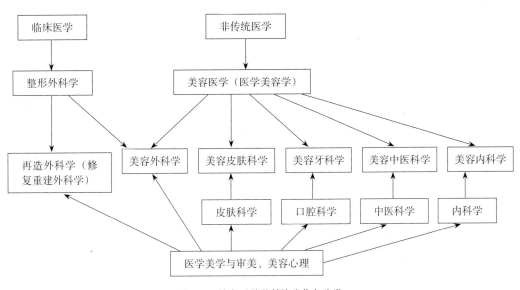

图1-1　美容医学学科的分化与分类

二、美容内科方术及其学科提出的相关历史

美容内科方术古已有之，如在《神农本草经》中就曾记载了令人面色悦泽、润肤祛黑、辟除口臭体臭、疗面疮酒渣、乌发生发、长须生眉、祛疣赘、抗衰延年等数十个内外兼治的美容方术。

一般来说，内科以药物治疗为主，外科以手术治疗为主。内科学则是医学应用学科的基础。同理，在美容医学的应用领域，美容内科学也必然居于重要的位置。

健康、年轻才有美丽，局部疗法需转化为全身疗法，治标需转化为治本，对抗疗法需转化为顺势疗法，以更加接近人体的整体平衡，这是美容内科学的灵魂。

20世纪中后期以来，随着社会物质文明和精神文明的双向发展以及现代物理、化学、生物学和人文社会科学等方面的新成果向医学不断地渗透，在继承和发扬内外兼治的祖国传统医学美容的同时，应用微创和无创技术、多种技术相结合的综合疗法，注重预防，强调生命功能美、质量美，提倡自然、可逆技术理念是当前美容医学技术市场发展的大方向。

20多年来，中国学者们一直在尝试将先后萌发的微创和无创美容、再生医学美容、中西医结合美容、抗衰养生美容、美容顺势疗法等新生分支归类为"美容内科学"。现将有关文献资料介绍如下：

《中国社会医学》1987年第6期所载毛正中、张锡明等撰写的《健美医学初探》一文，领先提出了"美容内科"的机构设置。

1990年，上海第二医科大学附属第九人民医院整复外科的美容治疗室，开展了美容内科方面的相关项目。

1992年2月，张其亮、彭庆星、孙少宣和方彰林走访中国现代整形外科学创始人之一宋儒耀教授，宋儒耀教授认为要好好发展美容外科学，也要对美容内科学及各类非手术美容手段有所研究。

1993年4月，江西省医学会医学美学与美容学分会专家赵永耀、高化育，在宋儒耀教授的支持和鼓励下，主持召开了"江西省美容内科学术研讨会"，与会者共同探讨了美容内科学的内涵、体系结构、基础研究、诊疗实施及其在美容医学整体学科中的地位等问题，并建议中华医学会医学美学与美容学分会召开全国性美容内科学术研讨会。这次学术会议后，赵永耀、杨鑫海主编的《美容内科学概要》一书由湖南科学技术出版社于1996年9月出版。书中指出，美容内科学是研究体内循环变化对人体形态、容貌、神态所产生的影响，以及应用中西医药物疗法、膳食、心理、自我促进等非手术疗法来达到美容目的的一门美容医学分支学科。

2011年5月，国际美容医学联盟在北京主办"第18届世界美容医学大会"期间，高景恒、王志军、王炜在《论美容医学是抗衰老的领军学科》的学术报告中，进一步阐述了美容内科学的概念；高景恒、曹孟君等在《美容医学发展的当今和未来》的学术报告中，重述了美容内科学的概念和学科构建等问题。此后，深圳富华医疗美容医院向深圳市卫生局提交了《关于增设美容内科的请示报告》。

2011年7月，由中华医学会医学美学与美容学分会和中国医师协会美容与整形医师分会联合主办的"美容内科学专家研讨论证会"在深圳召开。会议期间，多数学者认为自然科学、人文社会科学的发展成果已向美容医学学科不断渗透，学者们探讨了美容内科学的诊疗范围及其概念的内涵和外延，并提出美容内科学的学科建设有待进一步探索、研究和明确。

三、美容医学高端技术的发展是美容内科学的基石与灵魂

（一）再生医学技术的发展

有生命就有再生，有再生才能有生命。干细胞是再生医学的灵魂，也是外科手术切开、分离、切除、止血、缝合后愈合的理论基础。

近年来随着生物医学的不断发展，关于再生与再生医学的研究已再次被提上日程，甚至成为当前研究的热点。这里所指的再生不是一般意义的再生，而是指再生有生命活动的组织或器官，因此，再生医学的灵魂是各种干细胞。近年来对干细胞的研究已取得长足的进展，并且促进了再生医学的迅速发展，同时细胞疗法、组织工程技术也获得了快速发展，人造活组织进一步成为可能。国际上已统一将组织工程学作为再生医学的一个分支学科。目前，外科的基本技

术已经历了切除与修复、替代——再生医学的阶段，并已成立国际再生医学基金会（internation-al foundation regenerative medicine，IFRM）。再生医学技术包括细胞疗法和干细胞疗法。细胞疗法包括细胞替代疗法、细胞刺激疗法和细胞养生疗法。

再生医学研究对美容整形外科的重要意义，目前主要体现在多能脂肪干细胞的研究和应用上。脂肪干细胞的特点是：①脂肪组织中存在可更新和再生成体细胞的脂肪干细胞。脂肪干细胞是多能干细胞，可复制、分化成为几十种体细胞，如脂肪细胞、软骨细胞、骨细胞、成纤维细胞等。②脂肪干细胞多数紧密附着在纤维组织和血管壁上，少数游离在脂肪细胞间。③对医师来说，脂肪干细胞取材容易，对患者损伤轻，甚至有"废物利用之说"。脂肪组织中的脂肪细胞分为白色脂肪细胞和褐（棕）色脂肪细胞，白色脂肪细胞是能量的储存库，褐（棕）色脂肪细胞是能量的引燃细胞。有学者认为，应当对内分泌细胞以及当前发现的脂肪干细胞与褐（棕）色脂肪细胞的功能及相互之间的关系进行讨论。脂肪干细胞分化为何种体细胞，取决于细胞外周微环境。

综上所述，干细胞尤其是自体来源脂肪干细胞，未来的发展空间非常大。

（二）抗衰老、延缓衰老疗法的研究应用与发展

从内容、技术手段、服务对象和目的上，美容医学与抗衰老医学是相辅相成、相得益彰的医学科学学科。其技术手段既有相同之处，又有不同之处。其不同点在于抗衰老医学更加复杂，更具有全身性、整体性、治本性；其科学性更加尖端，涉及人体生命科学的各个方面，也涉及由局部向全身整体的抗衰老发展；它是由物理、化学技术渐渐转化并发展为生物医学技术——再生医学的过程。人类可以通过基因治疗、抗氧化治疗、免疫治疗、端粒修复、线粒体功能维护等，调控人体老化速度。

1. 衰老与激素疗法　包括女性、男性激素替代疗法，脱氢表雄酮疗法，生长激素疗法等。激素疗法是抗衰老的最后一张王牌，其有利有弊，利大于弊。使用前必须进行全面的身体检查，排除体内肿瘤存在，宜少量、短期应用。其中以生长激素较为实用。

人生长激素（human growth hormone，HGH）是由垂体分泌的。HGH又称青春素，随着年龄的增大而逐年减少。青春期前每天分泌量最多，约为2000 μg；以后分泌量逐年下降；30岁后下降较明显；40岁后皮肤粗糙、弹性降低等情况更加明显，同时出现体形发胖、皮肤变薄、肌肉萎缩、骨质疏松、血脂升高、血糖升高等；到60岁时，体内HGH的垂体分泌量不到青春期前的10%，细胞活性降低，合成蛋白的能力下降，容易发生免疫性疾病等。1986年，人类发明了重组人生长激素（recombinant human growth hormone，rHGH），1990年开始应用于临床，可延缓衰老，效果明显。

1996年，我国对rHGH进行了临床验证。2005年，中国科学院首创了rHGH大分子包裹技术

和HGH透皮吸收技术（此项技术为国际领先技术）。

2. 衰老与生长因子　垂体分泌的生长激素在血液中仅保持几min，很快就被肝脏摄取，并转化为生长因子（growth factor，GF），种类多达几十种，统称为细胞生长因子。其中以胰岛素样生长因子-1（insulin-like growth factor-1，IGF-1）为主，其主要功能是促生长、促进骨的合成代谢、降血糖、降血脂、参与创伤修复等，临床多用于治疗骨质疏松症、糖尿病、高血脂、心血管疾病等。

3. 衰老与自由基物质的基本单位是分子　分子由原子组成，原子由原子核和外周电子组成。具有不配对电子的原子或基团称为自由基，也称游离基。不配对电子（自由基）寻找一个电子的过程，在化学中称为"氧化"。人体再生和凋亡处于平衡状态，当这种平衡受到自由基攻击时，如同铁生锈，会使细胞活性减退和衰老。研究表明，体内存在完整的抗氧化剂和抗氧化酶，统称自由基清除剂。体内存在酶素型和非酶素型两种抗氧化剂。酶素型抗氧化剂是人体自然合成的，如超氧化物歧化酶（superoxide dismutase，SOD）等；非酶素型是指许多天然植物中含有此类抗氧化剂，如维生素E、维生素C、β-胡萝卜素等。常见的外源性抗氧化剂，包括抗氧化维生素如维生素C，抗氧化矿物质如铜、硒等。

4. 衰老与基因　基因是遗传的基本要素。基因控制细胞，细胞构成组织，组织构成器官，器官构成生命体。人的遗传信息基因表达随着年龄的增长而改变。人类已发现和证实：①基因决定人的寿命；②基因决定人的衰老；③基因决定人的疾病发生。美国相关机构创建了抗衰老ageLOC科技平台，将其命名为"青春基因群组"（youth gene clusters，YGCs），促进长寿基因，抑制衰老基因，从而延缓衰老。

5. 衰老与端粒、端粒酶　端粒是细胞核中染色体末端的一段DNA片段，而端粒酶是合成端粒DNA的成分。人的端粒由6个碱基重复序列（TTAGGG）和结合蛋白组成。自1990年开始，Calvin Harley就把端粒与人体衰老相联系：①细胞愈老，端粒长度愈短；细胞愈年轻，端粒愈长，即端粒与细胞老化有关。②正常细胞端粒较短。细胞分裂一次，端粒就缩短一次，这是由端粒酶缺乏引起的。因此，可根据细胞内端粒酶的多少预测端粒的长度。

正常人体细胞中检测不到端粒酶，良性病变细胞和体外培养的成纤维细胞也测不到端粒酶活性。但在生殖细胞中，如睾丸、卵巢、胎盘及胎儿细胞中端粒酶检测为阳性。恶性肿瘤细胞中有高度活性的端粒酶。由此，人类发现的端粒酶是恶性肿瘤的一种特异性物质。

人体的衰老是由细胞衰老引起的。1973年，Olovfnikov首次提出了端粒丢失与衰老关系理论。目前认为，培养的人体成纤维细胞分裂达50代左右就停止分裂活动，进入衰老期。因此，人类发现"细胞衰老钟""关键长度""临界长度"的存在（端粒缩短到2～4 kb），它限制了细胞分裂次数和生物体的寿命。端粒的缩短可引起衰老。将端粒酶注入衰老的细胞，可延长端粒的长度，使细胞年轻化，为人类抗衰老提供了新的途径。

目前认为，细胞的衰老是由端粒丢失引起的，而端粒丢失又与端粒酶的活性有关。人类正常细胞内端粒酶活性的缺失可导致端粒缩短，每次细胞分裂丢失50～200个碱基。一旦端粒短于"关键长度"，即几千个碱基的端粒DNA丢失后，细胞就会停止分裂进入衰老状态。科学家已证明：通过基因治疗可增加端粒酶活性；端粒延长可使细胞永生，延缓衰老，继而演变为恶性肿瘤。由此可见，端粒、端粒酶与衰老有关，也与恶性肿瘤有关。

综上所述，端粒酶的活性决定端粒的长短，是调控衰老的关键因素。端粒的长度是生物年龄的完美显示器，测试端粒的长度可预知寿命。西班牙马德里国立癌症研究中心Blasco博士等开办了一个名为"生长度"的公司，开展了测试端粒长度而预知寿命的医学研究。检测端粒的目的是：①通过弥补较短的端粒，达到延长寿命25%～30%的目的。当然，长寿的因素包括多个方面，如良好的生活方式、合理膳食、适量运动、戒烟戒酒等。②测试者可对自己的有限生命进行合理安排。③由于端粒的长度和某些疾病的发病率有关联，因此可通过改变端粒长度阻止疾病的发生，从而延长寿命。但寿命受多种因素影响，依据测定的端粒长度检测寿命，虽然有科学根据，但不是"神算子"，也不完全准确，同时还有难以回避的伦理学问题。

6. 衰老与线粒体　线粒体是一种特殊的细胞器，有细胞的"动力工厂""发电厂"及"细胞能量生产厂"之称，是细胞内成分氧化磷酸化和形成ATP的主要场所。俄罗斯的Skulachev于1958年发表了第一篇研究线粒体的论文，主要是其抗氧化剂清除自由基，产品分为两大类，一是非酶类抗氧化剂，二是酶类抗氧化剂。非酶类抗氧化剂包括：①维生素类；②微量元素；③复合剂，是上述两种物质的混合物。酶类抗氧化剂包括：①超氧化物歧化酶（SOD）；②辅酶Q；③硫辛酸（lipoic acid，LA）；④过氧化氢酶（catalase，CAT）；⑤过氧化物酶（peroxidase，POD）；⑥谷胱甘肽（glutathione，GSH）过氧化物酶（GSH-Px）；⑦还原型谷胱甘肽；⑧谷胱甘肽还原酶（glutathione reductase，GR）；⑨酪氨酸磷脂酶等；⑩Skulachev研究的叶绿醌的衍生物（plastoquinone derivatives SkQ）等。近年来，国内外对中药进行了大量抗衰老的研究，其中包括抗氧化剂清除自由基，如银杏叶、人参、枸杞、灵芝、五味子、绞股蓝、三七、何首乌、党参、黄芪、红景天、桑寄生、鹿茸、蜈蚣、西洋参、党参、太子参、当归、甘草、女贞子、附子等。这些中药抗氧化剂的有效成分包括黄酮类、皂苷类、生物碱类、鞣质类、多糖类、苯酚类等。

目前，人类正在对植物提取物进行广泛、深入的研究和探索。其中对提取物的抗氧化、清除自由基的研究取得了良好的临床成果，包括欧洲的蓝莓提取物、葡萄籽提取物、松树皮提取物等植物提取物。植物提取物与中草药抗氧化剂不完全相同，其中抗氧化成分浓度高达90%以上，疗效是普通抗氧化剂的几十倍，而欧洲蓝莓更是被誉为"抗氧化之王"。

7. 衰老与能量医学　能量医学是一种无药求本的实用医学，主要是运用宇宙、自然、人体能量，将其有机地结合起来，并利用宇宙、自然能量调理人体能量。光能、声能、热能、磁能、机械能和生物电能这六种能量，是自然界中能量的表现形式。人是自然进化的产物，因此人体自身也存在这六种能量，并借此来维持生命活动的生生不息。宇宙中的繁星所产生的能量是各不相同的，在星球公转和自转的过程中，会释放各种能量，如风、云、雷、电、光等。这些宇宙能量对自然界产生了巨大影响，如地震、海啸、水灾、火灾、龙卷风等，对人体的影响也很大。自然能量还有自然界的山川、河流等产生的能量；一年四季的变化，也会对人的心理、生理产生较大的影响。上述能量不断影响着人体能量。

人体能量分为两种：先天能量和后天能量。先天能量是人体细胞所产生的能量；后天能量是通过饮食所摄取的营养物质，如水、蛋白质、脂肪、糖类、维生素、矿物质等产生的能量，这些能量会在人体中转化为细胞能量。因此，人体能量主要是细胞能量，细胞能量可维持人体的生命活动和健康。

"心的能量"是人体能量的核心，是指坚强的信念、信心和决心，是做事成功的关键。"心意专一""意志坚定""心想事成"，这些都是"心的能量"的结果。

能量医学就是通过上述种种能量来调整人体健康，称之为"全息能量健康"。全息能量包括天、地、人，过去、现在、未来，物质、能量、信息。应当运用丰富的自然与人体能量和信息来为人类服务。

随着能量医学的发展，现代医学已从过去的临床医学、预防医学、康复医学，发展到强化人体免疫系统的能量医学。在能量医学中，生命体不是以物为中心，而是以"能量"为中心。生命体由最基本的细胞构成。能量强，则细胞活跃，生命体自然充满活力；反之则死亡。应当运用高科技尖端技术来提高生命体的细胞能量、免疫力和自然活力。能量医学将成为未来医学发展的主轴。

人体是一个高能量的发射器和接收器，可以接收大自然和生物之间的信息，皮肤表面的微神经感应系统好似生物雷达，可以传递和接收能量。未来医学应开启人体生命的潜能，推动能量医学的发展，将当前预防保健提升到"自体免疫医学"，促进长寿医学的发展。

第三节　美容内科学的定义、研究对象与范围

现有美容医学的学科范围主要是针对人体容貌或形体的某个部位的审美缺失或缺陷加以修复或塑造，主要以满足人们对外表的审美需要为目的。随着人们对生活质量的要求越来越高，对美的要求除外表美外，还必然趋向人体体内功能美、生命活力美、生命质量美等整体美感，如年轻化、抗衰老等。显然，这是传统美容外科、皮肤科、中医学所未重点涉及的领域。美容

内科学是一门以医学美学为指导，采用药物等非手术医学手段来达到人体整体形体美、体内年轻化、生命质量美等目的的美容医学临床学科。其研究对象包括：

1. 人体体内功能美的诊断和评价标准、检测方法。

2. 人体衰老、体内功能下降的生理、病理机制的研究。

3. 人体体内功能美、年轻化、抗衰老的药物、生物、物理、化学、器械设备的研究。

4. 与美容内科治疗相关的心理、社会学研究。

美容内科临床治疗技术范围主要包括：①抗衰老的非手术治疗，包括综合疗法、细胞和干细胞疗法、激素疗法、重组生长激素疗法、人类生长因子疗法、基因疗法、端粒和端粒酶疗法、线粒体疗法、能量（量子）疗法以及抗自由基疗法等；②注射美容技术，包括注射肉毒毒素、注射玻尿酸、注射水光针、注射富血小板血浆等；③激光治疗技术；④调整人体健康及心理的相关药物治疗，例如皮肤美白的药物治疗，包括针剂与口服药；⑤调整人体亚健康的药物治疗；⑥增进人体器官功能的药物治疗；⑦其他。

第四节　美容内科学与相关学科的关系

一、美容内科学与现有美容医学各分支学科的关系

目前，我国美容医学整体学科包括美容外科学、美容皮肤科学、美容牙科学和美容中医科学。这四门学科的分类并不是按照某一个固定的分类方式，如按照部位不同或者是应用的技术方法不同等，而是各学科都具有自身鲜明的特点，如美容外科学的特点是采用手术方法，美容皮肤科与美容牙科是针对特定的解剖部位，美容中医科学的特点是强调中医中药的方法；而美容内科学强调的是使用微创技术和药物等改善体内细胞、组织、器官的结构与功能，从而达到延缓衰老、改善生命质量、促进外表美丽等功效。这些美容医学临床学科之间在技术领域或有交叉，但在服务目的方面都有自己鲜明的特点。

（一）常规医学美容技术在美容内科中的分流

时下比较流行微整形技术，即不通过手术的方法将药物注射到体内，达到美化外表的效果。另外，注射美白针是通过静脉或者肌肉注射药物到体内，达到全身美白并改善机体生理功能的效果。这部分技术在已有学科分类中没有明确归类，但各美容临床学科均有开展，从科学

分类角度上讲，应该属于美容内科的范畴。

（二）躯体整体年轻化与传统容貌年轻化

人们求美的目的包括三个方面：①五官及形体的精致化；②容貌及躯体的年轻化；③容貌的个性化。美容内科学研究的重点就是容貌及躯体的年轻化。传统的容貌年轻化主要是使用药物和手术方法抚平外表的皱纹、提升面部松垂的部位，从而达到视觉上的年轻化。美容内科学中涉及的年轻化除使用药物改变上述外表外，还要改善机体功能，使人体达到真正意义上的年轻化。其治疗方法从局部疗法转变为全身疗法，从治标转变为治本，从对抗疗法转变为顺势疗法等，更加接近人体科学的整体平衡疗法。

二、美容内科与美容外科的关系

无论是西医还是中医，从起源到发展都可分为内科和外科，因此，美容内科与美容外科的关系也犹如其他医学类别中的内、外科模式一样，各有特色，又能互相取长补短。从学科存在的理论依据上来看，美容内科是美容外科的基础。从临床治疗效果来看，美容外科的效果直观确切可见，而美容内科的效果相对较慢。两者单独应用各有所长、各有局限，如若相互补充、联合应用，则能取得最佳的效果。曾有一位医师因未经科领导同意而帮助眼科主任开展眼睑美容手术等情况，被禁止参加整形外科临床手术。她深感前途暗淡，情绪十分低落，有人劝慰她："不让做整形外科，就开展整形内科。"那人还协助她开展整形内科医疗业务，包括：烧伤后期增生性瘢痕的内科治疗，采用中药，加压包扎；应用5-氟尿嘧啶、肾上腺皮质激素、放射线等方法治疗增生性瘢痕；采用高压氧舱治疗，提高皮瓣移植成活率，解决断指再植后血液循环障碍问题；采用化学剥脱法治疗色素痣等。这些都表明，美容内科治疗可作为美容外科治疗后的一个良好补充。

三、美容内科学与美容医学基础学科的关系

美容医学基础学科包括医学类基础学科和人文基础学科。其中医学类基础学科包括生理学、病理学、病理生理学、药理学、保健医学、中医学、基因工程学、解剖学、生物化学、生物力学和力学生物学等；人文基础学科包括医学美学和美容心理学。这些基础学科当然也是美容内科学的基础学科。其中生理学、病理学、药理学对美容内科学的研究和发展意义重大。如果这些基础学科未取得突破，美容内科学的发展将会陷入瓶颈。另外，美容内科学像所有美容医学临床学科一样，离不开美容医学两门人文基础学科的指导。

四、中医药学与美容内科学的关系

中医药学中有很多美容方术，这是祖国医学中的瑰宝，值得美容内科医务人员广泛借鉴和学习。

第五节　美容内科学的发展

一、美容内科学的发展原则

美容内科学发展的宗旨是获得健康美与提高生活质量，所以美容内科技术的发展原则必须围绕人体健康美的原则。任何破坏健康的内科治疗获得的人体美都是不可取的，如含铅、汞等化学药品的应用等。另外，美容内科的治疗方法涉及细胞和干细胞疗法、激素疗法、人类生长因子疗法、基因疗法等，这些治疗方法在现代医学中已有开展，但可控性差，预后问题复杂，如异体干细胞的体外扩增，使人造组织和器官有着极大的空间，但同时存在着瘤化的可能。所以在临床应用中需掌握度，如把临床观察期限延长，得到充分论证后再慎重开展。

二、美容内科学的发展方向

美容内科学的产生和发展是美容医学发展的必然结果，是当今人类经历一定的经济文化发展后，重新认识与提高自身生命质量的愿景所向，是当代美容医学工作者在临床实践探索中必然开辟的道路。

（一）微创和无创技术的应用与发展

微创化是包括美容医学在内的所有医学发展的方向之一。美容医师在更深刻地了解其中的原理之后，必然会选择对人体伤害小、效果好、恢复快的微创和无创理念。这是内科治疗的基本要求，也正是这种治疗理念的产生让美容内科学应运而生。因此，美容内科学的发展必须走微创和无创的道路。

（二）再生医学在美容内科学中的应用与发展

近年来随着生物医学的不断发展，再生与再生医学的重要性已再次提上日程，甚至成为当前研究的热点。再生医学的灵魂是各种干细胞。近年来对干细胞的研究已取得长足的进展，再生医学随之迅速发展，同时细胞疗法、组织工程技术也获得了快速发展。再生医学技术包括细胞疗法和干细胞疗法。干细胞疗法的未来发展空间非常大，体外扩增自体干细胞库的建立为组织和器官的再生提供了无限可能。

（三）抗衰老在美容内科学中的核心地位

人类可以通过基因治疗、抗氧化治疗、免疫治疗等调控人体老化速度。因此，深入研究抗衰老机制、提高技术水平对于美容内科学乃至美容整体学科具有重要意义。

（四）高端技术的发展是美容内科学的基石

美容内科学的研究对象、治疗手段决定了其发展必须建立在高科技的应用上。首先，体内功能美、生命质量美的检测标准目前尚未提出，需要研究并生产出高科技的仪器加以检测。其次，人体衰老的机制目前还停留在理论阶段，很多问题需要进一步明确，很多未知领域需要突破，这就需要借助高科技的发展。再次，现有美容内科学的药物数量、品种有限，药物效果和作用机制还在研究当中；微创和无创的治疗手段也需要借助高科技的仪器和设备才能完成；细胞疗法和干细胞疗法、基因工程疗法等目前也是处于高科技前沿的学术领域。综上，美容内科学的发展和突破与高科技的发展息息相关。

（曹志明　彭庆星　高景恒）

参考文献

［1］宋儒耀. 美容整形外科学［M］. 北京：北京出版社，1990：3-4.

［2］高景恒，白伶珉，李孟倩. 无创或微创美容医学技术的最新进展［J］. 中国美容整形外科杂志，2008，19（1）：49-53.

［3］袁继龙，秦宏智，王莉波，等. 微创溶脂术在美容外科的应用及进展［J］. 中国美容整形外科杂志，2008，19（4）：285-290.

［4］李勤，余文林，苑凯华. 激光美容外科图谱［M］. 北京：人民军医出版社，2008.

［5］秦宏智，王洁晴，胡刚，等. 微创激光技术——像束激光在美容外科的应用进展［J］. 中国美容整形

外科杂志，2008，19（2）：128-132.

[6] 高景恒，白伶珉，李孟倩. 射频技术在美容外科应用中的进展 [J]. 中国美容整形外科杂志，2006，17（4）：290-293.

[7] 高景恒，白伶珉，王忠媛. 光-电一体化技术在美容医学领域的兴起与发展 [J]. 中国美容整形外科杂志，2006，17（6）：455-460.

[8] 高景恒，冯薇，张晶. 注射性软组织填充材料的发展 [J]. 实用美容整形外科杂志，2003，14（2）：110-112.

[9] 高景恒，白伶珉，王忠媛，等. Mesotherapy——中胚层疗法的药物应用进展（Ⅱ）[J]. 中国美容整形外科杂志，2007，18（3）：213-216.

[10] 高景恒，岳丽爽. Mesotherapy——美容医学的新技术 [J]. 中国实用美容整形外科杂志，2006，17（2）：119-121.

[11] 王荫椿，韩义贞. 肉毒毒素在医学美容中的应用（上）[J]. 中国美容医学，2002，11（1）：88-91.

[12] 高景恒，李孟倩，白伶珉. 美容医学发展的当今和未来 [J]. 中国美容整形外科杂志，2011，22（5）：306-309.

[13] 高景恒，王志军，王炜. 论美容医学是抗衰老的领军学科 [J]. 中国美容整形外科杂志，2011，22（3）：185-186.

[14] 高景恒，王志军，王炜. 二论美容医学是抗衰老的领军学科 [J]. 中国美容整形外科杂志，2011，22（7）：439-442.

[15] 李祝华. 美容医学的确立、内涵与发展 [J]. 中国美容整形外科杂志，1991，2（4）：47-49.

[16] 高景恒，王忠媛，李孟倩. 美容医学——第四医学的兴起与发展 [J]. 中华医学美学美容杂志，2006，12（3）：173-174.

[17] 高景恒，王志军，张晨，等. 再论美容医学 [J]. 中国美容整形外科杂志，2008，19（6）：475-476.

[18] 彭庆星，孙少宣，高景恒. 论"第四医学"的概念与必然 [J]. 中国美容整形外科杂志，1992（3）：165-166.

[19] 赵永耀，杨鑫海. 美容内科学概要 [M]. 长沙：湖南科学技术出版社，1996.

[20] 王炜. 论中国整形美容外科的发展路径 [J]. 中国美容整形外科杂志，2009，20（1）：1-4.

[21] 张涤生. 我和美容外科的贴身成长 [J]. 中国美容整形外科杂志，2009，20（8）：449-451.

[22] 张涤生. 我国美容外科的发展和展望 [J]. 中国美容整形外科杂志，2008，19（1）：1-2.

[23] 王炜. 整形外科学 [M]. 杭州：浙江科学技术出版社，1999：1-9.

[24] 高景恒. 美容外科学 [M]. 2版. 北京：北京科学技术出版社，2012：807-990.

[25] 高景恒. 再生医学与干细胞在美容整形外科的研究与应用 [J]. 中国美容整形外科杂志，2009，20（2）：65-70.

[26] 袁继龙，景士兵，董齐，等. 脂肪来源干细胞的特性及协同脂肪颗粒移植的研究进展 [J]. 中国美容整形外科杂志，2009，20（2）：110-114.

［27］高景恒，袁继龙，王志军，等. CAL技术的研究与应用进展［J］. 中国美容整形外科杂志，2009，20（7）：442-444.

［28］王洁晴，柏树令. 脂肪来源干细胞研究及临床应用现状［J］. 中国美容整形外科杂志，2009，20（4）：227-231.

［29］高景恒，袁继龙，王洁晴. 细胞治疗在美容医学中的应用进展［J］. 中国美容整形外科杂志，2010，21（1）：37-39.

［30］高景恒，袁继龙，王洁晴. 细胞治疗在美容医学中的应用进展（续）［J］. 中国美容整形外科杂志，2010，21（2）：110-112.

［31］石杰，袁继龙，高景恒. 人类棕色脂肪组织研究现状［J］. 中国美容整形外科杂志，2009，20（11）：690-694.

［32］高景恒，袁继龙，刘金超. 脂肪结构移植与脂肪干细胞分离技术设备的发展［J］. 中国美容整形外科杂志，2009，20（8）：489-491.

［33］袁继龙，李春山，赵欣宇，等. PRP技术及其在美容医学领域中的应用［J］. 中国美容整形外科杂志，2009，20（10）：631-635.

［34］ROHRICH R J. The anti-aging revolution：an evolving role for plastic surgery［J］. Plast Reconstr Surg，2000，105（6）：2140-2142.

［35］KAWESKI S，Plastic Surgery Educational Foundation DATA Committee. Auti-aging medicine：hormone replacement therapy in men［J］. Plast Reconstr Surg，2004，113（5）：1506-1510.

［36］KAWESKI S，Plastic Surgery Educational Foundation DATA Committee. Anti-aging medicine：part 3. Growth hormone replacement［J］. Plast Reconstr Surg，2006，118（1）：253-256.

［37］AIMARETTI G，CORNELI G，ROVERE S，et al. Is GH therapy useful to preserve bone mass in transition-phase patients with GH deficiency?［J］. J Endocrinol Invest，2005，28（10 Suppl）：28-32.

［38］王薇，刘宜宾. 生长激素临床应用研究的新进展［J］. 湖南医学高等专科学校学报，1999，1（1）：79-80.

［39］费艳秋，施安国，王平全. 生长激素替代疗法［J］. 医学研究通讯，2001，30（8）：12，35-36.

［40］李健，刘建波. 成人重组人生长激素替代疗法的新进展［J］. 中国美容整形外科杂志，2008，19（4）：319-320.

［41］李健，高景恒. 人重组生长激素（GH）治疗成人GH缺乏十年的疗效（摘要）［J］. 中国美容整形外科杂志，2008，19（4）：319.

［42］LISSETT C A，GLEESON H，SHALET S M. The insulin-like growth factor I generation test in adults［J］. Horm Res，2004，62（Suppl 1）：44-49.

［43］SMITH B W，DALEN J，WIGGINS K T，et al. Who is willing to use complementary and alternative medicine?［J］. Explore（NY），2008，4（6）：359-367.

［44］陈雪冬，张志勇，农清清. 端粒、端粒酶与衰老［J］. 应用预防医学，2009，15（1）：57-59.

[45] 孙海兵. 浅析端粒与端粒酶 [J]. 民营科技, 2011 (3): 101.

[46] 郑俊敏. 染色体的保护者——端粒与端粒酶 [J]. 海峡科学, 2010 (3): 23-25.

[47] 钟天映, 陈媛媛, 毕利军. 端粒与端粒酶的研究——解读2009年诺贝尔生理学或医学奖 [J]. 生物化学与生物物理进展, 2009, 36 (10): 1233-1238.

[48] 田甜, 丛羽生. 解析2009年度诺贝尔生理学或医学奖——端粒与端粒酶 [J]. 生物物理学报, 2009, 25 (5): 319-324.

[49] 全先庆. 端粒与端粒酶的生物学特性 [J]. 临沂师范学院学报, 2001, 23 (6): 67-68.

[50] 任波. 端粒与端粒酶 [J]. 生物学通报, 1994, 29 (6): 13-14.

[51] 牛慧玲, 肖向红. 端粒与端粒酶的研究进展 [J]. 黑龙江医药, 2002, 15 (2): 122-124.

[52] 张开红, 李洪亮, 满孝勇. 端粒与端粒酶 [J]. 医学综述, 2000, 6 (5): 196-199.

[53] 杨学辉, 冯威建, 温进坤. 端粒与端粒酶研究进展 [J]. 生物化学与生物物理进展, 1996, 23 (6): 513-516.

[54] 张友亭, 郭晓农. 端粒、端粒酶与癌症 [J]. 中华医学研究杂志, 2006, 6 (10): 1115-1116.

[55] 刘春明. 端粒与端粒酶的研究进展 [J]. 松辽学刊 (自然科学版), 2001 (2): 55-57, 63.

[56] 王宏斌. 端粒与端粒酶研究进展 [J]. 中山大学研究生学刊 (自然科学与医学版), 2001, 22 (1): 41-43.

[57] 张树辉. 端粒与端粒酶及其在肿瘤诊断治疗中的价值 [J]. 国外医学 (生理病理科学与临床分册), 1999, 19 (3): 190-194.

[58] 孙军, 黄雪丹. 端粒与端粒酶 [J]. 生物学教学, 1998 (10): 1-3, 28.

[59] 王居平, 吴玄光, 唐兆新, 等. 线粒体与自由基的研究概况 [J]. 中国兽医科技, 2003, 33 (9): 71-76.

[60] SKULACHEV V P, ANISIMOV V N, ANTONENKO Y N, et al. An attempt to prevent senescence: a mitochondrial approach [J]. Biochim Biophys Acta, 2009, 1787 (5): 437-461.

[61] 田枫, 刘新文, 张宗玉, 等. 线粒体DNA与细胞凋亡相关性研究进展 [J]. 中国老年学杂志, 2004, 24 (6): 571-573.

[62] 马泰, 朱启星. 线粒体形态学改变与细胞凋亡 [J]. 细胞生物学杂志, 2006, 28 (5): 671-675.

[63] 龙建纲, 汪振诚, 王学敏. 线粒体: 新的细胞内药物作用靶点 [J]. 中国药理学通报, 2003, 19 (8): 859-863.

[64] SKULACHEV V P, LONGO V D. Aging as a mitochondria-mediated atavistic program: can aging be switched off? [J]. Ann N Y Acad Sci, 2005, 1057 (1): 145-164.

[65] WANCHAI A, ARMER J M, STEWART B R. Complementary and alternative medicine use among women with breast cancer: a systematic review [J]. Clin J Oncol Nurs, 2010, 14 (4): E45-E55.

[66] CASSIDY C M. What does it mean to practice an energy medicine? [J]. J Altern Complement Med, 2004, 10 (1): 79-81.

［67］BENOR D J. Energy medicine for the internist ［J］. Med Clin North Am，2002，86（1）：105-125.

［68］郑荣梁. 自由基与衰老10题（上）［J］. 祝您健康，2009（2）：10-11.

［69］郑荣梁. 自由基与衰老10题（下）［J］. 祝您健康，2009（3）：6-7.

［70］李素云，王立芹，郑稼琳，等. 自由基与衰老的研究进展［J］. 中国老年学杂志，2007，27（20）：2046-2048.

［71］徐敏. 人体自由基与衰老的关系［J］. 临床和实验医学杂志，2006，5（3）：289-290.

［72］方雅秀，陈晓春. 线粒体氧自由基与衰老的关系［J］. 国外医学（老年医学分册），2006，27（1）：24-28.

［73］刘芝兰. 自由基与衰老及延缓衰老药物干预［J］. 临床心身疾病杂志，2005，11（2）：192.

［74］王春霖，郭芳，王永利. 自由基与衰老［J］. 河北医科大学学报，2005，26（4）：308-311.

［75］陈瑾歆，陈建业. 自由基与衰老关系的研究进展［J］. 川北医学院学报，2004，19（1）：207-209.

［76］黄富生. 自由基与衰老［J］. 卫生职业教育，2002，20（10）：32.

［77］崔乃俐，张巧林. 自由基与衰老［J］. 中国厂矿医学，2001，14（6）：508.

［78］高良才，陈婉蓉. 自由基与衰老［J］. 生物学教学，2001，26（1）：8-10.

［79］黄华. 自由基与衰老及帕金森氏病［J］. 生物学通报，2000，35（2）：16-18.

［80］毛正中，张锡明，汪春祥，等. 健美医学初探［J］. 中国社会医学，1987（6）：39-43.

［81］张其亮. 医学美容学［M］. 上海：上海科学技术出版社，1996.

第二章

衰老机制探源

第一节　人体衰老的特征

衰老又称老化，是机体的细胞、组织、器官的结构与功能衰退的总称，是机体退化时期功能下降及紊乱的综合表现形式，即机体在发育成熟后必然经历的体内各种功能进行性下降的过程。这一过程是不以人的意志为转移、带有强制性的生理过程，也是生命的必然转归。

一、人体衰老的生物学特征

（一）衰老的普遍性

衰老是所有生物体的普遍特征，任何生物体均要经历衰老这一过程，人类也不例外，每一个人都会面临衰老这一生命现象。虽然世界上无长生不老之术，但衰老是可以通过各种措施延缓的。

（二）衰老的渐进性

衰老是一个缓慢的过程，这一过程是持续的、渐进的、单向性的、不可逆转的。人体进入新陈代谢高峰期后便开始逐渐衰老，早期进展缓慢，随着年龄增长这一进程逐渐加快。

（三）衰老的衰退性

衰老的衰退性是机体的生物学特征。在这个过程中，机体的组织和结构普遍发生退行性变化，机体的整体功能和维持机体内环境稳态的能力呈进行性减退。

二、人体衰老的形态特征

（一）皮肤松弛起皱

人体衰老时，皮肤由于水分减少，皮下脂肪逐渐消失，弹性降低，因而显得松弛且干燥；同时，皮肤胶原纤维的交联键增加，导致皮肤结缔组织收缩而产生皱纹。皱纹在面部尤为突出，一般先在额部及外眼角部出现。

（二）头发灰白且稀少

人到中年后就会出现头发灰白和头发脱落。头发灰白是毛发中色素减少引起的，头发脱落是发根毛囊组织萎缩所致。有学者研究指出，用脑过度的人，头发易变得灰白，这可能与用脑过度者毛囊萎缩较快、色素减少较多有关。

（三）出现老年斑

老年斑是脂褐素沉积在皮下形成的。人到中年以后，由于体内抗氧化作用的超氧化物歧化酶活力降低，自由基增加，从而使不饱和脂肪酸被自由基氧化成脂褐素的反应增加，也就产生了更多脂褐素并累积在皮下，形成黑斑。脂褐素是不饱和脂肪酸的过氧化物丙二醛与蛋白质、核酸等起交联反应而形成的复合物，为褐色脂溶性物质。这种物质不能被细胞排出，故聚集在细胞内，随着年龄的增长而增多，导致细胞衰老。

（四）牙龈萎缩，骨质疏松

人到中年后，会出现牙龈萎缩，牙齿开始脱落。老年人因骨胶原减少，骨质变得疏松，而易发生骨折。与此同时，一些软骨变硬，失去弹性，使关节的灵活性降低，脊柱弯曲，以致身高较年轻时降低6～10 cm，不少老年人还会出现驼背弯腰。因大关节发生退行性改变，骨质疏松、骨刺生长的情况也较为常见。

（五）性腺和肌肉萎缩

人到40岁以后，内分泌腺逐渐退化，特别是性腺退化较明显，可能出现更年期的各种症状，例如女性的经期紊乱、发胖，男性的性功能减退等。男性前列腺在60岁后出现增大，可引起排尿困难。同时，人到50岁以后，肌纤维逐渐萎缩，肌肉变硬，肌力减弱，易于疲劳和出现腰酸腿痛，也会出现腹肌变薄、腰围变大，动作逐渐变得笨拙、迟缓。

（六）血管硬化

人衰老时构成血管组织的胶原蛋白变性（交联键增加），血管弹性降低，管腔变窄，以心血管和脑血管硬化最为常见。

（七）肺及支气管变性萎缩

老年人因肺泡变性萎缩，弹力减弱，形成肺气肿；支气管萎缩，弹力减弱，易遭细菌侵袭而发生气管炎。

三、人体衰老的功能特征

（一）视力、听力降低

眼和耳的功能随着全身的衰老而下降，下降的速度因年龄及个体而异。老年人因晶状体混浊而发生白内障，从而严重影响视力；同时，视野、暗适应能力、眼睛调节功能及色觉功能等均有不同程度的衰退。

（二）记忆力减退

老年人由于脑细胞大量衰亡，60岁后记忆力逐渐减退，特别是对新近发生的事容易遗忘，而对早年的生活记忆犹新。现代研究表明，经常用脑的人记忆力和思维力的衰退比不常用脑的人要慢一些。

（三）反应迟钝，动作缓慢，适应力较差

老年人肌肉萎缩，骨和关节退变，可引起动作迟缓，反应不灵敏，对外界环境适应力较差。

（四）代谢功能失调

老年人各种器官功能下降，源于整个机体的代谢失调。酶活性下降，使代谢功能下降，趋于紊乱，因此机体不能很好地完成修补和更新的过程，可引起多种代谢疾病。

（五）免疫力下降

老年人的免疫力随年龄增长而下降，故易受病原微生物侵袭，有时甚至出现自身的抗体失去辨别敌我的能力，伤害自身细胞，从而发生自身免疫性疾病。

第二节 人体皮肤老化的特征

皮肤老化是机体衰老的一部分，是人体老化最直观的外部表现。面部暴露于视觉的焦点上，因此面部集中展示皮肤的衰老。

一、表皮老化

表皮老化主要表现为表皮与真皮交界平坦，真皮乳头变浅或减少，使表皮与真皮结合不够紧密，皮肤受外力作用易形成水疱。Lavber通过电镜观察发现，基底膜层周期性产生多余的致密物和锚状纤维的复合体，这种复合体可能是老化皮肤弥补表皮与真皮交界平坦之不足的代偿产物。有学者通过显微镜观察发现，老化皮肤的基底细胞在大小、形态和稳定性等方面差异较大，这可能是良、恶性表皮肿瘤发生率增高的原因。角质形成细胞形态也发生变化，细胞间质疏松，角质层通透性增高，含水量降低，故皮肤变得粗糙、干燥。

人在30岁以后黑素细胞开始减少，皮肤可能会出现不规则的色素花斑，暴露于阳光下的皮肤更易受损，朗格汉斯细胞（Langerhans cell）也减少，故激发同种淋巴细胞增殖并提高抗原致敏淋巴细胞的能力，使皮肤易患感染性疾病。

二、真皮老化

真皮组织结构的改变是皮肤老化的主要原因。真皮老化主要表现在真皮的厚度变薄、密度降低，真皮内非血管区和非细胞区相应增多。超声波和直接测量都提示女性比男性皮肤薄，这可能是女性皮肤比男性老化早的主要原因。

人到20岁以后，真皮成纤维细胞数量逐渐减少，胶原总含量每年降低1%，胶原纤维变粗，密度增大，且变为不可溶性，不易被胶原酶分解，胶原稳定性增强。研究表明，Ⅰ型胶原基因表达降低，Ⅰ型胶原合成减少，导致Ⅲ型胶原基因表达增加。由于胶原纤维的这些改变，使胶原应力传导减弱，易因过分牵拉而发生撕裂伤。

人到50岁以后，真皮网状层多见弹力纤维排列改变，电镜下纤维边界模糊，偶尔可见纤维断裂，同时弹力纤维含微丝减少、形态复杂，导致皮肤牵拉后弹性回复力减弱；真皮乳头层弹力纤维也发生改变，正常升至真皮乳头最高位置，紧贴基底膜下的弹力纤维网消失。电镜下显示，非正常弹力纤维由大量微纤维沉淀构成，这种弹力纤维的退化导致皮肤松弛而形成细小皱纹。人到70岁以后，由于胶原纤维和弹力纤维的结构改变，皮肤生物力学发生改变，皮肤的伸展能力和弹性回复力明显下降，故可将皮肤弹性回复力作为测量皮肤老化程度的一个参数。人在35岁以后皮肤张力明显下降。

皮肤老化后血管相对减少，在真皮乳头层的垂直毛细血管减少。由于供养皮肤的微循环减弱，皮肤调节温度功能减弱。此外，真皮内透明质酸、硫酸盐类减少，皮肤代谢废物的能力降低。

三、皮肤附属物老化

人体进入老年期后汗腺数量减少且功能减弱，在光镜下可见汗腺排列紊乱、分泌细胞萎缩、管腔扩大、脂肪粒增多（可达细胞内容量的5%～10%），故老年人汗腺分泌功能减弱，对高温反应低下。虽然皮脂腺在数目上不变或增加，但其分泌皮脂功能下降，皮脂分泌减少。由于汗腺分泌不足，加上角质层吸水能力减弱，皮肤表现出干燥和粗糙的状态。

随着年龄的增长，皮肤神经末梢的密度显著降低，皮肤中环层小体和触觉小体明显减少，表现为老年人皮肤感觉迟钝。

第三节　人体衰老的原因

衰老是一个极为复杂的过程，根据生物学基本原理，我们将衰老原因分为两大类。

一、遗传因素

人类大约有10万个基因，其中某些基因在决定人的寿命及衰老过程中起主导作用。

对于基因的作用机制，我们目前所知还很有限。在生殖、发育和衰老过程中，不同基因在特定的调控机制下对生命过程起特定的作用。在发育时期，细胞核内可能有某种后动因子使基因组增殖且开放，其表达产物使细胞增殖和发育；当生物步入成熟期，生殖基因关闭，基因组内的衰老基因开放，其表达产物使细胞代谢失调而发生衰老。

最近有实验资料表明，衰老细胞会产生一种能抑制DNA合成的因子，这种抑制因子存在于衰老的细胞膜上，其化学本质是一种糖蛋白。这一研究资料指出，控制衰老遗传程序的终点是从产生抑制DNA合成的这种糖蛋白开始的。

是什么机制在调控基因的各种活动呢？生物学家曾形象地比喻：生物体内有生物钟管理基因在衰老过程中起调控作用。这种生物钟管理基因的实质是什么、位于机体的什么部位，人体又有多少生物钟，这些至今还是未解之谜。

总之，目前有关基因种类、结构和作用机制与生物衰老之间关系的观点，不少是设想的或推论出来的。因此，需要更多的实验数据，才能将遗传基因与生物衰老的复杂关系分析得更清楚。

二、非遗传因素

除遗传因素外，导致人体衰老的原因还有很多，大致可分为神经精神因素、生理因素、生活习惯因素、环境因素和社会因素。

（一）神经精神因素

1. 神经因素　对人体抗衰老而言，神经系统占有重要的地位，它调节着各个器官的活动，使各个器官彼此协调、合作，成为不可分割的整体，使有机体能够适应周围环境的变化，保持代谢功能正常。

中枢神经系统和周围神经系统功能正常的人，各个器官会正常运转，就不会产生疾病或出现早衰。

2. 精神因素　人的精神过度紧张，或者长期处于不正常的喜、怒、哀、乐、忧、恐、惊或烦闷、抑郁等情况下，都会破坏中枢神经系统的功能而引起早衰。因此，如想防止早衰，首先需要保护神经系统。性格开朗、乐观积极、情绪稳定、劳逸结合等，都是保护神经系统的重要法宝。精神好、心情舒畅可使人身体健康，衰老来得较慢。

（二）生理因素

衰老本身就是一种生理现象，是由多种生理因素共同作用的结果。

1. 神经内分泌因素　人是多器官生物，一个器官或一个系统的功能往往也受其他器官或系统的调控。神经内分泌系统在这一方面起着重要的调节作用，各个器官之间的协调主要是通过神经与激素来进行。人体各器官所受到的刺激由神经传递给大脑，大脑对不同刺激的反应又由神经传导到各靶器官。大脑对各器官的协调，主要是通过控制下丘脑激素的分泌，再由下丘脑激素控制垂体各种激素的分泌，这些激素再控制它们各自的靶器官或组织得以实现的。如大脑功能紊乱，就会引起整个内分泌系统失调，严重地影响生命活动。内分泌功能亢进或低下都会引起机体的衰老。临床上可见甲状腺功能亢进的患者基础代谢率增高，导致早衰；而胰岛素分泌不足引起的糖尿病，也是早衰的常见原因。

2. 酶 酶是机体代谢反应的催化剂。老年人许多重要酶的活性和代谢反应随着年龄增长而下降，这说明酶的活性对代谢反应有一定的影响。酶的活性降低，代谢反应随之降低，人也显得衰老。

3. 免疫力 人体的免疫力随年龄增长而减退，其主要原因是胸腺随年龄增长而萎缩。胸腺素能促进T淋巴细胞成熟，衰老的胸腺使T淋巴细胞识别能力减弱，T淋巴细胞可能不分敌我地攻击自身细胞。因此，老年人免疫功能紊乱所导致的自身免疫现象是常见的。自身免疫现象的出现，是导致衰老的又一因素。

4. 代谢废物 食物的消化和新陈代谢过程都要产生"三废"，即废气、废水、废渣。这些代谢废物如果不能及时排出体外，可在大肠内产生有毒气体以及酸类、酚胺等有害物质。机体代谢可产生二氧化碳、酮体、脂褐素和自由基。这些物质如果留在体内，会妨碍机体的新陈代谢，导致多种疾病和衰老。

5. 自由基 自由基是指含有未配对（奇数）电子的原子、原子团和分子。常见的氧自由基主要来自细胞的氧化作用，在细胞氧化还原的呼吸链中产生氧自由基。

人体的自由基防御系统主要为超氧化物歧化酶及过氧化物酶。这两种酶均可消除自由基。老年人细胞的抗自由基能力降低，自由基的危害性也增强。

6. 细胞脱水 有科学家认为，机体的水失去平衡，也是衰老的原因之一。水是一切代谢反应的介质，也是保持活细胞原生质胶态的主要成分；水又是各种体液的成分，是营养物、代谢产物及其他多种生理介质的传递媒介。机体水代谢失调，可导致各种生理功能异常，容易发生衰老。

（三）生活习惯因素

人的生活方式和习惯必须符合生理的自然规律，若违背生理的自然规律，就容易导致机体代谢紊乱，并加速衰老进程。生活行为种类繁多，下文仅将重要的部分加以阐述。

1. 起居无常 人体各种器官在生命过程中都要受到神经内分泌系统及其他调控机制的管理，在这些管理机制调控下，机体有节奏地运转。负责管理调节的生物钟的实质就是神经递质、激素及其他具有调控功能的化学物质。

人的生活作息为什么必须有规律？因为机体各个器官的运转都需要消耗能量，当各器官的运转形成条件反射后，完成等量工作所需要的能量就比未习惯时所需要的少，器官的损耗也较少。其代谢功能的减退较少，衰老的速度也相应放慢。如果个体的生活节奏被打乱，则各器官不能相互适应，就会破坏机体各器官之间的协同关系，失去内在平衡，导致代谢紊乱，从而加速衰老。

2. 饮食不节　定时定量饮食可使胃肠消化功能形成条件反射并正常运转，免受伤害。细嚼可帮助消化，减轻胃肠负担；慢咽可预防食物误入气管；进餐时保持心情舒畅，可促进消化及提高对营养物质的吸收效果；若暴饮暴食、偏食或狼吞虎咽，则会妨碍机体对营养物质的吸收，从而加速衰老。

3. 营养不良　生命的物质基础来源于食物。食物中的糖类、脂肪和蛋白质三大物质是细胞的组成部分，又是生命活动所需能量来源。维生素和矿物质为调节生理功能所必需。只有合理的膳食结构，才能满足生理的需要。机体有了合理的营养，才能减慢衰老的进程。

4. 便秘、排尿不畅及气道不通　胃肠道、尿道和呼吸道是人体消化食物和代谢产生"三废"的主要渠道，任何一种排泄渠道发生故障，都会引起严重的疾病。若经常便秘，食物残渣在大肠内受细菌作用产生的有毒物质进入血流，就会引起全身性疾病。若排尿不畅，体内有毒代谢产物积存于血液，就会引起尿毒症。若代谢废气二氧化碳等不及时呼出，就会引起血液酸碱平衡紊乱。

5. 缺乏运动　适当的运动是有利于健康的。运动可以加速血液流通，增强免疫力，以达到延年益寿的目的；而缺少锻炼会导致血流缓慢、肌肉萎缩，从而加速衰老。

6. 睡眠不足　人体各器官不停地运转都需要能量，同时各器官本身也在不断地耗损。机体活动需要补充能量，器官损伤需要修复，这些都需要休息。睡眠是器官和整个机体最好的休息方法。睡眠可减少能量消耗和缩短受损伤器官的修复时间。睡眠还可以增强免疫力，如长期睡眠不好、精神疲惫，免疫力就会下降，易患疾病，使衰老提前发生。

7. 不良嗜好　嗜好有别于爱好。世界上凡事都有一个度，爱好过度就成了嗜好。喜游山玩水，爱琴棋书画，这些都是有益于健康的爱好。不良的嗜好，如嗜酒、吸烟、吸毒、赌博等都是恶习，对个人身体和社会均有害无益。

（四）环境因素

人的生存环境与人体健康息息相关，要提高人体健康水平，就得保护周围的环境。

1. 放射性物质和毒物　环境中有可能存在放射性物质和毒物，特别是水、空气及土壤中的放射性物质和毒物，对人体的危害最大。当细胞核的DNA结构受到这些放射性物质侵害之后，细胞会失去修复能力，从而导致机体衰老。

毒物对人类的危害随工业发展而日益严重。工业废水、废气不断地向江河及空气中排放；农药的广泛使用，使水土不断受到污染；汽车增多，尾气污染日益严重。这些都给人类健康带来很大的危害，特别是癌症的发生也与这些污染相关。这些污染不但加速了人的衰老，而且使人受到死亡的威胁。

2. 噪声　噪声会危害中枢神经系统，影响人的情绪，使血压升高、神经紧张性增强，从而加速衰老的发生。

3. 温度　环境温度对人体的新陈代谢有较大影响。温度降低，则人体新陈代谢减慢；温度升高，则人体新陈代谢加快。总体而言，人类适合在20 ℃左右的气温下生存。对长寿老人的调查显示，长寿老人多生活在气温较低的山区，这些现象是符合生理规律的。因为在气温高的地区生活的人基础代谢率高，发育较快，故其衰老期到来也较早。

4. 居住条件　人的居住环境极为重要。好的居住环境阳光充足、空气新鲜、周围绿化好、安静幽雅，有利于健康长寿。如果居住地空气污浊、周围绿化差、阴暗潮湿以及环境噪声不断，就不利于人体健康，易导致衰老。

（五）社会因素

人无时无刻不受社会因素的影响，战乱、贫穷、失业、离婚，以及人与人之间的关系紧张，都会给人带来不良刺激。面对这些复杂的社会状况，人们只有勇敢面对、乐观积极，才能应付自如，保持心理平衡，维持身体的内在平衡，以保证各个器官的正常运转，否则易导致疾病及早衰。

第四节　人体衰老的机制

人体衰老的机制存在多种学说。

一、代谢失调学说

代谢失调学说是由我国生物化学家和营养学家郑集于1983年提出的。其观点是：生物的衰老虽然由遗传基因所决定，但其规律是通过细胞代谢来表达的。衰老始于细胞，细胞的衰老起于代谢失调，细胞的代谢失调则是由于细胞结构受内外因素的影响而发生了改变。遗传基因是决定生物自然寿命的第一性因素，而代谢则是表达衰老过程中的反应作用方式。当活体的关键性细胞代谢未受到第二性不利因素的影响时，机体或活细胞的衰老即按遗传安排的程序进行，达到应有的自然寿命而死亡。如果受有害因素的影响而妨碍了细胞的代谢功能，则会导致机体早衰。即使是不受显著有害因素影响的生理性自然衰老，其细胞的代谢功能仍然在基因调控机制下按遗传安排的衰老程序逐步失调，进而发生衰老。因此，可以说细胞代谢功能失调是在遗传安排基础上生物机体产生衰老的机制。

二、遗传学说

遗传学说是生物衰老学说中最重要的学说。近代分子水平的研究结果已肯定遗传基因是主宰生物进程及衰老的第一原因。

目前有关衰老的遗传学说有遗传控制程序论、遗传信息传递错误论和遗传密码限制论三种。

（一）遗传控制程序论

遗传控制程序论是目前多数研究结果支持的学说，其论点是：生物的衰老过程和最高寿限是由遗传基因安排和控制的。这一学说是由海弗利克的生物钟学说演变而来的。

（二）遗传信息传递错误论

遗传信息传递错误论又称大分子合成错误论。该学说认为，在蛋白质合成过程中，转录和翻译过程都可能发生错误，从而导致产生错误的蛋白质。这些错误蛋白质中，有的易被转化，不致为害，但那些不易被转化的错误蛋白质停留在体内，随着机体年龄的增长而逐渐累积，当累积到一定水平时，细胞的代谢功能会大幅度下降，从而导致机体不断衰老。近年来，研究人员发现，氧自由基能破坏成熟的mRNA进入转运机制，使不成熟的mRNA在细胞质中出现，可能导致蛋白质的质和量的改变，这给遗传信息传递错误学说提供了支持。

（三）遗传密码限制论

有的氨基酸有1个以上的密码子，例如丝氨酸有6个密码子。青年人能使用6个密码子中的任何一个来合成含丝氨酸的蛋白质；而老年人只能使用6个密码子中的一部分，也就导致无法合成人体所需的部分蛋白质，从而使细胞衰老。

三、伤害学说

伤害学说又称磨损学说，其要点是：生物体的衰老是各器官因运转逐渐受到磨损伤害而引起的。人的器官与机器的部件一样，经常运转，必遭损耗，同时代谢产物中的有害物质也经常使细胞受到伤害，从而妨碍代谢的正常运行，导致衰老。Knandy认为，人类大脑的细胞数目随着年龄的增长而逐渐减少，这可能是大脑细胞受到血液中的有害物质伤害的结果。近代的自由基学说指出：自由基会伤害细胞膜及线粒体DNA，这给衰老的伤害学说提供了有力的支持。

四、免疫学说

免疫学说认为，由于机体自身的免疫力（抗病力）下降，易受病菌侵害，导致机体衰老。免疫学说分为免疫功能减退学说和自身免疫学说两种。

（一）免疫功能减退学说

人体胸腺是产生免疫功能的"基地"，胸腺随着年龄的增长而退化，免疫功能相应降低。注射胸腺素可促进幼年小鼠脾脏T淋巴细胞成熟，睡眠可促进免疫细胞的产生。老年人免疫功能下降，可能是由于淋巴因子的基因表达发生了改变。

（二）自身免疫学说

自身免疫是指机体针对自身抗原产生的抗原抗体反应。按照免疫学常规，正常人体血液中的抗体和淋巴细胞能识别并消灭外来的异物，达到免疫效果；而老年人的自身免疫反应比年轻人有所增强，这说明自身免疫反应与促进衰老有关。

五、内分泌功能失调学说

（一）内分泌功能异常

激素是代谢的重要调节剂之一，激素分泌过多或过少都会影响代谢功能，对机体有害。内分泌功能减退或亢进均会导致代谢异常，引起有关疾病。例如，甲状腺素分泌不足，会引起基础代谢率降低、精神萎靡、行动迟缓；反之，甲状腺素分泌亢进会引起神经紧张、失眠、心跳加快、身体消瘦等；而两者都会引起早衰。其他激素分泌也同样不能过高或过低，尤其是胸腺及性腺功能减退与早衰关系显著。

内分泌功能的作用与神经系统关系密切。Finch等认为，脑是内分泌引起衰老的中枢。神经内分泌系统（下丘脑与垂体组成的体系）对调控内分泌功能特别重要。大脑可调控下丘脑激素的释放，下丘脑激素可以抑制和促进垂体激素的分泌，垂体激素则控制其他外围内分泌腺体，从而调节代谢功能。因此，人们认为神经内分泌功能与人体衰老的关系十分密切。

（二）脑化学物质变化

1. 人生长激素（HGH）　人生长激素又称青春素，随着年龄的增大而逐年减少。青春期前每天分泌量最多，以后分泌量逐年下降，30岁后下降较明显；40岁后皮肤粗糙、弹性降低等更加明显，同时出现体形发胖、皮肤变薄、肌肉萎缩、骨质疏松、血脂升高、血糖升高等；60岁时，体内HGH的垂体分泌量不到青春期前的10%，易发生免疫性疾病等。

2. 人类生长因子（human growth factor，HGF）　垂体分泌的生长激素在血液中数分钟后就会被肝脏摄取，并转化为生长因子，种类多达数十种，统称为细胞生长因子，主要是胰岛素样生长因子-1（IGF-1），其主要功能是促生长、促进骨的合成代谢、降血糖、降血脂等，临床多用于骨质疏松症、糖尿病、高血脂、心血管疾病等的治疗，最终目的是延缓衰老。

六、交联学说

交联学说是由Bjorkstein首先提出的，后经Verzar加以发展。其主要论点为：组织胶原蛋白的共价交联键随年龄增长而增加，胶原蛋白的不溶性也随之增强。当这种不溶性胶原蛋白在组织中累积过多时，会使细胞和组织的功能下降；在形态方面，则表现为组织失水、皮肤变薄、骨骼脆性增强、眼球晶状体发生物理性改变等。DNA与蛋白质的交联可降低DNA的活性。

七、自由基学说

最早提出自由基学说的人是Harman。该理论经过后人的发展，成为当今重要的衰老学说之一。其主要论点是：氧自由基是细胞呼吸链氧化磷酸化系统中的副产品，分子态O_2在氧化磷酸化系统中接受由还原态黄素蛋白脱氢酶或辅酶Q或细胞色素b传递的单电子还原成氧自由基，经双电子还原产生过氧化氢（H_2O_2），H_2O_2吸取能量发生均裂，产生羟自由基。

羟自由基具有反应性，在机体中一旦形成，就立即与邻近的生物分子发生反应，产生不同的活性自由基。已有实验证明，氧自由基会损伤生物膜及线粒体，使DNA突变和裂解，这与生物衰老有着密切的关系。

氧自由基与衰老的关系同线粒体的氧化磷酸化密切相关。因为线粒体磷酸化系统中产生的氧自由基随着年龄的增长而逐渐增加，当累积到一定程度时就会影响线粒体DNA（mtDNA）的复制、线粒体转移RNA（tRNA）和核糖体RNA（rRNA）的生成及蛋白质合成等一系列过程，从而导致线粒体结构改变和功能退化，最终影响三磷酸腺苷（ATP）的生成，能量供应不足而使机体代谢能力下降，发生一系列的衰老变化。

自由基学说是当今研究人员公认的衰老学说中的一个重要学说。笔者认为，自由基学说是伤害学说进一步发展的结果，有其重要性，但不能说自由基损害是生物衰老的唯一原因。还有很多其他因素，特别是放射性物质、病毒等同样能损害DNA，从而导致人体衰老。

八、细胞质蛋白质和细胞质胶态破坏学说

人体衰老是细胞、组织和器官衰老的总和，人体衰老开始于细胞的衰老，细胞的衰老则是细胞结构改变的结果。细胞质的胶态是细胞生命的必要条件，原生质的胶态被破坏，细胞的代谢活动终止，生命同时结束。细胞质蛋白质变性是细胞质胶态被破坏的主要原因。早在20世纪30年代就有人提出：细胞质胶态被破坏或细胞质蛋白质变性会导致细胞衰老，这是由于酶蛋白活性下降，代谢功能相应下降。

九、营养缺乏学说

营养素为代谢的物质基础，不合理的营养是造成人体衰老的主要原因之一。人类想要保持健康、推迟衰老，每天必须从饮食中摄取身体需要的各种营养素。当然，引起衰老的因素很多，营养缺乏只是引起衰老的因素之一。

十、细胞分裂受阻学说

正常动物体细胞的分裂次数都有一个极限。1990年，有学者发现在衰老的人二倍体成纤维细胞中存在一种DNA合成抑制因子；1993年，有学者从纤维细胞中提取出了这种因子，其作用是抑制细胞分裂，并且其数量随年龄的增长而增加，相关学者认为它与细胞衰老有关。近年来，这种假说备受瞩目。

十一、衰老与线粒体学说

参见第一章"美容内科学概论"相关内容。

十二、衰老与能量学说

参见第一章"美容内科学概论"相关内容。

十三、内在平衡破坏学说

人体的内在平衡，又称内环境稳定。内在平衡破坏学说的观点是：正常人机体各个器官的功能是相互联系且协调的，各器官之间的协调联系必须保持稳定平衡，机体才能正常运转，保持健康。内在平衡被破坏，会影响整个机体的代谢，从而发生衰老和病变。

衰老是机体的自然衰变过程，这是一个复杂的生物学变化。虽然科学家们提出了许多学说，但难以用一种学说解释全部衰老现象。

第五节　影响人体整体美的功能因素

一、人体自愈力与再生医学

人体的自愈力与再生密切相关，有生命就有再生，有再生才能有生命。干细胞是再生医学的灵魂，也是外科手术切开、分离、切除、止血、缝合后愈合的理论基础。

近年来，随着生物医学的不断发展，再生与再生医学的重要性已再次提上日程，甚至成为当前的研究热点。

再生医学的基础是各种干细胞。再生医学研究对美容医学的重要意义，目前主要体现在多能脂肪干细胞的研究和应用。干细胞尤其是脂肪干细胞，未来发展空间非常大，体外扩增自体干细胞库的建立为组织和器官的再生提供了无限可能。

二、心理、情绪、生活方式等影响因素

（一）情绪不稳定

神经系统直接或间接控制人体各个器官的活动。人的情感、行动、消化、吸收、分泌和代谢都直接或间接受中枢神经系统的控制。调节代谢的酶和激素的合成与分泌，也都受神经系统的控制。人体的内环境只有保持稳定、平衡，才能得到健康。若情绪不稳定，就必然影响激素的分泌，从而引起新陈代谢障碍，导致衰老。

（二）生活不规律

人体内有生物钟，每天起床、工作、学习、休息都要按照一定的规律，要有张有弛，这样各个器官才能正常运转。工作和休息都应合理安排，才能保持身体健康，这样人体的生物钟才可能正常运行。这是健康长寿的保证，否则将加速衰老。

（三）不注意锻炼

适当的家务劳动，例如打扫卫生、栽花种树，都是对身体有益的。适当的体育锻炼，可增强体质、提高心肺功能，还可使骨关节活动自如，增强抗病能力和促进细胞更新，从而达到抗衰延年的效果。

（四）不注意休息

休息和睡眠是使人体器官得以休养及恢复的好方法。睡眠时，机体受的刺激最小，能量消耗也少，可使疲劳的大脑和肌肉得到休息，恢复其功能，还可增强免疫力。只有劳逸结合，才能提高工作效率。

（五）不注意饮食

人体的营养物质来源于食物。应注意膳食营养丰富，宜清淡，少摄入动物脂肪，适当多吃新鲜蔬菜、豆类及豆制品。老年人应适当摄入奶、蛋、水果等食物。不要偏食、暴饮暴食，以充分保证机体代谢所需的营养，这样才有利于健康。

（六）吸烟和嗜酒

吸烟对人体有害，可致多种疾病。少量饮酒可促进血液循环，但多饮或嗜酒对神经系统、肝脏、心脏、肾脏、胃肠、胰腺等均有严重危害。

（七）其他

其他影响因素包括居住环境空气差、阳光不充足、意外伤害、不良嗜好等。

（曹志明　彭庆星）

参考文献

[1] 高景恒，王志军，王炜. 论美容医学是抗衰老的领军学科 [J]. 中国美容整形外科杂志，2011，22 (3)：185-186.

[2] 高景恒，王志军，王炜. 二论美容医学是抗衰老的领军学科 [J]. 中国美容整形外科杂志，2011，22 (7)：439-442.

[3] WU W，NIKLASON L，STEINBACHER D M. The effect of age on human adipose-derived stem cells [J]. Plast Reconstr Surg，2013，131 (1)：27-37.

[4] 朱利娜，金光柱，郑孝勤，等. AgeLOC技术：直击老化根源 [J]. 中国美容整形外科杂志，2012，23 (12)：745-748.

[5] 高景恒. 胸腺与抗衰老 [J]. 中国美容整形外科杂志，2012，23 (11)：698-701.

[6] 王洁晴，刘金超，高景恒. 细胞食物抗衰老的研究与应用 [J]. 中国美容整形外科杂志，2012，23 (7)：442-445.

[7] 朱利娜，郑孝勤，高景恒. 细胞食物DNA·RNA：长寿和细胞再生上的一种突破 [J]. 中国美容整形外科杂志，2012，23 (8)：499-502.

[8] 王洁晴，王志军，张晨，等. 美容、长寿与基因 [J]. 中国美容整形外科杂志，2012，23 (5)：305-307.

[9] 王洁晴，王志军，张晨，等. 美容、长寿与基因（续）[J]. 中国美容整形外科杂志，2012，23 (6)：324-326.

[10] 高景恒，袁继龙，王洁晴，等. 脂肪来源干细胞与延缓衰老 [J]. 中国美容整形外科杂志，2011，22 (11)：688-691.

[11] 高景恒，曹孟君，刘金超，等. 再生医学研究的新领域——医学研究要重视太阳、空气、水对人体生命健康的影响 [J]. 中国美容整形外科杂志，2010，21 (8)：489-492.

[12] 张晨，高景恒. 中胚层疗法的临床试验研究进展法律议题 [J]. 中国美容整形外科杂志，2009，20 (1)：64.

[13] 杨红华，高景恒. A型肉毒毒素在面部除皱方面的应用 [J]. 实用美容整形外科杂志，2000，11 (2)：89.

[14] SULLIVAN P K，HOY E A，MEHAN V，et al. An anatomical evaluation and surgical approach to the perioral mound in facial rejuvenation [J]. Plast Reconstr Surg，2010，126 (4)：1333-1340.

[15] 高景恒，王洁晴，王忠媛，等. 迅速促进我国顺势医学体系的科学发展：抗衰老与美容医学的顺势医学专业化发展 [J]. 中国美容整形外科杂志，2014，25 (12)：756-759.

[16] 高景恒，王洁晴，王忠媛，等. 迅速促进我国顺势医学体系的科学发展：抗衰老与美容医学的顺势医学专业化发展（续）[J]. 中国美容整形外科杂志，2015，26 (1)：57-59.

［17］高景恒，王洁晴，袁继龙，等．量子医学的理论与应用——量子医学与顺势医学的发展（续）［J］．中国美容整形外科杂志，2015，26（7）：442-444．

［18］高景恒，王彦，白伶珉．试论：再生医学中再生剂的出现和认知［J］．中国美容整形外科杂志，2013，24（8）：508-510．

［19］ROHRICH R J，PESSA J E．The fat compartments of the face：anatomy and clinical implications for cosmetic surgery［J］．Plast Reconstr Surg，2007，119（7）：2219-2231．

［20］高景恒．美容外科学［M］．2版．北京：北京科学技术出版社，2012：965-990．

第三章

美容内科诊断

第一节　问诊

一、问诊的内容

在美容内科的问诊工作中，除了遵循一般问诊的内容及规律外，应最大限度地了解求美者的心理状况、审美倾向及其他影响治疗后求美者自我评价的因素。另外，还要详细记录其美学特征，主要内容有以下七项。

（一）一般项目

一般项目包括姓名、性别、年龄、籍贯、出生地、民族、婚姻、通信地址、电话号码、工作单位、职业、入院或就诊日期、记录日期等。

在一般项目的问诊中，一部分求美者常常告诉医师别名、假名、假地址，并常常隐瞒自己的年龄和婚姻状况，这给病史采集及随访带来困难，此时医师应加以识别，并在问诊中尽量取得求美者的信任，承诺为求美者保密，讲明真实病史资料的重要性，取得求美者配合，为后续诊疗奠定基础。

在问诊中，职业一栏也应认真填写，这有助于医师根据求美者的职业特点及社会生活角色，帮助其选择更适合的美容治疗方法，追求更佳、更个性化的美容效果。

（二）主诉

主诉是指求美者对身体不满部位改变的基本要求、自我评价及持续时间。从主诉中医师可以了解求美者接受治疗最直接的动机和最基本的要求。仔细、耐心听取求美者的主诉是美容科医师在接诊中一个重要且必需的手段。在问诊中，医师应尽量取得求美者的信任，尊重其自尊心，并承诺为其保密。一般而言，医学美容求美者中，大多数人的主诉是清楚的，如"我的脸上近来出现很多红色斑点或色素斑，是什么原因""别的姑娘皮肤那么细嫩，为什么我的皮肤这么粗糙"等。有的求美者主诉动机模糊，不能充分表达，此时医师应加以引导或进行归纳，使主诉内容完整且规范。

（三）现病史

现病史包括出现体象心理障碍的时间、发展与演变，院外咨询情况和同部位治疗情况，体象障碍对生活、工作造成的影响，要求改善的迫切程度，此次就诊的直接促成原因和希望达到的效果等。美容内科医师应着重在现病史一栏中记录求美者面部色泽、体形、步态及声音变化的时间、治疗经过，以及与之相应的伴随表现，如面部红斑出现的同时是否有脱发及关节痛，面色苍白的同时是否有月经过多、牙龈出血、皮肤瘀斑等；体形由瘦变胖是否使用过激素，是否存在头昏、高血压等。美容内科医师还要注意病因及诱因，如化妆品刺激或过敏可导致皮肤色素沉着，长期疲劳和睡眠不足可导致黑眼圈等。

（四）既往史

既往史中，重点了解求美者的手术、外伤、容貌变化史和美容就医史，有无过敏史及过敏药物名，有无全身性疾病如出凝血功能障碍、心脏病、高血压、糖尿病、血液病、甲状腺功能亢进症、精神疾病等及治疗情况，现有药物服用史，有无传染病史，其他外伤、手术史及治疗情况等。

（五）个人史

个人史中，饮食习惯与美容有密切关系，如少食豆类、动物肝脏、胡萝卜等，皮肤易干燥、脱屑，毛发易枯槁、脱落；少食富含维生素C的食物，易产生牙龈、皮肤、肌肉出血和面部黄褐斑、雀斑等；偏食肉类而不吃或少吃蔬菜、水果，则易出现皮肤暗黑和肥胖；烟酒过度则皮肤灰暗、牙龈变黑、牙齿变黄。此外，对于女性求美者，还要详细询问月经及生育史，月经过多会造成慢性贫血，并出现面色苍白。

（六）家族史

与医学美容联系密切的家族史包括：遗传性疾病史，如恶性雀斑、白化病等；先天性损容性皮肤病，如血管瘤、血管痣、毛细血管扩张、色斑、色素痣、面部褐蓝痣等；无色素代谢紊乱疾病，如白癜风等。同时，需要关注家族中有无其他精神病史、遗传病史、传染病史等，这些对发现一些不明显的精神病倾向或未发现的遗传病也有重要的参考意义。

（七）心理问诊

心理美容咨询技术是一项重要的美容技术，因此心理问诊在美容内科问诊中至关重要。在此部分问诊中，要充分了解求美者的心理状态和体象障碍的程度。医师应主要采用倾听的方法，可以将标准提问和非标准提问的方法穿插在病史的询问中，并及时地进行引导、归纳。医师需了解求美者的求美动机、就诊背景、此次就诊的促成因素、对自身体象障碍的认知和感受，求美者对自己身体所给予的美丑、强弱等主观评价，自认体象障碍对自身造成的影响和压力大小，并了解求美者的家庭背景、人际关系，对医学美容的了解程度和治疗期望等。在总结以上情况的基础上，对求美者的心理状态是否适合美容治疗做出准确的判断。

二、问诊的意义

问诊是医师通过对就诊者或相关人员进行系统询问获取病史资料，综合分析并做出临床判断的一种诊法。问诊是诊断疾病最基本也是最重要的手段，即使在科技发展日新月异的今天也是如此。在美容内科中，深入、细致的问诊可为解决就诊者美容诊断问题提供大量线索，并成为日后成功制订治疗方案的基础和依据。因此，问诊是每个美容内科医师必须熟练掌握的基本技能。

采集病史是医师诊治患者的第一步，其重要性还在于它是医患沟通、建立良好医患关系的重要时机，也是医师工作能力与责任心的展示。正确的方法和良好的问诊技巧，有助于增强就诊者与医师合作的信心，有助于增加求美者对医师的信任，这对疾病的诊治十分重要。

问诊的过程除了收集求美者的疾病资料用于诊断和治疗外，还有其他功能，如教育求美者，向求美者提供信息，有时候甚至交流本身也具有治疗作用。通过交谈，医师可以掌握求美者的思想动态，有利于做好求美者的思想工作，消除不良影响，提高诊疗效果。

三、问诊的学科基础

1977年，美国精神病学和内科学教授Engel提出了生物-心理-社会医学模式，对医师提出了更高的要求。它要求医师不仅具有医学自然科学方面的知识，还要有较高的人文科学、社会科学方面的修养，能够从生物、心理和社会等多种角度去了解和帮助求美者。

由于美容内科学相较于一般临床学科的特殊性，它还要求美容内科医师在对求美者进行问诊时，必须在正确诊治皮肤疾病的基础上，把医学美学、审美及社会美容心理等环节贯穿始终，充分运用医学知识、审美技能及美容心理技能优势，获取完整而准确的病史资料，给求美者提供满意的服务。

四、问诊的原则与基本点

在问诊过程中，按本节第一部分问诊内容的基本要求采集一般项目、主诉、现病史、既往史、个人史、家族史时，还要注意掌握一些问诊的原则和基本点：①态度和蔼，仪表端庄；②根据求美者的受教育程度，采用合适的问诊语言，语言要通俗易懂，避免运用医学术语；③注意倾听求美者叙述，不随意打断，但须引导，对俗语、方言要细心领会其含义；④要有层次、有目的、有顺序地询问并及时记录，避免遗忘；⑤避免审问式和暗示性提问；⑥求美者问到的一些问题如医师不清楚或不懂时，不能随便应付，不懂装懂；⑦注意保护求美者的隐私。

在对求美者进行全面细致的问诊时，还需要了解求美者皮肤的一般状况，如是不是瘢痕体质，是不是过敏性皮肤，是否容易晒伤、晒黑等。同时，要仔细询问求美者就诊的目的及期望、职业特点、社会生活角色、生活习惯等。

五、问诊的流程与方法

问诊开始时，由于对医疗环境的生疏和对疾病的恐惧等，求美者常有紧张情绪。开始时，医师应该做自我介绍，尊重求美者，先与求美者进行简单的交流，缓解其紧张情绪，注意让求美者坐下或让其摆放舒适的体位。这样的举措会有助于建立良好的医患关系，使病史采集能顺利地进行下去。

注意倾听求美者的叙述，尽可能让求美者充分陈述并强调其认为重要的情况和感受，如求美者不停地讨论与病情无关的问题，医师可以用礼貌客气的语言将其引导到询问病史的线索上来。不要轻易打断求美者的谈话，只有求美者的亲身感受和病情变化的实际过程才能为诊断提供客观的依据。

追溯开始出现体象心理障碍的确切时间以及演变过程。如有几个症状同时出现，必须确定其出现的先后次序。根据时间顺序追溯症状的演进，可避免遗漏重要的资料，有利于认识和了解疾病的发生、发展过程；对于求美者来说，保证其思维的连续性有利于病史的采集。

尽量直接询问求美者，并对整个问诊过程做出合理的组织安排，包括引言、问诊的主要内容和结束。医师应按项目的顺序系统地询问病史，对交谈的目的、进程、预期结果应做到心中有数，把握全局。

在问诊的两个项目之间使用转换语言，向求美者说明将要讨论的新话题及其理由，使其不会困惑你为什么要改变话题，以及为什么要询问这些情况，如过渡到系统回顾时，可以说："我已经问了你许多问题，你配合得非常好，现在我想问问全身各个系统的情况，以免遗漏，这对我了解你的整个健康状况非常重要。"

熟练掌握两种不同类型的提问方式，根据具体情况灵活使用。一般提问，常用于问诊开始时，可获得某一方面的大量资料，如"您今天来，想获得哪方面的帮助"，待获得一些信息后，再有侧重地追问一些具体问题；直接提问，用于收集一些特定的细节，如"您面部的皮损是从什么时候开始的""接受过哪些治疗"，使获得的信息更有针对性。为了系统有效地获得准确的资料，医师应遵循从一般提问到直接提问的原则。

问诊要有目的、有顺序、有层次地进行，避免杂乱无章地重复提问。有时为了核实资料，同样的问题需多问几次，重申要点，但应向求美者说明，例如："您已告诉我，您脸上的斑有扩大的趋势，这是很重要的资料，请再给我详细地讲一下扩大的情况。"为了收集到尽可能准确的病史，医师有时要引证核实求美者提供的信息，尤其当与诊断治疗密切相关而求美者叙述不清时，医师应当进一步询问，以核实资料是否可靠。

为了防止遗漏和遗忘病史，在询问病史时，医师对求美者的每一项陈述应做全面而有重点的记录和小结。问诊大致结束时，应尽可能有重点地重述一下病史，看其有无补充或纠正之处，以核实求美者所述的病情或澄清所获信息。

医师应充分了解求美者就诊的确切目的和要求。求美者就诊的目的往往是改变某些自己不满的体象。但每个人对美的认知不同，如有些人因面部有明显的雀斑、胎记或牙列明显畸形影响美观，希望得到治疗；而部分人其体象并无明显缺陷，也希望通过美容提升自己的形象，他们对美的要求也更高一些。医师只有充分了解求美者就诊的目的及期望，才能达到求美者满意的诊治效果。

问诊时应注意倾听，恰当地运用一些评价、赞扬与鼓励的语言，适当的时候应微笑或赞许地点头示意，与求美者进行必要的视线接触；问诊过程抓住重点，分清主次，实事求是，忌主观臆断；鼓励求美者提问，一旦求美者问及自己不懂的问题时，应承认经验不足并立即设法为求美者寻找答案。掌握一些问诊技巧可以帮助建立良好的医患关系，使病史采集顺利地进行，获得更加客观准确的病史资料，为后续诊疗奠定基础。

问诊结束时，以结束语暗示问诊结束，感谢求美者的配合，说明下一步对求美者的要求和希望，讲明今后的诊疗计划，以及预约下一次就诊时间等。

第二节　检查与诊断特点

美容内科疾病的诊断同其他疾病一样，都需要对病史、体格检查、辅助检查等信息进行综合分析，但又有自己的特点。首先它要以医学美学的基本理论、美学原则为指导，进而同求美者进行充分的沟通，以达到对预期目标的共识，并了解求美者的心理状态。

一、局部检查

局部检查的主要目的在于通过认真体检，把握皮损的特点，在检查时应注意光线充足，最好在自然光下进行，室内温度要适宜，以免影响皮损的颜色及性状。

（一）视诊

掌握皮肤的性质及类型，如中性皮肤、干性皮肤、油性皮肤，并注意是否为瘢痕体质，这有利于美容方案的制订及护肤用品的选择。密切观察求美者皮肤状态，如皮肤的颜色、光泽、弹性，油腻、滋润的程度以及是否对称、均匀、和谐，是否符合黄金比例等美学指征。在有皮损的地方，应注意皮损的性质特点、大小和数目、颜色、界线、形状、表面、基底、内容、排列、部位和分布。

（二）触诊

触诊主要了解皮损的硬度、深度、局部皮温、活动度，是否伴有压痛，附近淋巴结是否肿大、触痛等。

二、全身检查

在仔细检查局部皮损后，仍要充分进行全身的体格检查。人体疾病可由体内逐渐向体外发展，继而表现为皮肤损害。有一些疾病如荨麻疹，应注意检查体内是否有感染灶（如上呼吸道感染、消化道感染、泌尿系统感染）；对痤疮则应注意进行内分泌系统及妇科疾病等相关的检查。用药治疗效果不佳考虑进行局部无创治疗时，应注意检查患者是否为瘢痕体质，还应注意其他部位及一些重要脏器有无畸形或缺损，以对微创手术的耐受程度做出客观的评价。

三、实验室及特殊仪器检查

（一）皮肤试验

皮肤试验常用的有斑贴试验、皮内试验，对诊断各类型的变态反应性疾病（如化妆品皮炎等）有一定指导意义。

（二）真菌镜、皮肤镜检查技术

真菌镜、皮肤镜检查技术适用于浅表性皮肤真菌感染，包括头癣、体癣、手足癣、甲癣、花斑癣等。

（三）活体组织检查

活体组织检查的目的是明确诊断或鉴别诊断，对手术或其他物理治疗方案的设计有重要的参考意义。

（四）怀疑合并内科疾病的检查

怀疑合并内科疾病时，应进行相应的检查：血常规检查，初步排查体内感染导致的皮肤过敏反应；与皮肤美容疾病密切相关的微量元素如锌、铜、铁、锰、硒等的检查；内分泌系统的相关检查。怀疑患者伴有肿瘤时，应进行影像学检查，如B超、红外线乳腺扫描、乳腺钼靶X线摄片、CT、MRI等检查，有助于相关肿瘤的诊断。

（五）外科干预

在内科治疗不能解决问题时，需要外科干预，在术前进行化验检查，如血、尿、粪三大常规检查，以及出血时间、凝血时间的检查。做复杂手术前还应进行肝功能、肾功能检查，必要时需行X线胸部透视。老年人行除皱术、颌面部畸形矫正术、乳房缩小术等大型美容手术时，还应进行脑血流图、心电图、超声心动图等检查。

（六）其他特殊检查

1. 无创性皮肤检测　应用皮脂仪、皮脂胶带检测皮脂腺的分泌状况，可进行皮脂相关疾病的研究，预防面部脂溢性皮炎；通过皮肤电容、电导率的测定，可以检测角质层的含水量。

2. 成像技术　通过B超成像可以测定皮肤厚度、观察血管的情况，为手术（如血管瘤）提供保障，同时评估一些疾病（结缔组织病、皮肤过敏和刺激引起皮肤厚度变化的疾病）的治疗与发展情况。此外，还有磁共振成像、共聚焦显微镜成像、光学相干断层成像、皮肤的多光子成像、皮肤电容成像技术等。

四、美学诊断

医学美学是一门遵循医学理论、美学原理，运用医疗技术及美学疗法来维护、修复和再塑健康的人体美，以增进人的生命活力、美感和提高生命质量为目的的科学，它是研究和实施医学领域中美的科学。优秀的美容内科医师应具备良好的审美和技术素养及美学基础知识储备，对审美要具体化、系统化；把握美的表现状态，运用形式美的法则如对称、调和、对比、节奏、多样统一等时，要融会贯通；把握视觉审美需从上到下、从静态到动态多角度多层次地分析，并在治疗后进行审美的三维评价，即客观的美学效果、受治疗者的心理满意度、社会（含家庭）对治疗后效果的认可度。

对于求美者而言，把美学的感性认识转化为可以计量的数据是一种趋势，如缺乏定量性指标，临床医师很难给求美者一个准确的诊断。有研究表明，利用数字化快速测量分析和诊断系统对美学的诊断进程有一定的作用。在临床工作中，短时间内可以得到一份容貌诊断分析报告，为临床医师提供诊断与手术治疗的参考依据。

五、功能诊断

美容医学在利用医学手段塑造人体美时必须以健康为基础，没有健康就谈不上美。历史上曾经有过错误的美学观，病态美就是其中一种，束腰、缠足这种给妇女造成局部或全身痛苦的残酷美在今天的社会不能称之为美，还有以胖为美的美学观在今天看来也是错误的。肥胖可诱发多种疾病，是健康的大敌。功能诊断在美容内科的诊治中占据重要的地位。在大部分内科疾病的诊治过程中，恢复自身的功能，解决人的生与死、防病与治病、病态与常态的矛盾，占据了主要的地位；而在美容内科的诊疗过程中，更不能忽视自身功能，并且要求更高，在恢复功能的同时，还需注意解决美与丑的矛盾，增加人体美感。另外，一些求美者不仅有容貌缺陷，有时还有功能缺陷，医师应注意诊断并通过手术予以纠正，如睑外翻患者，最重要的是先恢复其睁闭眼功能，以保护眼球，然后从美容角度考虑；对口角歪斜者，检查时应记录口角畸形对咀嚼、语言功能的影响程度。

六、心理诊断

随着社会的不断发展，人类的疾病谱、死因谱均有了鲜明的变化，再用生物医学模式来解释人的生老病死，已难以指导医疗实践。过去认为，疾病是躯体发生单纯的病理变化的一种表现。新医学模式理论则认为，人在社会中生存，会受到社会各种因素变化的影响，人的心理也会发生改变，疾病就是两者共同作用于人体后机体产生一系列复杂变化后的一种整体表现。美容内科的服务对象除损容性患者外，还有求美的健康或亚健康人群。医师在诊治过程中，除了治疗损容性疾病，也必须考虑求美者的思想、感情和心理状态及每个人的特定环境（家庭、工作、周围社会）对其的影响。研究医学美容学中重塑人体形态变化过程中不同阶段的心理活动规律，是建立在医学、美学、心理学的基础上的。

（一）掌握个性心理倾向

从一个人的需求、动机、兴趣上升到理想、信念及世界观，可用以探索他所期望的目标。在临床实践中，可以通过耐心询问求美者本人（必要时征求求美者家属的意见与建议）或者通过问卷调查，如以心理评定量表的测试结果作为参考，来掌握求美者的个性心理倾向。

（二）判断个性心理特征

个性心理特征与内在、外在环境息息相关，求美者既受自身生理机制活动的调节，也受社会生活环境因素的制约。个性心理特征在一定程度上以能力及性格的形式作为外在表现，一个人所受教育及周边环境的不同导致了个体的差异。在诊疗过程中，不能笼统地依据一个模板，必须针对个体采取不同的方案，从而达到共赢。

第三节　衰老的美容内科诊断

一、年轻容貌的外观表现

皮肤是机体的外在器官，是反映机体整体状态的一面镜子。我们通常根据皮肤的颜色、光洁度、纹理、弹性、湿润度来判断皮肤是否处于健康状态。年轻容貌拥有者的皮肤多表现为白里透红，但不同种族的肤色受遗传影响可表现为白色、黄色或黑色；在光洁度上，年轻容貌拥有者的皮肤表现为质地细腻、光洁度高；在纹理上，年轻容貌拥有者的皮肤表现为表面纹理细小、表浅、走向柔和，皮肤光滑、细腻；在弹性上，年轻容貌拥有者的皮肤含水量和皮下脂肪厚度适中，皮皮肤地柔软而富有弹性；在湿润度上，年轻容貌拥有者的皮肤代谢及分泌排泄功能良好，皮肤表面形成适度的皮脂膜，滋润舒展、有光泽。

二、衰老容貌的外观表现

皮肤是机体衰老过程中表现最明显的器官。随着年龄的增长，皮肤会发生退行性变、光老化，皮肤衰老的体征包括皱纹、色斑、角化、毛细血管扩张、弹性和透明度下降、皮肤呈灰黄色，表现为皮肤松弛变薄、含水量减少、组织弹性下降，出现色斑、萎缩、起皱等。衰老容貌与年轻容貌在肤色、光洁度、纹理、弹性、湿润度等方面的表现截然相反（表3-1）。

表3-1　年轻容貌与衰老容貌皮肤外观表现

容貌类型	肤色	光洁度	纹理	弹性	湿润度
年轻容貌	白且红润	质地细腻、光洁度高	纹理细小、表浅、走向柔和，皮肤光滑、细腻	皮肤质地柔软而富有弹性	皮肤滋润舒展、有光泽
衰老容貌	暗淡，色素增加	皮肤粗糙、增厚、脱屑，缺乏光泽	皮肤纹理增多、变粗或加深，出现皱纹或苔藓样变	皮下脂肪萎缩，含水量减少，皮肤弹性下降	皮肤外观油腻、干燥、起皱

三、衰老容貌的外观诊断

（一）临床评价

随着年龄的增大，面部的解剖结构发生改变，从表皮层到皮下脂肪层，再到下面的肌肉层乃至骨骼，这些变化会不同程度地导致面容衰老。面容衰老临床上表现为皮肤变薄、皱缩、松弛、色素沉着异常。

1. 皮肤变薄　对于这种表现，医师仅需肉眼观察即可做出评价。随着年龄的增长，皮肤由最初的瓷质外观和粉红色转变为类似烟纸和草纸样的外观，颜色也逐渐变得暗淡，被称为纸样皮肤。

2. 皮肤皱缩　在进行此项检测时，医师应该使用示指和中指轻柔地捏起皮肤表面。年轻人的皮肤纹理类似于绸缎；随着年龄的增长，皮肤纹理逐渐加深，形成皱缩外观。

3. 皮肤松弛　在进行此项检测时，医师应该使用拇指和示指轻柔地捏起皮肤，垂直拉动。随着年龄的增加，皮下组织的改变和重力学的原因使面部的皮肤松弛，皮肤紧致度减低，具体表现为颊部皮肤下坠、鼻唇沟加深、上肢皮肤后坠等。

4. 色素沉着异常　对于这种表现，医师仅需肉眼观察即可做出评价。随着年龄的增加、皮肤老化的进展，衰老容貌表现为局部色素增加，形成色斑等。

（二）辅助评价

1. 皮肤微凹凸度评价　随着年龄的增加，皮肤会出现微凹凸度的变化（皮沟深度增加，密度减低）。测定皮肤微凹凸度的主要方法是制作皮肤的橡胶亚膜，并采用图像分析软件进行分析测量。

2. 皮肤厚度测定　可采用高分辨率的超声检测术，量化测量皮肤全层的厚度。随着共聚焦显微镜的应用，角质层厚度、马尔皮基层厚度和真表皮连接处起伏曲度都可以进行量化测量。同时，光学连续断层成像也可用于表皮和真皮厚度的测量。

3. 皮肤弹性测定　包括Ballistometry和Twistometry在内的多种方法可以测定皮肤弹性。其中应用较广泛的是真皮扭矩测量仪。

4. 皮肤颜色评估　目前较为常用的测量皮肤颜色的两种工具是三刺激色度计和窄波段反射分光光度计。

第四节　皮肤外表的美学诊断

一、皮皮肤地的判断

皮皮肤地包括皮肤的平滑度、光泽度、弹性、纹理、厚度等。根据皮肤水分含量、皮脂腺分泌状况、毛孔的大小、对外界刺激的反应等，一般将皮皮肤地分为以下五种类型。

（一）中性皮肤

中性皮肤也称普通型皮肤，为正常的、普通的皮肤，也是理想的皮肤。其特征是：角质层含水量正常（10%～20%），皮肤水分含量与皮脂分泌量基本保持平衡，皮肤表面滋润光滑、质地细腻。皮肤厚度适中，富有弹性。皮脂腺、汗腺分泌通畅，能适应季节变化，春夏季节分泌较多，皮肤稍感湿润；秋冬季节分泌较少，皮肤略显干燥。总体来说，面部皮肤白里透红，对外界刺激不太敏感。

（二）干性皮肤

干性皮肤也称干燥性皮肤。皮肤角质层水分含量低（低于10%），皮脂分泌量少，皮肤表现为缺少油脂、干燥，手感粗糙，皮肤菲薄，无光泽，弹性差，容易产生皱纹；皮肤毛孔不明显，质地细腻，肤色洁白，容易产生皮屑。干性皮肤对外界刺激耐受性较差，日晒后容易出现红斑，风吹后容易出现皲裂、脱屑，且洗脸后皮肤有紧绷感。

（三）油性皮肤

油性皮肤也称脂溢性皮肤，多见于年轻人、中年人及肥胖人群。此类皮肤的角质层含水量正常或较低，皮脂分泌旺盛，皮肤表面尤其是面部皮肤油腻发亮、毛孔粗大，容易黏附灰尘、滞留污垢和出现粉刺，严重者会出现脂溢性皮炎及脂溢性脱发等皮肤问题。油性皮肤对外界刺激耐受性较强，因为皮脂易氧化，所以油性皮肤者往往肤色较深，皮肤弹性好，不容易产生皱纹，耐衰老。

（四）混合性皮肤

混合性皮肤，即油性皮肤与干性皮肤的混合，一般在前额、鼻翼、鼻唇沟（即T字部位）及下巴部位表现出油脂分泌多等油性皮肤的特征，而在两颊等面部其他部位则表现出干燥、脱屑等干性或中性皮肤的特征。

（五）敏感性皮肤

敏感性皮肤也称过敏性皮肤，多见于过敏性体质人群，也有一些人因为乱用护肤品导致皮肤损伤。此类皮肤对内外界各种刺激较为敏感，有的表现为对日光中的紫外线抵抗力较弱，容易出现日晒伤；有的则对冷、热等物理性刺激或化妆品等化学性刺激耐受性较差，容易出现敏感性皮炎或接触性皮炎。

二、皮肤外表美的组成

皮肤外表美由以下四部分共同组成。

（一）质地

皮肤的质地通常是通过皮肤滋润和细腻程度来表现的。健美的皮肤应该是湿润的。水是皮肤中主要的增塑剂，当皮肤中的水分含量过低，就会出现皲裂；当皮肤的屏障功能受损，如皮脂分泌较少或角质层水分不足，皮肤就会变得干燥、缺水且粗糙。

皮肤的细腻程度主要由皮肤纹理和毛孔大小决定。真皮中纤维束的排列和牵引，使皮肤形成很大的沟和嵴，皮沟和皮嵴构成皮纹，皮纹的深浅随部位、年龄和性别的不同而有所差异。另一个影响皮肤细腻外观的因素是毛孔的大小。油脂分泌过多和真皮胶原蛋白减少，都可以造成毛孔粗大。皮沟浅而细，皮丘小而平整，毛孔细小，则呈现质地细腻的皮肤。

皮肤滋润细腻是皮肤代谢功能良好的表现，这种皮肤看起来既不干燥又不油腻，皮肤表面形成皮脂膜，皮沟细浅，皮丘小，毛孔及汗孔细小，皮肤平滑度高，摸起来光滑、平整、柔软，没有污浊、色斑、瘢痕及赘生物。当皮肤受损或老化时，可能出现干燥、粗糙、肥厚、皱纹、鱼鳞状等；当有皮肤病时，则可看到丘疹、红斑、结节、水疱甚至脓疱，摸起来不平整，甚至有毛刺感等。

（二）光泽度

正常皮肤的含水量在10%～20%，水油平衡，皮脂膜含有的脂类滋润皮肤，皮肤才有光泽。皮肤光泽度高，有清洁感和通透感，并且血液循环良好。皮肤光泽亮丽是具有生命活力的体现，给人一种容光焕发、精神饱满又自信洋溢的感觉。

皮肤的屏障功能受损，含水量减少，营养状态差，皮脂生成减少，都可以导致皮肤干燥无光泽。同时，真皮中致密的胶原蛋白、弹性蛋白以及糖胺聚糖反射光线，使皮肤有光泽；而老化的皮肤由于真皮萎缩变薄，反射光线减少，就会显得晦暗。因此，青少年皮肤光泽度良好，中老年人由于皮肤水分和皮脂分泌越来越少而逐渐失去光泽。

（三）弹性

年轻的皮肤表现为丰满，有弹性和韧性。真皮中的胶原蛋白、弹性蛋白和透明质酸共价结合，构成三维立体结构。胶原蛋白维持皮肤的张力，韧性好而弹性差。弹性蛋白则相反，弹性好而韧性差。真皮中的主要基质成分是糖胺聚糖，主要功能为结合水分，维持水盐平衡。透明质酸在糖胺聚糖中的含量最高，能结合水分，使真皮充盈、饱满。

真皮组织中含有大量胶原蛋白和弹力纤维，在皮肤中构成了一张细密的弹力网，锁住水分，如支架般支撑着皮肤。有弹性的皮肤坚韧、柔嫩、富有张力，这表明其含水量及脂肪含量适中，血液循环良好，新陈代谢旺盛。无弹性的皮肤回缩能力差，指压后久不复原，皮肤出现皱纹、下坠和松弛。外界的刺激，如紫外线、污染、疾病、压力以及衰老等，影响胶原蛋白和弹性蛋白的代谢，使皮肤失去张力和弹性。

（四）厚度

皮肤厚度主要由真皮和皮下脂肪的厚度决定。皮肤厚度适中，皮下脂肪含量适度，肌肉丰满，是皮肤健美的重要体现。随着年龄的增长，真皮的胶原蛋白、弹性蛋白和透明质酸含量减少，皮下脂肪含量减少，皮肤萎缩变薄。

三、皮肤美容基因检测

由于人类的寿命愈来愈长，保持健康、延缓衰老已成为全球共同面对的问题。大量研究证明，影响皮肤衰老的主要因素有：①皮肤抗自由基能力；②机体解毒能力；③皮肤抗光老化能力；④皮肤DNA损伤修复能力。随着科学技术的进步，对于这个课题的研究已经深入基因层面。基因是构成人体及影响遗传的基本要素，基因调控细胞，细胞构成组织，组织器官构成生命体。衰老是指生命体发育成熟后，机体随着年龄的增长而发生功能减退、内环境稳定难以维持、应激能力下降、结构退行性变等不可逆的现象。疾病或异常因素可引起病理性衰老而出现易感性基因。基因是长寿的内在因素，外环境也可以影响衰老的速度。基因和细胞是生命体的基本单位，如果能够重设特定基因群组的基因表达，就可以让人们永葆青春，开启抗衰老的新时代。人类衰老的主要原因是基因所控制的人体"养护"及"修复"系统有缺陷，控制某种蛋白质合成的基因片段上的基因突变，从而造成DNA基本单位的序列混乱，导致细胞DNA修复系统缺失，影响细胞遗传物质的复制。

端粒酶（telomerase）基因是与衰老密切相关的基因，也是目前研究的热点。将端粒酶注入衰老的细胞，可延长端粒的长度，使细胞年轻化，为人类抗衰老提供了新的途径。英国研究人员在《科学》（Science）杂志上报告，糖皮质激素调节蛋白激酶11（SGK11）是一种核糖蛋白的基因，可以限制热量消耗，延长寿命。细胞分裂促进因子分为角质细胞生长因子-2（KGF-2）和成纤维细胞生长因子（FGF）。前者可以促进皮肤细胞和毛发增殖生长，重组皮肤结构，延缓皮肤老化，促进伤口愈合；后者可以增加皮下组织水分，促进皮下结缔组织生长，增加皮肤美白度。两者都有极强的美容修复和抗衰老功效，将在美容领域广泛应用。

美国如新（NU SKIN）集团抗衰老中心、斯坦福大学与全球基因研究权威机构美国生命基因科技中心（LifeGen Technologies）发现，人体基因中有20～25个特定基因与老化密切相关，并将这些基因命名为"青春基因群组"（youth gene clusters，YGCs）。上述三个单位在全球形成了青春基因群组研究的金三角。经过对基因组以及临床研究结果分析证明，YGCs的功能，即表达水平，与皮肤老化体征密切相关。对YGCs的研究认为，保持年轻化取决于青春基因群组的重组和平衡能力，这是实现生命全程的青春基因群组活化的关键。已发现细胞表面存在与老化相关的蛋白。线粒体是每个细胞保持活性的"电池"和"动力"，是人体的生命力。目前，如新集团抗衰老中心发现并定位与线粒体功能相关的基因。2012年《科学》（Science）杂志上报道，他们在大鼠的脑细胞核表面首次发现了"极长寿蛋白"（extremely long-lived proteins，ELLPs）。细胞核表面的"极长寿蛋白"可保持细胞核膜孔通道的畅通，维持基因活性，这为今后抗衰老在临床中的应用奠定了重大的理论基础。

基因决定人的寿命、衰老、健康、疾病和美丽，通过基因测序可看清自身的生理基础，有目的、有方向地预防疾病的发生。目前，我国基因检测项目包括D、E、F、G、H、Cs、M1、M2共八种不同点位的检测，此外，还可检测数十种对人体健康有影响的疾病。与美容基因检测相关的是M1健康美容基因检测和M2减肥健康基因检测。美容基因检测是一项检测个人皮肤遗传特质，评估美容因子适配性的先进基因技术，它能检测人的八类基因：①肤色基因；②抗皱基因；③肥胖基因；④营养代谢基因；⑤皮肤免疫基因；⑥内分泌基因；⑦抗氧化基因；⑧细胞更新基因。凭借美容基因检测，可以评估皮肤美容最恰当的营养因子和美容因子，进行个性化的美容治疗。

基因检测的全过程是先采集样本，再进行检测。基因检测一般采集口腔黏膜脱落细胞，样本的采集方法为：①清洁口腔；②做好采集前的准备；③刮取口腔黏膜细胞；④收集细胞；⑤固定细胞。采集完成后，将样本均匀混合并送交检测。提取细胞，然后用可以识别存在突变基因的引物和聚合酶链反应（PCR）技术，将这部分基因复制多份，用突变基因探针方法、酶切、基因序列检测等，判断这部分基因是否存在突变或敏感基因型，其对遗传的易感基因型检测准确率达99.99%。基因芯片（genechip）或DNA芯片是综合了分子生物学、半导体微电子、激光、化学染料等领域的最新科学成果。

第五节　皮肤检测与监测技术

皮肤检测一直是临床诊断中的重点内容。中国古代医学，按五脏配五行五色的理论，以面部所表现出的青、赤、黄、白、黑不同颜色的变化进行皮肤疾病诊断。《黄帝内经》中对面部五色诊有详细的论述，如《素问·五脏生成篇》中有"五色微诊，可以目察。"随着医学及其相关科技的发展，出现了玻片压诊、皮肤划痕试验、滤波紫外线灯检测等目测的皮肤检测手段。随着医学免疫学和病理学的发展，皮肤点刺试验、皮肤斑贴试验、光斑贴试验以及皮肤组织病理检查在皮肤科临床上得到了大力推广和应用。出于医学美容需求量的增加以及对皮肤生理功能和皮肤屏障功能评价的临床需要，皮肤检测得到进一步的重视，皮肤检测手段也从传统的视觉检测、有创检测向无创检测、精密检测转变。皮肤检测的相关技术也趋向于多样化、精密化、无创化。

一、传统皮肤检测

（一）皮肤物理性检测

1. 玻片压诊　使用透明度高的玻片压迫皮损处10～20 s，可观察皮损颜色的变化。充血性红斑会消失，如毛细血管扩张、血管瘤及炎症性红斑；出血性红斑及色素斑不会消失。寻常性狼疮在压力下则会出现特有的苹果酱颜色。

2. 皮肤划痕试验　在荨麻疹患者皮肤表面用钝器以适当压力划过，出现以下三联反应，则称为皮肤划痕试验阳性：①划后3～5 s，在划过处出现红色线条，可能由真皮肥大细胞释放组胺引起毛细血管扩张所致；②划后15～45 s，在红色线条两侧出现红晕，此为神经轴索反应引起小动脉扩张所致，麻风患者皮损处不发生这种反应；③划后1～3 min，划过处出现隆起、苍白色风团状线条，可能是组胺、激肽等引起的水肿所致。

3. 滤波紫外线灯检测　滤波紫外线灯又称伍德灯（Wood灯），于1903年由美国物理学家Wood发明。1925年，伍德灯首次用于皮肤科诊断头发的真菌感染，它通过含氢化镍的滤片而获得波长320～400 nm的长波紫外线。临床上根据病变部位对伍德灯的荧光反应，做出相应的临床判断，协助临床诊断。作为皮肤科临床常用的一种检测手段，伍德灯应用十分广泛，主要应用于以下情况的辅助诊断：①皮肤色素改变性疾病，如白癜风、结节性硬化症色素减退斑、伊藤色素减少症、黄褐斑等；②皮肤感染性疾病，如假单胞菌属感染、红癣、痤疮丙酸杆菌感染、头癣、花斑癣、糠秕孢子菌性毛囊炎等；③卟啉代谢异常性疾病以及某些皮肤肿瘤疾病，如皮肤湿疹样癌等。

（二）皮肤实验室检测

1. 皮肤点刺试验　将少量高度纯化的过敏原液体滴于患者前臂，再用点刺针轻轻刺入皮肤表层。如患者对该过敏原过敏，则15 min内点刺部位会出现类似蚊虫叮咬的红肿块，伴瘙痒，或颜色上有改变，基本上能够确定过敏性疾病的过敏原。该方法常用于过敏性皮肤病的检测（图3-1）。

2. 皮肤斑贴试验　这是确定皮炎、湿疹患者过敏原的简单、可靠的方法。当患者因皮肤或

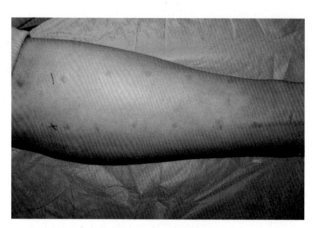

图3-1　皮肤点刺试验

黏膜接触过敏原产生过敏后，同一过敏原或化学结构类似、具有相同抗原性的物质再接触到体表的任何部位，将在接触部位出现皮肤炎症改变，这就是变态反应性接触性皮炎。而皮肤斑贴试验就是利用这一原理，人为地将可疑的过敏原配制成一定浓度，放置在一特制的小室内贴于人体遮盖部位（常在后背、前臂屈侧），经过一定时间，根据是否有阳性反应来确定受试物是否为过敏原（即致敏物质）。如能从中查到引起机体过敏的物质，就能及早地预防和治疗。

3. 光斑贴试验　这是通过在皮肤表面直接敷贴，并同时接受一定剂量适当波长的紫外线照射的方法，检测光毒性与光变应性皮炎的光敏剂以及机体对某些光敏剂的光毒性或光变应性反应的一种皮肤试验。患光线过敏性皮肤病时，为了证实有无光敏感物质的存在，应做光斑贴试验。光斑贴试验特别对外因性光敏物质有用。

4. 皮肤组织病理检查　这是通过对皮损组织结构检查、分析和判断，做出相应诊断的一种有创检查手段。皮肤组织病理检查不仅对皮肤疾病的诊断有重要价值，而且对疾病的发生、发展、转归以及治疗方法的选择均有重要意义，是皮肤诊疗中重要的辅助诊断手段之一。

二、皮肤无创生理检测

（一）皮肤的一般生物学特征检测

皮肤的一般生物学特征包括皮肤颜色、皮脂、皮肤水分含量、皮肤水蒸发量以及皮肤酸碱度、皮肤氧分压、皮肤弹性等，这些主要利用相关仪器或器械进行检测。常用的仪器有VISIA皮肤检测仪、经皮氧分压测定仪等。

VISIA皮肤检测仪能对皮肤的生物学特征进行定量分析，通过对问题肌肤的精确成像和皮下探测，得出详细报告并根据各类问题提交更具针对性的治疗或护理建议。它主要是利用白光、紫外光和横截面偏振光三次三个角度成像，从不同侧面为肌肤的医学分析提供依据。其中，白光成像肌肤表面可见斑点、毛孔及细纹；紫外光暴露紫外色斑和面部感染度问题；偏振光通过对血红蛋白的成像，展示并分析肌肤的血管情况、肤色均匀度。

（二）皮肤的活体结构无创检测

皮肤的活体结构无创检测包括皮肤表面纹理和皱纹的评价、皮肤微循环的检测、皮肤结构层次的检测等，其方法包括皮肤镜、皮肤CT、皮肤超声、活体可视显微镜、激光多普勒血流仪、激光多普勒图像分析仪、皮肤纹理轮廓仪、共聚焦激光扫描显微镜等检查。

1. 皮肤镜　皮肤镜（dermoscopy）是一种非侵入性皮肤诊断方式，早先主要用于鉴别黑色素瘤（图3-2）和其他色素性疾病，现已广泛应用于色素性皮肤病、炎症性皮肤病以及皮肤附属器疾病的诊断和管理。

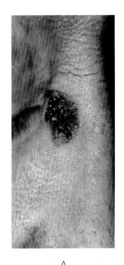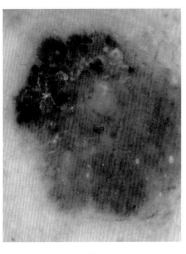

A　　　　　　　　B

图3-2　黑色素瘤的皮肤镜表现（蓝白幕、不典型色素网）

2. 皮肤CT　皮肤CT是反射式共聚焦激光扫描显微镜的俗称，以830 nm的半导体激光点光源作为场光源，使探测点与照明点相对于物镜焦平面是共轭的，由此实现同一个深度不同点（XY轴）和同一点不同深度（Z轴）的成像，从而在生理状态下观察皮肤的结构。

3. 皮肤超声检查　皮肤组织对7.5～20 Hz的高频超声会产生强弱不同的回声带，而皮肤超声检查就是运用此原理清楚地显示皮肤各层次结构，从而用来诊断皮肤肿瘤和炎症性皮肤病。

三、皮肤监测的概念与作用

（一）皮肤监测的概念

皮肤监测是对皮肤长期的观察和监控，具体实施方式是专业人员利用不同的监测工具，对特定局部皮肤进行定期检查，观察不同时间点的皮肤状态与功能变化，随时了解药物治疗、护肤品使用或皮肤激光及美容疗程等对皮肤产生的影响，并用来指导药物使用、护肤品使用、美容治疗等。皮肤监测的出发点是对不同时间点的皮肤状态和功能进行监测。通过定期检测皮肤状态和功能，可以准确判断药物使用、治疗方式、护肤品使用、护肤手段与医学美容治疗等是否恰当合适。

（二）皮肤监测的作用

在诊疗过程中，皮肤监测可以提供大量数据并进行资料存档，这些资料可以作为循证医学的证据。当主观需求与客观情况出现偏差，即患者的心理预期与客观呈现存在差距时，利用皮肤监测的资料，把治疗前、中、后期的存档文件调出来比对，这样将大大减少因医患沟通不畅或者信任危机引起的医患纠纷。

皮肤监测可以指导医学美容仪器的使用。激光美容是当今最为热门的美容项目，但激光治疗对皮肤的影响仍然无法避免，即便是点阵激光等创伤较小的激光治疗，也还是会对皮肤的功能和状态有一定影响。如应用VISIA图像分析系统，可针对患者个体差异提供细致的分析报告，能给患者清楚地展示面部皮肤治疗前后的图片结果，如A型肉毒毒素注射、光子嫩肤或强脉冲光治疗皮肤光老化前后。虽然尚无明确的统计学数据，但有多位学者注意到强脉冲光治疗后皮肤敏感状态加重或持续存在。因此，在激光美容治疗前后进行皮肤监测，也可以起到监测激光治疗效果、安全与不良反应的发生情况等作用，并能用来客观评价激光美容仪器的疗效和安全性。如果在新激光仪器临床使用前进行部分人群的皮肤监测，相信能显著提高激光美容的治疗效果和安全性。

利用皮肤监测工具可了解损容性皮肤病的临床治疗效果，如白癜风、皮肤恶性肿瘤、血管瘤等（见本节第一部分"传统皮肤检测"内容）。

四、皮肤监测与疾病的关系

在皮肤发生肉眼不能察觉的细微变化时，可以利用精密仪器及早发现皮肤结构、形态和功能的改变，从而做出相应的处理，更好地为皮肤科临床医师制订诊疗方案（诊疗方案包括用药的剂量、疗程，还有一些医学美容激光能量参数的设定及调整）提供客观依据。

（一）色素性皮肤病

伍德灯能帮助确定不太明显的白癜风皮损，而皮肤镜可以在早期发现色素岛形成，作为评估白癜风疗效的有效手段，伍德灯可在早期准确而科学地评价治疗效果，从而增加患者治疗的信心，并科学评价药物疗效。也有报道称伍德灯可对黄褐斑进行分型：与可见光相比，表皮型黄褐斑在伍德灯检查时颜色加深；真皮型黄褐斑在自然光下显示淡蓝色，而在伍德灯检查时颜色并不加深。

（二）炎症性皮肤病

有国外学者应用皮肤CT观察到急性刺激性接触性皮炎的病理生理变化，揭示了刺激性接触性皮炎的不同发展阶段、不同肤色之间存在明显的差异，白色皮肤参与者的临床反应较黑色皮肤参与者更弱一些。有学者对22例志愿者进行皮肤斑贴试验，并分别在24 h、72 h后记录皮肤CT成像，结果表明，在刺激性接触性皮炎和变应性接触性皮炎中均可见到海绵水肿、炎症细胞浸润及水疱的形成；不同的是，刺激性接触性皮炎的图像上可以见到角质层严重断裂和大量的角化不全细胞。有学者使用皮肤CT对银屑病病灶成像特点进行研究，发现其组织学具有一定的特点，可以清晰显示出微小脓肿、角化不全、棘层肥厚及毛细血管扩张等病理特征，可作为一种客观的形态学评价来指导治疗。

（三）肿瘤性皮肤病

皮肤镜及皮肤CT可以提供丰富的信息，指导诊断及手术治疗。Coron等的研究表明，皮肤CT可以提供活体组织原位、实时、无创成像。采用皮肤CT提供快速成像只需要5 min；而常规病理检查不仅耗时较长，且无法动态地进行检测，增加了手术时间及患者负担。同时，常规病理检查常使用垂直方向的皮肤生理切面，而实时皮肤CT提供皮肤横向的光学切面，可以动态检测肿瘤边界，大大缩短手术时间，最大限度地保留正常组织，提高治愈率，更易被外科医师和患者接受，具有巨大的发展前景。对于有经验的检测者，皮肤镜可显著地提高恶性黑色素瘤的诊断准确率。此外，应用皮肤镜技术还可明显提高Spitz痣、基底细胞癌、血管瘤的诊断准确率。

第六节　体形美的诊断

一、体形和体姿

（一）体形美和黄金分割

体形是对人体形状的总体描述和评定。体形美的总原则是身体各部分的比例适当。黄金分割是指事物各部分间一定的数学比例关系，即将整体一分为二，较大部分与较小部分之比等于整体与较大部分之比，其比值约为1：0.618。0.618被公认为最具有审美意义的比例数字，也是最能引起人的美感的比例。在研究黄金分割与人体关系时，发现人体结构中有14个"黄金点"（物体短段与长段比值为0.618）、12个"黄金矩形"（宽与长比值为0.618的长方形）和2个"黄金指数"（两物体间的比例关系为0.618）。意大利著名画家、人体解剖学家达·芬奇指出，人体各部分的比例应符合黄金分割率：人的头长是全身高度的1/7，肩宽为身长的1/4，两腋的宽度与臀部的宽度相等，大腿正面的宽度等于脸的宽度，等等。

（二）体形美的具体原则

1. 胖瘦原则　胖瘦适宜的测算公式为：体重指数（BMI）＝体重（kg）/［身高（m）×身高（m）］。20≤BMI＜25，0度（正常）；25≤BMI＜30，Ⅰ度（Ⅰ度肥胖）；30≤BMI≤40，Ⅱ度（Ⅱ度肥胖）；BMI＞40，Ⅲ度（Ⅲ度肥胖）。

2. 高矮原则　对于以高为美或以矮为美的看法，受民族、地区影响。

3. 肤色原则　对于肤色美丑的看法，也受民族、地区影响。中国人以皮肤白皙为美，欧美人以皮肤晒成小麦色为美。

4. 健康强壮原则　受时代、阶层影响，人们对身体强壮的看法也不同。中国古代女子以纤弱为美，男子以单薄清瘦为美；现代女子以健康、身体呈S形曲线为美，男子以强壮、上身呈V形为美。

（三）体姿美

体姿美指姿态动作自然、和谐、优美、庄重，风度优雅不俗，是体形美不可缺少的补充和演绎，包括站姿、坐姿、行姿等。

1. 站姿的要点　站立要保持头部端正、面带微笑、双目平视前方，嘴微闭、下巴往内放、肩平、挺胸收腹、身正、腿直，两臂自然下垂在身体两侧或在体前交叉，右手放在左手上。双手不抱胸、不插袋、不叉腰。女子站立时，脚呈 V 形（两脚尖分开约为50°），双膝和脚后跟要靠紧，男子站立时双脚与肩同宽（脚跟分开距离在8 cm内），身体不可东倒西歪。站累时，脚可以向后撤半步，将重心任意移到一脚，另一脚可略放松或移动一下位置，但上身仍需保持直立。

2. 坐姿的要点　入座要轻缓，不要赶步，以免给人以"抢座"感。走到座位前，自然转身，右脚向后撤半步，安稳坐下。女子入座时，若是裙装，应用手将裙向前拢一下，不要落座后再起身整理。坐下后，头部要端正，面带微笑，双目平视，嘴唇微闭，下颌微收，双肩平正放松，挺胸、立腰、两臂自然弯曲。男子双手掌心垂直向下，自然放在膝上，两膝距离以一拳左右为宜，可并拢也可稍稍分开，双脚平落地上；女子可将右手搭在左手上，轻放在腿上，并将两脚并排自然摆放，也可以一手略握另一手手腕，置于身前，双膝自然并拢，双腿正放或侧放。女子坐在椅子上，只可坐满椅子的2/3。谈话时如需侧转身，上体与腿应同时转动，幅度不可过大。起来时，右脚应向后收半步而后站起，动作不要迅猛。坐在椅子或沙发上时，不要前俯后仰，更不要将脚放在扶手上或茶几上。不跷二郎腿，尤其不要跷着二郎腿还上下跺脚晃腿。

3. 行姿的要点　行走时，上体要直立，身体重心略向前倾，头部要端正，颈要梗，双目平视前方，肩部放松，挺胸立腰，腹部略微上提，两臂自然前后摆动，外开不要超过30°，男子走路时步伐要稳重、雄健，女子要行如和风。两脚行走应是正对前方呈直线，不要两脚尖形成内八字或是外八字，步幅均匀，步速不要过快，行进间不能将手插在口袋里，也不能勾肩搭背、拉手搂腰。

二、体形美的检测

体形美的具体检测指标包括：①五官端正，与头面部配合协调；②双肩对称，男宽女圆；③胸部隆起，正、背面略呈 V 形；④女性胸部轮廓丰满，有明显曲线；⑤脊柱正视垂直，侧视曲度正常；⑥骨盆发育适当，关节不粗大凸出，肌肉发达均匀，皮下脂肪适当；⑦臀部丰满适度，腿部修长，大腿曲线柔和，小腿腓肠肌稍突出，足弓高。

三、肌动力学检测

肌肉健美有力是体形健美的重要部分，肌动力学（myodynamics）检测为体形美的诊断提供了直观的依据。人体的运动系统是由206块骨头、600多块肌肉组成的，由于体质虚弱、炎症、衰老等原因，源自肌肉的骨骼调节信号减弱，显著改变肌肉收缩中特殊的频谱成分，高频成分显著下降，改变肌纤维性能，进一步影响体形健美。

人体运动的肌肉动力学特性是非常复杂的。人体的大部分运动是自激行为。在运动开始时是有目的和规划（预调节）的，在动作过程中又要根据环境和运动状态的不同对肢体不断地进行调节控制，因此，科研工作者通过采用不同的理论分析方法对人体的力学行为进行建模。目前，对肌肉进行动力学研究大致有两种方法：一种方法是从结构上去模拟人体的肌肉结构，这取决于所选的解剖学模型的合理性；另一种方法则是利用计算智能方法直接建立肌电信号与肢体受力的联系，但这两种方法都无法得到真正意义上的肌肉状态。

诺贝尔奖获得者 Hill 在 1930 年提出的 Hill 三元素模型，包括肌腱和非活性的肌肉纤维在内的柔性连接组织，肌肉和韧带作为稳定的元素附着于关节两端，通过肌肉的运动，以及主动肌与拮抗肌结合控制关节力矩。肌动力学检测模型可以分为两类：一类是细胞模型，如 Huxley 模型和 Hill 模型；另一类是现象模型，如 Crow 模型和 Hazte 模型。无论是 Hill 肌肉模型还是 Hazte 模型，它们的研究方法本质上都是用复杂的结构模型逼近人体实际的物理模型，对整个运动过程中各个参量的计算是通过初始猜想和假定来获得的，很难把握人体运动中枢的控制规律。

国外的肌动力学商业化软件主要有 SIMM、Visual 3D（C-Motion 公司）、Anybody（Anybody Technology）以及 Adams（MSC 软件公司）。国内此类软件的开发比较缓慢，目前有基于优化算法的反向动力学人体肌肉力预测平台（MFE-2）。通过该平台可以分析各种运动状态下肌肉力的大小，分析运动过程中主要肌肉的受力情况，其结果有一定的合理性，但还需对软件不断地进行完善以及对计算结果进行更深入的分析。

肌肉力检测对于研究神经肌肉协调以及分析运动项目有非常重要的作用，同时也可以用于发现病态运动的来源，对于人体衰老的研究有重要意义，对于体形美的诊断也有非常重要的借鉴意义。

第七节　人体内功能美的诊断与检测

人体生命活动的基本特征包括新陈代谢、兴奋性、适应性和生殖。新陈代谢是指新物质不断替代老物质的过程，是生物体不断进行自我更新的过程，包括同化作用和异化作用。生命的最基本特征是机体在与环境进行物质和能量交换的基础上，不断进行自我更新。兴奋性是指机体受到刺激后产生生物电反应的过程，这是从细胞水平表现的人体生命活动，这一特征参与人体内各种功能表现。适应性是指人体根据外环境情况而调整体内各部分活动和关系的功能。生殖是指生物体生长发育到一定阶段后，能够产生与自己相似的子代个体。生命活动的良好运行是人体内功能美的表现，代表人体的健康状态，是一种充满生机和活力的美，表现为良好的体力、免疫力、排解力、平衡力、性能力、代谢力、自愈力、精气神、脑活力。如果体内功能不美，体外也美不了。随着社会发展，女性特有的疾病越来越多，女性特有器官的炎症发病率升高，未婚女性炎症发病率高达83%，已婚女性达90%。随着年龄的增长，机体各器官功能逐渐下降，我们称之为衰老，包括正常情况下的生理性衰老和疾病引起的病理性衰老。皮肤的衰老表现为皱纹、色斑、皮肤干燥，而在皮肤衰老的外在表现出现之前，体内各器官的功能早已开始退化，表现为体力下降、睡眠周期改变、骨质疏松、免疫力下降、性功能衰退、慢性疾病产生等。因此，除通过皮肤外观表现来判断机体所处健康状态外，体内各器官的功能下降更是衰老的早期表现。

人体生命活动受神经调节、体液调节、自我调节控制，其中体液调节起主导地位。体液调节是指机体某些细胞能生成某些特殊的化学物质，如激素、边缘脑化物质、胸腺素β_4等，这些化学物质通过各种体液途径到达组织细胞，作用于细胞上相应的受体，改变细胞的活动，从而实现调节作用。因此，可以通过检测这些化学物质来评估人体内功能所处状态。

一、激素检测

参与人体生命活动的激素分为胺类、多肽和蛋白质类、脂类，其生理作用有以下几点。

1. 通过调节蛋白质、糖类和脂肪等物质的代谢，维持代谢的平衡，为生理活动提供能量。

2. 促进细胞的分裂与分化，确保各组织、器官的正常生长、发育及成熟，并影响衰老过程。

3. 影响神经系统的发育及其活动。

4. 促进生殖器官的发育与成熟，调节生殖过程。

5. 与神经系统密切配合，使机体能更好地适应环境变化。

目前主要认为生长激素、雄激素、雌激素、孕激素、胰岛素样生长因子-1、褪黑素、脱氢表雄酮、睾酮、边缘脑化物质、胸腺素β_4等参与人体的功能活动，其水平差异可影响人体内器官的功能水平，引起衰老甚至疾病（表3-2）。

表3-2　激素检测意义

激素名称	检测意义
生长激素	被称为生命的源泉，有利于体内脂肪减少、肌肉增加、体能增强、血脂及血压降低、性功能增强、骨骼更强壮、视力更敏锐、认知能力提高、皮肤更光滑细嫩

激素名称	检测意义
雄激素	参与皮脂腺主要代谢途径，活性雄激素与其受体结合可激发相关基因转录，其水平与痤疮、脱发等多种皮肤病密切相关
雌激素与孕激素	促进性器官成熟、第二性征发育及维持性功能。低水平的雌激素与孕激素可导致性欲下降、脂肪代谢异常、骨质疏松、情绪不稳定、失眠、健忘，皮肤干燥、暗黄、粗糙、失去弹性，并出现皱纹、黄褐斑等
甲状腺激素	增加线粒体解偶联蛋白2活力，减少机体产生的自由基，从而达到抗衰老的效果
胰岛素样生长因子-1	促进生长、骨骼代谢、细胞分化、创伤修复，降低血糖、血脂及舒张血管等。随着年龄的增加，其水平逐渐下降，适当补充此类激素可以延缓衰老
脱氢表雄酮	为人体内含量最高的甾体，不具雄激素活性，且其含量随年龄的增长而逐步减少，参与衰老的发生
褪黑素	通过清除自由基、抗氧化和抑制脂质的过氧化反应保护细胞结构，防止DNA损伤，降低体内过氧化物的含量，从而起到抗衰老作用
睾酮	不论是男性还是女性，它对健康有着重要的影响，包括增强性欲、力量、免疫功能和对抗骨质疏松等。当睾酮水平随着身体衰老而降低时，体内其他一些激素水平也会跟着下降

二、边缘脑化物质检测

大脑边缘系统参与内脏活动、个体生存及种族延续，参与情绪、精神、记忆等高级神经活动。神经肽P物质是最主要的边缘脑化物质，其主要分布在中枢神经系统，是神经内分泌免疫网络中的重要一员，通过与细胞表面相应受体结合介导其生物学活性，以神经内分泌方式作用于各种免疫细胞，参与免疫调节。神经末梢释放P物质可产生血管扩张、腺体分泌，调节炎症和免疫反应的作用，刺激参与炎症反应的免疫细胞，能感受和防御各种伤害性刺激，维持和修复受损结构的功能，特别是皮肤创伤的修复和愈合。对P物质的检测能反映机体的正常防御能力。也有研究表明，特应性皮炎（atopic dermatitis，AD）患者血浆P物质水平与疾病活动性呈正相关，可作为AD活动性的指标。研究人员发现AD患者中含有P物质的肥大细胞数量和肥大细胞内P物质含量都较正常皮肤者高，且P物质对嗜酸性粒细胞有趋化作用，AD患者中P物质水平与嗜酸性粒细胞水平也呈正相关。

三、胸腺素β₄检测

胸腺素是胸腺产生的淋巴细胞生长因子，在肿瘤发生与转移、细胞凋亡、血管生成、创伤愈合等生理过程中发挥重要作用。胸腺素β₄最先是从胸腺中提取，由43个氨基酸组成的高度保守的多肽，存在于除红细胞外的所有真核细胞中，能促进皮肤创伤愈合和血管生成，抑制纤维化，有利于毛发生长，并可抑制炎症，反映机体的正常防御能力，与皮肤的修复和防御密不可分。李艳等研究表明，胸腺素β₄可使血管内皮生长因子、碱性成纤维细胞生长因子持续高表达，在创伤愈合早期，促进血管再生、肉芽组织生长和成纤维细胞增殖、分化，进一步促进上皮细胞的生成和迁移。在创伤愈合晚期，通过下调血管内皮生长因子的表达，促进血管的重建，同时抑制碱性成纤维细胞生长因子过度表达，抑制碱性成纤维细胞过度增殖，避免形成瘢痕。陈颖等研究表明，胸腺素β₄与毛发的生长密切相关，可通过毛囊外毛根鞘细胞的增殖来促进毛发生长。近年来，胸腺素β₄与纤维化关系备受关注，而纤维化是机体衰老过程中的一个关键环节，因而可通过检测胸腺素β₄水平反映机体功能状态。

综上所述，人体内功能美的呈现主要通过以上化学物质发挥作用，主要表现为良好的体力、免疫力、排解力、平衡力、性能力、代谢力、自愈力、精气神、脑活力，因而可以通过检测以上物质来评估机体的衰老状态。

（肖嵘　谢芳　鲁开化）

参考文献

［1］张学军. 皮肤性病学［M］. 7版. 北京：人民卫生出版社，2008：9.

［2］朱大年. 生理学［M］. 7版. 北京：人民卫生出版社，2008：1.

［3］高景恒. 美容外科学［M］. 2版. 北京：北京科学技术出版社，2012：807-990.

［4］MICHÈLE VERSCHOORE，刘玮，甄雅贤. 现代美容皮肤科学基础［M］. 北京：人民卫生出版社，2011：12.

［5］EPEL E S，LITHGOW G J. Stress biology and aging mechanisms：toward understanding the deep connection between adaptation to stress and longevity［J］. J Gerontol A Biol Sci Med Sci，2014，69（Suppl 1）：S10-S16.

［6］PIÉRARD G E，HUMBERT P G，BERARDESCA E，et al. Revisiting the cutaneous impact of oral hormone replacement therapy［J］. Biomed Res Int，2013（4）：971760.

［7］李艳，王冠，于虎，等. 重组胸腺素β₄通过调节血管内皮生长因子、碱性成纤维细胞生长因子促进皮

肤创伤愈合 [J]. 中国组织工程研究与临床康复，2008，12（50）：9857-9861.

[8] 陈颖，杨涛，程波，等. 胸腺素β_4影响毛囊生长的研究 [J]. 临床皮肤科杂志，2011，40（8）：457-460.

[9] 于虎，张朔琊，马瑞珏，等. 胸腺素β_4促进创伤愈合机制的研究进展 [J]. 国际生物医学工程杂志，2010，33（4）：235-238.

[10] GOLDSTEIN A L，HANNAPPEL E，SOSNE G，et al. Thymosin β_4: a multi-functional regenerative peptide. Basic properties and clinical applications [J]. Expert Opin Biol Ther，2012，12（1）：37-51.

[11] PHILP D，GOLDSTEIN A L，KLEINMAN H K. Thymosin β_4 promotes angiogenesis, wound healing, and hair follicle development [J]. Mech Ageing Dev，2004，125（2）：113-115.

[12] 付瑶，高明阳，谷玲. 特应性皮炎患者血浆中P物质的测定及其临床意义 [J]. 中华皮肤科杂志，2007，40（7）：422-423.

第四章

毒素与衰老

第一节　毒素

一、毒素的概念

对毒素的解释众说纷纭，有学者提出毒素的概念有广义与狭义之分。从广义来说，各种对身体的细胞、组织、器官有损害的物质都可称为毒素。从狭义来说，对人类有害的毒素主要有重金属、微生物、过剩的蛋白质和没有排出体外的宿便这四大类。而本章将干扰身体新陈代谢的物质皆称为毒素。它是可以干预正常生理活动并破坏机体功能物质的统称，一旦干扰人体的新陈代谢，就会影响身体的健康，甚至危及生命。

食物经人体摄入之后需要经过新陈代谢作用，营养素被吸收利用，帮助人们生存，在此过程中会产生一些代谢废物，这些代谢废物囤积多了会刺激细胞、组织、器官产生不良反应，对人体而言就变成了毒素。毒素与营养素是相对的。

中医认为：人体不需要的、过剩的、不能顺畅排出体外的东西统称为毒素；而毒垢是人从出生那天开始，每天都会有一些代谢不出去的物质残留在体内，这些残留物如同茶壶上的茶垢长年积累在五脏六腑上，沉积在血管内壁上的残留物可能不同程度地阻塞血管，进而出现脑梗死、心肌梗死等。

二、毒素的分类及来源

对人类而言，毒素分为三大类，第一类为内生性毒素，第二类为外来性毒素，第三类为心灵的毒素。

（一）内生性毒素

人体本身就具有防毒、解毒和排毒系统，当它面对大量以前人体从未摄取的食物，且每天吃吃喝喝又缺乏运动，而经新陈代谢所产生的垃圾无法迅速排出，在体内囤积下来就成为伤害身体的毒素，例如蛋白质、脂肪是人类不可或缺的物质，但如果摄取过多，超过人体负荷的界限，就会导致体内酸性代谢产物排泄不顺畅，滞留体内的酸性代谢产物逐渐蓄积于人体的血液、脏器和细胞内，扰乱细胞的生命周期，减缓细胞的形成和再生。过多的尿素、尿酸、乳酸、甘油三酯、胆固醇、自由基等，也都是新陈代谢后身体所产生的废物，堆积过多未清除会损伤身体，引起血管硬化、胸闷气短、头晕目眩、心悸、莫名疼痛、水肿、脱发等症状。

（二）外来性毒素

顾名思义，外来性毒素就是从外界入侵身体的各种有害物质，其进入体内的途径除皮肤、呼吸道外，最主要的是由肠道进入，而这些毒素可能造成体内自由基过多，进而引起疾病的发生。这些毒素主要有以下几种。

1. 日光暴晒。
2. 受污染的水、空气，农药等。
3. 乙醇、香烟以及化学药品中的有毒成分。
4. 各种对人体造成伤害的细菌和病毒。
5. 某些食物中添加的防腐剂、赋形剂等。
6. 衣物上不安全的染色剂、亮白剂。
7. 辐射污染。

（三）心灵的毒素

积极地面对压力能够激发潜能、提升工作效率，但如果生活在不自主的超负荷运转状态中，不但容易造成身体疲乏，也易导致心灵上的疲劳，这其实也是一种毒素。若负面的情绪与压力长期累积，使大脑超负荷运转，妨碍大脑细胞对氧和营养的及时补充，就容易造成内分泌功能紊乱、交感神经过度兴奋、自主神经失调，导致脑疲劳、精力不足、注意力分散、睡眠障碍、性功能减退等。

三、人体的排毒器官

人体的防御系统包括肝、肾、肺、肠道、皮肤、淋巴系统，身体靠内部的排毒系统持续过滤、分解及排出毒素与废物。一般而言，毒素主要由肝与肾负责排出。毒素经肝脏代谢后，经由肠道的粪便、肾脏的尿液或皮肤的汗液排出，极少部分以气体形式由肺排出。

（一）肝

肝是"沉默的器官"，也是人体最大的解毒器官，其中没有神经分布。各种毒素在肝内经一系列化学反应，变成无毒或低毒物质。除可分解及合成营养素外，体内所产生的75%的废物在肝脏内被分解代谢，这归因于肝细胞中含有丰富的酶。无论是内生性还是外来性的有毒物质，如药物、激素、微生物产生的毒素等，都由肝脏负责分解，以减轻这些有毒物质对人体的伤害。举例来说，肝脏可将氨转变成尿素，释放至血液中，经由肾脏的尿液排出。

（二）肾

肾的主要功能是过滤血液、制造尿液、排出废物及调节血压，是人体内另一个具有解毒功能的器官，可排出身体多余的水分、电解质、尿素、药物代谢产物等，其中20%的废物经尿液排出。健康的人每天要排500 ml以上的尿液才能将体内产生的废物排出。

肾若出现问题，经由尿液排泄废物的功能就会降低，导致这些废物无法排出而停留在体内，久而久之就变成了毒素。

（三）肺

肺是人体的呼吸器官，位于胸腔内，左右各一，覆盖于心之上。肺有分叶，左二右三，共五叶。肺经肺系（气管、支气管等）与喉、鼻相连，故称喉为肺之门户、鼻为肺之外窍。肺的主要功能是通过呼吸道来吸取空气，将氧气送到血液中，与二氧化碳交换后排出体外。细胞在代谢过程中会产生二氧化碳，若二氧化碳未及时排出而囤积在血液中，容易罹患代谢性疾病，因此多余的二氧化碳对身体而言也是一种毒素。除此之外，肺还能将新陈代谢产生的有毒废物经呼吸作用，由吐气的方式排出体外。

肺每天吸入约8000 L空气，其中飘浮着的细菌、病毒、粉尘等有毒物质也随之吸入肺脏。在空气清新的空间或雨后深山呼吸，然后主动咳嗽，可帮助肺排毒。也可多吃黑木耳，黑木耳内含有植物胶质，有较强的吸附力，可起到清肺、清洁血液、清除体内污染物的作用。

（四）肠道

肠道又分为小肠与大肠，位于腹腔内。小肠是人体内最长的内脏，成人的小肠长度有7～8 m，其功能是负责运送、消化及吸收营养；大肠是接在小肠后段的脏器，成人的大肠长度约为1.5 m，负责吸收水分与制造粪便。食物在小肠被分解、消化、吸收后形成的残渣，会被推送到大肠形成粪便，进一步由肛门排出体外，因此肠道也是排毒系统的一员。若粪便囤积在体内时间过久，粪便中的废水将被大肠的再吸收作用送回血液循环中，废水内含3-甲基吲哚（粪臭素）等毒素，对组织器官可能会造成伤害。因此，排便正常与否也影响着我们的健康。

（五）皮肤

人类是恒温动物，不管天气冷热变化，依旧能维持37 ℃左右的体温，这归功于皮肤调节体温的功能。覆盖全身表面的皮肤的主要功能是保护体内的器官组织，皮肤也具有化解毒素的能力，因为皮肤能够保护我们的身体，防止细菌、微生物的入侵与减少水分的流失。人体体表皮肤平均每天出汗量为500～700 ml，皮肤中的汗腺能排出汗水、盐分、尿酸和尿素等，身体约有3%的废物是从汗水中被排出的。因此，皮肤的功能非常重要，若是失去1/3的皮肤，我们的生命会非常危险。

（六）淋巴系统

淋巴系统遍布全身，由淋巴组织、淋巴管道与淋巴器官组成，负责体内物质的循环运输，淋巴系统和血液循环系统功能相仿，但不同的是，淋巴系统还承担了免疫防御的角色。淋巴系统可回收组织中新陈代谢所产生的物质，包括营养素和废物，使其进入血液循环系统由肝脏或肾脏代谢排出。若血液循环不良，这些物质可能会阻塞淋巴结，使其无法顺畅运回静脉，造成严重的水肿。

四、毒素对身体的影响

大多数毒素不是剧烈且迅速威胁生命的，而是毒性轻微，但不易消除，且易累积的。毒素对身体影响的公式是：毒性×时间＝伤害程度。

人体的正常状态就是正常吸收营养并排出毒素的过程，一旦人体新陈代谢出现问题，人的健康也会随之受到影响，从而引发各种疾病，出现记忆力衰退、疲劳、面色灰黄、便秘、痤疮、肥胖等症状。

（一）外来性毒素的危害

1. 空气污染　空气污染在短期内可能不会对健康造成影响，但长期来看，依旧会导致慢性中毒而危害人体健康。空气污染包括汽车尾气、工业废气和家庭油烟、二手烟、燃烧废物产生的气体等。这种由气体造成的污染，如二氧化硫、二氧化氮、一氧化碳、臭氧、戴奥辛及各种微粒，都会造成肺损伤。肺也属于排毒器官，可通过呼吸作用将有毒物质排出体外。若是太多毒素进入肺，不仅影响肺的健康，还会使体内毒素排出途径受阻，易使体内毒素、废物堆积更多。

空气污染中以戴奥辛最为可怕，其由垃圾焚化炉及医疗废弃物焚化炉焚烧废弃物时释放，会污染土壤、河川，进而使农作物或动物遭受污染，引发食物链中毒，所以戴奥辛被称为"世纪之毒"。由于其在环境中相当稳定且不易分解，所以易经食物链累积在生物体内产生毒性作用。95%的戴奥辛是经由食物进入体内的，并因其亲脂性累积在脂肪组织中，不仅影响生育能力，而且有致癌性。

2. 水污染　水污染的来源繁多，地下水易受工业废物污染，山水则受微生物和肥料污染，雨水也有酸雨问题。化学废料水污染最著名的例子就是"镉米"事件，镉经常用作镍镉电池、染料、涂料色素及制造塑料的稳定剂。"镉米"事件就是塑料稳定剂工厂把镉排放到河川中，受污染的河水流到耕地供稻米成长。"镉米"就是遭受重金属镉污染的耕地所长出的稻米，吃进体内会使毒素大量沉积在肝与肾的脂肪中，造成肝、肾病态与全身疼痛，称为"痛痛病"。自来水厂为了让水中没有细菌，也会在水里加入氯气杀菌、消毒，喝太多含氯的水会对身体造成毒害。美国国家癌症研究所的大规模流行病学调查发现，饮用含氯的水40年，得膀胱癌的概率是一般人的3倍。其他研究也指出，长期饮用含氯的水，得膀胱癌的概率会增加60%。

3. 食物污染　最常见的是化学性食物中毒，以农药残留为主。刚喷洒完农药的蔬果，就算清洗得非常干净，吃进腹中还是可能发生中毒的情况。为了让鸡、鸭、牛、猪、羊不生病并且快速长大，它们有可能会被注射抗生素与激素。这些抗生素及激素进入人体后，不仅会影响免疫功能，而且会干扰体内分泌系统，使整体的新陈代谢出现问题。

除了食品中较常见的添加剂外，还有不良商人将不能吃的毒物加在食品中，如三聚氰胺。三聚氰胺是用来制造器皿餐具的工业塑料原料，根本不是食品添加剂，不能食用。三聚氰胺粉末被添加在食品中，主要目的是提高产品的蛋白质检验值，因为此种化合物的结构类似蛋白质，俗称"蛋白精"，不良厂商将之添加在食品中以造成食品蛋白质含量较高的假象。三聚氰胺中常常混有三聚氰酸，两者紧密结合，形成不溶于水的结构，被摄入人体后，在胃酸的作用下，三聚氰胺和三聚氰酸相互解离，并分别通过小肠吸收进入血液循环，最终进入肾。在肾细胞中，两者再次结合沉积而形成肾结石，堵塞肾小管，最终造成肾衰竭。三聚氰胺结石微溶于水，对于成年人，经常喝水可使得结石不易形成；但对于婴幼儿，由于很少喝水且肾较狭小，故更易形成结石。

（二）内生性毒素对身体的影响

1. 自由基　自由基是造成人体衰老的最大因素。适量的自由基可保护身体免受化学物质等外来物的侵害；但自由基一旦过量，就会产生很强的氧化作用，侵害体内细胞，造成衰老、皮肤黑斑、过敏及心血管疾病。自由基伴随着生命的全过程，人类在呼吸过程中，以氧为代谢活动的燃料时，98%的氧被消耗，另外2%的氧转化为氧自由基。这些自由基的化学性质非常活跃，能攻击细胞膜上的不饱和脂肪酸，产生过氧化物，使细胞膜损伤、分解，蛋白质变性，还引起一系列对细胞有破坏作用的连锁反应，这就是人体的衰老过程。

2. 血脂　血脂异常是导致冠心病、高血压、脑血栓等心脑血管疾病的罪魁祸首。

3. 尿酸　尿酸也是人体新陈代谢的一种产物，主要由肾脏排出。当尿酸在血液里的浓度超过正常值时，易沉积在软组织或关节中，引发急性炎症。

4. 乳酸　人处于疲劳状况中会出现腰酸背痛、浑身乏力、运动迟缓等症状，这是乳酸堆积造成的。

毒素积累形成毒垢，毒垢会导致细胞内部与细胞之间新陈代谢受到破坏，能量的分配、信息的传导受到阻碍，大量细微和超细微的生化进程被阻断，出现各种疾病；并且毒垢占据了解毒、排毒器官自身新陈代谢的有效空间；人体的解毒、排毒器官最需要营养，如果不能及时得到营养补充，解毒、排毒能力就会下降；解毒、排毒能力下降又进一步造成毒素的积累。如此恶性循环，我们的生理功能就会每况愈下。此外，人体毒垢在体温和细菌的作用下，还会制造出大量腐败的有毒物质，不断损害脏腑内部的健康，使脏腑没有足够的能力处理和吸收摄入的物质。此时，吃再多再好的药品，也只能成为负担。有毒物质经血液、淋巴流向全身各处，这就是一旦得了某种疾病，其他疾病就跟着而来的原因。毒素使一病变百病，让很多慢性病总也治不好，而且越治越多。

第二节　毒素与健康

21世纪，随着科技的发展，医疗水平越来越高，人们也越来越关注自身的健康，然而疾病的种类没有因此而减少，发病率反而越来越高，这是因为毒素无时无刻不在侵蚀着人类的健康。

人们往往只关注人是死于癌症、心脏病、糖尿病还是脑卒中，却忽视了藏在疾病背后的隐秘杀手。这些由生活方式和饮食习惯改变造成的生活隐患如影随形，无时无刻不在侵袭着你的健康。

当今社会，亚健康的人越来越多，每个人身上的毒垢就像定时炸弹一样，积累到一定程度就会导致疾病。拿心脏来说，毒垢堆积使心脏负担加重，每跳一下就相当于跳了好几下，很多刚过40岁的中年人就是这样过早地患上了心脏病。

毒垢对人体到底有哪些危害呢？毒垢在躯干四肢，会引起腰疼、腿疼、全身疼；毒垢在肌肉、皮肤，就会长瘤、长疮、长癣斑；毒垢在脏腑，就会使脏腑发生病变，打乱身体平衡；毒垢在血液，就会污染血液，引发心脑血管病变以及脂肪肝、肝硬化、痛风、乳腺增生、子宫肌瘤、慢性支气管炎、肺气肿等。

其实，人老后，浑身散发出特殊的异味，就是器官老化，不能将体内的各种毒素代谢，导致毒素在体内积聚过多的结果。而年轻时，体内会散发出青春的气息；婴幼儿则会散发奶香气息。

很多时候，我们会轻易地被商家的广告说服，认为某些加工食品是安全合格的。比如方便面，当你看到商品标示"合格"后，你就会放心地食用。然而，你忽略了一点，假设1包方便面有害的物质是万分之一，这样的分量的确不会对生命构成威胁，但是你吃了10包之后，有害物质的分量就翻了10倍。如果这样的食物吃了100天呢，甚至3年累积下来呢，那么毒素的分量就是一包方便面的几百甚至几千倍了，这个时候，你的身体就会出现明显的反应。

工业化程度越高，城市人群身体内的毒素也就越多；工业化时间越长，由毒素所引起的慢性疾病也越发严重。其中真正的问题在于毒素积累。哪怕你每天只接触了10 g毒素，一年就是3650 g的积累，而10年就是36500 g。这些毒素如果没有及时排出，可能会酿成大病。

第三节　毒素与衰老的关系

毒素与衰老是影响健康与寿命的两大杀手，那么这两者之间的关系又是怎样的呢？

一、营养素过量产生毒性作用

人体的脂肪协助脂溶性维生素的吸收。脂溶性维生素虽然是营养素，是对我们人体有益的物质，但是一旦摄取过量，同样会对身体产生毒性作用，危害健康。它的吸收与代谢主要与体内脂肪的代谢途径相同，也需要与脂肪一同作用才能达到效果。脂溶性维生素若摄入过量，便会聚积在负责人体脂肪代谢的主要器官——肝脏中，部分也会藏在脂肪细胞内，不会轻易排出体外，所以一旦摄取过量，便会破坏细胞。

二、毒素堆积引发肥胖

（一）脂肪毒素过多引发肥胖

脂肪可帮助脂溶性营养素吸收与利用，也可储存这些营养素。其实许多毒素也易聚积在脂肪组织中，特别是脂溶性毒素，戴奥辛、多氯联苯及汞、铜、锌、铅、镉等重金属都有亲脂的特性，进入人体后易聚积在脂肪组织中。然后就会出现身体积聚过多毒素且无法排出体外的情况，尤其是当体内酶缺乏时，分解毒物和排出毒素变得更加困难。此时，身体会产生一种自主保护机制，为了使内脏和肌肉不会因过多毒素而中毒，它会用不断增加脂肪的方法来储存过多的毒素，时间一久，体内脂肪越积越多，因此造成肥胖。

（二）肠道毒素过多引发肥胖

远离疾病，首重三通，那就是"气通""肠通""血脉通"。"气通"针对呼吸系统，"肠通"针对消化系统，"血脉通"针对血液循环系统。这三大系统主宰着生命与环境的物质和能量的交换。其中消化系统最为重要，它兼具消化、吸收、解毒、免疫、排泄的功能。若消化功能出现问题，不但人体所需要的营养素无法被吸收利用，而且解毒、免疫、排泄毒物的功能也会受影响，久而久之，这些废物、垃圾便会形成宿便，堆积在肠道中，产生更多毒素，并被吸收到血液循环中，干扰新陈代谢，造成肥胖。

三、中年肥胖与衰老的关系及其原因

中年肥胖几乎是一种不可抗拒的生理现象。根据我国对人口体重调查统计数据，人到中年以后，发胖率明显高于其他年龄段。肥胖者中，30～39岁开始发胖的最多，40～49岁次之。据国外研究数据，男性体重在一生中的最高点是43～50岁，女性是在57～60岁。青春发育期，人体的脂肪平均只占体重的10%，到了中年可以上升到20%，而且大部分聚积在腹部和腰部。

中年肥胖的原因有以下几种。

（一）生理上的变化

人到了30岁以后，身体各项功能开始逐渐减退，譬如心脏的做功能力每年下降1%、胸部会逐步变硬、空气吸入相应减少、神经传导速度减慢等。与此同时，机体的各种代谢水平也逐年下降，如人过中年后，体力、脑力消耗减少，相应的饮食摄入却未见减少，代谢水平降低，人体摄入的热量就不能及时充分地转化和利用，只能转化为脂肪在体内堆积起来。另外，人到中年以后，脂肪在体内的分布也会发生很大的变化，由原来的均匀分布逐渐向腹、臀、大腿转移，故容易肥胖。

据《美国医学会杂志》介绍，人到25岁之后，肌肉便开始逐渐萎缩，大多数成年人全身肌肉的总重量每年因此大约递减0.5磅（1磅＝0.454 kg）。肌肉的运动是消耗体内能量的主要途径，而肌肉萎缩导致中年人热量消耗比青年人每天减少126～209 J。与此同时，人到中年之后的食量却没有减少，饮食习惯也没有改变，且中年男人忙于事业，大多中年女人除了工作还要照顾家庭和子女，锻炼的时间少，导致体内的能量转化成了脂肪。如此日积月累，绝大多数成年人全身脂肪的总重量每年大约增加1磅。

（二）激素失衡

中年肥胖也有可能是体内激素的不平衡导致的。提到激素改变的情况，我们可能首先会想到女性的更年期。随着女性年龄的增长，体内的雌激素分泌量日益减少。由于人体脂肪的燃烧需要雌激素，雌激素不足，可造成脂肪聚积。另外，在绝经期之前，女性脂肪大多储存在臀部、髋部，这是在为生育做能量储备。但是到绝经期后，脂肪储存的位置就发生了变化，和男性一样存在于腹部，变成了苹果体形。这时候即使体重没有发生变化，体形也会改变。因此，中年时期对于人类来说，的确是一个身体功能走下坡的危险阶段。

（三）新陈代谢减慢

从30岁开始，人体新陈代谢的速度开始按照每年1%的速度递减。新陈代谢对我们的身体有双重影响。为了维持身体的正常运作，我们每日需要摄入大量的能量；而在身体运行消耗能量的过程中，也会产生热量以保持身体的温度。随着年龄的增长，新陈代谢的速度会降低，也就是说，我们每日生存需要消耗的热量减少了，但我们需要更多的能量来保持体温。因此，我们会摄取更多的食物，身体也肥胖起来。

另外，随着年龄的增长，我们的新陈代谢速度越来越慢，身上肌肉的总量也会减少，而肌肉减少意味着运动消耗热量的速率严重降低。因此，如果还像年轻时一样随意吃喝、忽视身体锻炼，那么到了中年，我们会发现补给与消耗之间的差额越来越大，身体发胖也是必然的结果。

（四）焦虑失眠

研究发现，中年人普遍生活压力较大，焦虑容易引起失眠，而睡眠不足又是引发肥胖的重要原因之一。实验证明，一般情况下人们睡得越少越容易肥胖。举例来说，每天睡5 h的人比每天睡7~8 h的人更容易超重。睡得少的人通常对高热量、高糖的食物更有食欲，这种不健康的饮食习惯无疑会导致严重的后果。

同时，睡眠时食欲相关的激素分泌水平较低，身体所消耗的能量也比较低。一个非常明显的实例是，入睡时我们体内的胰岛素会自动调节血糖水平，而那些长期无法得到充足睡眠的人的血糖水平甚至能与糖尿病患者一样高。另外，研究还发现睡眠不足的人普遍胃饥饿素分泌水平较高，而能够抑制饥饿感的瘦蛋白分泌水平较低。也就是说，习惯性睡觉少的人比正常人更容易感到饥饿。

（五）生活规律的改变

如果你的子女离开家去上大学，或已经开始独立生活，这时候空巢期就来临了。在这段时间里，你会发现自己的日常活动突然变少了，洗衣、打扫、做饭等以前忙碌的家务随着孩子的离开也逐渐变少。家里少了"捣蛋鬼""破坏者"，家庭生活也更加简单了，殊不知，这些曾经可以消耗热量的家务劳动变少以后，我们的身体也开始堆积脂肪了。

（六）食物太过油腻或精致

中年时期是许多人达到事业高峰的时候，交际应酬不断，精致食物或太过油腻的食物多属于高热量食物，多余的热量在身上堆积成了一层层脂肪，这是造成中年发福的元凶之一。

（七）慢性病的困扰

中年人容易有慢性病，而有一些治疗慢性病的药物也会造成衰老、肥胖，例如：治疗糖尿病的胰岛素有降低代谢的作用，并可造成体内水分潴留；治疗类风湿关节炎与气喘等病症的类固醇药物，会促进食欲并且造成体内水分潴留，让患者容易发胖；治疗抑郁症与躁郁症的药物有促进食欲的效果，而且服药后会使患者的活动力下降，热量会慢慢囤积，造成肥胖、衰老。

（八）能量摄入大于转化

身体里的热量消耗是靠内分泌系统来调节的，而内分泌系统受神经系统影响，神经系统又与精神因素有很大的关系。我们在生活中常说的心宽体胖就是这个道理。人到中年后，在工作上多已熟练地掌握了岗位技能，即使取得不了突出的业绩，大多数中年人在生活中也能随遇而安，满足于稳定的职业和熟悉的工作岗位；在家庭里也度过了婚姻、生育，上抚老、下育小的繁重艰难时期，在心理上大大放松。这样安逸的生活也是使人肥胖的原因之一。

不过，人之所以会长胖，根本原因还是摄入的能量多于消耗的能量，多余的能量转化成脂肪储存起来。

荷兰鹿特丹一所大学的科学家完成的一项前瞻性研究显示，成年期（尤其是40岁左右）肥胖可使预期寿命缩短，早期死亡率增加。

研究小组将3457例30～49岁的受试者，按性别和吸烟状况进行分组，统计不同年龄和不同体重指数组的死亡率，用寿命表分析其预期寿命和70岁以前死亡的可能性。结果显示，超重和肥胖分别使40岁非吸烟女性的预期寿命平均缩短3.3年和7.1年，使40岁非吸烟男性的预期寿命平均缩短3.1年和5.8年；与体重正常的吸烟者相比，患肥胖症的女性吸烟者预期寿命平均缩短7.2年，患肥胖症的男性吸烟者预期寿命平均缩短6.7年；患肥胖症的女性吸烟者预期寿命较正常体重非吸烟者平均缩短13.3年，患肥胖症的男性吸烟者预期寿命较正常体重非吸烟者平均缩短13.7年。分析还表明，根据30～40岁时的体重指数可预测50～69岁时的死亡率。即使对50～69岁时的体重指数进行调整，以上预测关系仍无明显改变。主持这项研究的Peeters博士等由此得出结论：①成年期肥胖和超重与预期寿命的显著缩短及早期死亡率的增加有关，其寿命缩短程度与吸烟者相似；②成年期肥胖症可作为老年期死亡的预测因子。

因此，人们应高度重视肥胖症的预防和治疗。肥胖也是衰老的重要标志，其中毒素在体内的堆积是肥胖的重要原因。

第四节　排毒与抗衰老

医学研究已证明，人体内毒素的堆积可导致便秘、痤疮、色斑、肥胖症、高血脂、高血压等多种疾病，当其侵入人体组织器官，会引发多个系统多种疾病，从而影响生活，危害健康，加速衰老。

从生理学的观点来看，我们的减重原理是排出体内的毒素，因为我们所提出的健康理念是"从内而外的美"，简而言之，就是把身体打扫得干干净净的清洁减肥法。同时进行排毒与减重，不仅可以把体内堆积的毒素排出，还能使毒素不容易堆积在体内，如此不仅可达到身体健康、体重减轻的目的，而且能培养易瘦不复胖的体质。

一、经络、淋巴系统管理

《黄帝内经·灵枢》指出："经脉者，所以能决死生，处百病，调虚实，不可不通。"这里概括说明了经络系统在生理、病理和防治疾病方面的重要性。其能决定人的生和死，是因其联系人体内外、运行血气的基本作用；其能处理百病，是因其有抗御病邪、反映证候的作用；其能调整虚实，是因其具有传导感应、补虚泻实的作用。经络是人体健康的调控中心。健康的关键是经络畅通；要保持健康、防治疾病，就要从疏通经络开始。

（一）身体内经络不通畅的表现

1. 只要身体出现疼痛症状，不论是什么部位，都代表着此部位的经络不通畅了。

2. 皮肤上长疖子、痤疮、色斑。

3. 身体内长囊肿、肿块。

4. 鼻塞、耳鸣、见风流泪、口臭、胃胀、腹胀、胸闷等。

5. 眼睛不清澈，有血丝；巩膜开始变混浊、发黄了。

6. 手、腿、脚上的青筋凸起比较明显。

7. 水肿，关节积液。

8. 身体内反复不愈的各类炎症，如胃炎、肠炎等，除了与身体内气血不足有关，经络不通也是一个主要原因。

（二）身体出现经络不通畅的原因

1. 环境寒冷，所有管道遇冷都会收缩。

2. 管道内污物太多，如废物、身体没有利用的物质。

3. 血管内血流太少，造成血管因缺血而变窄、变瘪。

4. 周围组织的挤压、压迫。

（三）淋巴系统的作用

淋巴系统是除动脉、静脉以外人体的第三套循环系统，它像遍布全身的循环系统一样，也是一个网状的液体系统。该系统由淋巴组织、淋巴管道及淋巴器官组成，它会收集毒素及代谢废物，通过过滤净化排出体外，相当于人体内的"清道夫"。全身各处流动的淋巴液将体内毒素回收到淋巴结，毒素从淋巴结过滤到血液，送往肺、皮肤、肝、肾等处，再排出体外。它也是人体的重要防卫体系，与心血管系统密切相关。淋巴系统能制造白细胞和抗体，滤出病原体，参与免疫反应，对于液体和养分在体内的分配也有重要作用。

2015年6月的*Nature*杂志上有文章提出：脑部的很多问题是由脑部淋巴循环不通畅引起的。

二、排毒抗衰老"五部曲"

（一）养生纤体仪的使用

养生纤体仪能够疏通微细血管、淋巴管，改善经络不通畅的状态，促进新陈代谢，使脂肪细胞在被动运动后转为脂肪酸，在日常活动中随淋巴系统不知不觉地排出体外，彻底将蜂窝组织解体，降低脂肪率，从而达到收紧松弛肌肤、快速消除脂肪、塑造体形、排毒、纤体的良好效果。它能够快速激活细胞修复功能，使胶原蛋白活性高达130%，有效地分解皮下脂肪并减少蜂窝组织的脂肪聚积。它不开刀、不流血、无创无痛、治疗时间短、见效快，且不需要恢复期。

（二）皮下脂肪管理

皮下脂肪层处于真皮层和筋膜层的中间位置。这些皮下脂肪与腹腔内的内脏脂肪以及骨髓中的黄色脂肪共同形成了人体的脂肪组织。通过对皮脂厚度的测量，可以判断人体的肥瘦情况，主要测量上臂部、背部、腹部这三个部位。如果男性上臂部皮肤皱襞厚度大于10.4 mm，或女性大于17.5 mm，就属于肥胖。此外，还可以根据其他两个部位的测量结果来了解属于肥胖或者消瘦。

采用聚焦式超声波能量，深层穿透皮肤浅表肌腱膜系统（SMAS）筋膜层进行提拉、液化脂肪细胞，可取代并超越手术除皱、吸脂，只需一次，即可消脂，紧致肌肤，重塑轮廓，流畅身体线条，收紧松弛皮肤，修饰臃肿身材；在安全无痛、无创、无恢复期的情况下，达到瘦身、紧肤于一体，并实现"闪电"减肥。

（三）内脏消脂管理

内脏脂肪也是人体脂肪中的一种。与皮下脂肪不同，它围绕着人的脏器，主要存在于腹腔内。内脏脂肪对我们的健康意义重大。内脏脂肪过多是身体代谢紊乱的表现，内脏脂肪长期过多会导致脂肪肝、胰腺炎、心脏病、脑卒中、高血脂等并发症。现代社会内脏脂肪多的人表面看起来体形可能肥胖，也可能偏瘦，特别是很多上班族和中老年人需要给自己的内脏"减减肥"！科学研究发现，内脏脂肪和皮下脂肪存在并发的关系，内脏脂肪很容易引起皮下脂肪增多，这就是很多肥胖者通过减肥药剂等多种形式进行减肥，最后很容易反弹的根本原因，内脏脂肪不减，只减皮下脂肪，相当于治标不治本，也是不健康的减肥方式。

内脏脂肪增多者的特征如下：

1. 腹部凸起　这是最简单的判断方法。临床经验显示，90%以上的"大肚子"都是内脏脂肪增多造成的。

2. 腰围较大　人们尝试了各种瘦腰的方法，腰围还是无法减小，是因为内脏脂肪位于腹腔之中，而各种瘦腰法只是减少腰腹皮下脂肪的方法，无法清除藏于内脏的脂肪，所以各种瘦腰法无济于事。

3. 便秘常来光顾　内脏脂肪囤积过多无法离开身体，严重影响消化功能，便秘现象也就随之而来了。

（四）肠道管理

人体内70%的毒素是从口进入肠道中，经口摄入体内的各类食物中，一部分不能被肠道消化吸收，这些残渣、废物甚至有害物质就会在肠内形成粪便，一旦在弯曲的肠道中停留时间过久，有毒废物就可能会渗入血液内，对健康造成影响，因此将肠内宿便清除干净是健康形体管理的一个重要举措。

（五）血液排毒

1. 血液毒素的积累严重影响生命质量　现在人们生活水平越来越高、压力越来越大，高血压、高血脂、高血糖、心肌梗死、脑卒中、痛风、肿瘤等疾病的发生率也越来越高。据有关部门统计，肿瘤的发生率已经高达22%，这其中也与血液中毒素的积累有关。

血液是人体循环系统中流动的液体，是维持机体正常的生理代谢、维持生命活动的最重要的物质，血液由红细胞、血小板、血浆等成分组成，占人体体重的7%～8%。人体在正常活动中，外来的毒素以及体内的毒素也在血液中进行运输，因此血液及时排毒（包括炎症因子、特异性肿瘤生长因子、重金属、自由基等毒素）是值得重视的大问题。人体各器官的生理和病理变化，往往会引起血液成分的改变，血液中的内毒素和外毒素会损害毛细血管以及淋巴系统，致使局部微循环受阻，会不同程度地影响机体各个器官。

2. 排出毒素刻不容缓　血液排毒是利用离心原理将患者的血液经由无菌的导管流注到血液离心机，血液经离心分层后将毒素排出，而健康的血液成分则被保留。

通过血液排毒，可以降低低密度脂蛋白胆固醇，改善血管内皮功能，清除血管凝集分子，降低血液黏稠度，清除自由基；预防心肌梗死、脑卒中的发生；降低血脂、血压、血糖；提高免疫力；增强性功能。

只有血液年轻，人体功能才能显现最有活力、健康年轻的状态。大量的科学数据表明，人体的衰老是从血管老化和血液细胞衰老开始的，血管功能的老化会引起人体各个器官的衰老。血液排毒揭开了由内而外抵抗衰老的新篇章。

（曹景敏　王达烈　高景恒）

参考文献

[1] 霍东铭. 6种毒素可致你一夜衰老 [J]. 当代医药论丛, 2014 (3): 62.

[2] 任汉阳, 张瑜, 刘红雨, 等. 便秘和衰老相关性研究 [J]. 河南中医学院学报, 2003, 18 (5): 84-86.

[3] 戴士勇. 人类的衰老与抗衰老 [J]. 中国医药, 2006, 1 (12): 764-765.

[4] 安媛, 张石革, 孙定人. 衰老与抗衰老药 [J]. 中国药房, 2002, 13 (12): 767-768.

[5] 颜新. 气血与长寿: 人体衰老新解 [M]. 2版. 上海: 上海科学技术文献出版社, 2003.

[6] 郑集. 衰老与抗衰老 [M]. 2版. 北京: 科学出版社, 1997.

[7] 赵蓉. 中医衰老学说及抗衰老研究概况 [J]. 实用中医药杂志, 2006, 22 (6): 384-385.

[8] 朱斐. 中医抗衰老的原则和方法 [J]. 浙江中医药大学学报, 2007, 31 (5): 550-551.

第五章

外在形象与内在意象

人有一个外在形象，同时也有一个内在意象。

外在形象看得见、摸得着，其生物构成条件的基础是细胞功能。

内在意象决定着欲望动力、意愿图像、自我的认知控制、目的、目标的导向与行为过程意志力，直接来源于心灵能和全息能。

自我意象不只是自我"肖像"，所有的行为、感情、举止甚至是才能，都与自我意象相一致。自我意象是一个前提，一个根据，或者说是一个基础。人的全部个性、行为是在这个基础之上的，它与成功机制、目标导向直接相关。要把一件事情做成功，首先要对这件事情有一幅清晰正确的意象图像；要想理性思维有效改变信念和行为，必须随以确切的感觉和强烈的欲望。

容颜"美"与"年轻"一致，又不一致。

"年轻"不只是一个形象，更多的是内在状态。"美"不等同于"年轻"，"年轻"不一定"美"，"年轻"却让人显得更"美"；"年轻化"让"美"更广泛、更长久地保持，也可以说，"年轻化"让人延长了以往对"美"的追求。

医疗美容人员的任务是改变人的外在形象，同时也应注重改变人的内在意象。外在形象的改变，我们便于实施。内在意象则需要美容专业人员花更多的精力去理解、去研究、去驾驭，让更多被服务者表现出外在美且年轻的形象。上述反映了医学发展由结构医学转化为功能医学、能量医学和信息医学的全过程。

我们常常遇到这种情况：为了美，为了年轻，重睑做了，皱纹除了，面部填充丰满了，松弛皮肤提升了，但皮肤老化的问题并没有得到解决，衰老的过程还在加速。这些提示我们，外在形象的呈现受整体身心调节，与内在的程序关联，被一种机制动力的启动与关闭调控。许多科学实验与科学实践证明，这些程序、动力、机制可以被干预，通过让它的表现形式发生改变，可以让衰老慢一点，年轻状态长一点，形象美一点。

第一节　改变外在形象与内在意象

医学美学、美容整形外科、微创与无创技术的不断发展改变着人们的外在形象，实现更美丽和年轻的模样。

再生医学、量子顺势医学除改变外在形象外，也会改变人的内在意象。

美容外科，尤其是面部美容医学，曾经为很多人打开了新生活的大门，改变一个人的面容往往能使他的内心世界、个性、内在意象突然地、戏剧性地发生巨变。

美国著名的整形外科医师和心理学家Maltz，通过多年的临床实践和理论研究，发现了人的外表形象、气质、人生态度与自我意象的特殊关系，以及自我意象在人类行为中的关键作用。发现、了解和掌握人的自我意象，就能够更全面地认识自我、发挥自己的潜在力量，从而获得更充实的生活，甚至使人青春常在。

自我意象是人类内在个性和外在行为的关键。改变自我意象就能改变人的个性和行为。因此，美容医师不仅是一位医疗美容医师，也必须是一位医疗美容的心理学家。

一、自我意象的存在

自我意象的发现是心理学和个性创造领域的一大突破。

十多年来，自我意象的重要性虽然得到了普遍认可，但很少有人撰写论文讨论这个问题，这并非因为自我意象研究没有成效，而是因为它的成效大得使人吃惊。自我意象是人类内在个性的显现和外在形象以及行为的关键。改变一个人的自我意象，就能改变一个人的个性和行为。

任何一个出色的美容医师，不管本人的意愿如何，都必须是一个心理学家，必须了解并懂得："我在改变一个人面容的同时，也就改变了这个人的未来；我改变了一个人的肉体的形象，也就同样改变了这个人——改变了他的个性、他的行为，有时甚至改变了他最基本的天赋和能力。"

不管意识如何，内在意象都存在并影响着人的内心、意志和身体，这种自我意象会天天面对自我感觉，即"我是谁，我是什么"，并随时随处思考和联系着。

不管我们认识与否，我们每个人都有一幅心理的蓝图，或者说自我的肖像。事实上，也许它无法有意识地去认识，但它是存在的，既完整又详细。这一自我意象就是"我属于什么人"的自我观念，它建立在我们的自我信念之上。绝大部分自我信念是根据我们过去的经验、成功与失败，以及他人对我们的反应，特别是根据童年的经历而不自觉地形成的。于是，我们在心里造成了一个"自我"。就我们自己来说，一旦某种与自己有关的思想或信念进入这幅肖像，它就会变成真实的。我们不会去怀疑它的可靠性，只会根据它去活动，就像它是真实的一样。

一位医疗美容医师，不仅能改变一个人的面容，还能改变这个人内在的自我，他所做的手术不仅限于皮肉，而且也改变他人的内心世界，只有自觉地去这样认识，才能真正做好美容医师这个神圣的职业。

越来越多的现象证明：自我意象是个人心理上和精神上的观念或者他人的自我图像，也是改变个性和行为的关键。

自我意象是公式的分母，是一切成功或失败案例中的决定因素。其真正的奥秘是：要想真正生活，使生活得到合理的满足，必须有一个适当的现实的自我意象伴随着你。

你必须有健全的自尊心，你必须信任自己，你必须不以自我为耻，你必须随心所欲地有创造性地表现自我，而不是把自我隐藏起来，或遮掩起来。你必须有与现实相适应的自我，以便在现实世界中有效地发挥作用。

二、自我意象不受主观意识控制

为了满足人对美的追求，发展了整形外科、美容医学、微创与无创美容、中医美容和皮肤养护等。所有这些都在改变、维护着个人的外在形象。而再生医学、量子顺势医学的出现和发展，也改变了人体内在结构，使畸形得以矫正、不完美得以完善，形象更加向自己追求的目标接近。但我们必须知道，其实改变了的外在形象已传入脑中，作为一幅肖像在脑内"成像"而存在。

在不知不觉中，这种改变的经历、变化过程、变化状态、身体部位的感觉，评价的感受，自我意象的满意度，都成为一个个记忆存储在一个特殊脑区的细胞记忆中，不受主观意识的控制。

三、自我意象的作用

外在形象是为了自我认可、自我满足、自我虚荣。形象、模样、美的追求是本能需要，而内在意象比外在形象对人整体功能的影响大得多。

自我意象是内心建立自信体系的基础、前提和根据，人的全部个性，甚至与环境的关系都建立在这个基础上。美好的自我意象的建立是开启美好生活的金钥匙。

经过整形美容医学技术，从外在形象的改变到自我意象的形成是一种自豪感、满足感、尊严的建立，是一个个感觉传于大脑的过程。它在这个区域与全身的生理功能关联在一起，正向的感受能使身体起到正向的调节和平衡作用。

自我意象左右着个性和行为，它起着欲望需求的目标的导向作用。发展适当的自我意象，使个人富有才华的能量、新的才华得到拓展，甚至能使失败转为成功。

自我意象的内在作用远远超过我们的想象。国外专家指出，自我意象能调动人的积极的思维力。形成的记忆不仅仅是图像、图纸，它可能是一个控制系统，是个U盘，是个智慧程序，许多名人以此成功，许多技术能手以此锁定胜局。

四、自我意象的双向性

有些患者在做了医疗美容治疗之后，性格并没有发生变化。在绝大多数案例中，一个拥有极其丑陋的面孔或者残缺五官的人，如果经过医疗美容，他几乎立刻（一般不超过21 d）就体验到自尊心和自信心的增强。但在某些病例中，患者手术后仍然为自己丑陋而感到自卑，外在行为、内在形象均没有变化。

这使我们得到了启发，外在形象改观的本身并不是改变个性和外在行为的真正关键。人还有某种别的东西，多数情况下要受面部形态的影响，但个别情况下可能不受影响。在这种"别的东西"改观之后，这个人就随之而改变了。相反，如果这些"别的东西"没有改观，即使身体和外表与之前截然不同，但他还是原来的那个人，没有任何的改变。因此，自我意象有双向性。

内在意象如果受到负向因素影响，不能得以改变，自己内在就仍处在过去的负面意象。内在意象有成功的作用，也有失败的作用。

有资料介绍：一位推销员在一次车祸中受伤，脸上留下伤疤。每天早晨刮脸时，他总是看到面颊上那道可怕的破坏了面容的瘢痕，以及延伸到嘴角的扭曲的肌肉。他由此产生痛苦的意识并自惭形秽，他认为自己的面容必定令人厌恶，伤疤成了他心中的负担，使他觉得自己与众不同。后来，他的面容真的变得更"残缺不全"了，他甚至对别人充满敌意。一段时间后这个推销员矫正了面部缺陷，恢复正常面容，所有人认为他会在一夜之间就改变所有的态度、举止和心情，但是他却坚持认为自己看起来同从前一模一样，没有达到任何效果，甚至拿从前和现在的照片加以比较对他也全无作用，或者说他认为瘢痕也许显不出来了，可是它依然存在。

自我意象的建立，有成功的作用，也会有失败的作用。如果脸上的伤疤能够加强对自我意象的认识，自尊心和自信也会随之增强。如果脸上的伤疤损害了自我意象（比如那位推销员），自尊心和自信心也随之消失，无论外在形象做了多大的改变，自我意象的认知得不到更新，结果依然不会有任何改变。

五、自我意象建立的周期

改变原有自我意象，需要至少在21天内不做判断。自我意象产生显著的转变，一般最少需要21 d的期限，实施医疗美容之后，平均每位患者约需要21 d来适应新面容。手臂或腿截去之后，"幻肢感"也会持续21 d左右。人们迁入新居后，也要过3个星期才会觉得它是个家。诸如此类的现象说明，旧的心理形象消失、新的心理形象形成，21 d是最短的期限。

建立一个适当的自我意象，要持续毕生的时间。必须承认，我们不可能在3个星期内完成终身的发展，但是能够在3个星期内体验到某种改善，而有时候这种改善是戏剧性的。

六、医疗美容医师对自我意象的义务和责任

一位医疗美容医师不仅能改变一个人的面容，还能改变这个人内在的自我。很早以前笔者就得出过这样的结论：这是一项令人崇敬的职业，而我们有责任使求美者和自己明白，我们从事的职业是怎么回事。如果没有专门的知识和训练，任何一个有责任心的医学博士都不敢施行专门的医疗美容行为。正因为如此，我们认为，假如改变一个人面容的同时也会改变一个人的内心世界，那么，我们就有责任掌握关于内心的专业知识。

以改变外在形象为目的的手术效果是主要的，它决定了求美者的内在意象，而产生效果的过程，即对求美者进行的言语交流及操作接触，都将通过视觉、听觉、触觉进入求美者脑中，这些客观存在的相互作用对求美者正负内在意象的影响特别重要。

同样，为求美者服务全程的评价言语、尊重、一视同仁、赞美，无微不至的关心、体谅、爱护、照顾对求美者才构成效果满意的整体过程。有时非技术过程往往需要超过技术过程的努力，许多求美者的术后自我意象形成满意度与此有关。

外在形象是我们在肉体上的印记和图像，但内心刻下的意象的根源、种子，很多时候产生在技术操作之外。

有些医疗美容机构曾制定了这样的宗旨：美容是把自己的医德、审美、技巧、责任永久刻在求美者身上的职业。这些东西刻在脸上、身上，更重要的是刻在求美者的内心，医疗美容工作者不仅要有改变外在形象的技术、技能、经验，还要有懂得改变内在意象的角色作用、大爱使命。良好的职业道德往往主要体现在这里。

许多时候，特别是微创或无创技术，受到疗效周期、肿胀因素、个性差异的影响，并不能马上出现理想的效果，对求美者来说"没有变化""变化不大"等案例屡见不鲜。有一位全脸自体脂肪填充的求美者，手术后差别很大，看起来年轻了5岁以上，可是求美者术后照镜子时却难

过地大哭起来，认为自己太冲动，没有大的变化。第二天，术者将术前、术后的照片拿给她进行对比，并且具体讲解哪些部位有了变化，求美者表示了认可，情绪也好起来了。

第二节　年轻化内在动力机制

多年来，各类科学家、心理学家、生理学家、生物学家等一直考虑人体还有一个普遍的能量——活力的力量，在操纵着人体这部机器，在与宇宙、地球和自然体连接着。

人体有细胞生命活动，组织、肢体生理活动，脏腑代谢活动，人的行为活动，这些都需要动能与热能。人还要有智慧能量，如情感力、情绪力、欲望力、免疫力、自愈力、繁殖力、适应力、年轻动力与青春活力，这些也称人体能或心灵能。

实践证明，人体本身不但具有维持生命活动、维持健康、治愈疾病的能力，而且有对抗老化因素而保持青春与年轻的动力，调动年轻活力的潜在力，即人体能量中的先天能量和后天能量。这两种能量被一种机制所操纵——再生与再生医学。

一、本能是自我生存机制

人体生命诞生就有吮吸的本能、排除废物的本能、呼吸的本能、体内代谢的本能、平衡协调机体功能的本能、适应环境的本能，也可以说生存是人体第一本能。

我们通常说有些动物有某种指引它成功适应环境的本能，简言之，动物有一种生存本能或成功本能。

而我们往往忽略这样一个事实，人更有一种成功本能、生存本能，人的本能比其他动物的本能更奇特、更复杂。

同时人具有其他动物所没有的东西：创造性的想象力。人为万物之灵，不仅是一个被创造者，还是一个创造者，人可以利用想象设计不同的目标，只有人才能利用想象去指导成功机制。

每一种生物都有一套内在的制导系统或目标追寻系统，造物主把它放在生物内部帮助它达到目标。这个目标广义地说就是生存（再生）。在生命比较简单的形式中，生存的目标仅仅是指个体与种族的实体存在。动物内在机制仅限于寻找食物和住处，躲避或战胜天敌和自然灾害，以繁殖来保持种族的延续。

生存对人来说，超过了肉体的存在与种族的繁衍，还需要某种情感和精神方面的满足。

人的内在成功机制还能帮助自身答疑解难，发明创造，写诗作曲，管理企业，销售货物，探索新的科学领域，求得心境的安宁，发展良好的个性，并在追求美满生活的其他一切活动中取得成功。

大脑与神经系统统一构成一套目标追求机制。它自动开启导向系统，沿着正确的方向达到既定目标，对环境做出正确的反应，自动解决问题，给出答案，提供新的想法或者灵感。

我们常认为创造性的想象力，只适用于诗人、发明家、科学家之类的人。但我们所做的每一件事情，想象力都是创造性的。

二、年轻化是生存机制的一部分

我们如果从生命更高层次看生存，那么生存一定要有生存质量、生存时间、生存空间和生存状态四个方面。年轻就是生存的最佳质量、最佳状态。年轻欲望也本能地需要更长的时间。

人体内有一个年轻化机制。生存是对死亡、衰亡而言；衰老是平衡的失调、代谢的紊乱、退行性的变化、能量的流失、亚健康的状态。自主的调节力、平衡力、修复力、恢复力一定受到一个机制的管控。如果生存是人类的一种成功本能，年轻、青春、活力也是人生存目标机制的具体化。

这个机制在不断地激活自我，不断地更新细胞。组织的再生、对环境的适应、应激能力的增强、损害组织的修复、功能的康复、免疫力的提升、身体的自愈能力，这些都是一种自我青春活力的体现。

"要活得年轻"是人们普遍的欲望。青春与年轻是美的放大，是内心美的自我本能的放射。年轻让美更鲜活、更复杂、更系统、更整体。追求年轻与青春的欲望比追求美更普遍，动机更明确，动力更强大，因此，也更具有复杂性、系统性、整体性。

目前在美容医学中，年轻化项目占70%以上，这个数据仅代表外在形象的追求实现，而内在对年轻与青春的需求其实更庞大、更深层、更综合。外观形象美是相对稳定的图像，而年轻是在结构、形态、能量状态、营养状态及身心上的表达形式。

三、年轻到老化过程的可控性

从年轻、成熟到中年、老年，有一个个性化的快与慢，表现分明显与不明显。对面部皱纹、松弛、色素沉着、皮下脂肪的流失，面部轮廓臃肿、肥胖，有一个内在机制程序管控。这个管控机制目前逐渐被人们认可。

凡是与生存、生命有关的机制因素都会与年轻到老化的变化过程有关。

自主呼吸、心脏的收缩与舒张、营养的摄入与排泄、自主平衡机制、物质的代谢、激素神经化学递质的平衡机制、睡眠与清醒的生物钟机制，都是生来就有的平衡管控机制。这是生命体存在固有的自动机制，不受意识的影响，但这一管控机制会受到后天的情绪心态、环境、生活习惯、饮食营养结构、运动方式等的影响。

由亚健康到疾病，由年轻态到老化状态的进程中，身体损伤的修复、组织的再生、青春活力的激活与恢复、细胞的更新，也是身体自愈的过程。

有这样一个实例，足以证明先天基因决定的本性是可以改变的。

同样一根玉米取下两颗玉米种子，它的基因型不可改变，不论怎样也不会生长成葱、姜、蒜，也绝不会结出苹果、枣子。但我们将两颗玉米种子种入两个花盆里，一个花盆里是肥沃的土壤，一个是沙土，给予不同的施肥条件、不同的浇水条件、不同的阳光和通风条件，1～2个月后都会长出玉米植株，但表观形态一个是油绿葱郁，一个却是瘦小枯黄。

这就是后天环境条件给予生物体不同表观现象的例证。许多我们内在的管控机制是可以受到客观条件干预和改变的。

四、脑的自我管控机制

根据达尔文的总结，物种通过连续增加新结构和功能而进化，因此每个生命体都具备祖先的特征和新的特征。

19世纪著名的法国神经学家蒂洛嘉最先提出大脑边缘叶的概念。大脑边缘叶主宰情感和身体的生理反应，它由人类脑部最深层的部分组成。

大脑边缘叶不像新皮质那样由秩序井然的神经元组成。在某些核心区域里，如杏仁核神经元，仿佛是随意聚集在一起的。情感脑处理信念的方式比认知脑更原始、更快速、更灵活，这确保了我们的生存——我们的生存机制始发于此。

两个脑部不断地争取平衡状态。一个是认知脑，有意识，理性，倾向外界；另一个是情感脑，无意识，主要关乎生存。它们和身体联系着，相互依赖并协同运作，两者以截然不同的方式对我们的生命经历和行为起作用。

我们的情感可能只不过是对一组广泛生理反应意识的体验。这些生理反应监控并持续不断地调节身体生物系统的活动，以适应我们内在和外部环境的需求。情感脑调节人体的生理平衡，它比认知脑对身体有更密切的关注。

大脑边缘叶是一个信息指挥部，它不断接收从身体不同器官传来的信息，它调节身体生理平衡、呼吸、心率、血压、食欲、性欲、激素分泌，甚至免疫系统都服从它的指令。通过身体接通情感脑的渠道，比思想和语言更为直接，也往往更强有力。

组织结构的心脑（心脏与脑）之间，情感情绪与自主神经之间也正是这样一个管控系统在调节着。

心和情感之间最强大的联系，是一组分散的双向信息网络，称为自主边缘神经系统，这部分的神经系统调节器官运作，不受我们意识的控制。

自主神经系统由两部分组成，它始于情感脑而扩展至全身，交感神经分支释放肾上腺激素和去甲肾上腺素，交感神经系统的活动会使心率加速；另一支副交感神经，释放另一种不同的神经递质乙酰胆碱，它促进松弛、平静的状态，并使人的心跳舒缓。这两个系统（加速器与制动器）的平衡状态，有助于哺乳动物迅速适应环境中可能出现的巨大变化。

五、年轻化机制的可控空间

我们所有的自主控制机制，实际上是情感脑中一个编程系统，许多年轻与老化、健康与疾病，如芯片与软件一样存储着。管控程序是自主的，有主控一面，但也有可改变的一面，即"重新编制程序"的一面。对激发青春活力、获得年轻状态与变得年轻而言，完全靠改变部分编程可使身体自动引导年轻状态的恢复，向着年轻态的方向转化、改变。如不良生活习惯的改变（60%的疾病来源于此）、情绪的平衡、激素的平衡、免疫力的提高、呼吸方式的改变、饮食营养结构的改变，这些都影响着内在功能的调节。甚至是细胞的DNA，虽然基因型是不变的，但是表现形式是可改变的。人类的情绪对我们自身的细胞功能具有直接的影响，这是毋庸置疑的。

为什么有些人老得快？为什么有些人比别人活得长？为什么会出现一段时间的"青春焕发"、瞬间的"容光焕发"，一夜间的"白了少年头"？人们为什么那么在意自己年轻的外表，不愿放弃青春的目标，它一定有一种能量驾驭着人体的活力。

在大脑皮质（认知脑）记下新的印象，在情感脑中记下神经中枢形式。机制变好，还是变坏，不仅仅取决于智力、思辨知识或记忆，还取决于"体验"多次记忆的再现与重演。

情感脑具有自我调节的自然机制，即痊愈本能。它包括平衡和愉悦的内在能力，它和身体的其他自我调节协调兼容，使原来的代谢状态、功能形态得到一定的恢复或重现，当然，通过身体来作用的各种方法都能直接通向这种调节机制。

重新编制程序，适应目前的情况，而不是继续依据旧经验来反应，神经元的系统（神经元细胞）利用新的信息来形成重新适应新情况的反应（功能模式）。

在伦敦，6000名分别来自壳牌石油公司、英国石油公司、惠普、联合利华和汇丰银行等大企业的行政人员参加了心率变异的培训。在美国，数以万计的人曾经在心数研究所接受培训（摩托罗拉和加州政府职工），然后连续测试反应，这帮助他们从身体、情绪和社会关系三个方面抗衡压力，即生物-心理-社会医学模式。

培训1个月后，训练对于参与者的体能影响显著，他们的血压下降约20 mmHg，是无盐饮食疗法效果的2倍。

另一项研究显示训练对激素平衡方面有着显著的改善，经过持续1个月的每天30 min、每星期5 d的协调练习后，脱氢异雄酮（DHEA）水平增加了1倍。同一群受试者体内的皮质醇（关键的压力激素）水平降低23%，而皮质醇会导致血压升高、皮肤老化、记忆力和专注力衰退等；研究中的女性参与者的经前综合征有显著的改善，烦躁、抑郁和疲倦都有所减轻；免疫系统也能从心率协调练习中受益，免疫球蛋白分泌上升。我们称之为适应性信息处理系统。

这些训练的经历、感受、体验，几乎以编程的方式存在于神经元系统：形象、方法、声音、气味、情感、身体感受以及当时出现的自我信念（例如"我无能为力"）全部存储在一组神经网络里。这组网络有自己的生命，它根植于情感脑，和我们对世界的理性认识没有联系。

相反，负面情感，例如愤怒、焦虑、哀伤，甚至日常的忧虑，都会最大限度地影响着人心率的变异性，并使我们的生理功能出现紊乱，导致生命能量实实在在地流失。

美国最新公布的一项研究显示，医疗美容不但能令女性实现美化容颜的心愿，而且可以延长寿命10年。

研究人员以250例曾在1970年至1975年接受手术的女性作为研究对象，她们进行手术的平均年龄是60.4岁；25年后，76名曾经接受手术的女性已经逝世，平均死亡年龄是81.7岁。仍然在世的医疗患者中，148人（占总数的59%）的年龄已有84岁，与全球女性的平均寿命74岁相比，曾进行医疗美容的女性的寿命，较一般寿命长10年。医疗给她们的美与年轻带来了巨大的驱动力。

六、环境对年轻化干预的作用

科学家常常列举狐尾松的例子，它的树龄是50年。如果狐尾松栽在山村里，它们能活200～300年；可如果移植到洛基山脉的通风坡上，这棵狐尾松的寿命甚至能延长至2000年以上。

狐尾松寿命的延长在很大程度上取决于环境，取决于外界的"力"，充满变数的平衡状态决定了这棵树的命运。因此，无论是相对短暂的生命，还是无限延长的生命，都取决于内在和外在的环境。

人也是这样，寿命与青春活力的状态取决于内在环境和外在环境。环境改变不了人本身主体的性质、个性化特征，但其健康的状态、年轻状态的时段性、青春活力状态程度的表现是可以被改变的。这种对年轻状态的干预力、趋向力就是核心点。这就给我们专业人员提供了两个主动武器，一个是通过医疗美容、微创和无创技术分段改变人年轻状态的外在形象；二是通过干预人的自我内在环境，帮助选择好的外在环境来延缓老化，更长久地表现出年轻的状态。显然，良好的生活方式、愉悦的心情、舒缓的心境、平和的心态、平衡的代谢、顺畅的信息交流、有序的能量交换等，给身体、给细胞制造了一个良好的内在环境，那人就会更长寿、更年轻。

第三节　年轻化机制的微结构模式

人体之所以健康、年轻，是因为它内部有一个动力机制和系统的调控机制：康复自愈系统每时每刻都在修复着亚健康、损伤以及疾病；调控系统调节体温、呼吸、心跳、肠蠕动、物质与营养废弃物的排出代谢与平衡等；还有一个动力机制，就是活着的力量、青春的力量、健康的力量。人体还有处理情绪的程序平衡系统。人体即宇宙能、自然能、人体能、心灵能、全息能的孕育。

所有这些平衡力、协调力、自愈力、能量动力其实都是物质与非物质间的交互与转换，如思考与行为、意向与动作、细胞器官与本能、结构与功能、感受与情绪、情绪与细胞、情绪与化学物质、信息传递与代谢……

精神与身体、情绪与结构一定有一个交汇点，即两者间必然有一个"碰面"形式和能量"流通"模式。

生命能量是非常重要的精神与身体进行对话的媒介，是精髓。人类的希望、梦想、心愿和欲望都会在人体的生理功能上打上烙印。这些精神活动与身体的对话会让身体时刻产生反应，并且留下记忆与印记。

根据几百年来科学实验对人体的不断认识，大致有以下几部分参与并构成了机制体系的微结构模式。

一、细胞的记忆系统

人体由细胞组成，细胞总量约1800万亿，每个细胞都有代表着自己身体全部信息的染色体，每个染色体体内有30亿基因碱基对，而记忆的存储地点就在这里。

遗传记忆：记载着宇宙的演绎、人类的进化、家族的繁衍、经历的全部信息，细胞基因也记录、表达着当下经历的全部信息。

知识记忆：知识逻辑分析程序经验，思想观念、习惯行为、生活方式、情绪表达都通过细胞记录着、重播着。

传递记忆：接收传递生命、生存信息，每时每刻都在自动地接收与传递人体再生力、修复力、自愈力、免疫力、生理本能的指令程序。

遗传、受孕、怀胎、产程的记忆：人们记忆印痕多发时段，许多疾病与健康问题与此有关。

器官移植中的细胞记忆：人们一直认为记忆只能存储在大脑的细胞里，但随着人体器官移植技术的不断发展，这种传统的观念已产生了动摇。美国亚利桑那州立大学的著名心理学教授盖里·希瓦兹在历经20余年的调查研究后认为，人类的个性完全可以通过器官移植转移到他人身上，至少有10%的器官接受者会或多或少地"继承"捐赠者的性格、爱好，有时甚至是智慧和天分。当某个器官被移植到另一个人身上后，器官中存储的信息就会同时被转移，这些器官包括心脏、肾脏、肝脏，甚至是肌肉。

免疫细胞记忆：免疫记忆T细胞是机体在对某一抗原产生特异性识别及应答的同时，记住该抗原的免疫细胞，当再次遭遇同一抗原时，机体能发生快速且强烈的免疫应答。树突状细胞吞噬病原微生物后，通过主要组织相容性复合体分子呈递抗原短肽段，与T细胞相互作用。在T细胞抗原受体信号和共刺激信号的协同作用下，抗原特异性T细胞增殖、收缩，小部分细胞作为记忆细胞长期存活。

记忆被存储在头脑里而情绪被存储在身体里，情绪其实就是你身体的记忆。当我们反复地体验到某种情绪时，接受代表我们情绪的化学物质的细胞会主动改变自己的形状，以适应更多这样的情绪化学物质。

二、基因的表达

每个细胞有23对染色体，每对染色体（DNA）有30亿碱基对，其中有6万个是生命活力的基本单位的密码基因。

基因是指携带有遗传信息的DNA序列，是控制性状的基本遗传单位，通过基因蛋白质的合成表达自己携带的遗传信息，从而控制生物体的性状、表现。

基因分结构基因、调节基因、操纵基因等。基因每时每刻都在受内环境、外环境变化着的营养、情绪的影响。

人体某部位的基因功能开启，其他功能则关闭。最鲜明的例子，如青春基因开启，老化基因关闭，这已经被生物科学界所重现，如同电源开关一样调节着基因的变化。遗传基因记录着生成蛋白质的暗号密码，身体发生各种反应所需的激素的生成，所需的蛋白质材料（蛋白质和水一样，是身体不可缺少的物质），对事物的看法、想法；人脑中实际工作是细胞，神经元细胞网络的信息来自基因，向脑细胞发出命令的又是遗传基因，即人脑按照细胞的信息化向人体发号施令。

有了基因的差异性才有了个性的发展差异性，或者说是形态、模样的不同，如发际线、拇指弯曲、眼睛颜色、睫毛长短、鼻梁高低、重睑与单睑、耳朵宽窄、唇裂、指纹、身材、睑裂、脏腑畸形、模样、面部轮廓、皮肤状况、胖瘦等，这些都是遗传基因中随时变化的基因结构，因蛋白质的合成形式不同而表现出来。

基因的表达是受我们身体里的内在环境来开启或者关闭的，而我们大脑也时刻被我们的想法塑造着。

不同的基因必须在某个时刻，在一个细胞里彼此协作去完成一项工作，所以必然会有一些基因被表达（开启），而另一些基因被抑制（关闭）。不同时刻不同基因的组合让我们产生了完全不同的蛋白质，而蛋白质是我们身体的基本组成部分，所以我们其实是不同的时间和场合启动的基因的开关按钮。

如果说基因的表达受内在环境（身体里的激素和其他化学物质）和所处外在环境综合作用的影响，那么我们就是让自己的基因按钮向着最希望的方向引导的开关。

三、蛋白质结构是信息表达转化的物质形式

蛋白质是生物体内极为重要的高分子有机物，占人体干体重的54%。蛋白质由氨基酸组成，因氨基酸的组合排列不同而形成各种类型的蛋白质，人体中的蛋白质多达10万种以上。

在生物体内，蛋白质的多肽链一旦被合成，即可根据结构特点自然折叠和盘曲，形成一定的空间构象。蛋白质的功能与其特定的空间构象密切相关，蛋白质的空间构象是其功能活动的基础，构象发生变化，其功能活动也随之变化。

蛋白质是生理功能的执行者，是生命现象的直接体现者。对蛋白质结构和功能的研究将直接阐明生命的变化机制。

蛋白质本身存在活动形式和规律，如翻译后修饰。在执行生理功能时，蛋白质的表现是多样的、动态的，并不像基因组那样固定不变，而是多个蛋白质的参与交织成网络，是平行发生的。

生命是物质运动的高级形式，这种运动形式是通过蛋白质来实现的，人的繁殖、生长、发育，其质体、载体的运输，抗体免疫，酶的催化，激素的调节，组织的再生、修复等都离不开蛋白质的表达。

四、信息接收与传递——神经元网络

身体与外界信息的交互，身体内在信息的处理，功能运行机制的整合、编程，大多在脑部。它的最小单位是脑神经元。

大脑包含1000多亿种神经元，且有10000多亿个神经胶质辅助细胞。每个神经元有许多接收信息的树突、传递信息的轴突，每个神经元的树突与轴突一对一地对接在一起，它的接触部分为突触，其距离为1/2000 mm，其传导物质是40万个突触小泡（神经递质），其传输速度为每分钟300 km。这种结构形成了脑与心、身与心、情绪与身体、思想与行为的信息交换。

最近的研究发现，消化系统和心脏各有着数以万计的神经元网络，它们好像是身体里面的"小脑袋"，有自己的感知，虽然它们能力有限，但这些神经元族群也会根据自己的感知调整本身的行为，甚至因其经验改变身心的反应，也就是在某种意义上创造自己的记忆。

心脏除了拥有它本身的半自主神经网络外，还有一座小小的"激素工厂"，情感脑和认知脑几乎同步从外部世界获得信息。

我们的大脑时刻被重塑着。脑神经科学家发现我们的大脑不是一成不变的，它时刻都在随着我们的学习和体验而变化。科学家发现，每当我们学习一个新的知识或者产生一个新的想法时，我们的神经元（神经系统的基本单位）之间就会建立起新的连接，这种现象称为神经弹性。神经弹性是通过修剪和发芽这两个过程来实现的，也就是说我们的大脑会去掉某些没用的连接（修剪），然后建立新的连接（发芽）。

大脑时刻都因为不同的经历而重塑自己，但如果每天想着和昨天一样的想法，就会有和昨天一样的动机，动机又会让你有相同的行为，而相同的行为又会让你经历相同的情绪，相同的情绪又再次产生相同的结果。

每次对未来有相同的预设时，大脑原有的神经元路径都在被强化，而每次有新的想法和感受时，大脑就在制造新的连接，如果你知道了这些，你就会掌握你的命运。

五、脑部的指挥系统

我们的精神生命发源于两个脑部，它们不断地争取达到平衡状态。一个是认知脑，它是有意识的、理性的，倾向适应外部世界；另一个是情感脑，它是无意识的，主要关心生存，和身体联系着。虽然认知脑和情感脑相互紧密连接，相互依赖，协同运作，但是两者以截然不同的方式对我们的生命流动和行为起作用。

认知脑集中了知识、认知、经验、思想、思维、规则、逻辑，它连接行为的各系统。

认知脑控制了记忆力、专注力，阐述未来的计划。道德行为和语言也堪称人性的本质部分，认知脑抑制本能的冲动，调节社会关系，负责注意力。同时，认知脑集合所有的先进技术，处理声音的功能，让胎儿会分辨母语和其他语言。

情感脑是无意识的，关系生存，它和身体联系着。我们的情感可能只不过是对组织广泛的生理反应的意识体验。这些生理反应监控并持续不断地调节身体生理系统的活动，以适应我们的内部和外部环境的需求。

在情感脑的某些核心区域里，例如杏仁核，神经仿佛是随意聚集在一起，却快速、灵活，情感脑甚至连细胞组织都有别于新皮层认知脑。

两个脑部同步获得信息，合作或竞争着控制人的思想、情感和行为。两者融洽合作时，我们感到内在的和谐，情感脑引导我们趋向所追寻的经验，而认知脑却尝试让我们尽可能理性地达到目的，但进化有它本身的优化次序，进化首要的是生存，在几微秒内，情感脑就会终止有害的行为，并且干扰认知脑的活动。

六、自主神经系统

自主神经系统由两组分支组成，它始于情感脑而扩展至全身。交感神经、肾上腺素和去甲肾上腺素，调节"打与逃"的反应，令人心率加速；副交感神经系统释放另一种不同的神经递质——乙酰胆碱，使心率舒缓。

仅仅是回想不愉悦的过去，就可以导致心律陷入几分钟的混乱状态，混乱的 6 h 里，IgA 分泌水平下降，抗感染能力减弱。回想正面记忆可使接下来的 6 h 里人体内 IgA 的分泌增加，进而增强机体的抗感染能力。

七、物质与非物质的跨越

如果说蛋白质成为生命体是宇宙的精彩跨越，那么人体就是宇宙的缩影，它有许多物质与非物质间的精彩跨越。思想、情绪、态度、知识、观念分析可以说是非物质的；细胞的组织结构、形态、行为、生命活动、信息流通与交换、化学反应都是物质的。这是我们深入认识宇宙、认识生命、认识自我、健康自我、年轻自我的自主路径。

（一）细胞记忆与回忆、重现间的跨越

细胞具有强大的跨越时空的记忆，其记忆到回忆、重现一定是物质与非物质间的跨越。

（二）DNA基因记录与蛋白质结构表达间的跨越

每个基因碱基对都有相对应或相关联的蛋白质形态体，基因的开启或关闭的表达也是物质与非物质间的跨越。

（三）情景信息、想法与情绪间的跨越

人通过十二感官接收外部世界的信息，当各种想法接踵而来，就出现了各种情绪反应，实质上是伴随着大量的化学物质和神经系统活动过程，这也是物质与非物质间的跨越。

（四）情绪与细胞结构、功能变化间的跨越

大量的科学实验证实，情绪能瞬间引起全身每个细胞的反应，进而出现形态、功能的变化，这是典型的物质与非物质间的跨越。

1. 情绪与免疫　医学心理学新近研究表明，情绪状态及其所伴随的生理反应直接影响免疫系统的功能，积极情绪状态会增强免疫功能，而消极情绪状态则削弱免疫功能，且会提高人对疾病的易感性；情绪宣泄能够缓解创伤或压力事件对免疫功能的消极影响，而压抑消极情绪则会导致免疫系统功能的降低，引发更为严重的身心健康问题。

2. 情绪与疾病　国外实验发现，情绪状态与作为抵御一般感冒的第一道防线的抗体SIgA的分泌有直接关系，积极的情绪状态可以增加SIgA的分泌并提高免疫反应水平，而消极的情绪状态则减少SIgA的分泌并降低免疫反应水平（升降幅度在10～40 IU/ml）。而且，Stone等的研究还发现，增加令人愉悦事件的发生频率，可以使被试者的免疫反应在随后的几天里保持较高水平，甚至在随后的几天里控制令人愉悦事件的发生频率，仍然可以使被试者的免疫反应保持在较高的水平上。与之相对，增加令人不快事件的发生频率，则会导致相反的效果。

3. 情绪调节与免疫　已有研究证实，那些经常采用消极调节方式应对日常情绪问题的人免疫功能指标（NK细胞活动和T淋巴细胞的增殖反应）明显减弱，且体内潜伏EB病毒（EBV）的含量（滴定率）明显增高，因而导致免疫系统功能的普遍下降。焦虑和逃避等消极的情绪调节方式会引起免疫功能的减弱，在消极调节条件下，女性比男性更有可能表现出消极的免疫变化，即血清中催乳素水平下降，肾上腺素、去甲肾上腺素、促肾上皮质素水平上升，而催乳素水平过低、肾上腺素等激素水平过高都会引起机体免疫功能的降低。

4. 边缘系统　情绪由脑的神经通路所控制，即所谓的Papez环路。这一通路包括丘脑前核、扣带皮层、海马和乳头体。感觉信息从丘脑传递到扣带，再到海马，海马的信息经由穹隆传递到乳头体，再经由乳头丘脑束传递到丘脑前核。

（五）化学物质与行为功能间的跨越

身体激素及神经元细胞的传递瞬间有几十万化学物质在反应着，进而构成了行为的信息及活动本身。它们之间有大量的物质与非物质间的跨越。

（六）认知脑与情感脑间的跨越

认知、知识、思考影响情感脑对人体生理活动的引导作用，是物质与非物质间的跨越。同样地，情感脑瞬间信息的反应更是物质与非物质间的跨越过程。

（七）能量信息与神经元细胞间的跨越

人与天、地，人与宇宙间的各种信息被人体接收后成为一种图像、场景，甚至是一种记忆的重演，这都是神经元细胞间化学反应的成像形式，或者称作物质与非物质间的转换模式。

（八）自主神经与非自主神经间的跨越

非自主神经的生命活动、行为、动作与自主神经间的生理功能、活动是相互融通、相互影响的。它们之间的汇合与"碰面"有许多地方其实是物质与非物质间的跨越形式。

上述说明，医学发展正由结构医学向着功能医学和信息医学转化，即医学向着量子顺势医学、无穷小剂量、微粒子医学的广阔发展空间发展。

第四节　内在环境对年轻化的干预

年轻化的外在形象不完全是从外部去干预的。许多时候，整体、内在意象的动机或动力对年轻化的美也起着重要的作用。

古语有云："相由心生。"外在形象是由诸多内在因素决定的，现代生物科学已证实，细胞的DNA决定了组织的形态、特性、特征以及功能。

几千年遗传下来的模样，甚至上亿年前的形象，都记录并永远保持在遗传基因的内核里，但它的表观、状态是随着环境变化而变化的，特别是内在环境，正是这种变化才有了人类的进化、社会的进步和文明的发展。

肺泡1/1000 s进行一次氧和二氧化碳的交换，心脏细胞每隔几秒就会从血液的血红蛋白中吸入大量氧离子。同样，上百种元素、营养物质，上万种神经元化学递质，十几万种蛋白质生物模式，千万亿基因碱基对参与其中。因此，组织的代谢过程就是这种永无止境的"互换活动"，所有这些变数都在受内在环境的影响。

人体内在环境的改变，影响着细胞功能的表达、细胞状态的表达、细胞活力的表达以及生命周期的表达（DNA 的表观基因学）。

在基因基本特征不改变的前提下，植物、动物的生命周期、生长状态的不同，很大程度上取决于内环境本身或影响内环境的外环境。

如果人体内部的各种"力"可以与外界的"力"保持和谐与平衡，那么我们就可以对疾病产生免疫力，完善的平衡状态是有可能创造出完美健康状态或年轻状态的。

环境的决定性还表现在植物的生长与枯萎、动物物种的生态变化以及微生物优胜劣汰的演绎等方面。

在某种程度上，完善健康、延长寿命、年轻化、与老化的抗衡，同样是我们内在环境的作用。我们的主要目的是，除了研究从外部解决外在形象，还要探讨如何找到从内在改变外在形象的路径，即如何控制内在环境、如何认识年轻化内在环境的干预空间和如何找到干预的可能性。

一、情感医学疗法与内在环境

新的情感医学是法国的大卫·塞尔旺-施莱伯在《痊愈的本能》一书中提出的概念。

情感、感受对于自愈机制，即年轻化机制所依存的内在环境的影响特别重要。

人是生命体，与任何单纯的物质体不一样，有思想，有思维，有生命力与灵性，有情感的接收器官（情感脑），有精准处理情绪、思想与思维的控制系统。

（一）情感动力疗法

能调整身体功能和结构状态形式的一切疗愈作用都应列为疗法类别。

1. 人类生命的三大要素　生物科学家认定人类生命的三大要素为：食物（营养、水）；空气（氧）；感受（情感和身体接触）。这三大要素一样也不可或缺。

情感、感受及身体抚触形式作为重要的内在环境所需的要素与食物、空气同等重要。在很大程度上，它同样决定着细胞、组织的表达，决定着老化与年轻化的过程。从某种意义上说，情感动力起着和药物同样的疗愈作用，有时甚至能起到药物所不能完全达到的疗愈效果。

2. 情感动力的普遍性　食物（营养、水）和空气（氧）是生命的物质基础能量。情感、感受催化人体的生物化学反应，同样影响着人体生命的生理活动，因此，它是人体所需要的信息能量。情感是生命动力的一部分，如窦房结自动节律、血液循环、血流氧及二氧化碳交换、肠胃蠕动、呼吸自主韵律、分泌的功能、酸碱平衡调节、自主神经调节、体温的恒定、激素的调控。人体生命既需要热能、动能，也需要大量的情感信息能量（《来自身体的声音》一书中，对人体的免疫力方面较深刻地描绘了情感因素的影响作用）。

年轻是身体整体的表达状态，老化却是身体整体程序化的演绎和诸多方面不平衡、不和谐、不协调加速运作的结果。年轻化机制与内外环境交互作用关系更大，似乎每时每刻都受到情感与感受的影响。

3. 情感、感受的九大方面　生命活动中的情感、感受常常源于以下几个方面：①被爱、被关心、被照顾、被尊重、被疼爱、被体贴的愉悦感受；②施爱于他人；③参与社会交际，友情、亲情；④热爱事业，职业、组织、机构团体慈善与感恩；⑤性爱的感觉与获得感；⑥与宠物、植物（花草）和物体相处以及爱护、珍惜与依恋之情；⑦七情，即喜、怒、哀、乐、悲、恐、惊；⑧身体的接触，如亲吻、拥抱、抚触、亲昵；⑨文化、艺术的欣赏、品味与享受。

对内心空虚、压力过大、婚姻缺失、疼爱缺乏、失恋、亲人故去、迷茫、孤独、寂寞、生活的单调与无助感、冷漠、失落等引起的负面感受、情绪纠结、情感缺失等问题给予处方：给予亲情、疼爱、呵护、理解、支持、帮助、关怀、关心、爱护、尊重等，让其内心愉悦。这些处方比给予营养、食物、水、空气、氧气、医疗处置、谈话更具有作用，有时甚至还能达到特殊的效果。

从临床角度看，情感、感受是非传统医疗，但它的疗愈作用对年轻化的激活有时是临床医疗、药物、手术、仪器的修复所不能比拟的。

4. 情感、感受对年轻化机制内环境的影响模式　情感直接平衡身体的能量，帮助人们释放压力，消除病症，清除身体的毒素，对情绪无意识地内化（图5-1）。在潜意识里感受重新连接，使我们获得最佳的健康状态，呼唤出自己的内在力量。

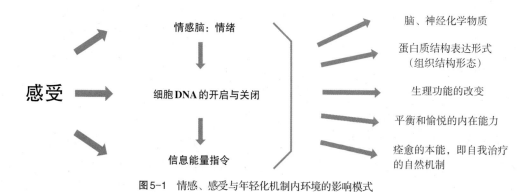

图5-1　情感、感受与年轻化机制内环境的影响模式

（二）情感（感受）疗法的应用形式

笔者任意选择182例年龄段在35～48岁的求美者，针对老化皮肤的肤色、肤质、皱纹、松弛度、丰满圆润度五项进行调查，每项均分为Ⅰ～Ⅴ级（表5-1）。

表5-1 皮肤老化情况与情感因素调查

皮肤	评判级别	情感满足		情感不满足		情感缺失	
		例	百分/比%	例	百分比/%	例	百分比/%
肤色	>Ⅲ	46	25.3	69	37.9	67	36.8
肤质	>Ⅲ	33	18.1	54	29.7	95	52.2
皱纹	>Ⅲ	42	23.1	72	39.6	68	37.4
松弛度	>Ⅲ	38	20.9	81	44.5	63	34.6
丰满圆润度	>Ⅲ	41	22.5	76	41.8	65	35.7

调查结果显示，面部皮肤老化有许多因素，但从表5-1中可以看出老化进展程度"快"与情感不满足程度"多"成正比关系。

1. 家庭与爱的疗愈力量　近些年，有许多著作开始重视家庭情感、爱与幸福感，因为它们是疗愈疾病的组成部分；同样，年轻化的状态与被爱、幸福感获得的关系也被越来越多的人认识到。

在笔者医院内，对目前接纳的以年轻化为目的的微整形求美者，除了实施面部微整形技术项目外，开始关注对一部分求美者的家庭情感与幸福感的评估，并对其进行教育、指导。这部分求美者对情感疗法的重要性很认可，医院给他们建立了详细的档案。大部分求美者开始试着调节爱与亲近的程度，索取被爱的感受，施爱，感动和爱对方，增加爱的主动性，改善爱的方式、爱的技巧。在随后的观察中，他们多出现心情舒畅、满足愉悦、面色恢复神采等年轻态变化。他们的改变证明了家庭、爱、幸福与满意感受对人体具有疗愈作用，并对年轻化机制有很大程度的影响。

情感、感受的疗愈作用机制也越来越确切。社会的细胞是家庭，家庭的亲情关系是自然社会的必然产物。家庭或社会亲情关系及爱的能量形式如食物、空气一样滋养着人的生命。人与宇宙、自然、社会间还有另一种重要的交换，那就是情感与感受非物质的"爱"的能量交换。

这种交换的充足、丰富，影响内心幸福感。它的能动性会立即做出反应，给情绪层面、组织结构方面、生化反应层面带来和谐，给人带来无限的青春活力。

爱是一种心胸敞开的状态，也是接纳的本质。爱的振动频率会增强细胞的"传导性"。"传导性"这个词的字面意思是运动，正如我们从生命线转化与创造法则中所了解到的那样，运动就是变化，是生命的本质。

爱会促使我们做出难以预料的行动与反应。所有的生命形式，包括人类、动物以及自然界里的其他生物，都会不惜一切代价地维持与爱的联结，因为爱存在于所有生灵的内心深处，提供生命的动力。

当我们不加判断地拥抱我们生命中的经验时，爱就产生了。生命为我们提供了无限的资源与机会，让我们学习如何掌握爱。正如堂·米格尔·路易兹所说："爱是推动着生命的无所不在的力量，它激发着你的意志，它是无始无终的。"

治愈的关键在于平衡。利用无限的爱与感恩的振动频率，爱的力量能够使你的身体恢复平衡，这样它就能够接纳并调和你在潜意识里加以否定的种种情绪。一旦身体恢复了和谐的状态，自我治愈的天然潜能就被释放了。身体的平衡以及随之而来的治愈，开始于你对自己的爱。

爱仅凭这一点不足以说是一种疗法，但它是最重要的疗愈过程，更是年轻化过程中内环境优化的主要组成部分。

爱与感恩能改善人的分子结构及其性能，能使身体释放出最大的治愈潜能，重新释放活性力量。

爱的生理学表明，脑部设计是为了确保这种关系，情感脑对我们人类物种的生存是不可或缺的，情感脑可通过情感频道发出和接收信息。

例如，男人为了赢得女人的芳心，会变得十分兴奋，浑身上下充满活力，因此，刺激男性激素——睾酮的分泌有助于增强男人的力量和幸福感。有这样状态的男人不仅精力充沛，也会更加关心伴侣，更有吸引力。

2. 性腺功能及性爱对人类的三大贡献　性学有几千年的发展史，近代、现代科学对性学的认知中，性腺功能及性爱对人类有三大贡献：一是繁衍功能；二是带来愉悦与快乐；第三大贡献则是抗衰老，永葆青春活力。

性的力量是最强大的，它是生命的动力力量，也是人类能量的源泉之一，性活力不可避免地与健康、生命力、生命活力相联系。

爱慕→求偶→欲望→性接触→性激情，这体现了生命活力中的最为喜悦、最能激活全身的能量系统，继而实现受精、生育、延续新生命的过程。

这是生物、生理的自然法则，也是生物进化中的特殊动能。

这一生理过程拥有全身任何力量不可比拟的动力，调动了大部分激素系统，运输所有的细胞进入活力状态。

显然，性爱过程是调动生命活力的最大动力，是性成熟后最具有生命活力的最大动力能量的表达，也是参与青春或年轻动力机制的重要部分。

（1）性腺激素有着荷尔蒙轴的作用：在评估了1.6万人的性生活快乐程度之后，达特茅斯学院的经济学家大卫·布兰克夫勒和英国沃维克大学的安德鲁·奥斯沃尔德发现，性爱对于快乐的正面影响非常大。

对于大多数女性来说，性欲不但与阴道的雌激素水平有关，而且性反应还取决于全身状态，如情绪、精神、心理。

当一个人被另一个人所吸引时，大脑深处富含神经递质多巴胺的各个区域因为快乐而活跃起来。多巴胺神经元同奖赏和动力的感觉有关，给人注入巨大的能量，充满兴奋、刚强、创造力以及渴求。

脑干受到性视觉的刺激而产生类似肾上腺素的苯乙胺（PEA），加快了神经细胞之间的信息流量。归纳起来，多巴胺和苯乙胺的释放，解释了为什么在爱慕的人旁边我们会感到激动并且心跳加快。

（2）性刺激的动力作用：研究人员把160种不同风格的艺术品和160张照片放到8位女性面前，记录下来大脑的反应。结果显示，当她们看到她们认为是美丽的作品时，左前额皮质有着惊人的差异。左前额皮质受到兴奋刺激时，人会感到快乐；当它受到伤害时，常常会导致抑郁和易怒。

沉浸在无条件的爱中，身体和精神被他人或自己爱着时，性能量也可称为治愈身体疾病的力量。

1997年的国外杂志发表了一篇研究，来自贝尔法斯特女王大学和昆士兰大学的学者们用了十多年的时间跟踪上千名中年男性。他们发现，那些性高潮频率最高群体的死亡率是那些频率没有那么高群体的一半。

另一项研究发现，那些每周性交至少3次的男性，心脏病和脑出血的发病率降低了一半。与一个相爱的伴侣经常性接触能够帮助你保持身体和大脑的健康。

男人和女人都需要身体接触、目光接触以及性关系来保持健康。当你感觉到被爱、被呵护、被照顾、被支持以及亲昵的时候，你更快乐、更健康的可能性要大得多，患病的可能性更低，而且即使患病，康复的机会也大得多。

（3）良性性生活是年轻美的启动剂：许多资料证实，良性性生活让器官、细胞代谢进入最平衡、最佳状态，皮肤达到最佳的美肤状态。以最美的形象面对配偶是人类的本能，也是一种驱动美与年轻的启动剂。

性生活最令人瞩目的好处来自对有氧运动的研究。据相关研究估计，1次性交活动消耗约837 J，相当于快跑30 min，大多数夫妻性生活的平均时间是24 min。在性高潮发生时，心率和血压都会由于缩宫素的作用而加倍，每周性生活2次以上的男性的心脏病发病率是性生活少于每月1次的男性的一半。

性爱对于人类健康是不可或缺的。有明确的证据表明，活跃的性生活能使人更长寿，心脏更健康，甚至大脑也更健康。有魅力的女人似乎能使一个男人的大脑边缘叶系统被激发（感情充电）。当一个男人看见一个有魅力的女人时，他大脑的视觉区就开始活跃。看了30 min的性材料之后，男人大脑里控制人情绪和主动性的扁桃核比女人的要活跃得多。其他一些研究表明，经常的性生活能够改善睡眠、情绪和提高睾酮的水平。

来自宾夕法尼亚大学的研究指出，那些每周性交1～2次的人，体内一种叫免疫球蛋白A的抗体要比正常值多30%，频繁的性生活可以降低女性乳腺癌和男性前列腺癌的发病率。

爱慕能够改变你大脑内的化学物质。几项最近的调查表明，新的爱情不仅提高了多巴胺和苯乙胺的水平（带给你一种高潮的感觉），还会降低神经递质血清素，减轻疲劳与压力，身体各系统达到最佳内环境状态。

性高潮期间，大脑中所有区域的血液流量都降低了，只有右前额皮质的血流量显著增加。性高潮也有一种修复的作用，它能使大脑深处的情感区高度活跃，然后在性交后逐渐平静。

缩宫素是大脑中生成的一种与情感和爱慕有关的重要的激素，当我们投入感情和恋爱的时候，大脑的情感中心分泌出的缩宫素就会增加。性高潮使这种激素猛增5倍，性生活或者只是牵手时的接触都会刺激缩宫素分泌增加。前列腺素是一种只能在精液里发现的激素，会被阴道吸收，可能对调节女性激素和情绪起一定的作用。

3. 社会支持系统与拥有稳定的人际关系　在情感大范围内，社会交往、交际占着相当大的一部分。研究显示，那些活得更快乐的人拥有更加亲昵、稳定的人际关系，而且积极投身于他们所属的社群里。

社会生物学在过去30年里揭示了我们的每个基因也是利他的。我们对其他人的关注以及关注所带来的内心平和，是我们基因构成的一部分。

康奈尔大学迈伦·霍弗博士偶然发现如果哺乳动物的情感关系一直受到伤害，它们的生理状态会被弄得分崩离析，这说明了生物调节的重要因素。

也有期刊报道过志愿工作对健康的影响。研究发现，志愿活动是长寿的途径之一。和他人联系在一起的快感，或投身于某种社会团体的感受是对情感脑也是对身体功效卓越的管理。

弗洛伊德和马斯洛30年的研究（现代生理学证实了他们的洞见和观察）提到，要使身体达到协调状态，最简单也最迅速的方法是心怀感激和慈爱。当我们在脏腑深处（即情感上）感受到自己和周围人的联系，当我们的生理功能进入协调状态时，我们就会打开一扇通向接纳周围世界的各种新途径的门。

当代的社会学家发现，参与社会活动的人不但更快乐，而且更健康，获得感更好。美国著名期刊发表的一项研究肯定了这一点。这项研究的对象是一群年老的穷人，研究发现那些参加工作、帮助他人的老人比没有参加工作的至少年轻60%。他们从家庭、责任、对他人的义务里释放出来，从来没有像现在这样自由地探索自己的路。

4. 抚触对人体内在环境的作用　人体皮肤感受器的构成是人类情感交流、进化逐步形成结构的结果。哺乳动物的情感脑中某些部分与爬虫脑有着明显的区别，从进化的角度看，前者赋予了接收、依赖或表达情感的色彩。

抚触、搂抱、轻拍、接触、沟通是母子间生存、发育的反射性生命依存条件。对这一认识起始于200多年前，19世纪初期，最典型的婴儿事件揭示了这一科学的认识。

新生儿在婴儿箱里，尽管温度、湿度、氧气、食物供应精细到毫米量度，这些初生婴儿仍是发育不良，完美的育婴环境里到底缺乏什么生理要素呢？

由于在当时抗生素还没发明，感染、瘟疫蔓延威胁着生命，严格的隔离制度成为当时的铁律，严格禁止医务人员接触婴儿。谁也没想到婴儿在保温箱里什么也不缺，却缺少抚触的感受。

后来发生了戏剧性的一幕，一位护工出于同情，每天见到婴儿哭闹就会亲昵地抱一抱他，轻拍其身体，结果这位护工所在的治疗室的婴儿发育普遍好于其他治疗室的婴儿。

正是她抚触的行为给予了婴儿生命需要。孩子开始正常发育，体重迅速赶上正常的孩子。抚触与生命的关联第一次被重视，揭示了哺乳动物情感脑进化的抚摸构造。

情感脑里有一个特别的区域，负责与其他喜爱的亲人分离时发出呼唤，婴儿呼唤不让你离开的本能反应的感受来源于此，各种与亲人沟通的基础声音根源也在这里。这种情感的构造使它可通过情感脑发出、接收、表达信息。它的重要性不仅仅局限于求偶论，在生物安全生存的本能中也起着关键作用。一直到成人后这种抚触本能反应仍存在，仍然通过感受、情感起着重要的作用。

皮肤感受体是皮肤细胞的能量信息接收器官，随时接纳他人的抚爱、他人的亲昵。

这种抚触的信息接纳通过大脑反射弧迅速传递副交感神经兴奋，产生安慰、平静、舒缓和舒适的感觉，孩子的迅速入睡、啼哭终止、惊吓平息都源于此。

各种身体的抚触没有语言的沟通，体现着相互间爱的信息能量，通过同步共振传递到被抚触部分的情感脑与内心，出现愉悦感、快感、幸福感、温存感和亲切感。

许多按摩、触疗、安慰治疗、安抚、人际亲昵沟通交流，可帮助控制不良情绪。在这些情况下，抚触、身体接触感受疗法都在影响着身体细胞的内在环境。许多疾病的调理，心理创伤、情感缺失的疗愈通过此路径。

5. 情感与动物、植物间的关系　情感不仅限于人类间。人是宇宙的一部分，人生活在自然界，与动物、植物之间同样会有信息能量的交流，特别是宠物的饲养、植物花草及物体的陪伴也会建立依赖性情感。

美国著名期刊发表了一项研究，该研究对象为患上心肌梗死且有危险性心律不齐的人，多人跟踪研究发现，养宠物的患者1年后死亡率是其他人的1/6。还有一项研究表明，养宠物的老年人面对生活中的困难，有更好的心理抵抗能力。

另一项哈佛大学的研究显示，仅仅是照顾一盆植物就可以使养老院的老人死亡率降低50%。有研究表明，养宠物猫、宠物狗的人，更少出现抑郁，如果他们有一只狗陪伴在身边，会更快乐、更有自尊。

股票经纪人承受着巨大的压力，他们无法控制市场升降，可是仍要达到营业目标。很多股票经纪人患有高血压。如果有一只宠物，他们就会感到好一点。

艾伦博士从股票经纪人里随机选出一半的人，然后分别派给他们一只猫或者一只狗，由他们决定选择哪一种。6个月后，接受了宠物的人对压力的反应模式改变了，他们不仅在平时血压稳定，甚至在面对压力期间也是如此，而且他们在做有压力的工作（如心算、演讲）时表现也有明显改善，错误明显减少，这表明他们更能驾驭自己的情感，也就更能控制专注力。

另一项研究表明，70岁以上的独居老年女性中，养宠物人的血压和25岁有活跃交际生活的女性水平相同。

爱的关系本身就是一种生理疗法，效果足以与药物媲美，而且还有坚实的科学基础。

南斯拉夫战争期间也有许多案例，在被战争无情破坏的城市里，仍然可以看见男男女女和孩子带着狗散步。

当一切荡然无存，我们还有爱，甚至对一只狗怀着爱，仍然可以付出，仍然感受到人性，仍然感受到你对其他人有用。这里有比饥饿、比恐惧更强大的内驱力，一旦这些关系受到干扰，我们的生理功能也会受损，这是感情的苦难，这种内在痛苦往往比肉体受苦更强烈。

幸运的是，我们情感脑的关键点并不仅仅依赖伴侣的爱，实际上它依赖我们所有的情感联系因素，包括我们的孩子、父母、兄弟姐妹、朋友、动物。更重要的是，和他人在一起的时候，我们会感到一个完全的自己，能够表露软弱和脆弱，也能展现坚强和光辉。就像所有的植物都会朝向阳光一样，我们也需要爱和友谊之光。为了更好地管理我们的生理功能，我们需要更好地管理我们与自然界之间的关系。

二、印痕与内在环境

年轻化的一个重要基础是身心的健康，即心理的健康与肉体的健康，临床医学对年轻化已经有了详尽的理论和方法。但从身心连接的深层次上去探索，从细胞记忆功能层面上去认识，从整体医学上去分析，了解印痕的产生、危害及清除过程能使人认识身心年轻状态与内在环境的影响、控制机制。

（一）印痕的客观存在

人体生命活动中，在意识状态下，每一种知觉，如视觉、听觉、嗅觉、触觉、味觉、温觉、机体觉、痛觉、节奏感觉、动觉（重量感和肌动感）以及情绪都各自被适当且整齐地记录到所有的正常记忆库中。

这种记录开始于生命早期，并一直连贯地进行下去，无论个体是睡着还是醒着，除了某些时候处于无意识状态，终身进行下去，被称为分析式系统。

但人在特殊情况下会出现无意识的空白或接近无意识状态。这种意识空白时刻，是人体生命生存安全本能的需要。在近万年的进化中还存在一个特殊的反应式系统，它的位置在情感脑中，在人的潜意识层内，对外部各种不良刺激、痛苦、悲伤、纠结的场面详尽地辑录下来，而且比正常意识下的记忆能力更强大、更详尽。

在麻醉下、手术疼痛时，患者听到椅子的移动声、器械的钳夹声、医务人员的议论声、机械的振动声、手术室外的摩托车声、汽车的鸣笛声都被记录在情感脑中，确切地说，这就是印痕伴随意识的空白而进入体内。

（二）印痕进入的条件

意识的空白多见于瞬间或短时间的伤害、药物、麻醉、手术、打击、剧痛、休克及情绪极度的悲伤、恐惧，还见于疾病、饮酒、毒品、觉察力变钝状态，需要强调的是孕育、产程与生命早期阶段也是印痕记忆的重要时段。

（三）印痕的特征

1. 印痕是一种记忆形式，但不同于记忆，它以记录的形式存储于潜在意识层面中。

2. 印痕几乎是身心疾病之源，是精神偏差错乱、肉体紊乱之源，危害到人们的心态、情绪，以及机体代谢平衡、和谐。

3. 这种印痕存在于潜意识中，在意识层里无记录，很难回忆出，只有通过特殊方法被释放出来，才能达到清除的目的。

4. 印痕在生活经历中，如果出现类似当时情景的要素，如声音、气味与话语等，这种场景就被引发出来，这种复演与重播是超负荷能量，会伤害身体。

5. 许多印痕的键入，连续性成链，多种印痕有其源点。

6. 这种埋藏在潜意识里的印痕影片式地记录，通过许多治疗方法可以被回溯和清除。

案例：张女士，32岁，在全麻下进行胃肠手术时，患者处于无意识状态，手术过程中，术者因护士不小心将器械弄掉在地面上而埋怨护士愚笨，这种细节进入患者的潜意识记忆中形成了印痕，在患者术后的时间里，每次听到金属落地的声音，或身边伴有谩骂声，都会出现腹部疼痛的感觉。

（四）印痕对保护性治疗的提示

医疗环节中，休克、手术、麻醉及疼痛不适，有太多的意识空白或接近空白及感觉变钝的情况。这些时刻都是不良刺激、疼痛感知、语言、情景键入体内的机会，这些情景或多或少、或轻或重地在体内形成印痕，它伤害身体，甚至可能引起对手术效果评价思维的偏差错乱。

在手术特别是美容手术中，意识清醒状态下，我们多使用正向性、鼓励性、赞美性的词语，但也要注意求美者情况，配合不好时尽可能避免使用不恰当的语言和其他负面情绪的语言。

在全麻状态下，求美者处在无意识状态，手术室内往往轻松愉快，谈天论地，偶尔也有些与求美者有关的话语，令环境轻松。千万要记住，讲话的场景、内容都记录在求美者的印痕记忆库中，很可能会给求美者造成一些无可估量的不良后果。

案例：翟先生，28岁，做过一次重睑手术后，走遍市内大多数整形医院要求调整双侧眼睛大小不一的情况。他总认为自己双侧睑裂大小不对称，然而实际差别并不大，且基本对称，没有手术的适应证，被劝说不需要手术治疗。他因睑裂问题工作不安稳，无意谈恋爱，医疗机构接诊者一直把其看作心理失常者对待。来院时，我院正常接诊，了解过去眼部重睑手术的经历，经详细交谈发现手术中镇痛不够，手术愈合效果较差，明确在很大程度上是印痕的影响，故为他量身制定了韵律疗法，取得了他的信任。通过心灵回溯疗法回忆手术过程，发现局麻情况下手术时，因为医务人员无意识地说了一句"眼睛不一样大啊"，这句话就这样嵌入求美者的印痕库中。回溯过程中，重播当时情景，重复告知："你的眼睛大小是一致的。"重复几遍后，求美者笑着说："我的眼睛是对称的。"之后，他从未出现眼睛大小不一致的想法，工作乐观向上，心情愉悦。

（五）印痕的清除方法

1. 纠结记忆的回放　纠结记忆的回放是通过深层沟通技术，打开内心深处被遗忘和掩埋的原有记忆的一种手段。其目的在于清理印痕纠结，唤醒内在深层的理性智慧。

在深层沟通工作中，沟通师在完全客观、中立的状态下，运用深层沟通技术引导客户去发现、找出自己的印痕，找到内心深处的负向记忆事件与创伤，给予正向的引导、疏通、淡化和清理，与客户共同面对并重新编程，解开心中的枷锁，进而提高生命品质，走向新的自我。

具体步骤为以下五步。

（1）前置沟通：回溯之前，有一些注意事项要告诉客户，还要告诉客户这不是催眠，也不是灵疗，一切都是在清醒状态下进行的。

（2）放松自己：让客户闭上眼睛，做3次深呼吸，让自己放松。

（3）说出所浮现的种子（印痕）：让客户讲出最近发生的不开心或很在意的事。

（4）找出类似相关的种子（印痕）：这些相关的种子包括胎儿期、出生、幼童期、青春期、妊娠期、哺乳期等相关的症状或生老病死以及其他创伤事件。

（5）结束回溯：让客户睁开眼睛，结束后不要讨论回溯过程及事件。

2. 治疗密码　美国作家亚历克斯·洛伊德著的《治疗密码》一书中指出，任何疾病，包括生理疾病和心理疾病，都有其共同的根源，这个根源就是生理压力，压力是由身体内的能量问题导致的，人的记忆潜藏在身体的每个细胞中，这些细胞记忆和错误的信念就是内心问题，也就是印痕，是生活中所有问题的根源。有害的能量以图像的形式存储于人体的硬盘中，它们是影响系统运行的碎片，而你的杀毒程序不仅不能清理这些碎片，而且会致病，你的细胞记忆印痕被无意识保护着，无意识是非常强大的，它就是你的心，一旦心与大脑发生冲突，最后赢的总是内心。

治疗密码的程序并不复杂。首先你要祈祷，让治疗密码使你成为健康人，做这一步的时候，要心怀虔诚，凝神聚思，恭敬崇拜。

接着，将你的双手放在距离身体5～8 cm处，手指放松地指向你的治疗中心，想象它们在发光，人的4个治疗中心是鼻梁和双眉之间的中心区域、喉结处、颌骨的最后方、太阳穴往上3.8 cm。

在做治疗密码之前，心中想着问题：

（1）给自己的难受等级打分，从0分到10分，10分是最痛苦。

（2）确认与你的问题相关的感受和不健康的信念。

（3）记忆追溯，回想你的人生中是否在另一个时间也有同样的感受，锁定浮现出来的最早记忆，然后对它进行治疗。

（4）给这段最早记忆打分，也是0～10分。

（5）说出治疗的祷文，在其中插入你需要解决的问题。"我祈祷，所有已知和未知的负面图像、不健康的信念、有害的细胞记忆和身体上的疾病，只要是与我的问题有关的，我都可以发现、打开并治愈。"

然后开始手势的练习，每个手势做半分钟，重复对不健康信念有治疗作用或特别针对你的问题的事实真言，当你做治疗密码时，重点不在负面的东西，而在正面的东西。要确保4组手势全部做完再停下来，做完整套密码至少需要6 min；如果可以，最好多花些时间。

做完治疗密码后，再次给你的问题评分，当那个最早（最强烈）的记忆已经下降到0分或1分的时候，你就可以接着进行下一个最困扰你的记忆或问题了。

治疗密码主要分为三大类别和九个核心治疗系统。其中三个阻碍类别中的有害行为更适合于清除印痕。

清除印痕的密码Ⅰ：

（1）太阳穴，双手：做的时候手势不是正对太阳穴的，是太阳穴往上3.8 cm的地方（图5-2）。

（2）喉结，双手：每次做6～12 min，每天1～4次（图5-3）。

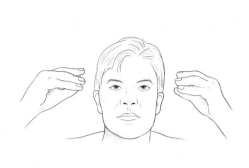

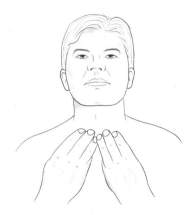

图5-2 太阳穴（双手）　　　　　　　　　图5-3 喉结（双手）

清除印痕的密码Ⅱ：

（1）喉结，双手。

（2）太阳穴，双手。

（3）鼻梁，左手；喉结，右手。

（4）鼻梁，双手。

每次6～7 min，每天2～5次（图5-4）。

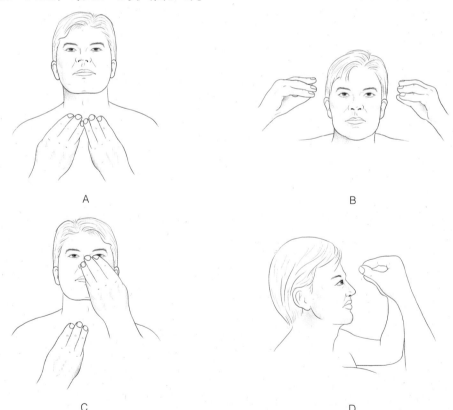

A. 喉结（双手）；B. 太阳穴（双手）；C. 喉结（右手），鼻梁（左手）；D. 鼻梁（双手）。

图5-4 清除印痕的密码Ⅱ

三、平衡情绪疗法与内在环境

人的生命不只是一堆堆物质体或一团团细胞的组合，它有情感，有情绪。情绪属于我们情感的制品，也可以说是感觉状态，因而表现在身体上。每当埋藏在潜意识里的负面情绪被触发时，身体就会受到损害；每当喜悦、欢快的正面情绪涌现时，身体就会奇迹般地恢复能量，恢复年轻活力。

情绪转化能量，能量产生运动，运动产生变化，而变化是生命的本质。

当身体体验到某种情绪时，你的大脑便会产生一股电流，立即把各种信号与模式传遍所有的大脑组织，并传递给全身的细胞。

情绪的调节、控制可能是身体健康、年轻化状态的重要方面。

思想情绪都会翻译成生化语言，由担任信差的化学物质——神经缩氨酸来传递。神经缩氨酸不但影响脑部，也影响我们所有的器官、腺体和细胞组织，它们的主要目的是向身体的每个细胞传达我们的每个念头以及的每个体验。

科罗拉多博尔德心脏研究中心的利普顿博士发现，正向的情绪能提升人体 DHEA（恢复青春活力的激素），能够保护人体对抗压力以及 IgA（一种免疫蛋白质）的浓度。

当细胞表面的蛋白质受体接收情绪的信息时，它们就向细胞核发出一个信号，细胞核对信息进行重新编码，这样细胞就能适应周围的环境。根据利普顿博士的研究，细胞核事实上是细胞的繁殖系统，是细胞再生能力的核心。

每一种情绪都会通过经脉遍布全身。当你的情绪没有得到表达时，生命之气的流动就会减弱，导致病症的产生。正如我们之前曾提到过的，病症是一份礼物，是身体用来提醒你的一种语言。

经脉与每一个身体组织紧密结合在一起。每当你下意识地内化、否认自己的情绪，或与它们决裂时，身体就会在组织层面上对你发言，哪条特定经脉里的生命之气变弱，将决定身体的哪个组织会对你发言。

（一）情绪释放技术

人要不断释放和内化负面情绪。情绪释放技术是美国的心理工作者盖瑞·奎格发明的一种心绪释放技术，只是通过简单的敲击就可以迅速而有效地在几分钟内释放掉所有负面情绪和一切挥之不去的心理创伤或阴影。它就像是一个情绪橡皮擦，可以快速地抚平情绪。当负面情绪出现时，只需要简单的步骤与操作，就可将负面情绪排除，使情绪获得平衡。其通过简单有序地敲击人体的能量点，聚焦问题，只需几分钟便可化解负面情绪。它是世界公认的情绪急救技术。

曾有这样一个顾客，女，32岁，身高165 cm，体重65 kg。她总是觉得自己太胖了，担心老公嫌弃她，因此害怕、焦虑、纠结的情绪始终在眼前挥之不去，甚至彻夜难眠，连正常的工作都没法继续专心地做下去了。

这位女士寻求各种方法减肥，塑造自身完美的身材，花了不少钱，但这股害怕担忧的情绪始终挥之不去。对这位女士的处理，除了让其注重改变生活方式，特别是饮食习惯，重点在于释放与处理她内在的负面情绪。在对她进行3次面对面的情绪释放操作后，该女士就开始感觉到焦虑担心的情绪指数分数由9分降低到3分，整体变化非常大，她不再是担心焦虑，而是拥有积极向上的生活态度。进行两个疗程的治疗后，她的体重减轻15 kg，体姿也发生了变化。

为何效果会如此明显？情绪释放技术认为，所有的负面情绪都是由体内的经络能量系统受到侵扰引起的。事件发生时所爆发的伤害性情绪能量，有部分会钻入体内，积压在能量系统之中，并持续对个人的心神运作产生影响。

换句话说，所有会一再被触发的伤痛或情绪，都是积留在我们经络系统内未被排除的能量运作所造成的；而情绪释放技术可通过持续不断地敲击能量流通的交汇点，快速打通各个情绪流通关卡，起到快速释放负面情绪的作用。

这位女士担心、害怕、焦虑的情绪始终积压在经络系统之中，通过情绪释放技术可以达到很好的释放效果。

情绪释放技术，需要以下几步。

1. 聚焦情绪，评估情绪指数　聚焦自己的负面情绪，面对担忧、害怕的情绪。当情绪涌现出来的时候，头脑中会出现那些画面和具体的事例。而这位女士所涌现出的便是丈夫会有情人在外，会抛弃自己。这个时候，根据这股情绪的强度做一个评分。最坏的情况是满分10分，最好的情况是0分，这位女士给自己打了9分。

2. 设计肯定语，同时敲击酸涩点　肯定语的设计，可以激活身体的能量系统，使情绪流通起来，做到全然地接纳自己。

肯定语的格式如下：

虽然我有_____，但是我还是全然地接受我自己。

空格中填上你主诉问题的简短描述即可。

例如，虽然我感到担心害怕，但是我还是全然地接受我自己。

在陈述肯定的同时，敲击掌刀点（karate chop，KC）。KC位于手掌外侧多肉的一边，在小指与手腕关节的中间部分（图5-5）。对于KC，我们要使用另一只手的示指与中指敲击它。

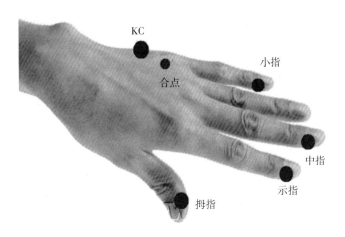

图5-5 KC位置示意图

在这个阶段，需要一边敲击KC，一边带着感情将肯定语反复地说出来。

3. 敲击程序　可以使用示指或中指，轻轻敲击程序中的每个能量点，5～9次均可。敲击能量点分布于身体的两侧，敲击任意一侧均可以，交替敲击也没问题。

能量点分布图及标记如下所示（图5-6）。

EB（eye brow）：眉心两侧。

SE（side of the eye）：眼睛两侧。

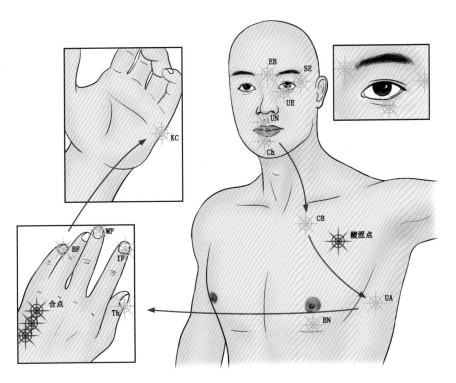

图5-6 能量点分布图及标记

UE（under the eye）：眼睛下方。

UN（under the nose）：鼻子下方（人中）。

Ch（chin）：下唇到下颏之间。

CB（collar bone）：胸骨、锁骨与第一根肋骨接合处。

UA（under the arm）：腋窝下方四寸处。

BN（below nipple）：乳头下方一寸处。

Th（thumb）：拇指。

IF（index finger）：示指。

MF（middle finger）：中指。

BF（baby finger）：小指。

KC（karate chop）：手掌外侧小指到手腕之间。

每一个能量点都是能量网络的交叉点，都有着至关重要的作用。

4. 九合，粉碎负面记忆，重建新的平衡　这个部分主要作用是通过一些眼球运动、哼唱与数数来释放情绪的程序。当眼球运动时，借着神经系统，脑中不同的部分被刺激。而当你哼唱一首歌时，你的右脑（创造性的脑）进行工作；当你数数时，你的左脑（数字的脑）进行工作。

九合是一道 10 s 的程序，当你持续地敲击合点时，会同时进行 9 个刺激大脑的动作，这个程序能加速人们的情绪释放。

首先你要找到合点的位置。它位于两手掌的背部，环指与小指指关节中央的后 1.27 cm 处。接下来，你必须进行 9 项不同的步骤，并且持续地敲击合点。这 9 个步骤分别是：①眼睛闭上；②眼睛张开；③眼睛往右下看并保持头部不动；④眼睛向左下看并保持头部不动；⑤眼睛顺时针旋转；⑥眼睛逆时针旋转；⑦哼唱快乐的歌 2 s；⑧快速地数 1～5；⑨再哼唱快乐的歌 2 s。

你有可能会搞乱以上的顺序，但是只要你能够做完这 9 个步骤，并且⑦⑧⑨能够被视为一个单位照顺序进行，这个程序就会是有效的。

5. 评估效果，重复上述操作　感受自己的情绪，再次打分，如需要，可继续重复上述过程。整体过程大约 5 min 即可。

情绪是精神与物质之间的连接点或交叉点。平衡情绪，统合并释放障碍来达到身心的整体健康，并焕发出蓬勃的生命力。连接身体与心灵最强的自然愈合能力就是情绪，情绪不仅和中枢系统及内分泌系统有内在关联，而且连接我们的思维模式与身体的生理健康。

（二）快速眼动疗法（EMDR）

快速眼动疗法是治疗创伤印痕的一种自然疗法，治疗师伸出两根手指来引导客户，客户根据治疗师的指示目光左右移动，治疗师同时进行有关提问，让客户逐渐地回到过去的创伤场景中，在回忆、讲述、重现、修复中使客户忘记痛苦，平静心情，稳定情绪，这种方法也称为快速眼动疗法。

《痊愈的本能》一书中，有案例提及这种疗法。

经过一年如诗如歌的恋情，马克·沙拉坚信能托付终身的人突然抛弃了她。自分手的那一天起，这位女生变了。她看见任何能勾起那段往事的事情，都会陷入焦虑之中。她无法再坐在室内的小树旁，尤其是橘子树旁。有时，她不需要任何理由，眼前就会闪过昔日的情景，她一次又一次地看见恋人在自己眼前离去。晚上，她有时会梦见昔日恋人，也经常从梦中惊醒。她的打扮不同了，她不再昂首阔步，不再像以前那样笑了。好长一段时间，她无法告诉别人自己究竟发生了什么事情，为何自己会这样一厢情愿。她被淹没在羞耻和尴尬之中，一回忆往事，就泪如泉涌。她无法谈论这件事，甚至无法用完整的句子来描述发生的事情，只能勉强吐出几个字。

在充满关怀的治疗师的帮助下，沙拉终于敢面对这段恋情，与此同时她的眼睛跟随着治疗师的手来回转动。要说出她心中的痛苦，显然需要巨大的努力，而她的记忆似乎存储于她的全身。她说自己很害怕，而且心在狂跳，泪如泉涌。

而经过另一组的EMDR之后，沙拉的状态完全转变了，痛苦的感受完全消失。

她回忆说："我好像坐在火车上，似乎刹那间在那里看到所有事情，接着这些事消失了。它属于过去，我现在再看它，已成为另一件事。不管是美丽还是痛苦，它都已经过去了。"

她的整个表情都变了，变得温柔、镇定。又经过了几组EMDR之后，沙拉告诉治疗师，她可以在头脑中去想象过去的这段感情，并且坦然接受这些美好的记忆属于过去，她可以和过去告别，并拥有全新的自己。

快速眼动疗法的治疗理念建立在适应性信息处理系统上，它在我们的神经系统中储存，帮助我们心理成长。当心灵的自然治疗系统在此之前无法靠本身成功进行时，引导眼睛做出类似睡眠时的快速眼部运动（REM），在REM状态时，恢复内在系统的平静与稳定，能够帮助客户净化内在环境。沙拉的情绪存储于身体之中，导致她无法更加理智地去控制自己。而通过EMDR，可以调动情绪，粉碎负面记忆，恢复往日的神采。

还有很多疗法也对情绪的处理和调整有所帮助，比如静心冥想、音乐疗法、呼吸疗法和艺术类疗法。

静心冥想：在美好的状态之下，完全打开自己，融入自然的世界，为心灵寻求一片栖息之地。

音乐疗法：运用一种和谐的声波振动，可带动人体细胞做和谐共振，通过大脑边缘系统调节躯体运动神经，自主神经和大脑皮质功能来促进身心健康，构建和疏导情绪机制。

呼吸疗法：通过深而连续的呼吸，结合意识觉察和能量回圈，把很多深层次的生理和情绪带到意识表面，进行释放和整合。

艺术类疗法：通过特定且科学的专业设计场景，利用色彩、图像、音像、节奏韵律、感官刺激等，进行大脑神经网络正向编程，调动身体与周围世界的能量交换通道，吸纳正向积极的情绪能量。

（郑孝勤　尹卫民　郑丹宁　高景恒）

参考文献

［1］HARDIE D G. AMPK: positive and negative regulation, and its role in whole-body energy homeostasis ［J］. Curr Opin Cell Biol, 2015（33）: 1-7.

［2］HARRINGTON L E, JANOWSKI K M, OLIVER J R, et al. Memory CD4 T cells emerge from effector T-cell progenitors ［J］. Nature, 2008, 452（7185）: 356-360.

［3］KIECOLT-GLASER J K, MALARKEY W B, CHEE M, et al. Negative behavior during marital conflict is associated with immunological down-regulation ［J］. Psychosom Med, 1993, 55（5）: 395-409.

［4］MARSH H W, BYRNE B M, SHAVELSON R J. A multifaceted academic self-concept: its hierarchical structure and its relation to academic achievement ［J］. J Education Psychol, 1988, 80（3）: 366-380.

［5］PAPEZ J W. A proposed mechanism of emotion. 1937 ［J］. J Neuropsychiatry Clin Neurosci, 1995, 7（1）: 103-112.

［6］PANKSEPP J. Emotions as natural kinds within the mammalian brain ［J］. Handbook of Emotion, 2000（2）: 137-156.

［7］MACLEAN P D. The limbic system（"visceral brain"）and emotional behavior ［J］. AMA Arch Neurol Psychiatry, 1955, 73（2）: 130-134.

［8］PHAN K L, WAGER T, TAYLOR S F. Functional neuroanatomy of emotion: a meta-analysis of emotion activation studies in PET and fMRI ［J］. Neuroimage, 2002, 16（2）: 331-348.

［9］SALOVEY P, ROTHMAN A J, DETWEILER J B, et al. Emotional states and physical health ［J］. Am Psychol, 2000, 55（1）: 110-121.

［10］瓜伦特. 衰老分子生物学 ［M］. 李电东, 主译. 北京: 科学出版社, 2009: 6.

［11］AHERN G L, SCHWARTZ G E. Differential lateralization for positive versus negative emotion ［J］. Neuropsychologia, 1979, 17（6）: 693-698.

［12］AMODEO G A, RUDOLPH M J, LIANG T. Crystal structure of the heterotrimer core of *Saccharomyces cerevisiae* AMPK homologue SNF1 ［J］. Nature, 2007, 449（7161）: 492-495.

［13］CHRISTENSEN A J, EDWARDS D L, WIEBE J S, et al. Effect of verbal self-disclosure on natural killer cell activity: moderating influence of cynical hostility ［J］. Psychosom Med, 1996, 58（2）: 150-155.

［14］COHEN S，DOYLE W J，SKONER D P，et al．State and trait negative affect as predictors of objective and subjective symptoms of respiratory viral infections ［J］．J Pers Soc Psychol，1995，68（1）：159-169．

［15］HARDIE D G．AMP-activated/SNF1 protein kinases：conserved guardians of cellular energy ［J］．Nat Rev Mol Cell Biol，2007，8（10）：774-785．

［16］ESTERLING B A，L'ABATE L，MURRAY E J，et al．Empirical foundations for writing in prevention and psychotherapy：mental and physical health outcomes ［J］．Clin Psychol Rev，1999，19（1）：79-96．

［17］洛伊德，琼森．治疗密码：修复潜意识，开启正能量 ［M］．韩亮，译．北京：中信出版社，2012．

［18］PAUL E DENNISON，GAIL DENNISON．健脑操26式 ［M］．何兆灿，蔡慧明，译．南京：江苏教育出版社，2007．

［19］布雷登．无量之网：一个让你看见奇迹、超越极限、心想事成的神秘境地 ［M］．胡尧，译．北京：华夏出版社，2011．

［20］亚蒙．幸福人生从善待大脑开始 ［M］．谭洁清，译．北京：中国人民大学出版社，2012．

［21］申荷永．荣格与分析心理学 ［M］．北京：中国人民大学出版社，2012．

第六章

美容、长寿与基因

第一节　概述

基因是遗传信息的基本单位，是位于染色体上合成一条有功能的多肽或RNA分子所必需的完整的DNA序列，在病毒中则是一种RNA序列。

现代医学科学已证实，基因决定人的寿命、衰老、疾病出现的时间、健康和美丽。因此，基因测序有助于我们认清自身的生理基础和疾病预测。基因检测也可指导人们正确使用美容产品。众所周知，现代的科技美容产品，多数建立在基因测序基础之上，基因检测是健康美容的基础。有健康才有美丽，健康美容的观念已深入人心。因此，美容医学问题归根到底是衰老和医学的问题，也是生命科学的问题。

人类的寿命愈来愈长，因此，保持健康、延缓衰老已成为全球共同面对的课题。随着科学技术的进步，对这个课题的研究已经深入基因层面。基因是构成人体及影响遗传的基本要素，基因调控细胞，细胞构成组织，组织构成器官，器官构成生命体。衰老是指生命体发育成熟后，随着年龄的增长，机体出现功能减退、应激能力下降、结构退行性变等不可逆的现象。疾病或异常因素可引起病理性衰老而出现易感性基因。基因是长寿的内在因素，外环境也可以影响长寿与衰老。基因和细胞是生命体的基本单位。如果能够重设特定基因群组的基因表达，就会让人们永葆青春，开启抗衰老的新时代。

人类基因组技术是20世纪人类最伟大的研究成果。我国是世界生物资源最丰富的国家，基因资源将是我国经济发展的重要资源之一。国务院对基因产业十分重视，2004年12月30日，成立了国务院基因安全委员会；2005年4月30日，成立了国务院基因产业联盟办公室；2008年4月，人事部专门出版了《基因工程概论》；2005年7月10日，科技部为此设立了中国人口健康基因检测科学社会工程。

人类历时20余年，耗资30亿美元，通过6个国家的合作，在20多个世界性实验室和上百位科学家的共同努力下，在2003年终于完成了人类基因图谱的测序。研究发现，人体含有20万～25万个基因体。美国如新集团抗衰老中心、斯坦福大学与全球基因研究权威机构LifeGen Technologies发现，人体基因中有20～25个特定基因与老化有紧密的关系，并将其命名为"青春基因群组"。该长寿基因能抑制基因衰老，继而延缓衰老。

第二节　长寿基因

人类演化的有效研究途径是细胞水平到基因水平，再到基因功能，通过抑制或调控相关长寿基因延缓衰老。随着生物学的发展，尤其经干细胞移植实现生物体的再生，在基因、细胞、组织、器官代谢、整体等水平上进行多层次、多方面延长寿命，实现延缓衰老和再生医学的融合发展。

一、长寿基因的发现

"延年益寿，自古有之，长生不老，人皆求之。"长寿从古至今一直是人类追求的目标。进入21世纪，全世界人口老龄化已成为现实，随着社会的发展，人类饮食环境、医学水平的不断提高，人类寿命不断延长。同时，近年人类不断研究长寿的生物学功能与长寿、衰老和基因等的关系。

1997年，Klotho发现新的长寿基因，其后Kurosu、Yamamoto等人先后证实该基因的作用及疗效。

美国波士顿衰老研究所所长Ferrite、研究员Powles等人于2005年对300余例长寿的兄弟姐妹的脱氧核糖核酸进行详尽研究，研究结果显示，长寿的原因是长寿基因的存在。近年美国波士顿大学医学院研究人员在1055名百岁以上及1267名近百岁的老人身上发现长寿基因。

2003年，美国叶史瓦大学阿尔伯特·爱因斯坦医学院的科学家发现胆固醇脂蛋白（cholesterol ester transfer protein，CETP）的长寿基因。研究人员开始研究类似该基因的药物。

2000年9月，德国基尔大学医学院的布拉德利·威力科博士调查发现人体DNA中存在一种名为FOXO3a的长寿基因。

基因决定寿命，基因决定衰老，基因决定疾病，基因决定健康，基因决定美丽。基因决定一切，并非单一因素，它是综合因素所决定的，基因分为长寿基因、衰老基因、美容基因以及青春基因群组（YGCs），它们是一个广义词或称广义的概念，不是某一个单一基因，而是基因群组（表6-1）。

表6-1　长寿基因组

长寿基因	定位	组成	作用
Klotho 基因	13号染色体	5个外显子	高表达延长生命，低表达加速衰老的衰老抑制基因
Sit1基因	10号染色体	—	热量和氧化作用影响细胞寿命，该基因减少细胞的脂类过氧化损伤，调节P35影响细胞寿命，调控FOXO抗氧化
Sit2基因	19号染色体	16个外显子	该基因在脑、心、肾、肌肉和睾丸内表达，预防细胞过分化和早衰
Sit3基因	11号染色体	—	该基因降低氧自由基损失，减少氧化应激细胞凋亡，增强呼吸作用，提高线粒体的功能和热稳定性
Sit4基因	线粒体	—	一个对能量限制敏感和减缓衰老的关键性基因
Sit5基因	该基因在脑、心、肝、肾、肌肉和睾丸表达	8个外显子	该基因提高染色体的稳定性和修复DNA损失，与造血干细胞和Sit6息息相关
Sit6基因	该基因与Sit2基因同源，定位在19号染色体	—	该基因的超表达，对人类的抗衰老有重要作用
Sit7基因	无特异靶标	—	该基因可引起小鼠的寿命缩短和心脏肥大

二、长寿基因密码

长寿自古是人类追求的目标。当今已逐渐揭开衰老和长寿的密码，即端粒。端粒长则寿命长，端粒短则寿命短，基因技术激活端粒，延年益寿，这是内因。

人类的寿命主要通过内因和外因两大因素实现，内因是基因，外因是环境和生活习惯。

（一）内因

近10年，长寿研究已取得突破，德国研究人员用15年的时间，调查了576名百岁老人。长寿研究已是一些跨领域、迅速发展的研究科目。长寿与衰老是一种多基因的符合调控过程，表现为染色体端粒长度改变、DNA损失、DNA甲基化、细胞氧化等综合作用的结果。当前的研究集中在两个方面。一是长寿基因的寻找，欧洲研究者认为4号染色体上有长寿基因，有可能根据4号染色体研究出刺激长寿基因药物，使生命体长寿。二是载脂蛋白E，该基因分为E_2、E_3、E_4

三种亚型，其中E_2、E_3亚型均能延缓发病年龄，降低发病率，增加寿命。我国杨泽等人发现长寿老人体内载脂蛋白E3占80%～90%，同时发现用转基因技术可以增强细胞的增殖能力，延长寿命，给老化肌肉注入新基因可以使人体恢复青春活力，抑制减寿基因。中国老年医学研究所胡刚曾指出，自由基是人类寿命变短的重要因素之一，可促进阿尔茨海默病的发作，损害寿命。

（二）外因

长寿的密码在染色体的端粒上，而生活方式的简单改善，也会使端粒得到保护或延长，虽然内因是关键，但是外因也不可忽视，外因通过内因起作用。环境和生活习惯在长寿上所起的作用甚至可达66%。目前研究者对外因方面提出了如下内容。

1. 饮食方面　欧洲学者认为，少吃可延缓衰老，素食者寿命长于没有饮食忌讳的人，而长寿协会主张限制热量摄入，多吃粗粮、纤维多的食品，如豆类、茄子、菠菜、无花果、梨等，每天吃25～30 g纤维食品为宜。

2. 心理方面　英国心理学家发现，旅游度假可延长寿命，经常旅游的人的寿命比不旅游的人长21%，而且他们的心态也更好。

3. 生活习惯方面　生活保持规律，多积累能量。熬夜、酗酒、过度运动等会导致能量消耗过度，这种不健康的生活方式不利于长寿，活跃的人体会产生更多自由基，加快衰老。在欧洲，70%～80%的人死于生活方面的疾病，如心脏病、脑卒中、高血压等。

4. 生存环境　广西巴马的一个长寿老人是个很好的例子，他的性生活开始晚，生育晚，吃绿色食物，住土坯房，端粒无缩短。我们日常生活中可以练习瑜伽、冥想打坐、与朋友聊天、听音乐等，缓解压力，使端粒酶活力提高43%，起到延长端粒的作用，延年益寿。

5. 让运动成为"朋友"　久坐会导致端粒缩短速度增加15倍，运动有助于消除压力，也有助于提高端粒酶活力。选择自己喜欢的运动方式，如爬山、快步走、游泳、球类运动等，持之以恒，不要急功近利。

6. 多吃天然维生素　美国国立健康研究院发现补充维生素C和维生素B_{12}可预防端粒长度缩短，它们具有抗氧化和消炎作用，保护端粒不被损伤，平日合理膳食就能补充足够的维生素，抗衰老效果会更好。

7. 关注体重　如果肚子上的"游泳圈"大一圈，那你离长寿又远了一步。美国北卡罗来纳州国家环境健康科学研究院的一项研究发现，肥胖导致慢性炎症，出现氧化损伤，而端粒对氧化损伤非常敏感，身体越重或肥胖时间越长，身体受氧化损伤就越大。肥胖会加速人体衰老过程。

综上所述，改善长寿基因是一项长久的事情，将多种健康习惯结合，可使延长端粒的效果最大化。通过打坐放松身心，经常进食全谷根茎类食物，适当补充维生素，每周中6 d坚持步行

30 min，能使人体端粒酶活力提高29%～84%。因此，要想长寿，就要养成上述习惯，并持之以恒。

第三节　衰老基因

一、衰老基因程序学说

目前有关衰老的学说很多，包括自由基学说、遗传程序学说、差错灾难学说、交联学说、脂褐素累积学说、内分泌功能减退学说、细胞凋亡学说、遗传基因衰老学说等，它们分别从不同的角度探讨了衰老发生的机制和对策。人们提出了很多关于衰老的假设和理论，归纳起来可分为两类：一是基因程序衰老理论，二是损伤积累衰老理论。衰老的基因程序理论认为，有一个程序存在于每种生物体的基因里，生物体的生长、发育、老化和死亡都由这一程序控制和决定。统计学资料表明，子女的寿命与双亲的寿命有关，各种动物都有相对恒定的平均寿命和最高寿命。另外，端粒和端粒酶的发现对衰老的基因程序理论也是一个有力的支持。衰老的损伤积累理论认为，修复和维持总是少于无限存活的需求，出现的损伤积累可以通过细胞成分的磨损和撕裂的方式，或合成错误的方式体现出来。现代科学研究证明这两大理论都有道理，但又都不全面，应当把两者结合起来。

二、衰老基因的选择性表达

生物体在个体发育的不同时期、不同部位，通过基因水平、转录水平等的调控，表达基因组中不同的部分，其结果是完成细胞分化和个体发育。基因的选择性表达是指在细胞分化中，基因在特定的时间和空间条件下有选择地表达的现象，其结果是形成了形态结构和生理功能不同的细胞。

基因开关发生在生物的两大细胞系统之间，即生殖系和身体系。一旦生殖系完成了任务，产生了卵子和精子，它就会给身体系的细胞发信号，关闭保护机制，使成熟动物开始衰老。最近，美国西北大学科学家通过研究线虫发现，当动物达到生殖成熟期后，一种基因开关会开启衰老进程，关闭细胞的压力反应机制，使成熟细胞开始衰老。

伦敦国王学院等机构的研究人员对多个组织的基因表达变化进行了大范围的研究，他们发现皮肤会表现出明显的和年龄相关基因的表达变化。过去的研究证实，基因表达水平会随着年龄的变化而变化。人们推测，这些变化会影响一个人的老化速度。

年轻基因和衰老基因相互作用使人生长、成熟、衰老，直到死亡，所以年轻并不是只由年轻基因决定的，衰老也不是仅由衰老基因造成的，人的生命状态是两类基因（年轻基因和衰老基因）或者多组基因共同作用的结果。

改变基因的表达方式与改变基因是两回事。在我们细胞的染色体中，有一条条由DNA卷成的细丝，把它们完全拉开，可以看见上面一节节的基因片段。人体里大约有25万个基因，每个基因都像一个食谱，指导身体合成不同的产品。每个人出生时基因就基本不变了，但每个基因上都有个开关键，打开之后它的指令才会发生作用，这就是基因表达。

人类在老化过程中，不断有一些基因的开关被打开，一些被关上。我们年轻时，制造胶原蛋白的基因开关是被打开的，因此肌肤弹性会很好；随着年龄渐长，另一个破坏胶原蛋白的基因开关被打开了，皮肤就渐渐衰老。但整个过程中DNA是没有改变的。

那么，有没有什么方法能控制这些基因的开关，把年老时变化的基因表达调回年轻状态呢？白理曼博士的科研中心和魏德理博士合作进行了一系列的老鼠实验，他们希望在这种基因与人极其相似的动物身上，揭示年龄增长后究竟哪些基因的表达方式发生了改变。

三、细胞衰老的相关主导基因

虽然目前人类生理性衰老相关基因的探索不尽如人意，但在20世纪90年代，人类病理性衰老相关基因的研究已取得了重大突破。成人早老症是一种隐性遗传病，是由一种DNA解旋酶突变所致。此酶由1432个氨基酸残基组成，酶基因位于8号染色体短臂，可影响DNA的复制与转录。

细胞衰老时增殖能力下降，数量减少，是器官衰老的基本原因之一。衰老时多种组织出现退行性变，功能减退，使细胞生存环境欠佳。两者因果交替是引起机体衰老的一部分因素。细胞衰老时，抑癌基因p16的表达明显增强，可高于年轻时的10倍。将p16基因的cDNA重组载体导入人正常成纤维细胞，可引起生长减慢、非酶糖基化加剧、衰老相关β-半乳糖苷酶活性显现、端粒缩短等衰老现象。导入反义重组体，可使细胞延缓衰老。p16失活和端粒酶活性显现，是使人上皮细胞永生化的必要条件，p16与端粒长度是决定人类细胞衰老的关键因素。

免疫系统是人体保卫自身的一大屏障。抗体生成能力强者患癌率低，寿命较长。老年期免疫调节功能低下，可能增加某些老年病的发病率。对长寿老人的研究资料表明，T细胞增殖能力强、B细胞数量多、CD8细胞与CD4细胞比值小的老人寿命较长。Takata等认为人类白细胞抗原（HLA）与寿命相关。国内的研究认为A9基因与长寿正相关，A30、C6、C7和C30与长寿负相关。

第四节　美容基因研究与应用进展

近年来，美国生命基因科技中心（LifeGen Technologies）和如新集团抗衰老研究中心携手斯坦福大学，进行了多方面的抗衰老研究，共同建造了抗衰老 ageLOC 科技平台。上述 3 个单位于 2009 年 10 月宣布合作，在全球形成了青春基因群组研究的"金三角"。

2000 年 11 月，美国生命基因科技中心由威斯康星·麦迪逊教授、老年病学及遗传学领域的专家魏德理博士和彭乐涛博士共同创立，其总部设在威斯康星州的基因科技公司。

美国如新集团抗衰老研究中心是多年来研究人体衰老与基因簇关系的中心，并发现 YGCs 是人类衰老的内在根源。经对基因组分析以及临床研究结果证明，YGCs 的功能，即表达水平，与皮肤老化体征密切相关。ageLOC 科技平台对 YGCs 的研究认为，保持年轻化取决于青春基因族群的重组和平衡能力，以实现生命全程的青春基因簇活化。

目前，新的抗衰老、皮肤年轻化产品有以下几种。

1. 内生产品　内生产品是由 Nekter LLc 制造的 20 余种产品，包括奥普拉的巴西莓果（acai berry）、石榴、绿茶、辅酶 Q10、维生素 H、维生素 A、维生素 C、维生素 E、维生素 B_6、维生素 B_{12}、少量红葡萄酒以及细胞食物等。

2. ageLOC　ageLOC 由美国如新集团制造，是突破性抗衰老技术，其不仅可产生青春基因簇，还在应用后可使皮肤平滑、光亮、年轻及全身内在性年轻化。YGCs 的关键是年龄相关超级标记（age related super marker，arSupeMarker）的 ageLOC 科学的 YGCs 重组活化，是维持生命全程的活化。arSupeMarker 或称 arNOX，亦是 YGCs，它们是在细胞表面被发现的与老化相关的 ECTO-NOX 蛋白。线粒体是每个细胞的"电池"和"动力"，是人体的生命力来源。目前，ageLOC 发现并定位与线粒体功能相关的基因，这一结果正在世界范围进行广泛、深入的临床验证。

美国如新集团推出 Galvanic SPA 离子美容仪。其利用 Galvanic 微直流电，将 ageLOC 抗衰老产品涂于皮肤上，导入其营养成分。该产品在使用时会产生低压直流电，利用正负离子基本原理，正电可将皮肤的毒素和污垢吸出；而负离子则可将经过离子化的专用保养品的营养成分导入独特的美容导头，导入时安全无痛且快速，使皮肤加倍吸收养分。利用直流电按摩可使药物吸收率达 70%，效果持续 24 h。上述产品被人体吸收后能够识别 YGCs，并起平衡和活化作用，使 YGCs 处于最佳状态，达到局部年轻化甚至全身性年轻化的效果。基因保养品作用于与老化相关的基因群组（基因簇），重设基因簇，从根本上抑制衰老现象。最近研究表明，人类的健康长寿取决于多种基因的综合作用。这为长寿医学的发展奠定了坚实的科学基础，使长寿医学的研究进入基因医学研究和临床验证的时代，开启了抗衰老的新篇章。"金三角"为抗老化领域开辟了新的里程碑。

美国如新华茂公司上市 ageLOC 生命活力素，其主要作用是提升 YGCs 的活力，如提高体力、精力和性能力，延缓衰老。其主要成分是冬虫夏草、伯克高丽、石榴果提取物、亚洲人参中芥酸（人参）提取物。其功能是提高心脏的能量和耐力，提高脑细胞的能量和功能，提高性功能。生命活力素的作用机制是从基因水平上增加线粒体的数量和功能，并能将衰老和功能低下的线粒体转化为年轻时的水平，重设 YGCs。

2009年，在西班牙巴塞罗那首次召开的"长寿、健康和抗衰老国际会议"上，"金三角"的专家们提出，饮食干涉可以调控 YGCs 的重组和活化，从而延缓衰老。威斯康星大学将 76 只猕猴分为两组，观察 20 年，一组限制其饮食，将摄入热量削减 30%；另一组未限制热量摄入。未限制摄入热量的 38 只猴子中，14 只死于与老化有关的疾病，如心脏病、癌症；限制摄入热量的 38 只猴子中，仅 5 只死于上述疾病。虽数据有差别，但样本不足。学者们对此存在争论，但尚无结论性意见。英国研究人员在美国 *Science* 杂志上报告，激酶 SGK11 是一种核糖蛋白的基因，可起到限制热量的效果。*Nature* 杂志报告，限制饮食可延长寿命，但以降低生殖能力为代价。新的研究又发现，细胞衰老是电子离开细胞核的核孔蛋白的渗漏，即细胞衰老可能由核孔渗漏引起。我国湖北中医药大学张春霞、陈刚研究认为，白藜芦醇相对于热量限制具有更好的延缓衰老的作用。这是因为白藜芦醇和限制热量均可增加 SIRT1、FOXO3a 的表达，降低 P53 的表达量。

第五节　美容基因产业市场

自 20 世纪 90 年代基因图谱问世以来，基因产业大幅度增长。2009年，美国南部有 500 万人接受了基因检测，收入达 30 亿美元。我国每年至少有 300 万人次有此需求，市场空间极大。

美容产业在全球每年以 7% 的比例递增，是世界 GDP 增长的两倍。中国已成为亚洲第二、世界第八的化妆品市场。2005 年中国美容年度经济报告指出，2001 年以来，我国美容产业的营业额以 15% 的速度增长。2007 年，美容服务总营业额达 739 亿元，比 2001 年增长 83.6%。2004年，160 万家美容机构营业收入达 176 亿元，为 1120 万人提供了就业机会，其相关产业也带动了 140 万人就业。

基因与美容两者结合是高科技在美容医学中的创新应用。将基因检测技术首次用于美容领域，实现并提高了个性化的定制服务，使美容医学服务模式从肉眼判断转型为基因检测个性化、标准化、仪器化、智能化的新型服务模式。

美国康美达集团公司于1996年推出了康美达基因胶囊，又称康美达基因青春素。其主要成分有纯天然DNA优化因子、皮肤生长因子、hEGF等多种功能因子，以及人体基因营养所需的多聚不饱和脂肪酸自由基（PUFA）、维生素B复合体、烟酰胺、核苷酸、胶原质、蛋白质合成酶等。

人体生命的衰老，归根到底是细胞的衰老，细胞活性降低。细胞衰老可引起组织衰老，其结果是器官的衰老。

人体衰老与疾病的产生主要由于细胞基因受损。随着时间的推移，DNA分子不断受损，人类进入衰老、疾病、死亡的自然程序。人体美同样依靠基因调控，目前常用的美容基因产品主要有三大类皮肤修复因子：重组人表皮生长因子（rh-EGF）；重组人酸性成纤维细胞生长因子（rh-aFGF）；重组人碱性成纤维细胞生长因子（rh-bFGF）。这些也称细胞核能美容因子、表皮变白因子、细胞激活因子。通过这些因子的协同作用，充分活化皮肤微循环，激活细胞，分解、打散黑色素，增加胶原蛋白、弹性蛋白的合成，消除皱纹，使皮肤变白、弹性增强、延缓衰老。

在美国1000例相关美容基因产品试用者中，效果显著者占69.0%，效果良好者占26.0%，效果不明显者占5.0%。调查报告显示，在9250例试用者中，30天内有效率达93.0%，90天内效果明显者占98.0%（表6-2）。

表6-2　美容基因产品各种疗效情况

效果	治疗15 d	治疗30 d	治疗90 d
改善生理反应	89.0%	93.0%	99.0%
精力充沛	82.0%	91.0%	98.0%
皮肤质地改善	85.0%	91.0%	98.0%
性功能增强	84.0%	90.0%	96.0%
睡眠好转	91.0%	95.0%	100.0%
食欲好转	81.0%	89.0%	97.0%
免疫力提高	80.0%	91.0%	95.0%

每个人出现的改善时间虽各不相同，但总体上各方面都在变好。若同时结合适当饮食及运动，效果会更快速、更深入、更彻底。

温州医学院生物与天然药物研究院博士组成的专家团队自2008年12月成立以来，迅速将现有基因研究成果开发为美容产品，主要有以下几种。

1. 基因平衡肽　复合多肽修复细胞生理功能，促进分泌胶原蛋白团、弹力纤维、纤维蛋白等。基因平衡肽适用于痤疮凹陷、小瘢痕、患部凹陷、术后不平整等。用法：将复合多肽粉用溶酶溶解后，每个疗程涂于病灶15～20天，2～3个疗程后效果显著，若配合其他养护，效果更佳。

2. 基因除皱肽　基因除皱肽是暨南大学医药生物技术研究中心与北京大学干细胞研究中心实验室共同研究并荣获国家发明专利的产品，是国家"863"项目重大成果。它是由多种生长因子组成的多肽（EGF、FGF等），作用于成纤维细胞及基底细胞，帮助合成胶原蛋白、弹性蛋白及基质，能使皱纹自然长平，可治疗各种凹陷和皱纹。用法：将溶酶冻干粉溶解，每次真皮内注射10～30分钟，4次为一个疗程，配合其他养护效果更佳。

3. 基因除皱纹2号　其主要成分是FGF、TGT、CCTF、EGF、ABP、ECM，可治疗各种凹陷性瘢痕，应用方法同基因除皱肽。

4. 肽中肽　肽中肽是李校堃及其团队的科研成果，它是复合肽在美容领域的经典力作，有着综合且根本的效果，共有3种系列产品：极品多肽系列（5款）、极品多肽原液系列（12款）和极品多肽原生精华液系列（5款）。

5. 受体蛋白　受体蛋白是"细胞的媒婆"，嫁接了细胞与细胞外营养及有用物质，可直接补充细胞受体，改善细胞的吸收性，使受体蛋白可以间接启动细胞运行，加快细胞分裂与分化，进而达到抗衰驻颜的目的。用法：弱档导入3～5 min，1周1次，4次为1个周期，后期1～3个月做1次，补充细胞能量，达到年轻化。

细胞因子基因除皱肽的除皱特点是安全、持久、自然和简便。生长因子来源于人体，无排斥反应和不良反应，且具有持久性。复杂生长因子激活和修复受损的基因，细胞被修复至少需要3～5年。经6年临床验证，其除皱效果至少保持3～5年。生长因子除皱属生理性除皱，它是通过多肽作用于皮肤细胞，合成人体皮肤缺乏的各种蛋白，从根本上达到除皱的目的。其不同于手术除皱和注射填充除皱，操作简便，仅需20 min，在门诊即可完成，不影响正常工作和生活。这将成为前景可观的年轻化技术。

综上所述，基因技术又称生物技术。目前，国际上投入市场的基因产品、药品有50多种，尚有300余种基因新药在等待审批，有100余种将投入市场，约有2000种处于研发状态。每个单一产品均应达到无化学药物的不良反应，制造工艺简单，产品寿命长，具有强有力的生命力，发展空间广阔。其临床疗效需要遵循循证医学证据并加以优选。我国科技部中国生物技术发展中心原主任王宏广说："生物技术已成为许多国家研究开发的重点，生物经济也正在成为继网络经济之后的又一新的经济增长点。"

第六节　美容基因检测技术

一、基因检测在美容方面的应用

干细胞产品是目前世界上首选的抗衰老产品，但由于含有多种生命因子，应用中可能带来一定危险。基因检测（genetic testing）是最经济、最安全的美丽投资。基因决定人的寿命、衰老、健康、疾病和美丽，基因测序可看清自身的生理基础，有目的、有方向地预防疾病的发生。美容基因检测是一项检测个人皮肤遗传特质、评估美容因子适配性的先进基因技术，能检测人的基因，如肤色基因、抗皱基因、肥胖基因、营养代谢基因、皮肤免疫基因、内分泌基因、抗氧化基因、细胞更新基因。评估皮肤美容最恰当的营养因子和美容因子，进行个性化的美容治疗，相关美容的基因检测还有美丽1号（M1）健康美容基因检测和美丽2号（M2）减肥健康基因检测。

二、检测抽样方法——口腔黏膜脱落细胞样本的采集方法

（一）口腔清洁

用清水漱口1～2次。

（二）采集前的准备

从盒内取出1号管（平底），轻甩一下，上下摇动，使生理盐水全部在管底。拧开盖子，并将管立于桌上备用。

（三）刮取细胞

取出口腔黏膜刮勺，将刮勺的头部带齿部分贴于口腔内脸颊一侧上下牙齿之间的部位，稍用力（相当于刷牙的力气）由前向后在口腔黏膜上刮10余次，以刮勺头部的另一端同样刮取另一侧颊部的口腔黏膜10余次。

（四）收集细胞

将刮勺迅速浸入1号管的生理盐水中搅动，使黏膜细胞落入生理盐水中。然后将刮勺提离水面片刻，并抖动刮勺，使勺上的水全部滴入管中。此时可见生理盐水溶液由清变浊。

（五）固定细胞

取出2号管，轻甩一下使溶液全部在管底。将1号管中的溶液全部倒入2号管中，拧紧螺旋盖，上下用力摇动10次，均匀混合后送交检测。

基因检测的全过程是先采集样本，再进行检测。在检测中，要经过数据处理、报告分析等过程，其对遗传的易感基因型检测准确率达99.9%。

控制皮肤衰老的根本在于基因，基因决定了每个人的皮肤状况，因而需要应用相应的护肤品。2009年，英国科学家宣布了皮肤衰老的关键性基因。复旦大学的联合基因科技集团利用人类美容基因组学、营养基因组学，经过9年的潜心研究，构建了美容基因数据库，开发了"美芙"基因检测技术产品，找到了导致皮肤衰老的关键基因及皮肤衰老的内因，使人们能够科学地控制和延缓皮肤老化。该产品得到了美国哈佛大学医学院、麻省总医院的技术支持和推荐。经大量的研究证明，影响皮肤衰老的主要因素有皮肤抗自由基能力、机体解毒能力、皮肤抗光老化能力、皮肤DNA损伤修复能力。"美芙"基因检测技术产品对上述四方面的相关基因检测和评估的综合结果证明，其可有效阻断和延缓皮肤衰老。目前，欧美发达国家的美容院已广泛开展了基因检测技术。如果基因检测出个体的抗自由基能力差，就必须使用强效抗氧化剂（如虾青素的保健品），美容效果更明显，临床疗效更好。

第七节　美容、长寿与基因的未来

目前的基因检测项目包括D、E、F、G、H、Cs、M1（美丽1号）、M2（美丽2号）共8种不同点位的检测。除此之外，基因检测项目还可检测几十种对人体健康有影响的疾病，但目前只有美国、德国等极少数国家可以检测，其价格也十分昂贵。我国的技术比美国、德国等更具实践性，且价格更便宜。D类：包括桥本甲状腺炎共30种疾病。E类：包括与心脑血管相关的7种疾病。F类：包括与糖尿病相关的5种疾病。G类：男性肿瘤（肺、肝、前列腺癌）。H类：女性肿瘤（乳腺癌、卵巢癌）。Cs类：环境致癌物质诱发肿瘤，包括肺癌、胃癌、白血病、大肠癌、喉癌、食管癌、前列腺癌、鼻咽癌、膀胱肌瘤等。M1：健康美容基因检测。M2：减肥健康基因检测。从唾液和血液中提取细胞，然后识别存在的突变基因，运用引物和聚合酶链反应（PCR）技术，将这部分基因复制多份，用酶切、基因序列检测等，判断这部分基因是否存在突变敏感基因型。

由于人类遗传基因研究的成功，21世纪已成为"基因时代"，美国转基因专家大卫博士提出，10年后，体细胞基因治疗技术将飞速发展。美容整形中的许多手术将被基因治疗所代替，即采用基因缺陷的校正或突变治疗。基因美容，即基因芯片（gene chip）或DNA芯片（DNA chip），是综合了分子生物学、半导体微电子、激光、化学染料等领域的最新科学成果。英国政府的首席顾问梅易爵士提出，人类基因研究的突破可增进人的青春活力，使人类美丽年轻的生命长久延续。基因芯片就是在这种背景下发展起来的一项高新技术，从而实现了美容修复或基因修复。英国人类基因委员会指出：人类衰老的主要原因是基因所控制的人体养护及修复系统有缺陷，而不是人体内生物钟所预设定的。皮肤衰老的根本原因是控制某种蛋白质合成的基因片段上的基因突变而造成DNA基本单位的序列混乱，导致细胞DNA修复系统缺失，影响细胞遗传物质的复制。瑞士INTERGRAND医学院开发的DNA修复再生片段技术水平位于世界基因治疗研究的前列。目前，欧美、日本等国家和地区的许多学术机构及医药公司斥巨资深入研究开发。ob基因的克隆、减肥因子（leptin）、相关分子的作用及相关基因的生物表达，对于人类减肥瘦身、重塑体形无疑是一个新的希望。

人体的衰老首先是细胞的衰老，细胞衰老一直是生物学的难解之谜。美国索尔克生物研究所Hetzer的研究团队在2012年 *Science* 杂志上报道，他们在大鼠的脑细胞核外部表面，首次发现了"极长寿蛋白"（Extremely long-lived proteins，ELLPs）。大多数蛋白质的寿命只有2 d或更短的时间，而极长寿蛋白在大鼠脑中具有与生命体一样长的寿命。此蛋白质在整个生命中存在，不会被替代，它维持着大脑中核孔复合体的运输通道功能的畅通，控制着物质进出的大门，维持着生命体的寿命。Hetzer确认，该通道能保护细胞核不受毒素的毒害。毒素能改变DNA和基因活性，引起核孔功能减退，最终引起细胞衰老。此项重大研究发现，细胞核表面的极长寿蛋白可保持细胞核膜孔通道的畅通，维持DNA和基因活性，保持人类的长寿，这为今后抗衰老在临床的应用奠定了重大的理论基础。

（高景恒　陈卫华　欧阳天祥）

参考文献

［1］刘永华，陈化禹. 分子诊断的应用研究进展［J］. 国际检验医学杂志，2010，31（3）：265-266.

［2］李国民. 长寿来源于健康积累［J］. 特别健康，2011（12）：69.

［3］高景恒，李孟倩，白伶珉．美容医学发展的当今和未来［J］．中国美容整形外科杂志，2011，22（5）：306-309．

［4］GOPAUL R，KNAGGS H E，LEPHART J．Salicin regulates the expression of functional "youth gene clusters" to reflect a more youthful gene expression profile［J］．Int J Cosmet Sci，2011，33（5）：416-420．

［5］KERN D G，DRAELOS Z D，MEADOWS C，et al．Controlling reactive oxygen species in skin at their source to reduce skin aging［J］．Rejuvenation Res，2009，13（2-3）：165-167．

［6］SAVAS J N，TOYAMA B H，XU T，et al．Extremely long-lived nuclear pore pronteins in the rat brain［J］．Science，2012，335（6071）：942．

［7］王洁晴，王志军，张晨，等．美容、长寿与基因［J］．中国美容整形外科杂志，2012，23（5）：305-307．

［8］张大洋．长寿基因在人类抗衰老领域中的研究现状［J］．医学综述，2013，19（16）：2904-2906．

［9］谢文轩．科学家发现"长寿基因"［J］．科学与无神论，2005（5）：43-45．

［10］成素．长寿基因需良好环境［J］．祝你健康，2011（5）：15．

［11］伊南．科学家发现"长寿基因"可减缓记忆力减退［J］．基因组学与应用生物学，2010，29（1）：62．

［12］张春霞．白藜芦醇和热量限制对衰老大鼠长寿基因SIRT1作用机制的比较研究［D］．武汉：湖北中医药大学，2016：31．

［13］李萌．海南百岁老人中线粒体基因突变与女性长寿相关性研究［D］．北京：解放军医学院，2016：5．

［14］田燕，刘玮，顾伟杰，等．人类长寿基因SIRT1在皮肤光老化进程中表达及意义［C］．湖南：医药卫生科技，2010．

第七章

皮肤美白的内科治疗技术

第一节 皮肤颜色的构成及影响因素

一、皮肤颜色的构成

人体皮肤颜色各不相同，其与种族、年龄、性别、外界环境、某些疾病等因素密切相关。正常皮肤的颜色是由黑色素、血红蛋白和胡萝卜素这几种生物色素组成的。其中黑色素包括棕-黑色的优黑素和黄-红色的褐黑素，血红蛋白包括红色的氧合血红蛋白和蓝色的还氧血红蛋白。这两种生物素都是由机体自身合成的，称为内源性色素，其中黑色素分布于表皮，血红蛋白位于真皮。胡萝卜素不能由人体自身合成，为外源性色素，分布于表皮和皮下脂肪。

皮肤的颜色是这几种生物色素的多少、分布的层次、皮肤的厚度（特别是角质层和颗粒层的厚薄）、光线在皮肤表面的散射现象等多种因素综合作用的结果，其中黑色素是皮肤颜色的主要决定因素。

正常的皮肤黑色素沉着分为两种类型。

1. 固有皮肤色（constitutive skin color） 固有皮肤色，即遗传决定的未受日光照射和其他因素影响的健康皮肤色，如臀部和上臂内侧的皮肤，也称为基础皮肤色（basic skin color）。

2. 可变皮肤色（facultative skin color） 可变皮肤色是受一些调节因素（如日光照射、内分泌的刺激）影响后的皮肤颜色。可变皮肤色在影响因素消失后可恢复到固有皮肤色。

二、皮肤的色素代谢

黑色素是皮肤颜色的主要决定因素，影响皮肤色素代谢的因素都会影响皮肤的颜色表现。

1. 表皮黑素细胞和表皮黑色素单位　表皮黑素细胞是表皮的重要组成细胞之一，嵌插在基底细胞之间，具有形成、分泌黑色素的功能。人类黑素细胞起源于胚胎神经嵴，在胚胎发育的第7周进入表皮，但胚胎时期的黑素细胞并不合成黑色素。黑素细胞呈树突状，一个黑素细胞与围绕它的36个角质形成细胞构成一个表皮黑色素单位。在表皮黑色素单位中，黑素细胞与角质形成细胞之间互相影响，尤其是角质形成细胞可通过接触及分泌碱性成纤维细胞生长因子（bFGF）、内皮素（ET-1）、神经细胞生长因子（NGF）、白细胞介素-1（IL-1）、白细胞介素-6（IL-6）、肿瘤坏死因子（TNF）等对黑素细胞的形态、结构和功能产生明显的影响。

2. 黑色素、黑素体及黑色素形成　黑色素（melanin）为高分子生物色素，分为优黑素和褐黑素两种。优黑素（eumelanin）主要是由5，6-二羟基吲哚和少量5，6-二羟基吲哚-2-羟酸通过不同类型的C-C链连接构成的可溶于稀碱的吲哚聚合物，呈棕色或黑色。褐黑素（pheomelanin）结构还未完全清楚，一般认为是一种主要由1，4-苯并噻嗪基丙氨酸通过不同类型的键合，任意连接而成的含硫量高（质量百分数为10%～12%）的聚合物构成的复合物，呈黄色、红色或胡萝卜色。褐黑素在皮肤中的功效尚不明确。黑素体（melanosome）是黑素细胞质内的一种特化的细胞器，是黑素细胞进行黑色素合成的场所。

黑色素的形成过程包括黑素细胞的迁移、黑素细胞的分裂及成熟、黑素体的形成、黑色素颗粒的转运、黑色素的排泄等一系列复杂的生化过程。目前公认的黑色素形成途径为：酪氨酸→多巴→多巴醌→多巴色素→二羟基吲哚→酮式吲哚黑色素。形成的黑色素称为优黑素或真黑素，皮肤的色素主要由其组成。在黑色素的合成中，多巴醌还可通过另一途径，即经谷胱甘肽或半胱氨酸催化生成褐黑素。优黑素和褐黑素的转换机制主要与酪氨酸酶的活性有关，高活性的酪氨酸酶导致优黑素的生成，低活性的酪氨酸酶导致褐黑素的生成。

3. 黑色素的排泄　黑色素主要有两个排泄途径，一是随角质形成细胞的脱落而排出，二是经肾脏代谢排出。

三、皮肤颜色的异常

皮肤颜色异常大部分与黑色素沉着有关，大致分色素沉着过度与无色素或色素减退两类。

1. 色素沉着过度　色素沉着于皮肤，因位于皮肤各层的深浅不一及光线的Tyndall效应而引起视觉上的差异，有黑色、褐色、灰蓝色、青色等不同色调。黑色素沉着于表皮时呈黑色或褐色，在真皮上层时呈灰蓝色，在真皮深层时呈青色。黑色素沉着可以在正常皮肤上发生，如雀斑、雀斑样痣、太田痣、进行性肢端色素沉着症等，也可以源于炎症、外源性物理化学因素的刺激，往往局限于炎症区，如晒斑、中毒性黑素皮炎、色素性口周红色病、Civatte 皮肤异色病、文身等。

2. 无色素或色素减退　无色素或色素减退会出现皮肤呈白色或比个体肤色略淡。前者常由于黑素细胞的缺乏或是黑色素代谢中某一环节的缺陷使黑素细胞形成黑色素的能力受影响，如白癜风、白化病等。后者要注意假色素减退，如花斑癣、单纯糠疹及一些湿疹性或红斑鳞屑性皮肤病中，由于异常的表面角蛋白或微生物沉着的避光作用，使局部晒黑作用受抑制而引起比个体肤色略淡的损害，当然也有可能是黑素体转运受抑制，随表皮迅速生发致脱落加速等机制参与。

四、影响皮肤色素异常的因素

黑色素是决定皮肤颜色的主要因素，产生黑色素的黑素细胞在皮肤颜色中至关重要。但研究发现在皮肤色素较大差异人种间，检测到不同个体的相同解剖部位黑素细胞密度差异很小。因此，在正常情况下，影响不同种族不同个体之间肤色差异的不是黑素细胞的数量和密度，而是黑素细胞的活性，即产生的黑色素的数量和质量，包括单个黑素体的特点（如大小），也包括黑色素合成过程中酶活性的基础水平和应激水平。另外，黑素细胞与周围的角质形成细胞相互作用、对黑素体转运到角质形成细胞的效率、黑素体转运到角质形成细胞后的降解速率也有一定的影响。浅色皮肤中的黑素体较小，以2～10个聚集成簇，位于角质形成细胞次级溶酶体中，并在棘层中部降解。在深色皮肤中，黑素体较大且散在分布于角质形成细胞溶酶体中，它们降解较慢，因此，在角质层中仍然可以找到黑素体颗粒。

黑色素包括棕-黑色的优黑素和黄-红色的褐黑素，用于生产它们的原料都是酪氨酸，调节黑色素合成途径的关键酶是酪氨酸酶，酪氨酸酶控制着该途径的最初生化反应，即酪氨酸的羟化，还负责催化黑色素合成的其他步骤，如二氢吲哚的氧化。因此，酪氨酸酶的活性与黑素细胞的活性密切相关。

在疾病发展过程中，各种因素可通过作用于黑素细胞本身、酪氨酸酶的活性或黑素体向角质形成细胞移行三个阶段而影响皮肤色素的状态。这些因素可以是遗传因素，也可以是环境因素，或是两者互相作用的结果。

1. 遗传　遗传因素决定种族固有的肤色。当皮肤接受阳光照射或促黑细胞激素（MSH）及促肾上腺皮质激素（ACTH）水平增高时，可使皮肤颜色加深，这种可变肤色也在一定程度上受基因调控。雀斑是遗传和环境因素相互作用的结果，其表皮黑素细胞数目正常，黑素体呈棒状且数量增多，酪氨酸酶活性增加，加上紫外线照射，促进黑色素的形成与转运。白化病是由于黑素细胞内酪氨酸酶的先天性缺乏影响黑色素合成。苯丙酮尿症患者智力低下伴有皮肤、毛发和虹膜的色素减退，是由于苯丙氨酸羧化酶缺乏，苯丙氨酸不能代谢为酪氨酸，同时过剩的苯丙氨酸又抑制了酪氨酸酶的活性，阻碍黑色素合成代谢。斑驳病有皮肤及毛发的色素缺乏，其黑素细胞减少、形态异常，黑素体也不正常，不能形成黑色素或生成不完全。这些疾病都是遗传因素引起黑素细胞异常或酪氨酸酶异常所致。

2. 激素　促黑细胞激素（MSH）、促肾上腺皮质激素（ACTH）和雌激素等均能调节黑色素代谢，影响黑色素沉着。多种内分泌疾病可以引起皮肤色素沉着。肢端肥大症、垂体性Cushing病、艾迪生病、异位ACTH综合征等由于ACTH和（或）MSH增高而出现明显的色素沉着；黄褐斑及妊娠时的色素改变，与雌激素及黄体酮的增加有关，它们增强了MSH对黑素细胞的作用。

3. 紫外线　紫外线对黑色素有广泛的影响，能促进MSH分泌，增强MSH受体活性和激活黑素细胞。紫外线照射后可以观察到黑素细胞体积的增大以及酪氨酸酶活性的增高，反复暴露于紫外线下可以增强第Ⅳ阶段的黑素体转运入角质形成细胞，并导致黑素细胞数量的增加。有研究显示，紫外线照射后皮肤内皮素、酪氨酸酶相关蛋白-1和白细胞介素-2三种基因表达水平均增加。紫外线辐射诱导蛋白酶活性受体-2（PRA-2）的活性增加，PRA-2活化后角质形成细胞突触膜数量和长度增加，从而引起黑素体传递过程增强，皮肤色素增加。

4. 年龄　人类一生中黑色素变化的规律大致可以分为新生儿期、婴儿期、幼儿期、发育期、中年期和老年期，随着年龄的增长，皮肤和毛囊内有活性的黑素细胞数量逐渐减少，在非曝光部位，皮肤内黑素细胞每10年降低8%～10%。黑素细胞变化与年龄的相关性最明显的例子是老年人头发变灰。老年性白斑的发生如同白发一样，局部皮肤黑素细胞变性、消亡，残存的黑素细胞内酪氨酸酶的活性也随之降低，导致白变。很多色素性皮肤病的发病与年龄也有一定的关系。

5. 炎症　炎症对皮肤色素的影响包括色素沉着或色素脱失。皮肤炎症时释放出的炎症介质对黑素细胞功能有重要影响，炎症性皮肤病中黑素细胞也能分泌一些炎症介质参与炎症过程。某些炎症性皮肤病，因基底细胞液化变性导致黑素细胞脱失而引起局部的白变。

6. 物理及化学性因素　烧伤所致的局部皮肤色素脱失是皮肤受到了损伤的同时造成黑素细胞的破坏、消失。放射性皮炎的皮肤变白也是长期接触放射线造成黑素细胞破坏导致的。

7. 自由基　黑素细胞对外源性的H_2O_2和内源性氧自由基损伤非常敏感。在生理情况下，体内有许多氧自由基清除剂，如超氧化物歧化酶、过氧化氢酶、谷胱甘肽、谷胱甘肽过氧化物酶等，当脂质过氧化增强或自由基水平增高时，在基因调控的保护下，体内氧化和抗氧化之间处于动态平衡。黄褐斑患者这一调节体系发生障碍，致使抗氧化酶系统的活性不能随脂质过氧化增多而增加，造成脂质过氧化的蓄积，色素细胞损伤，促进酪氨酸的一系列氧化过程，导致黑色素形成过多，从而产生或加重色素沉着。

8. 黑素体转运、降解异常　在白色糠疹患者中黑素细胞功能正常，表皮细胞分裂、增殖也正常，但皮损的表皮细胞接受由黑素细胞树枝状突起转移来的黑色素颗粒的能力受损，造成肤色变淡。而银屑病皮损中的色素减退，是由于表皮细胞分裂、增殖过快，角质形成细胞和有功能的黑素细胞接触时间不够长，黑色素颗粒来不及转移，以致角质形成细胞所接受的黑色素颗粒减少而肤色变淡，其黑素细胞生成黑色素正常，黑色素颗粒也正常。

9. 其他因素　铜、锌离子参与黑色素的形成，在黑色素代谢中起触酶作用，若缺乏可使动物毛变白；铁、银、砷、汞、铋、金等金属可与巯基结合，使酪氨酸酶活性增强而使色素增加。一些维生素参与色素的代谢，如叶酸能促进氧化可使色素增加；泛酸参与酪氨酸酶的合成；维生素C为还原剂，在黑色素代谢中可使深色氧化型醌式产物还原，从而使色素减退；维生素E为抗氧化剂，可使色素减退；维生素A缺乏可使巯基消耗而引起色素沉着；烟酸缺乏可增加光敏感性而出现色素沉着。

五、皮肤的色素分型和对审美的影响

1. Fitzpatrick-Pathak 光反应类型　皮肤的颜色包括固有皮肤色和可变皮肤色，如何依据皮肤色素及对外界刺激的反应对皮肤进行精确分型仍然是一个难题。目前，被皮肤科医师广泛接受的皮肤分类方法是Fitzpatrick-Pathak 光反应类型（SPT）。这种分型方法最先由 Fitzpatrick 于1975年提出，分 Ⅰ～Ⅳ型，共4种类型，后来由 Pathak 等人进一步完善并增加了 Ⅴ型和Ⅵ型。Fitzpatrick-Pathak 分型根据皮肤经日光照射后产生红斑或黑化反应的特点，并将皮肤分为 Ⅰ～Ⅵ型，共6种类型。

在这个分类系统中，色素含量较少，肤色较白的皮肤被定义为 Ⅰ～Ⅲ型，即未曝光部位的皮肤颜色是白色；而色素含量较多，肤色较深的皮肤被定义为Ⅳ～Ⅵ型，即未曝光部位颜色从棕色到黑色不等。淡棕色的皮肤被定义为Ⅳ型皮肤，棕色的皮肤为 Ⅴ型，而深棕色的皮肤为Ⅵ型，亚洲黄种人主要属于Ⅳ～Ⅴ型，日光照射后主要出现黑化反应，较少出现红斑反应。从表7-1中可以看出，颜色较深的皮肤更易被晒黑，但不易被晒伤。当使用SPT法进行分类时，一个种族的成员可有多种光反应类型。这表明，不仅种族间存在差异性，种族内部的个体间也存在差异，这也说明皮肤光反应类型不等于肤色。

表7-1 Fitzpatrick-Pathak光反应类型

皮肤类型	日晒红斑	日晒黑化	未曝光区肤色
I	极易发生	从不发生	白色
II	容易发生	很少发生，轻度	白色
III	有时发生	有时发生，中度	白色
IV	很少发生	容易发生，中度	白色
V	罕见发生	容易发生，重度	棕色
VI	从不发生	极易发生，黑色	黑色

2. 其他皮肤分型　也有学者认为有色皮肤的分类更适合根据发生炎症后色素沉着的倾向来进行分类。Taylor色素沉着卡可直观定量地测出色素沉着的程度，适合对有色皮肤进行评价。近来，一种新的肤色度量卡开始使用，可对人类肤色进行二维（亮度与色度）定量分析。

3. 皮肤颜色类型对美容的影响　有色皮肤是指皮肤中黑色素含量较高、黑素细胞反应活跃的皮肤，其光反应类型为IV型、V型和VI型。有色皮肤更容易出现先天性或获得性色素性疾病，如太田痣、颧部褐青色痣。有色皮肤含有较大的黑素细胞，能产生更多的黑色素，在接受某些激光治疗后出现色素沉着的机会比较高，如二氧化碳激光，许多美容操作对有色皮肤都有潜在的风险。有色皮肤光防护作用更强，光老化表现比同龄高加索人晚10～20年，早期表现一般为色素改变，如日光性雀斑样痣、雀斑、脂溢性角化病、黑色丘疹性皮肤病等，而不是高加索人常见的皮肤皱纹。

当可见光到达皮肤表面，一部分通过角质层反射进入眼睛，另一部分通过胶原纤维、血管和黑素体反射进入眼睛。有色皮肤脱落的角质细胞鳞屑看起来呈灰白色，这是鳞屑后面的空气层所致，灰白色通常是指肤色较深人群的干性皮肤表现。皮肤鳞屑就好比易燃物燃烧后留下的灰白色灰烬，由于光线从角质层反射回来导致肤色欠佳。

有色皮肤中含有大量的黑色素，可见光可进入有色皮肤，随后又反射入眼睛。如果黑色素均匀分布，那么皮肤就呈现出均匀的褐色；如果黑色素呈簇状分布，那么皮肤颜色会根据黑色素的分布，表现为不均匀的浅色和深色。在Fitzpatrick I、II、III型皮肤中，皮肤颜色的不均匀是由于血管结构和胶原分布不规则，这会使皮肤呈现出红色和黄色。对有色皮肤来说，胶原蛋白断裂、毛细血管扩张并非主要问题，黑色素改变对皮肤的影响才是主要问题。但不论何种皮肤颜色，肤色均匀、肤质细腻紧致是共同的审美标准。

第二节　紫外线辐射对人体皮肤的损害

阳光到达地球表面的光谱为波长200～1800 nm的电磁波，紫外线为200～400 nm波段的电磁波，虽然只占阳光中的一小部分，却有着不容忽视的生物学作用。近年来，随着太阳黑子的周期性爆发，地球人类的活动增加，如现代工业和航空航天技术开发等对大气臭氧层的破坏和污染，到达地球表面的紫外线越来越多，直接威胁到人类的健康。研发高效能低副作用的防晒剂产品，以减少紫外线给人类健康带来的不利影响，成为近年来化妆品行业最热门的话题。

一、紫外线的特性

太阳光是地球表面紫外线最主要的来源，人造光源发出的紫外线可以忽略不计。紫外线的波长范围为200～400 nm，根据不同的生物学效应可分为3个波段：长波紫外线（ultraviolet A，UVA），波长为320～400 nm；中波紫外线（ultraviolet B，UVB），波长为280～320 nm；短波紫外线（ultraviolet C，UVC），波长为200～280 nm。UVA可进一步分为UVA I 区（波长为340～400 nm）和UVA II 区（波长为320～340 nm）。UVA可到达真皮深处，使皮肤晒黑，对皮肤长期作用可使皮肤老化，甚至出现皮肤癌变等；UVB照射人的皮肤可导致红肿等晒伤反应；UVC具有较强的生物破坏作用，但被臭氧层吸收而到不了地面，可由人造光源发射，用于环境消毒。到达地面的紫外线主要是UVA和UVB，因此防晒剂主要针对UVA和UVB设计。

二、紫外线对人类皮肤的基本损害

（一）皮肤日晒红斑

皮肤日晒红斑，即日晒伤，是紫外线照射后在局部引起的一种急性光毒性反应（phototoxic reaction）。临床上表现为边界清晰的红斑，淡红至深红色，可有轻重不一的水肿，重者出现水疱。红斑数日内逐渐消退，可出现脱屑以及继发性色素沉着。UVB是导致日晒红斑的主要波段，防晒剂的评价指标为日光防护系数（sun protection factor，SPF），代表对UVB的防护参数。

影响日晒红斑反应的因素很多，如照射剂量、波长、人体皮肤对紫外线照射的反应性（皮肤类型、不同部位的皮肤）、被照射者生理及病理状态的影响等。按Fitzpatrick-Pathak分型的

Ⅰ～Ⅲ型皮肤属于白种人，容易发生日晒红斑，故防晒剂的评价指标SPF值的测定要求受试者的皮肤属于Fitzpatrick-Pathak分型的Ⅰ～Ⅲ型。

（二）皮肤晒黑

皮肤晒黑，即日晒黑，指日光或紫外线照射后引起的皮肤黑化作用，通常限于光照部位，临床上表现为边界清晰的弥漫性灰黑色色素沉着，无自觉症状。皮肤晒黑是紫外线通过氧化黑素前体、激活黑素细胞、增强酪氨酸酶活性、促进黑素体传递等，进而使皮肤黑色素增加。皮肤晒黑主要由UVA照射导致，防晒剂的评价指标为长波紫外线防护指数（protection factor of UVA，PFA），代表对UVA的防护参数。

皮肤晒黑根据反应的出现和持续分为三个阶段：①即时性黑化（instant pigmentation）。照射后立即发生或照射过程中即刻发生的一种色素沉着，一般可持续数分钟至数小时不等，这一反应是可逆的。②持续性黑化（persistent pigmentation）。随着紫外线照射剂量的增加，色素沉着可持续数小时至数天不消退，直至延迟性黑化反应。③延迟性黑化（delayed pigmentation）。照射后数天内发生，色素沉着可持续数天至数月不等。

日晒引起的皮肤黑化反应也与照射剂量、波长、人体皮肤对紫外线照射的反应性、机体生理及病理状态的影响等多种因素有关。按Fitzpatrick-Pathak分型的Ⅳ～Ⅵ型属于有色人种，容易出现黑化反应，故防晒剂的评价指标PFA值的测定要求受试者的皮肤属于Fitzpatrick-Pathak分型的Ⅲ、Ⅳ型。

（三）皮肤光老化

皮肤衰老作为机体整体衰老的一部分，具有突出的心理学和社会学意义。机体衰老在皮肤上表现得最清楚、最直观，故皮肤的特征性变化常被作为估计一个人年龄的重要标志。皮肤老化通常分为内在性老化（自然老化）和外源性老化。内在性老化是内源性的程序性过程，由遗传及不可抗拒的因素（如地心引力、机体重要器官的生理功能减退等）引起。外源性老化由环境因素（如紫外线照射、吸烟、风吹及接触有害化学物质）引起。因为日光中紫外线辐射是环境因素中导致皮肤老化的主要因素，所以通常所说的外源性皮肤老化指皮肤光老化。

皮肤光老化的主要表现为皮肤弹性丧失，呈小结状增厚，使得皮肤粗糙或呈橘皮、皮革状，用力伸展时出现不消失的皱纹；皮肤颜色呈黄色或灰黄色，出现不规则的色素沉着、毛细血管扩张，伴有干燥、脱屑；有时甚至出现脂溢性角化病或某些恶性肿瘤，如鳞状细胞癌。

Glogau等人根据皮肤皱纹、年龄、有无色素异常、角化以及毛细血管等情况将皮肤光老化分为四型（表7-2）。

表7-2　皮肤光老化临床分型

分型	年龄/岁	皮肤皱纹	色素沉着	皮肤角化	毛细血管改变	光老化阶段	化妆要求
Ⅰ	20～30	无或少	轻微	无	无	早期	无或少用
Ⅱ	30～50	运动中有	有	轻微	有	早至中期	基础化妆
Ⅲ	50～60	静止中有	明显	明显	明显	晚期	厚重化妆
Ⅳ	60～70	密集分布	明显	明显	明显	晚期	化妆无用

（四）皮肤光敏感和光敏性皮肤病

皮肤晒伤、晒黑以及光老化等均是皮肤对紫外线照射的正常反应，一定条件下几乎所有个体均可发生。而皮肤光敏感则属于皮肤对紫外线照射的异常反应，它只发生在一小部分人群中，其特点是在光感性物质的介导下，皮肤对紫外线的耐受性降低或感受性增高，从而引发皮肤光毒反应或光变态反应，并导致一系列相关的疾病，如多形性日光疹、青少年春季疹等。

第三节　防晒剂的成分

随着对紫外线风险的认识越来越深刻，人们意识到紫外线暴露与皮肤老化（如皱纹、色素异常）、皮肤肿瘤之间的因果关系。对光敏感性皮肤疾病的研究极大地激发了光保护产品（防晒剂）作为皮肤外用药物或功效性护肤品的研究兴趣。临床实践已经证明，正确使用防晒剂能显著减少日光角化病、非黑色素瘤性皮肤癌及光免疫性疾病的发生，还能延缓皮肤老化。美国将防晒化妆品列入"非处方药品"，在日本、韩国等属于"医药部外品"，而在我国则属于"特殊用途化妆品"。

应用防晒化妆品防御日光中的紫外线损伤是近年化妆品美容行业的重要发展趋势之一，防晒化妆品市场迅速升温，其防晒功效、成分、产品形式也变得多种多样。

防晒剂的成分根据作用机制可大致分为紫外线吸收剂、紫外线屏蔽剂和各种抗氧化或抗自由基的活性物质。

一、紫外线吸收剂

紫外线吸收剂，又称有机防晒剂、化学性防晒剂，这类物质可选择性吸收紫外线，从而起到防晒作用。国际上已经研究出的有机防晒剂有60多种，但出于安全性考虑，各国对紫外线吸收剂的使用有严格限制，如美国食品药品监督管理局（FDA）在1993年批准使用的防晒剂有16种（14种有机防晒剂、2种无机防晒剂），欧盟现行的化妆品规程中允许使用的防晒剂清单有26种，日本在2001年修改化妆品管理体制后允许使用的防晒剂有27种，中国《化妆品卫生规范（2007年版）》中采用了欧盟规定使用的防晒剂清单，即26种化学性防晒剂。不同国家和地区规定使用防晒剂的种类和限用条件均不一致。

紫外线吸收剂根据防晒光谱大致分以下几大类。

UVB吸收剂：对氨基苯甲酸（PABA）及其酯类以及同系物、水杨酸酯类、甲氧基肉桂酸酯类、樟脑系列。

UVA吸收剂：邻氨基苯甲酸酯类、甲烷衍生物。

UVA、UVB吸收剂：二苯酮及其衍生物。

使用频率较高的防晒剂有甲氧基肉桂酸辛酯、二苯甲酮-4、羟苯甲酯、二甲基氨基苯甲酸辛酯、水杨酸辛酯。

二、紫外线屏蔽剂

紫外线屏蔽剂，也称无机防晒剂、物理性防晒剂，这类物质能反射、散射紫外线而不吸收紫外线，用于皮肤上可起到物理屏蔽作用，如二氧化钛、氧化锌、高岭土、滑石粉、氧化铁等。其中，二氧化钛和氧化锌已经被美国和中国列于批准使用的防晒剂清单之中，配方中最高用量均为25.0%，已广泛应用在防晒产品中。

无机防晒剂的粒子大小直接影响其紫外线屏蔽效果。所谓的纳米级材料粒子直径应在数十纳米以下，这种规格的二氧化钛或氧化锌对UVB有良好的屏蔽功能，对UVAⅡ区也有一定的阻隔作用，超细氧化锌可滤除波长370 nm以下的紫外线，但单独使用无机防晒剂对UVA的防护效果较差，且影响产品的外观。

物理性防晒剂具有安全性高、稳定性好等优点，不易发生光毒反应或光变态反应。因此，有化妆品公司专门推出仅含物理性防晒剂的防晒产品，称为物理性防晒霜，当然，物理性防晒剂也可能发生光催化活性而刺激皮肤。用一些材料，如硅酮、氧化铝、硬脂酸及表面活性剂等，对超细无机粉体进行表面处理，一方面可降低无机粉体的光催化活性，另一方面可防止无机不溶性粒子的析出或沉淀，改善产品的理化性状，并提高使用者的舒适感。

三、抵御紫外线辐射的生物活性物质

除紫外线吸收剂和屏蔽剂外，还有多种抵御紫外线辐射的生物活性物质，包括维生素类及其衍生物，如维生素C、维生素E、烟酰胺、β-胡萝卜素等；抗氧化酶类，如超氧化物歧化酶（SOD）、辅酶Q、还原型谷胱甘肽、金属硫蛋白（MT）等；植物提取物，如芦荟、燕麦、葡萄籽萃取物等。这些物质很少被当作防晒剂看待，然而这些物质具有良好的抗氧化功能，在抵御紫外线辐射中有重要作用。紫外线辐射使人体产生氧自由基从而造成一系列组织损伤，上述物质可通过清除或减少氧活性基团中间产物，从而阻断或减缓组织损伤并促进晒后修复，起到间接防晒作用。从防晒的终末生物学效应来看，上述各种抵御紫外线辐射的活性物质应属于生物性防晒剂。

上述各种防晒剂单品在实际使用中各有利弊，为了提高产品整体的防晒效果，且兼顾安全和使用方便等特点，将上述各种防晒剂配合应用，包括UVB吸收剂和UVA吸收剂的复配，有机防晒剂和无机防晒剂的复配，以及各种生物性防晒活性成分的复配使用。防晒产品配方中加入上述生物活性物质有多重效果，可加强产品的防晒效果而提高体系的SPF值，可通过抗氧化作用保护产品中其他活性成分，可防止产品接触空气后的氧化变色，还可以发挥其他生物学功效，如滋养皮肤、延缓衰老、美白祛斑等。

第四节　防晒化妆品功效性评价

到达地面的紫外线主要是UVA和UVB，因此防晒剂的主要成分是针对UVA和UVB进行选择的。而评价对UVB和UVA防晒功效有不同的客观指标。

一、防晒化妆品SPF值测定

SPF值是日光防护系数（sun protection factor，SPF）的缩写，它是防晒化妆品保护皮肤避免发生日晒红斑的一种性能指标，代表对UVB的防护效果指标。SPF值越大，防护效果越强。目前，人体法测定防晒品的SPF值是国际统一的技术模式。最小红斑量（minimal erythema dose，MED），表示引起皮肤红斑所需要的紫外线照射最低剂量（或最短时间）。SPF值是指使用防晒化

妆品防护的皮肤的 MED 与未防护的皮肤的 MED 之比，具体为：

$$SPF = \frac{测试产品所防护皮肤的MED}{未防护皮肤的MED}$$

按照 Fitzpatrick-Pathak 皮肤分型方法，参加 SPF 试验的所有受试者的皮肤光型应属于 Ⅰ、Ⅱ、Ⅲ型，受试人数为 10～20 人。受试部位为后背腰部和肩线之间，实验部位不小于 5 cm×6 cm，受试皮肤至少应分三区：第一区直接用紫外线照射，第二区涂抹测试样品后进行照射，第三区涂抹 SPF 标准对照品后进行照射。标准防晒品由固定的标准配方配制而成，在 SPF 测定中起到方法学对照作用。按 2 mg/cm² 的用量称取试验物均匀涂抹于试验区内。照射所用的人工光源必须是氙弧灯，如日光模拟器，并配有过滤系统。照射时紫外线的剂量依次递增，被照射皮肤由于表浅血管扩张而产生不同程度的迟发性红斑反应。照射后 16～24 h 由经过培训的人员进行判断。

防晒化妆品 SPF 值标识应符合以下规定：

1. 所测产品的 SPF 值小于 2 时不得标示防晒效果。

2. 所测产品的 SPF 值在 2～30（包括 2 和 30），则标识值不得高于实测值。

3. 当所测产品的 SPF 值大于 30 且减去标准差后小于或等于 30，最大只能标识 SPF30。

4. 当所测产品的 SPF 值高于 30 且减去标准差后仍大于 30，最大只能标识 SPF30+。

中国测定 SPF 的技术方法基本上与国际方法一致，发布在《化妆品卫生规范（2007 年版）》中。此外，利用仪器测定的方法可以进行体外试验，评估产品的吸光度值，可以粗略估计防晒产品的防晒效果，目前主要用于产品的研发阶段。

二、防晒化妆品 SPF 值的抗水性能测定法

目前美国 FDA 发布的试验方法被公认是客观合理的标准方法。

在测试部位涂抹该产品 15 min 后，在室内恒温环境中等量活动 20 min，出汗后休息 20 min，但是避免擦拭局部，交替进行至需要测定的时间，等皮肤自然干燥后进行 SPF 检测。如果防晒产品标明有抗水性，则所标识的 SPF 值应当是该产品经过 40 min 的抗水性试验后测定的 SPF 值；如产品标明具有优越抗水性，则所标识的 SPF 值应当是该产品经过 80 min 的抗水性试验后测定的 SPF 值。

防晒化妆品在标识防水性能时应标识出洗浴后的 SPF 值，或同时标识出洗浴前后的 SPF 值，并严格按照防水性测试结果标识防水程度：洗浴后的 SPF 值比洗浴前的 SPF 值减少超过 50% 的，不得标明防水性能；通过 40 min 抗水性测试的，可标明一般抗水性能（如具有防水、防汗功能，适合游泳等户外活动），所标明抗水时间不得超过 40 min；通过 80 min 抗水测试的，可标明具有优越抗水性，所标明抗水时间不超过 80 min。

三、防晒化妆品UVA防护效果测定及表示法

UVA防护指数（protection factor of UVA，PFA）是表示防护UVA的参数，如以人体法测定的PFA值或PA＋～PA＋＋＋表示法、以仪器法或关键波长法测定的广谱防晒表示法或广谱防晒等级0～4表示法、UVA防护星级评价系统等。其中，人体测定法较为常用并得到国际上多数国家、化妆品企业以及消费者的认可。

PFA值是指被防晒化妆品防护的皮肤产生黑化所需的最小持续色素黑化量（minimal persistent pigment darkening，MPPD）与未被防护的皮肤产生黑化所需的MPPD之比值。

计算公式为：

$$PFA = \frac{测试产品所防护皮肤的MPPD}{未防护皮肤的MPPD}$$

最小持续色素黑化量是指照射2～4 h后，在整个照射部位皮肤上产生轻微黑化所需要的最小紫外线照射剂量或照射时间。

同SPF测定一样，PFA测定对光源和受试者也有严格要求。用氙弧灯作为光源并配有过滤系统，可发射接近日光的UVA区连续光谱。按照Fitzpatrick-Pathak皮肤分型方法，受试者的皮肤类型为Ⅲ型或Ⅳ型，受试人数为10～20人，使用样品剂量约2 mg/cm^{2}或2 μl/cm^2，均匀地涂抹在受试部位的皮肤上。试验部位、方法、计算和程序与测定SPF相同。

UVA防护产品的标识是根据所测PFA值的大小在产品标签上标识UVA防护等级（protection of UVA，PA）。PFA值只取整数部分，并按下式换算成PA等级：PFA<2，无UVA防护效果；PFA 2～3，PA＋；PFA 4～7，PA＋＋；PFA≥8，PA＋＋＋。

防晒化妆品PFA值标识应符合以下规定。

1. 当所测产品的PFA实测值的整数部分<2时，不得标识UVA防晒效果。

2. 当所测产品的PFA实测值的整数部分在2～3（包括2和3），可标识PA＋或PFA实测值的整数部分。

3. 当所测产品的PFA实测值的整数部分在4～7（包括4和7），可标识PA＋＋或PFA实测值的整数部分。

4. 当所测产品的PFA实测值的整数部分≥8，可标识PA＋＋＋或PFA实测值的整数部分。

广谱防晒剂的标识规定，防晒化妆品"广谱防晒"作用的标识应符合以下任一规定。

1. SPF≥2，经化妆品抗UVA能力仪器测定λ≥370 nm。

2. SPF≥2，PFA≥2。

四、其他评价方法

防晒剂的功效评价方法还有石英板薄膜法、剥落表皮透过法、土拨鼠法、培养皿光照法和荧光光谱法等，但这些方法都需要专门的设备或生物样品，且操作烦琐，不易普及。

第五节　防晒化妆品的种类与使用

化妆品应人们的审美而生，不同种族、不同文化有不同的审美要求。欧美人以棕色的皮肤为美，常常通过日光浴将皮肤晒成古铜色，在日光浴时要保护皮肤不受阳光灼伤，因此需要防日晒伤而不防日晒黑的防晒剂。东方人以白皙的皮肤为美，需要既能防日晒伤又能防日晒黑的防晒剂。为适应不同人群、不同环境的需求，防晒化妆品的品牌、种类繁多，需要进行选择和辨别。

一、产品类型

（一）乳化型

膏霜类产品是最常见的类型，包括油包水型和水包油型，使用感良好，防晒效果可靠，可以制备成各种SPF值的产品。

（二）化妆水型

化妆水型属于醇、水型液体，其中添加水溶性紫外线吸收剂和其他润肤成分，使用比较方便，感觉清爽，但防晒效果不如膏霜类稳定，且耐水性差。

（三）油剂

各种防晒油作为油状液体，其中添加油溶性紫外线吸收剂，对皮肤的黏着性好，防水效果好，但使用起来比较黏腻，防晒效果较低，多用于低SPF值的防晒用产品。

（四）凝胶型

凝胶型为一种透明胶冻状防晒产品，水（油）性凝胶虽黏度较高，但易于涂抹，使用感觉良好，近年来逐渐受消费者欢迎。

（五）气溶胶型

气溶胶型，如防晒摩丝，使用方便，也无油腻感，适合夏季使用。

（六）固体型

固体型主要见于彩妆类产品，如粉饼、粉底液、口红等。这类产品中常加入物理性防晒剂，如二氧化钛、氧化锌等。此外，粉质类原料，如滑石粉、云母等，也有物理遮挡作用，因此固体型产品也有较好的防晒效果，可以制备各种SPF值的产品。

二、产品的选择与使用

防晒化妆品作为一种功效性化妆品需要认真选择并使用。

（一）正确理解防晒化妆品的功效标识

SPF反映产品对UVB晒伤的防护效果，PA等级反映产品对UVA晒黑的防护效果。SPF值和PA等级越高，防护效果越强。根据使用目的还可以将防晒化妆品分为光谱防晒产品、晒黑产品和晒后修复产品。在购买产品时，应仔细阅读产品说明书，根据使用的场合和目的，选择不同防护强度、不同类型的防晒化妆品。

（二）根据需要选择防晒化妆品

理论上说，有一部分紫外线可进入室内或车内，且晴天或阴天都有紫外线散射到大地，所以无论阴晴、室内外都应该使用防晒化妆品；水边、雪地环境中，大地反射紫外线强，更应该使用防晒化妆品。根据环境和日光辐照的强度选择不同防护强度的产品。夏天室外活动选用产品的防护强度应高于秋冬季，室外工作时选用产品的防护强度应高于室内工作时。冬天室外工作或夏天室内工作为主的人选择中等防护效果的产品即可，如SPF为8～15，PA＋；夏天室外工作可选用SPF＞20、PA＋＋的产品；长时间停留在阳光下、水边或雪地环境应使用高防护效果产品，即选择SPF＞30、PA＋＋＋的防晒剂。

鉴于遮光剂的使用剂量与功效有密切关系，SPF值与皮肤用量之间呈非线性关系，当SPF值为30的产品使用量为0.5 mg/cm²时，功效降为SPF 2～3。标准实验室环境中评估SPF值时，其标准剂量是2 mg/cm²，我们日常实际的用量只达到标准剂量的25%～50%，因此根据个人的涂抹习惯，也可适当选择防晒指数略高的产品。当然，产品防护效果越强，其中防晒剂的种类或用量也会相应增加，配方原料的种类越多或用量越高，对皮肤危害的风险也会增加。夏天户外活动常常出汗或进行水下工作时，应选择标识有防水性能的防晒品。

妊娠妇女和儿童要注意选择安全系数高、配方成分不太复杂的防晒霜。对有光敏感性皮肤病和其他日光敏感疾病的患者，则推荐使用高防护效果产品。对防晒剂过敏的个体，建议不用防晒化妆品，而采取其他防晒措施。晚上无须使用防晒剂，通常我们的日常照明不发射紫外线。

（三）防晒化妆品的使用方法

防晒品涂抹后在皮肤上与皮脂膜有一个适应的过程，且产品中的水分蒸发后防晒剂才能更紧密地附着于皮肤，故出门前15～30 min涂抹才能起到较好的防护作用，涂抹部位不仅仅限于面部，凡是可能受到阳光照射的部位都应涂抹。与大多数产品涂抹时建议按摩以促进活性成分被皮肤吸收不同，防晒品应避免吸收，涂抹时应轻拍，不要来回揉搓，更不要用力按摩。

由于我们实际使用防晒化妆品时用量远远小于标准实验室环境中测定的用量，为达到理想的防护效果，我们需要足量、多次使用，每隔2 h可以重复使用1次。

（四）隔离霜与防晒剂

现在市场上推出一类称为隔离霜的产品，这些产品宣称可以隔离环境中的有害物质，甚至有防护紫外线的作用，实际上它规避了作为特殊类化妆品应该做的防护紫外线强度的检测，在选择时要慎重。

三、防晒化妆品的发展趋势

（一）性能的增加

1. 产品的SPF值普遍提高，早期防晒产品的SPF值一般在4～12。近10年来，SPF值为20、30的产品逐渐成为主流，甚至出现了SPF值为60、80、100以上的防晒化妆品。一部分具有超强防护效果的产品标识为SPF30＋。

2. 产品开始强调对UVA的防护，在产品标识上，既标SPF值又标PA＋～PA＋＋＋，或标明宽谱防晒、全波段防晒、既防UVB又防UVA等。

3. 具有抗水性能的产品增加。

（二）功能的融合

防晒化妆品通过对紫外线的防护作用可减缓皮肤光老化的发生，同时，现在的防晒化妆品中添加了一些皮肤营养物质、保湿剂、植物提取物等抗氧化剂，可兼有抗皮肤衰老功能。现在的防晒化妆品不再把防晒作为产品的唯一功能，而是具有多重功能。换言之，许多其他类型的化妆品也可以通过加入防晒剂而赋予产品一种新的功能，即防晒功能。因此，防晒化妆品作为一种独立的产品或许正在消失，而防晒功能将逐渐融合在不同类型的化妆品中。

（三）开发儿童防晒化妆品

据估计，一个人20岁以前接受紫外线照射的累积量为整个人生的75%。有证据表明，光线性损害大多起始于未成年阶段，而从接受日光照射起，皮肤光老化就开始发生了，这和皮肤自然老化截然不同。防晒应从儿童做起，这一观点正在逐渐被人们接受。目前已有多家化妆品公司致力于开发适合儿童皮肤特点的防晒品，预计会有良好的市场前景。

第六节　激光在皮肤美白中的应用

激光是全面部皮肤美白的一种比较快速的方式，比美白祛斑的外用化妆品见效快很多，但是使用激光来美白首先必须考虑其不良反应，如返黑、色素减少或白斑形成以及产生瘢痕的问题。

激光除斑的原理是利用其他的选择性光热分解效应，也就是激光的脉宽比黑素体的热消散时间短，且两次激光脉冲的间隔时间比黑素体的热消散时间长。但是激光对组织的效应除光热效应外，还有光机械效应。所谓光机械效应，是指组织在极短时间内吸收大量的热能，导致热膨胀形成震波或压力波，这种光机械效应会造成目标物外围组织的细胞内容物产生即刻性破坏，尤其是血管壁，原则上激光的脉宽愈短，光机械效应就愈强，因此，Q开关激光的光机械效应最强。Q开关激光在极短时间内（通常是9～10 s）释放出很高的能量，因此其光机械效应很强，使得周围组织的血管内血红素损伤并产生炎症反应，以致刺激黑素细胞产生更多黑色素，造成炎症后的色素沉淀（post-inflammatory hyperpigmentation，PIH）。

532 nm波长的Q开关Nd: YAG激光、755 nm波长的Q开关翠绿宝石激光及694 nm波长的Q开关红宝石激光用于治疗亚洲人时对其造成的返黑比例高达10%～25%，不适合全面部美白的治疗。用于全面部美白的激光机最好是只有光热效应，而没有光机械效应，避免产生色素沉淀等不良反应。此外，为了避免激光对表皮层的热效应扩散到真皮层造成真皮损伤，导致皮肤产生瘢痕，在选择激光时最好选择脉宽与表皮基底层的热消散时间相近的激光机，即脉宽在1.6～2.8 ms。

根据临床研究显示，长脉宽的532 nm Nd: YAG激光脉宽为2.0 ms，长脉宽的染料激光脉宽为1.5 ms，两者比较适合用于有色人种的皮肤美白除斑。除了激光，脉冲光（intense pulse light，IPL）脉宽也是在毫秒的范围，也适合用于全面部美白治疗。

Kono等人治疗18例皮肤有斑点的亚洲患者，其中一半患者使用Q开关红宝石激光，波长为694 nm，光点大小为4 mm，能量为6～7 J/cm²，脉宽30 ns。另一半患者使用长脉宽的染料激光，波长595 nm，光点大小7 mm，能量10～13 J/cm²，脉宽1.5 ms。结果发现，红宝石激光的斑点清除率为70.3%，长脉宽的染料激光为83.3%。但是红宝石激光的返黑比例为44.0%，染料激光没有返黑者，至于皮肤色素减少及瘢痕形成在两种激光治疗后都没有发生。

Kono等人接着又将脉冲光与长脉宽染料激光除斑进行了比较，总共治疗了10例亚洲患者。脉冲光使用参数为波长470～1400 nm，能量为27～40 J/cm²，脉宽20 ms，两次治疗间隔4周，总共治疗6次。长脉宽染料激光的使用参数为波长595 nm，光点大小7 mm，能量9～12 J/cm²，脉宽1.5 ms，治疗次数3次，两次治疗间隔4周。结果发现，脉冲光对斑点的清除率为62.3%，而长脉宽的染料激光对斑点的清除率为81.1%，两种仪器治疗后都没有返黑、色素减少或瘢痕形成。

Kono等人还发表了第3次研究成果，治疗了54例亚洲患者，使用长脉冲染料激光加上凸透镜压迫皮肤，凸透镜压迫皮肤的作用是使真皮层血管内的血液被挤压出去，使得血管壁紧贴在一起，激光治疗时血红素不会吸收激光，造成血管损伤，产生紫癜。使用仪器为美国坎德拉的V型光束染料激光，波长595 nm，脉宽1.5 ms，能量9～13 J/cm²，光点大小7 mm。治疗中没有使用冷喷，治疗终点为皮肤变成灰色且没有出现紫癜，对斑点的清除率为84.4%，返黑者有1例，没有出现白斑或是瘢痕形成的个案。

Jorgensen等人对长脉宽染料激光与脉冲光进行了比较，总共治疗了20例女性患者，这些患者一侧面部用脉冲光治疗，另一侧面部用长脉冲的染料激光，每种仪器治疗3次，两次治疗间隔3周。结果发现，在皮肤色素斑的改善方面，两种仪器效果差不多，在不良反应方面，脉冲光有2例返黑者，长脉宽染料激光有1例；没有患者发生色素减少或瘢痕形成。不过染料激光治疗时疼痛感较轻，患者相对比较喜欢。

Chan等人比较了长脉宽532 nm Nd: YAG激光（脉宽2 ms）与Q开关532 nm Nd: YAG激光治疗亚洲人的皮肤斑点，总共治疗34例患者，这些患者一侧面部用长脉宽激光治疗，另一侧面部使用Q开关激光治疗。结果显示，长脉宽治疗的一侧除斑效果较好，且返黑及其他并发症等反应较少。

Bitter在2000年发表了一篇文章，利用脉冲光来治疗白种人的光老化皮肤病变，总共治疗49位病患，使用能量为30～50 J/cm²，脉宽2.4～4.7 ms，治疗5次，两次治疗间隔3周，结果90%的患者皮肤斑点改善了，有88%的患者对治疗满意，没有返黑或是瘢痕形成的情形发生。

Negishi及Wakamatsu在2001年发表了文章，利用脉冲光来治疗亚洲人的光老化问题，总共治疗97例患者，脉冲光使用能量为28～32 J/cm²，治疗3～6次，两次治疗间隔2～3周，结果有90%的患者皮肤色素斑有明显改善，只有4例出现较轻的并发症，1例皮肤发红超过1 d，另外3例皮肤起小水疱，没有长久或严重的并发症。

Feng和Zhao等人则在2008年发表了文章，利用脉冲光来治疗光老化的皮肤问题，总共治疗3次，结果有84.6%的患者皮肤的色素斑改善了，且没有返黑的并发症。

而Q开关1064 nm波长的Nd：YAG激光输出波形为方形波，例如采用HOYA ConBio Medlite C6做全面部美白治疗时只要能量选择适当，返黑比例就极低，且很少有瘢痕形成，也适合用在全面部美白。笔者使用此种激光治疗皮肤的肤色暗沉及全面部美白累计超过5000例，发现返黑比例小于2%。笔者使用的光点大小6 mm，能量2.0～3.5 J/cm²，治疗4～8次，两次治疗间隔2周，治疗终点为皮肤出现微红，但没有出血或结痂，治疗中使用冷喷（图7-1）。

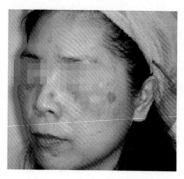

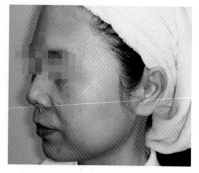

A

B

A. 治疗前，面部有多处斑点及肤色不均；B. 使用Q开关Nd：YAG激光（1064 nm）治疗6次后（使用能量3.5 J/cm²，光点大小6 mm）。

图7-1　使用Q开关Nd：YAG激光（1064 nm）治疗病例

第七节　美白药物的作用机制

人体的皮肤颜色差异很大，不同种族、不同个体之间均不同，遗传是肤色的主要影响因素，外界环境的因素（如紫外线）在同种族不同个体间肤色差异上扮演重要角色。各种族间由于不同的文化背景和不同的审美观念，对肤色的期望值也不同，西方人爱好棕色皮肤，亚洲人却偏好白皙的皮肤。如何保持白皙均匀的皮肤是黄种人热衷的美容目标之一，因此亚洲的化妆品市场上美白制剂长盛不衰，并促进欧美化妆品大厂也纷纷投入人力和物力，积极开发美白产品。

随着美容学科的发展，现在有很多的方法和手段可以使皮肤更加光洁、白皙，如强脉冲光、化学换肤、中胚层疗法等都有皮肤美白的功能。紫外线在皮肤后天的色素沉着中是极其重要的因素之一，因此，防晒剂在保持皮肤美白以及防止皮肤光老化中有着不可替代的功能。

一、抑制黑素细胞内黑色素的生成

黑色素的形成主要是黑素细胞内的酪氨酸酶、多巴色素互变酶（TRP-2）、内皮素、过氧化物酶、DHICA 氧化酶（TPR-1）等单独或协同作用的结果。要实现皮肤真正的美白，对多种黑色素形成酶的抑制就显得至关重要。

（一）抑制酪氨酸酶

在黑色素形成过程中，酪氨酸酶是主要的一种限速酶，该酶活性大小决定着黑色素形成的数量。当前化妆品市场上的美白产品绝大多数为酪氨酸酶抑制剂。依据抑制机制的不同，可将该类化合物分为两类：一类是破坏性抑制酪氨酸酶，即破坏酪氨酸酶的活性部位，也就是某种可以直接对酪氨酸酶进行修饰、改性的物质，使酪氨酸酶失去对酪氨酸的作用，从而达到抑制黑色素形成的目的；另一类是非破坏性抑制酪氨酸酶，即不对酪氨酸酶本身进行修饰、改性，而是通过抑制酪氨酸酶的生物合成或取代酪氨酸的作用底物，从而达到抑制色素形成的目的。在测定美白物质对酪氨酸酶活性的抑制作用时，常用半数抑制浓度（IC_{50}）或半数致死剂量（LD_{50}）来表示其抑制效果，IC_{50} 或 LD_{50} 值越小，表示该物质的抑制作用越强。

（二）抑制多巴色素互变酶

多巴色素互变酶（TRP-2）是一种与酪氨酸酶有关的蛋白质，其作用机制是促进所作用的底物发生重排，生成底物的某一同分异构体与原来能形成黑色素的底物竞争，故抑制该酶也可影响黑色素的形成。

（三）抑制内皮素

内皮素-1 和内皮素-2 也是黑色素的形成过程中两种不可缺少的胞外物质，对这两种物质的抑制是现在美白型化妆品领域的又一研究方向。

二、影响黑素细胞的存活和生长

选择性破坏黑素细胞、抑制黑色素颗粒的形成以及改变其结果是抑制黑色素生成的又一途径。不同作用物质破坏黑素细胞的机制各有不同，如氢醌，虽然其确切的脱色机制至今仍不十分清楚，但研究表明其低浓度时以抑制酪氨酸酶活性为主。

三、还原淡化已合成的黑色素或抑制多巴的自动氧化

还原剂可以参与黑素细胞内酪氨酸的代谢，从而减少酪氨酸转化为黑色素，达到抑制黑色素生成的目的。维生素C可抑制多巴和多巴醌的自动氧化，而且对黑色素中间体起还原作用，阻碍了从酪氨酸、多巴至黑色素过程中各点上的氧化链反应，从而抑制黑色素的形成。

四、干扰、控制黑色素的代谢途径

（一）抑制黑色素颗粒转移到角质形成细胞

烟酰胺可以抑制黑素体通过轴突向角质形成细胞转移，从而减少表皮中的黑色素，达到美白的目的。

（二）加速角质形成细胞中黑色素向角质层转移及角质层脱落

果酸、水杨酸、维A酸等可以促进表皮形成细胞的代谢，加速角质形成细胞中黑色素向角质层的转移并加快角质层脱落，从而具有美白的作用。一些磨砂类产品也可以通过机械性的摩擦作用促进角质层脱落。

五、减少外源性因素刺激黑色素的形成

（一）紫外线的防护

黑色素形成的外源性因素主要是紫外线，因此，防护重点是合理应用防晒剂。

（二）减少自由基的产生

自由基可以刺激黑色素的产生，减少或清除自由基也可起到美白的效果。

第八节 外用的美白成分

皮肤美白外用疗法自20世纪50年代开始流行，当时含汞制剂独领风骚，但由于外用汞制剂可能会影响肾脏而致死，故在20世纪70年代逐渐被禁用。药品上曾经有氢醌被视为唯一的美白正规疗法。然而有研究表明，氢醌同样存在致癌的可能，氢醌的用量超过5%，有可能导致永久性白斑现象，并可致敏。出于安全考虑，美国已经禁止氢醌用于驻留型化妆品中，非驻留化妆品的用量应小于1%；我国《化妆品卫生规范（2002年版）》中已明确规定，氢醌禁用于美白祛斑产品。因此，氢醌不适合作为化妆品美白剂。

美白市场的需求非常旺盛，近几年来不断有新的外用美白制剂迅速地被研发出来，用于减轻皮肤色素沉着，也称皮肤美白化妆品。

美白化妆品主要通过抑制酪氨酸酶的活性，减少黑色素生成，清除氧自由基，抑制脂质过氧化作用，还原淡化已合成的黑色素，抑制黑素体从黑素细胞转移到角质形成细胞等不同的环节，减少黑色素的皮肤沉着，从而起到淡化色斑及美白的作用。

常用祛斑类化妆品的原料有熊果苷（氢醌的葡萄糖苷）及其衍生物、曲酸及其衍生物、黄酮类、维生素C及其衍生物光果甘草提取物、烟酰胺、壬二酸等。祛斑类化妆品还经常选用皮肤调理剂中的许多原料。

一、熊果苷及其衍生物

熊果苷是对苯二酚（氢醌）的衍生物，分子结构为氢醌-β-D-葡萄糖吡喃糖苷，含氢酯基团，为白色粉末，易溶于水和极性溶剂，不溶于非极性溶剂。熊果苷是酪氨酸酶抑制剂，能够在不具备黑素细胞毒性的浓度范围中抑制酪氨酸酶的活性，阻断多巴及多巴醌的合成，从而抑制黑色素的生成。熊果苷具有安全性高、稳定性好、美白效果明显等特点，它的应用与研究已相当广泛。

熊果苷的来源包括植物提取、植物组织培养、酶法及有机合成。一些天然植物中含有熊果苷，如厚叶岩白菜、越橘、熊果和梨树等植物的叶子。其中有机合成产品由于纯度高、色泽浅、活性高而在市场上占主导地位。合成的熊果苷有α与β两种，其中α-熊果苷由氢醌、淀粉及葡糖苷酶合成，IC_{50}为0.48 mmol/L，对酪氨酸酶活性抑制较β-熊果苷强10倍，二者均性质稳定，不易被氧化，使用浓度为3.1%～7.0%。现在化妆品市场已经有多种不同浓度、不同剂型的熊果苷美白化妆品。

Nishimura等人比较了α-熊果苷与β-熊果苷对黑色素生成的抑制作用，两者对酪氨酸酶的抑制作用相等。用培养的B16黑色素瘤细胞研究两种化合物对黑色素生成的抑制作用发现，α-熊果苷具有与β-熊果苷相似的抑制效果，不会抑制细胞生长。在这个实验中，当试剂浓度为1 mmol/L时，α-熊果苷未见抑制细胞的生长，而β-熊果苷在同样浓度下则显著地抑制了细胞的生长。这些结果表明，α-熊果苷和β-熊果苷主要是通过抑制酪氨酸酶的活性来抑制黑色素的生成，而不是直接杀死黑素细胞。此外，在长有棕色毛的豚鼠实验中，两种化合物可减少黑色素生成约80%。综上，α-熊果苷可作为安全、有效的化妆品成分。

人们为进一步提高熊果苷的功效，开发出很多衍生物，如熊果苷的酚羟基酯化物、维生素C-熊果苷磷酸酯等。Pillippe等人将熊果苷的4-酚羟基与烷或烯酰基合成酯，由此得到的产品可用于化妆品。维生素C-熊果苷磷酸酯有很好的储存稳定性、极佳的皮肤吸收性，在体内被酶水解为维生素C和熊果苷，表现为维生素C的还原活性和熊果苷的酪氨酸酶抑制活性。维生素C-熊果苷磷酸酯对黑色素中间体有还原作用，因此，阻碍了从酪氨酸、多巴至黑色素过程中各点上的氧化链反应，从而抑制黑色素的生成。

二、曲酸及其衍生物

曲酸又称为曲菌酸，化学名称为5-羟基-2-羟甲基-4-吡喃酮，分子式为$C_6H_6O_4$，外观为白色针状结晶体，熔点为152 ℃，溶于水、乙醇和醋酸乙酯，略溶于乙醚、氯仿和吡啶，微溶于其他溶剂，与氯化铁作用后呈特殊的红色，可还原斐林试剂和硝酸银氨。

曲酸的发现及应用源于古代民间医疗。在日本，1300年以前就有人观察到在清酒厂工作的妇女手部肤色较白。1953年，在葡萄糖发酵液中分离并鉴定出曲酸的化学结构。1988年，日本三生制药申请的含曲酸的化妆品开始上市；但直到1990年KOSE推出了含曲酸的化妆品，才真正带动了曲酸在日本的销售风潮。

曲酸由葡萄糖或蔗糖在曲霉的作用下发酵、提纯而成，它是环状的吡喃酮化合物，是酪氨酸酶的竞争抑制剂，与酪氨酸酶中的铜离子螯合，使酪氨酸酶失去催化活性，减少黑色素形成，从而达到美白皮肤的效果。另有研究发现，曲酸同时具有抑制5，6-二羟基吲哚（DHI）聚合及抑制DHICA氧化酶活性的作用，是一种能同时抑制多种酶的单一美白剂。曲酸可用浓度为1.0%～4.0%，常用1.0%～2.0%的曲酸霜剂，加服维生素C和维生素E疗效会更好。

曲酸可以进入细胞间质中组成胞间胶质，起到保湿和增加皮肤弹性的作用。曲酸是环状结构的化合物，分子中含有2个双键，能够吸收紫外线，因此，曲酸也具有良好的防晒功效。另外，人们发现曲酸还具有抗菌和保鲜作用。

然而曲酸对光、热的稳定性差，容易氧化、变色，易与金属离子（如Fe^{3+}）螯合。因此，人们开发了大量的曲酸衍生物来改进它的性能。

曲酸衍生物通常通过酯化和烷基化曲酸上的2个羟基得到，酯化可以形成曲酸的单酯或双酯，其美白机制与曲酸相同。曲酸衍生物克服了曲酸的以上缺点，有不少品种显示出较强的美白效果。目前商品化产品中的双酯——曲酸双棕榈酸酯（KAD-15）是最流行的曲酸美白剂，无论是抑制效果还是稳定性，曲酸双棕榈酸酯均明显优于曲酸，且更易被皮肤吸收，与氨基葡萄糖衍生物复配后，其美白效果会倍增。曲酸单亚麻酸酯结合了曲酸与亚麻酸的双重美白作用，美白效果很好，且能有效吸收紫外线，但稳定性不如曲酸双棕榈酸酯。

20世纪90年代以来开发了许多新的曲酸衍生物，如曲酸苯丙氨酸酶、维生素C曲酸酯等。N-曲酸-L苯丙氨酸有极强的美白活性，其美白机制与曲酸相同，但其IC_{50}值只有曲酸的1/80；N-曲酸-L苯丙氨酸曲酸酯具有更强的美白活性，其IC_{50}值只有曲酸的1/380；维生素C曲酸酯是L-维生素C与曲酸结合的产物，不仅有很好的热稳定性和酪氨酸酶抑制活性，而且有更强的自由基清除功能。

研究还表明，与曲酸有相似吡喃酮结构的化合物同样表现出良好的美白功效。它们来源于发酵或合成，以它们为母核进行衍生化为开发美白剂提供了新的思路。

三、维生素类

维生素C及其衍生物是公认的抗氧化剂，对祛除后天性黑色素沉着有明显的效果，并且具有抗氧化和清除自由基的作用。虽然维生素C不能吸收UVA和UVB，但外用维生素C可减轻UVA介导的光毒性反应，保护组织免受UVA的危害，这主要凭借其抗氧化作用和抗炎的特性。然而维生素C溶于水，皮肤吸收性差，在空气中极不稳定，易氧化变色，因此，近年来其衍生物应运而生。

维生素C上的C_2位氢原子由糖苷基取代生成维生素C糖苷（AA-2G），AA-2G水溶液具有良好的稳定性，其本身即具有还原性，可被体内D-糖苷酶水解并缓慢释放维生素C，起到维生素C储存、缓释的作用。AA-2G进一步酰化后具有良好的脂溶性和皮肤穿透性，酰基化AA-2G先被体内酯酶降解为AA-2G，再进一步降解为维生素C，目前为维生素C类首选的外用药物。常用的有维生素C磷酸酯镁、维生素C磷酸酯钠和维生素C棕榈酸酯。维生素C磷酸酯镁的美白效果较维生素C磷酸酯钠更好，且价格更低。它们常与其他美白剂复合配料，从而获得稳定、高效的美白效果。

维生素E是一种很好的抗氧化药物，脂溶性好，与多种产品复配具有良好的美白作用，尤其是与维生素C配合使用能减轻色素沉着，防止光老化。

烟酰胺能显著抑制黑素体向角质形成细胞转运，从而有效地减少色素沉着，还可作为有效的保湿剂，局部外用无刺激与致敏性，光敏试验与光毒试验均为阴性。

维生素类药物可以口服、静脉滴注及外用等。

四、黄酮类

黄酮类是一类多酚化合物，其基本结构含有15个碳原子，3个碳的链段将2个苯环连接起来。黄酮类分为异黄酮、花色素、黄酮醇、黄烷、黄酮及黄烷酮等。黄酮化合物具有可逆性抑制酶活性的作用，其中黄酮醇是竞争性抑制，洋地黄黄酮是非竞争性抑制。

近年来，黄酮类作为酪氨酸酶的底物替代剂得到化妆品领域的高度重视。绿茶提取物含有多酚，是一类有效的抗氧化生物黄酮类。绿茶提取物是很强的酪氨酸酶抑制剂，最具活性的成分包括表儿茶素没食子酸酯（ECG）、倍儿茶素没食子酸酯（GCG），以及表倍儿茶素没食子酸酯（EGCG）。它们都是含有活性五倍子酸基团的儿茶酚。动力学表明，GCG是酪氨酸酶的竞争性抑制剂，与酪氨酸竞争作用在酪氨酸酶的活性部位，还可有效地抑制成熟的黑色素颗粒从黑素细胞到角质细胞的传递，从而达到抑制黑色素的目的。

五、壬二酸

壬二酸又名杜鹃花酸，通过可逆性地阻滞酪氨酸酶蛋白的合成，抑制酪氨酸酶活性，破坏黑素细胞氧化系统，损伤其超微机构，选择性地作用于活性高的黑素细胞。其可用浓度为10%～20%，常用15%～20%的霜剂。该药刺激性较氢醌小且性质稳定。部分病例治疗早期涂药处可有烧灼感及轻度的瘙痒感，继续治疗后此感觉可消退。壬二酸对炎症后色素沉着亦有较好的疗效，加用2%氢醌霜后疗效会更好。

六、氨甲环酸

氨甲环酸治疗黄褐斑等色素性疾病已有数十年的历史，安全有效，还有口服、静脉注射等多种用药途径。

氨甲环酸水溶性和稳定性良好，不良反应小，可制成多种剂型，氨甲环酸脂质体脂溶性好，皮肤吸收率高，还可以局部注射。将一定剂量的氨甲环酸注入病变区域，在注射前需要对面部进行局部麻醉，局部应用氨甲环酸能减少黄褐斑引起的表皮色素沉着，且能逆转黄褐斑引起的真皮层的变化，如血管和肥大细胞数量增多等。它可以与相关药物复配，如与烟酰胺等制成混合剂。

七、全反式维A酸

全反式维A酸可加速表皮更替时间，促进含有黑色素颗粒的表皮脱落，减少黑素细胞与角质形成细胞，使肤色变淡。涂药局部常出现一些不良反应，如皮肤干燥、充血、脱屑等。常用0.05%～0.1%的霜剂或凝胶。

全反式维A酸多与其他脱色剂（氢醌、壬二酸、曲酸等）联合应用，以提高疗效。

八、糖皮质激素

糖皮质激素注射或外用可导致局部皮肤脱色，其脱色能力取决于糖皮质激素的分子结构。糖皮质激素治疗黄褐斑起效迅速，缺点是脱色不完全，停药后易复发，长期局部外用可能发生一些不良反应。常用弱、中效的药物如0.1%地塞米松、丁酸氢化可的松、曲安西龙的霜剂。有人将糖皮质激素与氢醌、维A酸组成复方（如4%氢醌、0.05%维A酸和0.05%曲安西龙）霜剂，取得了很好的疗效。不良反应有干燥、红斑、脱屑、烧灼感及瘙痒感。这几种药物长期使用的风险较大，已逐渐被新研发的美白产品所取代。

九、超氧化物歧化酶

超氧化物歧化酶（SOD）主要通过抑制和清除活性氧（自由基的作用），减少黑色素生成，延缓皮肤衰老，对日晒诱发的黄褐斑疗效较好。常用0.1%的SOD霜。

十、沙棘提取物

沙棘提取物是指从沙棘果实中榨取的一种混合植物油，可作药用，其内含维生素C、维生素E、β-胡萝卜素及多种氨基酸，具有抗衰老和减轻色素沉着作用。常用15%的沙棘提取物霜剂。

十一、原花青素

原花青素（proanthocyanidins，PC）由不同数目的黄烷-3，4-二醇聚合而成。其中二至四聚体称为低聚原花青素（oligomer proanthocyanidins，OPC），五至十聚体称为高聚原花青素（polymer proanthocyanidins，PPC）。原花青素的多羟基结构使其具有特殊的抗氧化活性和清除自由基的能力。近10年来，低聚原花青素在欧美、日本等国的保健品、化妆品领域得到了广泛应用，并享有"皮肤维生素"和"口服化妆品"的美誉。

低聚原花青素是纯天然的，具有水溶性，且在280 nm处有较强的紫外线吸收性，可抑制酪氨酸酶的活性。其机制尚不清楚，可能与原花青素具有金属络合特性有关。酪氨酸酶中含有Cu^{2+}，而Cu^{2+}对酶的活性有重要作用，可将黑色素的邻苯二醌结构还原成酚型结构，使色素褪色，可抑制蛋白质氨基和核酸氨基发生的美拉德反应，从而抑制脂褐素、老年斑的形成；Cu^{2+}也可与维生素C或维生素E发生协同效应。低聚原花青素的这些特征使其在国外防晒美白化妆品中占有重要地位。

十二、内皮素拮抗剂

当内皮素拮抗剂（endothelin antagonist）进入表皮并与黑素细胞的受体结合后，黑素细胞不再受内皮素影响，从而让每个黑素细胞内的黑色素合成速度降低到该生物体本身的遗传因子和调节因子所规定的正常水平，阻止黑色素分布不均匀和局部过度的黑色素化再次出现，使皮肤的色调均匀一致。由于内皮素拮抗剂作为新型美白剂的研究尚处于起步阶段，相关研究报道较少。

十三、其他活性物质

有人从非洲的萝摩科植物和漆树科掌漆树中提取出高效的酪氨酸酶抑制剂——2-羟基-4-甲氧基苯甲醛，它可抑制左旋多巴在酪氨酸酶催化下的氧化，而LD_{50}仅需4.3 mg/ml（0.3 mmol/L）。其抑制机制目前的推测有两种：一种是醛基化合物除了还原作用，还有络合作用，尽管有些实验表明还原剂对酶的Cu^{2+}并无影响，但Cu^{2+}的半径可能较其他2价离子更有利于络合；另一种是由于醛基一般容易与在生理上起重要作用的亲核性基团（如巯基、氨基和羟基等）结合，尤其能与伯胺（如酪氨酸）等形成席夫碱，从而达到抑制酪氨酸酶的作用。

（一）尿黑酸与根皮素

尿黑酸的甲酯和乙酯表现出很高的酪氨酸酶活性抑制能力，其 IC_{50} 值约为曲酸的2倍，而在质量浓度超过 $100\ \mu g/ml$ 时，尿黑酸对 DHICA 氧化酶有抑制作用。

根皮素及根皮苷是国外新近研究开发得较多的一种新型皮肤美白剂。根皮素是存在于苹果、梨等水果及多种蔬菜汁液中的天然活性物质，因在这些植物的根茎或根皮中含量较为集中而得名。根皮素能激活蜂窝蛋白激酶，对细胞无序增生有疗效。根皮素是食品中的抗诱变因子，可用于皮肤癌和其他肿瘤的治疗；根皮素有极强的抗氧化性，对油脂的抗氧化浓度为 $10\sim30\ mg/L$；根皮素外用能阻止糖类成分进入表皮细胞，从而抑制皮脂的过度分泌，治疗分泌旺盛型粉刺；根皮素能抑制黑素细胞的活性，对各种皮肤色斑有淡化作用等。当浓度为0.3%时，根皮素对黑素细胞活性的抑制率可达98.2%，其 IC_{50} 为0.05%，效果优于曲酸和熊果苷。而根皮素与曲酸和熊果苷复配，可使抑制率达到100%。

（二）抗促黑细胞激素类制剂

在皮肤中，α-促黑细胞激素（α-MSH）在刺激黑色素的形成过程中扮演着重要角色，此过程又受控于抗促黑细胞激素（anti-MSH）。最近，有研究人员对α-MSH的结构、功能以及它作用于受体的机制进行了深入研究。α-MSH作用的受体是β受体，又称黑色素皮质激素受体1（MC1R）。当阳光猛烈且α-MSH的量超过anti-MSH时，细胞膜上的MC1R会与α-MSH结合而使黑色素合成增加，并使色素沉着增加。当阳光柔和且anti-MSH的量超过α-MSH时，anti-MSH会因与MC1R的结合增加而使黑色素的合成减少，并使色素沉着减少。α-MSH和anti-MSH对于加速和减慢黑色素的形成起着重要的作用。根据α-MSH和anti-MSH量的不同，肤色也会有相应的变化。根据此原理，只要在皮肤美白产品中加入anti-MSH，就可使皮肤处于anti-MSH优势的生理状态，从而增强皮肤抵抗α-MSH的能力。根据这项研究，已经有公司研究出具有抗促黑细胞激素活性的物质，并用于皮肤美白。

据报道，鞣酸（单宁酸）、二苯乙烯、芦荟素（葡糖基蒽酮）、苦参碱、嫩桑叶提取物以及大戟属植物山藟黑豆种子提取物七叶亭等都具有抑制酪氨酸酶活性的作用。5%～10%过氧苯甲酰乳剂、5%Ge-132霜及0.05%松果体霜亦可用于治疗黄褐斑等色素沉着性疾病。谷胱甘肽是一种强效的抗氧化药物，可以通过系统应用治疗黄褐斑等。最近有公司正在研制谷胱甘肽的外用制剂，通过涂抹或导入皮肤来治疗色素沉着性疾病，其效果值得期待。

不同物质的美白作用机制各不相同，某些物质还可以通过2种以上的途径和机制发挥美白作用，因此，研制多种美白物质复配增强美白效果是目前美白化妆品的趋势。在市场需求的刺激下，美白类制剂的研发正朝着安全、有效、稳定、透皮吸收好的方向发展。

第九节　系统应用的美白药物

有些药物能通过口服、静脉注射以及外用等多种途径起到美白的效果。部分严重的病例外用美白制剂作用不佳，可以通过系统地应用美白药物增强美白的效果。

一、维生素C

维生素C（ascorbic acid）在新鲜的蔬菜和水果中含量丰富，其活化形式是L-抗坏血酸，是一种水溶性的维生素，在人体内不能合成。维生素C是一种公认较强的还原剂，能将多巴醌还原为多巴，抑制黑色素的形成，能将已形成色素斑中颜色较深的氧化型色素还原为浅色的还原型色素，能清除氧自由基，保护一些金属离子和维生素E免受氧化；维生素C还参与体内酪氨酸的代谢，从而减少酪氨酸转化为黑色素，淡化、减少黑色素沉积；维生素C促进伤口愈合，应用于有创的皮肤治疗，减轻炎症反应，从而减少色素沉着的产生，达到美白功效。

另外，维生素C在人体的新陈代谢中发挥重要作用，参与氨基酸代谢、神经递质的合成、胶原蛋白和组织细胞间质的合成，降低毛细血管的通透性，加速血液的凝固，刺激凝血的功能，参与解毒，且有抗组胺及抑制致癌物质生成的作用。由于维生素C是水溶性的物质，无法在体内贮存，使用较为安全。

适应证：①色素加深性皮肤病（主要指黄褐斑、炎症后色素沉着、皮肤黑变病等）。②光老化。紫外线照射产生的自由基可损害细胞膜、蛋白酶、DNA。维生素C的抗氧化作用能干扰紫外线诱导产生的反应性氧自由基，抑制超氧阴离子的产生，再通过维生素E，间接地发挥抑制脂质氧化的作用。系统使用维生素C和维生素E可减少日光灼伤反应，这种光防护作用需要2种维生素同时使用，单独使用维生素C或维生素E效果均不佳。

用法：静脉输入，每次1～5 g，加入5%～10%葡萄糖溶液中，20次为一个疗程，也可与谷胱甘肽、氨甲环酸等配合使用。

口服：成人每天1 g。

注意事项：①不要与碱性药物配合使用，以免影响疗效；②过量使用可引起不良反应，每天1～4 g可引起腹泻、皮疹、胃酸增多、胃液反流，甚至可见泌尿系统结石、深静脉血栓形成等；③与肝素、华法林合用，可致凝血酶原时间缩短；④可破坏食物中的维生素B_3，阻碍铜、锌的吸收。

二、谷胱甘肽

谷胱甘肽是自然界广泛存在的三肽类物质，由谷氨酸、半胱氨酸和甘氨酸三种氨基酸组成，分子中含有活性巯基，巯基能抑制酪氨酸酶的活性，从而抑制黑色素的形成。谷胱甘肽在人体内具有活化氧化还原系统、激活SH酶、解毒等作用，对许多物质（如水杨酸、对乙酰氨基酚、马来酸二乙酯、利尿酸、镇静安眠剂、有机磷杀虫剂、抗肿瘤药、酒精和青霉酸等）诱发的细胞毒性有保护作用。

用法：①静脉输入。静脉输入时与维生素联合使用效果更好，如谷胱甘肽0.3～0.6 g，加维生素C 1～3 g，混合静脉输入，每周2次，一个疗程10～20次。②口服。成人常用量为每次400 mg，每天3次，疗程12周。现在有化妆品公司在研究的外用制剂也显现出良好的疗效。

三、氨甲环酸

自1979年，日本首先报道了氨甲环酸有治疗黄褐斑的作用，氨甲环酸对黄褐斑的治疗应用已有数十年的历史，其良好的疗效已得到公认。氨甲环酸的作用机制尚不清楚，也有很多说法。氨甲环酸的化学结构与酪氨酸部分相似，可能竞争性抑制酪氨酸与酶的结合，从而减少酪氨酸代谢的最终产物——黑色素的合成；氨甲环酸也可能通过对纤溶酶原转化成纤溶酶的抑制，阻止黑素细胞与角化细胞之间的联系，以此降低黑色素的产生等。

吴溯帆等人研究256例黄褐斑患者长时间口服低剂量（每天500 mg）氨甲环酸的情况，80.9%的患者出现了不同程度的色斑减退。65.0%的患者服药后2个月，色斑开始减轻；35.0%的患者服药后1个月出现效果；服药6个月后，基本治愈、明显消退和好转者分别为10.5%、18.8%和51.6%。停药后复发者21例（8.2%）。除11例（4.3%）患者出现轻度胃肠道反应、9例（3.5%）患者出现月经量减少外，未发现其他明显的不良反应。因此，我们认为低剂量、长时间口服氨甲环酸是一种安全有效治疗黄褐斑的方法，但并不是多服了就会出现更强的效果。葛西健一郎认为，氨甲环酸可以长时间地服用，其不良反应几乎没有，也未发现有耐药性，可以作为治疗黄褐斑的首选药物。该药一般使用1～2个月后开始出现效果，有10%～20%的患者会在停药之后出现黄褐斑的复发，此时可以再次开始服用，依然会有效果。

氨甲环酸除了口服，还有静脉制剂，较口服显效快。也有人尝试在皮损部位局部皮内注射，但疗效及可行性尚需观察。现在已有较多的外用产品被研发出来，都有较好的抑制黑色素生成的作用。

四、维生素E

维生素E可抑制自由基诱导的脂质过氧化，防止皮肤衰老和色素沉着。维生素E的推荐剂量为每天200～600 mg，分次口服。有报道认为，维生素C和维生素E联合应用效果更明显，二者并用有协同作用。

五、烟酸和烟酰胺

烟酸和烟酰胺统称为维生素PP（维生素B_3），两者都是吡啶的衍生物，前者在体内可转化为烟酰胺而发挥作用。烟酸和烟酰胺均存在于谷物的外皮、花生、酵母、肉类及肝中，烟酸的扩血管作用较强，易致面部潮红，现多用烟酰胺。

烟酰胺是水溶性维生素中最稳定的一种，对光和氧稳定。它在体内与核糖、磷酸和腺嘌呤形成辅酶Ⅰ（二磷酸吡啶核苷酸，NAD），NAD在酶和ATP的作用下又可变为辅酶Ⅱ（三磷酸吡啶核苷酸，NADP），因此烟酰胺是辅酶Ⅰ、Ⅱ的主要成分，在生物氧化过程中起递氢的作用，促进生物氧化，组织的新陈代谢及脂肪、蛋白质、DNA的合成。烟酰胺缺乏将导致严重的代谢紊乱。烟酰胺在体内的作用主要有以下几点。

1. 抗炎作用　烟酰胺的结构中有吡啶环，能消除炎症中起作用的氧自由基，能抑制磷酸二酯酶和抑制肥大细胞脱颗粒，也可直接抑制组胺受体，阻止组胺的释放，抑制中性粒细胞的趋化性，抑制淋巴细胞的转化和基因的调节作用。

2. 减少色素沉着　烟酰胺对酪氨酸酶活性、黑色素合成以及细胞增殖无影响，但能显著抑制黑素体向角质形成细胞转运，从而有效地减少色素沉着、增加皮肤的光泽度。但经临床及体外试验发现，此种作用是可逆的，且呈浓度依赖性。

3. 防止光损伤和光致癌　烟酰胺作为还原型烟酰胺腺嘌呤二核苷酸（NADH）的组成部分，比维生素E和维生素C有更好的氧化还原能力，其阻止光损伤的部分机制是调节多聚腺苷二磷酸核糖聚合酶（PARP）和原癌基因P53的表达和功能。NAD也可抑制T细胞（特别是$CD4^+T$辅助细胞）的反应来调节光免疫机制，烟酰胺通过提高皮肤中的NAD、NADH水平，发挥其抗光损伤和光致癌作用。

根据不同的疾病，口服药物剂量有差异，成人口服每次100～500 mg，每天3次；在治疗光敏性皮肤病和自身免疫性大疱性疾病时，需加大剂量。

六、胱氨酸

胱氨酸中的巯基可竞争置换酪氨酸酶中的铜，使酶灭活，阻止黑色素的生物合成以发挥治疗作用。常规用药为每次0.1 g，每天3次。

七、10%硫代硫酸钠

10%硫代硫酸钠（sodium thiosulfate）20 ml，加维生素 C 1 g，静脉输入，每天1次，10～20次为一个疗程。

八、中医中药治疗

祖国传统医学对于美白也有很多验方。

九、美白针

上述这些药物从不同途径、不同环节减少黑色素合成，能很好地淡化色素沉着，祛斑美白，对于黄褐斑、炎症后色素沉着、黑变病、光老化导致的色素沉着等有比较好的疗效，联合应用效果更佳。有人用维生素C、谷胱甘肽、氨甲环酸以及其他的一些药物配合静脉滴注以减轻色素沉着，用于治疗色素加深性疾病，并称其为美白针。但是美白针目前并没有确证的临床研究，且长时间静脉注射药物仍存在一些风险，如维生素C每天2～3 g长期应用可引起停药后维生素C缺乏症和尿酸盐、半胱氨酸盐或草酸盐结石等；氨甲环酸有致颅内血栓形成和出血的风险，可能导致经期不适（经期血液凝固所致），可有腹泻、恶心及呕吐，药物可进入脑脊液，注射后可有视物模糊、头痛、头晕、疲乏等中枢神经系统症状。而静脉注射本身也存在风险，如感染等。另外，这些美白的成分只对后天形成的色素加深性疾病有效，并不能改善先天的黑肤色。

因此，在已有多种相对安全的美白手段的情况下，为了一些并不严重的色素性疾病或先天肤色深而盲目注射美白针，有可能会得不偿失，需慎重选择。

总之，无论何种种族、何种皮肤颜色，肤色均匀、肤质细腻紧致是共同的审美标准。

第十节　黑眼圈的病因、诊断及治疗

　　黑眼圈不是一个正式的医学术语，但已被广大患者和医师用于描述眼周的灰暗状态。尽管黑眼圈对生理功能的影响有限，却给人疲劳、悲伤或宿醉样的外观，大多数患者，尤其是女性求美者，对这一现象的出现十分苦恼，甚至会影响她们的生活质量，所以越来越受到人们的关注。

　　黑眼圈中以下睑黑眼圈最为常见，不同年龄、性别、种族的人群均可出现，偶有家族遗传的报道。患者常因为这一显著的美容问题而寻求治疗。虽然黑眼圈如此普遍，但目前缺乏其流行病学研究数据，对其病因学研究甚少，只有极少的文献关注黑眼圈的治疗。

一、病因和分类

　　病因研究推测，黑眼圈是一个多因素作用的结果，可能的病因有真皮黑色素沉积、浅表血管结构显现、皮肤松弛和沟槽、水肿等。组织学研究发现，黑眼圈存在处真皮乳头层黑色素和噬黑细胞增加，真皮乳头层和网状层内血管中度扩张，真皮内无含铁血黄素沉积会使人显出黑眼圈。目前将黑眼圈分为以下四类。

（一）色素性黑眼圈

　　色素性黑眼圈是最常见的类型，组织学显示真皮黑色素的过度沉积，可由真皮黑素细胞增多症、继发性异位或过敏性接触性皮炎形成的炎症后色素沉着及水肿引起。其中真皮黑素细胞增多症可由自发性（约38.6%）或环境因素导致，组织学上均以真皮内黑素细胞过多为特征，通过抗S100蛋白和masson-fontana银染色可标记增多的黑素细胞。自发性真皮黑素细胞增多症多数在儿童时期就已出现，上下睑同时累及（图7-2）。环境因素包括日光下过度暴露、药物的摄入、妊娠、哺乳、眼部手术、外伤等。水肿会导致皮肤厚度增加，使得色素的漫反射率增加，从而引起皮肤颜色变深，水肿的变化会导致黑眼圈的灰暗外观波动。

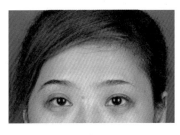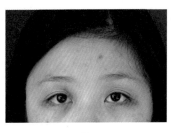

A. 女性，21岁，儿童期即出现眼周色素加深；B. 女性，18岁，儿童期即出现眼周色素加深。

图7-2 自发性色素性黑眼圈

临床表现为类似下睑眶缘弧形的蓝灰色或棕色皮肤，部分患者会随疲劳、睡眠不佳而加重，有时累及上睑皮肤，若再伴有下睑眶脂膨出，会越发加重这一灰暗外观。

当人为牵拉下睑皮肤时，这一色素沉着区域会随之伸展，但该区域颜色不会有任何的变白或显著变淡（图7-3）。真皮黑素细胞增多症的鉴别诊断依据各自的临床表现。太田痣主要表现为单侧的沿三叉神经分布的黑褐色皮损，也可呈双侧分布，并累及眼周区域。双侧获得性太田母斑为双侧下睑真皮色素增多（图7-4）。异位或过敏性接触性皮炎患者也常出现下睑黑眼圈，主要是过度摩擦和搔抓眼周形成的。另外引起眼周色素沉着的有持久性红斑、顽固性药疹等。

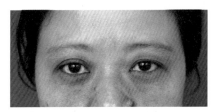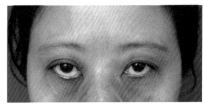

A. 眼周色素性黑眼圈，同时累及上下睑；B. 当向下牵拉下睑皮肤时，色素沉着区伸展，颜色未明显变淡。

图7-3 色素性黑眼圈（女性，45岁）

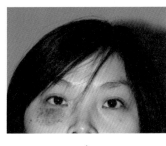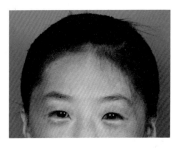

A. 女性，35岁，单侧太田痣位于右侧下睑区域；B. 女性，13岁，双侧太田痣，同时累及上下睑区域。

图7-4 面部太田痣累及眼周区域

（二）血管性黑眼圈

血管性黑眼圈是另一常见类型，约占41.8%。由于眼睑皮肤极薄，皮下脂肪极少或缺失，其下的眼轮匝肌和内含的血管、真皮毛细血管网以及皮下明显突出的蓝色网状静脉透过皮肤形成灰暗的外观。该情况可累及整个下睑区域，临床表现为紫罗兰色外观伴有突出的蓝色血管，尤以下睑内侧最为显著，可在月经期加重。

当人为牵拉下睑皮肤时，这一区域会随之伸展，不伴有颜色变白，却可导致紫罗兰色加深，主要是皮肤牵拉变薄后，深层过多的血管变得越发明显，这是一种确定血管分布的有效检测方法（图7-5，图7-6）。

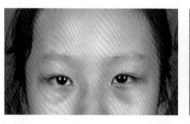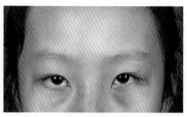

A. 左下睑以紫罗兰色为主，右下睑以蓝色扩张静脉为主；B. 向下牵拉下睑皮肤时，可见左侧颜色加深，右侧血管更加明显。

图7-5　血管性黑眼圈（女性，11岁）

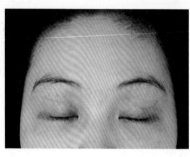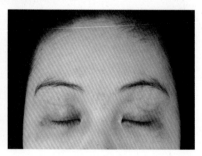

A. 左上下睑以蓝色扩张静脉为主；B. 向下牵拉下睑皮肤时，可见蓝色加深，血管更加明显。

图7-6　血管性黑眼圈（女性，29岁）

（三）结构性黑眼圈

根据临床观察，结构性黑眼圈可分为先天性和后天性。先天性结构性黑眼圈形成的主要原因是泪槽形成的阴影。泪槽是沿着下睑眶缘中内侧的一个凹陷的沟槽样结构，解剖基础是眼轮匝肌在内侧通过泪槽韧带附着于眶缘，此韧带向内眦方向短小，形成斜向下外方的凹陷。随着年龄的增长、皮下脂肪的丢失以及韧带表面皮肤的逐渐变薄会加重这一沟槽样凹陷。后天性结构性黑眼圈形成的原因是下睑皮肤松弛、眶脂膨出、水肿等。随着紫外线照射和年龄相关性老化，菲薄、松弛的皮肤会在下睑形成阴影样外观导致下睑黑眼圈的形成，而同时合并下睑眶脂的假性疝出会加重黑眼圈的阴影。水肿导致的黑眼圈其实是假性黑眼圈，主要是因为菲薄、松弛的眼睑皮肤更易引起体液的积聚，通常晨起更为明显，夜间水平体位时体液积聚在眼周，同时静脉扩张存留更多的血液。水肿与睑袋形成的黑眼圈鉴别，超声成像显示下睑水肿位于眶隔前区。皮下组织由于脂肪较多，超声中多呈低回声，部分脂肪有纤维间隔阻断，纤维间隔多呈高回声。下睑脂肪袋位于眶隔后区，呈高回声信号。测量皮肤到眶下缘的距离可用来检测水肿厚度，睑袋则表现为下睑眶脂肪膨出超过睑板下缘与眶下缘的连线。

（四）混合性黑眼圈

同时伴有多种类型的黑眼圈，称为混合性黑眼圈。色素血管性黑眼圈是色素性黑眼圈和血管性黑眼圈同时存在。色素结构性黑眼圈是色素性黑眼圈和不同的结构性黑眼圈同时存在，比如色素沉着合并泪槽畸形、色素沉着合并眶脂膨出、色素沉着合并下睑皮肤松弛和眶脂膨出等。血管结构性黑眼圈是血管性黑眼圈和不同的结构性黑眼圈同时存在。色素血管结构性黑眼圈是色素沉着、血管显露和不同结构畸形同时存在（图7-7～图7-12）。

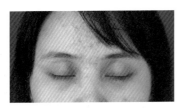 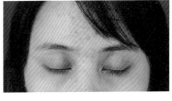

A. 女性，25岁，可见眼周色素沉着，合并下睑明显的蓝色血管；B. 向下牵拉下睑皮肤，可见色素沉着未变淡，而蓝色静脉更加明显。

图7-7　混合性黑眼圈，以色素性和血管性为主

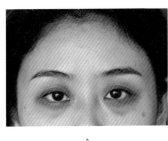 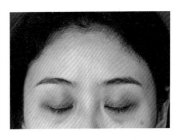

A. 女性，37岁，可见眼周色素沉着，合并下睑内侧泪槽畸形形成的斜向下的凹陷阴影；B. 闭眼状态可见上睑皮肤色素沉着完全显露。

图7-8　混合性黑眼圈，以色素性和泪槽畸形为主

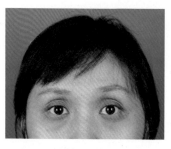 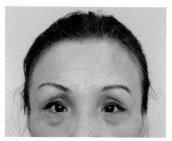

图7-9　混合性黑眼圈（女性，37岁，以色素性和眶脂膨出为主，可见眼周色素沉着，合并下睑眶脂膨出形成的阴影）

图7-10　混合性黑眼圈（女性，51岁，可见眼周色素沉着，合并下睑皮肤松弛和眶脂膨出形成的阴影，同时上睑凹陷也形成阴影）

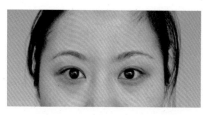 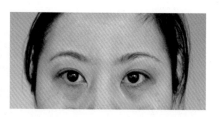

A　　　　　　　　　　　　B

A. 女性，27岁，可见下睑紫罗兰色血管和下睑眶脂膨出；B. 向下牵拉下睑皮肤，可见紫罗兰色外观更加明显，并可见蓝色静脉显露。

图7-11　混合性黑眼圈，以血管性和结构性为主

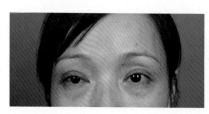 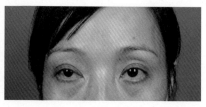

A　　　　　　　　　　　　B

A. 女性，31岁，可见下睑色素沉着、血管显露、皮肤松弛、眶脂肪膨出和泪槽畸形同时存在；B. 向下牵拉下睑皮肤，可见蓝色扩张静脉更加明显，皮肤色素沉着无明显变化，皮肤紧张后眶脂部分回纳，泪槽畸形更加明显。

图7-12　混合性黑眼圈（即色素血管结构性黑眼圈）

其中棕色外观的在鉴别上较为困难，可采用伍德灯来分析。表皮色素沉着形成的黑眼圈在伍德灯下色素增强，真皮色素沉着形成的黑眼圈在伍德灯下色素减弱，而血管性黑眼圈则无变化。

基于以上的分类，新加坡的一项病因学调查显示，亚洲人群中血管型最常见，约占41%，中国人为主；其次是自发性，约占38%，马来西亚人和印第安人为主；再次是炎症后色素沉着和阴影效应，两者所占比例接近。

二、诊断

以上各种类型的黑眼圈可根据典型临床表现和体检进行诊断，必要时采用伍德灯、超声进行鉴别。采用光谱照相机可以检测黑眼圈的黑色素、氧合血红蛋白、还原血红蛋白的含量，用于色素性和血管性黑眼圈的鉴别诊断以及疗效评价。使用图像红斑指数（EI）和黑素指数（MI）能定量评价黑眼圈，超声诊断显示，黑眼圈的下睑皮肤厚度显著小于非黑眼圈的皮肤。

三、治疗

黑眼圈的个体解剖差异尚未完全明确，许多眼周年轻化的技术，如药物、激光和手术治疗等，能够减轻黑眼圈，但至今仍缺少循证医学证据，需要依据黑眼圈的不同病因来选择不同的治疗方法。

（一）色素性黑眼圈

色素性黑眼圈的治疗以去除色素沉积为主。

1. 化妆品　目前市场上大多数抗黑眼圈的化妆品原理在于改善血液循环、减少黑色素。这些非处方产品主要成分是多种维生素和植物萃取物，氢醌含量<2.0%，疗效不甚明显，缺少临床研究证据。眼部的遮瑕霜也可暂时性遮盖黑眼圈。防晒霜和防晒措施也可起到预防作用。

2. 外用药物　主要的外用药物是脱色剂，目的是减少皮肤色素沉积。一般来说，脱色剂需要持续治疗数月后才能获得美容效果，脱色剂的作用机制为抑制酪氨酸酶活性，阻止活跃的黑素细胞DNA的合成，减少表皮黑色素含量，并增加表皮颗粒层的厚度。

氢醌是全世界应用最广的处方类漂白剂，一直是治疗色素过度沉着的标准用药。常用处方浓度2.0%～4.0%，治疗5～7 d后显效，治疗需持续3个月到1年。外用维A酸（0.01%～1.0%）起效时间长，24周后开始出现明显变白。其他去色素成分包括壬二酸、类固醇、曲酸等，不同制剂可混合使用增加功效，同时减少不良反应。最著名的组合配方为Kligman溶液（5.0%氢醌、0.1%维A酸、0.1%地塞米松），其被广泛用于色素过度沉着的治疗。

3. 化学剥脱　化学剥脱是通过外用一种或多种化学制剂，对皮肤实施可控的损伤，从而去除表皮或真皮浅层的皮损。选用不同浓度的化学剥脱剂，可实现不同深度的剥脱。

三氯乙酸（TCA）仍然是广泛使用的浅表剥脱剂，浓度从15.0%到75.0%不等。浓度最大时可作用于表皮和真皮浅层，并通过残留的表皮附属器进行再上皮化。α-羟基酸（如果酸）是广泛存在于水果和蔬菜内的一类有机酸，通过抑制形成离子键的酶来降低角质细胞的黏结性，并刺激黏多糖的生物合成。其中，50.0%～80.0%的乙醇酸是最为常用的α-羟基酸。化学剥脱剂也可组合使用，3.75%TCA和15%乳酸配方能有效改善90.0%以上的黑眼圈。化学剥脱可能发生色素异常等不良反应。术后1～6个月的护理防晒需严格遵守。化学剥脱不宜用于血管性黑眼圈为主的患者，有加重黑眼圈的风险。

4. 激光治疗　在过去的30多年中，激光已被广泛用于美容领域，包括色素特异性激光、色素非特异性激光和强脉冲光（IPL）。

色素特异性激光是基于选择性光热作用理论，靶向作用于色素，包括Q开关红宝石激光（694 nm）、Q开关翠绿宝石激光（755 nm）和Q开关Nd:YAG激光（1064 nm）。有学者比较后两者的临床疗效无显著差异。临床上常选用低能量Q开关激光进行眼周色素性黑眼圈的治疗，治疗后皮肤反应轻微，多次治疗后能获得一定程度的改善（图7-13）。Q开关激光治疗后组织学证实真皮黑色素沉积减少。可同时与外用漂白剂联合应用，增加疗效，降低治疗后炎症消退后引起的色素沉积（PIH）的发生率。

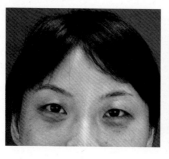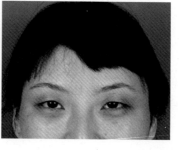

A　　　　　　　　　　B

A. 女性，治疗前可见下睑色素沉着明显；B. 经低能量Q开关Nd:YAG激光（1064 nm）3次治疗后（能量密度3 J/cm²，光斑3 mm，频率10 Hz），可见下睑色素沉着改善。

图7-13　色素性黑眼圈

色素非特异性激光包括传统剥脱性激光（CO_2和Er:YAG）、点阵激光。剥脱性激光对皮肤的热损伤刺激胶原增生，收紧皮肤，改善皮肤表面质地，通过Tyndall效应减轻黑眼圈的外观，但存在持久的术后红斑和瘢痕形成风险。点阵激光通过热损伤在表皮和真皮内形成微小治疗区（MTZ），通过MTZ清除表皮和真皮内黑色素颗粒，刺激胶原增生，收紧皮肤。Moody使用非剥脱性点阵1550 nm掺铒光纤激光治疗眼周色素沉着形成的黑眼圈，安全有效，无任何不良作用。Park等人报道，使用2790 nm Er:YSGG点阵激光治疗萎缩性皮炎引起的下睑黑眼圈，通过表皮剥脱和真皮非剥脱机制显著改善PIH和皮肤质地，可获得70.0%以上的整体改善。

IPL可显著减轻黑眼圈，并维持1年以上，组织学也证实，治疗后表皮和真皮内黑色素显著减少。但治疗后100.0%的患者PIH持续近7个月，50.0%以上出现色素减退，半数以上需要7个月的清除时间。鉴于较高概率的长期不良反应的存在，IPL的应用有待商榷。总之，以上各类激光被广泛用于色素性黑眼圈的治疗，但临床起效缓慢，总体疗效并不乐观。

当使用激光治疗黑眼圈时，须特别注意眼睛的安全防护。由于视网膜及脉络膜是人体中黑色素含量最高的组织，即使在眼睑闭合的情况下也可能受激光刺激损伤。同时，下睑皮肤只有 0.4～0.5 mm 厚度，一旦治疗部位接近眼睛，就应使用较大的金属护眼罩。

（二）血管性黑眼圈

血管性黑眼圈的治疗以去除显露的血管为主。

1. 外用药物　局部应用含 2.0% 叶绿醌（维生素 K1）、0.1% 视黄醇、0.1% 维生素 C 和 0.1% 维生素 E 的混合配方凝胶能有效改善下睑血流的淤滞。有研究报道，10.0% 维生素 C 乳液（维生素 C、钠）通过加快胶原合成、增加真皮厚度来遮盖血管充血，可有效治疗血管性黑眼圈。而局部激素的使用会引起皮肤萎缩，加重血管性黑眼圈的外观。

2. 硬化治疗　其原理是将硬化剂注入血管腔内，使血管壁发生变性，损伤的血管闭合纤维化而无法再通。有研究显示，使用 0.75% STS 硬化治疗 50 例眼周扩张静脉，一次治疗后完全清除，随访 12 个月无复发，未出现任何眼科和神经系统并发症。由于眼周浅静脉与眼上静脉、眼下静脉存在细微交通，硬化治疗时硬化剂仍有可能通过交通静脉流入眼静脉至海绵窦，引起眼部和神经系统的并发症。因此，眼周硬化治疗风险极高。

3. 手术　为规避硬化治疗的风险，许多医师倾向于使用小切口手术来去除眼周扩张静脉。通过 5 mm 小切口分段电凝切除眼周静脉，效果确切，但会遗留瘢痕，且不能去除细小的静脉。为减小手术瘢痕，可采用 1.5 mm 切口，辅助定制钩针牵拉，切除扩张静脉，成功率为 100%。该方法创伤小，随访 12 个月无复发，从成本与效益比来说，这一微创手术是最便捷的方法。

4. 激光治疗　血管特异性激光靶向破坏眼周细小毛细血管网和扩张静脉。毛细血管网的治疗主要采用 585 nm 和 595 nm 脉冲染料激光，氧合血红蛋白对其吸收系数最大，治疗后会出现明显的紫癜反应。对于较大的扩张静脉，以还原型血红蛋白为主，脉冲染料激光治疗效果欠佳，1064 nm Nd:YAG 激光对其吸收系数最大。笔者研究显示，采用长脉冲 1064 nm Nd:YAG 激光治疗静脉型黑眼圈，能够选择性破坏眼周扩张静脉，以血管的即时消失和血液凝固为临床治疗终点，不伴有血管的爆破出血，避免紫癜的发生，减少对下睑皮肤的热损伤，皮肤仅出现短暂的红斑和水肿反应。经过 1～3 次治疗后，下睑扩张静脉完全清除，随访 6 个月以上无复发，达到理想的美容效果，可作为血管性黑眼圈的首选治疗方法。在长脉冲 1064 nm Nd:YAG 激光治疗静脉型黑眼圈过程中，激光的光热作用能够刺激真皮胶原的增生，增加皮肤厚度，改善皮肤质地。

5. 填充治疗　对于眼睑皮肤薄或透明所致的黑眼圈，可采用自体脂肪或软组织填充剂注射补充眼睑下容量。自体脂肪具有完全的生物相容性，是最理想的填充材料，需使用钝性针头注射，可避免损伤血管，减少脂肪栓塞风险。为减少脂肪移植后形成皮下包块，最新研究显示，使用胶原酶消化的脂肪细胞移植纠正下睑黑眼圈，可有效防止脂肪团块形成，促进脂肪细胞成活，获得更加均一的外观。胶原蛋白是最常用的软组织填充剂，可用于皮肤菲薄形成的黑眼圈的治疗，填充不宜过浅，以免出现皮肤结节或条索样外观，填充也不宜过深，以免填充剂不能有效遮盖皮下血管网。

（三）结构性黑眼圈

结构性黑眼圈的治疗以改善结构的异常为主。

1. **激光治疗**　对于皮肤松弛老化可采用剥脱性或非剥脱性激光治疗。剥脱性 CO_2 激光焕肤对于眶周皮肤松弛及皱纹有显著效果。但考虑到持久性红斑及色素改变等不良反应，出现了一系列非剥脱性激光或强脉冲光技术，包括脉冲染料激光、半导体激光、1064 nm Nd:YAG激光、1320 nm Nd:YAG激光、1540 nm 铒玻璃激光及强脉冲光。这类系统通过选择性作用于含水组织对真皮形成选择性热损伤，大多配备表皮冷却装置。尽管在皱纹改善程度上，非剥脱性技术的效果不如剥脱性技术显著，但其不良反应较为缓和，康复期较短，可作为无法耐受较长术后恢复期的患者的理想选择。此外，点阵激光技术集合了剥脱性激光和非剥脱性激光的优势，通过微小的真皮热损伤刺激胶原的重塑和新生胶原的形成，改善皮肤松弛，从而改善下睑结构性黑眼圈。

2. **填充治疗**　对于泪槽以及凹陷阴影形成的黑眼圈，可采用自体脂肪或软组织填充剂（如透明质酸）注射补充眼睑下容量。填充层次应在眼轮匝肌深面和眶缘骨膜浅面，均匀分布，不可矫枉过正。同时，应注意补充整个中面部的容积缺失，以获得协调的外观。

3. **手术**　对于与泪槽形成的眶下黑眼圈，可通过侵入性方法松解内侧的泪槽韧带和外侧的轮匝肌支持韧带，通常是在下睑成形术中增加此项操作来矫正泪槽凹陷和睑颊沟。同时，通过皮肤在眶内侧的提紧获得整个中面部的提紧。下睑成形中附加眶脂肪重置也是纠正泪槽的一种术式，手术路径可以是经皮肤或经结膜的下睑成形。其中，眶脂肪重置的层次可依据手术医师的偏好选择在骨膜上平面或骨膜下平面，两者均能获得满意的术后效果。Yoo等人经结膜切口比较这两个平面的眶脂肪重置的效果，两者均获得100%的患者满意度，盲法评价差异也无统计学意义。两者的区别在于骨膜下平面的手术操作需谨慎细致，对正常解剖结构的破坏较少，术后出血少；骨膜上平面的手术操作更快，如能通过颧前间隙，则创伤减少，术后恢复较快。

对于因眶脂肪假性疝导致的黑眼圈，使用经结膜眼睑成形术去除疝出的眶脂肪即可，疗效理想且不良反应少。如同时合并下睑皮肤松弛下垂形成的黑眼圈，需要行经皮肤下睑整形术，同时松解面中部的韧带，再进行眼轮匝肌悬吊固定，去除多余的松弛皮肤，必要时可加行下睑皮肤剥脱性换肤来改善皮肤质地。

总之，黑眼圈的成因多样，需要根据不同的病因选择不同的治疗方法。对于色素性黑眼圈，可采用去色素剂、化学剥脱及激光治疗。对于血管性黑眼圈，可采用脂肪或软组织填充剂以及激光治疗。对于结构性黑眼圈，如为眶脂肪假性疝造成的眼睑膨出，应使用经结膜眼睑整形术。如果伴有皮肤松弛，应结合经皮肤眼睑整形术以及相应疗法改善松弛。泪槽畸形则需要通过松解泪槽韧带来改善。而对于混合性黑眼圈，需要联合激光、注射填充、眼部整形手术等综合治疗才能达到美容的效果。

（曾汉祺　林晓曦　张庆国）

参考文献

［1］邹觉，顾恒，邵长庚. 伍德灯在皮肤科的应用［J］. 国外医学（皮肤性病学分册），2001，27（1）：44-46.

［2］李利. 皮肤无创检测技术［J］. 皮肤病与性病，2009，31（4）：16.

［3］邹先彪，张理涛，温海. 皮肤图像技术的种类及应用前景［J］. 中国中西医结合皮肤性病学杂志，2014，13（1）：37-38.

［4］ASTNER S，GONZALEZ E，CHEUNG A，et al. Pilot study on the sensitivity and specificity of in vivo reflectance confocal microscopy in the diagnosis of allergic contact dermatitis［J］. J Am Acad Dermatol，2005，53（6）：986-992.

［5］SWINDELLS K，BURNETT N，RIUS-DIAZ F，et al. Reflectance confocal microscopy may differentiate acute allergic and irritant contact dermatitis in vivo［J］. J Am Acad Dermatol，2004，50（2）：220-228.

［6］VÁZQUEZ-LÓPEZ F，MANJÓN-HACES J A，MALDONADO-SERAL C，et al. Dermoscopic features of plaque psoriasis and lichen planus：new observations［J］. Dermatology，2003，207（2）：151-156.

［7］CHUH A A. Collarette scaling in pityriasis rosea demonstrated by digital epiluminescence dermatoscopy［J］. Australas J Dermatol，2001，42（4）：288-290.

［8］KITTLER H，PEHAMBERGER H，WOLFF K，et al. Diagnostic accuracy of dermoscopy［J］. Lancet Oncol，2002，3（3）：159-165.

［9］BAFOUNTA M L，BEAUCHET A，AEGERTER P，et al. Is dermoscopy (epiluminescence microscopy) useful for the diagnosis of melanoma? Results of a meta-analysis using techniques adapted to the evaluation of diagnostic tests［J］. Arch Dermatol，2001，137（10）：1343-1350.

［10］ARGENYI Z B. Dermoscopy (epiluminescence microscopy) of pigmented skin lesions. Current status and evolving trends［J］. Dermatol Clin，1997，15（1）：79-95.

［11］齐显龙，宋奉宜. "肌肤监测"系列（一）——概述［J］. 中国美容医学，2011，20（2）：311-312.

［12］FITZPATRICK T B，ARNDT K A，EL-MOFTY A M，et al. Hydroquinone and psoralens in the therapy of hypermelanosis and vitiligo [J]. Arch Dermatol, 1966, 93 (5): 589-600.

[13] SPENCER M C. Topical use of hydroquinone for depigmentation [J]. JAMA, 1965, 194 (9): 962-964.

[14] ENNES S B P, PASCHOALICK R C, ALCHORNE M D A. A double-blind, comparative, placebo-controlled study of the efficacy and tolerability of 4% hydroquinone as a depigmenting agent in melasma [J]. J Dermatol Treat, 2000, 11 (3): 173-179.

[15] HADDAD A L, MATOS L F, BRUNSTEIN F, et al. A clinical, prospective, randomized, double-blind trial comparing skin whitening complex with hydroquinone vs. placebo in the treatment of melasma [J]. Int J Dermatol, 2003, 42 (2): 153-156.

[16] KRAMER K E, LOPEZ A, STEFANATO C M, et al. Exogenous ochronosis [J]. J Am Acad Dermatol, 2000, 42 (5 Pt 2): 869-871.

[17] OLUMIDE Y M, AKINKUGBE A O, ALTRAIDE D, et al. Complications of chronic use of skin lightening cosmetics [J]. Int J Dermatol, 2008, 47 (4): 344-353.

[18] NORDLUND J, GRIMES P, ORTONNE J P. The safety of hydroquinone [J]. J Cosmetic Dermatol, 2006, 5 (2): 168-169.

[19] LEVITT J. The safety of hydroquinone: a dermatologist's response to the 2006 Federal Register [J]. J Am Acad Dermatol, 2007, 57 (5): 854-872.

[20] MAEDA K, NAGANUMA M. Topical trans-4-aminomethylcyclohexanecarboxylic acid prevents ultraviolet radiation-induced pigmentation [J]. J Photochem Photobiol B, 1998, 47 (2-3): 136-141.

[21] LEE J H, PARK J G, LIM S H, et al. Localized intradermal microinjection of tranexamic acid for treatment of melasma in Asian patients: a preliminary clinical trial [J]. Dermatol Surg, 2006, 32 (5): 626-631.

[22] KONISHI N, KAWADA A, MORIMOTO Y, et al. New approach to the evaluation of skin color of pigmentary lesions using Skin Tone Color Scale [J]. J Dermatol, 2007, 34 (7): 441-446.

[23] NORDLUND J J, COLLINS C E, RHEINS L A. Prostaglandin E_2 and D_2 but not MSH stimulate the proliferation of pigment cells in the pinnal epidermis of the DBA/2 mouse [J]. J Invest Dermatol, 1986, 86 (4): 433-437.

[24] DRAELOS Z D. Skin lightening preparations and the hydroquinone controversy [J]. Dermatol Ther, 2007, 20 (5): 308-313.

[25] LOWE N J, RIZK D, GRIMES P, et al. Azelaic acid 20% cream in the treatment of facial hyperpigmentation in darker-skinned patients [J]. Clin Ther, 1998, 20 (5): 945-959.

[26] LIM J T. Treatment of melasma using kojic acid in a gel containing hydroquinone and glycolic acid [J]. Dermatol Surg, 1999, 25 (4): 282-284.

[27] PICARDO M, CARRERA M. New and experimental treatments of cloasma and other hypermelanoses [J]. Dermatol Clin, 2007, 25 (3): 353-362.

[28] BOISSY R E, VISSCHER M, DELONG M A. DeoxyArbutin: a novel reversible tyrosinase inhibitor with

effective *in vivo* skin lightening potency [J]. Exp Dermatol, 2005, 14 (8): 601-608.

[29] CHOI Y K, RHO Y K, YOO K H, et al. Effects of vitamin C vs. multivitamin on melanogenesis: comparative study *in vitro* and *in vivo* [J]. Int J Dermatol, 2010, 49 (2): 218-226.

[30] PINNELL S R, YANG H, OMAR M, et al. Topical L-ascorbic acid: percutaneous absorption studies [J]. Dermatol Surg, 2001, 27 (2): 137-142.

[31] ESPINAL-PEREZ L E, MONCADA B, CASTANEDO-CAZARES J P. A double-blind randomized trial of 5% ascorbic acid vs. 4% hydroquinone in melasma [J]. Int J Dermatol, 2004, 43 (8): 604-607.

[32] FUNASAKA Y, CHAKRABORTY A K, KOMOTO M, et al. The depigmenting effect of alpha-tocopheryl ferulate on human melanoma cells [J]. Br J Dermatol, 1999, 141 (1): 20-29.

[33] YOKOTA T, NISHIO H, KUBOTA Y, et al. The inhibitory effect of glabridin from licorice extracts on melanogenesis and inflammation [J]. Pigment Cell Res, 1998, 11 (6): 355-361.

[34] NERYA O, VAYA J, MUSA R, et al. Glabrene and isoliquiritigenin as tyrosinase inhibitors from licorice roots [J]. J Agric Food Chem, 2003, 51 (5): 1201-1207.

[35] ERTAM I, MUTLU B, UNAL I, et al. Efficiency of ellagic acid and arbutin in melasma: a randomized, prospective, open-label study [J]. J Dermatol, 2008, 35 (9): 570-574.

[36] KHEMIS A, KAIAFA A, QUEILLE-ROUSSEL C, et al. Evaluation of efficacy and safety of rucinol serum in patients with melasma: a randomized controlled trial [J]. Br J Dermatol, 2007, 156 (5): 997-1004.

[37] HUH S Y, SHIN J W, NA J I, et al. Efficacy and safety of liposome-encapsulated 4-n-butylresorcinol 0.1% cream for the treatment of melasma: a randomized controlled split-face trial [J]. J Dermatol, 2010, 37 (4): 311-315.

[38] 李利. 美容化妆品学 [M]. 2版. 北京: 人民卫生出版社, 2011.

[39] WANG C C, SUE Y M, YANG C H, et al. A comparison of Q-switched alexandrite laser and intense pulsed light for the treatment of freckles and lentigines in Asian persons: a randomized, physician-blinded, split-face comparative trial [J]. J Am Acad Dermatol, 2006, 54 (5): 804-810.

[40] MURPHY M J, HUANG M Y. Q-switched ruby laser treatment of benign pigmented lesions in Chinese skin [J]. Ann Acad Med Singap, 1994, 23 (1): 60-66.

[41] CHAN H H, FUNG W K, YING S Y, et al. An in vivo trial comparing the use of different types of 532 nm Nd:YAG lasers in the treatment of facial lentigines in Oriental patients [J]. Dermatol Surg, 2000, 26 (8): 743-749.

[42] KONO T, GROFF W F, SAKURAI H, et al. Comparison study of intense pulsed light versus a long-pulse pulsed dye laser in the treatment of facial skin rejuvenation [J]. Ann Plast Surg, 2007, 59 (5): 479-483.

[43] KONO T, CHAN H H, GROFF W F, et al. Long-pulse pulsed dye laser delivered with compression for treatment of facial lentigines [J]. Dermatol Surg, 2007, 33 (8): 945-950.

[44] JORGENSEN G F, HEDELUND L, HAEDERSDAL M. Long-pulsed dye laser versus intense pulsed light for photodamaged skin: a randomized split-face trial with blinded response evaluation [J]. Lasers Surg Med, 2008,

40 （5）：293-299.

［45］ BITTER P H. Noninvasive rejuvenation of photodamaged skin using serial, full-face intense pulsed light treatments ［J］. Dermatol Surg, 2000, 26 （9）：835-842；discussion 843.

［46］ NEGISHI K, WAKAMATSU S, KUSHIKATA N, et al. Full-face photorejuvenation of photodamaged skin by intense pulsed light with integrated contact cooling： initial experiences in Asian patients ［J］. Lasers Surg Med, 2002, 30 （4）：298-305.

［47］ FENG Y J, ZHAO J Y, GOLD M H. Skin rejuvenation in Asian skin： the analysis of clinical effects and basic mechanisms of intense pulsed light ［J］. J Drugs Dermatol, 2008, 7 （3）：273-279.

［48］ FREITAG F M, CESTARI T F. What causes dark circles under the eyes? ［J］. J Cosmet Dermatol, 2007, 6 （3）：211-215.

［49］ GOODMAN R M, BELCHER R W. Periorbital hyperpigmentation: an overlooked genetic disorder of pigmentation ［J］. Arch Dermatol, 1969, 100 （2）：169-174.

［50］ ROH M R, CHUNG K Y. Infraorbital dark circles： definition, causes, and treatment options ［J］. Dermatol Surg, 2009, 35 （8）：1163-1171.

［51］ GRAZIOSI A C, QUARESMA M R, MICHALANY N S, et al. Cutaneous idiopathic hyperchromia of the orbital region (CIHOR)： a histopathological study ［J］. Aesthetic Plast Surg, 2013, 37 （2）：434-438.

［52］ WATANABE S, NAKAI K, OHNISHI T. Condition known as "dark rings under the eyes" in the Japanese population is a kind of dermal melanocytosis which can be successfully treated by Q-switched ruby laser ［J］. Dermatol Surg, 2006, 32 （6）：785-789；discussion 789.

［53］ CYMBALISTA N C, DE OLIVEIRA Z N P. Treatment of idiopathic cutaneous hyperchromia of the orbital region （ICHOR） with intense pulsed light ［J］. Dermatol Surg, 2006, 32 （6）：773-783；discussion 783-784.

［54］ EPSTEIN J S. Management of infraorbital dark circles: a significant cosmetic concern ［J］. Arch Facial Plast Surg, 1999, 1 （4）：303-307.

［55］ MARKS M B. Allergic shiners: dark circles under the eyes in children ［J］. Clin Pediatr (Phila), 1966, 5 （11）：655-658.

［56］ HIRMAND H. Anatomy and nonsurgical correction of the tear trough deformity ［J］. Plast Reconstr Surg, 2010, 125 （2）：699-708.

［57］ HUANG Y L, CHANG S L, MA L, et al. Clinical analysis and classification of dark eye circle ［J］. Int J Dermatol, 2014, 53 （2）：164-170.

［58］ RANU H, THNG S, GOH B K, et al. Periorbital hyperpigmentation in Asians： an epidemiologic study and a proposed classification ［J］. Dermatol Surg, 2011, 37 （9）：1297-1303.

［59］ KIKUCHI K, MASUDA Y, HIRAO T. Imaging of hemoglobin oxygen saturation ratio in the face by spectral camera and its application to evaluate dark circles ［J］. Skin Res Technol, 2013, 19 （4）：499-507.

［60］ OHSHIMA H, TAKIWAKI H. Evaluation of dark circles of the lower eyelid： comparison between reflectance meters and image processing and involvement of dermal thickness in appearance [J]. Skin Res Technol, 2008, 14 (2): 135-141.

[61] GENDLER E C. Treatment of periorbital hyperpigmentation [J]. Aesthet Surg J, 2005, 25 (6): 618-624.

[62] VAVOULI C, KATSAMBAS A, GREGORIOU S, et al. Chemical peeling with trichloroacetic acid and lactic acid for infraorbital dark circles [J]. J Cosmet Dermatol, 2013, 12 (3): 204-209.

[63] XU T H, YANG Z H, LI Y H, et al. Treatment of infraorbital dark circles using a low-fluence Q-switched 1064 nm laser [J]. Dermatol Surg, 2011, 37 (6): 797-803.

[64] WEST T B, ALSTER T S. Improvement of infraorbital hyperpigmentation following carbon dioxide laser resurfacing [J]. Dermatol Surg, 1998, 24 (6): 615-616.

[65] LOWE N J, WIEDER J M, SHORR N, et al. Infraorbital pigmented skin. Preliminary observations of laser therapy [J]. Dermatol Surg, 1995, 21 (9): 767-770.

[66] MOMOSAWA A, KURITA M, OZAKI M, et al. Combined therapy using Q-switched ruby laser and bleaching treatment with tretinoin and hydroquinone for periorbital skin hyperpigmentation in Asians [J]. Plast Reconstr Surg, 2008, 121 (1): 282-288.

[67] MOODY M N, LANDAU J M, GOLDBERG L H, et al. Fractionated 1550 nm erbium-doped fiber laser for the treatment of periorbital hyperpigmentation [J]. Dermatol Surg, 2012, 38 (1): 139-142.

[68] PARK K Y, OH I Y, MOON N J, et al. Treatment of infraorbital dark circles in atopic dermatitis with a 2790 nm erbium: Yttrium scandium gallium garnet laser: a pilot study [J]. J Cosmet Laser Ther, 2013, 15 (2): 102-106.

[69] MITSUISHI T, SHIMODA T, MITSUI Y, et al. The effects of topical application of phytonadione, retinol and vitamins C and E on infraorbital dark circles and wrinkles of the lower eyelids [J]. J Cosmet Dermatol, 2004, 3 (2): 73-75.

[70] OHSHIMA H, MIZUKOSHI K, OYOBIKAWA M, et al. Effects of vitamin C on dark circles of the lower eyelids: quantitative evaluation using image analysis and echogram [J]. Skin Res Technol, 2009, 15 (2): 214-217.

[71] GREEN D. Removal of periocular veins by sclerotherapy [J]. Ophthalmology, 2001, 108 (3): 442-448.

[72] GOLDMAN M P. Optimal management of facial telangiectasia [J]. Am J Clin Dermatol, 2004, 5 (6): 423-434.

[73] KERSTEN R C, KULWIN D R. Management of cosmetically objectionable veins in the lower eyelids [J]. Arch Ophthalmol, 1989, 107 (2): 278-280.

[74] VIGO R L, PREMOLI J. Removal of periocular eyelid veins by ambulatory phlebectomy with a regular crochet hook [J]. Ophthalmic Plast Reconstr Surg, 2012, 28 (3): 219-220.

[75] JIN Y B, LIN X X, MA G, et al. Treatment of venous infraorbital dark circles using a long-pulsed 1064 nm neodymium-doped yttrium aluminum garnet laser [J]. Dermatol Surg, 2012, 38 (8): 1277-1282.

[76] 马刚, 林晓曦, 胡晓洁, 等. CO₂点阵激光治疗眶周皱纹的临床观察 [J]. 中国美容整形外科杂志,

2010，21（3）：170-172.

［77］ROH M R，KIM T K，CHUNG K Y．Treatment of infraorbital dark circles by autologous fat transplantation：a pilot study［J］．Br J Dermatol，2009，160（5）：1022-1025.

［78］YOUN S，SHIN J I，KIM J D，et al．Correction of infraorbital dark circles using collagenase-digested fat cell grafts［J］．Dermatol Surg，2013，39（5）：766-772.

［79］ALSTER T S，BELLEW S G．Improvement of dermatochalasis and periorbital rhytides with a high-energy pulsed CO_2 laser: a retrospective study［J］．Dermatol Surg，2004，30（4 Pt 1）：483-487；discussion 487.

［80］MORLEY A M S，MALHOTRA R．Use of hyaluronic acid filler for tear-trough rejuvenation as an alternative to lower eyelid surgery［J］．Ophthalmic Plast Reconstr Surg，2011，27（2）：69-73.

［81］STUTMAN R L，CODNER M A．Tear trough deformity：review of anatomy and treatment options［J］．Aesthet Surg J，2012，32（4）：426-440.

［82］YOO D B，PENG G L，MASSRY G G．Transconjunctival lower blepharoplasty with fat repositioning：a retrospective comparison of transposing fat to the subperiosteal vs supraperiosteal planes［J］．JAMA Facial Plast Surg，2013，15（3）：176-181.

［83］ROHRICH R J，GHAVAMI A，MOJALLOL A．The five-step lower blepharoplasty：blending the eyelid-cheek junction［J］．Plast Reconstr Surg，2011，128（3）：775-783.

［84］齐向东，王炜，高景恒．微创美容外科学［M］．杭州：浙江科学技术出版社，2013.

［85］周君芳，陆新．注射用A型肉毒毒素治疗痤疮28例疗效观察［J］．医学信息，2009，22（2）：259.

［86］马常明．经皮微针药物导入的研究进展及其在美容整形外科中的应用［J］．中国美容医学，2012，21（5）：860-863.

第八章

注射美容技术

注射美容技术是近年发展起来的微创美容技术之一。微创技术是高端医学发展的必然规律。微创技术表现在物理方面（诊疗仪器和设备）、化学方面（药物和填充剂等）及生物学方面（再生医学等）。而注射美容技术是上述三方面技术综合发展的结果，既是包括物理、化学、生物学三方面的综合发展的结果，也是由填充技术转化发展为再生剂的过程中发展的技术。

第一节　填充剂及其注射技术

填充剂是一类可用于软组织内注射的凝胶状物质，用来修复体表的凹陷畸形、老年性皱纹，美化面部五官，调整面部和身体的轮廓等。填充剂整形美容的基本原理是增加皮肤及其他软组织的容量，所以也称作组织增容剂。其作用机制主要有两个：一是通过注入填充剂直接增加组织的体积或容量；二是注射材料通过刺激周围正常组织，产生纤维增生或血管纤维网，达到组织增容的效果。前者是注射后即时产生的效果，后者是通过刺激逐渐形成的，颗粒状的填充剂更容易引起这种组织增生的刺激作用。填充剂注射属于微创美容操作，近年来发展速度非常快，最常用的注射填充剂是交联透明质酸。

一、面部老化和容量分析

面部衰老是面部骨骼、肌肉、韧带以及其他各种软组织共同变化的结果，骨骼的变化极大地影响着其他组织的表现，面中部骨骼的退缩伴随着外突的消失，会导致明显的组织下垂。面部支持系统及面部脂肪室在老龄化过程中会出现明显的松弛和改变。

（一）面部骨骼的衰老

面部骨骼的老龄化改变有几个基本的特点：①持续终身的变化。大量的标本解剖和计算机断层扫描数据都显示，颅面骨一生中都在持续变化，这种变化包括骨骼的持续生长、选择性吸收及缓慢移行。②区域性特征。面部骨骼并非整体均衡地按比例变化，而是具有区域性的特征。③年龄段及个体差异。骨骼变化的方式在不同年龄、不同性别和不同人种中存在较大的差异。

1. 眼眶衰老　眼眶衰老的主要表现是眶骨的吸收和移动，可造成以下四个变化：①眶纵横径延长。②眼眶形状改变。在年轻时，眼眶形状近似于圆形或矩形，随着年龄增大，眼眶逐渐演变为菱形（图8-1）。③眼眶容积增大。眼眶容积在发育完成之后仍持续缓慢增大。④眶下缘后移。从侧面观察可以看到眶下缘与角膜前缘间的水平距离随年龄增大而增大，这是因为眶下缘在骨吸收的同时还发生着持续的后移。眶骨的上述变化可影响外貌，眶下缘外侧的骨吸收是鱼尾纹和外侧眶睑沟形成的原因之一，同时骨支撑减弱使外侧上睑受下睑牵拉，加重睑外侧下垂的表现。眶上缘内侧部的骨吸收可导致内侧眶上缘的上移，这使眉头随之上移，眉线变得平坦，给人一种外侧眉毛下垂的老龄化感觉。与此同时，眶周的骨骼也发生着变化，如眉间角表现为随衰老而减小，同年龄段女性眉间角小于男性，眉弓显得更凸，这些均源于眶骨老龄化的改变。

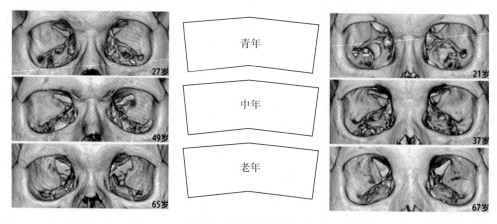

图8-1　眼眶老龄化的改变

图8-1中展示了男性（左）和女性（右）青年、中年、老年的眶骨三维CT重建的形状。从图中可以看到，中老年眼眶的主要改变是：上下眶缘不均衡的骨吸收和移位，尤其是外下缘的骨骼吸收明显，眶缘由较水平变为倾斜，眶间距离略增宽，导致眼眶的轮廓由矩形转变为近似菱形。在青年期，两侧眼眶连在一起所呈现出来的形状接近于水平的矩形；到中年期此矩形的两侧向下倾斜，呈现出中线对折而未展平的形态；至老年期，这种对折形态更加明显，向下倾斜的程度进一步加重。

2. 上颌骨衰老　中面部主要由上颌骨、颧骨及鼻骨等构成，其中上颌骨最易受衰老影响，尤其是内侧的1/2，其衰老的表现主要是上颌骨角减小。许多研究证实，上颌骨角随着年龄增长持续而显著地减小，原因是上颌骨的骨吸收和上颌骨的后移。上颌骨出现后缩凹陷，这种后缩移位并不是整块上颌骨的平移，其下部比上部后移要明显许多，而中央部分骨吸收较周围明显，导致凹陷的发生。上颌骨面积则出现减小，上颌骨的上边和内侧边的骨吸收联合老年阶段牙槽骨的萎缩，共同导致上颌骨的面积减小。牙槽骨也受到影响，而牙列不完整的老年人由于失去了牙齿对牙槽骨的稳定作用，牙槽骨明显萎缩，牙槽骨的萎缩直接造成了上颌骨退缩。上颌骨的上述变化使上颌骨浅层的软组织失去支撑，导致颊脂肪垫下滑、支持韧带松弛而加重鼻唇沟，造成面部明显的老龄化改变。

3. 梨状孔形态改变　作为中面部的中心，梨状孔的形态随年龄发生着显著的变化，其主要表现是梨状孔面积增大和梨状孔点后移。

4. 中面部骨架的三维变化　中面部骨骼的高度、宽度及深度（颅底至面部距离）在中青年期都表现为持续增加；但到了中年后期及老年期，中面部骨骼的高度和中下面部骨骼的深度都较前减小，而中面部骨骼的宽度和中上面部骨骼的深度则持续增大，这样的变化特点令面部骨骼表现出中空的状态。中面部骨架出现旋转，面部骨骼的中上部随年龄增大而缓慢向前移动，中下部则随年龄增大向后移动，这造成了全部或大部分中面部骨骼相对于颅底的顺时针旋转。

5. 下颌骨的老龄化表现　下颌骨老龄化的主要表现为骨骼缩小及轮廓的变化。下颌骨随衰老持续发生骨吸收，使其在老龄化的过程中表现为整体的缩小，这在骨体和两侧升支均有体现，尤其在唇颏沟以及两侧骨体前中部较为明显。下颌骨轮廓也变化，衰老的表现主要为两侧骨体倾斜度减小和颏部变凸。

（二）面部脂肪室及支持系统

1. 面部脂肪室（subcutaneous fat compartments）　近几年的研究显示，人体的皮下脂肪并不是融合成整体的一个连续的层次，而是以各自独立的脂肪室存在的。这一特征在面部的表现尤为明显，面部脂肪室可分为深、浅两层，浅层脂肪室位于皮肤与表情肌之间，深层脂肪室位于表情肌与骨膜之间。浅层脂肪室分为额正中、额侧部、上睑、下睑、颊内、鼻唇、颊中、颧上、颞颊外、下颌10个不同的脂肪室，它们彼此被隔膜分隔，独立存在，这些隔膜相当于支持性的结构。面部脂肪室的容量分布（体积和形态）、位置和相互毗邻关系随年龄增长而逐渐改变，与面部的老化表现密切相关。当面部衰老时，主要变化是脂肪室之间出现松弛和断裂。对于注射填充来说，面部脂肪室的意义在于做皮下层的注射填充时，应针对容积不足的脂肪室进行逐个的填充注射，脂肪室之间的间隔会阻挡填充剂的弥散。

2. 面部组织间隙　在浅表肌腱膜系统（SMAS）的深面，是可以滑动的间隙，保证了面部表情的活动，这些组织间隙犹如大小不等的空房子，其顶部是SMAS，底部是深筋膜或骨膜，四周是各种支持韧带，几乎所有重要的神经血管就行走在组织间隙的四周，所以这些间隙在除皱手术中被称作安全间隙。组织间隙的顶盖缺乏坚强的固定，在面部老龄化时首先出现塌陷和松垂，可以将填充剂注入组织间隙，以改善面部的轮廓或老龄化表现。面部主要的组织间隙有上部颞间隙（upper temporal space）、颧前间隙（prezygomatic space）、上颌前间隙（premaxillary space）、下部咬肌前间隙（lower premasseter space）、中部咬肌前间隙（middle premasseter space）、颊间隙（buccal space）。

3. 面部韧带　面部的韧带犹如树木，其根部固定在颅面骨，树干和树枝向外连接软组织及皮肤，将整个面部的软组织与颅面骨相连。重要的韧带有颧弓韧带、颞上隔、颞下隔、SMAS-颧颊部韧带（咬肌韧带）、下颌骨韧带、颈阔肌悬韧带等。这些韧带在老龄化的过程中出现松弛，使面部的软组织从浅到深依次出现下垂，面部出现皱纹和凹槽。注射填充可以通过对容量的补充修饰早期的组织松弛。

（三）面部的凹陷和沟槽

面部软组织的衰老主要表现在皱纹、凹陷和沟槽上，以下是一些常见的组织凹陷。

1. 眶上凹陷　眶上凹陷是眶周的凹陷表现之一。由于重力作用和眶脂肪的外凸，眶下凹陷的发生率较低。故临床上常常需要处理的是眶上凹陷，大多数眶上凹陷的原因是中老年性的脂肪萎缩，少数年轻人的眶上凹陷多是来自遗传。眶上凹陷通常给人衰老疲惫的感觉，可以通过填充剂注射或脂肪移植达到矫正的效果。

2. 泪沟　泪沟（acrimal sulcus）为眼轮匝肌睑部与眶部结合处的凹陷，是中老年后出现的面部特征性改变，表现为一条从内眦向下睑瞳孔正下方斜行走向的凹沟，在行走过程中逐渐增宽，其尾部可达颧骨位置，且为最宽部位，与眶颊沟相延续。泪沟部的皮肤非常菲薄，呈半透明，有时可伴有色素沉着。在泪沟部的皮下几乎没有什么皮下脂肪，有时甚至可以透过皮肤看到其深层的眼轮匝肌或静脉，这种情况下该区域的色泽会变深。此外，在光线的照射下，泪沟部位会有光影，所以有时候泪沟也被称作黑眼圈。泪沟的形成和眼轮匝肌有关，泪沟正好位于睑部和眶部眼轮匝肌的交界处，容易出现凹陷；同时，泪沟的形成也和泪沟韧带有关，此韧带向深层牵拉可造成皮肤的凹陷。

3. 睑颊沟　睑颊沟（palpebromalar groove）又称睑颊接合部，是泪沟向外的延伸，位于外侧眶下缘的凹槽。睑颊沟是一个随年龄增长而明显变化的凹陷，它的形成与眼轮匝肌支持韧带有关。以瞳孔中线为界，内侧为泪沟，外侧为睑颊沟。泪沟韧带在外侧面延续为眼轮匝肌支持韧带，眼轮匝肌支持韧带是形成睑颊沟的解剖学基础。泪沟韧带和眼轮匝肌支持韧带的延续解释了该部位的老年性变化，即泪沟和睑颊沟连在一起，形成了一个半圆形，并进一步老龄化成为一个V形的皮肤沟槽。

4. 鼻颊沟　鼻颊沟（nasojugal groove）是位于提上唇鼻翼肌与眼轮匝肌之间的间隙，向面颊部延伸，容易和泪沟相混淆，鼻颊沟位于泪沟的内侧。鼻颊沟在亚洲人面部不易被发现，只有少数消瘦的中老年人才较明显，其头部往往和泪沟接近甚至重叠，其尾部延长后常常和中颊沟相连。

5. 中颊沟（midcheek groove）　泪沟和睑颊沟相交形成V形的中央最低点和最深点，向颊部延续而形成中颊沟，此沟将中颊部分为颧部和鼻唇部，常被认为是面部老化的象征。事实上，在临床观察中可以发现，中颊沟似乎更像是鼻颊沟向下向外的延伸。

6. 鼻唇沟　鼻唇沟（nasolabial fold）又称法令纹，是鼻翼旁至口角外侧的凹陷，多见于中老年人，年轻人偶见，是多种皮肤填充剂的首选治疗部位。

7. 木偶纹　木偶纹（marionette lines）位于两侧口角下方的凹陷，斜行向下，口角向下运动时加重，多见于中老年人，因所有可以开张下颌的木偶在口角下方都有两条分割线而得名。

8. 眶颧区"苹果肌"　事实上，在人体内并不存在这块肌肉，至今对于苹果肌也没有统一的定义。笔者的理解是，一个以颧突为中心的丰满的眶颧区，年轻人该区域（尤其在微笑时）犹如苹果般圆润、饱满、轮廓清晰，而随着年龄的增长，这个区域的骨骼下移、组织松弛萎缩，从而逐渐失去饱满感，并在其四周出现各种凹陷和沟槽。

二、注射性软组织填充材料的历史背景和研究进展

应用注射填充剂的历史基本上和整形外科的历史相同，数百年前就有使用液体石蜡注射面部填充和丰胸的记载，此后还有使用硅胶油注射的记录，随着工业革命的发展，各种可供注射填充的材料不断被开发出来并应用于临床。由于注射美容操作创伤小、恢复快，目前越来越受医患双方的欢迎，2013年美国的填充剂注射美容操作达220万例。

注射美容所使用的皮肤填充剂种类繁多，每个时代的常用制剂是随着时代的发展和科技的进步而变化的，2004年以前最常用的注射材料是胶原类制剂，而2005年后透明质酸类制剂成为最常用的注射填充剂，而且透明质酸的使用量持续增长，胶原类制剂持续下降，羟基磷灰石类的制剂有逐渐增长的趋势。2013年美国整形外科医师协会（ASPS）的统计资料显示，75%的注射填充使用了透明质酸制剂。

和国外相比，我国应用皮肤填充剂进行注射美容的时间较短，截至2014年，我国国家食品药品监督管理总局（CFDA）批准使用的填充剂产品只有瑞蓝2号（交联透明质酸）、爱贝芙（牛胶原＋聚甲基丙烯酸甲酯）、双美胶原蛋白（猪胶原）、EME逸美（羟丙基甲基纤维素＋透明质酸）、润百颜（交联透明质酸）、伊婉（交联透明质酸）、海薇（交联透明质酸）等为数不多的几

个产品。因此，临床医师和求美者可以选择的余地非常小，这大大限制了填充剂的临床使用和研究。

三、常用注射性软组织填充材料

（一）按成分分类的皮肤填充材料

按材料的来源不同，皮肤填充剂可以大致分为动物来源、人体组织来源以及人工合成三大类。然而近年来，细胞外基质的替代品已由填充剂开始转化为再生剂。细胞外基质是细胞生命活动的外环境，组织缺损也带来细胞缺损，需要通过细胞治疗来实现组织的再生。再生剂也随之诞生，从根本上治愈组织缺损（详见"再生医学"章节）。

1. 动物胶原类

（1）牛胶原：牛胶原问世于20世纪80年代，至透明质酸问世前，胶原类制剂一直是临床上最常用的皮肤填充剂。代表产品为美国McGhan公司生产的制剂，疗效维持时间为3～5个月。产品包括：重量浓度3.5%Zyderm，用于表皮及真皮浅层的注射；重量浓度6.5%Zyderm，用于真皮深层的注射；3.5%Zyplast的胶原配以戊二醛，抗原性更小，用于皮下填充注射。优点：注射时疼痛感较轻，不易出血，可以用于浅皱纹注射。缺点：支撑性较差，体内维持时间较短，注射前需要皮试。

（2）猪胶原：和牛胶原相比，猪胶原的降解时间稍短。在我国的代表产品为中国台湾Sunmax公司生产的双美胶原蛋白。优缺点同牛胶原。

（3）爱贝芙：爱贝芙属于混合型的胶原制剂，其内含有80%的牛胶原和20%的聚甲基丙烯酸甲酯（PMMA）微球，其中牛胶原在注射后可以降解，而PMMA微球将永久停留在体内，属于永久填充剂。该制剂在欧洲的商品名为Artecoll，在美国的商品名为Artefill。优点：性价比较高，效果维持时间长。缺点：注射后即使出现问题也无法取出，注射前需要皮试。

2. 人体成分及细胞类制剂

（1）自体胶原蛋白：自体胶原蛋白提取于患者自身切除的皮肤组织，20 cm²皮肤组织可以制备1 ml的3.5%的胶原注射液。适应证：浅皱纹，注射于真皮浅层。优点：不需要试验，疗效长于牛胶原。缺点：需要牺牲供区皮肤，可能遗留手术瘢痕，制备成胶原液后需立即使用（供区的皮肤组织可以冷冻保存，待使用前制备胶原）。

（2）人类胶原：人类胶原制造商为INAMED公司。2003年经美国FDA批准，是唯一被批准使用的人类胶原制剂。来源：新生儿包皮的细胞株扩增培养后获取的胶原。疗效持续时间：2～5个月。Cosmoderm胶原蛋白：含有0.3%利多卡因。需要过度矫正。Cosmoplast胶原蛋白：人体胶原和戊二醛交联，有更长的吸收时间和更高的强度。用于深层填充，需要过度矫正。和牛胶原比较，人类胶原最大的优点是不需要皮试，没有动物源性的致病性。

（3）同种异体皮肤制剂：尸体皮的真皮粉，由 LifeCell 公司制造。成分为不含活细胞的冻干尸体真皮片或粉。真皮粉掺水后用于注射。优点：不需要皮试。缺点：比较黏稠，针头要粗，易过度矫正。适应证：深皱纹。

（4）自体成纤维细胞：自体成纤维细胞来自患者的小片皮肤培养增殖，由医师提取，在实验室里培养扩增。成分：体外扩增培养的成纤维细胞。制作过程：自体真皮内的成纤维细胞，体外扩增至千万个，注射至皱纹部位。优点：自体细胞，疗效长达 22 个月，理论上讲细胞冷冻保存后可无限期使用。

（5）自体脂肪：自体脂肪来自患者自身，由医师抽取和制备，离心或去除体液的自体脂肪颗粒。优点：自体组织，无排异，费用低廉。缺点：吸收率高，需要再次注射；颗粒较大，不适合皮肤浅层的注射。

（6）脂肪来源干细胞（adipose-derived stem cells）：脂肪来源干细胞来自患者自身，由医师提取和制备，经胶原酶作用后，从自体脂肪内提取脂肪前体细胞，立即注入体内。成分：脂肪前体细胞。优点：来源可靠，干细胞含量高，是骨髓组织的 1000 倍，大约每毫升脂肪内含有 40 万个脂肪前体细胞。不需要实验室内的细胞培养传代操作。缺点：缺少足够长的临床观察时间及足够多的病例证实。

（7）富血小板血浆（platelet-rich plasma，PRP）：从自身血液中提取制备的高血小板浓度的血浆，其内含有各种高浓度的活性因子，注射至受区后，可以起到促进组织生长等生物调节作用。PRP 可以直接填充皮肤皱纹，也可以混合自体脂肪一起植入，有研究显示，PRP 可以增加脂肪的存活率。

（8）富血小板纤维蛋白（plaletet-rich fibrin，PRF）：PRF 和 PRP 一样，提取于自体血浆，但在提取过程中不加抗凝剂，从中分离出凝胶状的纤维蛋白内含丰富的血小板和白细胞，其浓度是静脉血含量的 3～5 倍，含有多种生长因子，可以直接填充或混合脂肪移植，被称为第二代的血小板制剂。

（9）自体血浆蛋白：自体血浆蛋白来自患者的血液，通过离心、加热等步骤制备的。成分：自体血浆内的纤维蛋白。制作过程：抽取一定量的自体血浆，经过离心、加热后得到凝胶状蛋白。优点：自体成分，没有排斥反应，可吸收。缺点：疗效半年左右，需要重复注射。

3. 人工合成或提取类制剂

（1）硅胶：硅胶的成分为人工合成的多聚体，内含硅石，根据聚合方法的不同，可以制成液态、凝胶状或固态。代表产品为美国 Dow Corning 公司制造，美国 FDA 批准使用的剂型有 Silikon-1000 和 Silikon-5000。适应证：高纯度的液态硅胶可用于永久除皱，临床多应用于艾滋病晚期患者的组织凹陷填充。优点：材料价格便宜，形状稳定。缺点：容易滥用，并发症多。

（2）聚乳酸（polyactic acid，PLA）：聚乳酸是合成类制剂，制造商为Biotech公司，代表产品是Scuptra和New Filler。冰冻干燥，可溶于水，生物降解，无免疫原性，不需要皮试，适合深、浅两层的除皱，需要重复注射。临床多用于艾滋病患者的组织填充。

（3）羟基磷灰石：羟基磷灰石近年来使用量有所增加，2010年之后，已经超过胶原排到使用量的第二位，2012年的使用比例达到14%，仅次于透明质酸。其代表性的产品为Franksville公司制造的Radiance，微细颗粒悬浮在多糖的凝胶内，FDA已经批准使用多年，主要用于牙齿、骨骼、膀胱、颈部、声带的植入。另一个产品Radiance FN为细小的羟基磷灰石颗粒悬浮凝胶，适用于皮肤深部的填充，不需要皮试。优点：持续时间长，可在组织内停留2～5年，被称为半永久填充剂。缺点：注射时疼痛较明显。

（4）纤维素类制剂：纤维素类制剂的代表产品为我国北京爱美客公司生产的EME逸美制剂，由羟丙基甲基纤维素和透明质酸（未交联）混合而成，属于可降解类填充剂，于2009年获得国家食品药品监督管理局（SFDA）的批准。

（5）透明质酸类制剂：此处特指交联类透明质酸制剂，是目前最常用的皮肤填充剂，2004年取代了胶原类制剂的地位，成为使用量最大的皮肤填充剂。2013年统计，透明质酸类制剂约占填充剂总使用量的75%。

（6）聚左旋乳酸（poly-L-lactic acid，PLLA）：聚左旋乳酸是近年来我国批准上市的一类降解型人工合成生物材料。它通过刺激成纤维细胞分泌胶原达到填充的目的，具有良好的生物相容性、低毒性、易于改性等优点。产品制备成无菌粉末形式保存，使用前需要用无菌注射用水和利多卡因溶解成混悬液，因此注射后即刻的填充效果是由稀释液引起。注射后2～3 d，稀释液吸收，填充效果消失；注射后数周至数月，随着PLLA微粒缓慢降解，刺激自身胶原形成，达到填充目的，因此PLLA需要多次注射才能达到最佳效果。为了解决上述问题，一些PLLA的混合产品逐渐问世。如北京爱美客公司的濡白天使，是一款左旋乳酸-乙二醇共聚物（PLLA-b-PEG）和透明质酸钠凝胶的混合填充剂，具有即刻填充和刺激胶原再生的作用。同时，该产品含有盐酸利多卡因，可以减轻注射中的疼痛，提高注射舒适度。

（二）按降解时间分类的皮肤填充材料

根据皮肤填充材料的降解时间，可以分为永久性填充材料和非永久性填充材料，活体组织及细胞属于一种特殊的永久性填充材料。

1. 非永久性填充剂　非永久性填充剂又称为可吸收性皮肤填充剂、可降解性皮肤填充剂。其特点是填充材料随着时间推移而逐渐降解及代谢（被人体吸收或排出体外）。这类材料的优点是短期滞留在人体内，不会产生长期的并发症或不良反应，安全性较高，是目前临床首选的制剂；其缺点是有效的填充时间有限，需要定期补充注射。以下是几种常用的非永久性填充剂。

（1）胶原类制剂：包括牛胶原及人胶原，降解时间平均3～5个月。

（2）人体组织类制剂：真皮粉、筋膜粉、自体血浆蛋白等，降解时间3～6个月。

（3）透明质酸类制剂：降解时间平均6～12个月。

（4）聚乳酸：降解时间约6个月。

（5）羟基磷灰石：半永久填充剂，降解时间2～5年。

2. 永久性填充剂　永久性填充剂又称为不可吸收性皮肤填充剂、不可降解性皮肤填充剂。其特点是填充剂注入体内后，全部或部分成分永久地滞留在体内，不会降解或被人体吸收。这种填充剂的优点是不需要多次重复注射，性价比较高；缺点是一旦出现不良反应或并发症，处理起来比较棘手，临床选用时需谨慎。以下是几种具有代表性的永久性填充剂。

（1）液态硅胶：硅胶油制剂，注入体内后完全不可降解。

（2）爱贝芙：其内含有20%的聚甲基丙烯酸甲酯（PMMA）颗粒，这种材料不可降解，可永久滞留在体内。

（3）dermalive/dermadeep：由透明质酸和丙烯酸混合而成的水凝胶，除透明质酸外的一些成分不可降解。

（4）活体组织或细胞：特指那些来源于自体的组织及细胞移植，这是一类特殊的永久性填充剂，来自自身体内的组织及细胞（如自体脂肪、自体成纤维细胞、自体脂肪来源干细胞移植等）一旦存活，将永久停留在注射部位，且参与机体的新陈代谢。这类材料的优点是安全性最高，完全没有排异反应；缺点是不一定能有效地应用于各个不同的填充部位。对于传代的细胞而言，还没有找到一种方法可以彻底避免使用动物来源的血清或制剂，也没有办法可以保证经过体外传代的细胞的生物学特性还能和体内细胞保持一致。

四、注射性软组织填充剂的适应证和禁忌证

（一）皮肤填充剂的适应证

1. 改善皱纹　主要是通过将填充剂注入皱纹部位的真皮及皮下层，抬高皱纹的基底部，将皱纹填平。常用于面颈部静态皱纹的注射，可以减轻或去除面部皱纹，如额纹、眉间纹、口周纹、眼周纹、颈部的横纹等。

2. 改善凹沟或凹陷　中老年时，面部一些区域会出现萎缩，如鼻唇沟、泪沟、上睑凹陷、眶颧部（俗称"苹果肌"）等，可以通过注射填充加以改善，增加该区域的组织容积，改善老

年化的外观。将皮肤填充剂注入体表凹陷或凹沟的皮内或皮下深层，通过容积的增加来改善外形。

3. 改善轮廓　通过注射皮肤填充剂到需要增加轮廓的部位，如颞部凹陷、颊部凹陷、颏部过小、眉弓低平、额部低平等，可以改变面部的轮廓，使之符合面部美学的标准。

4. 五官的修饰　面部五官各自有其美学的标准，如果尺寸不足或比例失调，可以通过注射皮肤填充剂进行适当的修饰，如注射隆鼻（对于一些轻度的鼻背或鼻根部低平，可以注射填充剂加以抬高）、丰唇（通过注射填充可以改善嘴唇的外形，恢复饱满度）、注射耳垂（注射后可以得到一个比较丰满的耳垂）等。

5. 瘢痕的修饰　一些凹陷性的瘢痕或先天性的组织凹陷可以通过注射颗粒细腻的皮肤填充剂加以修饰及改善。

（二）皮肤填充剂注射的禁忌证

1. 所有整形美容手术的禁忌证，如精神异常、过高期望值、严重身心疾病等。
2. 对注射材料或注射制剂的某种成分过敏。
3. 有严重过敏反应病史及多发性严重过敏病史。
4. 曾注射不明填充剂且相关部位仍然没有消退。
5. 凝血机制异常，或在2周内接受过抗凝治疗。
6. 注射部位有活动性皮肤病、炎症、感染等。

五、注射操作的基本流程

（一）注射前评估

软组织填充剂可应用于头面部的皮肤皱纹、组织凹陷、轮廓修饰等的注射。在皮肤填充剂注射之前，首要步骤是对注射对象进行注射前的评估。对于面部注射的求美者，要按照其个人要求及美学标准，对整个面部及五官进行仔细的观察和测量，与求美者进行充分沟通，而后进行一个全面的评估。容易忽略的是：只注重美学标准，忽略求美者个人要求；只注重单一的器官或部位，忽略整体观；只考虑注射填充，忽略其他治疗；只考虑注射针剂的支数，而忽略了实际需求量。

（二）医学摄影

注射前评估完成后，需要通过医学摄影拍摄受术者在本次注射前的影像。在注射前以及注射后的随访时，对每一例注射对象均需要拍照，留下医学影像资料，用于效果的评判、再次注射时的设计、学术交流、医疗纠纷时的证据等。对于不同意拍照的受术者，一般不予以注射。

（三）设计

对面部进行评估和医学摄影之后，就要进行注射部位的设计，一般采用坐位，在正面柔和光线的照射下，用清晰的线条标记出需要注射的范围和进针点。常用的标记部位有两类：一类是泪沟、睑颧区、颞部、鼻唇沟等凹陷部位，主要根据其凹陷的范围进行标记，对于凹陷特别明显的区域，可以使用等高线进行重点表现；第二类是鼻部、颏部等需要隆起的注射部位，除标记注射范围外，更需要明确标记出鼻根部的黄金点、正中线和正中点的位置，以防注射后出现歪斜。鼻根部黄金点通常位于内眦连线和眉间连线的中线，正中线的参考点是眉间、人中、唇珠、切牙间隙等。有一些部位在标记时和面部表情及动作有关，如皱纹的显现、睁眼、闭眼等，需要嘱受术者配合做出各种动作，以明确需要注射的范围。部分重要的病例，在设计标记之后需做第二次的医学摄影记录。

（四）注射前告知及签署知情同意书

初诊时应将皮肤填充剂的有关知识和注意事项告知患者，并仔细询问病史，排除有可能出现过敏反应和其他不适合注射的危险患者，需要受术者在知情同意书上签字。

（五）注射步骤

1. 消毒　一般选用无色的酒精消毒，也可选用对面部皮肤刺激较小的苯扎溴铵消毒，使用碘伏消毒效果确切，但注射后需要清洗皮肤，去除染色。

2. 注射体位　注射体位常用仰卧位，便于患者平静地接受注射，有些特殊部位，如睑周、中面部等需要患者保持直立位以便观察，注射时可采用坐立位，需要患者的配合。现在多数使用可自动调节不同体位的注射床，以便于医师操作和观察。

3. 疼痛控制及麻醉　透明质酸制剂内一般不含有麻醉剂，尽管注射针头很细，注射时仍会感到疼痛。可以采取表面麻醉、阻滞麻醉、冰敷、局部振动器等方法减轻疼痛。使用钝针注射疼痛度较轻，可在进针点进行少量的局部麻醉，再从同一个针眼插入钝针，在疏松组织内进针及注射，疼痛度很轻。一般不建议使用局部浸润麻醉的方法，因为麻醉液的注入会影响医师对填充剂注射量的判断。也有报告显示，使用细长针在不含利多卡因的透明质酸类填充剂中均匀加入1%利多卡因0.1～0.2 ml，可以显著减轻疼痛。若添加利多卡因的同时添加少量肾上腺素，可减少局部皮下淤血。

4. 注射层次　透明质酸的注射层次以皮下为主，根据具体情况可以注射至骨膜表面或脂肪层及面部间隙中。对于深皱纹和组织凹陷，应选用较大颗粒的注射材料，注射层次以深层为主；对于浅皱纹或浅凹陷，应该选用较小颗粒的材料，注射层次较浅。不同的注射层次，其注射针头、材料、注射量和适应证都有所区别。对于皮内注射，应使用锐针头；对于皮下层及更深层的注射，可以选择钝针头和锐针头结合，以避免注入血管造成栓塞。如果注射过深，则需要更多的容量，且注射物会产生移动、吸收过快而导致有效时间缩短；如果注射过浅，则容易形成结节或肤色异常，初学时应遵循宁深勿浅的原则（图8-2A）。

5. 注射技巧　注射可以采用点状、线状、扇形、交叉等方法（图8-2B～E），注射时要注意动作轻柔，避开血管，尽量避免形成不必要的损伤。边退针边注射比较容易控制。使用锐针注射或者做深部注射时，可以使用点状注射，如泪沟、眶颧区、颏部等。在真皮内层次注射时，可以做线状注射，如浅层的鼻唇沟纹、眉间纹、抬头纹等。如果使用钝针注射，注射层次一般位于皮下层，可使用线性、扇形、交叉等方法注射，一般应用于三角形的凹陷区域，如鼻唇沟、眶颧区、颞部、面颊部等。

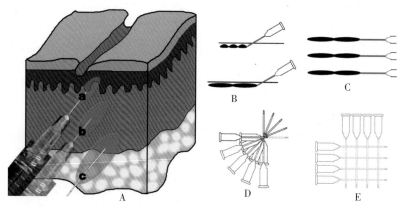

A. 皮肤填充剂常用的注射层次有真皮浅层（a）、真皮深层（b）、皮下层（c），对于真皮层的注射，需要使用锐利的针头，而皮下层的注射，使用钝针比较安全，可以避免刺破血管，真皮层的注射应使用较小颗粒的注射材料，皮下层的注射可以选用较大颗粒的注射材料；B. 点状注射，适用于锐针的深部注射，如泪沟、眶颧区、颏部等；C. 线状注射，适用于锐针的真皮内注射，用于线性的皱纹，如浅层的鼻唇沟纹、眉间纹、抬头纹等，也可用于钝针的皮下注射；D. 扇形注射，一般用于三角形的凹陷区域，如鼻唇沟、眶颧区、颞部等，常使用钝针注射；E. 交叉注射法，适用于大面积的中浅层充填，如颞部和面颊部，常使用钝针注射。

图8-2　皮肤填充剂注射的不同层次及不同注射方法示意图

6. 注射量　有些皮肤填充剂注射后吸收较快，需要在注射时过度矫正，如胶原制剂；而透明质酸制剂不需要过度矫正，所以在注射时只要达到预期效果即可，不要过多注射，一旦注射过多，形成的隆起或结节需要数月后才能消退，初学时应遵循宁少勿多的原则。在使用前必须充分了解产品的特性，按制剂的说明书正确使用。

第二节 透明质酸注射美容技术

一、概述

透明质酸（hyaluronic acid）俗称玻尿酸，是美国的 Meyer 教授在 1934 年从牛眼的玻璃体中发现的一种透明并有黏性的物质。它是一种直链的大分子多糖，由 D-葡糖醛酸和 N-乙酰基-D-氨基葡糖双糖单位重复连接构成，分子量在 1 万～1000 万之间。透明质酸中含有大量的羟基与羧基，可以与水分子形成氢键，具有强大的吸水性，可吸收自身重量 1000 倍的水分，形成有黏弹性的液体。自然界的透明质酸主要以钠盐的形式存在。

透明质酸广泛存在于自然界，人类和各种动物体内都含有透明质酸，在一些细菌的荚膜上透明质酸也有很高的含量，这些来源不同的透明质酸，其化学结构完全相同，均为单一的双糖重复结构，没有物种差别。来自动物或细菌的透明质酸，与人体内的透明质酸结构完全一致，注入人体时均无免疫原性，过敏率极低。透明质酸是人体组织内固有的成分之一，是重要的细胞外基质，主要分布在皮肤、结缔组织、关节滑液、眼玻璃体、脐带及其他组织中。透明质酸具有良好的生物兼容性、非免疫原性、生物可降解性、优良的理化性质，是一种理想的生物医学材料，它在医药领域应用已有几十年的历史，最早应用于眼科，作为手术黏弹剂填充眼球内腔隙，此外，还可用于关节滑液补充剂、术后防粘连剂、组织工程、细胞培养、软组织填充等。

透明质酸是人体内的固有成分，每天约有 1/3 的透明质酸需要在体内进行代谢更新，主要代谢途径为淋巴代谢和肝代谢，最终的降解产物为二氧化碳和水，因此透明质酸是完全可降解的生物材料。皮肤的真皮内存在较多的透明质酸，它是真皮中分子量最大、数量最多的糖胺聚糖。真皮内细胞间的胞外空间大、基质多，含透明质酸的量较多。真皮层中的成纤维细胞可以分泌透明质酸和硫酸化黏多糖，如硫酸软骨素、硫酸皮肤素等。皮肤中大分子透明质酸与硫酸软骨素、胶原纤维、弹力纤维等，结合大量水分，形成具有黏性和弹性的胞外凝胶基质，使皮肤保持水嫩光滑、富有弹性。普通状态的透明质酸在人体真皮内的留存时间很短，半衰期仅为 1～2 d。经过交联的透明质酸可以在体内停留数月甚至数年，可以用于组织填充。

二、各部位的注射技巧

（一）皱纹（额纹、眉间纹、鱼尾纹、颊纹、颈纹）

皱纹最初形成时都是动态的，即做表情的时候出现，而不做表情的时候消失，这类皱纹需要使用肉毒毒素注射；随着年龄的增长，有些皱纹逐渐固定在皮肤上不能消失，并逐渐加深加重，形成了静态的皱纹，此时才需要联合皮肤填充剂的注射。

1. 解剖　静态皱纹的本质是皱纹处的皮肤及软组织的组织量不足，出现了皮肤的褶皱，需要通过在褶皱的位置注入填充剂以抬高和修饰。

2. 注射方法　皱纹的注射填充应尽量选用小颗粒的可降解的制剂，如小颗粒（直径400 μm以下）的透明质酸。使用锐针做线状注射，进针后边退边注射，利用填充剂的支撑力，将皱纹的底部向上抬起，注射后给予按摩和按压，使注射物分布均匀。注射在真皮层、真皮深层为主，需要时还可在皮下层补充注射，注射层次应宁深勿浅，如果透过皮肤可见针头，则说明层次过浅。注射量应宁少勿多，通常1 cm左右的中等度的皱纹仅需要0.05～0.1 ml的注射材料。许多皱纹都需要结合肉毒毒素同时注射，应先注射填充剂，注射完毕后冷敷片刻，然后再注射肉毒毒素，理由是注射填充剂的过程中需要按摩和按压，如果先注射肉毒毒素，则按压过程中可能会导致肉毒毒素的过度弥散，影响到周边的肌肉。需要注意的是，大多数较深的皱纹是日积月累的产物，即使注射再多的填充剂也不能达到一次性完全消失的效果，不应该在注射过程中追求一次性完全矫正；还应在注射前告知受术者，通过注射填充剂可以减轻皱纹的深度，但难以在一次注射后完全矫正，以免患者期望值过高。

3. 并发症及处理　常见的并发症是注射过浅过多导致条索状的隆起，可以及时使用透明质酸酶进行降解。

（二）颞部

颞部凹陷是临床常见的软组织畸形，尤其好发在软组织萎缩松弛的中老年人，部分年轻人由于颧骨外扩，也会显得颞部凹陷。以往整形外科对于颞部凹陷大多采用固体（如硅胶或聚四氟乙烯）假体置入的方法进行改善，近年来常用的方法是颗粒脂肪注射移植。对于一些轻度颞部凹陷的受术者，也可以考虑注射透明质酸等皮肤填充剂。

1. 解剖　颞部的解剖层次比较复杂，由浅入深分为皮肤、皮下脂肪、颞浅筋膜、颞中筋膜、颞深筋膜浅层、颞脂肪垫、颞深筋膜深层、颊脂肪垫颞突、颞肌、骨膜。在侧面帽状腱膜过渡为颞筋膜。在眶外侧缘颞浅筋膜分为深、浅两层，深层和颧弓相连，浅层和SMAS筋膜相连。颧弓上方SMAS筋膜的浅层称作颞浅筋膜。面神经的额支跨过颧弓之后，就行走在这层筋膜的深面。皮肤的深面是皮下脂肪，这层脂肪的存在使皮肤可以在帽状腱膜上移动，在皮肤与腱膜之间，有颞浅动脉、颞浅静脉、淋巴管、颞神经耳支、面神经分支。再向深层解剖可以看到颞浅筋膜、眼轮匝肌、眶韧带、颞深筋膜的浅层、颞浅脂肪垫、颞深筋膜的深层。在这个层次的上半部，我们可以看到颞肌（没有脂肪），下半部肌肉被脂肪层分隔为腱膜。脂肪层覆盖在颞窝位置，并一直向下延续到颊脂垫。

2. 注射方法　颞部凹陷通常都需要较大量的填充，首选脂肪移植，对于一些轻、中度的颞部凹陷，可以考虑每侧注射2～3 ml的填充剂，如透明质酸。颞部的注射难点和矛盾之处是：从注射效果考虑，需要注射在较深的层次，使轮廓圆润而不显露出注射的痕迹，但从解剖结构上看，颞部各个层次均有较丰富的血管分布，深层注射时容易注射到血管内，造成血管栓塞而引起严重的并发症。从解剖上看，颞部血管分布较少的层次有3个：皮下脂肪层、颞浅筋膜和颞深筋膜之间、颞肌深面。但是注射是盲视下的操作，只有皮下脂肪层和颞肌深面这两个层次是相对可控的，故建议注射于皮下层或颞肌深面。皮下层的注射应使用钝针，从颞顶部发际线处或耳前发际线处用锐针做少量浸润麻醉，并制作进针孔，使用25G钝针头进针，在皮下脂肪层和颞浅筋膜层之间的疏松结缔组织内轻轻插入，进入后边退边注射，采用扇形注射，然后轻轻按摩平整。注意推注时必须少量多渠道、柔和低压力，以避免皮下出现不平整。注射时如果发现血肿或受术者突然的疼痛，需要暂停注射并压迫止血，待症状消除或出血停止后再考虑是否继续注射。颞肌深层注射技巧：使用含有局麻药液的锐针头注射器，在颞部凹陷的最明显处垂直进针，在进针点皮肤、皮下、颞肌处均做少量的局部浸润麻醉，当锐针头到达颞肌深面的骨膜时，回抽注射器，确认没有回血后，保持针头在原位不动，更换含有填充剂的注射器，缓慢推注填充剂，可见颞部的凹陷区域逐渐隆起，一般不需要按摩即可形成一个比较柔和的抬高区域。如果一个部位填充不足，可以再做1～2个部位的深部填充，需要更换注射器，重复每一个步骤，也可以在不足的部位用钝针做适量的浅层补充注射。

3. 并发症及处理　颞部注射最严重的并发症是血管栓塞，应在操作过程中进行预防，如使用钝针、柔和操作、避免过量注射。一旦出现血管栓塞，应立即停止注射并对症处理，同时请相关专业的医师会诊。

（三）眉部

眉部的注射主要是指眉外侧，中老年人由于眶骨的吸收和移位、组织的萎缩和重力作用，会出现眶上缘下移、眉尾低平和下垂，显得缺少立体感、不精神及衰老，可通过肉毒毒素的注射上移眉尾，通过皮肤填充剂的注射使眉尾外凸，增加立体感。

1. 解剖　该部位由浅入深的解剖层次为皮肤（眉毛）、较厚的真皮层（内含额肌和眼轮匝肌的纤维）、皮下脂肪、肌肉层、帽状腱膜、骨膜。眶韧带是一个致密的纤维组织，位于颧额部的中间，将眉毛和骨膜紧密连接，从真皮到骨膜的厚度是6～8 mm。

2. 注射方法　注射材料通常选用可降解的透明质酸，注射在眉尾部的皮下层内，将眉毛向外抬高，以增加立体感。建议从眉尾部进针，使用钝针注射。一般每侧眉尾注射0.1～0.3 ml即可达到效果。

3. 并发症及处理　注射过多、过少或位置不正确可以进行酶溶解或补充注射。

（四）额部

额部的注射主要目的是抬高额部，加深鼻额角，按照中国文化，额部正中为印堂位置，以饱满为美，大多数情况只需要注射该部位，少数整个额部低平的求美者可以考虑整个额部的注射。

1. 解剖　额部的解剖层次比较清楚，由浅到深依次为皮肤、皮下组织、额肌、帽状腱膜、骨膜、颅骨。帽状腱膜分为两层，包裹了额肌，在帽状腱膜和骨膜之间的层次比较疏松，容易均匀地注入材料。而皮下脂肪层在额部分作3个脂肪室，即中间室和两侧的脂肪室，被隔膜分开。

2. 注射方法　注射材料首选可降解的透明质酸类制剂，大颗粒的维持时间更长。应用钝针注射，找到骨膜和帽状腱膜之间的层次，多渠道地均匀注入填充剂，而后按摩推平，直至外形满意。

3. 并发症及处理　注射过浅会造成条索状或局部隆起，可使用透明质酸酶降解后重新注射。

（五）眶区

眶区的注射主要包括卧蚕注射与眼眶凹陷的填充。卧蚕又称下睑板肥厚，即眼睛下方紧邻睫毛下缘且微微隆起的部位呈偏椭圆形，长4～7 mm，通常于微笑时因面部肌肉群组的活动而特别明显，卧蚕明显时会给人感觉眼睛变大、温柔可爱的感觉。随年龄增大，眼睑眶隔内的脂肪逐渐萎缩而导致睑部凹陷（上睑较明显），或者因眼袋矫正术中切除了过多的眶隔内脂肪，导致下睑部的凹陷外观，可以通过在眶隔内注射少量填充剂来矫正。

1. 解剖　眼周解剖结构见图8-3。

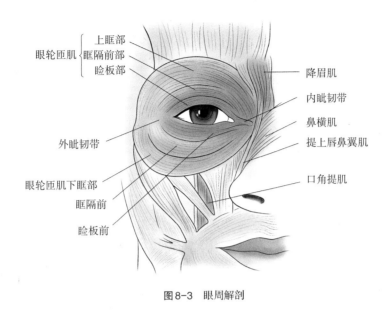

眼轮匝肌 { 上眶部 眶隔前部 睑板部

降眉肌

内眦韧带

鼻横肌

提上唇鼻翼肌

口角提肌

外眦韧带

眼轮匝肌下眶部

眶隔前

睑板前

图8-3　眼周解剖

2. 注射方法

（1）参考注射材料：玻尿酸。

（2）注射方法及注射层次：①卧蚕注射，多点少量表浅注射或钝针线性注射；②眶区注射，少量分次注射，层次为皮下或眶隔内。

（3）注意事项：①卧蚕注射，由中心点向内侧及外侧表浅注射，沿着下眼睑的上方边缘处，要注意注射后两眼的平均对称性；②眶区注射，贴眶缘由外向内进针直入上眶脂肪层，少量点状注射至表面稍凸起后抽针，按压塑形，若有凹陷，在相应处的眶隔内小心补充注射。

3. 并发症　注射过量易肿，注射过浅易凹凸不平。卧蚕过大，外形不自然，有时像眼袋、毛毛虫，不规则；易血肿、瘀青。

（六）泪沟

泪沟是指由内眦角开始在下眼睑靠鼻侧的一条凹沟。这是由于泪沟处缺乏皮下脂肪，韧带短小致密，眼轮匝肌与弓状缘骨膜紧密贴附。泪沟有些是先天性的，但主要是长期表情动作及皮肤老化、胶原蛋白流失造成的。眼皮较薄或眼睛鼻子过敏的人泪沟会更明显，更多的人则是随着年龄增大，内眦区的眶下皮下组织逐渐减少，皮肤弹性变差而出现阴影和凹陷，同时有下睑皮肤与眼轮匝肌的松弛时，显现出更明显的泪沟形态，让面容更加憔悴苍老。

1. 注射方法

（1）参考注射材料：玻尿酸。

（2）注射方法及注射层次：一般可以深层注射，当合并苹果肌（颧骨）塌陷时，可由深至浅层注射，像盖房子似的由底层开始慢慢往上层注射支撑。

2. 并发症

（1）注射过量易肿，有时像眼袋、毛毛虫、金鱼眼。

（2）易瘀青。

（3）泪沟注射后很容易造成颊中沟或苹果肌内侧的凹陷，必须要再注射补充。

（4）注射过浅易出现丁达尔现象。

（七）颊中沟

颊中沟又称印第安纹、猫咪纹，顾名思义，是指印第安人脸上的图腾相对应的凹沟，由泪沟内侧往外下缘延伸到中脸颊。颊中沟形成的原因与泪沟及睑颊沟有解剖上的关系，一般人常只觉得有泪沟的凹陷存在，但其往眼眶骨外上缘延伸形成的睑颊沟及往外下缘形成的颊中沟却经常被忽略。有时求美者注射泪沟后常抱怨又形成其他的凹陷，事实上这是没有同时处理睑颊沟及颊中沟的结果（图8-4）。

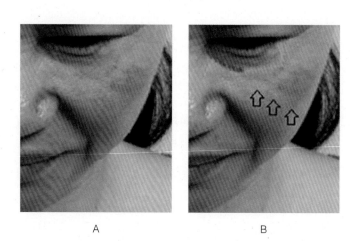

图8-4　颊中沟（红色为泪沟，绿色为睑颊沟，箭头的凹槽为颊中沟）

1. 注射方法

（1）参考注射材料：玻尿酸。

（2）注射方法及注射层次：要浅层分段慢慢注射，注射时用另一手指指腹压住凹沟两侧，以防止注射时产品移位，不容易注射。一般一次注射可改善五六成，分阶段补充注射效果更好（图8-5，图8-6）。

2. 并发症及处理　注射部位易出现术后水肿、瘀青、表面凹凸不平，若出现此类情况，需要随诊再按压塑形或再补充注射。

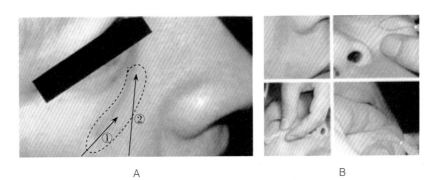

A. 注射范围；B. 注射方法。

图 8-5　颊中沟注射范围与方法

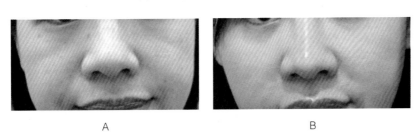

A. 注射前；B. 注射后。

图 8-6　颊中沟注射前后效果对比

（八）颧部

颧部俗称"苹果肌""少奶奶肌""贵妇肌"，是在眼睛下方 2 cm 处的肌肉组织，呈倒三角形状，笑起来的时候，可以让脸颊呈现出如苹果般的曲线，即使不笑，饱满的颧部也让人感觉年轻、有亲和力。

随着年龄增长，皮肤的胶原蛋白及脂肪逐渐流失，颧部产生凹陷并下垂，显得苍老无神，经过玻尿酸的填充注射，可使颧部及整体脸型更加立体丰满，笑容甜美。

1. 注射方法

（1）参考注射材料：玻尿酸。

（2）注射方法及注射层次：注射时由深层、中层、浅层，逐渐把苹果肌撑起（图 8-7）。

2. 并发症及处理　注射量太多时会出现脸肿大、笑容不自然、表面凹凸不平整，应事先评

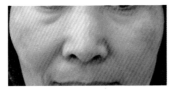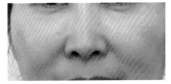

A. 注射前；B. 注射后。

图 8-7　下睑、颊部注射前后效果对比

估好剂量，分阶段分次注射，尽可能避免注射剂量太多。

（九）鼻唇沟

鼻唇沟又称法令纹，是从鼻翼左右两侧向下方呈八字延伸的两条纹路，深度和形状因人而异。它向上延伸至鼻侧部，向下可延伸至唇联合以下。

法令纹是因为两颊皮肤下垂，鼻侧两旁的皮肤与肌膜（肌肉筋膜层）紧密连接，随着年龄增长，皮肤下的胶原蛋白与弹力组织渐渐流失、失去支撑力而使下垂的肌肤形成纹路。另外，常做微笑的表情或习惯侧睡的那一边法令纹长时间的压迫，都会导致此纹路变深（图8-8）。

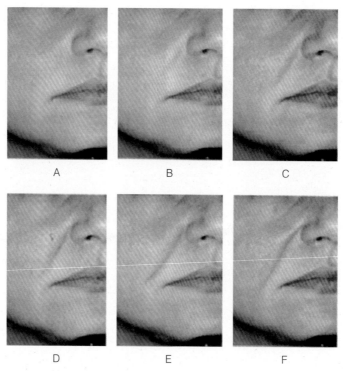

A. 无皱纹；B. 初步皱纹；C. 浅皱纹；D. 中度皱纹；E. 老年性深皱纹；F. 最深皱纹。

图8-8 鼻唇沟的深度

1. 注射方法

（1）参考注射材料：玻尿酸。

（2）注射方法及注射层次：真皮内、皮下多层次注射（图8-9）。

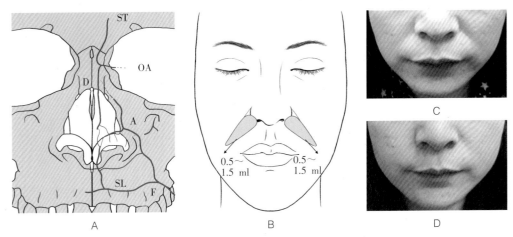

A. 鼻唇沟重要血管分布图；B. 鼻唇沟注射范围示意图；C. 鼻唇沟注射前；D. 鼻唇沟注射后效果。

图8-9　鼻唇沟注射前后效果对比

（3）注意事项：人的面部通常会有两边不对称的情形，所以在法令纹注射治疗之前，应该要从不同表情去评估这些不对称再进行治疗，一般最多可改善80%的深度，需拍照记录以便之后比较。

2. 并发症　注射部位易出现术后水肿、瘀青、出血情形，极少数伤到法令纹外下方的大血管，如面动脉及分支（图8-10）。

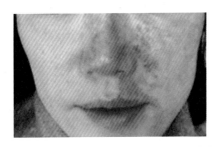

图8-10　注射玻尿酸时伤到左侧面动脉及分支患者照片

（十）耳前及颊部凹陷

随着年龄增长，胶原蛋白及面部脂肪逐渐流失，或体重突然下降都会导致耳前两颊凹陷，使人外观上显得憔悴疲惫。通过玻尿酸注射填充耳前和颊部的凹陷，能立即获得饱满有活力的容颜。

1. 注射方法

（1）参考注射材料：玻尿酸。

（2）注射方法及注射层次：皮下脂肪层注射。

（3）注射剂量：一侧1~2 ml（图8-11）。

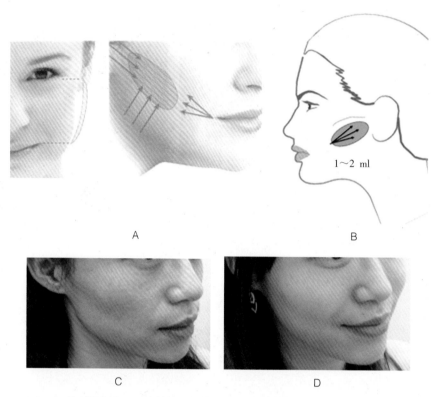

A. 注射示意图；B. 注射剂量（单侧）；C. 注射填充前；D. 注射填充后。

图8-11　耳前及颊部凹陷注射前后效果对比

2. 并发症及处理　注射过量会造成肿胀不自然、凹凸不平，注意不要伤到耳下唾液腺管，建议可用钝针注射。改善程度为60%～80%。

（十一）下颌缘曲线矫治

通过使用软组织填充来矫正下颌缘曲线。

1. 解剖　下颌部分主要包括下颏、下颌缘和下颌角三部分。下颌部是否美观往往取决于下颌角的肥大程度。在正常情况下，下颏有方形、圆形等。在异常或畸形的情况下，可出现下颏前突形成所谓的"地包天"和下颏后缩形成所谓的"鸟嘴"畸形。下颌缘有肥大型、弯曲不平型。下颌角有肥大型、外翻型、内翻型、双侧不对称型等。

2. 注射方法

（1）参考注射材料：玻尿酸、胶原蛋白、自体脂肪。

（2）注射方法：嘱患者半卧位，标记好凹陷区域与注射范围，皮下浅层和深层行多条隧道的交错注射，边注射边塑形；注射至微凸起，然后按压抚平塑形，直至下颌曲线流畅为止。

（3）注射层次：皮下注射。

（4）参考注射量：每侧1～3 ml。

（5）注意事项：①由于下颌不运动的状态较多，短效填充剂吸收速度较其他部位要快，故应过度矫正，注射后2～4周再行补充；②避免损伤或压迫面部神经；③注射过程中不断按压塑形，可嘱患者做鼓腮动作，以方便观察有无未散开的颗粒结节。

3. 并发症及处理

（1）血肿：多由注射过深损伤血管引起，术后应立即冰敷按压，以减少其肿胀，数日后可自行消退。

（2）局部凸起及颗粒感：由注射过多或未按压分布均匀引起，应尽可能避免。注射时若发现这类问题，应尽量将过多的填充剂挤出，术后出现因局部凸起而不满的情况应以心理安慰为主，然后待其自然吸收。

（3）面部麻木感：注射过深，轻度挫伤面神经分支或填充物压迫所致，大多可在1个月内自行恢复。

（十二）鼻部塑形

通过往鼻子的皮肤组织里填充物质，增加鼻根及鼻背高度，而达到隆鼻效果，也可对鼻头、鼻尖等鼻部各个部位进行形态和曲线的微调。

1. 解剖　外鼻可分为鼻根、鼻背、鼻头三部分。鼻根部为骨性部分，由两块鼻骨和上颌骨鼻突构成；鼻背部位于鼻根部和鼻尖部中间，由左右两块侧鼻软骨构成；鼻头为鼻的末端部分，主要由两块鼻翼软骨构成。

2. 注射方法

（1）参考注射材料：①鼻根与鼻背可注射玻尿酸、胶原蛋白、自体脂肪；②鼻尖与鼻小柱可注射玻尿酸、胶原蛋白、自体脂肪。鼻小柱均可注射，鼻尖宜谨慎注射。

（2）注射方法及层次：大分子量填充剂注射方法。由于大分子量的填充剂要使用较粗且长的针头，故应尽可能减少注射点，以减轻患者的疼痛度，减少出血量，多采用一点注射法。在鼻小柱上段1/3处作为进针点，微量局麻后，用20 ml注射器针头戳小口，18G或21G钝针沿鼻背筋膜表面平行滑行进入鼻根部，右手行连续线状注射法将填充剂注射在这一层次，左手提捏鼻背部皮肤，边感受注射剂量边按捏塑形。

如果采用两点注射法，则为在鼻根部取一注射点，约45°斜角进针，直接透过皮肤与肌肉进入骨膜上层（鼻背筋膜下）。右手行连续线状注射法将填充剂注射在骨膜上，左手提捏鼻背部皮肤，边感受注射剂量边按捏塑形。在鼻头处取另一注射点，斜角进针紧贴软骨向鼻根方向潜行，至注射腔隙后缓慢退针行连续线状注射。抽针后提捏按压塑形，根据情况挤出多余的填充物，或在不满意之处少量补充注射。术后用金霉素软膏涂抹注射孔，立即冰敷以减轻肿胀。

笔者出于安全考虑，目前已经习惯采用一点钝针注射隆鼻，所以小分子填充剂注射亦是如此。

鼻小柱的注射：可在鼻尖进针孔处进针，注射针顺鼻小柱向下，注射少量填充剂可使鼻小柱略微丰满前凸，抬高鼻头，增加鼻唇角，从而增加鼻的整体立体感。

鼻翼的注射：某些患者鼻翼单薄或鼻翼沟较深，可贴大翼软骨在鼻翼下行少量填充注射，以增加鼻翼的饱满度，也可使鼻翼与鼻头过渡更为自然。

鼻根与眉弓过渡区的注射：很多情况下，在注射时应注意过渡区域进行少量填充注射，使鼻形更为美观自然，增加立体美感。

（3）参考注射量：全鼻注射总量1～3 ml。

（4）注意事项：①现多使用小分子量短效填充剂双平面注射隆鼻，以避免单平面注射而导致鼻根粗大；②边注射边调整，缓慢操作，不断与求美者沟通来调整形状，以达到最为满意的效果；③尽可能贴骨膜深层注射，在骨膜上注射轮廓框架时，应保留约20%的注射剂量，在塑形后行浅层进一步修饰来调整鼻的最终形态；④鼻头与鼻小柱处皮肤弹性较差，注射剂量较为有限，过多的注射物会在按压塑形时挤出，造成浪费；⑤填充剂适用于原本鼻形基础较好且只需微调的求美者，对于鼻形基础较差又惧怕手术的求美者，应事先说明注射隆鼻的优点与局限性，以免过高的期待而造成术后的不快；⑥宁少勿多，避免不必要的纠纷，注射不足量容易补救，倘若一次性注射过多造成鼻形不自然，修改起来非常困难。

3. 并发症及处理

（1）鼻根部及内眦区水肿：由于鼻根部皮下组织较为疏松，鼻根部的水肿易扩散至眶区造成内眦部位的水肿、黑眼圈等现象，为正常反应，一般3～7 d内能自行缓解消退。

（2）矫正过度或不足、表面不平整、形态不自然：由注射层次不当、注射量过多、塑形不规则等因素造成。注射过浅或注射过量而产生的表面凸起应立即按摩，早期的按摩有利于填充剂平顺、均匀分布，对于持久性丘疹和浅表性表面不平整，可通过注射透明质酸或皮损注射，矫正不足可在2周后补充注射。

（3）丘疹或结节：较少见，具体病因尚未完全明了，应与特发性免疫有关，应对症治疗。

（4）局部红斑：由于注射阻塞血管或者压迫血管造成局部缺血损害，一般都在注射当时或者注射后2 d内表现出来，如为玻尿酸产品，则首先考虑使用透明质酸溶酶，同时可选择使用扩血管药物，局部理疗热敷，配合高压氧等治疗。

（5）注射后失明：这是注射隆鼻出现的最为严重的并发症，一般于注射当时瞬间出现，患者眼前出现黑蒙，由注射材料直接逆行进入视网膜中央动脉所致，应即刻使用透明质酸溶酶并适当低压按摩，并在第一时间联系眼科医院介入，进行眼动脉造影等检查与进一步治疗，重点在于预防。

（十三）唇部塑形

通过口唇注射填充治疗使口唇更加丰满，通常对唇红部、唇红缘（唇线）和人中嵴进行联合注射，来达到理想形态。

1. 解剖　上唇的唇红缘中部呈微上凸的M形优美弓状曲线称唇弓，亦称丘比特之弓，唇弓于中线两侧的最高点称唇峰，由唇峰向上达鼻小柱两侧的皮肤纵嵴称人中嵴，两人中嵴之间的纵沟称人中。上唇正中线上的唇红部呈向前下的珠状凸起，称唇珠或上唇结节。

2. 注射方法

（1）参考注射材料：瑞蓝2号、自体脂肪。

（2）注射方法：①唇红缘，沿唇红缘行连续线状注射法注射极少量填充剂，即可使唇缘轮廓变得更为明显，以大大增加唇的质感；②唇珠，于唇红缘或黏膜干湿缘进针，行点状或小扇形注射，至唇珠微凸起，抽针后提捏塑形至唇珠轮廓满意；③唇红部，于口角唇红缘或黏膜干湿缘进针，行扇形注射使唇红部微隆，抽针塑形后，可在稍内侧黏膜干湿缘进针补充注射，以形成丘比特之弓的优美曲线；④口角，在口角稍下方皮下行少量点状注射，以达到口角微微提升的效果，呈微笑表情，能够增加亲切感。

（3）注射层次：①唇缘，皮肤与黏膜交界处黏膜深层；②唇珠，黏膜下层；③唇红部，黏膜下层；④人中嵴及口角下方，皮下。

（4）参考注射量：上下唇注射总量0.5～1.5 ml。

（5）注意事项：①唇部注射时，要注意量的把握与分布，中间多两边少，可人为地给唇部进行分区，以指导注射，避免盲目操作，这种分区并非要画在患者唇上（唇部面积有限，画过多线条反而会影响注射时的形态判断），而是术者注射前在心中有一个分区概念，从而对各部位进行合理剂量的注射；②术前病史的询问中，应注意是否存在单纯疱疹病毒感染史，如有相关病史，应在术前、术后用阿昔洛韦等抗病毒药物，以防止感染复发；③黏膜下层组织与皮下组织不同，只有任何填充材料都能够均匀地渗透到组织间的基质中，才能避免表面可见或可触的结节，故应注射得更为均匀；④填充注射后1周，进食尽量不要碰到嘴唇，避免进食过热食物，防止透明质酸或胶原蛋白流失加快。

3. 并发症及处理

（1）单纯疱疹：局部涂抹抗病毒软膏，严重时可全身抗病毒治疗。

（2）局部疼痛，皮肤苍白：有可能是填充剂误入血管，应立即停止注射，局部按摩或热敷，可口服阿司匹林，至症状缓解。

（3）肿胀和皮肤青紫：需要区分对待，肿胀是组织正常的反应，青紫分正常出血后形成的淤紫和血管栓塞导致的淤阻。

（4）局部结节：由注射时材料层次欠佳或者分布不均匀造成，应提高注射技巧。

（十四）颏部塑形

通过颏部注射填充治疗使颏部达到圆形伴有轻度前倾，鼻尖与颏部连线正好接触的美学形态。

1. 解剖　颏部位于面下部，其上部通过颏唇沟与下唇皮肤相延续，下部为颏下点，也是整个面部最低点，左右两侧皮肤与颏部相延续形成唇颊部。

2. 注射方法

（1）参考注射材料：瑞蓝2号、逸美塑形型、肤丽美。

（2）注射方法及注射层次：单点中央锥形注射法适用于基础条件较好，仅需略微加高或要求下颏尖的患者。在注射中心点处垂直进针直至骨膜，先行单点或小扇形锥形注射，再逐渐倒退注射至皮下，至形成满意的下颏尖凸起。多点多平面注射法适用于大多数情况下的下颏填充塑形，尤其是伴有下颏骨性发育不良而导致凹陷的患者，一定要行多平面注射法，以形成立体的支撑结构。

下颏基底注射：在注射区域边缘一侧或左右两侧进针，于骨膜上行扇形注射，加高下颏基底高度。

下颏尖注射：略向内设新的注射点，行皮下浅层注射，注射的同时注意提捏塑形，按患者不同要求调整不同的颏尖形态。

边缘过渡区域的修饰：按压塑形使注射后的下颏线条更接近术前设计标准，见线条不连贯之处，可根据情况进行少量皮下注射补充，边塑形边反复追加注射，至外形满意为止。

（3）参考注射量：1～3 ml。

（4）注意事项：①尽量深部注射，以获得更为稳定的下颏结构；②对于仅需下颏尖少量微调整形，以使外形更加尖锐小巧的患者，可只在皮下做少量注射；③由于审美观的不同，在大致形态出来后，应不断与患者沟通调整形态，以达到双方最满意的效果；④过于严重的下颏后缩，单凭填充剂注射难以达到符合美学标准的程度，若患者要求较高，应推荐手术行假体植入治疗；⑤可同时对颏肌行肉毒毒素注射，不仅有利于外观的调节，也能预防因颏肌过多地收缩而引起填充物移位和变形。

3. 并发症及处理

（1）局部异常凸起，可手法塑形或用溶酶处理。

（2）形态不佳或左右不对称，可手法塑形或用溶酶处理。

（十五）丰耳垂

通过对先天性单薄的耳垂进行适当填充，使耳垂达到圆润、坚实、饱满的美感形态。

1. 解剖　耳垂不含软骨，皮肤较薄，皮下由结缔组织和脂肪构成。

2. 注射方法

（1）参考注射材料：瑞蓝2号、逸美塑形型。

（2）注射方法及注射层次：①耳垂根部注射法。在耳垂根部与颊部交界处进针，行扇形注射，若患者有耳环孔，应注意避开，抽针后按压塑形，观察形态及血运，挤出多余注射物或小剂量补充平整，注射后按摩片刻有助于局部血运。②耳廓缘注射法。在耳廓缘进针，行扇形注射，注射要领同耳垂根部注射法。③耳郭缘过渡区的注射。在耳郭缘少量补充注射，可使耳垂线条过渡更为自然，整个耳郭立体感更强。

（3）注射层次：皮下（脂肪层）。

（4）参考注射量：0.3～1.0 ml。

（5）注意事项：注意血运。耳垂处血运较差，容易坏死，注射时应避免一味追求效果，而忽略末梢的血运，注射过程中若发现耳垂末梢变白，应及时挤出过量的填充剂，局部按摩至表面皮肤变红为止。

3. 并发症及处理　局部淤血坏死。若在术中发现局部淤血坏死，应立即按上文所述处理，若在术后发现，除按摩外，还应尽快使用溶酶，减小局部张力，改善局部微循环，使用红外灯照射，促进局部血液循环。

（十六）透明质酸酶的注射

透明质酸酶为一种能水解透明质酸的酶（透明质酸为组织基质中具有限制水分及其他细胞外物质扩散作用的成分），用于人体能暂时降低细胞间质的黏性，可促使皮下输液、局部积贮的渗出液或血液扩散而利于吸收，为一种重要的药物扩散剂。临床上常将透明质酸酶用作药物渗透剂，促进药物的吸收，促进手术及创伤后局部水肿或血肿消散。

1. 剂量与用法　常用量1500 U溶于生理盐水，配成每毫升含75 U、150 U、300 U或500 U的注射液，一般根据透明质酸填充剂量来定，按1 ml/100 U溶解比例推算即可。

2. 不良反应、皮试及禁忌证

（1）不良反应罕见，少于1/1000的患者报告出现荨麻疹或血管水肿。

（2）对于任何透明质酸酶产品，使用前均建议做皮试。

（3）过敏者忌用，对蜂毒过敏者忌用。

（4）与呋塞米、肾上腺素、苯二氮䓬类、肝素、苯妥英药性不兼容。

（5）水杨酸酯、可的松、雌激素、促皮质素、抗组胺剂可部分削弱透明质酸酶的酶促作用。

（6）不可用于消肿（咬伤、刺伤）。

（7）不可用于增进多巴胺或抗抑郁药物的吸收。

（8）不可用于感染或炎症及周边部位注射（可能促进感染扩散）。

（9）眼部恶性肿瘤患者禁用。

（10）妊娠妇女忌用。

第三节　胶原蛋白注射美容技术

本节将介绍目前可供使用的注射胶原产品，这些产品可以用来暂时性地缓解和矫正皮肤缺陷。目前，美国FDA批准的可注射胶原产品有多种，主要用于鼻唇沟纹和唇红缘等面部下1/3缺陷的矫正填充，应用最多的适应证是口唇增厚及口角外侧填充。我国国家食品药品监督管理局（SFDA）批准该类产品用于皱纹等小皮肤缺损的矫正和面部真皮组织填充以纠正额部动力性皱纹（如眉间纹、额头纹和鱼尾纹等）。长春博泰医药生物技术有限责任公司与美国Natrogen公司签订技术转让协议，引进胶原蛋白填充剂专有技术。经公司研发，于2006年8月获得了中国药品生物制品检定所注册产品的合格检验报告；于2007年9月开始了肤美达（Fillderm）医用胶原填充剂的临床试验；并于2012年4月通过SFDA的审批获准上市，注册证号为国食药监械（准）字2012第3460454号。

一、胶原的结构与功能

胶原也称胶原蛋白，是细胞外基质（ECM）的主要成分，是机体内蛋白质体系中的一个大家族，由结缔组织细胞和其他类型的细胞（如肝脏、肺、脾及脑组织细胞）所分泌，作为骨骼与皮肤的主要组成部分，广泛存在于动物的皮肤、骨骼、肌腔隙、韧带、神经、血管、肠、胃、牙齿等组织中，起着支撑器官、保护机体的功能。胶原蛋白是哺乳动物细胞中最丰富的蛋白质，约占细胞总蛋白的1/4。经过数十年的研究和发展，已发现并确认了28种类型的胶原蛋白，包括Ⅰ型至Ⅷ型。有相当多的著作对其结构、功能及其与疾病的关系进行了论述，不同类型的胶原蛋白由于分子中非螺旋部位的范围和分布（多肽链的初级结构）不同，它们的生理特性也因此不同，例如胶原蛋白和钙磷聚合物聚集成骨和牙的坚硬结构；血管壁胶原则排列成螺旋网状结构；皮肤胶原主要是Ⅰ型和Ⅲ型胶原，编织成疏松的三维网状结构。作为重要的细胞外基质，胶原蛋白保持细胞结构的完整性并承担多种生物学功能。

胶原最早发现于水母、珊瑚、海葵等原始动物的早期进化阶段，由外膜细胞或网状细胞产生的成纤维细胞合成，胶原是由3条多肽链（α链）组成的蛋白质，每一条链都有1个典型的氨基酸序列（-Gly-X-Y-）n，X、Y均表示任意的氨基酸，X通常是脯氨酸（Pro），Y通常指羟脯氨酸（Hyp）。这两者是胶原蛋白的特有氨基酸，而色氨酸、酪氨酸、蛋氨酸等必需氨基酸含量低，因此，胶原蛋白属不完全蛋白质。胶原蛋白呈白色，是一种多糖蛋白，含有少量的半乳糖和葡萄糖。胶原蛋白具有很强的延伸力，不溶于水，在酸中可溶解。胶原蛋白分子外侧存在大量的羧基和羟基，同时存在大量的甘氨酸等天然保湿因子，能提高组织细胞的贮水能力，使皮肤保湿；胶原蛋白溶液还有很强的抗辐射作用。因此，其被广泛应用于化妆品行业，现如今市场中销售的面膜、眼霜、护肤霜等化妆品中很多都含有胶原蛋白。

二、皮肤中的胶原蛋白

成人真皮基质主要由弹性蛋白、糖胺聚糖以及胶原蛋白组成。其中，弹性蛋白围绕着胶原纤维排列，在维持皮肤弹性方面发挥重要作用；糖胺聚糖是皮肤细胞间质的主要组成部分，主要为透明质酸和硫酸皮肤素，其主要作用是维持细胞水盐平衡。

真皮中的胶原蛋白主要由Ⅰ型胶原蛋白（80%～85%）和Ⅲ型胶原蛋白（10%～15%）组成，此两类胶原蛋白均由真皮层中成纤维细胞分泌的前胶原蛋白转化而来。前胶原蛋白比Ⅰ型胶原蛋白在结构上多两个末端前肽结构（C-前肽与N-前肽），在铜离子及维生素C作用下，脯氨酸羟化酶和赖氨酸羟化酶将脯氨酸及赖氨酸残基羟基化。前胶原蛋白α链发展成三螺旋结构并进入细胞外基质。而后，在蛋白酶的作用下，前胶原蛋白N端与C端被切除。2股α_1链和1股α_2链组成Ⅰ型胶原蛋白三螺旋结构，而2股相同的α_1链构成了Ⅲ型胶原蛋白的三螺旋结构。最后，成熟的胶原蛋白能自我组装成高度有序的结构——胶原纤维。

在发育的胚胎时期，人体皮肤中Ⅲ型胶原蛋白（也称胎儿胶原）含量较Ⅰ型胶原蛋白多。婴儿出生后，皮肤中上述两种胶原蛋白含量则相反，而且在儿童期和成年早期皮肤中以Ⅰ型胶原蛋白为主。随着时间推移，皮肤中结构蛋白及主要组分逐渐流失，表皮和真皮逐渐萎缩，网嵴扁平化，表现为皮肤自然老化或内在老化。同时，衰老的成纤维细胞合成分泌胶原蛋白的能力减弱，导致皮肤真皮层厚度减少20%，表现为皮肤的外在老化（光老化或其他环境的协同作用致老化）。表皮萎缩伴随厚度变薄、分段及胶原蛋白束不规则分布也是典型皮肤老化的表现。此外，随着年龄增长，胶原蛋白酶及其他基质金属蛋白酶（matrix metalloproteinase，MMP）不断分解皮肤的胶原蛋白。而紫外线照射导致体内MMP表达水平增高，从而加速了胶原蛋白的分解，导致皮肤的逐渐老化。

　　胶原是由成纤维细胞合成的，随着年龄的增长和紫外线暴露，成纤维细胞的合成能力下降，若皮肤中缺乏胶原蛋白，胶原纤维就会发生交联固化，使细胞间黏多糖减少，皮肤便会失去柔软、弹性和光泽，发生老化。同时，真皮的纤维断裂、脂肪萎缩、汗腺及皮脂腺分泌减少，使皮肤出现色斑、皱纹等一系列老化现象。局部皮肤护理产品和口服胶原蛋白制剂可阻止皮肤胶原蛋白的流失，通过强力脉冲光、磨皮、镭射激光及其他设备可增加皮肤中的胶原蛋白的含量，但效果并不十分理想，而直接注射胶原蛋白被认为是补充胶原蛋白的有效方式。

　　含有胶原蛋白的膏体涂抹于皮肤后能有效地改善皮肤表皮和真皮结构，促进皮肤内胶原的合成。胶原蛋白应用于美容中的功效总结起来有如下几点：①营养性。可以给予含有胶原蛋白的皮肤层所必需的养分，补充17种对人体有益的氨基酸，使皮肤中的胶原蛋白活性加强，保持角质层水分以及纤维结构的完整性，改善皮肤细胞生存环境和促进皮肤组织的新陈代谢，增强循环，达到滋润皮肤、延缓衰老、美容、消皱、养发的目的。②修复性。胶原蛋白具有独特的修复功能，胶原蛋白和周围组织的亲和性好，从而具有修复组织的作用。③保湿性。由于胶原蛋白分子中含有大量的亲水基，使之具有了良好的保湿功效，能够达到保持皮肤润泽的目的。注射胶原蛋白几周后，体内成纤维细胞、脂肪细胞及毛细血管向注射的胶原蛋白内移行，组合成自身胶原蛋白，从而形成正常的结缔组织，使受损老化的皮肤得到填充和修复，达到延缓皮肤衰老的目的。

三、胶原蛋白软组织填充剂

　　胶原蛋白在人体中所占比重很大，同时具有优越的生物相容性和安全性、生物可降解性和弱抗原性，这使它成为研究抗衰老材料中的"明星"。随着科技的进步，一些医疗器械也被应用于抗衰老，解决因年龄增长而出现的肌肤老化问题。

　　直接注射胶原蛋白被视为有效解决皱纹的方式之一，自美国1976年将胶原蛋白制品列入医疗器械进行管理及审批以来，近30年来胶原蛋白制品及胶原蛋白基生物医用材料在临床上的应用与日俱增。19世纪80年代，美国FDA批准了第一款胶原蛋白植入剂Zyderm Ⅰ上市，这是临床软组织填充领域的一大进步。与传统的填充材料相比，胶原蛋白制剂可以填补软组织的缺损，并且植入人体后仍然具有其生物学活性。作为实质性的组织填充材料，胶原蛋白制剂还具有促进宿主胶原的沉积和组织再生的能力。注射型胶原蛋白制剂在治疗面部软组织变形方面已经使用了近30年，无论是交联、未交联的胶原蛋白制剂，或其他使用方法，其目的都是相同的，即通过替换减少或变性的天然胶原蛋白纤维来矫正面部的轮廓和外形。对于小瘢痕和皱纹，在其下方注入一定剂量的胶原蛋白后，可立即起到支撑凹陷的作用，并且随着宿主体内自身正常结缔组织的不断形成，最终可达到满意的消除皱纹和瘢痕的效果，注射入人体内的胶原蛋白也会被机体降解并吸收。

（一）牛胶原蛋白

牛胶原蛋白皮肤填充剂有三种。牛胶原Ⅰ型（ZydermⅠ）：1981年，美国FDA批准应用于临床，其胶原蛋白浓度为35 mg/ml（95%Ⅰ型胶原蛋白，5%Ⅲ型胶原蛋白），填充真皮浅层，如细皱纹、浅凹陷、薄的皮肤区。牛胶原Ⅱ型（ZydermⅡ）：1983年，美国FDA批准，其胶原蛋白浓度为65 mg/ml，较高黏度，填充真皮中层，如中度皱纹、深的痤疮瘢痕及ZydermⅠ型失败者，其他同ZydermⅠ型。牛胶原Ⅲ型（Zyplast）：1985年，美国FDA批准，其胶原蛋白浓度为35 mg/ml，由0.0075%戊二醛交联而成，可降解，填充真皮中、深网状层，即深层填充，如鼻唇沟；可联合ZydermⅠ型用于丰唇。此外，考虑到注射时的疼痛感，上述三款胶原蛋白植入剂均混悬于含有0.3%利多卡因的磷酸盐缓冲液中。

牛胶原蛋白植入剂的获准上市是胶原蛋白植入剂的一个里程碑。牛胶原蛋白植入剂临床使用中不良反应的发生率非常低，常见的不良反应是局部过敏，平均维持时间为4~6个月。临床数据表明，注射胶原蛋白后过敏反应的发生率为1%~2%，典型的过敏症状是红斑、肿胀、硬结和注射部位皮肤瘙痒。大多数情况下这些过敏症状随着植入的胶原蛋白的吸收而消退，少数情况下也应用抗组胺、类固醇和非甾体抗炎药进行治疗。

1985年，Cooperman等人报道了植入ZydermⅠ后的有效性和安全性研究结果，该报道囊括了自1981年7月起六年半的临床研究数据，728位医师对9427位求美者进行为期4周的皮试观察，最后对符合临床要求的5109位求美者进行注射治疗并对治疗结果进行统计分析，共计5202部位。为取得最佳治疗效果，每个部位通常注射2~4次，每次注射间隔至少2周。以注射前效果为基线，按非常好（80%~100%）、良好（60%~79%）、好（40%~59%）、持平（20%~39%）、差（小于20%）评价后续注射与基线相比的改善程度。结果表明，首次注射ZydermⅠ后，除痤疮瘢痕外，其他部位（正常皱纹、手术瘢痕、痘痕、皮肤萎缩及外伤所致瘢痕）均有"好"的改善。3次注射后则达到"良好"的改善。同时，统计数据表明，皮肤测试和随后的注射疗程发生不良反应的比例分别为3%和1.3%，主要表现为局部肿胀和红斑，无严重不良反应及并发症。

1986年，Elson报道了应用ZydermⅠ和Zyplast进行为期1年的软组织填充的临床结果。临床结果表明，在纳入统计的169名受试者中，对结果表示认可的占90%（结果非常好的占52%，结果较好的占31%，可以接受的占7%），2%的受试者认为结果差，8%的受试者对结果不置可否。本研究中，5人因皮肤测试呈阳性未能进行注射；有6人虽然皮肤测试呈阴性，但注射后局部发生过敏反应。此外，62名单独注射Zyplast的受试者无一发生局部过敏反应。在发生过敏反应的6人中，有3人同时注射Zyplast（鼻唇沟）和ZydermⅠ（眼角及上嘴唇注射），但注射 Zyplast 的部位无过敏反应发生而注射 Zyderm Ⅰ的部位出现红、肿及瘙痒的症状。这说明 Zyplast 较 Zyderm Ⅰ的安全性高。

由于上市 20 多年并且无药物不良反应，美国 FDA 于 1998 年取消了对Ⅰ型胶原蛋白的观察通报。

（二）猪胶原蛋白

牛胶原蛋白植入剂因透明质酸类软组织填充剂的上市而受到很大冲击，同时，欧洲国家疯牛病的发生使得消费者对以牛胶原为原料的产品产生疑虑。因此，研发不同种属来源的胶原蛋白成为现实需求。经过科学家们的不懈努力，2004 年，第一款从猪皮中提取出胶原蛋白并制成的软组织填充剂 Evolence 获准上市，这标志着以猪胶原蛋白为原料的皮肤填充剂正式进入市场。该产品由以色列 ColBar LifeScience 公司推出，获准在加拿大、以色列、韩国、俄罗斯等地销售，ColBar LifeScience 于 2006 年被美国强生公司收购。Evolence 每支 1 ml 装，其胶原蛋白浓度为 35 mg/ml，注射前不需要皮试，2008 年 6 月美国 FDA 批准用于鼻唇沟等中度至深度面部皱纹治疗（功效持续 6 个月），2009 年美国 FDA 批准增加 Evolence 标注，其功效持续 12 个月，从而 Evolence 成为第一个获得 FDA 认可的首次治疗功效持续长达 12 个月的胶原真皮填充剂。同年 11 月，强生公司发布公告决定停止生产和销售 Evolence 胶原填充剂，停产原因不详，该产品未在国内上市。

2005 年，另一款从无特定病原体猪皮中提取的胶原蛋白植入剂——双美Ⅰ号，我国 SFDA 于 2009 年 9 月 25 日批准该产品上市，注册号为国食药监械（许）字 2009 第 3460037 号。双美Ⅰ号胶原蛋白植入剂-加强型（Sunmax Collagen Implant Ⅰ-Plus）正在 SFDA 审批过程中，双美Ⅰ号和双美Ⅰ号加强型具有同 Zyderm 和 Zyplast 相同的浓度和注射性质。

双美Ⅰ号胶原蛋白植入剂中胶原蛋白浓度为 35 mg/ml，混悬于磷酸-氯化钠缓冲液中，产品中未添加利多卡因麻醉剂。市售产品为 0.5 ml 与 1.0 ml 两种规格，预填充于注射器中，成品单支独立包装。注射器内的胶原蛋白外观为白色、膏状，于冷藏条件下（2～8 ℃）可储存 2 年。厂家要求，在任何情况下，开封但没有用完的胶原制品都应该丢弃，不得留存用于下一次注射。如果发现注射器中的胶原有彼此分离的现象（液相-固相分离）或者胶原的外观不均匀，该支胶原不得使用，应退还厂家。双美Ⅰ号胶原蛋白植入剂每支包装内均附有产品 ID 卡，求美者通过卡上提供的信息可以查询产品真伪，同时，ID 卡上的标签可以添加到求美者病历上以用于病历随访。每支注射器配备一枚 27G 针头，长 1/2 英寸（12.7 mm）。在某些部位，如太阳穴的填充、鼻唇沟的改善，有些医师也使用 3/4 英寸（19.05 mm）长度的针头，这样可以减少进针的次数，从而减少针眼数。

金宝玉等人应用双美胶原对 30 例求美者行面部年轻化填充治疗，效果均满意。笔者认为作为软组织填充材料，胶原蛋白短期效果明显且不良反应少，是一种值得推广的微创颜面部年轻化材料。罗启林等人通过医师、第三方及求美者本人对术后效果的评价对124位求美者治疗效果做出评定，同时观察术后各类并发症的发生，结果表明，仅有8人（6.5%）对术后效果不满意，术后未见严重并发症，结论为双美胶原作为一种新的可注射材料，是面部年轻化、除皱及面部轮廓塑形安全而微创的方法。亓发芝应用双美胶原蛋白填充剂行面部注射64例，主要为川字纹、额部皱纹、鱼尾纹、鼻唇沟、眉间、鼻形唇形重塑，结果表明胶原蛋白填充剂适用于静态皱纹和轮廓缺陷的填充，对于动态皱纹与肉毒毒素等结合使用疗效更佳。

（三）人源性胶原

胶原蛋白基生物材料的临床应用具有很大的市场发展空间和潜力，自20世纪80年代起，已有研究者开始从人尸体中提取完整的胶原纤维和无细胞的皮肤基质用于皮肤填充，合成人源性胶原也被作为一个重要的来源得以发展。

人源性胶原主要有合成人胶原、人异体胶原和人类自体胶原。

1. 合成人胶原　合成人胶原的上市主要是考虑到非人源性胶原制品可能存在的超敏反应问题。目前FDA批准的人源性胶原蛋白植入剂主要是Cosmoderm系列，分别为Cosmoderm Ⅰ、Cosmoderm Ⅱ和Cosmoplast，与Zyderm/双美Ⅰ号和Zyplast/双美Ⅰ号加强型的浓度及注射性质类似。Cosmoderm系列是来源于细胞培养基中的单个成纤维细胞，采用组织工程技术制备，经过了严格的病原筛选检测，置于0.3%利多卡因和磷酸生理盐水缓冲液中。其中Cosmoplast经过戊二醛的交联，存留时间较Cosmoderm长，免疫力更弱。

2. 人异体胶原　人异体胶原包括Cymetra、Dermalogen、Dermaplant。它们是人尸体皮肤组织胶原基质，主要成分为脱细胞的胶原纤维、弹性蛋白和葡糖氨基葡聚糖，是异体皮肤经过去除表皮、脱细胞处理和冷冻干燥后形成的材料。这类产品有Cymetra、Dermalogen等，预填充在注射器中待用或者制备成移植物待用。但是随着更新形式的生物工程胶原产品的出现及应用，这类产品已部分丧失了其上市时所具有的吸引力。

Cymetra由LifeCell公司生产，需要深层填充，适应证类似于Zyplast，但治疗效果和组织学反应略优于Zyplast；Dermalogen和Dermaplant由COLLAGNESIS公司生产，适应证与效果类似Cymetra。

3. 人类自体胶原　人类自体胶原即取自人体自身的胶原蛋白，有别于上述动物源性及组织胶原制备成培养基中提取的成分，它源自求美者自身皮肤，进行组织培养后再移植回求美者体内。

四、综合胶原蛋白的使用方法、注意事项和并发症

双美 I 号胶原蛋白植入剂是SFDA批准上市的第一款也是目前唯一一款以胶原蛋白为主要原料的软组织填充剂。该产品自2010年1月上市至2011年8月，累计销量近4万毫升，使用人次2万余人。

（一）注射前

1. 注射前与求美者充分沟通，对其心理特征、面部缺陷特征、求术动机、主观需求全面掌握并进行分析；为求美者树立一个正确的美容心理；让求美者充分了解产品及医师的设计理念，树立对注射后效果正常的心理预期；最终达成一致的客观注射方案。对于没有成熟心理预期的求美者，不要急于求成，需多次交流。对于美容心理准备指数较低的求美者要予以拒绝。

2. 同其他类型软组织填充材料一样，临床使用双美胶原蛋白的10～14 d前应停止服用可抑制血小板凝集及导致瘀斑形成的药物，如阿司匹林。经过充分沟通后请求美者在知情同意书上签字，知情同意书的签订是必要且是必需的。对治疗区域进行拍照，拍照时采用正面、双侧45°角、双侧90°角拍摄，尽量不用闪光灯，拍摄好的照片导入电脑后，医师与求美者共同读片。读片时，求美者手持镜子对照照片进行确认。

3. 双美胶原蛋白中未添加利多卡因麻醉药，因此，为减轻注射时求美者的不适感，建议使用表面麻醉药麻醉注射部位，局麻和神经阻滞也是理想的麻醉方法。为获得充分的麻醉效果，敷用的表面麻醉药一定要足量，并在敷药部位进行封闭包扎以增加麻药的穿透力（使用保鲜膜覆盖涂药部位），保持15～30 min后再擦净麻药。为获得最佳的治疗效果，在表面麻醉后注射治疗时可冰敷10 min以进一步降低痛感。

（二）注射中

注射过程中需对注射层次精确定位，并对注射剂量准确计算，术中运用娴熟、轻柔的手法是手术者必须具备的素质。注射前30 min将双美胶原蛋白植入剂从冷藏（2～8 ℃）中取出，放置在室温中，可有效缓解注射时的阻力。如未能提前取出，直接取出注射也是可行的，用手掌握住针筒2～3 min即可。

使用棉签或纱布清除表面麻醉剂，手术区用75％酒精或外科手术消毒液彻底消毒。注射时求美者采取坐位或半卧位，背部有依靠，头部向上，照明光线应足够亮，这样能够更好地判断皱纹位置及其凹陷程度，有利于治疗。可在注射前标记注射范围，进行常规严格消毒。注射时从旋紧针头、充盈针头（可轻轻从注射器推出一滴胶原蛋白以确定针头是否堵塞），将27G针头

以一定角度（10°～45°）刺入皮肤，沿着缺陷部位依序在真皮层、皮下层注射胶原蛋白，然后用手指以中等力度按压塑形。

本产品常规使用的注射技术是隧道技术，注射方式有扇形注射、点状注射和线状注射，部分位置（如太阳穴等）需要大面积填充的区域也建议使用交叉注射的手法（图8-12）。植入的层次与植入剂量是影响矫正效果好坏的决定因素，依据各个部位缺陷的形成原因及解剖情况再决定各部位的注射层次。

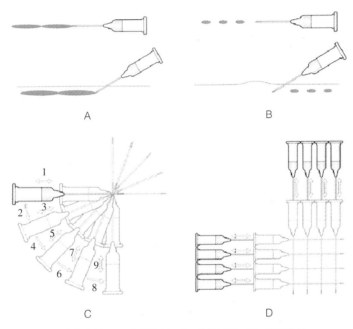

A. 线状注射；B. 点状注射；C. 扇形注射；D. 交叉注射。
图8-12　双美胶原蛋白植入剂常用注射方式

注射技术的实施涉及多个方面，包括术前沟通与设计方案，术中方案的实施与注射层次、用量的把握，术后效果以及心理变化的跟踪与随访。影响注射效果的相关因素很多，注射技术是主要因素，除此之外，求美者的表情丰富情况、年龄、皮肤结构、注射时局部出血情况等也对注射效果有影响。

隧道技术操作：常规右手持针，示指与中指托住针托，用小指支撑求美者注射部位附近以维持注射时的稳定，左手固定空间位置，将针头以10°～90°的角度插入皮肤底部（真皮网状层或者皮下浅层），同时保持拇指向注射器施加持续的压力，在皮肤皱褶下面沿直线前后移动注射针，缓慢撤针的同时将双美胶原蛋白均匀注射至治疗部位；有些部位需要注射在骨膜上，该部位注射时，待针尖顶到骨质时回抽一点开始注射。注射时针尖斜面向上或向下由医师来选择决定，但建议将针尖斜面向上，这样通过左手的配合可以感觉到植入材料所在位置及植入剂量。

（三）注射层次

双美胶原蛋白应该被严格地注入正确的层次中（深部真皮内、皮下浅层、骨膜上），注射至皱纹平整、形态或轮廓满意为止。注射层次可以通过推注阻力来判断：如果针头位于正确的真皮深层，医师可以感觉到来自网状真皮的阻力；如果针头所在的位置过深，医师可以感觉到来自脂肪组织的很小的阻力；如果胶原蛋白被注射到真皮乳头层（真皮浅层）内，则会看到局部发白的现象，此时应立即停止注射，拔出针头，并在一个针头直径厚度（0.4 mm）下方更深的部位重新开始注射。为了纠正发白的现象，注射早期医师可以用中等力度按压该部位，使浅层胶原均匀地分布到周围组织中去，如果距离治疗时间1周以上，则尽可能通过热敷、射频等物理手段加速胶原降解。判断针头在真皮的层次可以看针头透过皮肤的状况，如果针头在真皮深层应该保持看得到针头的轮廓，但绝对不能透过皮肤有发亮的感觉，有发亮的感觉说明针头在真皮浅层。

双美胶原蛋白对注射技术的要求很高，胶原蛋白的特性是较易聚集，因此需要治疗医师边注射边用左手配合中等力度适当按压，保证注射物均匀分布在注射部位；在塑形部位，需要医师在注射时及时塑形。虽然医师可以通过学习很快掌握并感受到正确的注射压力，但是实际操作中还需要一定的实践和耐心。

（四）植入体积与二次注射

每毫升双美胶原蛋白植入剂含35 mg胶原，分散于磷酸-氯化钠缓冲液中，整个形态为混悬液。基于这样的组成成分，与玻尿酸注射后吸水特性不同，双美胶原蛋白注入后会产生脱水现象，经凝析作用胶原蛋白植入剂将形成网状结构，因此注入部位的效果在注射2 d后会有一定的回缩。双美胶原蛋白植入剂是完全可以降解的材料，其在体内的降解路径与体内自身胶原相同，降解周期与个体差异很大。一般来讲，建议在注射后2～4个月进行二次加强补充注射，此时注射量一般是原始注射量的一半。

（五）双美胶原注射技术要点

注射量要根据皱纹和凹陷的深浅、面积来决定；隆鼻、隆下颏等塑形要根据美学、求美者面部特征及沟通的方案去掌握。

注射层次需要根据注射的部位及要改善的问题注射在三个不同的层次，即真皮深层、皮下浅层及骨膜外。真皮深层是最能有效刺激胶原蛋白再生的层次，但真皮深层有一定的致密度，容纳有限，一般不会注射过多。皮下组织疏松，过多的注射会造成弥散，效果不佳，建议注射在接近皮下浅层与真皮之间的连接处，会起到很好的效果。塑形一般注射在骨膜上，利用骨骼的支撑力，可以起到纠正软组织缺损、骨性缺损、外形不佳的效果。

切记不可注射在真皮浅层，注射到浅层会造成凸起、局部泛白等反应；不要注射到肌肉层，以免造成结节。

术后：注射后进行10～15 min的冰敷非常有必要，冰敷可以减轻局部可能的红肿，缩短恢复时间。治疗后24 h内，注射部位避免使用化妆品、沾水或者被污染；注射后48 h内，应保持注射部位静止，避免大哭和大笑等面部肌肉频繁运动，以保持注射部位填充材料的均匀分布；胶原在热环境下会加速降解，因此，注射后1个月内禁止接触高温环境，如进行桑拿、激光光子设备治疗等。

（六）注意事项及并发症

虽然有非常多的文献表明胶原蛋白注射层次为真皮层，如Zyderm I、Cosmoderm注射于浅表真皮乳突层，Zyderm II注射于真皮乳突层，而且据文献报道，上述三种植入剂都需要100%～150%地过量注射，使表皮呈白色或橘皮状；Zyplast、Cosmoplast注射于真皮层，不需要过量注射。然而根据目前的临床经验看，双美胶原过量注射会极大地影响求美者的满意度。同时，双美胶原注射层次太浅有可能使注射物突出表面，影响外观，在局部形成手感有别于正常皮肤组织的硬结，需要2周至1个月的时间慢慢融合。在一些部位，注射物推注不均匀也会有所影响，手感上在注射部位将触摸到颗粒样凹凸不平的现象。

困扰求美者最严重的问题在于胶原注射的矫正效果是短暂的。注入的皮肤填充材料持续时间的长短，与注入的体积、皮肤缺陷的程度、注射部位的表情动作等有关，也与医师的注射技术水平有关，还与求美者术前的预期值是否切合实际有关。因此，术前的沟通尤为重要，一般来说，求美者可以接受3～6个月内填充效果逐渐减少的预期，也能够接受在注射后可以进行补充注射的建议。金宝玉等人联合应用肉毒毒素与胶原蛋白注射面部年轻化，研究表明胶原蛋白与肉毒毒素联合应用可以二者取长补短，胶原蛋白填充了较明显的眉间皱纹与额纹的深度，肉毒毒素阻止运动性皱纹的产生，减少了局部表情活动，有助于植入胶原的稳定性，取得了较好的颜面部年轻化治疗效果。

胶原蛋白类注射产品于1981年在美国上市，而后经历了快速的发展，至2001年胶原蛋白类注射产品使用人数达到了109万。作为一种天然的生物材料，胶原蛋白具有诸多优点，如特有的止血和修复功能、优秀的生物相容性等，有许多实际的和潜在的用途，可以和其他生物材料结合满足不同的临床需求。因此，作为一种新型的生物材料，胶原蛋白类注射产品是一个正待发掘的丰富宝藏，随着研究工作的不断深入，将会有更多的胶原类软组织填充材料上市，也会迎来更广阔的应用前景。

第四节 肉毒毒素注射技术概述

肉毒杆菌毒素（botulinum toxin，BTX）也被称为肉毒毒素或肉毒杆菌素，是肉毒杆菌在繁殖过程中产生的一种神经毒素蛋白。肉毒毒素是150 ku的多肽，它由100 ku的重链（H）和50 ku的轻链（L）通过一个双硫链连接起来。肉毒毒素是毒性最强的天然物质之一，也是世界上最毒的蛋白质之一。

一、肉毒毒素的历史背景

肉毒中毒是一种食物中毒，常见症状为视物模糊、口干、头晕和恶心，进而出现肌肉松弛性麻痹，甚至死亡。早年的流行中，腊肠被认定为中毒的主要食源，故其命名源于腊肠的希腊字母botulus。肉毒梭状芽孢杆菌（简称肉毒梭菌）是一种厌氧的、带芽孢的细菌，在适宜条件下，能发芽并产生毒素。该毒素不耐热，但对乙醇、酶和弱酸有抵抗力。

1920年，Dr. Herman Sommer开始对肉毒毒素进行分离、提纯。1946年，Edward Shanz在美国陆军医学机构中成功分离出A型肉毒毒素。1949年，Burgen则发现了该毒素的功能和作用机制。尽管A型肉毒梭菌是引起人肉毒中毒的主要病原，但B型和E型菌株也能引起此类中毒。肉毒毒素（BTX）的临床应用始于20世纪50年代，到70年代有了进一步的推广，A型肉毒毒素治疗效果的最早报道是在1973年，该研究指出，A型肉毒毒素能使猴的眼外肌肌力减弱，直到1977年A型肉毒毒素开始用于人的治疗。1979年第一批毒素制备成功，也就是此后"BOTOX"的来源，该批毒素总量为150 mg，批号为79-11，作为美国人用治疗制品的原料直至1997年。1997年12月，FDA批准的A型肉毒毒素在艾尔健公司（Allergan）开始生产。

1979年，FDA批准A型肉毒毒素（BTX-A）试用于斜视治疗，1985年被扩展到眼睑痉挛的治疗。1989年，FDA批准Allergan生产的A型肉毒毒素适应证为斜视、眼睑痉挛和偏侧面肌痉挛；2003年又批准了对眉间纹治疗的新适应证。此后，新的应用范围包括肛裂、颈阔肌纹、鱼尾纹、其他面部皱纹和多汗症，而且被证明了它的安全性和有效性。

除了美容适应证的不断增加，肉毒毒素的治疗适应证也逐步拓展，甚至超出美容范围，包括对头痛和偏头痛的治疗。

二、肉毒毒素的机制

肉毒毒素并非由活着的肉毒杆菌释放，而是先在肉毒杆菌细胞内产生无毒的前体毒素，肉毒杆菌死亡自溶后前体毒素游离出来，经肠道中的胰蛋白酶或细菌产生的蛋白酶激活后具有毒性。肉毒毒素对酸有特别强的抵抗力，胃酸和消化酶短时间内无法将其破坏，故可被胃肠道吸收，从而损害身体健康。毒素可在80 ℃下至少10 min才能被破坏。引起肉毒毒素中毒的食物要满足三个条件：①被肉毒杆菌芽孢污染；②在肉毒杆菌容易产生毒素的条件下保存；③进食前未经适当加热烹煮。引起肉毒毒素食物中毒最常见的食物是自制的植物性食物，动物性食物亦可引起。

（一）正常神经传导功能

一个神经元将信息传递给另一个神经元需依靠突触，而兴奋从一个神经元传递给效应细胞，如肌细胞或腺细胞，则通过神经肌肉接头实现。一个典型的突触由突触前成分（包括突触前膜）、突触间隙和突触后成分（包括突触后膜）三部分组成。神经肌肉接头是由运动神经末梢与骨骼肌细胞膜接触形成的。正常神经肌肉接头的突触前成分内含许多突触小泡，每个小泡内含6000～8000个乙酰胆碱分子。静息的神经肌肉接头中有自发的乙酰胆碱量子释放，而量子释放受多种因素影响。神经肌肉接头的兴奋传递过程为：①运动神经元的兴奋传递至突触前膜，引起前膜去极化，乙酰胆碱量子释放加速；②乙酰胆碱释放后弥散，到达突触后膜，与乙酰胆碱受体结合，突触后膜去极化产生膜电位，直至产生动作电位，肌肉收缩；③乙酰胆碱与其受体解离，后膜复极，乙酰胆碱被前膜重吸收，如此周而复始地完成生理功能。

（二）BTX的化学去神经作用

BTX作用于周围运动神经末梢——神经肌肉接头，即突触处，抑制突触前膜对神经递质乙酰胆碱的释放，引起肌肉松弛性麻痹，即化学去神经作用。其主要毒理作用为抑制乙酰胆碱量子释放，包括自发性及冲动依赖性量子释放，但不影响神经或肌肉的电刺激感应性或传导性，当肉毒毒素完全进入神经末梢后抗毒素不能再起作用。现已明确，神经毒素发挥其麻痹作用一般经过3个过程：①毒素与神经细胞上的受体结合；②依赖能量的内化过程；③抑制神经递质的释放。BTX的受体识别位点在重链的C末端；依赖能量的内化作用和通道形成发生于重链的N末端。根据底物的专一性、裂解位点的选择性、二硫键还原的需求、结合锌的催化和结构作用及其被一组相关蛋白增强作用，说明肉毒神经毒素内肽酶活性具有专一性。近年发现BTX的轻链，即锌肽链内切酶，其作用底物是一种与乙酰胆碱囊泡停靠和胞吐有关的融合蛋白，它是由突触体相关蛋白和突触融合蛋白组成的一种复合物。

细胞通过一系列蛋白分解活动抑制神经递质的释放。各型BTX的轻链裂解此复合物中的一种蛋白的特异残基，组织该复合物的功能或形成，因此，抑制神经递质的胞吐使乙酰胆碱释放受阻。

但BTX抑制胞吐是暂时性的，神经递质的释放最终必将恢复，此过程和时间、温度及突触活动有关。Dolly等人通过小鼠体内实验发现，在BTX使用后第28天即可见到神经发芽和神经肌肉传导的部分恢复。组织学研究也显示，神经递质的释放被抑制一段时间后，神经末梢开始发芽，这表明神经支配修复的开始。最早出现的是从无髓鞘的末端轴索立即向终板靠近的不平行发芽。另外的发芽位置是原本带髓鞘的末端前轴索的郎飞结和终板上超末端轴索的分支。de Paiva等人提出了神经功能恢复的二步模式，他们证实肌肉收缩的恢复早期，仅新芽能够体现囊泡的周转，并对刺激性神经肌肉传导发生反应，即在恢复早期经肌肉传导，由神经刺激可引起肌肉收缩。在随后的第二相和独特相，囊泡转向原来的末梢，新芽失去胞吐作用，并逐步被清除。也就只是到了第二步，囊泡的周转才返回原来的末梢，突触功能恢复到原来的神经肌肉接头。整个过程需91 d，与临床BTX治疗的疗效维持时间相一致。

三、分类

肉毒杆菌产生7种不同血清型的肉毒神经毒素，即A、B、C1、D、E、F和G型，各型肉毒毒素均能作用于纹状肌纤维处神经肌肉接点，并抑制乙酰胆碱的释放，导致肌肉松弛性麻痹。在已知的血清型中，A型肉毒毒素临床效果最好。该毒素在自然状态下，是一种与非毒性蛋白结合的复合体。

四、美容医学应用

A型肉毒毒素是一种神经麻醉剂，能使肌肉暂时麻痹，医学界于1979年第一次将其作为一种治疗药物应用于临床治疗斜视（美国FDA批准试用），至今已有40多年的历史，目前已发展为治疗各种局限性张力障碍性疾病，其疗效稳定而可靠。

1985年，肉毒毒素的应用扩展到眼睑痉挛的治疗。1989年，FDA批准Allergan生产的A型肉毒毒素用于治疗斜视、眼睑痉挛和偏侧面肌痉挛，用来麻痹肌肉神经，以达到停止肌肉痉挛的目的。治疗过程中医师们发现，肉毒毒素在消除皱纹方面具有更加显著的功效。2003年，FDA批准了对眉间纹治疗的新适应证，并迅速风靡全球。

肉毒毒素通过麻痹松弛的皮下神经，可以在一段时间内消除皱纹或避免皱纹的生成，从而达到美容的效果。继Alastair Carruthers和Jean Carruthers开展系统的肉毒毒素美容应用的研究之后，Klein、Lowe、Wexler、Glogau、Fagien相继做了扩大应用的报道，新的应用范围包括颈阔肌纹、鱼尾纹、额肌纹、多汗症、提眉、小腿的塑形、面部轮廓的整体改善等，而且都被证明了它的安全性和有效性。

第五节　肉毒毒素各部位的注射技巧

一、肉毒毒素在上面部的应用

肉毒毒素早期应用在上面部，对眉间纹和面部表情过于夸张引起的眉毛上抬有明显的效果。只有完全掌握面部肌肉解剖、肉毒毒素的作用和适当的注射技术才能成功地应用于美容治疗。

A型肉毒毒素在美容上的应用始于上面部的眉间纹，到目前为止已经积累了大量的临床经验。

眉间纹、额横纹和鱼尾纹是面部老龄化的常见表现，这些皱纹的产生有各种各样的原因，老年人的皱纹多源于真皮弹性的缺失，而光损伤、吸烟和其他因素都会加速这种缺失。年轻患者面部肌肉的过度活动引起的明显皱纹会让人显得衰老和疲惫。A型肉毒毒素通过对引起皱纹的肌肉的松弛来达到治疗效果，它最大的吸引力是不需要手术（图8-13）。

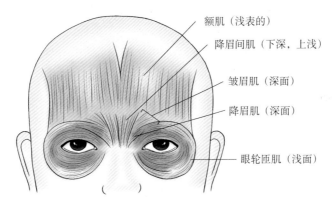

额肌（浅表的）

降眉间肌（下深，上浅）

皱眉肌（深面）

降眉肌（深面）

眼轮匝肌（浅面）

图8-13　上面部相关的肌肉

常规技术：成功的治疗取决于认识每个求美者的特征，通过拍摄局部肌肉在静息状态和最大活动状态的照片加以判定。求美者取坐位可以精确地判断自然的肌肉运动和相应的面部皱纹，并标明注射位点，要求求美者做一些大笑、用力皱眉的表情，用记号笔画上运动过度的皱纹线。注射时没有必要也不建议使用局部麻醉，若求美者希望减少注射时的疼痛，局部外敷冰块作用不大，可以在注射前于皮肤表面涂上局部麻醉药30 min，如利多卡因。如果注射部位用乙醇消毒，由于毒素的不稳定性，必须在乙醇完全干透后开始注射。毒素要注入相关的肌肉中。若注射的层次太浅，药液进入皮内，不能产生满意的效果，但在某些部位，如眶上血管区，为了减少青紫可注射到皮内或皮下。注射点选择在与面部表情相关的靶肌肉，尤其是靶肌肉块中，而不是实际的面部皮肤最深褶皱中。在注射大块面部肌肉时，最有效的方法就是将药物直接注射到肌腹中，通过弥散使相应的肌肉变弱。然而，有时需要多点注射，特别是皱眉肌和眼轮匝肌，临床上这些部位的药物弥散比额肌少。

（一）眉间纹

眉弓的形状以及眉毛的不对称、是否下垂或超过眶缘和局部肌肉块的大小在决定注射点和剂量时必须考虑。典型的男性眉间肌肉块大于女性，通常需更大的剂量才能达到相应的效果。男性的眉间纹一般需20～30 U的A型肉毒毒素，而女性只需要8～16 U就可以达到满意的效果。常用的稀释浓度为40～50 U/ml。

求美者取坐位，头部位置稍低于医师。在内眦的正上方眉毛上缘进针，无论眉毛的位置如何，注射点总是位于眶骨缘上方（图8-14）。滑车上血管紧靠注射点的内侧注射4～6 U药液后，缓慢后退针头，保持针尖在皮下层，再向原注射点的前上方至少1 cm处的皮下眼轮匝肌点注入4～5 U药液，在对侧眉部重复此过程以确保外形对称，还有5～10 U的药液注入中线的降眉间肌，即眉毛间连线下方，眉头到对侧内眦形成的交叉点（X）上方。对于水平眉型的患者，通常在瞳孔垂直中线的眶上缘1 cm处另外注射4～5 U药液。

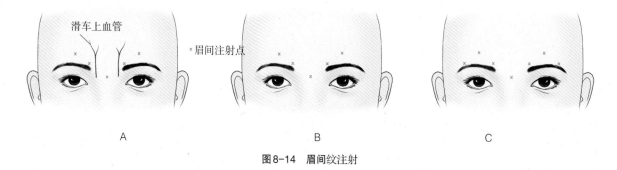

图8-14　眉间纹注射

（二）额横纹

A型肉毒毒素对减少额部的横向皱纹有很好的效果，局部疗效可持续4～6个月。然而，对横纹的治疗药物选择需谨慎，过度削弱额肌力量而没有对相应的降肌减弱将导致眉毛的降低，出现愤怒或好斗的表情。因此，注射点必须在眉毛以上以避免眉下垂和表情的缺失。对额头窄的患者（眉中线水平的颞骨融合线之间的距离＜12 mm）减少注射点（取4点，通常5～6点）并采用小剂量。女性患者通常注射40～50 U药液，其中一半注射到上提肌（额肌），一半注射到下降肌（降眉间肌和外侧眼轮匝肌），这样对额纹可以产生最大的改善和满意的疗效（图8-15）。

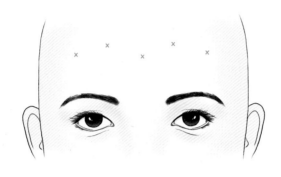

图8-15　额横纹注射

（三）鱼尾纹

A型肉毒毒素造成的眼轮匝肌的松弛或肌力减弱能够奇迹般地减少鱼尾纹，即便是对严重的光损伤皮肤也有效果。典型的方法：在每侧眶外缘取2～3个点，每点注射相等的剂量（每点4～7 U）。

二、肉毒毒素在中、下面部的应用

虽然美国FDA仅批准肉毒毒素用于眉间纹的治疗，但临床医师根据这个金标准已经成功地开发了许多标注外的适应证，新的治疗部位在不断地扩大。

现在对A型肉毒毒素在下面部的治疗已经有了较好的进展，尽管上面部的皱纹主要是动力性的，下面部却是动力性、静力性兼有。皮肤松弛、老年相关的组织容量减少、皮肤弹性减低等都可以产生静力性皱纹。A型肉毒毒素不仅可以治疗放射状的皱纹，还可以减轻鼻唇沟，延长上唇或松弛下颌。A型肉毒毒素既可作为中、下面部主要的治疗手段，也可作为下面部年轻化的辅助手段。

中、下面部复杂且众多的特殊功能使其成为更有挑战性的注射治疗区域。该部位肌肉不仅有说话、表情和咀嚼的重要功能，还与浅层肌肉腱膜系统有密切交织的协同作用。鉴于此，医师完全掌握局部解剖和熟练的A型肉毒毒素注射技巧是极其重要的（图8-16）。

治疗前，为了使肌肉显现，要求患者反复收缩和放松该部位。用酒精棉球清洁后，再用记

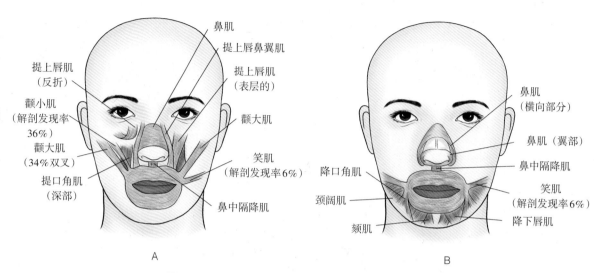

图8-16 中、下面部与A型肉毒毒素美容治疗相关的肌肉

号笔标出注射位点，注射前后在治疗部位放上冰袋可以引起局部血管收缩，预防淤血，可分散患者的注意力，起到麻醉的效果。对所选肌肉精确注射是治疗的关键，但要强调的是，在对有许多特殊功能的下面部进行治疗时，出现相关功能不全的风险也在增加。如果应用大容量和低浓度的A型肉毒毒素，药液可从注射部位向远处弥散。

（一）口周纹

口周放射状的皱纹是由口轮匝肌肥大引起的，也会因衰老、日光暴晒和吸烟而加剧。口轮匝肌作为一种括约肌负责嘴唇的闭合、噘起功能，并辅助咀嚼、做表情和发声。

减轻口周纹的常用方法有化学剥脱、激光焕肤和注射填充剂。A型肉毒毒素对轻、中度的皱纹可以作为单独的治疗方法，也可联合治疗，如联合填充剂注射治疗。这样可以解决容量缺失和动力性皱纹两方面的问题，使临床效果全面提升。

1. 治疗技术　像所有A型肉毒毒素治疗一样，每个人的剂量和注射部位不全相同，我们开始选择保守的方法治疗，沿着唇线距口角约1 cm处以相同间隔注射4点，每点1～2 U；如果患者还有下唇皱纹，可以沿下唇线以相同间隔注射2点，每点1～2 U，嘱患者2周后随访。如果接受了首次治疗后皱纹依然明显，可给予追加注射，并在下个疗程加大剂量，在上唇口轮匝肌外面加两个1～2 U的注射点，也可根据反应在唇缘注射点增加剂量。

口周纹局部的疗效持续时间不如前额和眉间皱纹长，部分原因可能是应用剂量保守，某种程度上，剂量和疗效持续时间存在相关性。嘴角口轮匝肌持续的活动也是影响疗效长短的一个因素。

2. 不良反应和并发症　口周纹（尤其是上唇）用A型肉毒毒素治疗后，一些患者会出现吐唾沫、吸吸管、吹口哨、接吻等动作比较困难，这种括约肌的功能紊乱与剂量有关。上唇薄或萎缩、鼻小柱长等的患者，上述症状更容易出现，这些患者最好与丰唇结合治疗。对于潜在的不对称并发症，可以通过仔细、保守的治疗进行预防，如果有必要，可以在以后的随访中进行修正。

3. 唇部填充剂联合治疗　在临床实践中，A型肉毒毒素还常与填充剂联合使用。许多有唇部放射状皱纹的患者同时伴有与年龄相关的唇部组织容量缺失。为了达到他们期望的改善程度，需要对口周部位进行容量补充，通过大量的填充剂可以达到目的。最常用的丰唇填充剂是注射用胶原和透明质酸。通过唇红缘的增厚或红唇部分的增厚达到唇部容量的补充，使皱纹伸展，间断的放射性皱纹本身也可通过表浅的填充剂解决。

（二）露龈笑

由于提上唇鼻翼肌收缩产生上唇异常的高回缩，患者笑时暴露牙龈（露龈笑）。在提上唇鼻翼肌上注射A型肉毒毒素会引起该肌肉的部分麻痹，使上唇延长。

1. 注射技术　在这个特殊的功能区域，必须小心、保守治疗。开始用保守剂量1 U注射到每侧的鼻面沟提肌复合体部分。将示指尖放在鼻上颌沟下的梨状孔，找到靶肌肉的注射位点（图8-17）。与口轮匝肌表面多点注射相反，该肌肉的单点注射是在骨膜上进行的，建议2～3周后随访，以后的剂量调整需根据临床的反应。

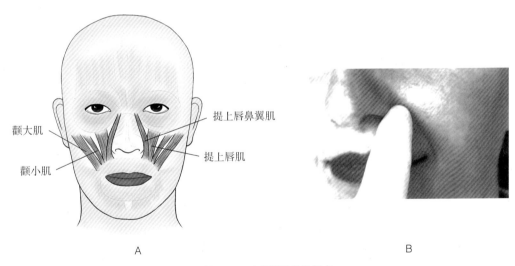

颧大肌
颧小肌
提上唇鼻翼肌
提上唇肌

A

B

图8-17　上唇延长的注射点

2. 不良反应和并发症　治疗露龈笑的潜在风险为因矫正过度引起的上唇下垂、过度延长、下唇凸出和不对称效果。

（三）鼻唇沟

对轻、中度鼻唇沟的患者，单独使用A型肉毒毒素治疗可以有很大的改善。30～50岁的患者为最佳的候选者，这是因为鼻唇沟的形成实际上是肌肉因素。相反，老年人有广泛的皮肤松弛、失去弹性，使得颧部脂肪垫下沉，出现明显的鼻唇沟，进而出现老年化上唇脂肪萎缩加重，这些鼻唇沟较明显者可能需要其他方式的治疗，如软组织填充剂植入和面中部提升术。

对于用A型肉毒毒素治疗明显的鼻唇沟仍有争议。有些临床医师喜欢治疗提上唇鼻翼肌，还有些临床医师其他的则更喜欢治疗颧部肌肉。笔者认为，在提上唇鼻翼肌上用A型肉毒毒素治疗鼻唇沟的上部和中部比较有效，而颧部肌肉的注射可以抚平明显的鼻唇沟，需要小心注射，避免出现毁损微笑的情况。

1. 治疗技术　按前述上唇延长方法进行。

2. 副作用和并发症　皱纹治疗时潜在风险是上唇下垂，这是药物弥散到颧部肌肉的结果。为了抚平鼻唇沟而有目的地注射到颧部肌肉时，会遇到这样的风险。在这个区域要避免注射在颧弓下和颧大肌，因为颧大肌是提上唇和口角的主要动力。错误地注射会引起口角外侧部分下垂，造成Bell's面瘫的假象，上唇下垂持续时间约6周。

（四）唇颏皱褶

口角下方向颏外侧延伸形成的木偶纹是由降口角肌的活动产生的。它可以影响患者的外貌，出现恼怒和受挫的样子。严重的可能出现口角唇炎，这块肌肉的部分麻痹使颧部肌肉能更有效地提升口角，产生看似比较高兴的表情，改善外貌。另外，将口角肌治疗与皮下软组织填充剂联合应用可以极大地减轻明显的木偶纹。

1. 注射技术　降口角肌是位于嘴角的三角形肌肉（图8-18），注射A型肉毒毒素到该肌肉的中下1/3处可以获得最佳效果，因为肌肉在此处与颈阔肌纤维密切交织，而颈阔肌参与下拉口角，应采取保守疗法，在双侧每点注射1～2 U，2～3周后随访，必要时每侧4～7.5 U。所有的注射点必须在口角外侧，以防药物弥散到下唇肌形成唇部凸出。

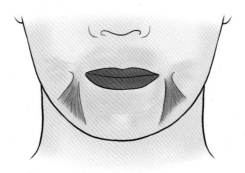

图8-18　降口角肌

2. 不良反应和并发症　治疗中、下面部的动力性皱纹需谨慎操作。注射点太靠内侧可能导致药物扩散到降下唇肌造成下唇凸出。另外，注射点太靠外侧会造成颊肌麻痹，影响咬的动作和损伤颊黏膜，而沿下颌骨注射到降口角肌的最下面可以减少不良反应的风险，并轻度上提口角，产生一个美观且高兴的表情。

（五）咬肌肥大

咬肌通常由三层组成。表层起自上颌骨的颧突以及颧弓前2/3的下缘，向后下延伸，止于下颌角部的咬肌粗隆以及下颌骨升支外侧的下部。中层起自颧弓前2/3的深面以及后1/3下缘，止于下颌骨升支外侧面的中部。深层起自颧弓的内侧面，垂直向下，止于喙突外侧面以及下颌骨升支外侧面的上部。但临床上，即使在手术中，也难以将咬肌清楚地分为三层。因此，一些临床解剖学家认为，咬肌大体上可以分为两层：表层起自颧弓，止于下颌角；深层起自整个颧弓，直到颞下颌关节结节的前端，止于下颌骨升支外侧面的上部及喙突根部（图8-19）。

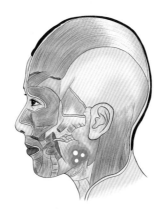

图8-19 咬肌注射定点

注射技术：对于单纯性咬肌肥大者，可采取注射A型肉毒毒素疗法，使咬肌体积缩小，达到改善轮廓的目的。但对于以下颌角骨质增生为主者，不能期待通过注射使面部发生明显改变。

治疗前用超声波扫描对咬肌的厚度进行测量，拍摄头颅正侧位片观察下颌角形态。一般可采用1 ml（100 U）的药液，两侧分别注射3～5点，即在每侧口角与耳垂连线下方咬肌3～5点注射。单侧肥大者注射剂量可适当加大，注射点同前，但要避免注射到咬肌前缘及下层。

（六）颈阔肌纹

颈阔肌是扁平阔肌，覆盖颈前区和颈侧壁，起自上胸部胸大肌和三角肌筋膜，多在第2肋水平，少数达第4肋，包括锁骨、肩峰。分前、后两部分，左、右分开，向上跨越锁骨，再沿颈两侧斜向上、内，在颈前、上部两侧肌纤维融合，并以交叉形式继续向上。Cadaver等人发现，约75%的人肌纤维在颏下1～2 mm处才相互交叉；约15%的人肌纤维在甲状软骨水平交叉，在颈下区汇合在一起；另有不到10%的人两侧肌纤维并不汇合，而是两侧分开，直接上行，止于下颌和皮肤汇合后的肌纤维，部分止于下颌骨斜线上或下面部皮肤和皮下组织（图8-20）。后部肌肉向上插入降口角肌、笑肌纤维中，前部肌纤维插入下颌骨内侧，移行为表浅肌肉腱膜系统。颈阔肌受面神经颈支支配。整个颈阔肌复合体收缩时，颈部皮肤出现轻微斜向皱纹；肌肉最厚的颈前区收缩起降下颌作用，也有部分降下唇和降口角作用。因此，肌肉的强烈收缩、僵硬，可导致面部组织下垂、产生颈部横行或纵行皱纹。

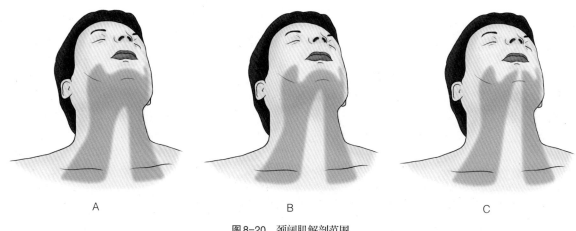

A   B   C

图8-20　颈阔肌解剖范围

1. 颈阔肌纹　颈阔肌纹是由从下颏区向下附着在上胸部、胸锁乳突肌和肩峰处的阔而薄的颈阔肌引起的。颈阔肌下面是气管和食管，采用A型肉毒毒素横行颈纹注射除皱，效果好，痛苦少，不仅颈纹减轻，而且可使下面部组织下坠减轻。

横行颈纹：表现为颈部有2～3条横行项链样线，由颈阔肌的肌腱膜系统所致。注射位点的设计：从正中线开始（可先取1个注射点），再向外旁开，每隔1～2 cm再设计1个注射点。每条横行线可注射1～4个点，最后的注射点在侧面不要超过两侧胸锁乳突肌，每点注射3～5 U。

纵行颈纹（"老人颈"或"火鸡脖子"）：用A型肉毒毒素在每条颈阔肌带注射3个点，每点间隔1.0～1.5 cm，每点注射2～5 U。颈长者，每条注射4～5个点，每点间隔2 cm。为防声带或喉肌受影响而出现声音嘶哑、吞咽困难，注射时可用拇指和示指把颈阔肌带捏住，提起颈阔肌带进行注射（图8-21）。

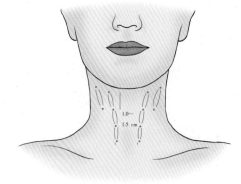

图8-21　颈阔肌注射定点

2. 不良反应与并发症　注射疼痛、瘀斑、吞咽困难、肌肉酸痛、颈部不适、抬头困难、头痛，严重者可出现呼吸困难。颈部注射发生的并发症往往危险性更大，因此，注射后应留院观察。

第六节　肉毒毒素面部提升术

肉毒毒素中面部提升术是矫正中面部松垂的一种技术。注射的肉毒毒素可减弱面部降肌向下的拉力，使提肌收缩，进而重建中面部肌群间的平衡，并使皮肤产生代偿性的提升。

一、眉提升

（一）概述

关于眉形每人都有不同的审美观。通常眉尾往上翘的眉形最为美艳大方，眉头比眉尾高的眉形给人忧郁下垂的感觉。

内眼角外上方的注射会阻断眼轮匝肌外侧纤维的降眉作用，眶周注射对于抬高眼眉外侧也有帮助，眉间肌以及额肌内侧的注射阻断可使眉毛外侧上抬（表8-1）。

表8-1　影响眉毛位置的肌肉

肌肉	运动	协同肌	拮抗肌
额肌	抬高眉毛和鼻部皮肤	枕肌	降眉间肌 皱眉肌 眼轮匝肌
皱眉肌	形成垂直皱纹	眼轮匝肌 降眉间肌	额肌
降眉间肌	使眉毛内侧端下降	皱眉肌 眼轮匝肌	额肌
眼轮匝肌	眶部收缩使眉毛隆起降低，协助眼睑闭合	皱眉肌 降眉间肌	额肌 上睑提肌

（二）治疗方法

1. 药物配制　100 U肉毒毒素＋2.5 ml生理盐水，浓度4 U/0.1ml。

2. 注射点定位

（1）两点法：这是最简单且较安全的一种注射法，注射点位于双侧眼轮匝肌眶部的外上方，外眦垂直线稍外侧的眶缘上方约0.5 cm处，通过阻断眼轮匝肌外侧纤维，使眉的外1/3得到提升。

（2）四点法：在两点法的基础上，在双侧内眦垂直线的眉上缘处补充注射一点，通过阻滞额肌，使内侧眉毛稍往下坠，能在视觉外观上增加外侧眉的提升幅度，但要避免注射剂量过多，以免造成严重的下垂不适。

（3）多点法：阻滞降眉肌与降眉间肌（眉间纹注射相同），尽可能减少内侧眉向下的力，达到提升眉头的效果，同时阻滞中间部分的额肌（位置略偏高），使外侧的额肌代偿性收缩，进而起到提升眉梢的效果（图8-22）。

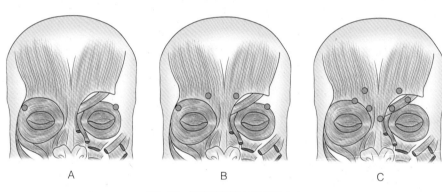

图8-22　阻滞降眉肌与降眉肌定点

3. 注射剂量

（1）降眉肌：每点2～4 U。

（2）降眉间肌：每点2～4 U。

（3）眼轮匝肌：每点1～2 U。

（4）额肌：每点1～2 U。

4. 注射层次

（1）眼轮匝肌、降眉肌、降眉间肌：肌肉浅、中层。

（2）额肌：肌肉中、深层。

5. 注射手法

（1）额肌、降眉间肌、降眉肌的注射同额纹与眉间纹注射法。

（2）眉区的眼轮匝肌注射时应小角度斜行进针，尽可能表浅注射。

6. 注意事项　可分多次阶段性注射，不要为了追求效果而注射过量或矫正过多。

7. 并发症及处理

（1）眼睑下垂：注意注射层次和注射剂量可大致避免眼睑下垂，在眉内注射时，针头朝下或者注射过深可能引起眼睑下垂。

（2）双侧不对称：多为双侧注射深度、位置或剂量不对称引起，可在两周后根据患者的不同情况对提升效果不足的位置进行第二次矫正。

（3）提升过度：目标肌注射剂量过多、拮抗肌肌力较强时可能出现提升过度的现象，一般不需要处理，数周后会慢慢改善，必要时可对拮抗肌进行注射矫正。

二、鼻头与鼻翼的塑形

（一）概述

影响鼻尖最重要的肌肉是降鼻中隔肌，它的纤维纵行排列，与口轮匝肌纤维相互交织，收缩时能使上唇缩短，减小鼻尖凸度，通过肉毒毒素注射阻断降鼻中隔肌，可以增大鼻唇角，使鼻尖在静态时微微抬高，并阻断在微笑时下垂，也能使上唇稍变长，改善露龈笑外观，同时减少上唇与鼻肌底间的水平细纹。

阻断鼻孔扩大肌可略微缩小鼻孔，使鼻翼两侧缩小，让鼻头在视觉上更精致秀气（图8-23）。

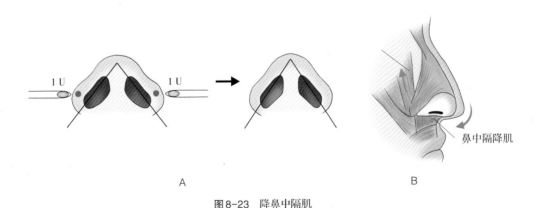

图8-23　降鼻中隔肌

（二）治疗方法

1. 药物配制　100 U肉毒毒素＋2.5 ml生理盐水，浓度4 U/0.1ml。

2. 注射点定位

（1）降鼻中隔区：对降鼻中隔肌根部进行注射，适合用于上唇正常或较短的患者，对延长上唇和矫正露龈笑都有辅助作用。

（2）鼻孔开大肌：仔细找出肌肉活动的确切位置。

3. 注射剂量　每点0.5～2.0 U（鼻小柱基底单点注射为1～2 U），注射总量2～8 U（含鼻翼）。

4. 注射层次　肌肉浅层或皮下。

5. 注射手法

（1）鼻基底：以一定角度进入肌肉浅层，若行深层注射可垂直进针进入肌肉深层。

（2）鼻翼：较大的角度斜行入针表浅注射，常可见到注射部位皮肤暂时变白。

6. 注意事项

（1）鼻小柱基底注射时应避开上唇动脉。

（2）因鼻翼的皮肤与大翼软骨接合较为紧密，在鼻翼注射入针时，要注意层次，勿穿透软骨，也勿过度追求表浅注射而将鼻翼处皮肤刺伤。

7. 并发症及处理

（1）疼痛：注射降鼻中隔肌时患者会有强烈的疼痛，注射前可用冰敷或使用表面麻醉药膏以缓解疼痛。

（2）有时注射过多、过深会引起上唇下垂、人中或笑容不自然，可在2～4周后逐渐改善。

三、提口角

（一）概述

口角的水平度在面部表情中起决定性作用，口裂水平曲线向上翘，呈现微笑表情，会表达愉快感情。肉毒毒素可改善嘴角曲线，让嘴角上扬赢得好人缘。

（二）治疗方法

1. 药物配制　100 U肉毒毒素＋2.5 ml生理盐水，浓度4 U/0.1ml。

2. 注射点定位　鼻翼与口角连接延长线，口角至下颌缘中下1/2～2/3处，左右各1点。

3. 注射剂量　每点2～4 U，注射总量4～8 U。

4. 注射层次　肌肉浅层。

5. 注射手法　从上往下斜行注射，左手可辅助绷紧皮肤，较易入针。

6. 注意事项

（1）适用于肌肉强度较大且没有明显肌肉松弛或颏下脂肪下垂的较年轻患者。

（2）注射过高、过深、过量会影响下唇口轮匝肌功能。

（3）治疗剂量需参考病患肌肉张力与面部状态再评估。

7. 并发症及处理

（1）左右不对称、歪嘴笑容：一般为面部两侧的肌力不同，故注射剂量不等或注射层次不同都可能会引起左右不对称、歪嘴笑容，建议观察2周后再补充注射。

（2）下唇闭合障碍、流口水、进食困难：注射量过多或过深都可能会引起下唇闭合障碍、流口水等，予以心理治疗，2～4周会自行缓解。

四、V形面部（颈阔肌）上提

（一）概述

面部肌肉分成下拉肌与上提肌两个群组。因为表情太多，造成不当使用，加上地心引力的作用，下拉肌群变强，让我们面部整个下垂。通过肉毒毒素的注射，下拉的颈阔肌放松，上提的肌群因而变强，面部的轮廓上提。

（二）治疗方法

1. 药物配制　100 U肉毒毒素＋4 ml生理盐水，浓度2.5 U/0.1 ml。

2. 注射剂量　颈阔肌必须每点注射2～4 U，下颌处加强每点注射2～4 U。

3. 注射手法　颈阔肌的分布很广，由嘴角延伸至前胸。位于下颌线处的颈阔肌对提拉效果影响很大，可加强注射3～5点（图8-24）。

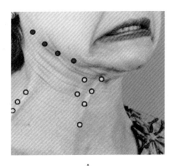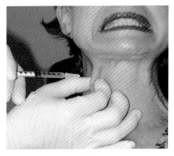

A　　　　　　　　　　　B

图8-24　颈阔肌上提注射方法

4. 注意事项

（1）脖子上有明显颈阔肌纹的人，可加强注射于颈阔肌纹上，每隔2 cm注射2～4 U。

（2）分成下颌与颈两个部分，根据脂肪厚度，进行注射深浅的调整。

五、多汗症

(一) 概述

多汗症指的是人体出汗的量超过了正常体温稳定所需要的量。多汗症分为两种：①原发性多汗症，其原因是交感神经过度亢进，而不是由其他组织器官疾病造成。②继发性多汗症，有少数人是因为身体其他组织器官的疾病而造成出汗的增加，如内分泌疾病、精神疾病、脑脊髓外伤肿瘤、更年期的内分泌失调等。

其中，原发性多汗症是一种不明原因的过度流汗现象，患者可能从小就有某些部位流汗量特别多，其中手掌为多汗症患者最好发的部位，脚掌、腋下及面部也很常见。绝大部分的多汗症患者，都属于此种多汗症，虽然不太影响身体健康，但却给日常生活带来极大的不便及困扰。

用肉毒毒素注射治疗多汗症，可以阻断汗腺中神经传导物质的分泌，抑制乙酰胆碱分泌，进而抑制汗腺排汗的作用，因此逐渐被应用在局部多汗症治疗中。近年来欧美的研究指出，肉毒毒素已能有效且安全地治疗腋下多汗症。在第一次治疗后，药效可以维持3个月以上，三成以上的患者可以维持半年或更久；注射1周后，出汗平均会减少50%。但是如果要维持长期不出汗，必须定期接受肉毒毒素注射。

2004年，美国皮肤病协会Hornberger组织了一个包括20多家单位专家的协作小组，制定了一个诊断参考标准。

无明显诱因且肉眼可见的汗腺分泌亢进持续6个月以上，并符合以下任意两项条件者即可确诊：①双侧出汗部位对称；②一周至少发作一次；③发病年龄小于25岁；④有阳性家族史；⑤睡眠时无多汗；⑥影响日常的工作生活。

如果伴有发热、夜汗、体重减轻，应注意存在继发性多汗的可能。

(二) 治疗方法

三大容易出汗部位为腋下、手掌、足部。

1. 药物配制　100 U肉毒毒素＋4 ml生理盐水，浓度2.5 U/0.1 ml。

2. 注射点定位　注射前先以微量淀粉碘试验确认注射部位。

微量淀粉碘试验步骤：①清洁、擦干；②以棉花棒蘸上碘溶液涂抹于出汗部位的皮肤；③等待碘溶液完全干燥；④将淀粉均匀铺在已涂抹碘溶液的皮肤上；⑤设法使患者出汗（用台灯照射或吹风机）；⑥出汗部位会由琥珀色转变为蓝黑色。

3. 注射剂量　每点2.5～5.0 U，每侧总计量约50～100 U。

4. 注射层次　皮内注射。

5. 注射手法　每隔1.5～2.0 cm注射1点；30G针头注射；较深皮内注射，可使用冰敷或局部麻醉剂。

6. 注意事项

（1）针头与表皮呈（或小于）45°角入针，斜角朝上以防回流。

（2）确认注射层次，避免注射过深至肌肉及血管。

（3）注射后以纱布覆盖并压迫止血2～3 min。

（4）手掌与足底感觉较敏感，且角质层厚，利多卡因药膏很难渗透，故注射过程较疼痛不适，应先给患者做好心理建设，在患者心情放松时操作会较顺利。

7. 并发症及处理

（1）血肿：刺破腋下血管所致，术后立即冰敷及按压能缓解症状。

（2）抬臂异样感：注射过深至腋下肌肉层所致，大多2～4周内可自行缓解。

六、联合治疗微提升程序

利用面部各部位表情肌肉强度方向的不同，将下拉的肌群放松，上提的肌群代偿性增强，面部的轮廓上提。同时联合注射多个部位以达整体年轻提拉的效果，但在注射剂量方面可以做个人调整（图8-25）。

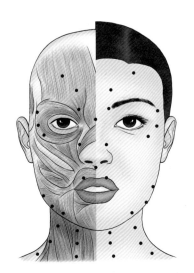

图8-25　联合微提升定点

第七节　A型肉毒毒素在整形外科中的临床应用指南

为了规范肉毒毒素的使用技术和安全，中华医学会整形外科学分会微创美容专业学组、中国中西医结合学会医学美容专业委员会微整形专家组的专家，召开了关于肉毒毒素的使用安全和规范化操作共识会，为国内A型肉毒毒素在整形外科的应用提供了初步指导意见。在适应证和禁忌证、注射方法、不良反应等方面进行了专题讨论，并达成了初步的共识，为我国的A型肉毒毒素在医疗美容中的安全使用提出了建设性的建议。

一、适应证及禁忌证

（一）适应证

1. 面部动力性皱纹。
2. 某些部位的肌肉肥大。
3. 某些部位的肌肉张力过大或痉挛。
4. 某些部位的腺体（如汗腺）分泌过多。

注：目前，除眉间纹外，其余部位的注射均属于"标签外"用药，需要告知受术者。

（二）禁忌证

1. 已知对A型肉毒毒素或制剂内的赋形剂成分过敏者。
2. 重症肌无力或Lambert-Eaton综合征患者。
3. 拟注射部位存在感染。
4. 备孕期、妊娠期、哺乳期妇女。
5. 威胁生命的重大疾病。
6. 发热、急性传染病。

（三）需谨慎使用的情况

1. 近期使用过氨基糖苷类抗生素（如庆大霉素等）者。

2. 近期使用过抑制凝血的药物（维生素E、阿司匹林及非甾体抗炎药等）者。

3. 依靠面部表情的工作者（如演员等）做面部注射。

4. 依靠发声的工作者（如播音员）做口周注射。

5. 上睑下垂的患者做额部注射。

6. 干眼症的患者做眼周注射。

7. 月经期。

8. 儿童及老年人。

二、注射步骤

（一）制剂品牌

目前我国批准使用的肉毒毒素是中国产的衡力牌和美国产的保妥适，两者均为A型肉毒毒素，产品均分50 U和100 U两种。其配制浓度和使用方法相近。

（二）制剂保存

肉毒毒素冻干粉冷冻保存，肉毒毒素配制溶解后立即使用，亦可置于2～8 ℃冰箱4 h内用完。

（三）制剂配制

使用生理盐水配制肉毒毒素，配制浓度为40～100 U/ml，即100 U的肉毒毒素溶解在1.0～2.5 ml的生理盐水中，配制时注意避免产生大量气泡，因为肉毒毒素在空气和液体的交界面上有可能出现结构的改变，从而导致其效力的降低。同样的注射剂量，如果使用不同浓度的肉毒毒素，注射容量是不同的。

（四）注射剂量

A型肉毒毒素对人的中毒剂量为2500～3500 U，医疗美容注射的单人单次总量一般控制在200 U以内。常用的单点注射剂量是2～5 U，肌肉缩小注射的单点剂量是10～20 U（表8-2）。注射剂量需要精确控制，通常情况下左右两侧相同注射点的剂量应该相等。需要注意的是，男性肌肉通常比女性强壮粗大，对男性的注射剂量应该比女性高50%～100%。

表8-2　肉毒毒素常用的注射剂量、容量及点间距

用途	注射层次	点间距	单点剂量	单点容量
皱纹	皮下或肌内	＞10 mm	1～4 U	0.01～0.04 ml
肌肉肥大	肌内	＞10 mm	2～16 U	＜0.3 ml
多汗	皮内或皮下	10 mm	1～2 U	0.02/0.04 ml
肤质改善	皮内	＞10 mm	0.1～0.5 U	＜0.005 ml

（五）剂量和容量

一般认为，相同剂量条件下，高浓度低容量比低浓度高容量的作用范围更小，推荐在需要精准注射时使用。相同剂量条件下，小容量多点注射比大容量单点注射效果更均匀，推荐在大面积注射时使用。

（六）注射部位

通常应该将制剂注射在靶组织内。大多数情况下，靶组织是肌肉，根据需要和部位，可将制剂直接注入肌内，或注射在肌肉周围，待其弥散至肌内。如果靶组织是腺体，需要将制剂注入腺体内或腺体周围。

（七）注射深度

注射深度取决于靶组织的层次，针对浅层肌肉的注射，注射层次宁浅勿深，以免弥散至深处的其他肌肉。对于皮下浅层的肌肉，皮内及皮下注射和肌内注射效果相近。

（八）作用范围

肉毒毒素单点注射后通常都有一个直径10～15 mm的作用范围，需要注意的是，这种弥散不是平面的，而是三维的，对深部组织同样会产生作用。

（九）知情告知

注射前应详细了解求美者的需求及期望值，告知其治疗能够达到的效果，以及可能产生的不良反应，请其在知情同意书上签字。

（十）医学摄影

注射前和复查时必须拍摄受术者的动态和静态的照片，用于注射前后的比较分析，以及再次注射时的调整。

（十一）注射前准备

治疗前应仔细卸妆洁面，注射区域涂抹表面麻醉药物或冰敷，使用75%乙醇或碘伏消毒。医师应仔细分析面部肌肉静态和收缩状态的位置以及走行情况，注意面部是否对称，标记各注射点。

（十二）注射器材

建议使用1 ml注射器和30G或更细的针头进行注射，也可使用针管针头一体化的胰岛素注射器。在多点注射时，可以在中途更换新针头，以减轻注射时的疼痛。

（十三）注射场所

注射必须在医疗机构内，由有资质的医师进行。注射室应备有抢救药品（肾上腺素、地塞米松等）和急救设施（氧气、气管插管等），以防出现过敏反应。

（十四）体位及麻醉

通常采用平卧位或半卧位。一般不需要麻醉，特别敏感者可以采用皮肤外麻醉软膏或神经阻滞麻醉。

（十五）注射后处理

注射后冷敷5 min可减轻疼痛，减少制剂的弥散。患者在注射后应留院观察30 min。医师需要将本次注射的注射点、注射剂量、注射制剂、注射总量等详细地记录。

（十六）起效时间及再次注射

注射后24～48 h即可出现肌肉松弛或麻痹的效果，可维持4～6个月甚至更长。再次注射应在3～6个月后，不推荐短时间内重复多次注射，否则易引起机体产生抗体。对于注射效果有少许不满意的部位，可以在注射后1～2周做调整性注射。

三、不良反应

美容剂量的肉毒毒素注射是非常安全的，不良反应很少见，一般轻微且短暂。由肉毒毒素注射引起的临床不可逆性的不良反应还没有报道。目前研究表明，肉毒毒素注射产生的不良反应或并发症，往往是由不正确的注射方法或肉毒毒素在局部弥散导致的。因此，预防并发症应该提高注射技巧和精准度以预防并发症，尽量将其作用局限在目标部位之内。

（一）注射反应

注射本身有可能引起的不良反应包括疼痛、红斑、肿胀、淤血等。注射前表面麻醉用小的注射针头以及注射后的冷敷可以明显地减少此类不良反应。

（二）特应性反应

肉毒毒素注射后还有可能导致特应性反应，包括头痛、感冒样症状、恶心、皮疹、瘙痒、变态反应等，一般可以自行痊愈。

（三）眉下垂

眉下垂是额部皱纹注射中最重要的不良反应，对于上睑已经有皮肤松弛的老年患者，眉下垂会导致假性上睑下垂，上睑睁开困难。预防的方法是注意眉弓上 2 cm 的额肌内不能注射。

（四）上睑下垂

上睑下垂往往继发于额部或皱眉肌注射，肉毒毒素向下弥散进入眶内，引起上睑提肌麻痹。如果发生上睑下垂，一般只能等待其自行恢复。使用含α-肾上腺素受体激动剂的滴眼液治疗，可刺激米勒氏肌，使睑裂增大2～3 mm。在上睑周围注射时需要避免药物过度弥散，还需要注意不可按摩注射区域。

（五）斜视和复视

眼周肉毒毒素注射时，药物弥散到眼眶内导致眼外肌麻痹。预防的方法是注射时辅助手指压迫眶缘，防止药物弥散。

（六）眼睑闭合不全、下睑退缩

眼睑闭合不全、下睑退缩是肉毒毒素注射引起眼轮匝肌麻痹而导致的。需要合理地选择适应证，下睑注射不适合皮肤过于松弛、做过下睑手术或下睑弹性较差的患者，注射时尽量避免在下睑睑板部分的眼轮匝肌进行注射。

（七）表情僵硬

表情僵硬多由肉毒毒素累及面中部引起，面中部是表情肌集中区域，直接注射肉毒毒素到面中部或药液弥散至面中部（如注射鱼尾纹时位置过低、注射咬肌时位置过浅），均可引起面部表情僵硬。

（八）发声不清

发声不清常继发于口周皱纹注射，由于肉毒毒素部分麻痹了口轮匝肌，导致口轮匝肌的精细运动障碍，继而产生发声（尤其是爆破音的发声）含糊不清。预防的方法是减少肉毒毒素的注射量，注射在皮下浅层，双侧对称，且使用低剂量注射。

四、其他

（一）长期使用

大数据分析显示，长期使用肉毒毒素不会导致明显的不良反应，个别患者会出现局灶性肌力减弱。

（二）联合应用

除单纯性的动态皱纹外，面部的许多老龄化表现需要联合其他治疗，包括皮肤填充剂注射、脂肪移植、激光光电治疗、手术治疗等。在肉毒毒素注射与其他治疗方法的联合应用中，需要特别注意避免其他治疗方法促进肉毒毒素弥散，应注意先后次序，或避免同一天进行联合治疗。

笔者声明：中华医学会整形外科学分会微创美容专业学组和中国中西医结合学会医学美容专业委员会微整形专家组成员在查阅了国内外文献资料，总结目前临床 A 型肉毒毒素注射经验的基础上，组织部分专家讨论共同制定了这一共识。参考本文观点的医师应当根据患者的具体情况设计相应的治疗方案。本共识不作为患者或非本专业的医师寻求治疗的参考，相关问题请咨询专科医师。本文亦不作为医疗纠纷或事故处理、鉴定、司法鉴定和司法审判的依据。本共识不担保共识应用的有效性及应用效果，也不承认任何无限制性的担保、表达及暗示，并保留对本共识的解释权和修订权。专家组及其成员不承担此共识无限制性应用的任何责任。

（吴溯帆　王洁晴　齐向东）

参考文献

［1］王正坤. 医学美容与皮肤保养［M］. 北京：台海出版社，2014.

［2］奥德森. 肉毒毒素注射指南［M］. 李铁山，主译. 北京：北京大学医学出版社，2009.

［3］张达江，王亮. Ⅰ型胶原蛋白的结构、功能及其应用研究的现状与前景［J］. 生物技术通讯，2006，17（2）：265-269.

［4］GORDON M K，HAHN R A. Collagens［J］. Cell Tissue Res，2009，339（1）：247-257.

［5］KADLER K E，BALDOCK C，BELLA J，et al. Collagens at a glance［J］. J Cell Sci，2007，120（Pt 12）：1955-1958.

［6］BRODSKY B，PERSIKOV A V. Molecular structure of the collagen triple helix［J］. Adv Protein Chem，2005（70）：301-339.

［7］GELSE K，PÖSCHL E，AIGNER T. Collagens—structure，function，and biosynthesis［J］. Adv Drug Deliv Rev，2003，55（12）：1531-1546.

［8］PACE J M，CORRADO M，MISSERO C，et al. Identification，characterization and expression analysis of a new fibrillar collagen gene，COL27A1［J］. Matrix Biology，2003，22（1）：3-14.

［9］BERGEON M T. Collagen：a review［J］. J Okla State Med Assoc，1967，60（6）：330-332.

［10］刘成海. 肝脏胶原蛋白检测进展与评析［J］. 世界华人消化杂志，2003，11（6）：689-692.

［11］EPSTEIN E H. (Alpha1 3) 3 human skin collagen. Release by pepsin digestion and preponderance in fetal life［J］. J Biol Chem，1974，249（10）：3225-3231.

［12］FENSKE N A，LOBER C W. Structural and functional changes of normal aging skin［J］. J Am Acad Dermatol，1986，15（4 Pt 1）：571-585.

［13］LAVKER R M. Structural alterations in exposed and unexposed aged skin［J］. J Invest Dermatol，1979，73（1）：59-66.

［14］FISHER G J，DATTA S C，TALWAR H S，et al. Molecular basis of sun-induced premature skin ageing and retinoid antagonism［J］. Nature，1996，379（6563）：335-339.

［15］FISHER G J，WANG Z Q，DATTA S C，et al. Pathophysiology of premature skin aging induced by ultraviolet light［J］. N Engl J Med，1997，337（20）：1419-1428.

［16］吴耀松，廖艳阳，印大中. 胶原蛋白在美容中的应用及皮肤衰老机制研究进展［J］. 中华现代皮肤科学杂志，2004，1（3）：219-224.

［17］刘秉慈，许增禄，虞瑞尧，等. 医用美容胶原注射剂除皱的实验研究及临床验证［J］. 中国医学科学院学报，1994，16（3）：197-200.

［18］顾其胜，蒋丽霞. 胶原蛋白与临床医学［M］. 上海：第二军医大学出版社，2003.

［19］FERMANDEZ E M，MACKLEY C L. Soft tissue augmentation：a review［J］. J Drugs Dermatol，2006，5（7）：630-641.

［20］KEEFE J，WAUK L，CHU S，et al. Clinical use of injectable bovine collagen：a decade of experience［J］. Clin Mater，1992，9（3-4）：155-162.

［21］CHENG J T，PERKINS S W，HAMILTON M M. Collagen and injectable fillers［J］. Otolaryngol Clin North Am，2002，35（1）：73-85.

［22］COOPERMAN L S，MACKINNON V，BECHLER G，et al. Injectable collagen：a six-year clinical investigation［J］. Aesthetic Plast Surg，1985，9（2）：145-151.

［23］ELSON M L. Clinical assessment of Zyplast Implant：a year of experience for soft tissue contour correction［J］. J Am Acad Dermatol，1988，18（4 Pt 1）：707-713.

［24］金宝玉，王洁晴，钟李明，等. 胶原蛋白微创面部年轻化的临床应用［J］. 中国美容整形外科杂志，2010，21（11）：667-668.

［25］罗启林，李世荣，胡晓佳，等. 双美胶原面部填充效果评价［C］//第18届世界美容医学大会暨第八次全国医学与美容学术年会，2011：224.

［26］亓发芝. 胶原蛋白填充剂在面部美容中的应用［C］//第七届中国医师协会美容与整形医师大会，2010：695-696.

［27］COCKERHAM K，HSU V J. Collagen-based dermal fillers：past，present，future［J］. Facial Plast Surg，2009，25（2）：106-113.

［28］张建民. 国内外批准上市的注射美容产品［J］. 上海食品药品监管情报研究，2010（3）：33-37.

［29］高景恒. 美容外科学［M］. 2版. 北京：北京科学技术出版社，2012.

［30］赵启明，方方. 皮肤外科学［M］. 杭州：浙江科学技术出版社，2012：516-540.

［31］齐向东，王炜，高景恒. 微创美容外科学［M］. 杭州：浙江科学技术出版社，2013：36-59.

［32］PAUL M D. Subperiosteal transblepharoplasty forehead lift［J］. Aesth Plast Surg，1996，20（2）：129-134.

［33］齐向东，马立敏，李勤. A型肉毒毒素提眉的疗效分析与评价［J］. 中国美容整形外科杂志，2010，21（5）：291-293.

［34］VAIDYANATHAN V V，YOSHINO K，JAHNZ M，et al. Proteolysis of SNAP-25 isoforms by botulinum neurotoxin types A，C，and E：domains and amino acid residues controlling the formation of enzyme-substrate complexes and cleavage［J］. J Neurochem，1999，72（1）：327-337.

［35］MA J，SHEN J，LEE C A，et al. Gene expression of nAChR，SNAP-25 and GAP-43 in skeletal muscles following botulinum toxin A injection：a study in rats ［J］. J Orthop Res，2005，23（2）：302-309.

［36］CATHER J C，CATHER J C，MENTER A. Update on botulinum toxin for facial aesthetics ［J］. Dermatol Clin，2002，20（4）：749-761.

［37］YOON E S，SEO Y S，KANG D H，et al. Analysis of incidences and types of complications in mandibular angle ostectomy in Koreans ［J］. Ann Plast Surg，2006，57（5）：541-544.

［38］SHEN J，MA J J，LEE C，et al. How muscles recover from paresis and atrophy after intramuscular injection of botulinum toxin A：Study in juvenile rats ［J］. J Orthop Res，2006，24（5）：1128-1135.

［39］MUSARÒ A，MCCULLAGH K，PAUL A，et al. Localized Igf-1 transgene expression sustains hypertrophy and regeneration in senescent skeletal muscle ［J］. Nat Genet，2001，27（2）：195-200.

［40］CHARBONNIER F，GASPARA B D，ARMAND A S，et al. Specific activation of the acetylcholine receptor subunit genes by MyoD family proteins ［J］. J Biol Chem，2003，278（35）：33169-33174.

［41］ALDERSON K，HOLDS J B，ANDERSON R L. Botulinum-induced alteration of nerve-muscle interactions in the human orbicularis oculi following treatment for blepharospasm ［J］. Neurology，1991，41（11）：1800-1805.

［42］MA J J，ELSAIDI G A，SMITH T L，et al. Time course of recovery of juvenile skeletal muscle after botulinum toxin A injection：an animal model study ［J］. Am J Phys Med Rehabil，2004，83（10）：774-780；quiz 781-783.

［43］ADLER M，KELLER J E，SHERIDAN R E，et al. Persistence of botulinum neurotoxin A demonstrated by sequential administration of serotypes A and E in rat EDL muscle ［J］. Toxicon，2001，39（2-3）：233-243.

［44］BARTELS F，BERGEL H，BIGALKE H，et al. Specific antibodies against the Zn（2⁺）-binding domain of clostridial neurotoxins restore exocytosis in chromaffin cells treated with tetanus or botulinum A neurotoxin ［J］. J Biol Chem，1994，269（11）：8122-8127.

［45］DE PAIVA A，MEUNIER F A，MOLGÓ J，et al. Functional repair of motor endplates after botulinum neurotoxin type A poisoning：biphasic switch of synaptic activity between nerve sprouts and their parent terminals ［J］. Proc Natl Acad Sci USA，1999，96（6）：3200-3205.

［46］ELEOPRA R，TUGNOLI V，ROSSETTO O，et al. Different time courses of recovery after poisoning with botulinum neurotoxin serotypes A and E in humans ［J］. Neurosci Lett，1998，256（3）：135-138.

第九章

中胚层疗法

第一节　中胚层疗法的背景及发展

一、定义

"mesotherapy"来源于希腊语，"meso"表示中间"middle"，是中胚层的英语"mesoderm"的缩写。"therapy"来自希腊的"therapeia"，意指"医学处理"（to treat medically）。这是一种非手术的治疗方式，应用的药物有植物萃取物、维生素及其他多种可注入皮下的营养成分。

二、背景与发展

1958年，Pistor对真皮内治疗有更多的关注，他首次报道了中胚层疗法的命名。1964年，他创建了法国的中胚层疗法协会，出版了第一版英语中胚层疗法专著。1976年，他对该技术进行了描述，认为这是一项"小容量、可多次或数次，在正确的部位"的治疗技术，并指出大剂量并不能改善效果，经多点穿刺效果更好。1987年，法国医学会将中胚层疗法治疗技术批准为一项医学专业治疗技术。2005年，此项技术推广到亚洲，并得到迅速的发展。近年来，中胚层疗法在欧洲和南美洲被推广并应用于患者的体形塑造等。法国著名的中胚层疗法专家、协会主席 Lionel Bissoon，于1990年后期将中胚层疗法引入美国，成为美国应用中胚层疗法的首创者。Jacques le Coz是中胚层疗法的指导者，在法国、葡萄牙、西班牙和韩国出版了中胚层疗法专著。中胚层疗法已于2004年被美国美容医师所接受，并有大批医师接受培训。美国2005年出版《美国中胚层疗法杂志》（*American Journal of Mesotherapy*）。

广义的中胚层疗法包括皮内注射、皮下注射、肌肉关节注射。用中胚层疗法治疗时，所用的制剂有血管扩张剂、肌肉松弛剂、减轻挛缩剂、蛋白酶溶解剂、生物制剂（包括各种维生素、矿物质和植物萃取物）、抗感染发炎制剂、激素、激素阻滞剂和麻醉剂等。在医学美容的范畴内，中胚层疗法最初用于瘢痕注射、秃头的治疗、身体各部位的填充、橘皮征的治疗等，其优点为：①促进血液循环的恢复；②降解多余的堆积脂肪（溶脂）；③清除硬的纤维结缔组织（细胞溶解）；④改善淋巴回流；⑤溶解脂肪小丘。根据注射部位不同，中胚层疗法又称为"美容回春针""减肥溶脂针""头皮育发针"。

近年来，中胚层疗法在美容方面有了更大的进展，出现了各种注射技术，有中胚层注射拉皮术、肉毒毒素中胚层注射术、脂肪溶解酶（磷脂酰胆碱和脱氧胆酸）注射技术、溶解酶增强剂（胶原蛋白酶和透明质酸酶）注射技术、代谢促进剂（乙二醇和维 A 酸）注射技术、肌肉纤维松弛剂（二甲基氨基乙醇）注射技术、营养物（复方维生素、超微量元素等）皮下注射技术、激光技术（包括低能量激光溶脂技术）等。

第二节　中胚层疗法的基本原理、原则和操作技术

一、原理

中胚层疗法是法国的 Pistor 于 1952 年首创并开展的医疗技术，他利用皮下注射治疗技术，减轻风湿、运动损伤、感染性疾病引起的疼痛。此项医学技术是利用非常细小的针显微注射，将极少量的药物注射进入中胚层，经由中胚层组织的渗透吸收，来达到刺激和治疗的目的。另外，针头对中胚层造成的微创出血，可利用人体自然愈合能力达到组织自我修护，并启动皮肤再生机制，增加胶原蛋白及改善细纹、瘢痕等。

中胚层疗法能促进微血管循环、刺激细胞新陈代谢、重整胶原、抵抗细胞衰老，达到塑身减肥、除皱再生的医疗效果，可改善皮肤素质，增进皮肤弹性和光泽。

二、原则

中胚层疗法以非常细小的注射针头密集地注射适量药品，一般治疗区域需要注射数十针甚至上百针，不过因为针头非常细小，注射药品中可加入局部麻醉剂，通常求美者并不会觉得非

常疼痛或不舒服。为了节省治疗时间、维持一定的注射剂量与深度，有多种机械式自动或半自动的中胚层注射枪来帮助完成治疗。

三、操作技术

（一）基本性质

中胚层疗法是一种注射技术，一种药物的应用技术，一种药物注射到皮内、缓慢吸收、疗效慢慢出现的技术，一种药物可渗入中胚层组织的技术，一种多点针刺技术（滚针）。

（二）基本操作技术

选择特殊针头（27～34G针头），注射深度为浅层1 mm，中层2 mm，深层4 mm，真皮下层（脂肪层）4～10 mm，甚至深达肌肉层（图9-1～图9-6）。

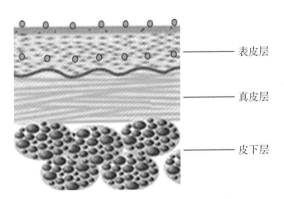

表皮层
真皮层
皮下层

图9-1 表皮内注射（IED）1 mm深度

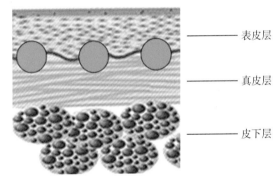

表皮层
真皮层
皮下层

图9-2 真皮层小丘样注射（IDS）2 mm深度

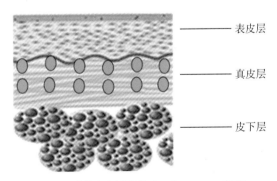

表皮层
真皮层
皮下层

图9-3 连续真皮层注射（IDP）2～4 mm深度

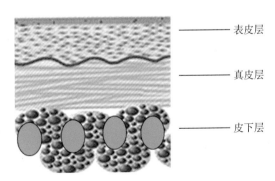

表皮层
真皮层
皮下层

图9-4 一点一针注射（DHD）4～10 mm真皮和真皮下深度

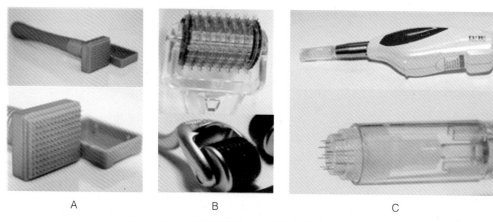

A. Dema Stamp 印章式微针；B. 滚轮式刺针；C. 电动飞针。

图9-5　滚轮微针治疗

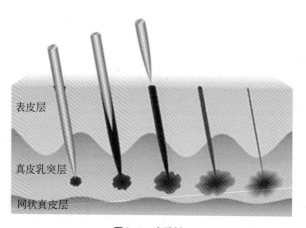

表皮层

真皮乳突层

网状真皮层

图9-6　皮肤针

第三节　关于中胚层疗法的注射药物

中胚层疗法注射药物包括玻尿酸类、肉毒杆菌、类肉毒杆菌、各种生长因子（上皮、血管）、胎盘萃取物、胶原蛋白、弹性蛋白、角蛋白、多种维生素、矿物质、核苷酸、各种氨基酸、消脂成分、各类稀释药物等。一些血液和细胞制品也可用于中胚层治疗，如PRP、PRF、外泌体等。

一、药物介绍

（一）朝鲜蓟

朝鲜蓟为菊科菜蓟属多年生大型草本植物，是可食用的药用植物。在中胚层疗法中，朝鲜蓟是用来治疗橘皮征与脂肪溶解的优良制剂，可利尿和刺激淋巴引流。

（二）咖啡因和氨茶碱

咖啡因可以乳化脂肪、扩张血管、增加血流、促进脂肪代谢，还可以紧致皮肤、治疗橘皮征。氨茶碱是一种抗哮喘药物，该药可刺激脂肪细胞释放脂肪进入血流，增加消耗、燃烧能量。

（三）L-卡尼丁

L-卡尼丁是一种人体可自行制造的氨基酸，又称卡尼汀、肉毒碱、维生素 Bt。它能帮助线粒体燃烧脂肪而产生能量，用于局部脂肪堆积和橘皮征的治疗。

（四）替拉曲考

替拉曲考可加速脂肪燃烧而产生能量，是中胚层疗法中治疗脂肪堆积的主要药物。

（五）磷脂酰胆碱

磷脂酰胆碱（phosphatidylcholine，PC）是生物膜的主要成分，通过机械加工或己烷萃取等方法可从蛋黄、大豆等中提取，是能加速脂肪燃烧起到局部减肥作用最好的药物。在美国商品名为 Lipostabil 和 Essentiate。

（六）普鲁卡因

普鲁卡因毒性较小，是常用的局麻药之一。除此之外，它可以加速创伤组织的修复，增加其他药物的吸收，增加其在中胚层治疗中的疗效。

（七）丁咯地尔

丁咯地尔在中胚层疗法中可用于治疗橘皮征、膨胀纹和头痛，有促进微血管循环的作用。

（八）外泌体

外泌体（exosome，Exo）是细胞分泌的一类平均直径为50～150 nm的小囊泡，可经超速离心从干细胞中获取，主要成分是磷脂双分子层及其相关成分，如蛋白质、脂质、RNA等。外泌体可以直接作用于靶细胞，在人类健康和疾病的许多方面发挥重要作用。间充质干细胞旁分泌产生的外泌体在生物学功能上与原始干细胞相似，但更加稳定、免疫原性更低，体内外试验均显示其抗炎、抗衰老和促进创面愈合的作用。近年来关于外泌体在医疗美容领域的研究非常火热，已有商业化产品，这些产品主要用于毛发再生、创面修复、皮肤及黏膜抗衰老治疗等。

二、药物配方

中胚层疗法的药物配方包含2～5种药物。

（一）治疗局部脂肪堆积的药物配方

治疗局部脂肪堆积的药物配方见表9-1。

表9-1 治疗局部脂肪堆积的药物配方

配方	组成	配方	组成
配方1	磷酸卵磷脂250 μg，5 ml 替拉曲考700 μg或1400 μg，2 ml 2%普鲁卡因2 ml	配方6	替拉曲考700 μg，2 ml 咖啡因2 ml 2%普鲁卡因2 ml
配方2	美索卡因2 ml 氨茶碱2 ml 朝鲜蓟2 ml 替拉曲考700 μg，2 ml	配方7	氨茶碱2 ml L-卡尼丁（肉毒碱）2 ml 朝鲜蓟2 ml 2%普鲁卡因2 ml
配方3	己酮可可碱2 ml 硅烷醇2 ml 替拉曲考700 μg，2 ml 美索卡因2 ml	配方8	咖啡因2 ml 丁咯地尔1 ml 2%普鲁卡因2 ml
配方4	替拉曲考700 μg，2 ml L-卡尼丁（肉毒碱）2 ml 2%普鲁卡因2 ml	配方9	0.2%育亨宾2 ml 替拉曲考350 μg，2 ml 2%普鲁卡因2 ml
配方5	替拉曲考700 μg，2 ml 朝鲜蓟2 ml 2%普鲁卡因2 ml	配方10	美索卡因2 ml 替拉曲考700 μg，2 ml 硅烷（醇）2 ml 咖啡因2 ml

续表

配方	组成	配方	组成
配方 11	替拉曲考 700 μg, 2 ml 0.5%育亨宾 2 ml 美索卡因 2 ml	配方 17	硒磷脂 5 ml 朝鲜蓟 2 ml 替拉曲考 2 ml 美索卡因 2 ml
配方 12	美索卡因 2 ml 0.5%育亨宾 2 ml 丁咯地尔 1 ml L-卡尼丁（肉毒碱）2 ml 替拉曲考 700 μg, 2 ml	配方 18	0.5%育亨宾 1 ml 己酮可可碱 2 ml 葡糖胺聚糖 1 ml 普鲁卡因 2 ml
配方 13	硒磷脂 5 ml 美索卡因 2 ml	配方 19	间质聚糖 1 ml 纯香豆素 3 ml 普鲁卡因 2 ml
配方 14	替拉曲考 700 μg, 2 ml 0.5%育亨宾 1 ml 己酮可可碱 2 ml 柳氮磺胺吡啶 2 ml 普鲁卡因 2 ml	配方 20	柳氮磺胺吡啶 2 ml 普鲁卡因 2 ml
配方 15	间质聚糖 1 ml 普鲁卡因 2 ml 纯香豆素 2 ml	配方 21	卵磷脂 5 ml 替拉曲考 700 μg, 2 ml 咖啡因 2 ml 朝鲜蓟 2 ml 美索卡因 2 ml
配方 16	卵磷脂 5 ml 替拉曲考 2 ml 咖啡因 2 ml 美索卡因 2 ml		

（二）治疗橘皮征的药物配方

治疗橘皮征的药物配方见表9-2。

表 9-2　治疗橘皮征的药物配方

配方	组成	配方	组成
配方 1	丁咯地尔 2 ml 2%普鲁卡因 2 ml 密剂（百脉根属）2 ml 硅烷醇 2 ml 朝鲜蓟 2 ml	配方 2	美索卡因 1 ml 密剂（百脉根属）2 ml 硅烷醇 2 ml 丁咯地尔 1 ml 0.5%育亨宾 0.5～1.0 ml

续表

配方	组成	配方	组成
配方3	己酮可可碱2 ml 硅烷醇2 ml 白果（银杏果）2 ml 2%普鲁卡因2 ml	配方4	2%普鲁卡因2 ml 白果（银杏果、天保宁）2 ml 己酮可可碱2 ml 硅烷醇2 ml 朝鲜蓟2 ml
配方5	替拉曲考700 μg，2 ml 朝鲜蓟2 ml 白果（银杏果、天保宁）2 ml 普鲁卡因2 ml	配方6	替拉曲考700 μg，2 ml 朝鲜蓟2 ml 白果（银杏果、天保宁）2 ml 丁咯地尔2 ml 普鲁卡因2 ml
配方7	替拉曲考700 μg，2 ml 白果（银杏果、天保宁）2 ml 普鲁卡因2 ml	配方8	5%卵磷脂250 mg，5 ml 氨茶碱或L-卡尼丁4 ml 1%利多卡因1 ml

（三）治疗脱发的药物配方

治疗脱发的药物配方见表9-3。

表9-3　治疗脱发的药物配方

配方	组成
配方1	戊醇2 ml 生物素2 ml 丁咯地尔2 ml 美索卡因或利多卡因2 ml
配方2	美索卡因2 ml 非甾酮2 ml 硅烷醇2 ml 生物素2 ml

（四）治疗膨胀纹的药物配方

治疗膨胀纹的药物配方见表9-4。

表9-4　治疗膨胀纹的药物配方

配方	组成
配方1	①第一周配方：维生素C 22 mg，5 ml 美索卡因2 ml 8.4%碳酸氢钠1 ml 膨胀纹间交错点注射，共6次治疗 ②继续治疗配方：2%普鲁卡因2 ml 白果（银杏果、天保宁）2 ml 亚洲积雪草1 ml 葡糖胺聚糖1 ml 硅烷醇2 ml
配方2	美索卡因2 ml 白果（银杏果、天保宁）2 ml 亚洲积雪草1 ml 葡糖胺聚糖1 ml 聚乙二醇单十二醚0.5 ml
配方3	2%普鲁卡因2 ml 丙硅烷2 ml 亚洲积雪草1 ml 丁咯地尔2 ml 5%铜0.5 ml 葡糖胺聚糖1 ml

（五）治疗皮肤松弛的药物配方

治疗皮肤松弛的药物配方见表9-5。

表9-5　治疗皮肤松弛的药物配方

配方	组成
配方1	卵磷脂（PC）50 mg/ml在1 ml的注射器内 轻压上睑眼球看到凸出的脂肪垫 外侧注入PC 0.1 ml 中间注入PC 0.2 ml 内侧注入PC 0.1 ml，注入深度约6 mm，其中单侧0.4 ml，双侧0.8 ml
配方2	5%卵磷脂2 ml 2%利多卡因0.5 ml 氨茶碱0.5 ml 共3 ml，每侧注入2～3 ml，4～6周需要时重复治疗

三、药物的配方表

药物的配方表见表9-6～表9-11。

表9-6 中胚层疗法注射用药配方（Cocktail）

配方编号	卵磷脂	替拉曲考	普鲁卡因	美索卡因	利多卡因	氨茶碱	朝鲜蓟	己酮可可碱	硅烷醇	Γ-卡尼丁	咖啡因	丁咯地尔	育亨宾	葡糖胺聚糖	聚乙二醇单十二醚	间质聚糖	纯香豆素	柳氮磺胺吡啶
1	+	+	+															
2		+		+		+	+											
3		+		+				+	+									
4		+	+								+							
5		+	+				+											
6		+	+									+						
7			+			+	+			+								
8			+								+	+						
9		+	+										+					
10		+		+					+		+							
11		+		+									+					
12		+		+								+		+	+			
13	+			+														
14		+	+					+						+				+
15			+													+	+	
16	+	+		+								+						
17	+	+		+			+											
18								+						+	+			
19			+													+	+	
20			+															+
21	+	+		+			+					+						

续表

配方编号	卵磷脂	替拉曲考	普鲁卡因	美索卡因	利多卡因	氨茶碱	朝鲜蓟	己酮可可碱	硅烷醇	Γ-卡尼丁	咖啡因	丁咯地尔	育亨宾	葡糖胺聚糖	聚乙二醇单十二醚	间质聚糖	纯香豆素	柳氮磺胺吡啶
22		+	+								+		+					
23			+			+								+			+	
24	+				+	+												
25	+																	

注：本表中配方适用于局部脂肪堆积的治疗。

表9-7　中胚层疗法注射用药配方（Cocktail）Ⅱ

配方编号	卵磷脂	17β-雌二醇	替拉曲考	普鲁卡因	美索卡因	利多卡因	氨茶碱	朝鲜蓟	己酮可可碱	硅烷醇	Γ-卡尼丁	咖啡因	丁咯地尔	育亨宾	酶酯定	白果	纯香豆素	柳氮磺胺吡啶	Conjoncntyl硅	Chophytol洋蓟	Indogluthional β₁	硫黏多糖酶	蒸馏水	绒毛膜促性腺激素	苯丙吡喃酮
1				+				+		+			+					+							
2				+					+	+							+								
3			+	+				+									+								
4			+	+													+								
5					+								+	+			+								
6				+					+	+							+								
7		+		+				+						+			+								
8	+				+	+																			
9				+										+	+										
10				+					+									+							
11				+													+			+					
12				+													+								
13				+																	+	+	+	+	
14				+													+							+	+

续表

配方编号	卵磷脂	17β-雌二醇	替拉曲考	普鲁卡因	美索卡因	利多卡因	氨茶碱	朝鲜蓟	己酮可可碱	硅烷醇	Γ-卡尼丁	咖啡因	丁咯地尔	育亨宾	酶酯定	白果	纯香豆素	柳氮磺胺吡啶	Conjoncntyl 硅	Chophytol 洋蓟	Indogluthional β₁	硫黏多糖酶	蒸馏水	绒毛膜促性腺激素	苯丙吡喃酮
15				+													+			+					
16				+		+								+					+						
17			+	+															+						+
18				+													+								

注：本表中配方适用于橘皮征的治疗。

表9-8　中胚层疗法注射用药配方（Cocktail）Ⅲ

配方编号	17β-雌二醇	普鲁卡因	美索卡因	硅烷醇	维生素C	8.4%碳酸氢钠	葡糖胺聚糖	丙酮酸钠	二甲基乙醇胺	柳氮磺胺吡啶	透明质酸	硫酸蛋白软骨素A	X-adene※	维甲酸	聚合硫酸化糖胺多糖	Conjoncntyl 硅	Placentafil	苯丙吡喃酮	Alpha Lipo	Timomoelulina
1		+		+			+	+		+										
2		+					+	+	+										+	+
3	+	+			+	+														
4		+						+			+									
5		+			+								+							
6		+		+								+								
7		+												+				+		
8		+							+							+				
9		+	+													+	+			

注：本表中配方适用于局部皮肤松弛的治疗。

表9-9 中胚层疗法注射用药配方（Cocktail）Ⅳa

配方编号	普鲁卡因	美索卡因	利多卡因	硅烷醇	丁咯地尔	戊醇	生物碱	非甾酮	维生素C	8.4%碳酸氢钠	X-adene	泛醇	维生素工	非那雄胺	醋酸曲安奈德	米诺地尔生发剂	葡萄糖酸锌	氟他胺
1		+	+		+	+	+											
2		+		+			+	+										
3	+											+	+	+				
4	+														+	+		
5	+																+	+
6	+				+						+							

注：本表中配方适用于脱发的治疗。

表9-10 中胚层疗法注射用药配方（Cocktail）Ⅳb

配方编号	普鲁卡因	美索卡因	利多卡因	硅烷醇	丁咯地尔	酶酯定	白果	维生素C	8.4%碳酸氢钠	亚洲积雪草	葡糖胺聚糖	聚乙二醇单十二醚	5%酮	维甲酸	葡萄糖酸锌	氟他胺	超氧化物歧化酶	单甲基硅烷三醇
1		+						+	+									
2	+			+			+			+	+							
3		+					+			+	+	+						
4	+			+	+					+	+			+				
5	+			+													+	
6	+									+								+
7	+													+				

注：本表中配方适用于膨胀纹的治疗。

表9-11 中胚层疗法注射用药配方（Cocktail）Ⅴ（其他）

配方编号	普鲁卡因	Esberiven	Natibe β₁毛地黄苷	酶酯定	柳氮磺胺吡啶	芸香苷、维生素P	可注射洛夫顿	硫黏多糖酶	卵磷脂	去铁胺甲烷磺酸盐	博来霉素（争光霉素）	布鲁霉素	醋酸曲安奈德	庆大霉素	Gentanicna	去炎松
1	+	+	+													
2		+														
3	+	+		+												
4	+	+														
5	+				+	+										
6	+						+									
7								+								+
8	+							+								
9	+								+				+			
10											+					
11	+							+		+						
12	+			+												
13	+												+			
14	+													+		
15					+											
16	+														+	

注：本表中配方1～6适用于血管性疾病、血管瘤溃疡的治疗，配方7、8适用于瘢痕瘤的治疗，配方9适用于黄斑瘤的治疗，配方10适用于疣的治疗，配方11适用于色素沉着的治疗，配方12～16适用于痤疮的治疗。

第四节 肥胖的治疗

肥胖已成为当今社会面临的一个重要的公共卫生问题。成年人、儿童及青少年的平均体重都在不断增加。肥胖在西方国家最为流行，有些西方国家成年人的肥胖发生率高达1/3，发展中国家的肥胖人数也正不断上升。导致肥胖的因素有生活方式的改变、能量摄入增加、体力活动减少等。总体而言，社会经济状态和教育水平同肥胖流行呈十分复杂的关系。

一、肥胖的诊断标准

肥胖症的诊断标准现大多采用了WHO建议的BMI阈值。比利时统计学家Adolphe Quetelet是建立并验证肥胖的数理测量模型的早期先驱之一。Quetelet提出，"体重除以身高的平方所得比值"能衡量个体的肥胖度，可校正不同身高带来的差别，该比值即体重指数（BMI）。现已被证明其与体内脂肪含量相关，并能预测多种肥胖相关疾病的风险。WHO建议的肥胖的BMI阈值是指：BMI在25.00～29.99 kg/m²间为超重，是肥胖的临界状态；BMI≥30.00 kg/m²定义为肥胖（表9-12）。

表9-12　WHO根据BMI制定的国际分类标准

分类	BMI/kg·m⁻²	
	主要阈值	其他阈值
低体重	<18.50	<18.50
严重消瘦	<16.00	<16.00
中度消瘦	16.00～16.99	16.00～16.99
轻度消瘦	17.00～18.49	17.00～18.49
正常体重	18.50～24.99	18.50～22.99 23.00～24.99
超重	≥25.00	≥25.00
肥胖临界	25.00～29.99	25.00～27.49 27.50～29.99
肥胖	≥30.00	≥30.00
Ⅰ度肥胖	30.00～34.99	30.00～32.49 32.50～34.99
Ⅱ度肥胖	35.00～39.99	35.00～37.49 37.50～39.99
Ⅲ度肥胖	≥40.00	≥40.00

随着BMI的升高，发生肥胖相关疾病的风险相应增高。一些重要的补充说明限定了BMI在预测风险和界定肥胖中的广泛应用。体脂含量和分布与肥胖相关风险更具关联性，内脏脂肪与2

型糖尿病、心血管疾病关系密切，腰臀比和腰围更能判断向心性肥胖。

二、肥胖发生的相关因素

肥胖多由长期能量失衡所致。遗传和环境对肥胖的影响最大，能量的过多摄入或过低消耗，特别是体力活动的减少，对肥胖起了主要作用。超过95%的肥胖症是遗传和环境导致的，这些肥胖症被称为生活方式相关性肥胖症，少于5%的肥胖症继发于药物治疗、内分泌紊乱或者单基因综合征。

（一）生活方式相关性肥胖

生活方式相关性肥胖需从两点分析。第一，环境因素对肥胖有着重要的影响。人口统计学研究表明，肥胖问题最早出现在20世纪的西方社会，后由于战争暂停；但之后大部分地区的持续和平又出现了肥胖发病率的逐渐升高。这种肥胖的流行源于环境的改变。第二，个体对肥胖的易感性不同。任何一个群体都包含肥胖、消瘦、正常、超重的个体，这些个体有着相同的生活环境。因此，在相同的环境中，影响一个人肥胖的主要因素是遗传。在对遗传因素与肥胖的研究中，家系研究提供了重要依据。Maes等人系统计算了配偶、父母、兄弟姐妹之间的体重指数（BMI）的相关系数，他们发现，BMI和直系亲属间的相关性明显高于配偶之间，这表明，遗传因素较环境对肥胖的影响更大。目前人们并未明确哪些基因或多少基因在肥胖上发挥了作用，但早期就认识到了某些特定基因功能失调会导致一些肥胖相关的疾病，例如Prader-Willi综合征，这种疾病表现为身材矮小、性腺功能减退、精神发育迟缓、肥胖等。另外，在能量的摄入和消耗上，都具有遗传特性。

（二）神经精神因素

已知人类下丘脑中存在着两对与摄食行为有关的神经核。一对为腹内侧核（VMH），又称饱食中枢；另一对为腹外侧核（LHA），又称摄食中枢。饱食中枢兴奋时有饱感而拒食，被破坏时则食欲大增；摄食中枢兴奋时食欲旺盛，被破坏时则厌食拒食。这两对神经核在生理条件下处于动态平衡状态，将食欲调节于正常范围内，维持正常体重。当某些原因影响下丘脑发生病变时，如腹内侧核破坏，则腹外侧核功能相对亢进，出现贪食无厌，引起肥胖。反之，当腹外侧核破坏，则腹内侧核功能相对亢进，出现厌食，引起消瘦。

（三）药物因素

许多药物会导致体重增加，如糖皮质激素、抗糖尿病药物、抗精神病药物、抗癫痫药物、

β肾上腺受体阻滞剂等。

（四）内分泌因素

库欣综合征患者过多分泌糖皮质激素，其典型表现为向心性肥胖，某些内分泌疾病或服用糖皮质激素药物会导致肥胖。肥胖一部分是由于贪食，另一部分是促进前脂肪细胞分化为成熟脂肪细胞。后者会影响内脏的脂肪分布。成功治疗库欣综合征或停止糖皮质激素的治疗会使体重降低、内脏脂肪减少，向心性肥胖改善。

高达50%的多囊卵巢综合征患者伴有肥胖，但两者之间的联系并未完全明确。

（五）特殊的遗传性疾病因素

这些疾病包括某些特殊的遗传综合征，尤其在儿童中，例如Prader-Willi综合征，表现特点为童年早期无节制贪食导致早发性病理性肥胖，同时伴有身材矮小、性腺功能减退、精神发育迟缓等。

三、肥胖的治疗

（一）饮食控制

人类的进食行为是复杂多样的，由生理反射和调控机制、感知觉的喜好和人类本身的习惯共同决定。人受到饥饿信号刺激开始进食，进食量因食物是否美味而不同，伴随食物消化吸收而有了饱食感，从而终止进食。整个过程受多种因素影响。

1. 气味和口感信号　气味是一种混合感觉，包括味觉、嗅觉、触觉（口感）和热刺激等。气味和口感在一定程度上决定了进食的愉悦感和对食物特性习得的强化，是进食最强有力的诱因之一。一些基本的气味偏好和偏恶是与生俱来的，但大部分气味是后天习得的。人类对气味的偏好主要来源于对食物的感情、认知和文化认识。气味感觉的个体差异和气味的多样性可能会导致肥胖。有研究表明，肥胖者对甜味的敏感性下降，而且更喜欢甜和香的味道，这可导致高糖高脂食物摄入过量。而与单一的喜好食物相比，人类会摄入更多包含多种好味道的食物，称为感觉特异性饱足感，这也会使食物摄入量增多，导致肥胖。

2. 胃肠信号　消化过程的变化影响进食，同时通过神经和激素与大脑联系。胃扩张和一些与胃肠相关的激素有着调控进食的作用。研究发现，当胃排空时，进食明显增多；当关闭幽门使胃液潴留，进食量明显减少，因此，胃扩张有助于控制进食。胃肠分泌的一些相关激素，如缩胆囊素、胰高血糖素样肽、胃促生长素等，都会通过在进食前后的变化调控进食。

3. 代谢信号 进食是能量代谢必需的步骤，代谢的某些方面也可以调控进食。研究证明，肠外给予产能的物质可以抑制进食，而阻断物质的产能又可以刺激进食。由此推测代谢底物可利用度的变化会调控进食。

4. 肥胖信号 成年人体重变化很大程度上取决于体脂含量变化，特异性循环因子，即肥胖信号，可解释这一现象，其在血清中水平反映了脂肪存储量，可通过控制进食和能量消耗来保持体脂含量恒定。与体脂相关的4种激素（肥胖信号）分别是瘦素、胰岛素、胃促生长素和胰淀素。其中，瘦素是唯一一种由脂肪细胞分泌的激素。早在1994年，Friedman团队就发现了ob基因产物是一种脂肪细胞衍生蛋白，并将其命名为瘦素。它由脂肪组织分泌进入血液，浓度与脂肪含量成正比，可通过血脑屏障进入中枢区域调节能量平衡。瘦素可以抑制食欲、刺激能量消耗。但瘦素基因突变会导致进食过度、能量消耗减少，有肥胖遗传倾向的人会出现肥胖或肥胖患者中的一些罕见病。胰岛素和瘦素一样，可通过中枢调控来控制进食和体重，且使用胰岛素抑制进食会使人有依赖性。胰淀素由β细胞分泌，伴随胰岛素分泌。与胰岛素一样，其含量反映了总脂肪量。研究表明，缺乏胰淀素的小鼠体重增加更快。临床上，普兰林肽是一种胰淀素的激动剂，可以降低血糖和治疗2型糖尿病。胃促生长素由胃内释放进入血液循环，可以增加人类饥饿感和调控进食。

了解上述多种可调控进食的因素，在指导临床减肥中有很大意义。在减肥的过程中，要合理控制能量的摄入，如最初目标每天减少2093～4186 J能量摄入，循序渐进，根据个体需要制定目标。饮食的成分比要合理。高脂饮食是肥胖的独立危险因素，目前指南（表9-13）建议的脂肪摄入占总能量的30%以下。脂肪摄入并非越少越好，根据脂肪中含有的成分，建议减少含有饱和脂肪酸的食物摄入，适当增加富含不饱和脂肪酸的食物摄入。摄取过多糖类也会增加体重，含糖量高的食物和饮料是儿童和青少年控制体重重要的影响因素。指南的建议是减少中小分子糖类摄入，例如糖饮料、糖果、蔗糖和富含果糖的玉米糖浆加工的甜食，鼓励摄入复合淀粉和纤维素。减少总能量摄入时要保证糖类摄入至少占总体的55%。一些研究证明，蛋白质较脂肪和糖类更能促进饱腹感，降低食欲。指南推荐蛋白质摄入量约占总能量的15%，且主要从瘦肉中获得。高蛋白饮食有助于维持基础代谢率，在降低能量摄入的膳食中，提高蛋白质比提高糖类或脂肪比例更能降低体重。其他的组成也有相应的要求，如食盐摄入应少于每天6 g等。

表9-13 目前肥胖管理的饮食指南

营养素	建议摄入量
总能量	日常摄入总能量每天减少2093～4186 J 要评估乙醇在总能量摄入中的比例，并加以合理控制

续表

营养素	建议摄入量
总脂肪	不超过总能量的30% 改良脂肪食物有助于降低总脂肪摄入，但只有在它们自身是低能量并且没有从其他食物中补充能量时才有效
饱和脂肪酸	占总能量的8%～10% 高脂血症患者降低至7%以下
单不饱和脂肪酸	最多占总能量的15%
多不饱和脂肪酸	最多占总能量的10%
胆固醇	每天<300 mg 高脂血症患者降低至每天<200 mg
蛋白质	约占总能量的15% 蛋白质主要从瘦肉中获得
糖类	占总能量的55%及以上 主要从复合糖类中获得 减少单糖类的摄入（即减少含糖饮料、糖果、蔗糖和富含果糖的玉米糖浆加工的甜食摄入）
纤维素	每摄入4186 J能量，膳食纤维应高于15 g 存在于蔬菜、全麦、豆类和水果中 富含纤维的膳食在能量和脂肪摄入过多时能增加饱腹感，有助于降低胆固醇
氯化钠	每天<100 mmol（约等于6 g氯化钠） 烹饪时少加盐 注意食物标签上的含盐量
钙	每天1000～1500 mg 在减肥过程中，要保证足够的钙摄入，特别是有骨质疏松风险的妇女

（二）增加体力活动

体力活动是日常能量消耗的重要部分，且易于控制。运动锻炼是许多减肥项目的必要组成部分，有促进整体健康、提高依从性和帮助稳定体重的作用。不同的运动项目可能会产生不同的效果，如力量训练、耐力训练或两者结合所起到的作用和达到的减肥效果可能不同。但目前多数减肥项目中缺乏清晰而个体化的运动处方。

体力活动益处多，加强运动可以改善心血管疾病和降低代谢风险。研究发现，每周至少5 d，每次约30 min的运动可以减少全因死亡的20%～30%。而且增加每次的运动时间还可进一步降低疾病风险。

饮食控制和运动的结合可以促进体重下降。研究表明，有规律的运动有助于在节食或其他饮食干预后维持体重。在节食或其他干预下，脂肪组织减少，但无脂肪组织也将不可避免地减少，这就使得机体基础代谢率下降，消耗能量减少，从而影响减肥效果。但有规律的运动可以提高基础代谢，从而抵消这种不良作用。不过目前研究仍不能明确运动能否完全预防体重下降带来的基础代谢率下降。不改变能量摄入仅运动对体重的影响很小，但可以改变身体组成。如果单纯通过运动来降低体脂，则需要更大的运动量。

指南推荐的体育运动金字塔目的在于减少静坐时间，增加每日能量消耗和运动（图9-7）。治疗目标不同，体育运动的建议也不同（表9-14）。

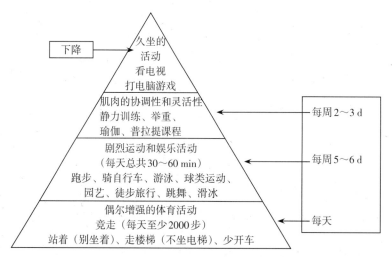

图9-7 健康生活方式推荐的体育运动金字塔

表9-14 根据治疗目标增加体育运动的建议

治疗目标	体育运动建议
保持基本身体健康	每周至少5 d，每次30 min中等强度的体力活动 每周至少3 d运动，休息不能超过连续2天 每周至少150 min中度有氧运动（或至少90 min剧烈运动），才能改善心肺健康、体重和降低糖尿病患者的血糖
预防体重增加、肥胖	每周至少5 d，每天60 min中到重度的体力活动 每天可以再增加5～10 min
维持低体重	每天60～90 min中到重度体力活动
更大幅度的体重下降	可能需要更多的锻炼

（三）减重药物的应用

肥胖症的治疗是长期的过程，在生活方式干预的基础上结合合理使用减重药物，可以达到并维持长期的减重效果。减重药物的应用已有很长的历史，早期的药物治疗是作为一种治疗肥胖的补充手段，包括20世纪50年代开始使用的苯丙胺和甲基苯丙胺，苯丙胺同类药如安非拉酮、苯丁胺、芬美曲秦、苯甲曲秦和苄非他明均被认为没有成瘾性。由于当时没有采用随机对照研究以及没有现代的评定标准，其不良反应可能未全面报道。而后，第二代减肥药包括马吲哚和芬氟拉明投入临床。此次相关部门做了短期的随机对照试验，证实了药物的有效性。但在20世纪70年代至80年代间，药物的成瘾性及部分抑制食欲药物的严重副作用表现出来，使得此类减肥药的应用减少。20世纪90年代，美国联合应用苯丁胺和芬氟拉明，引起很大关注。右旋芬氟拉明是芬氟拉明的右旋异构体，其疗效明显且符合1995年FDA制定的标准，在欧洲和美国相继上市，但后期由于副作用出现，1997年便停止使用。苯丁胺由于成瘾性及其他不良反应限制了其临床使用。有些药物仍在使用，例如苯丙醇胺、麻黄碱、咖啡因的混合物及甲状腺素等，它们都可以提高交感神经系统兴奋性和能量消耗，达到减重目的，但未得到大多数国家的认可。苯丙醇胺停止使用和年轻妇女脑卒中发病率升高有关，麻黄碱和咖啡因混合物由于安全性和疗效都较差而停用，甲状腺素在甲状腺功能正常的肥胖人群中应用可能会导致致死性的心律失常。但这些药物仍在减肥药物的行列。

减重药物治疗的误区和适应证：不是所有的肥胖患者都可以应用药物治疗。要明确哪些患者适用于该药物，哪些患者使用该药物无益。有效的药物治疗需要合理的个体化的评估，综合评定药物治疗的益处、副作用、潜在危险和费用问题。肥胖的药物治疗适应证：①临床意义的肥胖症。BMI≥30 kg/m²，或BMI≥25 kg/m²合并1种以上肥胖相关疾病。②3～6个月生活习惯和饮食调节失败，每个月体重减少＜1 kg。西布曲明不得用于难治性高血压。利莫那班不得用于抑郁症或其他精神疾病。目前，减重药物应用在体重指数（BMI）≥30 kg/m²，通过持续3～6个月的饮食控制、运动等生活习惯改变仍不能达到减重10%的患者。对于BMI≥27 kg/m²且具有一种以上受益于减重的疾患（例如糖尿病、高血压等），在某些情况下可以应用批准注册的减重药物。具有贪食症等进食障碍者不能用药物治疗。应用减重药物，必须每个月至少检测一次体重、腰围、血压和其他如血糖、血脂等指标。现有注册的减重药物的治疗要求：药物治疗的起始目标应为3个月内减轻体重的5%。长期的药物治疗要权衡利弊，一旦体重减轻目标达到极限，应考虑使用另一种药物和长期加强检测。药物治疗最好不要超过两年。现有批准的减重药物作用机制不同，理论上联合应用可以加强疗效，但临床试验有限，未能证实两种药物有叠加作用。

（四）临床常用的减重药物

抑制肠道消化吸收的药物以奥利司他为代表。奥利司他是目前国家唯一批准可用于减肥的药品，通过与胃和小肠腔内胃脂肪酶和胰脂肪酶的丝氨酸活性部位形成共价键，使酶失活，而失活的酶不能将食物中的脂肪（主要是甘油三酯）水解为可吸收的游离脂肪酸和单酰基甘油。

未消化的甘油三酯不能被身体吸收，从而减少热量摄入，控制体重。

中枢食欲抑制剂主要为苯丙胺类药物。医学研究表明，人的食欲是下丘脑腹内侧的饱食中枢与腹外侧的摄食中枢共同调节的。苯丙胺类药物的作用机制为：通过兴奋饱食中枢，产生厌食反应，服药后食欲下降，容易接受饮食控制。同时，由于其兴奋作用，使睡眠减少，消耗增加，导致体重减轻。此类药物品种较多，但均因中枢兴奋作用所带来的失眠、不安、心悸、血压升高与成瘾性等副作用而较少应用。西布曲明最初被作为抗抑郁药物开发使用，后期发现其有很强的减重作用，且无情绪影响作用，主要副作用是中枢交感样效应，包括心率和血压上升、便秘、口干、头痛等。

（五）体重管理

专业医师根据患者个体特征，给出综合营养、运动、生活方式等要素的个性化方案，进行实时监测并记录当天食物、水分及运动量。体重管理的目的在于通过合理营养与适当运动调控身体能量及物质代谢平衡，进而形成良好的行为和生活方式，最终达到并保持理想体重，以促进全民健康和谐发展。对于肥胖患者的体重控制，改善生活方式是一种简单易行、经济有效的方式，包括减少能量的摄入和增加体力活动，产生持续的能量负平衡，动员体内脂肪组织的代谢。在能量摄入方面，要从数量和质量上评估。饮食指南在对肥胖患者的进食能量和成分上有明确建议（见表9-13）。在体力活动的过程中，不仅有能量的消耗，还能诱导基础代谢率升高，进一步加强能量消耗。如果没有心肺、骨骼等方面的疾患，中到高强度的运动对于能量消耗的增加更为有效。对于一般的肥胖患者来说，根据个体的特点，制订适宜的饮食、运动方案，可以有效促进体重下降。

第五节　注射溶脂

一、简介

正式医学报道，南美巴西从大豆卵磷脂中提炼出磷脂酰胆碱（phosphatidylcholine，PC），可用于注射眼袋直接改善脂肪代谢而消除眼袋。

脂肪溶解的机制是通过脂肪细胞表面的α_2-肾上腺素受体和β-肾上腺素受体来调节的，通过激素（包括雌性激素）溶解脂肪。β-肾上腺素受体的活性能促进脂肪溶解，而α_2-肾上腺素受体的活性抑制β-肾上腺素受体的活性。磷脂酰胆碱有三个重要的作用：①乳化脂肪；②调节胆固醇代谢的脱脂蛋白的主要成分；③细胞的主要成分。

2006年，美国Diane Irvine Duncan等人总结了17个国家、75名医师注射脂肪溶解剂17376例（共注射56320次），多数患者有明显疗效，其结果无一例细菌和非典型分枝细菌感染，无皮肤坏死和溃疡发生，无皮肤炎症；其中有0.0021％的患者有过度色素沉淀，0.015％患者注射2周内出现持续性疼痛，0.0003％的患者有后期过敏性反应，0.00006％患者出现外形不规则，需再次注射。美容效果的评价显示，不满意率达12.34％，故治疗前需向患者说明。

二、现状

有关中胚层疗法溶脂的临床试验见于文献报道极少，没有文献可以证明这种疗法的安全性、有效性、作用机制，也没有文献说明它的规范技术、药物剂量、药物毒性、代谢产物的排泄等。

Salas和Asaadi于2004年在一项临床试验评价中胚层疗法用于体形塑造及蜂窝组织橘皮样外观的疗效。大部分患者都感到治疗区域有明显改善，包括皮下脂肪不同程度的减少以及蜂窝组织橘皮样外观的改善，没有发生严重的并发症，但有少数个案出现短暂的红斑、局部瘀斑、局部感染等。

巴西医师Rittes在2003年报道了磷脂酰胆碱（卵磷脂）注射用于眼袋整形术的临床试验。结果为所有注射的眼袋都能被观察到有明显的改善。注射后患者会感到有轻微的烧灼感，约15 min后即可缓解。下眼睑水肿一般持续72 h左右。没有发生严重的并发症，也没有报道复发的情况。

在一项FDA认证的研究中，研究人员观察了胶原酶对脂肪瘤的作用。被处理的脂肪瘤直径为5 cm，不包括头颈部及胸部的脂肪瘤。每1 cm脂肪瘤直径注射1000 IU胶原酶。追踪期为6个月，所有的脂肪瘤都有明显的缩小。

三、治疗优势

1. 想瘦哪里皆可，比抽脂手术安全。

2. 微量药剂溶解脂肪，再由身体自然代谢。

3. 均匀溶脂，术后皮肤紧实效果佳。

4. 治疗后可立即恢复日常作息。

四、脂肪小丘的治疗

局部脂肪堆积又称橘皮样皮肤、脂肪小丘（cellulite），指出现在妇女大腿、腹部、臀部等部位的脂肪组织过度沉淀，外观是橘皮样的。

在美国有90%以上的妇女患有脂肪小丘，由血液循环障碍、缺少结缔组织和脂肪堆积造成。最常用的中胚层疗法的减肥药物是磷脂酰胆碱，可多点注射于治疗区的皮下脂肪层，先行局部表面麻醉，然后用27～30G针头进行注射，每平方厘米可注射磷脂酰胆碱约100 mg，间隔1～2 cm，注射深度1.0～1.5 cm，每2～4周注射一次，共使用1～5次（图9-8～图9-11）。

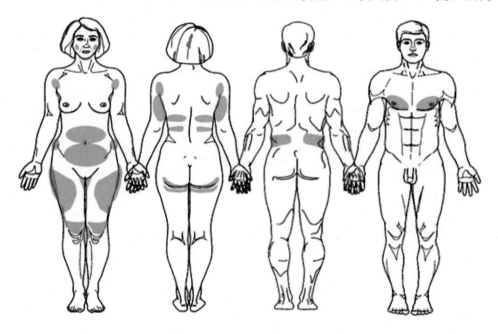

图9-8　躯体脂肪小丘中胚层疗法部位

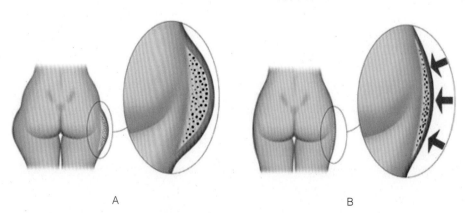

A. 髋部脂肪小丘治疗前示意图；B. 髋部脂肪小丘治疗后效果示意图。

图9-9　髋部脂肪小丘中胚层疗法

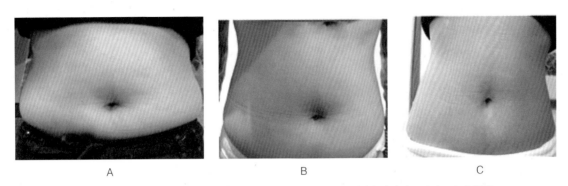

A. 腹部脂肪小丘治疗前；B. 腹部脂肪小丘治疗1个疗程后；C. 腹部脂肪小丘治疗2个疗程后。

图9-10　腹部脂肪小丘中胚层疗法

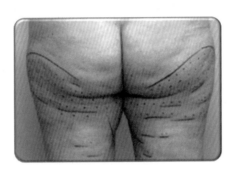

图9-11　臀提升及中胚层疗法

第六节　微针疗法

一、概述

表皮的角质层细胞及角质细胞间隙中的脂质共同形成了皮肤的砖墙结构，从而维持皮肤的屏障、保湿、防晒功能。皮肤美容外用药物必须穿透皮肤屏障方得以发挥作用。在药物经皮渗透过程中，最大的阻力来自皮肤的角质层。药物经皮吸收的途径至今仍有争议，但从皮肤的解剖来看，主要有三种途径进入真皮层：①毛发、汗腺、皮脂腺等皮肤附属器途径；②角质层细胞途径；③角质层细胞间隙途径。真皮及皮下组织对药物穿透的阻力很小，且微血管发达，药物由此吸收进入全身循环。近年来虽然在外用药物、化妆品透皮吸收的研究上有许多进展，但临床的应用效果仍然有许多不足之处，如分子量过大的药物难以透皮吸收。若全身性给药，经体内转运、分布、代谢后达到皮肤局部的药物浓度未必能起到治疗效果，还易引起全身性的毒副作用。如何改进皮肤局部外用给药方法是摆在我们面前的重要研究课题之一。而中胚层疗法的出现，带给皮肤学、美容学一个全新的视野。

中胚层疗法最初来源于1952年，法国医生Pistor用表皮注射的方式治疗耳疾。他把这种直接将药物注射到皮肤表皮或者中胚层的疗法称为Mesotherapy。其主要原理是根据个体的差异化将多种治疗成分注射到表皮、真皮层、皮下、筋膜层以及脂肪层，达到美白嫩肤、紧肤除皱、提升筋膜、减脂塑型、消除橘皮征、减轻色素沉着、治疗偏头痛、促进毛发生长、减轻关节炎、修复运动创伤、治疗角化过度及痤疮、治疗骨刺形成骨质增生等目的。

笔者认为广义的中胚层疗法，即将有效治疗成分注射入由中胚层发育而来的组织所采用的治疗技术的统称，在各领域应用范围广泛，如美容医学、疼痛科、运动性创伤、病理性感染、皮肤病等。其在医学美容中的应用包括肉毒毒素注射、填充剂注射、PRP疗法、微针及滚针疗法、皮下注射溶脂（溶脂针）、注射提升皮肤疗法等等。狭义的中胚层疗法即美塑疗法（来源于台湾对meso的音译，因其有美容塑身之意，较符合汉语言习惯，故广受医疗美容界认可），指使用专用设备（如美塑枪、微针滚轮、无针美塑仪等），采用注射或者微孔导入的方式，突破表皮屏障，直接将药物或美容活性成分深度导入真皮或者更深的皮下部位，从而加速皮肤的新陈代谢，使肤质得到由内而外的改善的一种疗法。美塑疗法在美容医学中最大的优势是使用微孔、电穿孔及电渗透等方法，促使药物透过表皮屏障，直接输送到真皮层及皮下组织，从而加速皮肤的新陈代谢，由内而外地对肤质进行改善，使表面皮肤呈现光洁、清透、美白的外观效果。对于色斑、肤色晦暗发黄、痤疮、表浅细纹、妊娠纹、眼袋、黑眼圈、男性型脱发、皮肤轻度松弛下垂等均有较好的疗效。

中胚层（mesoderm）指在三胚层动物的胚胎发育过程中，在原肠胚末期处于外胚层和内胚层之间的细胞层。骨骼和肌肉构成的运动系统、皮肤的真皮、循环系统、排泄系统、生殖系统及内脏器官的外膜等均由中胚层发育而来。循环系统包括心脏、血管以及在心脏和血管中流动的血液，骨髓（造血器官）也是由中胚层发育而来的。淋巴管、淋巴器官、排泄系统（包括肾脏、输尿管、膀胱等）均是由中胚层发育而来。

目前美塑疗法根据其药物导入的原理、所使用仪器工具的不同及透过表皮屏障时对皮肤创伤的大小，大体可分为微针美塑和无针美塑（表9-15）。

表9-15 美塑疗法与常用美容方法的比较

美容方法	吸收方式	吸收位置	相对吸收率	疗效显示	疗效保持
普通涂抹	皮肤自然吸收	表皮（角质层）	1	慢	短
超声波导入	间接促进吸引	表皮（增加毛囊吸收）	<100	较快	较长
美塑疗法	直接超微渗透	直达皮肤各层	>4000	快	长

二、微针美塑疗法

微针美塑是指利用微细针状器械在皮肤表面进行微细打孔或穿刺，以促进外用药液或有效美容成分的渗透，增加其治疗或美容作用的方法。

（一）治疗原理

1. 局灶性损伤效应 由于微细针状器械（微针）足够细小，具有不同的穿刺损伤深度，造成表皮、真皮或皮下组织的一定损伤。这种适当的、机械的损伤足以引起局部组织产生一系列反应，如原位胶原激活效应、组织机能活化效应及无瘢痕修复效应。

原位胶原激活效应：由于局灶损伤深达真皮，部分胶原组织被切断、创伤和受到刺激并激活，机体组织会启动创伤修复机制，调动各种修复因素，对损伤做出积极正向的修复、再生或复原，表现有胶原的新生增多、胶原重组重排、胶原活力增强及弹性恢复等。

组织机能活化效应：由于局灶损伤的适当刺激作用，机体组织各个系统都将做出积极的反应，从而激活组织机能活动，如酶系统、代谢系统、微循环系统、淋巴系统、创伤修复系统等。

无瘢痕修复效应：由于表皮损伤孔径足够细小（微米级），借助表皮再生修复能力可以快速修复这种表皮微细损伤，不留任何瘢痕，为美容治疗奠定了基础。

2. 微孔道渗透效应 微细针状器械在表皮生成大量微细孔道，开辟了新的经皮给药通路，常态时很多不能或很少经皮吸收的药剂或者活性成分得以有效渗入皮肤。同时，由于这种微细孔道很容易被即时的血清渗出堵塞，且能在数小时内快速修复，所以及早给药及伴以一定压力给药会提升渗透率。

点阵微针美容由于微针滚轮的独特设计，首先使得局灶性微针损伤之间有足够的未损伤组织间隔，这种间隔作为重要的组织修复源保障了损伤的快速修复，保证了治疗的安全性；其次使得局灶性微针损伤能有序、均匀、快速、方便地大面积实施，使微针治疗作为美容项目开展成为可能。其对现有皮肤美容项目也起到了独特、良好的丰富和补充。

（二）微针分类

目前制作微针材料主要有硅材料、金属（如不锈钢、钛及镍）、聚合物、二氧化硅等。根据动力原理分为机械式和手动式。根据所用微针的针头分为空心微针、实心微针。不同的微针注射深度可选用不同的注射技术及微针种类（表9-16）。

表9-16 微针注射深度、美塑用语及注射技术

深度/mm	解剖区	美塑注射用语	注射技术
0～1	表皮	IED	机械式
1～2	真皮浅层	IDS	机械式
2～4	真皮深层	IDP	手动式、机械式
4～10	皮下组织	DHD	手动式、机械式

1. 微针滚轮　微针滚轮由一个安装有许多微小的针头的滚轮和手柄两部分组成（图9-12）。高档的微针由强钛合金制作而成，普通微针多由不锈钢制作而成，按针的数量可分为540针与192针，临床多用192针，每根微针直径0.07～0.2 mm，长度0.3～2.5 mm不等（表9-17）。

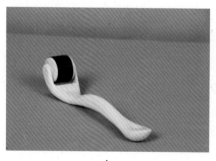
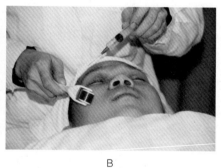

A　　　　　　　　　　　　　　B

图9-12 微针滚轮及操作示范

表9-17 微针规格及治疗范围

微针长度	治疗范围
0.2～0.3 mm	红血丝，日常生活护理
0.3～0.5 mm	美容祛斑、微小皱纹、日常生活护理
0.5～1.0 mm	日常生活护理、美白淡斑、细小皱纹、提升紧致、祛新痘印
1.0～1.5 mm	痤疮瘢痕、陈旧痘印、凹陷型瘢痕、妊娠纹、萎缩纹
1.5～2.5 mm	生发、深凹瘢痕、妊娠纹、萎缩纹

2. 电动微针　电动微针为微针滚轮的升级版，由手动改为电动，使用一次性的针头，可以更加精确地调整进针深度与频率，提高了操作的效率，针对一些狭小部位更易灵活操作（图9-13）。

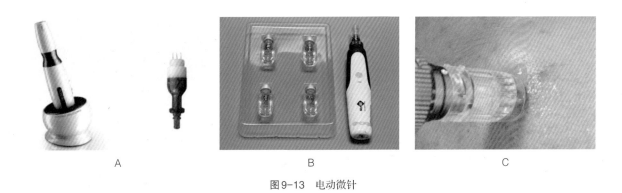

图9-13　电动微针

3. 美塑枪　美塑枪是一种非常便利的器械，通过微电脑调控点对点超微渗透技术，定位、定层、定量地把持有的活性成分，直接输送到皮肤所需的层面，让其迅速被肌肤吸收，发挥作用，从而产生很好的效果（图9-14）。

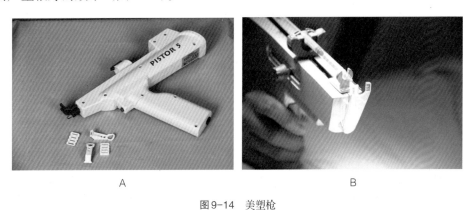

图9-14　美塑枪

4. 纳米晶体微针　纳米微针（纳米晶片）疗法利用晶片上极细微的针头穿透人体表面的障碍层（角质层），在数平方毫米的表皮打开上百万个通道而不破坏皮肤表皮层，令营养液的活性成分有效渗入皮肤，刺激骨胶原增生和细胞新生，修复老化细胞，从而达到减淡皱纹、治疗瘢痕及妊娠纹、美白肌肤、减淡色斑、改善眼部皱纹、减轻黑眼圈、收紧及提升面部皮肤组织等目的（图9-15）。

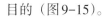

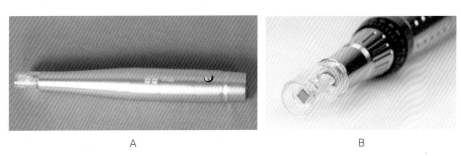

图9-15　纳米晶体微针

（三）微针美塑的临床应用

微针美塑的构成要点：①注射剂的选用。常用的注射剂有玻尿酸、胶原蛋白、组织工程产物、A型肉毒毒素、营养物质（如复方维生素、微量元素、氨基酸等）、各类生长因子等。②注射剂量。局部用药一般用微小剂量。③注射部位的选择。常见于面颈部皮肤及其他病变区。④注射深度。根据治疗需要选择注射层次，如表皮、真皮、皮下甚至深部肌肉等。临床常用的微针美塑如下。

1. A型肉毒毒素微滴美塑注射技术　肉毒毒素（BTX）是肉毒杆菌在生产繁殖的过程中，所产生的一种细菌外毒素。其中A型肉毒毒素毒力最强，且稳定性最好，易保存。目前，其注射治疗在国内外已涉及各种病症，主要的靶组织为骨骼肌、平滑肌、腺体等。近年来，临床使用的A型肉毒毒素注射面部除皱时，意外发现除了皱纹明显改善，治疗区域皮肤的质地、光滑度及局部痤疮均有明显改善。因此，逐渐有医师提出行全面部A型肉毒毒素微滴美塑注射以改善肤质、治疗痤疮，同时可避免A型肉毒毒素对肌肉运动的抑制作用。

目前A型肉毒毒素微滴美塑注射技术的适应证为面部肤质改善、面部痤疮治疗、去除面部细小皱纹。其禁忌证与常规A型肉毒毒素使用禁忌证相同。

（1）操作流程：①面部清洁后，常规消毒面部。②把100 IU A型肉毒毒素冻干粉剂溶于9 ml 0.9%氯化钠溶液中。用1 ml注射器配30G针头抽取稀释好的溶液装入美塑枪内待用。美塑枪设置为连续模式，注射深度0.2 cm（如无美塑枪，亦可行手法注射，但需要一定的熟练程度以掌握注射层面）。③于患者面部进行注射（图9-16）。注射点间隔1 cm，总注射量为100～150 IU。④注射完后轻轻压迫止血，外敷无菌促修复面膜。注射完观察20 min后，无异常过敏反应方可离开医院。

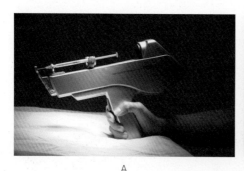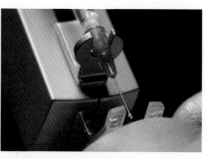

A　　　　　　　　　　　B

图9-16　A型肉毒毒素微滴美塑注射（注射中）

（2）术后注意事项：①保持面部清洁。②3 d内避免按摩、热敷。③一周内避免服用氨基糖苷类抗生素。④3个月后复诊，在注射后3～6个月内可再次注射治疗。⑤治疗期间避免辛辣油腻类食物，注意休息，保持充足睡眠。

（3）原理：皮脂腺位于皮肤真皮的网状层，该层的结缔组织较致密，胶原纤维及弹力纤维含量丰富。故微滴注射入该层时，肉毒毒素的作用抑制腺体的分泌，针刺的刺激则利用胶原纤维及弹力纤维的再生使皮肤更有弹性及光泽。该技术的精髓在于把A型肉毒毒素的浓度较正常除皱使用量进一步稀释，并设定注射深度位于真皮深层，也就是网状层。因此A型肉毒毒素发挥了其抑制腺体的作用，也防止了其扩散至面部表情肌。

2. 类人胶原蛋白微针导入法　皮肤的真皮层主要由结缔组织组成，包括胶原蛋白纤维、网状纤维、弹力纤维及基质，其中胶原蛋白纤维最为丰富。同时，胶原蛋白为高度亲水性物质，具有保湿功能，防止水分丢失。随着年龄的增长，胶原蛋白的逐渐流失导致支撑皮肤的胶原肽键和弹力网断裂，皮肤组织萎缩、塌陷，从而出现肌肤干燥、皱纹、松弛、色斑、毛孔粗大等一系列问题。

重组类人胶原蛋白是一种利用基因工程技术将胶原蛋白的mRNA逆转录为cDNA，经酶切修饰后重组，再经过高密度发酵、分离、纯化等工艺生产得到的新型胶原蛋白。该类人胶原蛋白平均分子量更加细小，渗透快，直达真皮层。其直接作用于成纤维细胞，补充胶原及刺激自身胶原蛋白增生，更好地促进上皮细胞再生，加速创面愈合。蛋白分子中含有大量的亲水性基团，可吸收自身重量30倍以上的水分，减少创面水分蒸发量，使创伤表面形成相对密闭湿润的生理环境，有利于皮肤的新陈代谢及再生；此外，类人胶原蛋白具有良好的成膜性，可有效防止紫外线，减少过氧自由基的形成。因此，类人胶原蛋白以其促细胞生长和补水保湿能力，有效降低光热损伤及减轻皮肤炎性反应的良好性能而越来越多地运用于临床。

（1）适应证和禁忌证：重组类人胶原蛋白主要用于改善皮肤光老化，如皱纹、粗糙、松弛、毛孔粗大、干燥、暗黄等，痤疮、痤疮后色素沉着、凹陷性瘢痕、妊娠纹等均可使用。严重系统性疾病或严重皮肤性疾病患者禁用；瘢痕体质患者，孕妇、哺乳期妇女禁用，最好避开月经期；对蛋白质和金属过敏者要谨慎使用。

（2）操作方法：①深层清洁。治疗前仔细清洁皮肤，去除化妆品、油脂、污渍等。②麻醉及消毒。涂抹麻醉药膏，表面麻醉起效后进行皮肤清洗及表面消毒。③治疗。在皮肤表面涂抹类人胶原蛋白原液，进行微针滚轮或电动微针皮肤导入治疗（图9-17，图9-18）。治疗中，一

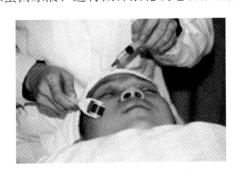

图9-17　类人胶原蛋白微针滚轮导入

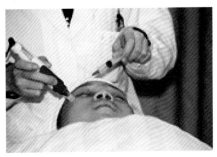

图9-18　类人胶原蛋白电动微针导入

边滴入类人胶原蛋白原液，一边微针导入，至皮肤发红或微渗血即可。④治疗后可敷贴类人胶原蛋白面膜25～30 min，舒缓皮肤，让药物更好地吸收，提高治疗效果。

（3）注意事项：①治疗前仔细检查针头，如针头缺损、变钝、弯针等，需及时更换针头。②治疗时，动作要轻柔，力度要适中，不可过重，以免划伤皮肤。③治疗后要注意皮肤的保湿及防晒，一周内尽量避免辛辣、酒精等刺激性食物。

3. 玻尿酸的美塑注射法　针对肌肤面临的各类老化问题，通过注射非交联的玻尿酸，为肌肤补充所需的玻尿酸及水分，使皮肤紧致提升，重塑年轻弹力。特有的细胞生长因子能有效刺激胶原蛋白及弹性蛋白的生成，加厚肌肤内部承托组织，恢复肌肤活力与弹性，令面部肌肤紧实充盈，重塑面部柔滑轮廓。该疗法效果立竿见影，基本不遗留痕迹，术后恢复快。

（1）适应证：皮肤松弛老化、出现细小皱纹、暗沉缺乏光泽弹性的求美者。

（2）操作流程：①深层清洁。治疗前仔细清洁皮肤，去除化妆品、油脂、污渍等。②麻醉及消毒。涂抹麻醉药膏，表面麻醉起效后进行皮肤清洗及表面消毒。③用1 ml注射器抽取玻尿酸产品，配30G针头并装入美塑枪内待用。美塑枪设置为连续模式，注射深度0.2 cm。④于患者面部进行注射。注射点间隔约1 cm，注射结束后轻压迫止血。⑤外敷保湿面膜，舒缓皮肤。

（3）治疗后注意事项：①治疗后6 h注射部位尽量不要沾水；②保持面部清洁，禁止用手触摸面部；③3 d之内尽量不要使用功效性化妆品；④治疗期间禁食刺激辛辣性食物，避免吸烟。

4. 水光疗法　水光疗法即水光注射，可认为是玻尿酸美塑注射法的一种联合应用或扩充应用，也可视为一种新的美容医疗手段。该疗法利用水光枪的细小针头，将极少量的药物根据治疗需要注射入皮肤的真皮层，经组织直接而缓慢地吸收后，可加速细胞新陈代谢，刺激皮肤产生新的胶原蛋白，持久地维持注射部位皮下的水及胶原蛋白的动态平衡。防止新皱纹出现的同时，可有效改善鱼尾纹、法令纹等面颈部皱纹，舒缓面部细纹，收缩毛孔，增加皮肤弹力，紧致皮肤，充分补水，使肤水润柔嫩有光泽。

（1）常用用药方案：透明质酸注射。透明质酸本身是一种构成人体的天然物质，具有特殊的保水作用，是目前发现的自然界中保湿性最好的物质，被称为理想的天然保湿因子。水光疗法利用点对点的注射技术将高纯度透明质酸精确地导入皮肤真皮层，治疗皮肤衰老问题。

透明质酸＋肉毒毒素注射：在透明质酸的成分里添加稀释的肉毒毒素进行全面部注射，可以有效紧肤、舒展细纹、收缩毛孔。

透明质酸＋PRP注射：PRP是含有超过生理浓度数倍血小板的血浆，主要通过释放生长因子发挥修复作用。

透明质酸＋镭射激光：镭射激光可淡化沉积色素，紧致嫩肤，配合透明质酸注射，可消除皱纹、细纹，令肌肤去皱丰润、紧致白嫩。

其他可配合透明质酸导入的药物成分：①17β-雌二醇，是一种无激素特征的激素替代品，注射后易吸收，刺激纤维细胞增殖，刺激胶原形成和影响大分子物质裂解。②普鲁卡因，除局部麻醉作用外，还可以加速创伤组织的修复作用，同时增加其他药物吸收。③二甲氨基乙醇，是典型的抗衰老制剂，注射后可快速产生效果，使肌肉收缩，增加皮肤张力，作用快，持续时间长，无严重的不良反应。④葡糖胺聚糖，又称氨基葡聚糖，是非定型凝胶，它在细胞外机制中连接蛋白和胶原纤维，可治疗膨胀纹、皮肤松弛、皱纹、脱发等，改善皮肤质地。⑤维生素C，参与胶原形成，是免疫系统的营养物质，可用于皮肤年轻化治疗。⑥骨胶原、清除自由基类微量元素、抗氧化剂、色素抑制剂等。

（2）禁忌证与不良反应：过敏体质者（对金属、麻醉药物等过敏者）、瘢痕体质者、处于月经期或妊娠期的妇女、糖尿病患者、血液病患者及心脏病患者不可治疗，面部有痤疮、粉刺、青春痘者控制面部感染症状后再行水光治疗。水光疗法的优势之一就是其安全性，治疗过程中及治疗后可能会产生局部的过敏，出现轻微瘙痒、发红、灼热等症状，也可能由于刺破表皮微血管产生淤血，但可自行消退。

（3）治疗方法：一般典型的治疗方法是1个月治疗1次，视治疗需要及患者的需求可适当延长或缩短时间间隔，水光疗法可进行全面部的治疗，每次治疗的注射针数可以达到上百次，根据治疗部位的情况、需要改善的程度等进行调整，3～5次治疗可观察到临床效果。治疗步骤：①深层清洁，治疗前仔细清洁皮肤，去除化妆品、油脂、污渍；②麻醉及消毒，涂抹麻醉药膏，等待一段时间后可进行皮肤清洗及表面消毒；③治疗，使用注射仪器注射适量的透明质酸及其他有效药物成分；④治疗后，术后配合面部清洁、冰敷、美容护理、面膜等舒缓皮肤，让药物更好地吸收，提高治疗效果。

（4）注意事项：①治疗后1周内避免高温湿热的环境，注意防晒，勿处在粉尘较大的环境中；②治疗后1周内保持手术部位的清洁，除基础护理之外不可自行使用药膏、彩妆品等；③治疗后应轻柔地清洁治疗区域，避免用力揉搓。

5. 男性型脱发的美塑疗法　男性型脱发是一种雄激素依赖性的遗传性毛发脱落，为常染色体显性遗传伴有可变的外显率，是最常见的脱发，多为20～30岁的男性发病，脱发主要在头顶部，多先从前额两侧发际开始，也有自顶部开始者，脱发区逐渐向上扩延，头发也逐渐变得稀少纤细，最终头顶部头发大部分或全部脱落，但枕后及双侧颞上方头发依旧存在，呈马蹄形外观。男性型脱发的原因主要为遗传因素和雄性激素。本病有明显的家族发病倾向，可以形成遗传。此外，患者头皮中双氢睾酮的水平比正常人要高，而双氢睾酮是睾酮在5α-还原酶（DHT）的催化下形成的。5α-还原酶中的第二型主要分布于毛囊，在这种酶的作用下，大量睾酮转变为双氢睾酮，后者作用于毛囊，导致毛囊的萎缩。

男性型脱发的传统疗法包括外用药物（如黄体酮、米诺地尔、糖皮质激素等）、内服药物（如螺内酯、雌性激素、环丙氯地孕酮、非那雄胺等）、外科手术治疗（如毛发移植术）。

男性型脱发的美塑疗法是指利用注射器或微针等工具在脱发区进行治疗，突破皮肤吸收屏障，在真皮深层内注射，促进脱发区干细胞有丝分裂、刺激细胞增生、促进毛发生长、改善头皮血液循环等，治疗脱发。与传统疗法相比，美塑疗法微创，恢复快，损伤小，执行简易，效果显著，痛感低，是较理想的治疗方法。

常用的注射剂：富含血小板血浆（PRP）、EGF、FGF、外泌体等。

（1）操作流程：清洗，标记治疗范围；涂表面麻醉药膏，静待40 min后清洗干净；患者平卧位，消毒，铺巾；应用1 ml注射器抽取注射剂，在标记范围内做真皮层内注射，每距离1 cm注射约0.05 ml（若使用微针，则在标记范围内涂抹中胚层疗法注射剂后使用微针滚轮滚动，打出微细孔道，使注射剂渗入皮肤）；注射完毕后，若有出血点，棉球局部压迫止血；嘱患者平卧5～15 min，无不适方可离开。疗程：7～10天一次，待症状改善后可逐渐延长治疗间隔至每个月一次。

（2）综合治疗：毛发移植手术可同时配合美塑疗法。脱发区域进行打孔前，用微针滚轮预处理，准备种植毛发前，涂抹富含血小板血浆（PRP），使PRP通过植发孔道吸收后，再进行毛发移植，可增加移植毛发成活率及促进毛发生长等。

三、无针美塑疗法（临床应用不多）

（一）无针美塑的技术原理

1. 无针美塑疗法　无针美塑疗法是指借助无针美塑仪（也叫电泳能量仪、电泳助渗仪），利用电穿孔和电渗透的原理，无创无痛地把活性成分或营养成分导入真皮层及皮下组织的美容疗法。

2. 电穿孔法　电穿孔法的机制是高强度电脉冲使生物膜结构发生改变，生物膜上出现暂时的可逆性的亲水性孔道，使膜的渗透性增加。生物膜包括细胞膜、组织膜和人工双分子层膜等。电脉冲直接作用于皮肤，瞬间增强皮肤组织的可渗透性。在电击的作用下，细胞的脂质双分子层上形成电击孔（因电击而产生的洞）。在电击孔形成的同时，原先无法被细胞吸收的亲水性分子（药物、化妆品等）能够穿透并进入细胞内部。电击孔一旦形成，则根据电击的时长，在数秒钟至数分钟内保持打开状态。

电穿孔法增加皮肤渗透性的机制可能与下述理论有关：①应用瞬时电脉冲改变皮肤角质层脂质分子的定向排列，形成暂时、可逆、可渗透的孔道；②电穿孔法透皮给药的过程中，除了电穿孔引起皮肤渗透性增加，荷电分子也受到电场力作用，二者何者为主取决于外加脉冲电场的电学参数和药物的理化性质。

3. 电渗透　电渗透即离子电渗技术，是指在低电流的电场作用下使药物带电，形成离子化药物，采用与药物电荷相同极性的电极，通过静电排斥促进药物进入皮内的一种给药方法。这种采用电子技术的给药方法能使一般不能透皮给药吸收的多肽、蛋白质类药物透皮给药，并使符合生理模式、具有生理节律性地给药成为可能。

（二）常用仪器介绍

常用的无针美塑仪器可分为美容院使用和家用（图9-19），一般美容院使用的台式无针美塑仪器包含数个治疗头。

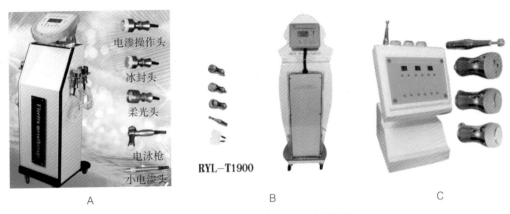

电渗操作头
冰封头
柔光头
电泳枪
小电渗头
RYL-T1900
A　　　　　B　　　　　C

图9-19　各种不同类型的无针美塑仪器

1. 柔光头　提高皮肤表面温度，促进血液循环。
2. 电穿孔头　又称电泳枪，一般针对面部大范围的皮肤行电穿孔治疗。
3. 电渗头　利用离子渗透技术，帮助产品顺利穿透并进入肌肤内部。
4. 冰封头　即接触式冷却头，用冷热交替温差的物理作用收缩毛孔，锁定皮肤的水分和营养物质，达到补水、深度锁水、抗敏、控油和紧实皮肤的目的。
5. 眼部特殊护理头　即眼部电泳棒等，通过微波电流促进细胞活化，加速新陈代谢，帮助产品渗透，有改善黑眼圈、眼袋、眼纹，缓解水肿等功效。

（三）无针美塑的建议操作流程

1. 皮肤清洁　使用卸妆液及洗面奶彻底清洁皮肤油脂和污垢。
2. 照射柔光　促进皮肤血液循环。
3. 电穿孔治疗　使用无针破壁头、无针美塑头、电泳注入枪等，根据求美者的护理需要，配合不同的美白保湿和去皱产品进行电泳注入，电穿孔治疗头作用于人体皮肤时，使皮肤产生电击孔，同时把营养物质注入皮肤深层，为电渗头治疗做好充分的准备。

4. 电渗头治疗　用电渗头在皮肤表面顺着皮肤的纹路进行轻微的挤压和平滑移动，主要作用是将皮肤需要的水分和营养物质送到皮肤的深层，以便皮肤完全吸收。

5. 冷敷治疗　使用冰封头操作，主要作用是通过冷敷作用，收缩毛孔，锁定皮肤的水分和营养物质。最后把皮肤清洁干净，涂抹补水滋润的产品。

6. 眼部特殊治疗　直接将产品均匀涂抹在眼部皮肤上，选择电泳头或电渗头进行操作即可。

7. 面部敷膜　整个面部操作之后，直接敷上相应的功能面膜（根据项目选择）。

第七节　中胚层疗法的并发症

一、分枝杆菌感染

非结核分枝杆菌（non-tuberculous mycobacteria，NTM）又称非典型分枝杆菌。NTM 的感染可发生在肺、骨、软组织、皮肤、其他手术区等。中胚层疗法应用后引起分枝杆菌皮肤和软组织的感染，已成为难治的并发症，而且有增加的趋势，值得美容医学界的关注。

（一）病因与流行病学

NTM 是除结核分枝杆菌和麻风分枝杆菌外的另一种分枝杆菌。其主要来源于水（河水、海水等）、土壤、尘埃、草木、沼泽、牛奶、鱼类、人体、人畜粪便等。目前，国内外发现非致病菌100余种，致病菌也有近百种。NTM 按 Runyon 分类分为 I ～IV 群：I 群为光产色菌，如海分枝杆菌、堪萨斯分枝杆菌等；II 群为暗产色菌，如瘰病分枝杆菌、戈登分枝杆菌等；III 群为不产色菌，如鸟分枝杆菌、胞内分枝杆菌、溃疡分枝杆菌等；IV 群为快速生长菌，如偶发分枝杆菌、龟分枝杆菌、龟分枝杆菌脓肿亚种、母牛分枝杆菌等。在慢性生长（I ～III 群）的 NTM 中，还有马尔摩氏分枝杆菌、土地分枝杆菌等致皮肤脓肿的菌种。

NTM 的皮肤感染是因皮肤的屏障被破坏，通过污染的医疗器械，如内镜、手术器械、注射器等，引起皮肤和软组织的感染。1938年，有人报道了偶发分枝杆菌致皮肤脓肿的特点。1939年，瑞典 Hellerstrom 报道了游泳者集体发生皮肤肉芽肿的感染，之后北美、加拿大、英国等地也报道了海分枝杆菌的感染病例。1948年，澳大利亚学者报道了溃疡分枝杆菌的皮肤感染，并称为 Bairnsdale 或 Searl 氏病。1961年，乌干达的 Buruli 报道了溃疡分枝杆菌引起的皮肤溃疡，称 Buruli 溃疡。墨西哥、刚果（金）、马来西亚、印度尼西亚也相继发生该病。1982年，日本的光户等人报道了偶发分枝杆菌皮肤脓肿3例。1986年，日本的中岛报道了NTM皮肤感染92例。20世纪70—90年代，国外报道了25起NTM医院感染暴发事件，患者达600例以上。1996年，湖南省常德市某医院发生NTM医院感染事件，共46例患者感染，原因是肌肉注射不规范，消毒不严格。1998年4—6月，深圳市某医院168例患者的手术切口发生龟分枝杆菌亚种感染；同年，福建南平市发生院内感染59例，河北省辛集市某个体诊所发生34例，均因注射青霉素而引起暴发性感染。

从上述资料中分析，NTM引起的皮肤和软组织的医源性感染原因是注射或手术中污染等。在美容医学中，尤其是在实施中胚层疗法中，NTM是严重并发症。Breecher等人报道，乳房和臀部填充硅凝胶和胶原，以及注射复合维生素、利多卡因和其他药物，可引起NTM的局部感染。

2006年，加拿大的Vinh等人报道，用乳房假体行乳房再造和以乳房美容为目的者的感染数量已有明显增加。假体感染主要由NTM的偶发分枝杆菌感染引起。美国的Brickman、Heistein、Franklin、Wallace、Rahav、Wolfe、Patrick Hudson、Uslan、Miles、Kevitch、Safranek、Clegg及法国的Mukund Tinguria等人均报道腹壁成形术、脂肪抽吸术、体形塑造、乳房缩小术、乳房提升术、隆乳术、面部提升术、重睑成形术、中耳手术等开放性手术，术后并发NTM感染，多以偶发分枝杆菌感染为主。

上述事实告诫我们，美容整形外科医师在临床实践中需高度关注NTM感染，尤其是偶发分枝杆菌和龟分枝杆菌的皮肤和软组织感染的发生。

（二）临床表现与诊断

NTM引起的皮肤和软组织感染，其临床表现为丘疹、斑块、脓疱、脓肿、感染性结节、炎症性硬结、窦道等。菌种不同，临床表现也不同。

1. 偶发分枝杆菌　皮肤感染的早期，局部病变表现为硬结、肿胀、皮肤颜色无变化、无明显的灼热感及疼痛。随着脓肿的形成，皮肤色素沉着或后期呈暗褐色，脓肿破溃后流出黄色或暗红色分泌物，糜烂溃疡周围界线不清楚，常形成隧道，增加治疗难度。创面直径2～5 cm，最大10 cm以上，中心可见脓性分泌物，呈肉芽肿样改变。冠状动脉搭桥和隆乳成形术也可引起该菌的感染。

2. 龟分枝杆菌　此类分枝杆菌感染，可见皮内或皮下结节型、脓肿型、窦道型、混合型及发病区淋巴结感染型5种类型。早期呈现红色丘疹，逐渐增至鸡蛋大小，皮损无痛痒。

3. 溃疡分枝杆菌　溃疡分枝杆菌的皮肤和软组织感染，早期为无痛性的皮下硬结，逐渐长大。病灶中心部的浅层表皮迅速坏死，溶解形成无痛性溃疡，可浸及皮下脂肪，有时溃疡底可见覆盖有黄色薄膜的脂肪层（黄色坏死物），有时伤及骨膜，甚至引起骨髓炎。周围皮肤隆起变硬、色素沉着、溃疡可持续十几年或更长时间，病变部位有明显的水肿，压迫神经时可引起疼痛。长期持续的病灶可引起肢体的畸形和功能障碍。

4. 海分枝杆菌　海分枝杆菌是光产色分枝杆菌，其生长速度介于快速和慢速生长的分枝杆菌之间。其感染多发生在游泳池或海水中游泳者、海水养殖场的工作人员皮肤擦伤处和刺伤处，如手、足、踝、指（趾）等部位的皮肤。开始为红褐色小丘疹、小结节或斑块，其后软化脓肿破溃，呈现浅表性溃疡，沿淋巴管向心性发展，很少有全身感染症状。

5. 鸟-胞内分枝杆菌复合群　鸟-胞内分枝杆菌复合群是暗产色的慢速生长的分枝细胞，它不仅可引起肺炎，还能导致全身扩散、淋巴结炎和皮肤感染，常伴有贫血、发热、盗汗、腹泻等症状。

6. 堪萨斯分枝杆菌　堪萨斯分枝杆菌属于光产色的慢速生长的分枝杆菌。人类中堪萨斯分枝杆菌的感染，远高于鸟—胞内分枝杆菌复合群感染，有些地区与艾滋病并发流行。可引起肺部、颈淋巴结和皮肤感染，表现为红斑、结节、脓疱、疣状、脓肿、溃疡等，多数患者免疫功能低下。

7. 瘰疬分枝杆菌　瘰疬分枝杆菌属于慢性生长的分枝杆菌，所致的淋巴结炎严重程度低于鸟-胞内分枝杆菌复合群，可引起肺部感染、皮肤结节、慢性溃疡等。

8. 嗜血分枝杆菌　嗜血分枝杆菌为慢性生长的分枝杆菌，必须在有红细胞的培养基内才能生长，可引起皮肤和全身扩散性感染。早期为无痛性丘疹、皮下结节及囊肿，周围有红晕，形成溃疡则伴有疼痛，常发生于免疫功能低下的人群。

9. 脓肿分枝杆菌　脓肿分枝杆菌与偶发分枝杆菌、龟分枝杆菌同属快速生长的分枝杆菌，其临床表现基本相似，不同的是龟分枝杆菌、脓肿分枝杆菌易感染老年人和抵抗力差的人群，而偶发分枝杆菌易感染有外伤和手术史的年轻人。

10. 快速生长分枝杆菌　快速生长分枝杆菌的感染是偶发分枝杆菌、龟分枝杆菌和脓肿分枝杆菌所致，它可引起皮肤软组织、肺部感染以及冠状动脉搭桥术、隆乳术时并发感染。偶发分枝杆菌主要导致冠状动脉搭桥术、隆乳术时的并发感染；龟分枝杆菌主要引起皮肤软组织感染；脓肿分枝杆菌常引起肺部和皮肤感染。早期皮肤感染的表现为红斑、肿块，晚期可发展为多发性和局部脓肿。免疫功能低下的患者也能出现全身扩散性感染，尤其是HIV患者应预防NTM的全身播散。

（三）分枝杆菌菌种的分子生物学鉴别诊断及病理反应

根据上述NTM的皮肤和软组织感染的临床表现，了解患者是否有环境污染的外伤史，如沿海地区接触海水的工作者有无刺伤史、有无手术史、有无注射填充史、有无免疫功能低下等。经常规抗感染治疗不见好转者，需进行细菌学、病理学和超声等检查，进一步鉴别诊断。

1. 细菌学检测　首先无菌取样。取病灶部位的渗出物、脓汁，穿刺抽出的脓汁，或清创手术时，无菌操作采集1～2 ml病灶组织块送检。抗酸染色涂片立即镜检，可见抗酸杆菌。细菌培养与生化鉴定是感染诊断的金标准，即罗氏培养基（Lowenstein-Jensen medium）和分枝杆菌液体培养管。培养分枝杆菌后，利用PCR聚合酶链反应及DNA基因检测，鉴别分枝杆菌的菌种。

2. 组织病理学检测　典型病理组织学改变，可分为三种组织变化：①以淋巴细胞、巨噬细胞浸润和干酪坏死为主的渗出性病变。②以类上皮细胞、朗格汉斯巨细胞性肉芽肿形成为主的增殖性病变。③以浸润细胞消退伴有肉芽组织萎缩，胶原纤维增长为主的硬化性反应。1998年，福建南平市暴发的59例NTM感染，病理组织学镜下见：①结节性或弥散性肉芽肿真皮或皮下组织炎。②隧道或窦道形成，内含脓性或出血坏死性物质。③混合性病变。脓肿及周围上皮样细胞及朗格汉斯细胞浸润，肉芽肿中的巨细胞数量少，体积小，核心数目亦少。淋巴细胞占优势，其次是浆细胞等。④坏死区形成在小脓肿及肉芽肿样小结节的周围，通常有大量空泡细胞，形成空泡细胞条带或环状结构。在肉芽肿中，这种结构也较常见。⑤非特异性炎症浸润。⑥继发性改变，包括出血巨噬细胞吞噬含铁血黄素，大量纤维增生及少量微血栓等。⑦有2例合并隐球菌感染。

综上所述，NTM感染肉芽肿的特点是：①属非结核性肉芽肿；②巨细胞数量少，核小，体积小。③坏死病灶及肉芽肿样小结节周围出现大量空泡细胞条带或排列成环状结构，称脂样结构，该结构具有一定的特异性。

（四）感染的防治原则

1. 关于NTM的消毒和灭菌问题　能有效地杀灭分枝杆菌的消毒剂是酚类、过氧化氢、醇类以及戊二醛等，但杀菌浓度和杀灭时间有差异。造成这种差异的主要原因是研究人员所采用的试验方法及评价标准的不同等，当然，也存在所用消毒剂的配方不同。消毒剂对分枝杆菌的灭菌试验非常复杂，各国的标准方法均有差异。因此，建立一种规范或标准化的杀灭分枝杆菌的评价方法很有必要。选用10种分枝杆菌进行定量杀菌试验，其结果：①40 mg/L有效碘的碘伏作用5 min，杀灭分枝杆菌99.9%；作用时间20 min，可达100%灭菌。②10 g/L戊二醛，对各种分枝杆菌作用1 min，可灭菌99.9%以上。③含有效氯40 mg/L消毒液，对各种分枝杆菌作用5分钟，可灭菌99.9%以上。④含100 g/L甲酚皂溶液，作用5 min，可灭菌99.9%以上。⑤100 mg/L过氧乙酸，作用10 min，可灭菌99.9%以上。⑥60%乙醇，作用1 min，可灭菌99.9%以上。2001年缪伟等人报道，Ⅳ群分枝杆菌具有抵抗力强、生长缓慢、致病性弱、耐药性强等特点，属条件致病菌。采用煮沸的消毒方法不能达到灭菌目的，易导致偶发分枝杆菌的感染。

2. 治疗原则　NTM对大部分抗结核药物均有不同程度的耐药性，使NTM病趋向长期，反复发作而不易治疗。对结核杆菌，传统的药敏试验方法并不适用于NTM。因此，确立适合NTM药敏试验的方法是必要的。另外，抗生素在试管内的效果、动物试验和临床效果，三者结果均有不同。影响药物作用的因素是多方面的，如病原毒力、形态变异、药物动力学、宿主免疫功能、吞噬细胞功能等。

抗菌治疗应按抗结核化学药物治疗的"十字方针"：早期、联合、适量、规则、全程。对NTM皮肤感染的治疗原则：①尽早做病原菌检查和药物敏感试验，选用恰当、敏感的抗生素药物。②早期、联合、适量、规则、全程使用抗结核药物治疗。③多数疗程为6～24个月。④必要时进行药物治疗和外科手术治疗相结合（清创、切除病灶或窦道）。

3. 抗生素的选择　NTM对多数广谱抗生素均不敏感，故联合选择性应用多种抗生素治疗十分必要。王洪生等人报道，常选用：①两种抗结核药物联合多种大环内酯类抗生素，如克拉霉素、阿奇霉素药物治疗。②异烟肼＋利福平（RFP）＋乙胺丁醇（ethambutol，EMB），或用克拉霉素替代其中之一。③EMB或RFP＋大环内酯类抗生素。④环丙沙星＋克拉霉素＋RFP药物联合治疗。⑤选用克拉霉素、RFP、EMB、四环素、复方磺胺甲噁唑等联合治疗。⑥克拉霉素、左氧氟沙星、EMB、妥布霉素、复方磺胺甲噁唑等联合应用。

刘坦业等人报道了治疗NTM的抗生素选择。喹诺酮类对NTM有较强的抗菌活性：①利福喷丁（RPT）、利福布丁（RBT）的抗分枝杆菌活性均高于RFP。②苯并噁嗪利福霉素（KRM-1648）的活性显著优于RFP。③EMB对NTM有较强的活性，与RFP、氧氟沙星药物联合应用，对NTM较敏感。④EMB＋RFP＋环丙沙星联合应用，有明显的协同作用。氟喹诺酮对NTM也有很好的抗菌活性，包括培氟沙星（PEX）、左旋氧氟沙星（利复星）、司帕沙星、乙胺沙星。新大环内酯类抗生素，如甲红霉素、罗红霉素、阿奇霉素，对NTM也有较强的抗菌活性。新型β-内酰胺类药物亚胺培南-西司他丁（泰能）、头孢西丁、头孢美唑等，对NTM也有很好的抗菌活性。

《中国医生临床用药手册》中，治疗分枝杆菌的药物有吡嗪酰胺、对氨基水杨酸钠、RFP、链霉素、EMB、异烟肼、丙硫异烟胺、利福喷丁、异烟肼＋RFP、异烟肼＋RFP＋吡嗪酰胺。

上述抗生素可作为在临床治疗中的选择用药，尤其在美容整形外科中，遇到难治性感染的病例，要考虑是否有NTM感染的可能。其后需进行分枝杆菌菌种鉴别诊断、菌种试敏，病灶的清创和切除，以及选用恰当的抗生素联合应用治疗。

二、药物过敏反应

药物过敏反应分为局部过敏反应（红斑）、急性或迟发性过敏性休克。

三、疼痛

各种刺激均可引起疼痛，包括药物（化学性）、机械（物理性）、感染等刺激引起的疼痛，也有可能出现皮肤坏死。

四、注射部位的症状

由刺激引起的色素细胞增生、活跃，可引起短期色素沉淀，但可自行吸收恢复。有时注射部位易出现水肿、瘀青、出血症状，极少数偶有溃烂、脂膜炎等。

并不是所有的人都适合接受中胚层治疗，有些医疗禁忌必须注意，如怀孕或正在哺育的妇女，糖尿病、脑卒中、癌症、严重心脏病、不易凝血以及治疗部位有皮肤疾病者，都不适合进行中胚层治疗。

目前，很多国家数万名医师每日都在应用中胚层疗法，而该项技术在世界上也有60多年的发展历史。虽然中胚层疗法还不是一项完全成熟的技术，但某些个案疗效的确明显，故在治疗前医师和病患需沟通清楚，谨慎选择适合的药物配方。

（樊星　李勤　丁雅妮）

参考文献

［1］高景恒，岳丽爽. Mesotherapy——美容医学的新技术［J］. 中国实用美容整形外科杂志，2006，17（2）：119-121.

［2］高景恒，白伶珉，王忠媛，等. Mesotherapy——中胚层疗法的药物应用进展（Ⅱ）［J］. 中国美容整形外科杂志，2007，18（3）：213-216.

［3］高景恒，王志军，张晨. Mesotherapy——中胚层疗法的药物配方（Ⅲ）［J］. 中国美容整形外科杂志，2007，18（4）：294-297.

［4］李健，高景恒. FDA批准的未标记用法药物在中胚层疗法中的应用［J］. 中国美容整形外科杂志，2008，19（5）：398.

［5］李健，高景恒. 中胚层疗法和橘皮征［J］. 中国美容整形外科杂志，2008，19（5）：399-400.

［6］张晨，高景恒. 中胚层疗法的材料医学（药理部分）［J］. 中国美容整形外科杂志，2008，19（6）：477-480.

［7］张晨，高景恒. 中胚层疗法的临床试验研究进展法律议题［J］. 中国美容整形外科杂志，2009，20（1）：64.

［8］袁继龙，高景恒. 磷酸卵磷脂的中胚层疗法［J］. 中国美容整形外科杂志，2009，20（3）：140.

［9］高景恒，袁继龙，王洁晴. 细胞治疗在美容医学中的应用进展（续）［J］. 中国美容整形外科杂志，2010，21（2）：110-112.

［10］齐向东，王炜，高景恒. 微创美容外科学［M］. 杭州：浙江科学技术出版社，2013.

［11］高景恒. 美容外科学［M］. 2版. 北京：北京科学技术出版社，2012：893-916.

［12］齐向东，王炜，高景恒. 微创美容外科学［M］. 杭州：浙江科学技术出版社，2013：457-481.

［13］郭杰，刘建波. 中胚层疗法的安全性及其前景［J］. 中国美容整形外科杂志，2008，19（1）：41.

［14］ATIYEH B S，IBRAHIM A E，DIBO S A. Cosmetic mesotherapy: between scientific evidence, science fiction, and lucrative business［J］. Aesthetic Plast Surg，2008，32（6）：842-849.

［15］HERREROS F O C，DE MORAES A M，VELHO P E N F. Mesotherapy: a bibliographical review［J］. An Bras Dermatol，2011，86（1）：96-101.

［16］王娜，苑丰，王志军，等. 理想的注射美容填充剂［J］. 中国美容整形外科杂志，2010，21（3）：164-166.

第十章

激光、光、电、等离子技术

第一节 美容激光医学的发展史

1917年，爱因斯坦在他的经典著作《关于辐射的量子理论》中第一次提出了受激辐射的概念，这是日后激光发展的理论基础。由于受激辐射产生的光子与入射光子是完全相同的，所以通过受激辐射有可能使入射光放大，称为受激辐射的光放大（light amplification by stimulated emission of radiation），我们所熟知的激光（LASER）因此得名。

一、激光器的诞生

1960年7月7日，Maiman宣布了世界上第一台激光器的诞生——红宝石激光器（694 nm），从此，激光技术诞生了。Goldman医师为激光在临床应用进行了开创性工作，于1963年将第一台红宝石激光（694 nm）用于临床治疗。他是一名皮肤科医师，被称为"激光医学之父"，也是美国激光协会的创始人之一。1964年，Goldman报道，使用红宝石激光能有效去除文身，而且瘢痕轻微。随后，CO_2激光（10600 nm）、Nd:YAG激光（532 nm或1064 nm）等相继用于临床治疗。氩激光首先用于血管性病变，虽能有效去除部分血管病变，但因瘢痕明显而使其使用受到限制。早期的连续波（CW）CO_2激光可以用来汽化组织，治疗各种皮肤病变，但组织的过度热损伤也会使出现增生瘢痕及色素改变的风险增加。

二、选择性光热作用理论

激光理论的革命性进步发生于20世纪80年代，1983年，Anderson和Parrish在*Science*杂志上提出了选择性的光热作用理论（selective photothermolysis，SPTL），即不同的皮肤成分（如黑色素、血红蛋白等）具有对不同波长的激光优先选择吸收的特性，如果激光的波长和脉宽选择恰当，则完全有可能在对病变组织进行选择性破坏的同时不损伤周围正常组织，这是激光产生组织效应的重要理论，也为日后激光的发展提供了重要的理论依据。这一革命性的进步使激光得到了更加广泛的应用，闪光灯泵浦的脉冲染料激光是第一种基于选择性光热作用理论而设计的用于血管性病变的激光设备。激光技术在整形美容外科领域的应用使一些原来棘手的色素性及血管性疾病（如太田痣、鲜红斑痣等）变得简单而易于起效，激光技术成为多种先天性及后天性皮肤疾病的一线治疗方式。随后，20世纪90年代中期基于选择性光热作用理论出现的高能、超脉冲及计算机控制扫描的CO_2激光，使剥脱性激光的安全性大大提高，在改善面部光老化、紧肤除皱及瘢痕治疗方面取得了惊人的效果。

三、强脉冲光用于临床

1994年，强脉冲光开始应用于临床，该技术利用了闪光灯及计算机控制的电容器产生脉冲式高能量含连续光谱的非相干光，波长550～1300 nm，通过滤光片可以选择治疗所需的光谱范围。虽然强脉冲光并不属于激光，但其适用于选择性光热作用理论，现已广泛用于临床治疗，成为光电治疗的重要组成部分。由于其波长范围、治疗能量、单（多）脉冲数、脉宽及脉冲延迟时间均可调，使用时具有灵活性及适应证广泛的特点，可以用于血管性及色素性病变、嫩肤脱毛及瘢痕等治疗。此外，治疗光斑大、治疗速度快，也是其明显的优点。

四、点阵激光的出现

2003年，Manstein提出了点阵激光概念，这是一种新型的激光治疗模式，于2003年获得FDA批准用于临床。这种模式是采用微束激光造成微区损伤，损伤区周围存在正常组织，因而治疗后愈合的速度大大加快。每次仅治疗一定比例的皮肤组织，因而需要通过多次治疗后达到覆盖全部组织的治疗效果。点阵激光主要用于除皱嫩肤及浅表瘢痕的治疗，其原理是通过点阵治疗模式，刺激真皮组织的胶原增生及胶原结构的重构，从而重建正常的皮肤结构。最早使用的设备是Fraxel，波长为1550 nm，为非剥脱性激光。随后，剥脱性点阵激光相继出现，使治疗次数有所减少，临床效果得以进一步加强。

五、其他光电治疗手段出现

射频自21世纪初开始应用于面部年轻化领域，2002年美国FDA批准单极射频（Therma-Cool TC system）可用于眶周皱纹的治疗，这是首个被FDA批准的非手术射频紧肤设备。随后，射频紧肤治疗开始用于面部其他部位及非面部区域。射频是通过高频电流流经组织来产生热效应的，射频治疗时真皮内热沉积效应深，有可能深达皮下组织，包括筋膜和脂肪，需要有控制地加热组织产生生物效应，包括即刻的胶原收缩和后续的胶原增生效应。胶原纤维被加热至阈值温度并持续一段时间，胶原分子的三螺旋结构内氢键断裂，导致胶原收缩并刺激新生的胶原合成，从而出现紧肤效应。作为一种非手术紧肤治疗，射频目前已成为维持及促进面部年轻化的重要手段，也可作为手术除皱的重要补充。

此外，聚焦超声（intense focused ultrasound，IFUS）也开始出现并应用于医学美容领域。1997年，聚焦超声就率先完成了世界首例利用高能聚焦超声技术进行面部提拉。2003年，韩国研发出全球第一台作用于SMAS层的IFUS，应用非侵入性的聚焦超声技术代替手术，达到面部紧致的效果。2009年，美国FDA批准IFUS适用于提眉手术。此后，大量关于IFUS在整形美容领域的运用与临床研究不断涌现。近几年也有不少学者报道了聚焦超声技术在皮肤美容中的应用，如2010年Alam等人报道了IFUS是安全和有效的面部皮肤收紧的方法；根据Suh等人的研究，对于50岁左右的眶周皮肤松弛患者进行一至两次IFUS治疗便可得到明确的效果。最近一项研究表明，IFUS还可以安全有效地改善上臂、伸膝及大腿内侧的皮肤纹理和轮廓。目前，IFUS的提眉和下颌部、颈部及肩颈部的皱纹改善作用以及在降低腹围等方面的治疗已经得到美国FDA批准认证。此外，不少学者通过对IFUS作用于面部SMAS层的组织学和临床研究，证明以非侵入性的抗衰老技术替代侵入性面部提升手术效果良好。

总之，目前激光与多种声光电治疗手段已广泛用于治疗色素性及血管性病变、嫩肤脱毛、治疗瘢痕、紧肤除皱等。激光设备及其他光电设备的改进为医师和求美者提供了更多的治疗方法选择，安全性和有效性大大提高，求美者和医师对激光治疗的需求量日渐增加成为激光美容发展的巨大动力。

第二节　光与激光的生物学效应

光与激光在医疗美容领域的应用日新月异，其广泛应用拓展了医务人员的操作空间，使医务人员有了更多的选择，使医疗美容获得更积极、更安全的效果。当用某种光与激光进行治疗时，应当充分了解和掌握光与激光治疗的主要原理及操作要求，才能够把握好适应证并对不同的机体进行个性化治疗，熟悉各种治疗的终点反应，以期获得良好的效果，并减少并发症的发生。

一、光与激光在皮肤中的传输

在了解光与激光对生物机体产生的作用之前，首先要了解光与激光在皮肤中是如何传输的。光与激光本质属于电磁波。光与激光照射皮肤时，可发生四种情况：反射、散射、吸收和传导。

（一）反射

正常情况下，皮肤表面对入射光的反射百分比取决于皮肤表面（角质层折射率为1.55）和空气（折射率为1）之间的折射率。光在表皮反射与光的入射角度、折射率匹配等因素有关。直角入射时皮肤的光反射率最小，一般为4%～7%，入射角度增加，则光反射损失减少。采用耦合剂（一种水溶性高分子胶体），可以排除探头和被测物体之间的空气，改变折射率失配，减少表皮的光损失。

反射的光对组织没有任何作用，但这些光可能会对眼睛的角膜（如红外光）、视网膜（如可见光）产生损伤。因此，无论在进行什么激光的治疗，求美者和医师都需要佩戴合适的护目镜。

（二）散射

光在介质中传输时，由于介质折射率的不均匀分布使光的传输方向发生改变，即散射。生物组织为高散射介质，一般可认为散射效应远大于吸收。皮肤由各种细胞和细胞外间质组成，组织中不同成分的折射率变化使得组织具有较强的散射性质。皮肤组织中真皮层含有丰富的以胶原纤维为代表的连接纤维，而连接纤维在散射体中具有相对较高的折射率，与背景介质的折射率差别较大，从而引起皮肤组织的高散射性质。散射大部分是向前的，散射能迅速降低能量密度，使靶色基的吸收成为可能。部分散射因改变方向而逸出皮肤，这部分与表皮的反射合称逸出。逸出的总能量为15%～70%，与光的波长和皮肤类型有关。

（三）吸收

在组织光学中，光子的吸收是其一切光致生物效应的基础，光子的吸收会导致组织生热、化学效应等，通过一定厚度的介质时，吸收效应会使光与激光发生衰减。激光是否吸收取决于其波长，如果光要改变靶组织的结构，除了被吸收，还必须有充足的能量。临床应用中我们关心的是某种激光的穿透能力，其所能达到的深度，即穿透深度（通常用能量密度衰减到其入射值的37%所达到的深度表示）。穿透能力是决定某种光或者激光适应证的一个重要因素。光线对皮肤的穿透能力取决于吸收和散射两个方面。一般来说，在光谱中一个区间（320～1200 nm）内，随着波长的增加，光线的穿透深度逐渐加深，穿透最深的光线是波长为650～1200 nm的红光和近红外光，而这个区间以外远紫外线和远红外线的穿透深度则最浅。

（四）传导

经皮肤反射、散射、吸收，残余的光会传输到皮下组织，当其能量衰减到其射入值的10%以下时，即认为消失。这主要依赖于波长，波长短的光（300～400 nm）被散射，穿透不超过0.1 mm。600～1200 nm波长的光穿透得更深，因为它们散射得少。既往认为，传导在皮肤治疗中没有任何意义，传导意味着激光能量没有被吸收，因此不能起到任何作用。但是对于皮下组织来说，这部分光可作用于脂肪细胞，调节脂肪细胞的代谢，可能对组织塑形有作用。需要注意的是，治疗区下方有眼睛等重要器官时，治疗者必须考虑传导下去的激光是否会对其产生不良后果。

总之，只有被吸收的光或激光才能与靶组织产生作用。

二、光与激光的生物学效应

光与激光的生物学效应是指生物系统（生物大分子、细胞、组织、生物体）在外界光与激光作用下所产生的与生命现象（生理、生化、结构、功能）有关的响应。目前，人们普遍认同光与激光生物学效应机制为两类并存：一是热效应机制，这是光与激光的核心作用；二是非热效应机制，这包括光机械、光化学、光刺激作用。

（一）光热作用及其拓展理论

生物组织吸收的光绝大部分将转化为热能。热是由光源参数与生物组织的光学性质决定的，包括辐照度、曝光时间及吸收系数，而吸收系数本身就是波长的一个函数。热以温度的形式表现出来，而热效应最终依赖于生物组织的类型和组织内所达到的温度。光热效应是激光在医学上应用的基础。

1. 作用机制

（1）吸收生热：红外激光照射生物组织时，由于红外光子的能量小，被生物分子吸收后不足以产生电子能级跃迁，只能转变为生物分子的转动能和振动能，以增强生物分子的热运动，使被照射部位的温度升高。这种生热方式称为吸收生热。

（2）碰撞生热：紫外光与可见激光照射生物组织时，由于紫外光光子与可见光光子的能量较大，被生物分子吸收后，能使分子由基态跃迁至电子激发态。激发态分子具有高活泼性且不稳定，极易通过与周围分子的碰撞，将多余的能量转换为周围分子的动能，以此加快分子的运动，使照射部位的组织升温。这种生热方式称为碰撞生热。

2. 影响因素

（1）激光类型：吸收生热比碰撞生热的效率高，因此，红外激光辐照的生物热效率比紫外激光与可见激光的生物热效率高。

（2）照射能量：单就物理学分析，组织温度升高的程度与激光照射的能量成正比，而不同的组织温度，会产生从红斑到汽化甚至炭化等不同的效应。

（3）作用时间：光热作用的程度与激光照射的时间长短密切相关。激光照射的时间越短，生物组织耐受高温的能力越强，能够耐受的温度越高。当温度以极快的速度恢复正常时，生物组织的生物效应结局就有可能发生逆转，这种激光作用的组织效应称为热瞬变。

3. 热作用的表现形式

（1）组织水平：热作用的呈现形式实质就是热力损伤（即烧伤）的表现形式：①温热感觉。皮肤表面温度升至38～40℃的时候，多有温热感，相当于热敷，这种热反应不会产生皮肤的热损伤。②红斑。温度在40～45℃时，主要是表皮角质层、透明层、颗粒层甚至棘细胞层发生损伤。由于炎症反应，真皮浅层小血管扩张充血，血流增速，间质水肿，即表现为红斑。若此后温度恢复正常，红斑可以自行消退，一般不会造成不可逆损伤，如射频紧肤治疗时面部均匀的红斑在治疗结束半小时后一般都会恢复正常。③水疱。当温度在47～48℃时，有炎性渗出物潴留在皮下，表皮和真皮分离而形成水疱，皮肤出现痛感。当患者肤色较深，进行治疗时没有适当地调整治疗参数，且术后也未及时冷疗，常常可见水疱的发生。④凝固。治疗中并不存在导致凝固性变性的绝对温度。当温度达到60～70℃时，包括胶原蛋白在内的结构蛋白会变性。当温度达到70～80℃时，核酸会变性，膜的通透性急剧提高，破坏组织体的化学浓度平衡。因此，从本质上说，任何哺乳动物的组织加热到70～100℃都会造成蛋白变性，产生凝固性坏死（coagulation necrosis）。凝固性坏死对由于血浆蛋白变性和血管闭合形成的止血非常有用。其外在表现为痂皮。需要注意的是，真皮中的主要胶原的Ⅰ型胶原纤维丝在60～70℃时会产生剧烈的溶解变化，高于这一温度很可能形成瘢痕，这是真皮增温的上限。⑤汽化与炭化。功率密度达到某一阈值时，凝固让位于汽化。通常汽化过程被称为消融，是激光皮肤重建（laser skin resurfacing，LSR）的一个重要部分。在高功率密度下，首先发生组织水的汽化，转变为蒸汽，体积膨胀。水的汽化所需能量大约为2.4 kJ/cm³。当汽化发生时，水在体积上发生膨胀，因而压力也上升。这种膨胀会导致局限性的微爆炸。温度超过100℃时，水不会进一步汽化，组织干燥，温度升至120～150 ℃时出现炭化，形成焦痂，表现为组织变黄、变黑。⑥组织消融。当温度超过300 ℃时，则组织熔融汽化，表现为冒烟。

由于热传导，汽化、炭化和凝固常常并存，这就提示，组织的损伤层次和范围并非皮肤表面呈现的那样。以CO_2激光为例，尽管CO_2激光实际的穿透深度只有20 μm，对于连续型CO_2激光移除组织的过程中，剧烈地加热已干燥的组织，形成炭化，深面会留下约1 mm厚的典型的凝固组织。而当脉冲CO_2激光脉冲宽度小于1 ms，能量密度≥5.0 J/cm²时，没有发生组织的干燥及炭化，仅遗留50～100 μm的变性带。

（2）细胞及分子水平：不同强度的激光刺激产生的热效应不一样，细胞的代谢、增殖与凋亡等不同等级事件的发生也不一样。细胞对温度的反应取决于温度的高低及其作用时间的长短。成纤维细胞能长时间地耐受40 ℃的温度，在机体41～43 ℃时，成纤维细胞表现为被激活、增殖、合成功能增加，会有更多的胶原得以分泌，这是射频紧肤的机制。当温度升至45 ℃时，作用20 min，细胞可能会发生致命的损伤，但如果加热的时间仅仅为3～10 s时，人类成纤维细胞则能耐受100 ℃的高温。因此，关于细胞或分子的热损伤并非仅仅是温度决定的，而是温度和时间共同决定的。对于大多数细胞来说，引起细胞坏死的温度每增加10～20 ℃，加热的时间可减少至1/10，这一点对选择性光热作用的热损伤来说是非常重要的，在这一过程中靶色基温度极高但时间很短。

当然，并不是所有的光热效应都能从组织学上得到验证，中等温度所造成的组织损害现象难以用常规检验方法（如光学显微镜）评估。分子生物学研究表明，所有细胞只要还有活性，都具有清除变性的蛋白质的能力。热诱导产生热休克蛋白（heat shock protein，HSP）是二倍体细胞中普遍存在的现象，它能抵抗进一步的热损伤。Beckham等人发现，在一个窄的温度区间内，热休克蛋白的表达与激光诱导的热应激相关，HSP的产生遵照Arrhenius方程积分。因此，HSP的表达（组织超微结构，如电镜）可作为检查低强度、高容量热损伤的极好的检查指标。

4. 选择性光热作用理论　光热作用是激光与生物组织相互作用的一个重要类型，在激光医学中具有广泛应用。在皮肤外科中常用来热凝固皮肤的某些病损组织（如畸形血管、老化的胶原蛋白等），以达到激光治疗的目的。然而，在20世纪80年代之前，特别是光热效应应用于皮肤外科的初期，光热作用虽然可以凝固畸形的血管，但光辐射时间过长也会造成皮肤表皮和正常组织的非特异性热损伤。如何选择性热凝固病损组织而不损伤皮肤的表皮层和正常组织，成为必须解决的重要问题。1983年，Anderson和Parrish提出了选择性光热作用理论，即根据不同组织的生物学特性，只要选择合适的激光参数（波长、脉冲持续时间、能量），就可以保证热能主要在靶组织内积聚，最有效地治疗病变部位的同时，对周围正常组织的损伤最小。该理论实现了激光治疗的有效性和安全性的完美统一，是激光医学发展史上的里程碑和分水岭。这是迄今为止在医学中热能的最为精确的应用，激光只在靶组织发生作用。选择性光热作用是指在特定的光波长下，激光穿透进入皮肤并被一定的色素结构优先吸收，如血管内的血红蛋白及含黑素体的细胞，在这些靶组织内产生热。一旦热产生后，热开始通过传导向周围邻近组织弥散或通过光辐射向周围传递。因此，组织的热效应和不断冷却之间的竞争，决定了靶组织的热效应是否可以得以累积以产生特定的组织效应。当能量的产生速度高于组织的冷却速度时，对靶目标的加热便具有选择性。

要取得选择性光热作用效应，必须设置三个基本参数：激光波长、照射时间和能量密度。

（1）透入皮肤的激光波长必须能达到靶组织的深度并优先吸收（例如靶组织对光的吸收高于周围组织最少10倍）。光学穿透深度决定了其所能实现的皮肤病损治疗深度，即选择性光热作用效应的作用深度。由于许多的病损组织（如畸形血管等）都位于皮肤真皮层中，光辐射在到达皮肤病损前已经被反射、散射和吸收，所以所选激光的波长在皮肤中应该有足够的穿透深度，使之可以足够到达病损组织，存在被病损组织吸收的可能性。光学穿透深度是选择光辐射波长的一个重要考虑因素。

同时，还必须考虑病损组织对所选波长光辐射具有选择性的优先吸收。由于皮肤的各种病损组织常常被真皮层中的正常组织所包围，为了在不损伤正常组织的前提下对病损组织实现选择性的热损伤，理想条件下应该选择病损组织能最大吸收的光辐射波长，而周围正常组织对该波长光辐射的吸收最小。这是因为即使光辐射有足够的穿透深度，能够到达病损组织，但如果不能被病损组织选择性吸收，激光治疗的最终结果只能是正常组织连同病损组织同时被加热。因此，病损组织对不同波长光辐射的特异性吸收性质极其重要。

（2）激光的照射时间必须短于或等同于靶目标冷却所需要的时间。一个宏观平衡系统由于周围环境的变化或受到外界的作用而变为非平衡状态，这个系统再从非平衡状态过渡到新的平衡态的过程就称为弛豫过程。对于激光而言，当组织靶目标吸收激光能量后，温度一定会升高，也必定会向周围邻近组织发生热传导。那么靶目标的热向周围组织发生的这种热传导的过程就是热弛豫，而衡量热弛豫速度的快慢就是热弛豫时间（thermal relaxation time，TRT），热弛豫时间就是显微靶目标显著冷却（温度降低一半）所需要的时间。当激光照射的时间短于靶目标的热弛豫时间，则靶目标产生的热不能及时传导出去，发生靶组织热集聚。在皮肤中的显微结构的冷却主要是以热传导、热辐射等方式进行的，极小的靶目标处在极高的温度时，热辐射的作用尤为重要。小的物体冷却比大的物体冷却要快，热传导的热弛豫时间与物质大小的平方成正比。这对选择合适的脉冲时间以取得靶目标的选择性光热作用是很重要的，如血管的大小不同对应的热弛豫时间可能是非常不同的，毛细血管热弛豫时间为 $10\,\mu s$，静脉可能为几百微秒，而成人的鲜红斑痣的较大血管，热弛豫时间可达几毫秒到数十毫秒。因此，对于典型的鲜红斑痣来说，血管呈现的热弛豫时间有很大的波动范围。要选择性治疗较大的血管，可能要选择超过毛细血管的热弛豫时间而短于鲜红斑痣中靶血管的热弛豫时间，但治疗的激光脉冲宽度不应超过这些血管的热弛豫时间。当激光照射时间超过靶目标的热弛豫时间，则对靶目标的加热将会无效。

选择性光热作用并不能完全解释脱毛及血管性疾病的治疗，这是因为毛发的黑色素主要集中于毛干和毛球上部，但是含干细胞的毛囊末端膨大的毛球及毛隆突缺少色素，仅仅按照选择性光热作用，这些部分必然不会被损伤。必须在加热毛干、毛囊上部的色素基础上，传导出的热量将毛球与毛囊隆突部位造成进一步热损伤。同样的道理，治疗血管性疾病的时候，单纯通过选择性光热作用，作用于血红蛋白，并不能损伤无颜色的血管内皮细胞，因此，理想的治疗应该是通过热传导，凝固血红蛋白、损伤血管内皮细胞。采用激光进行治疗时，除了选择性光热作用，还要根据不同的靶组织损伤确定脉宽。

（3）足够引起靶目标达到损伤温度的能量密度。总的来说，当激光满足这三个条件后，便可获得对靶结构的精确打击。与广泛热损伤不同，选择性光热作用（有独立的靶结构，如黑色素和血红蛋白）允许靶组织的优先加热，靶组织周围的其他皮肤结构热损伤很小。这种选择性加热的特性降低了灾难性的广泛皮肤热损伤的可能性。

5. 局灶性光热作用（fractional photothermolysis）　顾名思义，光热仅仅作用于局部，作用在少（小）部分的皮肤，局灶性光热作用是把一个完整的激光光斑分成许多均匀分布的点阵排列的微激光束，在临床应用时称为点阵激光（fractional laser）。这些点阵排列的光束的间隔远大于微光束的直径，在每个微光束作用的能量密度很高，可以穿透表皮甚至到达真皮层。在光热作用过程中，其靶色基是水分子，水分子吸收光能，最后形成多个立体柱状区域，这些区域称微热损伤灶（microscopic thermal zones，MTZ）。MTZ 的直径通常小于 400 μm，损伤能深入皮肤不同深度，最深可达 1300 μm，这些数值与所选的波长、脉冲能量和设备有关。MTZ 的直径和穿透深度与每个微光束的能量设置有关，可以根据所需治疗情况加以选择（图 10-1）。

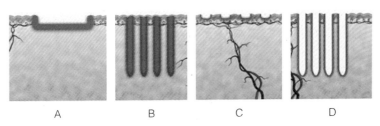

A. 传统全光斑激光治疗模式；B. 非剥脱性点阵激光治疗模式；C、D. 剥脱性点阵激光治疗模式。

图 10-1　局灶性光热作用示意图

组织学上可以发现这些光热作用部位在恢复的过程中形成微表皮坏死灶（microscopic epidermal necrotic debris，MENDs），MENDs 包含了弹力纤维、黑色素和其他真皮组织，它们在形成之后会逐渐向角质层移出。正是由于点阵治疗形成的 MTZ 周围有正常组织包绕，MENDs 移出的过程也是表皮和真皮层的修复的过程，当 MENDs 移除之后，皮肤也同时进行了更新。一般每个治疗区只有3%～40%的皮肤被激光直接作用，其周围的组织都是未被破坏的，为损伤区域提供修复能源，相较于传统激光，健康组织离损伤区的距离更近，利于创面的修复，因此点阵激光治疗后的恢复过程更短。总之，点阵激光相较于传统激光具有不良反应较少、安全性较高、误工期较短、需要多次治疗等特点。

6. 热损伤愈合的过程　除弱激光刺激外，所有的激光治疗对皮肤而言都是一种创伤或亚创伤，组织都会启动创伤修复的过程，虽然其病理过程与经典创伤愈合过程不完全相同，但是理解创伤愈合过程才能更好地利用激光（图10-2）。

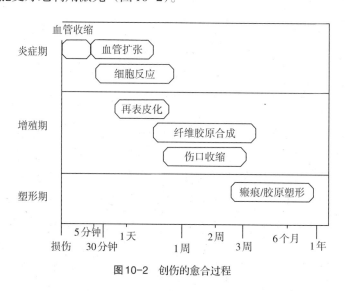

图10-2　创伤的愈合过程

（1）急性炎症期：创伤早期最早参与反应的是血小板的聚集活化，除了具有止血的作用，活化的血小板还会释放多种细胞因子，激活、趋化炎症细胞，数小时内便出现炎症反应，表现为充血、浆液渗出及白细胞聚集，故出现局部红肿。激光脱毛时，毛囊周围的红肿就是典型的炎症反应。伤口渗出液中的纤维蛋白原很快凝固形成凝块，有的凝块表面干燥形成痂皮，痂皮起着保护伤口的作用。

（2）细胞增生期：对于经典的伤口，这个时期肉芽组织形成，填满创伤缺损。同时，肌成纤维细胞收缩伤口，上皮爬行，完成上皮化。对于剥脱性治疗（尤其是CO_2激光治疗）后的恢复，基本按照这个过程，只是恢复得非常快。大多数激光治疗并未产生组织的缺损。但是在细胞学及分子生物学上，其变化基本类似。炎症启动修复后，成纤维细胞、血管内皮细胞、表皮细胞等修复细胞会被激活，一个表现为增殖增加，另一个表现为成纤维细胞的合成功能增加，细胞外基质合成增加。其中最重要的是胶原合成、分泌增加，这是激光产生年轻化治疗作用的基础条件之一。合理能量的激光治疗，由于创伤小、恢复快，一般不会导致成纤维细胞的过度增殖和胶原的过度沉积。

（3）组织重塑期：上皮化后过度增生成纤维细胞，血管减少，胶原比例、量及排列发生重排，这个过程的产生一般持续3~6个月。射频等治疗后的组织重塑作用主要为此过程，瘢痕的激光治疗一般也是这个时期起作用。随着CO_2点阵激光等新型激光的出现，激光在瘢痕的治疗中得到了广泛应用。现在认为，可以利用激光造成瘢痕可控的有限损伤，刺激机体启动再生修复程序，使激光在临床应用上获得良好的疗效，其主要机制是：①损伤与抑制瘢痕组织内的血管组织；②去除瘢痕组织；③抑制纤维组织生成和过度增生（高能量的激光，如Nd:YAG激光、585 nm脉冲染料激光）；④促进瘢痕内成纤维细胞增生、胶原再生与重建（多种类型低能量激光和强光）；⑤诱导成纤维细胞凋亡（多种类型高能量激光）。

（二）光化学作用

自然界中最典型的光化学作用是植物叶绿素的光合作用。激光还能在生物组织中产生光化学作用，生物大分子吸收激光光子的能量，产生受激原子、分子和自由基，引起体内一系列化学反应，称为光化学效应。

1. 机制 光化学反应可分为初级与次级两个过程。

（1）初级过程：基态分子受光照射，吸收光子的能量，使外层电子跃迁到高能级时，分子由基态变为电子激发态。激发态分子与原有的基态分子性质有明显差异，处于激发态的分子自身可发生化学变化，成为其他物质分子。发生化学变化前被照射物要消耗一定能量，这种化学反应过程称为初级过程。

（2）次级过程：初级过程中的中间产物（可以是分子、原子或自由基）可进一步触发化学反应，生成最终的稳定产物，这一化学反应过程称为次级过程。次级过程中发生的化学反应一般不需要光的参与，无须光子提供进一步的能量。

光对生物组织的光化学反应理论基础是初级过程，即有光参与的光化学反应；随之是一些复杂的次级过程，即无光参与的暗反应。

2. 光化学反应的表现形式 光化学过程可导致酶、氨基酸、蛋白质和核酸等变性失活，分子结构也会有不同程度的变化，从而产生相应的生物效应。根据光化学反应的过程不同可分为光致分解、光致氧化、光致聚合、光致异构和光致敏化等。在临床应用中，主要用到的是光敏作用和光裂解作用两种类型。

（1）光敏作用或者光动力作用：光敏剂在某些组织或病变中吸收多、浓度高、潴留时间长，而其他组织即便吸收也很快被排除。当进行光疗时，光敏剂吸收光子的能量跃迁到激发态，受激发的光敏剂将能量传递给氧，产生一些活性氧分子（reactive oxygen species，ROS），ROS通过氧化作用来攻击细胞结构，当氧化损伤的积累超过一定的阈值时，细胞便开始死亡，从而达到杀伤病灶、治愈患者的目的。这个效应又称为光动力作用（photo dynamic therapy，PDT）。

近年来，随着光动力疗法的研究不断深入，其在临床得到广泛应用，如肿瘤、鲜红斑痣、黄斑变性和增生性瘢痕。光动力疗法主要通过四种效应发挥作用：①细胞性损伤。光动力直接对一些亚细胞结构，如线粒体、溶酶体、细胞膜及细胞核造成致死性氧化损伤，从而导致靶细胞坏死或凋亡。②血管性损伤。其实质也是细胞性损伤，光动力引起血管内皮损伤，导致血栓形成，血管壁通透性增加引起水肿，最终使得组织供氧不足。③调节机体免疫功能。光动力可以引起靶组织内多形核细胞增加，其主要为激活的T细胞，具有对肿瘤的杀伤作用。④诱发肿瘤细胞凋亡。光动力主要通过线粒体凋亡途径发挥致凋亡作用。

（2）光裂解作用：有机物质的大分子吸收光能后，分子碎裂成更小的分子，表位激光照射下有机物逐渐消融，层层剥离。

（三）光机械作用

根据物理学原理，激光是一种电磁波，具有波粒二象性。光热效应与光化学效应属于光的粒子效应，激光还会以波的形式与生物组织发生作用产生光机械效应。光的机械作用通常包含了压强效应与电磁场效应。

1. 压强效应　光压强效应可分为一次压强和二次压强两种类型。

（1）一次压强：激光作为一种电磁波，在空间传播时携带有能量，光子束照射到组织后会产生照射压力，聚焦激光造成的组织压强可达200 g/cm^2，光压推动组织内各种粒子加速运动，起到损伤、破坏组织的作用。激光的这种自身辐射压强被称为激光对组织的一次压强。

（2）二次压强：激光照射组织后可诱发组织产生多种生物效应，组织内部发生的物理变化可形成几种形式的压力改变，如眼科中的压力打孔，就是利用汽化引起的二次压强，但这种蒸汽团产生的瞬时压强比一次压强大得多，破坏力很强。当第二次压强增加在组织内部发生时，其破坏力更大，它可以轻易地将组织撕裂，由二次压强增加引起的冲击波向四周扩散还能把远离直接照射部位的正常组织撕裂冲刷下来，引起严重的机械损伤。

2. 电磁场效应　激光也是一种电磁波。当聚集Q开关或锁膜脉冲激光器的功率密度为109～1015 W/cm^2时，其电场强度可高达106～109 V/cm^2。所以，当激光照射人体组织时，相当于将人体置于强大的电场中。强大的激光电场能产生很多生物效应，如使生物偶极子发生二次或三次谐波，而这些谐波有些正处在蛋白质、核酸等的吸收峰上，从而引起这些物质变性；约束电子在外电场作用下，突破其静电势垒而逸出的现象称为场的剥裂效应。所以，强电场能使生物分子高度激发产生自由基，剧烈的自由基反应又可引起细胞的严重破坏；激光电场引起的电致伸缩可以在组织内部激起冲击波、超声波，从而产生振动和空化作用，引起细胞破裂；此外，激光强电场还能直接使生物分子受激、振动、产热，使光点处的组织电离细胞结合受破坏，造成一系列损害。

（四）光刺激作用

除上述作用外，还有一类激光器，通常称为弱激光，这类激光照射生物组织后，在局部不会造成不可逆性损伤，仅仅起到刺激作用。引起生物刺激效应的代表性的能量范围为$1\sim10$ J/cm²，激光辐射生物组织产生的升温小于$0.1\sim0.5$ ℃。这类激光称为低功率激光或者低强度激光生物效应。单纯从提供能量的角度根本无法解释低强度激光或其他辐射的生物刺激效应，特别是其非特异性的全身效应，被普遍认同较合理的解释是光子作为触发信号，生物体可以对光信号进行传导和放大，包括神经系统的参与，进而产生生物效应。这是活的生物体对外界信号刺激的应激与能动适应的结果。目前临床上有应用刺激毛发再生的弱激光，其对男性和女性脱发均有一定效果。

三、光和激光与皮肤作用的分子基础

目前医疗美容仪器的作用理论基本上基于光热效应机制。当物体吸收光能后，光子的能量便进入原子或分子中，这些原子或分子称为色基（chromophore）。一旦光子被吸收后，光子就不复存在，而这时的色基变为激活态。激活态的色基可能会发生光化学反应，也可能以热或光（如荧光）的形式将能量重新弥散出来。因为能量是守恒的，吸收的能量一定会转化为其他形式的能量，最后产生相应的生物学效应。色基是否发生光吸收，依赖其电子轨道的特异转变或分子振动模式改变。因此，色基分子对一定波长范围的光便显示了一定的吸收特性（图10-3）。

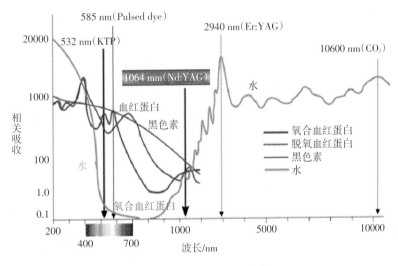

图10-3　波长与吸收的关系

200～290 nm（UVC）的光可被所有的细胞组分吸收，生物结构（细胞和组织）对该段波长的吸收非常强。

290～320 nm（UVB）的光仅被有限数量的生物分子吸收（芳香族氨基酸和核酸）。

320～400 nm（UVA，近可见光）的光，无色的皮肤部分对其吸收较弱。

400～1000 nm 范围，仅极少数的生物分子吸收（主要是色素，包括胆红素、血红素和黑色素）。而正是在这个波长范围内，皮肤的异质性使得选择性加热和激光的多种治疗效应成为可能。

对于>1100 nm 的光，所有生物分子均有特异性的强振荡吸收光谱，主要的吸收分子为水，所有的生物学进程均由组织的吸收主导。

皮肤组织中主要色基的吸收光谱决定了激光与组织的相互作用。吸收系数是指组织内单位长度上一个特定波长的光子被吸收的概率，为距离的倒数（单位为 cm^{-1}）。吸收系数取决于所存在色基的浓度，皮肤组织含有不同吸收光谱的色素和独特显微结构。

（一）血红蛋白

氧合血红蛋白（HbO_2）在 415 nm 处有大的吸收峰，接着在 540 nm 和 577 nm 处有小的吸收峰，在 940 nm 处有更小的吸收峰。脱氧血红蛋白的吸收峰在 430 nm 和 555 nm 处。由于血红蛋白的吸收峰是离散独立的，激光医师可选择恰当的激光波长来选择性地加热血管组织并保护周围的正常组织结构不受过度热损伤。

（二）黑色素

绝大多数色素性疾病是由于表皮中存在大量的黑色素。800 nm 以下的任何波长均可优先加热表皮中的黑色素。短波长更易于引起非常高的表皮温度，而长波长可穿过表皮黑色素屏障，到达真皮。

（三）水

水是皮肤内最主要的物质，在 2940 nm 和 10600 nm 分别有两处吸收峰，当 CO_2 激光（10600 nm）照射到皮肤组织后，高水吸收率使得激光能量仅仅穿透 100 μm 的厚度，即被完全吸收，致使水分子吸收能量，运动加剧，相互碰撞而升温，将该部分组织快速加热到 100 ℃，发生汽化。当组织细胞内水分子吸收激光能量后，汽化过程可使得细胞体积迅速膨胀、爆裂，细胞碎片迸溅，温度持续升高可即刻炭化，此时温度在 300～400 ℃。

（四）脂肪

脂肪在1200 nm和1700 nm处有较强的吸收。尽管脂肪和水的吸收比率很小，但这种细小的差异也有助于选择合适的参数。

（五）碳

碳本身不是一种色基，更像是皮肤长时间加热的产物。一旦在皮肤表面有碳形成，皮肤就变得对绝大多数激光"不透明"（绝大部分能量在极表浅的地方被吸收），一旦有碳形成，皮肤表面加热的动力学马上发生变化。这一特性可作为一个优点加以利用，如用一层碳纸将一种穿透能力深的激光转变成仅能影响表浅组织的激光。

（六）胶原

胶原干燥品的吸收峰在$6\sim7\ \mu m$。应用自由电子激光，这些吸收峰可被用于选择性的分子打靶。此时，胶原被直接加热，而不是依赖于胶原与组织水的紧密结合而被热传导（如Er:YAG和CO_2激光工作时的情况）。

第三节　激光产生的原理与特点

一、激光产生的原理

（一）相关概念

1. 受激吸收　受激吸收就是处于低能态的原子吸收外界辐射而跃迁到高能态。电子可通过吸收光子从低能级跃迁到高能级。普通常见光源的发光（如电灯、火焰、太阳等的发光）都是物质在受到外来能量（如光能、电能、热能等）作用时，原子中的电子吸收外来能量而从低能级跃迁到高能级，即原子被激发。激发的过程是一个受激吸收过程。

2. 受激辐射　受激辐射是指处于高能级的电子在光子的刺激或者感应下，跃迁到低能级，并辐射出一个和入射光子同样频率的光子。受激辐射的最大特点是由受激辐射产生的光子与引起受激辐射的原来的光子具有完全相同的状态。它们具有相同的频率、相同的方向，完全无法区分出两者的差异。这样，通过一次受激辐射，一个光子变为两个相同的光子。这意味着光被加强了，或者说光被放大了。这正是产生激光的基本过程。光子射入物质诱发电子从高能级跃迁到低能级，并释放光子。入射光子与释放的光子有相同的波长和相位，此波长对应于两个能级的能量差。一个光子诱发一个原子发射一个光子，最后就变成两个相同的光子（图10-4）。

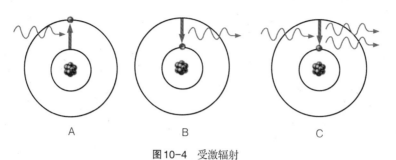

图10-4　受激辐射

3. 受激吸收和受激辐射之间的关系　在一个原子体系中，总有些原子处于高能级，有些原子处于低能级。而自发辐射产生的光子既可以去刺激高能级的原子使它产生受激辐射，也可能被低能级的原子吸收而造成受激吸收。因此，在光和原子体系的相互作用中，自发辐射、受激辐射和受激吸收总是同时存在的。如果想获得越来越强的光，也就是说产生越来越多的光子，就必须使受激辐射产生的光子多于受激吸收所吸收的光子。光子对于高、低能级的原子是一视同仁的。在光子作用下，高能级原子产生受激辐射的机会和低能级原子产生受激吸收的机会是相同的。这样，是否能得到光的放大就取决于高能级与低能级的原子数量之比。若位于高能态的原子远远多于位于低能态的原子，我们就得到被高度放大的光。但是，在通常热平衡的原子体系中，原子数目按能级的分布服从玻尔兹曼分布规律。因此，位于高能级的原子数总是少于低能级的原子数。在这种情况下，为了得到光的放大，必须到非热平衡的体系中去寻找。

4. 粒子数反转　一个诱发光子不仅能引起受激辐射，而且它也能引起受激吸收，所以只有处在高能级的原子数比处在低能级的原子数还多时，受激辐射才能超过受激吸收而占优势。由此可见，为使光源发射激光，而不是发出普通光的关键是发光原子处在高能级的数目比低能级的多，这种情况称为粒子数反转。但在热平衡条件下，原子几乎都处于最低能级（基态）。因此，如何从技术上实现粒子数反转则是产生激光的必要条件。达到粒子数反转状态需要利用激活媒质。所谓激活媒质（也称为放大媒质或放大介质），就是可以使某两个能级间呈现粒子数反转的物质。它可以是气体，也可以是固体或液体。用二能级的系统来做激活媒质实现粒子数反转是不可能的。要想获得粒子数反转，必须使用多能级系统（图10-5）。

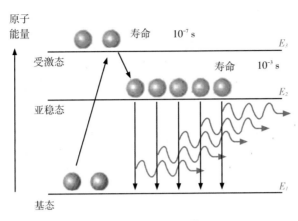

图10-5 粒子数反转

（二）激光产生过程

以红宝石激光器为例，原子首先吸收外部注入的能量，跃迁至受激态（$E3$）。原子处于受激态的时间非常短，为7～10 s，随后它便会落到一个称为亚稳态（E_2）的中间状态。原子在亚稳态的时间很长，是3～10 s或更长的时间。原子长时间停留在亚稳态，导致在亚稳态的原子数目多于在基态的原子数目，此时的状态就是粒子数反转。其产生的结果就导致通过受激辐射由亚稳态回到基态（E_1）的原子，比通过受激吸收由基态跃迁至亚稳态的原子多，从而保证介质内的光子可以增多，形成激光。这就是典型的激光三能级系统。当粒子受外界能量激励从E_1到E_3，由于E_3能级寿命短，粒子很快转移到E_2上，因能级E_2为亚稳态，在E_2、E_1间实现粒子数反转分布。由于下能级E_1为基态，通常积聚着大量的粒子，而要实现粒子数反转，必须将半数以上的基态粒子激发到E_2上，因此，外界激励就需要有相当强的能力。而我们所用的YAG激光系统属于四能级系统。能级E_1为基态，E_2、E_3、E_4为激发态。在外界激励的条件下，基态E_1上的粒子大量被激发到E_4上，又迅速转移到E_3上，E_3能级为亚稳态，寿命较长。而E_2能级寿命很短，E_2上的粒子又很快跃迁到基态E_1。四能级系统中，粒子数反转是在E_3与E_2间实现。也就是说，能实现粒子数反转的激光下能级是E_2，不像三能级系统那样，基态为E_1。因为E_2不是基态，所以在室温下，E_2能级上的粒子数非常少。因而粒子数反转在四能级系统比三能级系统容易实现。常见激光器中，除掺钕钇铝石榴石（Nd:YAG）激光器外，氦氖激光器和CO_2激光器也都属四能级系统激光器。以上讨论的三能级系统和四能级系统都是对激光器运转过程中直接有关的能级而言，不是说某种物质只具有三个能级或四个能级。

（三）激光器的结构：工作介质、激励源、谐振腔

1. 激光工作介质　激光的产生必须选择合适的工作介质，可以是气体、液体、固体或半导

体。关键是能在这种介质中实现粒子数反转，以获得产生激光的必要条件。显然，亚稳态能级的存在对实现粒子数反转是非常有利的。

2. 激励源　为了使工作介质中出现粒子数反转，必须用一定的方法去激励原子体系，使处于上能级的粒子数增加。一般可以用气体放电的办法来利用具有动能的电子去激发介质原子，称为电激励；也可用脉冲光源来照射工作介质，称为光激励；还有热激励、化学激励等。各种激励方式被形象化地称为泵浦或抽运。为了不断得到激光输出，必须不断地泵浦以维持处于上能级的粒子数比下能级多。

3. 谐振腔　有了合适的工作介质和激励源后，可实现粒子数反转，但这样产生的受激辐射强度很弱，无法实际应用，还需要将辐射的光进行放大，于是人们就想到了用光学谐振腔进行放大。所谓光学谐振腔，实际是在激光器两端，平行装上两块反射率很高的镜片，一块为全反射镜片，一块为部分反射、少量透射镜片。全反射镜片的作用是将入射的光全部按原路径反射回去，部分反射镜片的作用是将能量未达到一定限度的部分光子按原路径反射回去，而达到一定能量限度的光子则透射而出。这样，透射而出的这部分光子就成为我们需要的、经过放大了的激光；而被反射回工作介质的光，则继续诱发新一轮的受激辐射，光将逐渐被放大。因此，光在谐振腔中来回振荡，造成连锁反应，雪崩似的获得放大，产生强烈的激光，直到能量达到一定的限度，从部分反射镜片中输出（图10-6）。

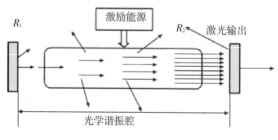

图10-6　激光器模式图

（四）激光器的种类

激光器有不同的分类方法，一般按工作介质的不同来分类，可以分为固体激光器、气体激光器、液体激光器和半导体激光器。另外，根据激光输出方式的不同又可分为连续激光器和脉冲激光器，其中脉冲激光的峰值功率可以非常大，还可以按发光的频率和发光功率大小分类。

1. 固体激光器　固体激光器一般具有器件小、坚固、使用方便、输出功率大的特点。这种激光器的工作介质是在作为基质材料的晶体或玻璃中均匀掺入少量激活离子，除用红宝石和玻璃外，常用的还有钇铝石榴石（YAG）晶体中掺入三价钕离子的激光器，它发射1064 nm的近红外激光。固体激光器一般连续功率可达100 W，脉冲峰值功率可达10^9 W。

2. 气体激光器　气体激光器具有结构简单、造价低、操作方便、工作介质均匀、光束质量好，以及能长时间较稳定地连续工作的优点。这也是目前品种最多、应用广泛的激光器，市场占有率达60%左右。其中，CO_2激光器（10600 nm）是治疗皮肤疾病最常用的一种。

3. 液体激光器　液体激光器常用的是染料激光器，采用有机染料为工作介质。大多数情况是把有机染料溶于溶剂中（乙醇、丙酮、水等）使用，也有以蒸汽状态工作的。利用不同染料可获得不同波长激光（在可见光范围）。染料激光器一般使用激光作为泵浦源，如常用的氩离子激光器等。液体激光器工作原理比较复杂，输出波长连续可调，且覆盖面宽是其优点。

4. 半导体激光器　半导体激光器是以半导体材料作为工作介质的。目前较成熟的是砷化镓激光器，发射840 nm的激光。另有掺铝的砷化镓、硫化镉、硫化锌等激光器。激励方式有光泵浦、电激励等。这种激光器体积小、质量轻、寿命长、结构简单而坚固，特别适合在飞机、车辆、宇宙飞船上用。在20世纪70年代末期，光纤通信和光盘技术的发展大大推动了半导体激光器的发展。

二、激光的特点

激光与普通的光源在光的波长、传播方向及位相上存在根本性差别（图10-7）。

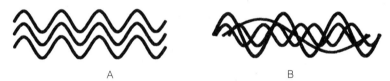

A. 激光；B. 普通照明光。

图10-7　光与激光的区别

（一）相干性好

一个几十瓦的电灯泡，只能用作普通照明。如果把它的能量集中到1 m直径的小球内，就可以得到很高的光功率密度，用这个能量能把钢板打穿。然而，普通光源的光是向四面八方发射的，光能无法高度集中。普通光源上不同点发出的光在不同方向上、不同时间里都是杂乱无章的，经过透镜后也不可能汇聚在一点上。激光与普通光则不同，它的频率是单一的，从激光器发出的光可以步调一致地向同一方向传播，可以用透镜把它们汇聚到一点上，把能量高度集中起来，这就叫相干性好。一台巨脉冲红宝石激光器的亮度可达1015 W/(cm^2·sr)，比太阳表面的亮度还高若干倍。

（二）方向性强

激光的方向性比现在所有的其他光源都好得多，它几乎是一束平行线。如果把激光发射到月球上去，历经38.4万km的路程后，也只有一个直径为2 km左右的光斑。

（三）单色性好

受激辐射光（激光）是原子发生受激辐射时释放出来的光，其频率是某一固定数值，因而是单色光（不同颜色，实际就是不同频率）。激光的单色性是实现激光加工的重要因素。我们可以通过简单的物理实验来说明这个问题。使用三棱镜可以将一束太阳光分解成七色光谱带，其原理为日光是多种波长的光混合在一起的复色光，不同波长的光透过同一介质时，由于在介质中折射率的不同，各色光的传播方向发生不同程度的偏折，在离开棱镜时就各自分散，形成光谱带。激光为单一波长，与复色光完全不同。

三、激光器的结构

典型灯泵浦YAG激光器原理：在一个截面为椭圆形的腔体内，两个焦点上分别放置激光棒和氪灯，在一个焦点上（氪灯）发出一定波长的光，经过反射腔体内壁的反射，汇聚在腔体的另一个焦点上（激光棒），使工作介质里的粒子受到激发，粒子受激吸收后，处于低能态的原子由于吸收了外界辐射而发生能级跃迁，继而释放出激光，产生的激光在全反射镜片和部分反射镜片之间进行振荡，当能量达到一定值时，就可以从部分反射镜片透过，这就实现了激光的输出。

第四节　皮肤光学模型及理论基础

皮肤是人与外界接触面积最大的器官，它的质量占人体总质量的15%左右，成年人的皮肤面积为1.2～2.0 m²。皮肤主要由表皮层和真皮层构成，此外还含有附属器官以及血管、淋巴管、神经和肌肉等，厚度为0.5～4 mm。

皮肤是人体最忠诚的防护卫士，日夜守在人体的边防，不仅让皮下组织和体内器官免受各种物理、化学、生物学等有害因素的侵害，而且还有调节体温、吸收、排泄、免疫、分泌和代谢等各项生理功能。

皮肤的组织结构如下：

（一）表皮

表皮由内向外可分为五层，即基底细胞层、棘细胞层、颗粒细胞层、透明细胞层和角质细胞层。其中表皮中的角质层性质与其他各层有较大差异，而表皮的其他四层统称为活性表皮。表皮本身是个复杂的多层膜，厚度变化从 0.06 mm（眼睑）到 0.8 mm（手掌和脚掌）。表皮不含血管，它是由一系列演变的角质层构成的上皮组织，这些组织的细胞不断地自下而上生长变化形成新的角质层表面。

1. 基底层　基底层是表皮最底层，只是一层基底细胞，各细胞排列成栅状，与表皮、真皮连接线垂直。基底层的细胞与体内其他组织的细胞相似，包含典型的细胞器官，如线粒体和核糖体。除此之外，基底层还含有大约 15% 的其他性质的细胞，如 Merkel 细胞、长柱状细胞、黑素细胞等，黑素细胞的黑素体对光有强烈的吸收作用。Jacques 等人的实验表明，对于浅肤色、中等肤色和黑肤色人群，其黑素体占整个表皮的体积比分别为 1.3%～6.3%、11%～16% 和 18%～43%。基底细胞具有活跃的分裂能力，此层细胞不断分裂，逐渐向上推移、角化、变形，形成表皮各层细胞，最后形成角质脱落。

2. 棘层　基底细胞不断增殖，形成棘层细胞，一般排列 4～8 层，在刚离开基底层时，尚略呈柱状，随即变扁平，细胞变大，核变小，核质浓缩，核仁清楚，细胞间的桥粒很突出，像棘突一样，故称棘层。

3. 颗粒层　颗粒层厚度约有 1～3 层细胞，包含分解细胞成分，如细胞核和线粒体的酶。透明角质颗粒是组成粒层的主要成分，电镜下呈致密的无定形颗粒的蛋白质，其中一种富含组氨酸的蛋白质是角质层碱性蛋白的前身。透明角质颗粒沉积在张力原纤维束（角蛋白细丝）内和周围，粒层细胞越接近于角质层，颗粒越大，数量越多。

4. 透明层　只在掌、跖处可见。

5. 角质层　角质层是表皮细胞分化的最后产品，由 15～20 层扁平的角层细胞组成，最外面 2～3 层易脱落细胞约 0.5 μm 厚、30～40 μm 宽，自下而上互相堆垒。同一层相邻细胞相互交错，连接处形状不规则。细胞膜有两层，外层为细胞质膜，内层为细胞套膜，两层厚约 20 nm。角质层组成大约为 70% 的蛋白质、15% 的水和 15% 的脂质。角质层调节人体水分丢失，同时阻止外界有害物质的入侵。

（二）真皮

真皮位于表皮和皮下脂肪组织之间。真皮层的主要成分是胶原纤维、弹力纤维和网状纤维，一般不含有黑色素。胶原的直径与可见光波长相似，因此它们是最主要的散射体。而且胶原的质量约占脱水皮肤总质量的75%左右，胶原纤维是皮肤弹性张力的主要来源。胶原纤维为真皮主要成分，约占95%，集合组成束状。在乳头层纤维束较细，排列紧密，走行方向不一，亦不相互交织。在网状层纤维束较粗，排列较疏松，交织成网状，与皮肤表面平行者较多。纤维束呈螺旋状，故有一定的伸缩性。而在真皮蛋白质中，弹力纤维大概只占4%，在网状层下部较多，多盘绕在胶原纤维束下及皮肤附属器官周围，除赋予皮肤弹性外，也构成皮肤及其附属器的支架。真皮中的网状纤维被认为是未成熟的胶原纤维，它环绕于皮肤附属器与血管周围。

（三）皮肤附属器

皮肤附属器包括毛囊、汗腺和皮脂腺，占皮肤面积的0.01%～0.1%。

第五节　激光剂量及治疗参数

从事激光医学的基础研究、科研教学和临床治疗必须面对各种参数的定量工作，这样才能使各种数据、结果、结论具有共同的基础理论与普遍意义，它包括了物理剂量和生物剂量两部分。

一、物理剂量

物理剂量（pysical dose）是指以物理学量为指标的剂量，定义为激光光束垂直照射到生物体单位面积上的功率与照射时间的积，用D表示，其公式为：$D=(P/S)\,t\cos\theta$。

公式中，P是到达受照处的激光功率，单位是瓦（W）；S是照射面积，单位是平方厘米（cm^2）；t是照射时间，单位是秒（s）；θ是激光光束与照射表面法线的夹角，单位是度；D为剂量，单位是焦/厘米^2（J/cm^2）。

从激光剂量的单位看，它其实是激光的能量密度。根据其定义可知，激光剂量由功率、受照面积、照射时间和照射角四个要素决定。试验和临床实践证实，激光作用于生物活性组织后产生生物效应的强弱与决定能量密度的四个要素有关。

二、生物剂量

临床应用时，常发现用同一物理剂量照射不同个体或同一个体不同部位时，其所产生的生物反应不同的现象。因此，在实际使用中常常将生物组织反应的强弱程度分级，并定出分级标准，按照这种方法所分的级，称为生物剂量（biological dosage）。

生物剂量的标准比较复杂。由于激光作用部位具有结构、肤色、疾病等生物学特性的复杂性，这就为生物剂量的统一分级制造了困难。但是一些局部范围仍可确定其生物剂量，比如将眼底光凝治疗分为Ⅱ、Ⅲ、Ⅳ级；又如临床上常将激光在皮肤的红斑反应分为0级（亚红斑量）、Ⅰ级（最小红斑量）、Ⅱ级（弱红斑量）、Ⅲ级（中红斑量）、Ⅳ级（强红斑量）和Ⅴ级（超红斑量），这六级都是生物剂量的量度。这些生物剂量的确定，对临床治疗具有指导意义。

三、治疗参数

激光在临床使用的过程中，必须要有剂量的概念，也离不开各项参数的设置。激光治疗参数有很多，如波长、工作距离、光斑直径、光斑面积、功率密度、时间、能量、能量密度等，脉冲激光还要有平均功率、峰值功率、脉宽、频率、脉冲间隔等，但常用的治疗参数主要有波长、功率、能量、工作距离、光斑面积、功率密度、能量密度等。

激光波长是指所用激光在电磁波谱或光谱中的位置，是临床选择某种激光能够应用于某种病变达到某种预期效应的最重要依据。激光波长在设备制造时就已确定，相同波长的激光设备可以因为物理剂量的差异产生不同的临床治疗效果。生物组织对不同波长激光具有不同的吸收特点，因此激光波长不同，即使物理剂量相同，其产生的生物效应也不同。

激光的功率和能量是连续激光的激光输出特性，对脉冲形式工作的激光器则可以用能量计直接测出能量。激光能量是辐射功率与照射时间的乘积，表示在一段时间内激光所做的功，单位是焦耳（J）。1 J 等于 2.77778×10^{7} 千瓦时（kW·h）。像功率表述一样，光能量只是表示一段时间内激光输出的能量总和，并不涉及受照射的具体病灶能产生何种生物效应，因此需引进能量密度，即激光的物理剂量的概念。

每单位区域传输的激光能量的总和叫能流，有时也叫能量密度，单位为焦/厘米²（J/cm^2）。能量传输的速率叫功率，单位为瓦（W）。皮肤单位面积上的激光功率就是单位面积上激光能量传输的速率，叫辐照度，即功率密度，单位为瓦/厘米²（W/cm^2）。脉冲激光的脉冲宽度是非常重要的概念，因为这个参数定义了能量传输的时间。

激光传输系统光斑可能会极大地影响皮肤中的光强度。光斑大小（或称激光光束直径）同样影响着激光能量密度的选择。与小光斑相比，大光斑散射到光束外的比例更低，因而作用于组织的能量效率更高，对真皮深层靶组织的破坏更大。所以，在其他因素相同的情况下，大光斑治疗可以采用较低能量密度。

第六节　临床常用美容激光器和其他声光电设备

激光器，按工作介质分类，可分为固体、气体、液体、半导体激光器等；按激励方式分类，可分为光泵式激光器、电激励式激光器、化学激光器、核泵浦激光器；按能量输出方式分类，可分为连续激光器、准连续激光器、脉冲激光器；按照输出波段范围分类，分为远红外激光器、中红外激光器、近红外激光器、可见光激光器、真空紫外光激光器和X射线激光器。

临床常用的激光设备很多，几乎涵盖了全部光谱范围，而且各有特点。

一、以组织内水分子为靶色基的激光设备

1. CO_2激光器　CO_2激光波长为10600 nm，属于远红外不可见光，细胞内和细胞外的水能很好地吸收该波长激光的能量，由于皮肤组织中包含大量的水，在激光能量穿入更深的部位前就能将其吸收，因此CO_2激光组织穿透度浅，这种浅穿透力使CO_2激光成为相对准确的手术工具。CO_2激光在汽化靶组织的同时，也会对周围组织造成热扩散，形成热损伤，从而激活皮肤中成纤维细胞，诱导产生新的胶原纤维，这就使激光皮肤重建成为可能。

2. Er激光器　Er激光器（Er:YAG）是一种固体激光，其输出激光波长为2940 nm，属于中红外光，该波长恰好位于水的最高吸收峰值（2950 nm），能被水强烈吸收，由于水吸收率较CO_2激光强，因而组织穿透度较CO_2激光更浅。由于铒激光的组织清除作用（汽化）高于凝固（热损伤）作用，因此铒激光能够更深入地清除组织（通过多次及重复作用），使得真皮的清除成为可能。由于凝固性热损伤相对减少，止血效果相对差，但组织愈合较快，术后红斑等不良反应减少。

3. 非剥脱性嫩肤激光器　这类激光器的激光的共同特点是脉冲宽度较宽，由于水的吸收率较低，组织的热损伤为热凝固反应，可诱导蛋白组织结构改变与变性再生，刺激真皮启动真皮愈合程序，达到嫩肤作用。常用的激光设备有长脉冲的半导体激光（810 nm）、Nd:YAG激光（1064 nm）、半导体激光（1450 nm）、Er:Glass激光（1540 nm，1550 nm，1565 nm）。

二、以血红蛋白为靶色基的激光器

治疗血管性疾病的激光种类较多，但迄今为止尚没有非常理想的激光系统对所有的皮肤血

管性疾病都能有效，特别是病变较深的皮损或血管内皮及间质有明显增生的血管性疾病。理论上波长为 577 nm 的激光，由于是氧合血红蛋白的吸收峰值波长，如果脉冲宽度为 1～10 ms 将是选择性治疗真皮中血管病变理想的激光，但目前的激光器很少能满足这一技术要求。

临床常用的脉冲激光有闪光灯泵浦脉冲染料激光，常用的是脉冲 595 nm、585 nm、倍频 Nd:YAG 激光（通过对 1064 nm Nd:YAG 进行倍频获得波长为 532 nm 的激光），长脉冲 Nd:YAG 激光。

连续激光器常用的有氩激光、铜蒸汽激光、氩-泵染料激光、氪激光。

三、以黑色素为靶色基的激光器

黑色素包含在大小 0.5～1.0 μm 的黑素体中，它的吸收光谱在 351～1064 nm，因此很多激光都能对它进行有效的治疗。

1. Q 开关红宝石激光　其为波长 694 nm 的红光，能够被黑色素很好地吸收，且穿透力强，这种激光治疗表皮的色素性皮损非常有效，真皮中的黑色素及蓝、黑和绿色文身染料也能很好地吸收，可以用来治疗各种内源性或外源性的色素性疾病。

2. Q 开关翠绿宝石激光　其为常用波长 755 nm 的红光，对皮肤穿透深，皮肤内的黑色素或黑、蓝、绿色异物对其吸收好，而血红蛋白吸收很少，故 Q 开关翠绿宝石激光是治疗表皮和真皮色素性皮损的理想选择。

3. Q 开关 Nd:YAG 激光和倍频激光　Nd:YAG 激光能释放 1064 nm 近红外光。1064 nm 的波长可以被黑色素较好地吸收，由于其组织穿透度深，对深层的黑色素性病变等疗效显著。当 1064 nm 激光通过一个钛酰磷酸钾晶体后，获得倍频效果产生 532 nm 激光，Q 开关 532 nm 激光可被黑色素、文身颗粒强烈吸收，对表浅型黑素细胞增生达到较好的治疗效果；还可以较特异地被红色文身颗粒吸收，用于去除红色文身、文唇。

四、用于脱毛的激光器

用于脱毛的激光器包括红宝石激光、绿宝石激光、半导体激光及 Nd:YAG 激光和强脉冲光。合适的设备需要满足两个基本条件：一是激光的波长能够穿透到毛囊的深度，也就是到达毛球的深度，这就要求激光具有较长的波长，如红光或红外光；二是由于表皮中含有色素，脱毛激光要求设置合适的脉冲宽度以保证在有效破坏毛囊的同时不损伤表皮组织。其脉冲宽度的选择应大于表皮的热弛豫时间，使表皮的热能经过治疗头中的冷却装置释放出去，但能量却能停留在毛干和毛囊内。红宝石激光波长为 694 nm，是临床上常用的脱毛激光中波长最短的一种，其穿透深度有限，且具有较强的黑色素吸收性，易引起表皮损伤，因此只适用于白皙皮肤的脱毛。长脉冲翠绿宝石激光较红宝石激光穿透度深，副作用相对少且短暂。半导体激光常用的波长有 800 nm 或 810 nm。半导体激光器电光转换率高，没有多余的热量产生，体积小，重量轻。半导体激光器也没有传统激光的闪光灯、晶体棒等高压高热易损组件，因而寿命较长，一般半导体芯片的寿命可达 100 万小时，具有操作方便、机动灵活、耗电少、效率高等优点。因为半导体激光器的谐振腔短，所以其产生激光的方向性较差，发散角较大。此外，其能级复杂，产生激光的谱线较宽，单色性较差。就波长而言，表皮黑色素对其吸收较对红宝石激光和翠绿宝石激光低，理论上对表皮的损伤较小，安全性稍高一些。就疗效而言，由于毛囊色素对半导体激光的吸收明显要好于 1064 nm 激光，其疗效也要好一些。因此，半导体激光是众多激光中相对比较理想的脱毛激光，尤其是深色皮肤的脱毛治疗，这类激光具有明显的优势。长脉冲 Nd:YAG 激光波长为 1064 nm，穿透度深。黑色素对该波长的吸收减少，需要较高能量才能破坏毛囊。

五、紫外线激光

准分子激光器主要特点是波长短、功率高。它的工作介质是稀有卤化物，输出能量的方式有光斑式和扫描式两种，输出波长从紫外光到可见光区。目前临床常用单波长 308 nm 的氯化氙光斑式准分子激光治疗白癜风，这也是紫外光治疗白癜风和银屑病的最佳波长。准分子激光治疗白癜风优于传统的 UVA 和 UVB 治疗方法。照射剂量可根据皮肤反应相应地调整增加，通常为最小红斑量的 70%，出现严重红斑或其他不良反应时停止治疗。一般每周治疗 2 次，使用 308 nm 准分子激光，仅仅是皮损的靶部位暴露于紫外线，因此具有安全高效的特点。

六、强脉冲光

强脉冲光（IPL）最早主要用于治疗腿部血管病变，是一种滤过性非相干脉冲强光，目前已广泛应用于光老化、皮肤表浅色素性疾病和脱毛等治疗中。IPL 不同于传统激光，它是指由闪光灯产生和发射的一种波长为 500～1200 nm 的高强度脉冲光，其作用机制同样遵循选择性光热作用原理。临床上依据不同的治疗要求可采用不同的滤光镜片。IPL 主要用来治疗皮肤光老化，包括色斑、雀斑、血管性病变等，以及皱纹、毛孔粗大、明显的弹力纤维改变等。强脉冲光可综合性改善皮肤光老化中的色素血管病变，并同时改善毛孔粗大、细小皱纹等，但较严重病变的治疗还需要应用其他针对性更强的光电设备。

七、其他光源设备

在皮肤美容治疗中，除激光、强脉冲光外，尚有其他光源的治疗设备，如治疗痤疮的蓝光和LED光源等。这些光既不属于激光也不属于强脉冲光，而是属于非热学作用的光源，商业上常称为冷光子。这一类光子设备目前在痤疮治疗中有着较为广泛的应用。紫光和蓝光可以引起痤疮丙酸杆菌的光化裂解作用，通过作用于其内的卟啉使之产生光动力反应，杀灭皮脂腺内的细菌。绿光、黄光和红光可以穿透足够的深度，直接作用于漏斗部的痤疮丙酸杆菌。

LED光疗设备能发射出波长为510～872 nm的连续光谱，使用发光半导体治疗。目前应用于医学领域的LED多采用高强度半导体，产生毫瓦级的功率输出，其应用比常规光疗设备能量低很多，对组织并无明显的热作用，而是通过开启亚细胞进程而发挥作用。例如LED局部照射对毛发脱落有一定的治疗效果，可使脱发区长出正常的头发或推迟、预防毛发的脱落。

八、射频

射频是介于声频与红外线频谱之间的电磁波，其频率范围为300 kHz～300 GHz，包括高频、超高频及特高频类电磁波。射频电流通过人体皮肤组织时，能将电能转化为热能，通过感应电作用、电解作用以及热效应等对组织产生生物学效应。射频与传统激光相比较，具有以下优点：无表皮黑色素屏障，肤色深浅不影响治疗的安全性与有效性；通过选择性电热作用，作用后发射极本身不发热，局部温度低而组织热效应高，皮下脂肪液化性坏死少。

九、聚焦超声

超声波是一种频率大于20 kHz的机械波，具有反射、散射、衰减、多普勒效应等物理特性，此外还有人体生物效应、空化和机械作用。聚焦超声是一种用于非侵入性皮肤美容的技术，对皮肤年轻化、问题性皮肤（如色素紊乱、面部细纹、下睑眼袋）、身体围度的改变等多有益处。它是高度聚焦的，使用不同频率的声波能量，特殊的转能器将超声能量直接引导到一个小的靶点处，温度瞬间升高至65 ℃，从而使靶组织凝固，产生的热效应作用于真皮深层、皮下层及筋膜层，刺激胶原蛋白再生机制，不损伤表皮且改善面部皱纹和松弛。此外，聚焦超声还被用于肥胖部位的脂肪消融整形术，其作用机制主要包括聚焦超声的剪切力和分子振动诱导聚焦部位皮下脂肪组织细胞的破坏与脂质的释放，加之巨噬细胞的激活及吞噬作用，减少局部脂肪组织的体积，最终达到躯体塑形的效果。

第七节 血管性疾病的激光治疗

皮肤血管性疾病的激光治疗原理是基于1983年Anderson和Parrish提出的选择性光热作用理论，病变处过多的血红蛋白和氧合血红蛋白是激光作用的靶物质，它们在波长530～600 nm区域吸收较多光能（吸收峰），转化为热能，温度升高而发生变性、破坏；如果激光照射时间（即脉宽）短于血管的热弛豫时间，则周围组织不受损伤，从而达到治疗目的。目前，可用于治疗皮肤血管性疾病的激光仪器有脉冲染料激光（585 nm，590 nm，595 nm，600 nm）、铜蒸汽激光（578 nm）、超脉冲CO_2激光（10600 nm）、倍频Nd:YAG激光（532 nm）和Nd:YAG激光（1064 nm）等。

一、鲜红斑痣

鲜红斑痣（nevus flammeus）属于先天性血管畸形，又称为葡萄酒样痣，其发病率为0.3%～0.5%，可发生在身体任何部位，常见于面部和颈部。鲜红斑样痣刚开始时一般较平坦，依病变深度和范围不同，颜色从淡粉红色至深红色不等。随时间的推移，病变的颜色可变为紫红色、紫黑色，并可能增厚出现结节状。鲜红斑样痣可对患者产生明显的心理影响。当三叉神经的第一支和第二支被累及时，常常伴发青光眼，因此，此类患者还需要进行眼科方面的检查。

鲜红斑样痣的病变发生在真皮乳头层和网状层浅部的毛细血管，其发病原因为皮损区支配真皮浅层毛细血管的神经缺失或存在缺陷。正常情况下，这些神经纤维调控血管的直径，在皮损处，由于神经缺失或缺陷，血管一直处于扩张状态，过多的血液积存在局部，形成鲜红色的外观。

在激光治疗出现之前，一般采用手术切除、植皮、冷冻、同位素敷贴及其他放射治疗，所有的这些治疗都会形成不同程度的瘢痕或皮肤色素异常。在20世纪80年代，氩激光成为治疗鲜红斑样痣的主要方法，其连续发射的488 nm波长光热力损伤并不局限于血管结构，毗邻组织也受损伤，有研究报道，多达38%的患者遗留不同程度的瘢痕。现在，上述这些治疗技术基本已淘汰。

随着选择性光热作用理论的提出和脉冲染料激光的出现，鲜红斑样痣的治疗效果有了根本性变化。采用波长与体内含氧血红蛋白吸收峰波长一致的脉冲激光治疗鲜红斑样痣，激光对病变组织具有很好的选择性，同时，控制脉冲时间（脉宽）可使激光对周围正常组织的损伤降至最小。

较薄的皮损适用于脉冲染料激光治疗，激光的能量密度为 $9\sim11$ J/cm^2，最佳脉宽 1.5 ms，稍厚的皮损需要较高的能量密度（$10\sim13$ J/cm^2），治疗时激光脉冲光斑直径通常选择 7 mm 或 10 mm，脉冲光斑重叠应少于 1/10。开始治疗时一般先做一个测试光斑，根据各个患者的皮肤反应调整能量密度参数。对于肤色较深的患者，黑色素会吸收部分激光能量，因此在治疗时能量密度需要提高一些。治疗过程中需采用同步冷却措施以保护表皮。

使用 KTP/532 激光时的治疗参数：峰值功率 $25\sim30$ W，脉宽 $7\sim15$ ms，光斑直径 $1\sim1.5$ mm。治疗时最佳的即刻反应是皮肤微发白。一般采用点并点或散点技术，即相邻光斑相近或散开，但要尽可能避免相互融合。

激光治疗前皮损处应常规实施消毒。成年患者一般不需要麻醉或者可采用表面麻醉；儿童或痛觉敏感者，可采用表面麻醉，常用 10% 利多卡因乳膏局部外敷半小时以上；皮损面积较大的儿童如有条件可考虑实施全身麻醉。治疗后即刻用冰袋局部冷敷，以减轻疼痛和术后肿胀。术后短期内会出现紫癜、肿胀或局部发白、结薄痂，有时可能起水疱，因此，可根据创面情况局部使用抗生素软膏（水剂）以预防感染，涂生长因子以促进伤口愈合。其他操作包括外敷补水、止痛或褪色素的面膜；避免机械刺激；如果肿胀明显可使用糖皮质激素软膏一次；$1\sim3$ d 内禁用水，$1\sim7$ d 内局部禁用化妆品，2 个月内避免阳光照射。

鲜红斑痣的最佳治疗时机是儿童期。如果能早期诊断，则越早治疗，效果越好。有研究表明，鲜红斑痣最好在 5 岁之前完成治疗。早期病变血管扩张程度较轻，不高出皮肤表面，表皮修复能力强，遗留瘢痕的概率低，并且所需治疗次数少。由于鲜红斑痣的自身特性，一般需要 $4\sim6$ 次，甚至多达十余次的治疗才能得到明显改善，再次治疗宜间隔 $6\sim8$ 周。两次治疗间隔不宜太长，否则血管的再生可能会冲淡之前的治疗效果。少数儿童由于每次治疗后残余的血管生长迅速，需要较短的间隔和较多的疗程。一般来说，位于面部的皮损治疗效果最好，而位于四肢的皮损治疗起来最为困难；皮损离身体中心越远，对治疗的反应越差；面积较小的皮损比大面积皮损容易治疗。

病变的深度是影响治疗成功与否的重要因素。表浅的病变对激光治疗反应较佳，平坦而厚的皮损激光治疗效果欠佳。结节状病变可采用 KTP/532 激光的较高能量密度或 CO_2 激光消融来消除结节，然后再用染料激光进一步治疗。颜色较淡的病变比颜色较深的病变对激光治疗反应更佳。临床治疗发现，皮肤较黑的患者对激光治疗的反应较慢，原因是皮肤较黑患者表皮中的黑色素与病变处的毛细血管竞争吸收激光的能量，且肤色较黑的患者表皮受损、遗留瘢痕的概率增大。

二、毛细血管扩张症

毛细血管扩张症是指皮肤局部小血管的持续扩张，为皮肤科中最常见的一种血管性病损，多发生在面部或颈部，皮损处可表现为星状、树枝状或线状，皮肤颜色表现为不同程度的潮红。其发病可由遗传因素、系统紊乱（疾病）、长期外用激素或者暴露于放射线、太阳光等有害因素所致。在进行激光治疗前，应尽可能寻找致病因素。毛细血管扩张症可使用脉冲染料激光治疗，通常治疗1～5次即可明显改善。治疗参数：以595 nm染料激光为例，脉宽为1.5～10 ms不等，能量密度为6～11 J/cm^2，光斑直径为5～7 mm；采用单脉冲照射，光斑间的重叠面积小于1/10；较粗的血管可观察到暗紫色小血管闭塞表现。

倍频Nd:YAG激光（包括KTP/532）也可用来有效治疗毛细血管扩张症，其波长532 nm对红色血管有很好的选择性。治疗时根据扩张的毛细血管直径大小选择合适的光斑直径（0.5 mm、1.0 mm、1.5 mm），能量密度10～25 J/cm^2，频率4～6 Hz，沿血管走行治疗；治疗后的即刻反应是血管立刻消失或血管呈现线状的淡蓝灰色或微白色改变。与染料激光相比，此类激光的优点是治疗后不出现紫癜，仅产生细微的结痂，痂皮一般在5～7 d后脱落，但由于该波长的激光穿透浅，仅用于浅层的扩张血管，且由于其黑色素吸收率高，仅可用于浅肤色人群。

由于重力和液压的作用，腿部毛细血管扩张症的血管直径通常较粗，脉冲染料激光和倍频Nd:YAG激光因波长较短，治疗效果往往不太令人满意；而配有冷却措施的Nd:YAG激光（波长1064 nm）能穿透较深的组织，治疗此病效果较佳。需要注意的是：腿部血管液压较大，治疗后有血管再通复发的倾向，如果能量过大，局部常会出现色素减退或者遗留瘢痕。治疗后局部使用弹力绷带，可以减少和控制血管的再通复发。

蜘蛛状毛细血管扩张（蜘蛛痣）是动脉性毛细血管扩张，多为单发性损害，好发于面部和前胸部。蜘蛛痣由三部分组成：中心为蜘蛛体，针头大小，有时可隆起；分支血管由中心向外呈辐射状；红斑区包绕中心和分支血管。蜘蛛痣可用脉冲染料激光或倍频Nd:YAG激光（KTP/532）治疗，首先用较小的光斑沿分支血管走向凝固血管，然后换用较大光斑照射蜘蛛体。由于蜘蛛体血管垂直于皮面，照射能量宜偏大，以减少复发。

三、婴幼儿血管瘤

婴幼儿血管瘤是一种主要由毛细血管和小静脉构成的良性肿瘤。临床表现为一个或数个鲜红色、柔软而分叶状的肿瘤，直径可达数厘米，表面呈颗粒状，形似草莓，边界清楚，压之不易退色。激光治疗适用于浅表型及早期或消退期的病变，血管瘤消退后残余的毛细血管扩张也可采用脉冲染料激光进一步治疗。进展迅速的严重病变需采用口服普萘洛尔（心得安）或局部注射硬化剂以控制病情发展。好发于面部、颈部和头皮，可分为浅表型、深层型和合并型。常在出生时或生后数周内出现，发病率约占婴儿的0.8%，男女比约为1∶3。血管瘤的演变经历三个时期：①增生期，在出生至4个月生长最快，持续到1岁；②稳定期，持续数月至数年；③消退期，皮损快速或缓慢消退，出生时存在且不发展的血管瘤可在2～3岁时开始消退，5岁时消退率约为50%，7岁时消退率约为70%，6岁后皮损开始消退者，约80%的会留下瘢痕、色素异常等。

目前有各种各样的激光可用来治疗各种血管瘤。临床最常用的是脉冲染料激光，效果最好，并发症最少，也可根据皮损情况选用Nd:YAG激光、倍频Nd:YAG激光（KTP/532）。激光治疗可以加快某些血管瘤的退化，或阻止病变的发展。脉冲激光治疗时，增长期的血管瘤可以每隔4～6周治疗一次，直至痊愈；稳定期或退化期血管瘤的疗程间隔可以稍长，一般间隔约为1～2个月。

第八节　色素增加性皮肤病的激光治疗

色素增加性皮肤病如太田痣、文身等，由于其色素增多常在皮肤组织中呈不规则分布，病变深浅不一。色素增加性皮肤病好发于面部且影响容貌美观，给患者带来诸多不便，部分皮损严重者则影响患者的生活质量，容易造成患者心理上的各种压力。1983年，Anderson和Parrish提出的选择性光热作用理论，为实现激光治疗有效性和安全性的完美统一提供了可能，激光治疗逐渐成为皮肤美容医学的一种重要工具和治疗方法。特别是20世纪90年代初期各种新型Q开关激光仪的出现，将色素增加性皮肤病的治疗带入了新纪元，21世纪初皮秒激光的出现，也让色素增加性皮肤病的治疗获得了进一步提升。

根据黑色素异常沉积的部位，可大致将色素增加性皮肤病分为表皮色素增加性皮肤病和真皮色素增加性皮肤病，也有在表皮及真皮同时有色素异常沉积的皮肤病，如黄褐斑。对于表皮色素增加性皮肤病，可采用较短波长的激光进行治疗；而对于真皮色素增加性皮肤病，则需要选择较长波长的激光进行治疗；表皮及真皮均具有色素增加性疾病，则需要多次、多个波长进行治疗才能取得很好效果。

实际临床应用时激光的能量密度需根据靶组织的性质、颜色深浅、大小厚薄、治疗时的反应等确定，治疗过程中应不断对激光能量进行调试和修正。如选择的激光能量过低则达不到疗效，过高则有形成瘢痕的危险。

一、表皮色素增加为主的皮肤疾病

（一）雀斑

雀斑（freckles）是常见的好发于中青年女性的色素沉着。

1. 病因和发病机制　本病是常染色体显性遗传性疾病。雀斑皮肤黑素细胞内的酪氨酸酶活性增加，在日光、X线、紫外线甚至日光灯照射后，产生大量的黑色素，形成斑点状色素沉着。

2. 临床表现　雀斑通常在幼儿期至学龄期儿童发病，青春期常可增多，女性多于男性。本病常发生在暴露的部位，特别是面部，以鼻和颊最为常见，少见于手背、前臂、颈部、肩部。皮损为1～4 mm的圆形、椭圆形、多角形或边缘不规则的淡褐色至深褐色斑点，平坦，边界清楚，不融合，分布可疏密不一，基本对称。雀斑与日晒关系密切，其色素斑点的数目、大小、颜色取决于吸收阳光的量及个体对阳光的耐受性，呈现冬轻夏重的现象。

3. 组织病理　皮损处黑素细胞数目没有增加，用多巴染色可见黑素细胞体积较大，有更多、更长的树状突，染色比正常皮肤深。用电镜观察，雀斑的黑素细胞产生大量椭圆形全黑素化颗粒，类似于黑种人的黑素细胞，相邻正常皮肤的黑色素颗粒小、数目多，两者差异明显。

4. 诊断与鉴别诊断　需与单纯性雀斑样痣相鉴别。单纯性雀斑样痣：皮损颜色常较雀斑深，呈黑褐色至黑色，与日晒无关，无夏重冬轻的变化特点，可发生于身体任何部位，但集簇于一定范围内。病理示黑素细胞数目增加。

5. 治疗

（1）一般治疗：避免日晒和应用合适的防晒霜很重要。使用3%的过氧化氢、氢醌霜可获一定效果。其他方法还有冷冻、口服维生素C、维生素E、氨甲环酸，以及果酸剥脱等，这些技术属于非选择性地破坏黑色素，可能存在炎症后色素沉着、色素脱失等。

（2）激光治疗：目前最有效的方法是Q开关激光治疗及皮秒激光治疗。

Q开关激光：Q开关激光治疗雀斑是通过选择性光热作用理论，选用适合的波长，使色素颗粒瞬间爆破，而不损伤附近的组织，减少留有瘢痕的可能。而色素颗粒碎屑则被巨噬细胞吞噬吸收，经淋巴系统代谢排出体外，被清除色素颗粒的细胞可很快修复。由于激光能量与生物组织的作用时间很短，避免了热效应对周围组织的损伤。但值得注意的是，在亚洲黄种人群中，接受不同波长的Q开关激光治疗后出现PIH的概率为10%～25%。

常用的调Q激光包括Q开关倍频Nd:YAG激光，波长为532 nm，脉宽7～10 ns，术后皮损局部立即呈现灰白色，有时可见出血点，治疗应以不出血为度，之后逐渐出现暗红色瘀斑，1周左右结痂脱落愈合，大部分1～2次可愈。术后不良反应有局部水肿、水疱或血疱形成等。该激光可作用血管内的氧合血红蛋白，易出现红斑和紫癜。而能量的大小与治疗后的副作用有一定关系，所以应当特别注意能量的控制。

Q开关红宝石激光：Q开关红宝石激光，波长694 nm，脉宽25～30 ns，可穿透到真皮，因此可用于治疗雀斑。研究证实，患者的肤色深浅影响治疗效果，皮肤修复也存在个体差异，肤色越浅，治疗效果越明显，术后色素沉着越不易发生，反之亦然。因此，患者肤色和皮损色素的深浅应该成为医师确定治疗能量和预后的参考，尤其是Ⅲ、Ⅳ和Ⅴ型皮肤。而Q开关红宝石激光治疗后可能更容易引起长期或永久性的色素减退，应加强随访。

Q开关翠绿宝石激光：波长755 nm，脉宽45～100 ns，其作用类似于Q开关红宝石激光。

强脉冲光：强脉冲光（IPL）是非相干的滤过光源发出的宽谱可见光，波长400～1200 nm，机制主要是可选择性光热作用，黑素细胞吸收280～1200 nm中较短波长，因此IPL发出的光易被黑素细胞吸收。强脉冲光能缩短停工时间，痛苦小，不良反应少，一般局部仅有灼热感，偶见紫癜、水疱、色素沉着或减退，这些多因能量过高、治疗中光斑重叠等引起。最大的不足是一次清除率低，只能使雀斑变淡，需多次治疗，但优点是可均匀去除雀斑的色素。

而皮秒级的激光，如掺钛蓝宝石激光，其脉宽比Q开关激光更短，可进一步减少组织损伤，提高疗效，更适合雀斑治疗，但尚处于研究阶段。

总而言之，应选择能足够破坏靶组织并降低不良反应的最佳能量，同时应根据不同人种的肤色、皮损特点来选择治疗参数，尤其亚洲黄种人更应谨慎。另外，冷却装置的作用也不可忽视，能因人治疗以及参数选择合适可能是决定激光和IPL在提高治疗雀斑效果并减少不良反应方面的关键。同时，为防止色素沉着和术后大量复发，激光治疗后注意保湿防晒，局部涂生长因子3～4 d，忌水，特别在脱痂后1个月内避免阳光直晒，可口服维生素C、维生素E，外用防晒霜（SPF30＋的物理性或化学性的防晒产品）。

（二）咖啡斑

咖啡斑为边缘规则的色素沉着斑，可以合并多发性神经纤维瘤。

1. 病因和发病机制　咖啡斑为遗传性皮肤病。本病色素斑的黑素细胞和角质形成细胞内黑色素增多，黑素细胞活性亢进，产生大量黑色素，形成色素沉着斑。咖啡斑可为单一病变或是某一综合征的表现之一。如多发性神经纤维瘤、结节性硬化症、Albright综合征、Silver-Russell综合征、Watson综合征。

2. 临床表现　咖啡斑为淡褐色至深褐色斑片，像咖啡和牛奶的混合色，故又称牛奶咖啡斑。大小从雀斑样斑点至直径20 cm或更大，圆形、卵圆形或不规则形状，边界清楚，表面光滑。咖啡斑可在出生时出现，亦可在出生后逐渐出现，并在整个儿童期不断增多、增大。其可发生在身体的任何部位，不自行消退。有资料显示，出现6个或6个以上直径为1.5 cm的咖啡斑时，应高度怀疑神经纤维瘤的存在。

3. 组织病理　组织病理显示，角质形成细胞的黑素体增多，用Masson-Fontana染色发现，表皮中黑色素总量增多，特别是基底层中。多巴染色黑素细胞及基底层的角质形成细胞中有巨大黑素体。基底层黑素细胞正常或略有增加。

4. 诊断与鉴别诊断　根据边缘清楚的牛奶咖啡色斑片，出生即有等特点可诊断。咖啡斑需与雀斑、单纯性雀斑样痣鉴别：雀斑斑点小，无大的斑片损害，主要发生在面部；单纯性雀斑样痣多为单侧局部发病。

5. 治疗　目前最有效的方法是利用激光治疗。咖啡斑的激光治疗与雀斑基本相同，对黑色素有效的激光均可用于治疗咖啡斑，但有时需要多次治疗。

（1）Q开关倍频Nd:YAG激光（532 nm）：黑素细胞对532 nm激光有较强吸收，加之生物组织对该波长的散射，532 nm激光的能量被局限在皮肤的表皮层，该激光是临床常用的治疗咖啡斑的方法。

（2）Q开关红宝石激光：波长694 nm，脉宽25~40 ns，能量密度4~6 J/cm²，光斑2~4 mm。Q开关694 nm激光治疗咖啡斑效果良好。

（3）Q开关翠绿宝石激光：其波长为755 nm，脉宽50~100 ns，光斑2~4 mm。Q开关755 nm激光治疗咖啡斑效率低且复发率较高。

（4）强脉冲光：第四代IPL采用了完美脉冲技术（optimal pulse technology，OPT），脉冲能量控制均一，波形顶端平，没有能量峰值和能量衰减，治疗作用温和、安全有效。强脉冲光最大的优点是术后不良反应少，治疗后皮损颜色加深，约1周后结痂脱落，一般不影响患者的工作和学习。

此外，研究发现，Ⅰ型神经纤维瘤并发咖啡斑患者的黑素细胞密度增加最多，显著高于健康人皮肤、单纯性咖啡斑皮肤及神经纤维瘤的正常皮肤。咖啡斑分型不同，治疗也有差异。因此，根据患者的发病年龄、部位、皮损颜色、皮肤类型、疾病分型将不同波长的激光相结合，制订个性化的方案是提高咖啡斑治疗效果、降低复发率的关键。

（三）雀斑样痣

雀斑样痣（lentigo）又称为黑子，指皮肤或黏膜上的褐色或黑色斑点。

1. 病因及发病机制　雀斑样痣多于幼年起病，原因不明，且数目可逐渐增多，损害长期存在。

2. 临床表现　单纯性雀斑样痣较常见，可发生于皮肤任何部位，以及皮肤黏膜交界处及眼结膜处。损害为淡褐色至黑褐色的斑疹，呈圆形、卵圆形或不规则形，米粒至豌豆大小，直径多小于5 mm，边界清楚，表面平滑或略脱屑，可单发、散发、多发，但不融合。损害内色素的分布非常均匀。损害呈散在或簇状分布，无自觉症状，不消退。

多发的雀斑样痣可群集并局限于身体的某一部位，往往呈单侧节段性分布，状如曲线或旋涡。损害为直径2～10 mm的褐色斑疹，出生时或童年早期即可存在，称为簇集性雀斑样痣或节段性雀斑样痣。发疹性雀斑样痣是于数月至数年内广泛发生的数以百计的雀斑样痣。患者多为青少年，一般不伴有心脏等其他器官异常，但也有一部分人合并其他发育异常，如黏液瘤综合征、多发性雀斑样痣综合征、面中部雀斑样痣病、Peutz-Jegher综合征等。因此，可认为本病是一种与遗传因素相关的神经嵴发育病。

3. 组织病理　表皮突略伸长，轻度棘层肥厚，在伸长的表皮突的基层内黑素细胞增生，但不形成细胞巢。

4. 诊断与鉴别诊断　根据典型的临床表现可诊断，需与雀斑、恶性雀斑样痣及斑痣相鉴别。

5. 治疗　治疗与雀斑相似，但比雀斑的治疗次数多，疗效较差。

（四）老年性雀斑样痣

老年性雀斑样痣又称日光性黑子、老年性黑子，在白人中较常见，也可见于深肤色人群。

1. 病因及发病机制　老年性雀斑样痣与紫外线照射可能有直接关系。皮损常在同一部位多发。紫外线照射可使表皮的角质形成细胞和黑素细胞增生。本病可有家族性发病，可能与遗传因素相关。

2. 临床表现　皮损为数厘米的淡褐色至黑色斑疹，边缘整齐光滑或不规则，无鳞屑，无自觉症状。在皮损上涂抹矿物油，用放大镜观察，色素沉着呈网状。皮损好发于手、前臂伸面、肩部、面颈部等日晒部位，多见于经常接受日晒的中年人和老年人，也可见于儿童和青年。

3. 组织病理　表皮突伸长，呈杵状或月牙状。表皮突之间的表皮变薄，胞浆内富含黑素体。表皮黑素细胞数量增加，多巴反应强烈，树状突伸长，含有大量外观正常的黑素体，不形成巢。真皮内可有少量或中等量的血管周围单核细胞浸润。

4. 诊断与鉴别诊断　根据典型临床表现容易诊断，需与雀斑、脂溢性角化病等相鉴别。

5. 治疗　CO_2激光治疗尤其是超脉冲CO_2激光治疗可获得满意疗效。但是需要注意掌握治疗深度，以免造成瘢痕及色素沉着。超能脉冲激光也可治疗本病，但常需多次治疗。

总而言之，对于表皮色素增加性病变多选用Q开关激光，对雀斑、雀斑样痣、咖啡斑的治疗具有高度的选择性，是效果最好的治疗方法。Q开关激光治疗前应清洁面部，对疼痛敏感者可局部外涂10%利多卡因乳膏表面麻醉0.5～1 h。目前多选用Q开关波长532 nm的倍频Nd:YAG激光（能量密度4～6 J/cm^2，脉宽4～10 ns，光斑2～4 mm）或波长1064 nm的Nd:YAG激光（能量密度3.5～8 J/cm^2，脉宽4～10 ns，光斑2～4 mm）或波长755 nm的翠绿宝石激光（能量密度4～8 J/cm^2，脉宽45～100 ns，光斑2～4 mm）进行治疗。应用Q开关激光治疗后，皮损部位即刻呈灰白色；采用 Nd:YAG 激光治疗后，皮损局部还可有小出血点，以后逐渐呈暗红色瘀斑，7～10天结痂脱落。大部分患者经过 1～2 次治疗即可痊愈，治疗间隔以 2～3 个月为宜。治疗后不良反应包括局部水肿、细小水疱或血疱形成，少数可出现暂时性的色素沉着和色素减退，个别能量密度过高时局部可出现永久性色素减退及点状凹陷性瘢痕。

近些年来，采用 PhotoDerm、Quantum 强脉冲光或射频（E 光）治疗表皮色素增加性皮肤病也获得很好的疗效。光子嫩肤一般用波长为 560 nm 的治疗头，脉宽 2.4～5.0 ms，常选择 2～3 个脉冲，脉冲间隔 15～30 ms，能量密度 25～35 J/cm²，光斑 3.5 cm×0.8 cm。强脉冲光光斑大，效率高，治疗后大部分皮损颜色加深呈深褐色，约 1 周后皮损脱落而愈，其最大的优点是术后副反应小，一般不影响患者的工作和生活，但常需多次（2～5 次）治疗，治疗间隔以 4～6 周为宜。

另外，由于表皮色素增加的病变部位表浅，也可采用激光磨削微剥脱的治疗方法，如铒激光（Er:YAG，波长 2940 nm），用 3 mm 光斑，能量密度 4～8 J/cm²，每个皮损照射 2～4 遍，至黑褐色斑点去除即可。Er:YAG 激光对周围组织的热损伤小、恢复快，1 周左右结痂脱落而愈，但部分患者术后有暂时性的色素沉着。

激光治疗后局部涂生长因子 3～4 d，需忌水、防晒，特别在脱痂后 1 个月内应避免阳光直晒，可口服维生素 C，外用防晒霜。咖啡斑愈合后会有部分患者很快复发，即使多次治疗也无效，这种情况可先进行一小片试验性治疗；另外，治疗时要注意能量密度不宜过大，极少数患者可出现暂时性或永久性的色素减退。

二、真皮色素增加为主的皮肤疾病

真皮色素增加性病变中色素沉积部位一般在真皮乳头层以下，如太田痣、伊藤痣、颧部褐青色痣等。

（一）太田痣

太田痣（nevus of Ota）由日本太田正雄于 1938 年首先报道，是波及巩膜及受三叉神经支配的面部皮肤的青褐色斑状损害，又称眼–上腭部褐青色痣。

1. 病因及发病机制　太田痣属于常染色体显性遗传，是胚胎发育过程中，黑素细胞从神经嵴向表皮移行时，停留在真皮所致。太田痣皮损多分布于三叉神经第一、二支区域。

2. 临床表现　太田痣好发于有色人种，约 2/3 的患者出生时即有，其余多在 10～20 岁出现，较晚发病者也不少见。青春期可变深扩大。

本病女性多见，皮损多发生于一侧面部，偶为双侧性（约 10%），特别是三叉神经第一、二支所支配的部位，即眶周、额部、颧骨部、颞区和鼻翼。太田痣为淡青色、灰蓝色、褐青色、蓝黑色或黄褐色的斑片或密集斑点，斑片边缘常逐渐变淡，斑点呈集簇分布，疏密不一，有的中央为斑片，边缘为斑点。约2/3的患者同侧巩膜蓝染（44%～74%），结膜、角膜、虹膜、眼底、视神经乳头、视神经、眼球后脂肪及眶周骨膜也可累及，颊黏膜、上腭和鼻咽部黏膜亦可受累。皮损可累及头皮、耳郭、颈部等。

太田痣可合并持久性蒙古斑，并发伊藤痣、蓝痣和血管瘤，还可合并神经性耳聋、眼球后综合征、同侧先天性白内障和上肢萎缩等。太田痣终身不消，无自觉症状，恶变率极低。

3. 组织病理　在真皮网状层的上部的胶原纤维束之间聚集大量菱形、树枝状和星状黑素细胞，也可扩展到乳头层或皮下组织。与蒙古斑相比，本病黑素细胞的数目较多，位置较浅。噬黑素细胞不多见。多巴染色黑素细胞呈不同反应，如阳性、弱阳性或阴性。电镜观察，黑素细胞内含有许多Ⅳ期黑素体，细胞外常有鞘包围。

4. 诊断与鉴别诊断　根据典型的临床表现，太田痣的诊断并不困难，需与蒙古斑、蓝痣及伊藤痣相鉴别。

（1）蒙古斑：出生即有，能自然消退，且不波及眼和黏膜，组织中真皮内黑素细胞数量较少，位置较深。

（2）蓝痣：蓝痣为蓝色的丘疹或小结节，好发于手足背部、面部及臀部，组织中黑素细胞聚集成团。

（3）伊藤痣：皮肤损害表现及病理均与太田痣相似，但病变部位一般在锁骨上、肩胛及三角肌区域，可单独发生，也可合并太田痣。

5. 治疗

（1）一般治疗：太田痣因发生于面部而影响容貌，部分颜色较浅的患者可以通过化妆疗法进行一部分的遮盖，还存在表面干冰压迫法、皮内干冰压迫法、皮肤磨削术与干冰压迫、液氮冷冻等方法，但疗效不一且缺乏研究证明。

（2）激光治疗：激光治疗太田痣是基于选择性光热作用理论的光机械效应，太田痣的痣细胞作为靶色基，吸收激光能量并被击碎，通过淋巴代谢以实现皮损消除的目的。

目前Q开关红宝石激光器、Q开关翠绿宝石激光器和Q开关Nd:YAG激光器均有在太田痣治疗方面的报道，疗效不一。Wen等学者通过对双侧太田痣的单侧面部对照实验研究发现，Q开关翠绿宝石激光和Q开关Nd:YAG激光均对太田痣有较好的疗效，而两者相比较无显著差异，疼痛程度方面Q开关Nd:YAG激光较之Q开关翠绿宝石激光要轻，不良反应发生率较低，也有学者认为Q开关翠绿宝石激光可能疗效更好。目前主张，激光器的选择需考虑患者的皮肤类型，例如深色皮肤类型建议选择更长波长的激光器治疗，浅肤色选择Q开关翠绿宝石激光器治疗。Q开关Nd:YAG激光治疗太田痣，采用大光斑低能量模式，取得了满意的疗效，且治疗反应轻微，患者依从性更高。此外，飞秒激光以及皮秒激光可以显著提高顽固性太田痣的疗效。

（二）伊藤痣

伊藤痣又称肩峰三角肌褐青色痣，是类似于太田痣的色素斑，1954年由伊藤先生首先提出。

1. 临床表现　伊藤痣是一种分布于由后锁骨上神经嵴臂外侧神经支配的肩与上肢的灰蓝色、青灰色斑。按神经分布的特点提示黑素细胞可能来源于局部的神经组织。

伊藤痣与太田痣除分布部位不同外，两者的临床表现及病理变化完全相同，有些病例可伴发太田痣。

2. 治疗　同太田痣。

（三）蒙古斑

蒙古斑又称儿斑，是发生于婴儿腰骶部的蓝灰色斑，出生即有，几年后消退，常见于东方人。

1. 病因与发病机制　蒙古斑的发生可能与遗传因素相关，它是真皮网状层中黑素细胞产生色素的结果，这些黑素细胞是在胚胎发育时黑素细胞从神经嵴向表皮移动时由于某种原因停留在真皮所致。蒙古斑几乎没有终身存在，但真皮中的黑素细胞可持续存在，可由于年老而失去制造黑色素的能量失去活性。其显示的灰青色或蓝色是由黑色素颗粒位于真皮深层所致。

2. 临床表现　蒙古斑呈灰蓝色、蓝色、蓝黑色，圆形、椭圆形或不规则形的斑片或斑点，色泽一致，边缘不规则，通常是单发，也可以多发成片。腰骶部是最好发的部位，其他包括臀中部、肋部、肩部等。蒙古斑多于3~7岁后自然消退，消退后不遗留痕迹。

3. 组织病理　蒙古斑表皮正常。棘状黑素细胞位于真皮下2/3处，多巴染色阳性。这些细胞广泛散布在胶原纤维束之间，其排列大致与皮面平行，无噬黑素细胞。电镜观察，真皮大部分黑素细胞含完全黑素化的黑素体，少数黑素细胞含前黑素体（Ⅲ或Ⅳ期）。

4. 诊断与鉴别诊断　蒙古斑出生即有，多于腰骶部，几年内可自行消退，不遗留痕迹。与蓝痣的区别是后者颜色更深，且为突出于皮面的丘疹或结节，病理可见噬黑素细胞。

5. 治疗　因可自行消退，一般无须治疗。

总而言之，对于真皮性色素沉着性皮肤病变，因色素位置深，传统治疗手段疗效极不理想，甚至遗留瘢痕，目前Q开关激光是治疗真皮色素性皮肤病变的理想方法。因真皮中黑素细胞含成熟黑素体的数目及大小均大于表皮中黑素细胞，所以治疗时应选择波长较长的Q开关激光，适当增大能量密度，尽管有少部分能量会被表皮黑色素分流吸收掉，但仍然有足够能量进入真皮，造成真皮层中色素小体的崩解、碎裂，色素颗粒碎屑被巨噬细胞吞噬后经血液、淋巴循环而被排出体外。太田痣、颧部褐青色痣可选用翠绿宝石激光（755 nm）、Nd:YAG激光（1064 nm）、红宝石激光（694 nm）等，治疗后皮损以呈霜白反应为宜，采用Nd:YAG激光治疗后，皮损局部还可有散在出血点。大部分患者治疗3～8次可取得非常满意的效果，每次间隔以3～6个月为宜，术后若有色素沉着，应待色素沉着消退后再行下一次治疗。

三、真-表皮色素增加性皮肤病

（一）黄褐斑

面部的黄褐色色素沉着斑也称为黄褐斑，多对称分布于面颊部，形如蝴蝶，亦称蝴蝶斑，见于孕妇的也称妊娠斑。

1. 病因与发病机制　黄褐斑病因尚未完全明确，目前普遍认为病因包括：①雌孕激素的影响，本病女性多见，从青春期到绝经期妇女均可发生；②不良的生活习惯，如长期熬夜、生活不规律、情绪不佳、过度劳累等；③其他慢性疾病相关，包括女性生殖系统疾病、肝脏疾病、内脏肿瘤、结核病、自身免疫性甲状腺疾病等；④药物相关，如长期服用氯丙嗪、苯妥英、安体舒通等；⑤日晒相关。

2. 临床表现　黄褐斑损害为淡黄褐色、暗褐色或深咖啡色斑，深浅不定，斑片形状不一，呈圆形、条形或蝴蝶形。典型皮疹位于颧骨的突出部和前额，亦可累及眉弓、眼周、鼻背、鼻翼、上唇、下颌等。色斑边缘清楚或呈弥漫性，局部无炎症及鳞屑，无不适。

3. 组织病理　表皮基底层和棘层黑色素增加，同时伴有或不伴有黑素细胞增殖，真皮上部可见黑色素颗粒或被噬黑素细胞所吞噬。血管及毛囊周围可能有少量淋巴细胞浸润。Masson-Fontana染色显示表皮全层黑素细胞增加。

4. 诊断与鉴别诊断　根据损害的黄褐色斑片位置、病史及年龄等即可诊断，需与下列疾病鉴别。

（1）雀斑：浅褐色斑点，散在不融合分布，常于儿童期发病，青少年女性多见，有家族史，夏季明显，冬季变淡。

（2）瑞尔黑变病（Riehl黑变病）：灰紫色到紫褐色网状斑点，可融合成片，常上覆粉状细小鳞屑，边界不清，好发于前额、颞部及颈部。

5. 治疗　目前尚无很好的治疗办法，如查出病因，首先尽量去除病因，如服用避孕药引起的黄褐斑，应暂停使用药物。其次，要选择综合治疗的办法，单一治疗方法十分有限，而且容易复发，甚至加重。

（1）一般治疗：局部外用药物有5%氢醌霜、10%尿素霜、5%～8%白降汞软膏、3%过氧化氢，近年来有报道使用0.1%维A酸＋5%氢醌＋0.1%地塞米松合剂治疗黄褐斑，效果较好。20%壬二酸霜对本病也有较好效果。此外还有果酸剥脱、冷冻治疗及面膜倒模治疗方法，口服药物（如维生素C、维生素E、氨甲环酸）及中药方剂（如消斑汤、六味地黄丸、逍遥丸）均有一定效果。

（2）激光治疗：应用光子嫩肤及应用大光斑低能量Q开关治疗黄褐斑，部分患者有效。

（二）炎症后色素沉着

炎症后色素沉着（PIH）是皮肤炎症或损伤后导致的色素增加性疾病，也称获得性皮肤色素沉着或炎症后黑变病。

1. 病因与发病机制　　PIH患病率非常高，所有能引起皮肤炎症反应的疾病均有可能导致炎症后色素沉着，如痤疮、湿疹、皮炎、药疹、感染、晒伤、外伤等。PIH可以发生在任何年龄和皮肤类型个体之中，与性别无明显相关性。这种过度色素沉着性疾病多发于有色人种，且更容易出现在菲茨帕特里克（Fitzpatrick）皮肤分型的Ⅲ～Ⅵ型个体。

PIH发病机制至今尚不清楚，多种炎症介质和细胞因子可能参与其中。研究发现，白三烯、前列腺素、血栓素、组胺、白介素、内皮素、成纤维细胞生长因子等炎性物质，可以通过多种途径刺激黑素细胞活化，增加酪氨酸酶含量和活性，诱导黑素细胞体积增大、树突延长，从而促进黑色素的合成与转运。此外，紫外线诱导下，表皮细胞产生的活性氧、NO、超氧化物、α-促黑素细胞激素等都能诱导皮肤色素沉着的发生。这些炎症调节因子作用于色素形成的各个环节，构成极为复杂的网络调控体系。

2. 临床表现　　PIH主要以反应性色素沉着过度为临床表现，其颜色取决于皮肤中多余色素的位置，当过多的色素主要沉积在表皮内时，PIH倾向于呈现棕褐色到深褐色；当过多的色素主要沉积在真皮中时，PIH往往表现为深灰色或蓝灰色的外观。

3. 组织病理　　PIH主要为表皮或真皮色素增加，当炎症发生时，黑素细胞活性增加导致黑色素生成增加，黑色素通过树突转移到邻近的角质形成细胞。同时，黑色素可以通过受损的基底层进入真皮，被巨噬细胞吞噬。在皮肤损伤部位，病变深度不同，皮损颜色从浅棕色到黑色不等。当色素颗粒分布在表皮，主要是角质形成细胞中黑色素增加，表现为淡褐色、棕色；当炎症破坏基底层，真皮内含有黑素吞噬小体，则表现为浅蓝色、深灰色或黑色，可以通过伍德灯或皮肤活检区分。

4. 诊断与鉴别诊断　　炎症后色素沉着具有明确的皮肤炎症或损伤病史，易于与其他色素沉着性疾病相鉴别。

5. 治疗　　黑素细胞的激活多发生在炎症初期，因此，尽早控制和减轻炎症反应，有助于减轻和预防PIH。根据色素沉着的发生规律，采取相应的治疗措施，包括抑制色素的产生和转移，分解沉积的色素，加速角质形成细胞代谢，以及抗炎和抗氧化治疗。防晒的重要性，不仅在于预防PIH，也是所有治疗的先决条件，在PIH治疗期间提供足够的光保护，有助于达到理想的治疗效果。尤其是色素沉着位于暴露部位时，应尽量使用广谱防晒霜，配合防晒服、防晒帽、墨镜、遮阳伞等，必要时还可口服具有光防护作用的抗氧化剂。

（1）外用药物：外用药物对苯二酚，也称氢醌，是酪氨酸酶抑制剂，可以阻断多巴转化为黑色素，降解黑素体，破坏黑素细胞，是最常见的脱色剂。浓度为2%～4%的对苯二酚常用于治疗黄褐斑和PIH。4%对苯二酚外用，每天2次，持续12周，可以显著改善色素沉着。不良反应有皮肤刺激和永久性脱色，建议短期（3～6个月）使用或长期间隔治疗。鉴于对苯二酚致癌性的争议，很多国家已经限制其使用。视黄酸能干扰黑素体转移，加速表皮代谢，并抑制酪氨酸酶活性。但其对皮肤刺激反应可能引起炎症，加重色素沉着，并不推荐单独使用。糖皮质激素有调节免疫和抗炎作用，能有效控制皮肤炎症，减轻局部刺激，改善表皮渗透性，还能防止氢醌氧化。因此，这三类药物联合应用不仅具有协同作用，疗效显著，还可减轻不良反应。外用0.1%视黄酸＋5%氢醌＋0.1%地塞米松治疗PIH，临床评估有效率达66%。

（2）口服药物：近年来，一些系统性药物因其潜在的美白功能而受到关注，包括氨甲环酸、聚赖氨酸和谷胱甘肽。其中，口服氨甲环酸在黄褐斑患者中取得显著疗效。虽然这些药物理论上可以通过多种途径抑制酪氨酸酶活性，从而干扰黑色素形成，但是由于缺乏大规模随机双盲对照试验，其治疗PIH的安全性及有效性还有待进一步研究。

（3）激光治疗：文献报道关于PIH的激光治疗，多是基于激光治疗黄褐斑的临床经验。可参考黄褐斑的治疗。有文献报道剥脱性激光治疗有效，但由于其极有可能加重PIH，因此不建议使用剥脱性激光如Er:YAG激光（波长2940 nm）或CO_2激光（波长10600 nm）治疗黄褐斑和PIH。

（三）贝克痣

贝克痣又称色素性毛表皮痣（pigmented hairy epidermal nevus），1948年由Becker首次报道，故又称贝克痣（Becker's nevus，BN），是一种色素性多毛性良性皮肤错构瘤。发病率为0.25%～0.52%，男性多于女性，主要见于青年人、雄激素受体表达增高者。

1. 病因与发病机制 迄今BN的病因和发病机制尚未阐明。有学者认为BN是常染色体显性遗传，但并非完全外显，不同的表现型及一个家族内有同样基因型患者并不一定都发病，即使发病，皮损表现也可不同，呈现不完全外显的常染色体显性遗传。一般认为，BN系雄激素依赖性疾病。皮损好发于男性，青春期多见。其发病机制可以用激素依赖性紊乱解释，主要是因为乳房、乳晕和乳头部位雄激素受体过量，抵抗雌激素作用而致。

2. 临床表现 BN多于儿童期或青春期后出现，男女比例为5：1，多发于肩部，好发于肩、前胸或肩胛骨区域，也可发生于前臂、手腕、面颈等部位。一般发生于单侧单处，也可双侧或多处发病。典型皮损为淡褐色至深棕色不规则斑状色素沉着，边界不规则，呈地图样。新发生的色素斑相互融合，可达手掌大小或更大，1～2年后出现体毛增粗，部分患者可无毛或轻度多毛，BN的中心部皮肤纹理稍粗厚，边缘无变化，在皮损部位可合并其他皮内痣或表皮痣。因此，根据毛发的多少，BN可以分为无毛型和多毛型。

3. 组织病理　BN的组织病理学主要表现为轻微角化过度、表皮增厚、表皮嵴和真皮乳头可延长、棘层肥厚、棘细胞层和基底层色素沉着增加，但黑素细胞数目正常，真皮层上部可见噬色素细胞，可伴竖毛肌纤维束增粗。

4. 诊断与鉴别诊断　BN常需与伊藤痣鉴别，后者皮损出生时存在，累及躯干、四肢等部位，真皮内有痣细胞。而该病患者发病在儿童后期，且皮损多分布于前胸部，有多毛密集表现。BN可伴发多种发育畸形，如患侧乳房发育不良、肩部及手臂发育不良、脊柱裂或脊柱侧凸、漏斗胸、鸡胸及其他骨骼肌肉和皮肤发育缺陷等，称为贝克痣综合征（Becker's nevus syndrome，BNS），有时这些发育异常可不局限于身体同侧，其中多乳畸形可达到18%，同侧乳房发育不全达到49%，最常见的并发症是同侧乳房发育不全，其次是骨骼和肌肉发育不良或异常。BN可与多种皮肤疾病伴发，如色素痣、结缔组织痣、黑色素瘤、穿通性毛囊炎、平滑肌瘤、淋巴管瘤、黄色瘤、痤疮、扁平苔藓、白癜风等。

5. 治疗　目前，BN尚无特效治疗方法，国内外相关的报道较少。传统的治疗方法包括冷冻、机械磨削、外科手术、植皮，但容易发生感染及形成瘢痕，很难达到美容性外观。随着激光技术的不断发展，在BN的治疗中不断得到尝试应用。但是，相关的比较性研究较少，大多数样本量极少，缺乏统计分析效能，难以给出临床建议。临床上可以根据BN存在色素增多和多毛两大临床特征，选择合适的激光，但治疗后有较高的复发率。

四、外源性色素

外源性色素也称文身，指人为、外伤或意外事故导致色素颗粒、粉尘、异物进入皮肤组织中，文身的色素颗粒可见于不同深度的真皮层，真皮的浅、中层血管周围较多，同时可见吞噬有色素颗粒的巨噬细胞。连续波长氩离子激光和CO_2激光也被用来去除文身，但这些激光都不具有选择性热损伤作用，常损伤文身相邻真皮组织导致瘢痕形成。

极短脉冲激光（Q开关激光及皮秒激光）的出现和应用为文身的治疗提供了安全可靠的手段。进入皮肤内的色素颗粒是Q开关激光的靶组织，不同颜料的色素有不同的光吸收峰。因此，治疗时所用的激光的颜色需与文身颜色互补，如红、棕色文身用绿色的532 nm激光治疗，绿蓝色文身用红宝石激光（694 nm）或翠绿宝石激光（755 nm）治疗，蓝黑色文身用翠绿宝石激光（755 nm）或Nd:YAG激光（1064 nm）治疗。治疗间隔以3个月为宜。而对于外伤性粉尘沉着症，Q开关激光亦有较好疗效。部分异物深达真皮深层，甚至皮下脂肪层，则可能仍有异物残留。超脉冲CO_2激光及铒激光可用来去除对调Q激光不起反应的肉色文身，或Q开关激光治疗前，对文身色素或外伤性粉尘的皮肤磨削，可缩短疗程。

五、激光治疗及其他治疗方法

（一）极短脉宽激光（Q开关激光及皮秒激光）

Q开关激光是指经Q开关技术进行调制后，释放出高强能量密度、极短脉冲宽度（通常是纳秒级）的激光。根据波长的不同，目前Q开关激光有4种，分别为倍频Q开关Nd:YAG激光（532 nm）、Q开关红宝石激光（694 nm）、Q开关翠绿宝石激光（755 nm）、Q开关Nd:YAG激光（1064 nm）。由于具有纳秒级的脉宽，且这些波长的激光能被黑色素颗粒较好吸收，这些激光成为表浅的和一些黑色素颗粒分布均匀的真皮色素增生性皮肤病极好的治疗手段。

1. 倍频Q开关Nd:YAG激光

（1）技术参数：波长为532 nm，该波长是掺钕钇铝石榴石（Nd:YAG）激光（波长1064 nm）通过一个钛酰磷酸钾晶体（KTP）后获得了倍频效果而产生，因此倍频后的这种激光也称为KTP激光，在调Q模式下的脉宽为5～15 ns。

（2）作用原理：基于选择性光热作用原理，氧合血红蛋白及黑色素对该波长都有较好的吸收作用。

（3）适应证：临床上主要用于治疗表皮的色素增生性皮肤病，如雀斑、咖啡斑等，对于红色文身亦有较好效果，且术后一般无瘢痕形成。

2. Q开关红宝石激光

（1）技术参数：该激光的激光介质是蓝宝石（Al_2O_3）和铬（Cr）所形成的红宝石，波长为694 nm，调Q模式下脉宽为20～50 ns。

（2）治疗原理：基于选择性光热作用原理，其作用靶为成熟的黑素体，进而破坏这些黑素体所在的黑素细胞。由于脉宽短于黑素体的热弛豫时间，对周围正常组织无明显损伤，黑色素对该波长的吸收较强，而氧合血红蛋白在这个波长时的吸收明显减少，因此治疗后引起紫癜或出血的风险较低。

（3）适应证：主要治疗各种表皮及真皮色素增生性皮肤病，前者包括雀斑、咖啡斑、脂溢性角化病、雀斑样痣、贝克痣等，后者包括太田痣、获得性太田痣样斑、文身、异物文身等。由于黑色素对它的高吸收强度，使得Q开关红宝石激光引起暂时性色素减退的发生率略高。

3. Q开关翠绿宝石激光

（1）技术参数：该激光的激光介质是Be Al_2O_3和铬（Cr）所形成的翠绿宝石，波长为755 nm，调Q模式下脉宽为45～100 ns。

（2）作用原理：与Q开关红宝石激光相似，基于选择性光热作用原理，其发射的激光可以很好地被黑色素吸收，而血红蛋白吸收很少，另外Q开关翠绿宝石激光比Q开关红宝石激光穿透更深，故可更加有效地治疗真皮色素增生性皮肤病。

（3）适应证：主要治疗各种表皮及真皮色素增生性皮肤病，前者包括雀斑、咖啡斑、脂溢性角化病、雀斑样痣、贝克痣等，后者包括太田痣、获得性太田痣样斑、文身、异物文身等。Q开关翠绿宝石激光在消除绿色、黑色和紫癜样文身时表现出比其他Q开关激光更高的有效性，具有无创伤的理想效果，术后基本无瘢痕形成。

4. Q开关Nd:YAG激光

（1）技术参数：该激光的激光介质是掺钕钇铝石榴石，波长为1064 nm，调Q模式下脉宽为5～40 ns。

（2）作用原理：基于选择性光热作用原理，该激光波长比其他Q开关激光的波长都长，对于皮肤的穿透力最强，因此具有Q开关的Nd:YAG激光常被用来治疗深在的色素增生性皮肤病。但由于黑色素和血红蛋白都吸收1064 nm的光，因而水疱和紫癜的不良反应也时有发生。

（3）适应证：主要治疗各种真皮色素增生性皮肤病，如太田痣、获得性太田痣样斑、黑色和深蓝文身等，基本无瘢痕形成。

5. 皮秒激光　皮秒激光是在Q开关纳秒激光器的基础上，利用极短脉宽产生的光机械效应来达到治疗目的的激光。皮秒激光在相同注量下产生的光声应力比纳秒激光产生的热应力具有更高的能量和更彻底的色素碎裂效应。

（1）技术参数：可参考Q开关纳秒激光器。

（2）作用原理：皮秒激光产生的光机械效应会产生强烈的机械应力导致靶组织爆破，使之变成更小的微细颗粒形态，从而被更好地包裹、吞噬，通过表皮及淋巴系统排出体外，且由于皮秒激光脉宽远短于黑素体的热弛豫时间，即靶结构受激光照射后温度降低50%所需的时间，组织吸收的激光能量将更好地被限制在目标球团中，对周围结构和血管的破坏也将被最小化。作为一种旨在减少热效应引起的红肿疼痛和激光治疗后皮肤色素沉着的新技术，皮秒激光在相同注量下产生的光声应力比纳秒激光产生的热应力具有更高的能量和更彻底的色素碎裂效应。因此，在治疗过程中，皮秒激光相比纳秒激光显示出更高的安全性和有效性。

（3）适应证：由于皮秒激光具有疗效显著、治疗次数少、不良反应小、停工期短等优点，现已应用于多种皮肤病的治疗，包括文身、色素性皮肤病、光老化和痤疮瘢痕等。而对于皮损高度明显高于表皮或颜色较浅的增生性皮损，皮秒级激光则不具优势，其穿透作用较浅，难以一次性清除较厚的皮损，常需多次治疗。

（二）CO_2 激光、Er:YAG 激光等剥脱性激光

1. CO_2 激光　CO_2 激光是1964年发明并经常用于现代皮肤病治疗的激光，它能释放10600 nm 红外线激光，细胞内和细胞外的水能较好地吸收这一波长的激光。

（1）技术参数：CO_2 激光能产生10600 nm 波长的红外线激光，当脉冲激光能量密度高手 5 J/cm²，脉冲宽度小于1 ms 时，CO_2 激光的一个脉冲能完全使约20 μm 厚的皮肤组织汽化，而最大限度地限制热向深层传导。

（2）作用原理：CO_2 激光能释放波长为10600 nm 的红外线激光，这种激光主要为水所吸收。CO_2 激光迅速地使细胞内的水分加热并汽化，引起组织的破坏，组织中所含的水分决定了这一波长激光对于该组织的穿透深度。当使用1 mm 大小光斑、照射时间为0.2 s 时，CO_2 激光的能量将有90%施加在0.1 mm 厚的皮肤层上。然而，由于热的弥散，所发生的热凝固可深达 1 mm 处。

（3）适应证：这种激光有汽化作用，将浅表组织及部分色素汽化，之后清洗异物颗粒，治疗中创面不渗血，无组织飞溅，可控制治疗深度，逐层去除异物，多用于脂溢性角化病、日光性角化病、老年性黑子、蓝痣以及较大颗粒的外伤性文身的治疗。缺点：去除深部病变时会形成瘢痕。尽管这种激光对于含黑色素和文刺染料的组织的损伤是非特异性的，但是对那些治疗抵抗的病例来说可能是有帮助的，在治疗这些顽固而抵抗的病例时，可在使用色素特异的脉冲激光治疗前，先使用脉冲 CO_2 激光去除表皮。

2. Er:YAG激光　Er:YAG激光能释放2940 nm 波长的红外线激光，基本上接近水的吸收峰值波长，具有准确性和表面的汽化功能。

（1）技术参数：短脉冲的铒激光具有仅仅汽化1～2层细胞的作用。当每个脉冲能量密度高于0.25 J/cm²，而脉冲宽度在数个毫秒以内或更短时，每个脉冲正好1 μm 厚的组织并仅留下只有 2～4 μm 深的最小损伤。

（2）作用原理：水对铒激光的吸收系数要比 CO_2 激光高10倍，在组织中的穿透深度为3 μm，而 CO_2 激光的穿透深度为20 μm，铒激光的这一特点使该激光对皮肤组织的汽化深度和部位更加精确，对周围邻近组织的热损害更小。使用铒激光进行治疗时，当能量密度为5 J/cm²，经过4次扫描表皮能被汽化掉，如能量密度为8～12 J/cm²时仅需2次扫描表皮便被汽化掉。以后可进一步进行多次的汽化扫描。由于手术过程与 CO_2 激光皮表重建相比相对不疼痛，一些患者仅需口服镇静药或外用EMIA局麻药膏便能忍受治疗，部分患者需要局部麻醉甚至静脉使用镇静药。

（3）适应证：参照 CO_2 激光，但是其治疗效果并没有脉冲 CO_2 激光治疗效果明显。为了达到与脉冲 CO_2 激光相同的效果，治疗时对皮肤扫描汽化的次数就要增多。这样愈合的时间也非常相似。由于治疗时对下方的组织没有热损伤，所以治疗时皮肤也不会发生皱缩。由于治疗后恢复

时间较短，所以铒激光皮表重建术比较适合于那些希望治疗后1周便能返回工作岗位的患者。适当的治疗后色素异常和表皮的质地会有所进步，但皱纹和皱褶不会有任何变化，治疗过度则会产生瘢痕。

（三）强脉冲光

强脉冲光（intense pulsed light，IPL）治疗良性色素性皮肤病是指一系列以色素增加为主要表现的损容性皮肤病，包括黄褐斑、雀斑、太田痣、咖啡斑、炎症后色素沉着、文身等。近20年来，Q开关仍然是色素性皮肤病，尤其是真皮或真-表皮色素增加性皮肤病治疗的首选。IPL也能用于色素性皮肤病治疗，但作为一种宽谱的非相干光，IPL能量难以达到瞬时爆破色素颗粒的程度，这就决定了其不适用于太田痣、文身等的治疗，对深部皮肤的黑素体也达不到很好的破坏。但由于其不良反应少而轻微、停工期短或无、价格较低而深受患者的青睐。对于亚洲人的肤质，IPL具有术后色素沉着较轻的优势。

（1）技术参数：临床上依据不同的治疗要求，在治疗时脉冲强光可采用不同的滤光镜（即治疗头或手具），滤掉短波长的光源，从而获得不同区间的光进行治疗。治疗设备通常配合有相匹配的计算机软件，使得光以特定的模式输出，来满足治疗要求，这一点不同于激光，因为大多数情况下，激光的输出模式是难以改变和调整的。

（2）作用原理：特定光谱（滤光片多选择560 nm、570 nm、590 nm）的强脉冲光光子照射于皮肤的色素基团（如黑色素或文刺染料颗粒），光子被色素基团吸收后转化为热能导致温度升高，黑素体被热和冲击波破坏分解，黑色素被分解成数个微粒，而含有色素的细胞（色素细胞和角质细胞）被破坏，色素颗粒及细胞碎屑被自身免疫系统的巨噬细胞吞噬逐一排出体外而清除。

（3）适应证：IPL一般用于治疗表皮性疾病，包括雀斑、表皮型黄褐斑、日光性黑子、晒斑、炎症后色素沉着等。过去黄褐斑一直是治疗的"禁区"，但近来一些医师开始尝试应用IPL来治疗黄褐斑，并获得有限的疗效。OPT-IPL是新一代的IPL，所释成的脉冲形态呈砖块状，能量的释放比较均匀，一方面治疗安全，另一方面治疗适应证也比较多，治疗黄褐斑似乎成为可能，但治疗的能量设置要较雀斑更为保守，防止色素沉着的发生。不适用于太田痣、文身等的治疗，对深部皮肤的黑素体也达不到很好的破坏。

（四）其他治疗

光动力疗法（photodynamic therapy）是一种以光、光敏剂和氧的相互作用为基础的一种新的疾病治疗手段。

（1）作用原理：被生物体组织、细胞吸收后的光敏剂，经特定波长的激光照射，能吸收该波长的光能，处于激发状态，与氧分子作用后产生具有细胞毒作用的单态氧和自由基，杀伤生物体细胞。由于光敏剂能在一些病理组织或皮肤网状内皮系统富集或滞留并利用激光在局部激活、杀死病变细胞，因此具有疗效确切、全身毒性低等优点。

（2）并发症：目前，光动力疗法可视为皮肤肿瘤的二线治疗方法。对治疗日光性角化病、脂溢性皮炎以及色素沉着性疾病已有报道，但尚处于起步阶段。

第九节 色素减少性皮肤病的激光治疗

色素减少性皮肤病包括白癜风、炎症后色素减少、瘢痕性色素脱失、晕痣、无色素痣、特发性点状色素减少症、老年性白斑等。它们或是由于原发性黑素细胞数量、结构或功能的异常，或是继发性黑素细胞数量、结构或功能的异常。下面我们重点讲解与激光密切相关的白癜风。

白癜风是一种原发性、局限性或泛发性的色素脱失性皮肤病，一般肤色深的人发病率较高，在我国人群中患病率为0.1%～2.7%，男女患病率大致相等，但以10～30岁组居多（图10-8）。

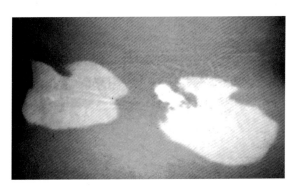

图10-8 发生于腰背部的白癜风

一、病因及发病机制

白癜风的发病原因尚未清楚，目前存在自身免疫学说、黑素细胞自毁学说、精神神经化学学说及遗传因素学说。笔者认为，白癜风的发病是具有遗传素质的个体，在多种内外因素的激发下表现为免疫功能、神经精神等方面的紊乱，导致黑素细胞破坏或酶系统的抑制使黑色素的生成过程出现障碍，最终导致色素脱失，即表观遗传学说发病机制。

二、临床表现

皮损可以发生于全身任何部位，初发于手部者有发展成肢端型白斑倾向；初发于脐部者有发展成泛发性白斑倾向。

初始皮损为形状不定的色素减退斑，逐渐发展为边界清楚的色素脱失斑。白斑处除色素脱失外，无皮肤萎缩或脱屑，但白斑上的毛发也可以出现色素脱失变白。进展期正常皮肤受到压力、摩擦、外伤等机械性刺激后可以发生同形反应。稳定期皮损停止发展，边缘色素增加。病程长，在暴晒、精神创伤、手术灯照射严重应激状态下可出现皮损迅速扩散。

三、组织病理

表皮黑素细胞及黑色颗粒明显减少，基底层多巴染色阳性的黑素细胞缺乏。在较早的炎症期可见表皮水肿，海绵形成，真皮内淋巴细胞和组织细胞浸润。后期色素脱失后皮损内无黑素细胞。

四、诊断与鉴别诊断

根据脱色斑为后天性，呈乳白色，周边可有色素沉着带，无自觉症状，可予以诊断。本病需与无色素痣、贫血痣、花斑癣、单纯糠疹等疾病相鉴别。

五、治疗

（一）一般治疗

嘱患者注意劳逸结合，保持心情舒畅；尽可能避免进食维生素C类药物；适度接受日光浴，避免暴晒；进展期慎用刺激性药物或食物，避免皮肤机械性损伤刺激。

（二）药物治疗

外用剂型为类固醇激素、卡泊三醇、他克莫司、复方氮芥酊、前列腺素 E_2 凝胶及外用补骨脂素等，口服药物为类固醇激素、骨化三醇、免疫调节药等。

（三）308 nm准分子激光

治疗前，先在治疗部位正常皮肤上试验准分子激光的最小红斑量（MED），治疗时从最小红斑量开始，并逐渐增加治疗量，但应避免有水疱产生。一般每周治疗2次，疗效与治疗频率增加无关，而与治疗的总次数有关。

（四）窄波紫外线

窄波紫外线为波长311 nm的紫外光，治疗方法及疗效基本同308 nm准分子激光。研究表明，单纯NB-UVB治疗与联合光敏剂治疗，临床效果相同，光的照射剂量无显著差别，但光毒性显著增加。NB-UVB联合卡泊三醇的效果优于单用NB-UVB治疗，联合治疗不仅UVB的累积剂量低，产生色素早、副作用少，也可缩短治疗时间。

（五）脉冲CO_2激光

对于较小面积的白癜风，可以利用脉冲CO_2激光单纯汽化作用去除白癜风表皮，形成由中心到边缘有一定深度梯度的创面，从而促使皮损边缘的黑素细胞向皮损中央移行，该方法适用于直径小于5 mm的白癜风皮损。术后要注意创面的保护，可以使用油纱布覆盖包扎，7~10天创面愈合。此外，还可以联合脉冲CO_2激光与微创手术。首先汽化扫描去除表皮制作皮片移植床，然后可以进行自体疱壁表皮片移植术，也可以进行自体超薄表皮片或自体微小皮片移植术。这种激光治疗具有一定风险，常见的不良反应有感染、移植皮片下积血积液、毛发生长过快顶起移植皮片、同形反应、移植皮片不存活、瘢痕等。

第十节　激光脱毛

一、概述

1983年，Ohshiro等人首先注意到红宝石激光治疗色素痣后毛发脱落，因而提出了脱毛的概念。1990年，Zaias提出了激光与光子脱毛的热损伤概念，进一步丰富了其理论基础。1996年FDA首次批准了使用激光与强脉冲光用于脱毛治疗，可以安全地获得毛发长期持久减少的效果。经过十余年的发展，激光与光子脱毛已经受到广大求美者的青睐，满足了外露部位的美容需求。

二、毛囊生理解剖及生长特性

（一）毛发类型及分布

成熟毛发有细毛和终毛两种，细毛是指细软、稀疏色淡的毛发，终毛是指粗黑、浓密的毛发，二者之间的转变受雄激素的影响。全身循环系统内的雄激素及睾酮被5α-还原酶在毛囊内转变为双氢睾酮（DHT），这会刺激真皮乳头产生黑素化终毛。非性别部位皮肤（如眉毛、睫毛、枕部）与雄激素关系不大，但有些部位对雄激素相当敏感，毛囊在极低水平的雄激素作用下就变成终毛，包括耻骨上、腋下。有些部位只对高水平的雄激素有反应，包括胸部、腹部、背部、大腿、上臂及睑部。这些部位的粗毛是男性特征，如果女性在这些部位存在粗毛则为病理性，称为女性多毛症。男女及种族间毛发的差异不是毛囊的密度，而是毛发类型分布，由遗传决定，与毛发的色素含量也有关。

（二）生长周期

毛囊的生长周期分为生长期、过渡期及静止期。机体的毛发均处于不同的生长周期，因此人的毛发看上去是连续性生长的。

（三）毛发的色泽

1. 哺乳动物毛囊黑素细胞产生两种色素，真黑素（棕黑色）和褐黑素（红色），二者的光吸收率从紫外线到可见光谱是呈下降趋势的，采用694 nm波长的激光时，真黑素的吸收率是褐黑素的30倍，超过700 nm后，褐黑素的吸收很少。

2. 黑色头发含大量的真黑素颗粒，浅色头发（如红发）含大量的褐黑素颗粒，金色头发的毛乳头内黑素细胞产生的黑色素很少或黑素化程度低，而灰白头发的毛乳头内黑素细胞很少，呈退行性变，黑色素颗粒呈低黑素化，老年人头发变白是由于缺乏多巴阳性的黑素细胞。

三、脱毛原理

（一）热损伤时间

毛囊距表皮距离3～7 mm，激光与强脉冲光作用的直接靶组织是黑色素，其富集于毛干、毛囊上皮以及毛基质。毛囊干细胞位于毛囊壶腹部位，距表皮约 1.5 mm，这才是真正的脱毛治疗靶组织，在该部位存在活化的树突状黑素细胞，但这里的黑色素浓度远低于毛球内。

脱毛的原理是选择性光热作用理论的延伸，由 Zaias 于 1990 年提出，前提条件是激光至少穿透深度为 3 mm。实际的靶组织是毛囊干细胞，但其吸收的热能很少，而周围的色基毛干、毛囊上皮及含色素的基质吸收光能后通过热弥散传导热量，破坏位于毛囊壶腹部位的毛囊干细胞。热损伤时间（TDT）是吸光色基将热传导至靶组织，使之发生不可逆损伤，而周围组织不致损伤所需的时间。一般热损伤时间是热弛豫时间的数倍。人毛囊的热弛豫时间为 10～50 ms，与毛囊大小有关，由于实际上的靶位置（如毛囊干细胞）与真正的吸光体有一段距离，实际靶组织的损伤来自黑色素区域的热弥散损伤，而非直接加热。因此更长的脉冲时间使得热损伤可传递到整个毛囊，损伤干细胞，因此用于脱毛的激光或强光均为长脉冲。

（二）激光对毛囊的效应

Gross（1996）等人采用长脉宽红宝石激光（694 nm）脱毛后观察毛囊的病理变化，脱毛治疗后毛囊微小化，绝对毛囊数量减少，毛发生长速度下降，毛发更细小、颜色更浅。组织学改变类似于雄激素性秃发的表现。

四、适应证

（一）毛发过多

1. 全身多毛症　全身多毛症是指位于身体任何部位的毛发生长过度，多为遗传或种族原因，也可能是内分泌紊乱，如营养失调、卟啉病、药物及肿瘤。

2. 女性多毛症　女性多毛症指女性在雄激素依赖部位的毛发增多，起初是面部，可以是原发性，也可继发于内分泌紊乱、应用药物或男性化肿瘤。身体有些部位只对高水平的雄激素有反应，包括胸部、腹部、背部、大腿、上臂及睑部。这些部位的终毛是男性特征，如果女性在这些部位存在终毛则为病理性，称为女性多毛症，即女性的终毛分布呈现男性类型，占 5%～10%。

3. 获得性多毛症　获得性多毛症多因为长期采取刮毛、拔毛或脱毛蜡纸、脱毛膏等措施，使毛囊受到刺激，使原本细长的毛发变得粗黑，影响外观，仅限于经常处理部位的毛发，其他部位的毛发无明显异常。

（二）美容要求

毛发的数量和类型均为正常范围，出于着装及美观的要求，需要改善腋下、会阴部、四肢等部位的毛发。

（三）术后特殊部位

皮瓣转移、植皮等整形外科手术使毛发位于异常的部位，如额部皮瓣转移至下颌、耳后皮瓣行外耳再造、腹部皮片移植后等。

五、脱毛设备

用于脱毛的激光与强脉冲光设备的波长为600～1200 nm，该波长范围可以达到脱毛所需作用的深度。

（一）长脉冲红宝石激光（694 nm）

该激光波长较短，仅适用于浅肤色（Ⅰ～Ⅲ型）和深色毛发的患者，黑色素吸收高，表皮损伤可能性大，但对浅色毛发及红-棕色毛发效果较好。

（二）长脉宽的翠绿宝石激光（755 nm）

该激光黑色素的吸收率较694 nm下降20%，但穿透深，发生色脱的风险小。

（三）半导体激光（800～810 nm）

该激光黑色素的吸收率较694 nm低30%，穿透较深，对Ⅴ～Ⅵ型皮肤安全。

（四）Nd:YAG激光（1064 nm）

该激光黑色素的吸收率低，仅可达到短期的毛发减少，长脉宽者效果有所提高。

（五）强脉冲光（IPL）

可调整强脉冲光滤光片及多脉冲形式的脉冲间隔，适应不同肤色。IPL具有光斑大，治疗快的优点。

六、临床效果与相关影响因素

（一）临床效果

多项研究表明，脱毛治疗一次3个月后随访，毛发数量减少20%～60%，随着治疗次数的增加，毛发进一步减少。100%的永久脱毛是不可能的，但可达到毛发密度减小及变细的效果。通过3～5次治疗大约能使四肢及腋下的毛发减少40%～80%，并且效果是持久的（图10-9）。治疗间隔时间通常为6～8周。治疗后通常需要使用防晒措施。

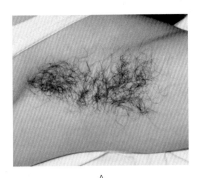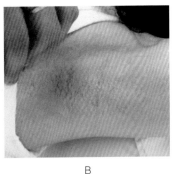

A. 治疗前；B. 4次强脉冲光脱毛后。

图10-9 腋毛治疗效果

（二）治疗强度

各种能量均可产生短暂的毛发脱落，但只有足够强度的治疗才可增加永久脱毛的可能性。有效的治疗强度由毛发颜色决定，但最大耐受治疗强度主要由皮肤颜色决定，通过表皮冷却可以增大耐受治疗强度。根据毛发的类型、密度、色泽、部位及肤色选择安全而有效的治疗参数。

（三）毛发与肤色

毛发越粗黑，毛发与表皮颜色的对比度越大，脱毛效果通常越显著，如腋毛。

（四）冷却

由于表皮内黑色素存在竞争性吸收，因此设备的同步冷却可以减少不必要的表皮损伤，尤其是对深肤色人种。此外，冷却可以减少治疗时的疼痛，并提高治疗时能量以获得更好的效果。

七、禁忌证、不良反应及并发症

（一）禁忌证

有瘢痕疙瘩病史者、口服异维A酸（停药未超过6个月）者、持续性炎症后色素沉着史者、新近晒黑皮肤者、光敏患者或使用光敏药物者需谨慎治疗。有单纯疱疹病史者应预防性应用抗病毒药物。

（二）不良反应及并发症

1. 即刻反应 毛囊周围红斑和水肿在较粗的毛发可显现，一般1～5 d内完全消退，为治疗后正常反应。

2. 色素改变 治疗后皮肤如有结痂、水疱，可能导致色素沉着或脱失。

3. 瘢痕 治疗能量过高导致皮肤烫伤，严重者遗留瘢痕。

4. 单纯疱疹病毒感染病史者可能复发。

5. 毛发反常性过度生长 常发生于治疗区域外的周边范围，也可见于治疗区域，好发于肤色较深人群（Ⅲ型及以上），女性及面颈区域多见。该情况可能与患者本身存在性激素水平异常（如多囊卵巢综合征），服用类固醇激素有关；还可能与脱毛治疗强度过低以及治疗后的副反应（如红斑、结痂、水肿、色素沉着）诱发的炎症反应有关（图10-10）。

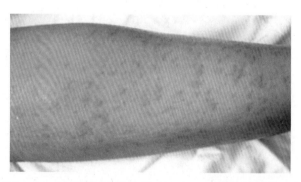

图10-10 小腿强脉冲光脱毛后即刻反应（毛囊周围红斑和水肿）

目前，强脉冲光和激光脱毛可以达到持久性的毛发数量减少及毛发变细，还需探索更有效、更安全、更易于耐受的无痛永久脱毛方法，尤其是针对年幼的患者以及肤色深、毛发细的患者，要达到无痛、快速的治疗仍属不易。

第十一节　光动力技术

一、概述

　　光动力医学是将激光技术、光导技术、光信息处理技术、生物光化学技术和现代医学技术有机结合的一种新医学科学。光动力疗法（photo dynamic therapy，PDT）又称艾拉光动力（ALA-PDT）、艾拉光动力技术、艾拉光动力治疗、光动力综合疗法，是近些年兴起的利用光动力效应进行疾病诊断和治疗的一种新技术。在临床上，光动力疗法通常仅指光动力治疗，而将光动力诊断称为荧光诊断。光动力疗法是利用特定波长的激光对吸收了光敏剂的病变组织照射，通过光动力学反应，产生活性很强的自由基、单态氧等毒性物质，诱导细胞的凋亡和坏死，选择性破坏病变组织，从而达到治疗的目的。美国FDA于1997年正式将光动力疗法列为肿瘤治疗的五类基本方法（手术、放疗、化疗、光动力、生化免疫）之一。

　　光动力疗法的发展历史，大致可以分为现象探索、肿瘤诊断、肿瘤治疗和临床应用拓展四个阶段。早在4000年前古埃及人就通过口服含光敏剂的植物后照光来治疗白癜风，但有关光动力疗法的科学探索则始于20世纪初。在20世纪50年代，人们开始将光动力反应用于肿瘤的早期诊断，这标志着光动力疗法开始进入了临床实用阶段。同期还研制开发出血卟啉衍生物（HPD），这是人类在光敏剂研究方面取得的最关键进展，对PDT的发展和普及产生了至关重要的作用。1960年，世界第一台红宝石激光器问世，到70年代已有多种激光器用于临床医疗中。激光器的出现不仅有效地改善了光动力治疗的效果，还极大地激发起人们对光动力疗法的研究热情。1974—1975年，美国Dougherty连续报道以HPD为光敏剂结合红光照射，对乳腺癌、子宫癌、基底细胞癌、鳞状上皮癌等十几种癌症进行治疗，效果良好。这些研究结果极大促进了PDT的发展，Dougherty也因此被公认为是肿瘤光动力治疗的先驱者。

　　我国在PDT方面的研究较美国、日本等国起步稍迟，但进步较快。中国学者哈献文、邹进等人早在20世纪80年代初就将PDT引进中国，并迅速在全国范围内开展了协作攻关研究，内容涵盖了光敏剂、激光器、临床应用、基础研究等各个重要方面，短短数年间就成功研发国产的光敏剂血卟啉衍生物，成功研制多种与国际发展同步的激光光源。1990年，国内顾瑛等人开始探索用PDT治疗鲜红斑痣，建立了一种全新的治疗鲜红斑痣的PDT方案，开创了PDT治疗非肿瘤疾病的先河。经过多年的协作攻关，我国研制出临床需要的多种激光器，开发出癌卟啉、癌光啉和光卟啉等光敏剂，使我国成为开展PDT病例数和治疗病种最多的国家。目前，我国在光敏剂开发、相关基础研究和临床应用等方面已形成自己的特色，某些领域已走在世界前列。

光动力反应的基本过程：生物组织中的内源性或外源性光敏物质受到相应波长（可见光、近红外光或紫外光）光照时，吸收光子能量，由基态变成激发态，处于激发态的光敏物质很不稳定，迅速经过物理退激或化学退激过程释放出能量而返回基态。其物理退激过程可以产生荧光，通过分析荧光光谱能进行疾病的诊断；其化学退激过程可以生成大量活性氧，其中最主要的是单线态氧，活性氧能与多种生物大分子相互作用，损伤细胞结构或影响细胞功能，而引发一系列复杂的物理、化学和生物学过程，因而产生治疗作用。治疗时，先静脉注射光敏剂，光敏剂能较长时间留在目标组织内，而正常组织里的光敏剂绝大部分会在24～48 h内排出体外。利用这一时间差，可通过内镜、超声或CT等影像和介入设备引入光纤，用特定波长（如630 nm）的激光直接辐射目标组织，从而精确地破坏病变组织。

二、光动力疗法的临床特点

（一）选择性好

PDT能在光照区域内较特异地作用于靶组织、靶细胞，对病变周围的正常组织几乎没有损伤。这是光动力疗法最突出的优点，可以最大限度地减少重要器官的功能丧失，特别适用于重要器官的高精度治疗。如鲜红斑痣是一种真皮浅层毛细血管网扩张畸形，PDT在去除病变毛细血管网时可以不损伤其上的表皮层和其下的真皮深层，因此不会遗留瘢痕。

（二）适用性好

PDT对不同细胞类型的靶组织都有效，适用范围广；而不同细胞类型的靶组织对放疗、化疗的敏感性可有较大的差异，应用受到限制。PDT还能用于年老体弱不能耐受麻醉、手术、放疗和化疗的患者，也可用于其他治疗失败的患者。

（三）创伤很小

借助光纤、内镜和其他介入技术，可将激光引导到体内深部进行治疗，避免了开胸、开腹等手术造成的创伤和痛苦。

（四）作用表浅

对大多数组织而言，PDT的有效作用深度很难超过10 mm。因此，PDT的主要临床适应证是一些靶组织为浅表结构的疾病，如皮肤、黏膜的浅表肿瘤，鲜红斑痣，视网膜黄斑变性，动脉粥样硬化，牛皮癣等疾病。对于深部肿瘤或瘤体较大的肿瘤，必须通过特殊的照射方法加以解决。

（五）对微血管组织的损伤作用强

血管内皮细胞直接接触血流，细胞表面积大，对光敏剂吸收迅速，在光动力反应中消耗的光敏剂和氧可以得到快速补充，血液中产生的单态氧也可以直接损伤内皮细胞膜。因此，PDT对微血管组织的选择性好、作用强，特别适用于微血管疾病的治疗，如鲜红斑痣、视网膜黄斑变性、食道静脉曲张栓塞治疗后遗留的微血管等疾病；同时也适用于通过破坏微血管可以实现治疗目的的疾病，如肿瘤。

（六）局部治疗

进入组织的光动力药物，只有达到一定浓度并受到足量光辐照，才会引发光毒反应杀伤肿瘤细胞，PDT的治疗作用仅限于光照范围内，是一种局部治疗的方法，故只适用于病变范围局限的疾病。PDT具有抗病毒作用，但它只能用于局部病毒感染，如乳头状瘤。因为PDT是一种局部治疗方法，无明显的全身不良反应，所以它特别适用于一般情况差、不能耐受其他治疗方法的患者。

（七）可保护容貌及重要器官功能

对于颜面部的中重度痤疮、扁平疣、皮肤癌、口腔癌、视网膜母细胞瘤等，PDT能在有效杀伤靶组织的情况下，尽可能减少对发病器官上皮结构和胶原支架的损伤，使创面愈合后容貌少受影响，保持器官外形完整和正常的生理功能。

（八）治疗时间短

由于PDT的创伤轻微，不良反应少，治疗后患者恢复迅速，住院时间缩短。

（九）毒性低微，全身不良反应少

人体未受到光辐照的部分都不受损伤，造血功能也不受影响。PDT的毒性是很低微的，特别适用于年老的患者，有手术、化疗、放疗禁忌证的患者，或手术后、放疗后复发的患者。

（十）复发率低

PDT能清除潜伏病灶、亚临床感染，从而降低复发率。

（十一）可重复治疗

癌细胞或其他病变组织对光敏药物无耐药性，患者也不会因多次光动力治疗而增加毒性反应，因此可以多次重复治疗。

（十二）不良反应轻

光动力疗法的主要不良反应是光过敏反应。对于使用光福啉这类光敏剂的患者来说，由于皮肤内残留的光敏剂清除过程较慢，患者在注射光敏剂后的一个月中，必须避免阳光直射或强烈的灯光照射，以防止不必要的皮肤光过敏反应。一旦发生光过敏反应，其表现为皮肤局部出现红疹或水疱，这可以通过常规处理迅速获得缓解。

另外，在治疗后数天内，患者的治疗部位有可能出现局部的暂时的反应性水肿，这也可能造成某些不适，因具体治疗的病变部位和病情而异，但一般不严重，持续时间也短，多可通过常规处理得到缓解。

总的说来，光动力治疗的毒副作用是很轻的，皮肤的光敏反应完全可以通过避光加以预防，光动力治疗也不会损害造血系统和免疫系统的功能。

三、光动力疗法的发展现状

（一）光敏剂

光动力疗法的治疗效果与所使用的光敏性化合物有很大关系，其随着光敏剂的不同而显示出不同的疗效。临床上多采用波长为630 nm的红光对病变部位进行照射，大多数光敏剂能强烈吸收630 nm或长于630 nm的光。此光源不但能较深地穿透组织，而且还能使血卟啉（HP）和血卟啉衍生物（HPD）产生较强烈的细胞毒作用，也就是使聚集在病变部位上的光敏性化合物产生一系列化学、物理和生物学反应，放出具有细胞毒性的单线态氧，达到杀死肿瘤细胞的目的。要想达到治疗目的，必须具备以下三个条件：①光敏剂对病变组织具有一定的选择性和亲和性，并能较长时间地滞留在病变部位，从而使病变部位与正常组织的光敏剂浓度差达到最大；②光敏剂在病变组织中经光照能产生单线态的氧；③采用适当波长的光来激发光敏剂。

以血卟啉衍生物（HPD）为代表的第一代光敏剂，组织选择性和光动力损伤强度的稳定性都很差，并且容易引起皮肤光过敏反应，避光时间长。此外，混合卟啉类光敏剂的吸收光谱在红光部分的吸收带很弱，不能很好地吸收红光，治疗深度不够，也影响其临床疗效。

第二代光敏剂以苯卟啉衍生物单环酸A（BPD-MA）为代表，大多为卟啉类化合物的衍生物，在光敏活性、吸收光谱和组织选择性方面比第一代光敏剂有很大改进，光敏期短，作用的光波长较长，增加了作用的深度，产生的单态氧也较多，对肿瘤更有选择性。目前国内正在开发的具有独立知识产权的第二代光敏剂主要有血卟啉单甲醚（HMME）、竹红菌素类和二苯基卟吩。

5－氨基酮戊酸（5-aminolevulinic acid，5-ALA）是一种内源性光敏剂，其本身不具有光敏活性，它是从甘氨酸合成原卟啉IX（$PpIX$），进而转化成亚铁血红素过程中的一种中间产物。$PpIX$有很强的光敏活性，且是细胞的正常成分，其毒性低，代谢快，避光时间只需$1\sim2$ d。$PpIX$可在很多肿瘤细胞内选择性聚集，635 nm为5-ALA的最佳激发波长。自Kennedy等人1990年将5-ALA-PDT试用于临床以来，它在临床上治疗皮肤癌、食管癌、胃肠道肿瘤、膀胱癌、肺癌、鲜红斑痣和视网膜黄斑变性的效果得到越来越多的肯定，逐步成为研究热点。

光敏试剂静脉注射后，组织内分布最高在肝，其后依次为脾、肾上腺、膀胱、肾以及皮肤。从体内排出的主要途径是肠道，从尿排除量仅4%。在肿瘤、皮肤以及网状内皮系统（包括肝脾等器官内）存留时间较长。光敏试剂体内半衰期100 h以上，从肿瘤内清除较正常组织慢，肿瘤与正常组织的最大浓度比见于$48\sim72$ h。

开发出能更短时间进入靶细胞和更快速度从正常细胞中清除的光敏剂至关重要。这样不但可以提高疗效，还可以减少光毒性。另外，研制长波长的光敏剂，探明光敏剂对目标细胞选择性和亲和性的真正原因以及光敏剂抗肿瘤的详细机制，这些都是未来待解决的问题。

（二）激发光源和辅助设备

1960年红宝石激光器问世以来，激光作为一种新的技术和手段，以其独特的生物组织学特征，在临床医学各领域得到广泛应用，给许多疾病的治疗带来了巨大的变革。在之后短短数年中，钕玻璃激光、CO_2激光、氩激光相继出现，并很快应用于临床。70年代，Nd:YAG激光、氮（N_2）激光、He-Ne激光、可调谐染料激光等在临床医学中崭露头角。80年代，除上述激光外，CO_2激光、金蒸汽激光、钛激光、铒激光、准分子激光等新型激光器的临床应用也逐渐增多。90年代，新型激光器，如采用掺钴氧化镁晶体的可调谐中红外固体激光，已经应用于医学实验研究。准分子激光、铒激光、钬激光等也已经有了很大的发展。半导体激光器及其泵浦的固体激光器的发展更为迅速，甚至有取代其他激光器的可能。近些年，激光器的发展将主要集中在辅助设备的配套，如腹腔镜胆囊切除的商品化激光系统、治疗鲜红斑痣的计算机扫描装置、用于内镜的激光和图像监视设备、有温度控制的外科激光系统、CO_2激光光导纤维、接触式光刀、功率计、荧光分析设备等等。国内公司已研发出符合美国FDA认证标准的半导体大功率光动力激光治疗仪及相关配套设备，拥有国内光动力活性甚佳的光敏剂药物的生产工艺知识产权。

光动力治疗对激发光源的要求：①激光波长在$450\sim1000$ nm之间，治疗表浅病变一般选用绿光和黄光，治疗深部病变或瘤体较大的肿瘤多选择红光和近红外光；②激光波长应与所选用的光敏剂吸收峰有最大限度的重叠；③由于光动力疗法需要大光斑照射或多光路输出，照射持续时间长，激光器应具有较大的输出功率和稳定的工作性能。临床光动力疗法中常用的激光器：Ar^+泵浦染料激光器，中心输出波长为630~640 nm，是较好的治疗光源；金蒸汽激光器，波长627.8 nm，可作为治疗光源；铜蒸汽激光器，波长510.4 nm和578.2 nm，可作为治疗光源。氦氖激发器作为光动力较佳光源，具有成本低、技术成熟、使用寿命长、功率稳定等优点。目前激发光源及辅助设备还不能完全满足临床光动力疗法的需要。氦氖激光器功率太小；Ar^+激光器、KTP激光器和铜蒸汽激光器的治疗深度浅，不能满足肿瘤治疗的需要；金蒸汽激光器的运行稳定性较好、功率足够，但体积大；染料激光器的转换效率仅为20%~30%；半导体激光器是较理想的器件，体积小、效率高、使用方便，但低于650 nm波长的半导体激光器的功率目前很难达到治疗标准。另外，治疗部位的光剂量监测还缺乏科学的测定仪器。

四、光动力疗法的临床应用

目前，光动力疗法（PDT）治疗非肿瘤疾病已成为一个十分热门的研究领域。PDT已成为鲜红斑痣和视网膜黄斑变性的重要治疗方法，还用于治疗中重度痤疮（尤其是囊肿性痤疮、结节性痤疮及各种难治性痤疮）、尖锐湿疣（尤其是复发性尖锐湿疣、扁平疣、寻常疣）等皮肤科疾病。PDT在血管成形术后再狭窄、周围动脉粥样硬化、冠状动脉粥样硬化、类风湿关节炎滑膜切除、牛皮癣、增殖性瘢痕、白癜风、抗病毒（如血液净化）、战伤清创、DNA定位切割等方面的研究亦显示出一定的优势。

PDT在治疗肿瘤性疾病方面，临床主要用于腔道、腔体、体表的肿瘤及某些异常增生。PDT能有效治疗基底细胞癌、Bowen病、鳞状细胞癌、湿疹样癌（Paget病）等皮肤肿瘤，对早期、原位肿瘤可以根治；对癌前病变，如日光性角化病、增殖性红斑、黏膜白斑、鲍温样丘疹病等，也可以进行预防性治疗；对中、晚期肿瘤可以作为保守治疗手段，改善症状，延长生命。

光动力反应是一个多因素相互作用的动态变化过程，理论上PDT能产生多种多样的生物学效应，具有广泛的用途。研究其作用规律及量效关系涉及组织光学、光物理、光化学、药效学、药代动力学、细胞生物学等多个学科，难度很大。目前仅对PDT的细胞杀伤作用有比较深入的了解，对PDT的其他生物学作用和机制知之甚少。PDT相关基础理论研究的首要任务是全面深入地研究PDT的生物学效应及机制，发掘PDT的潜在价值；其次是研究光动力各要素之间相互作用的规律、影响因素及量效关系，使PDT的临床应用更科学化、规范化、定量化。

第十二节 痤疮与瘢痕的激光治疗

一、概述

痤疮是一种主要发生于青少年的毛囊皮脂腺的自限性疾病。其皮损可表现为粉刺、丘疹、脓疱、结节、囊肿等，症状消退后仍可遗留色素沉着、凹陷性瘢痕或肥厚性瘢痕。痤疮会影响容貌和身体健康，也会给患者带来心理障碍和社交问题。因此，对于痤疮的治疗，仅依靠药物治疗是不够的，更需要配合医学护肤品、激光等手段进行综合治疗，从而达到治疗与美容的效果。

二、发病机制

痤疮的发病机制比较复杂，主要包括四个基本环节，即毛囊皮脂腺导管角化异常，皮脂分泌过量，痤疮丙酸杆菌大量繁殖及炎症反应。

三、临床表现

痤疮好发于面颊、前额、胸部、背部等皮脂溢出较多部位。非炎症性皮损表现为粉刺，是痤疮的原发皮损，分为白头粉刺（开放性粉刺）和黑头粉刺（闭合性粉刺）。丘疹和脓疱是由炎症引起的，可发展为结节、囊肿和瘢痕。病情缓解或消退后，原皮损可遗留紫红色斑疹、色素沉着及痤疮瘢痕。痤疮瘢痕可表现为凹陷性瘢痕、肥厚性瘢痕和瘢痕疙瘩。凹陷性瘢痕又可分为冰锥型、箱车型和滚动型。

冰锥型瘢痕直径较小（<2 mm），可深达真皮及皮下组织，其开口小，边缘陡峭。

箱车型瘢痕深度可较浅（<0.5 mm）或较深（>0.5 mm），直径常为1.5～4.0 mm，边缘陡峭锐利，似垂直的墙壁。

滚动型瘢痕可分为环形或线性，直径常大于4 mm，边缘柔和，呈波浪状外观，是受真皮或皮下纤维组织牵拉而形成的。

肥厚性瘢痕及瘢痕疙瘩与过量的胶原蛋白沉积及胶原酶活性下降有关，两者的区别在于瘢痕疙瘩形成的丘疹、结节可超出原有伤口的边界。

四、治疗

痤疮的治疗原则为控油，溶解角质，杀菌，消炎调节激素水平。对于口服及外用药物、化学剥脱、日常护理等常规治疗不再赘述。激光治疗为治疗痤疮提供了更多的选择。

（一）适应证

激光治疗可作为各期痤疮治疗的辅助治疗，特别是痤疮后期的色素沉着及瘢痕，具体适应证根据激光类型而定。激光治疗可以用于各种肤色的皮肤及身体的各种部位。激光治疗最好配合外用及口服药物治疗方法以提高疗效。

（二）禁忌证

敏感性皮肤或患光敏性疾病者、正在服用或外用光感性药物者以及孕妇等均不能进行激光治疗。

（三）激光治疗痤疮的机制

使用特定波长的激光，通过激发内源性卟啉产生具有毒害作用的单态氧，从而杀灭痤疮丙酸杆菌及导致痤疮的多种细菌，并抑制过多的皮脂产生，对痤疮炎症的治疗有较强的功效。另外，有些激光治疗还可以修复痤疮后遗留的色斑、色素沉着及瘢痕，有效刺激皮肤胶原蛋白再生，再配合激光磨削使痤疮的治疗效果更加完美。

（四）激光类型及治疗方法

1. 非剥脱性治疗　非剥脱性治疗包括强脉冲光、磷酸氧钛钾（KTP）激光（532 nm）、脉冲染料激光（585 nm）、半导体激光（1450 nm）和铒玻璃激光（1540 nm）等。

强脉冲光是含有多个波长的宽谱光，经过滤片过滤后可得到特定波长范围的窄谱光。强脉冲光适用于有较多炎性丘疹的中度痤疮患者，亦可适用于皮肤油脂分泌过多或有痤疮后红斑、色素沉着的患者。

585 nm脉冲染料激光常用于治疗肥厚性瘢痕和瘢痕疙瘩，不良反应少，疗效肯定。其作用于红斑和血管，从而使瘢痕得到改善。一般针对伤后6个月之内的早期增生瘢痕，此时瘢痕颜色呈暗红或者淡红色，血管丰富，适合选择针对血管的脉冲染料激光（585 nm、595 nm），封闭瘢痕内异常增生的血管使其萎缩退红，抑制其继续生长，从而达到软化瘢痕、修复皮肤、恢复正常外观和皮肤生理功能的目的。

长脉宽1064 nm Nd:YAG激光有更强的封闭血管作用，常用于治疗皮肤血管性疾病，不易产生色素沉着，也可作用于肥厚性瘢痕和瘢痕疙瘩，并与585 nm脉冲染料激光的疗效相似。此外，对真皮胶原的重塑作用机制还可用于治疗轻中度萎缩性痤疮瘢痕。

点阵激光是一种新型的激光治疗模式，点阵式光热作用使目标皮肤产生微小热损伤，而周围皮肤不受破坏，能加快受损皮肤的修复速度达到紧肤、嫩肤及修复瘢痕的效果。非剥脱性点阵激光包括1550 nm铒玻璃点阵激光、1540 nm铒玻璃点阵激光、1320 nm和1440 nm Nd:YAG点阵激光等。对于痤疮凹陷性瘢痕患者，需根据患者瘢痕分型、肤色等选择合适的光斑、能量、密度进行多次治疗，并配合适当的术后护理，以降低色沉风险。非剥脱性点阵激光主要用于陈旧性痤疮瘢痕的处理。

2. 剥脱性激光　剥脱性激光主要包括二氧化碳（CO_2）激光和Er:YAG激光，其有效率为25%～90%，但其不良反应包括持久性红斑和炎症后色素沉着，特别容易发生在肤色较黑的患者身上，从而限制其应用。

CO_2激光波长为10600 nm，通过组织汽化作用改善组织表面的不平整外观，通过适度的控制性光热损伤作用，使真皮胶原再生、重塑，可用于治疗肥厚性瘢痕和浅箱车型痤疮瘢痕，显效较非剥脱激光快且明显，由创伤愈合带来的改善性修复可持续3～6个月，但对于瘢痕疙瘩疗效不佳。

Er:YAG激光波长为2940 nm，剥脱作用比CO_2激光浅，靶基为水分子，水吸收率是CO_2激光的16倍，其穿透表浅，损伤较小，在刺激胶原增生和真皮重塑作用方面不如CO_2激光，它同样用于治疗肥厚性瘢痕和浅箱车型痤疮瘢痕，很少用于瘢痕疙瘩。

除了传统模式，还有点阵模式治疗痤疮瘢痕，后期恢复快，安全性高，传统模式与点阵模式结合，可以取得更好的治疗效果。

3. 光动力疗法　光动力疗法主要用于治疗中至重度痤疮及对药物治疗不耐受的痤疮。局部使用的光敏剂氨基酮戊酸（ALA）被上皮细胞和毛囊皮脂腺吸收，予以特定波长的光照射后，可选择性介导皮脂腺荧光反应产生单态氧，对皮脂腺单位、细菌均具有毒害作用，拥有减少皮脂分泌及杀灭细菌的功效，从而达到治疗效果。配合使用的光源可以是可见光中的蓝光、红光、LED光，也可以是激光里特定波段的光。国内有研究显示，ALA-PDT治疗中重度痤疮的疗效明显优于口服异维A酸胶囊，ALA-PDT组复发程度明显轻于对照组，病情控制时间明显延长，安全性也比较好。

4. 瘢痕的综合治疗　对于瘢痕，我们首先需要对瘢痕的分型、病期、皮损特点及皮肤类型进行评估，这有助于确定使用哪一种激光或几种激光联合治疗，瘢痕早期（小于1年）一般不需要激光治疗。如果出现肥厚性瘢痕的特征，早期激光干预治疗有助于促进瘢痕的早期改善并抑制进一步增殖。

综上所述，当前治疗痤疮以及痤疮瘢痕的激光种类繁多，可以根据具体需要进行选择，治疗后配合良好的术后护理不会产生明显的不良反应，配合药物治疗等其他治疗手段有较好的疗效。随着医疗技术的不断改进与发展，人们对美容需求提高，激光用于痤疮及瘢痕的临床治疗将会产生更好的临床疗效。

第十三节　面部年轻化的激光、光、电、声技术

一、概述

皮肤衰老过程包括自然老化及光老化，其最早出现的临床表现为色素性的改变，然后会出现皮肤变薄、皮纹变粗、毛细血管扩张，并最终导致皮肤松弛下垂、弹性下降及皱纹的出现。面部老化开始于25岁，在30岁后逐渐显现出来，主要表现为皮肤松弛下垂，鼻唇沟加深，出现鱼尾纹、额部横纹、川字纹等细微皱纹。目前，去除面部皱纹的方法较多，包括手术除皱、微晶除皱、化学剥脱除皱、激光除皱、各种材料填充、肉毒毒素注射除皱等，这些方法对面部老化皱纹及松弛均有一定的治疗效果，但也有各自的不足之处及应用限制。随着微创整形理念的发展，光电疗法在面部年轻化治疗中的应用越来越广泛，其中包括非剥脱性光电疗法，如强脉冲光（IPL）、脉冲染料激光（PDL）、Nd:YAG激光、半导体激光、聚焦超声、射频等；也包括剥脱性光电疗法，如传统的CO_2激光、Er:YAG激光，以及点阵激光、等离子等。剥脱性与非剥脱性光电疗法根据其各自不同的特点及优势而有着各自的应用。

传统意义上，皮肤年轻化的激光治疗技术分为剥脱性激光嫩肤与非剥脱性激光嫩肤技术。用于剥脱性激光嫩肤的激光有超脉冲CO_2激光、铒激光等，可发射接近水的吸收峰波长的激光，这些激光发射脉冲式和扫描式聚焦光束可精确地作用于浅表皮肤，引起轻微的皮肤损害。热量在汽化过程中大多被带走，仅部分残余的热量导致皮肤热损伤及热效应。该剥脱性激光治疗方法再建光老化皮肤以达到嫩肤的目的，已经被广泛接受和应用。若选择参数适当，CO_2激光和铒激光可对组织产生相似的治疗和美容效果，但治疗后可能会产生一定的不良反应，如色素脱失或沉着、伤口延迟愈合甚至产生瘢痕。术后恢复慢和不良反应是患者不愿接受该治疗最主要的原因。针对剥脱性嫩肤术带来的各种副作用，非剥脱性嫩肤术应运而生，如脉冲染料激光、Q开关激光、强脉冲光、射频技术、聚焦超声技术等。这类技术的作用机制大多基于对真皮组织的

热效应。通过刺激真皮中的胶原再生，使皮肤收紧，而对表皮几乎不产生损伤，局部也不产生创面。由于该技术治疗后无表皮损伤，也不产生剥脱，大大缩短了术后恢复时间，减少各种副作用的发生，因此受到越来越多人的青睐。然而，对于皮肤重建，非剥脱性激光技术目前还不能达到剥脱性激光的效果。

二、非剥脱性光治疗

非剥脱性光治疗术是近年发展起来的皮肤光老化光学美容技术。研究表明，在不消融表皮层的基础上，选择性将脉冲光辐射至真皮病损组织，使其产生凝固坏死，也能实现对光老化皮肤进行光美容的效果。在可见光和近红外光光谱治疗范围内，表皮层的黑色素有较强的吸收光辐射能力。为实现非消融性光治疗目的，防止因表皮层黑色素吸收光辐射而产生热损伤并减少术后的疼痛感及水肿，采用表皮冷却方式。皮肤的非剥脱性光治疗多以皮肤组织内的黑色素、血红蛋白、水等为目标载体，结合动态冷却的波长为 1064 nm、1320 nm、1450 nm 和 1540 nm 的脉冲激光和宽光谱强脉冲光源。

Nd:YAG 激光属于非剥脱性激光，主要由皮肤中的水吸收，对真皮产生可控性损伤，通过对表皮和真皮加热，刺激胶原的再生、重塑，收紧皮肤，达到嫩肤目的。此类激光通常配有有效的皮肤冷却系统，使表皮热损伤大大减少。但由于其较强的穿透力及皮肤明显的热效应，治疗中往往有较明显的不适感，部分患者需要适度麻醉。Nd:YAG 激光可用于改善面部皱纹及 I 型、II 型皮肤光老化，具有收细毛孔、减少面部油脂分泌等作用，对于亚洲人和白种人同样有效，副作用小，主要是局部轻微的红斑或瘀点，很少发生炎症后色素沉着。

三、剥脱性光治疗

剥脱性光治疗术是 20 世纪 90 年代初期发展起来的光美容技术，成熟于 90 年代中期至末期。该技术利用光剥脱作用（ablation），汽化皮肤表层使表皮和真皮胶原蛋白再生来改善皮肤质地。波长为 10600 nm 的超脉冲 CO_2 激光最先用于这一目的。由于生物组织的主要成分是水，其理论消融深度为 20～60 μm，热损伤凝固深度为 50～150 μm，便于将热损伤控制在真皮上层并具有较好的止血效果。其后，基于同样的原理发展了波长为 2940 nm 的 Er:YAG 脉冲激光，其理论消融深度为 5～15 μm，更利于实现可控制的皮肤浅表层消融的光治疗，对正常组织所造成的热损伤也较小，组织热凝固深度为 10～15 μm。然而，由于热损伤深度较浅，止血能力不足，刺激胶原新生及重塑的能力较 CO_2 激光差。Utley 等人结合使用 CO_2 和 Er:YAG 两种不同波长的脉冲激光，利用 Er:YAG 脉冲激光精确的深度消融作用和 CO_2 脉冲激光优良的止血凝固效果，实现优势互补，取得了更好的焕肤效果，也减少了激光手术后的并发症和组织修复时间。激光焕肤术虽然能精确控制皮肤组织的消融和热凝固深度，但是这一技术需要去除表皮层，开放性的创面易出现感染、瘢痕、色素沉着等副作用，也需要较长的组织修复时间，对皮肤色素较深的人种来说副作用更加明显。

目前，点阵CO_2激光引起皮肤胶原重构和收缩的机制还不完全清楚，但可以观察到术后即刻就有显著的胶原收缩现象，术后3～6个月内出现胶原蛋白永久性的重构和再生。Prignano等人通过细胞凋亡途径解释了点阵CO_2激光治疗光老化皮肤的作用原理，他们认为点阵CO_2激光可能通过激活凋亡途径，诱导组织细胞在7 d内完成一个炎性修复的过程，从而达到治疗效果。抗细胞凋亡标记物Bcl-2在治疗后7 d内逐渐增加，说明细胞凋亡可能在启动细胞增殖方面有重要的作用。

四、射频紧肤术

（一）概述

射频自21世纪初开始应用于面部年轻化领域，2000年11月美国FDA批准单极射频可用于眶周皱纹的治疗，这是首个被FDA批准的非手术射频紧肤设备。随后，射频紧肤治疗开始用于面部其他部位及非面部区域。

射频是一种高频交流变化电磁波的简称，射频电流通过电阻的影响转化为热能，被Sadick等人称为选择性电热作用，它与激光、强脉冲光等选择性光热解作用的机制不同，由此产生的热能效果也不同。人体组织是一个导体，其中水占体重的60%～70%，许多元素是以离子的形式存在于水中，因而人体内部导电能力较强。当射频电流流经人体通过组织时，组织对射频电波的阻力，使组织内水分子瞬间产生快速振荡，从而在电极之间产生一种沿电力线方向的急剧的来回移动和振动。因各种离子的大小、质量、电荷和移动速度均不尽相同，在振动过程中互相摩擦或与周围的介质摩擦，产生热运动能加热靶组织，从而达到治疗目的。研究表明，射频电流作用于皮肤后产生一种反向的温度梯度，使表皮下方的组织比表皮有更明显的温度升高，可保护表皮以防止热损伤，导致深层皮肤甚至皮下组织的容积性加热，从而达到治疗目的。射频治疗后因胶原收缩反应可见即刻收紧效果，真皮胶原新生及改建过程则持续3～6个月之久。同时这种加热的容量是可调控的，可控制真皮受热深度。射频技术操作相对简单、安全性高、副作用小、无创性、长期维持效果较好，为面部紧肤、抗衰等提供了更多的选择。

（二）作用机制与设备分类

1. 作用机制　射频是通过高频电流流经组织来产生热效应的，其产生的热效应与以下因素有关。

（1）电流的大小、频率。

（2）组织的生理特性，包括含水量、导电性及温度。

（3）电流作用于组织时的分布与电极的形状及作用部位有关。由于射频治疗时真皮内热沉积效应深，有可能深达皮下组织，包括筋膜和脂肪，通过有控制地加热组织产生生物效应，包括即刻的胶原收缩和后续的胶原增生效应。胶原纤维被加热至阈值温度并持续一段时间后，胶原分子的三螺旋结构内氢键断裂，导致胶原收缩并刺激新生的胶原合成，从而出现紧肤效应。

2. 设备类型　目前使用的射频设备分为单极射频和双极射频。

（1）单极射频：单极射频分为两种。第一种除治疗头外，在身体的其他部位还需有一个回流电极，因而在一定意义上可称为准单极，穿透的层次较深，治疗时疼痛明显，甚至需要在全麻下治疗。第二种是真正意义上的单极射频，其治疗头以一定的频率变换正负极，导致水分子正负极的高速旋转摩擦产热，不需要在身体其他部位放置回流电极。

（2）双极射频：电流从两个相同的相隔一段固定距离的电极之间通过，使得电流分布的可控性较单极高，但其穿透深度仅限于两个电极之间距离的一半，因此更深的组织层次有时难以到达。

（三）组织学效应

关于射频治疗的基础研究方面，Zelickon 于 2004 年进行了组织学及超微结构变化研究，认为加热过程会破坏胶原分子的氢键，改变分子结构，导致胶原收缩，也刺激了新胶原的合成。他采用活体腹部组织进行射频治疗的研究，治疗后皮肤组织活检显示，应用高能量及低能量治疗，治疗后 2 d、3 周和 8 周，显微镜显示高能量治疗区出现轻度的血管周围及毛囊周围炎症反应。电子显微镜下即刻反应为真皮内胶原纤维结构弥漫性改变，观察到纤维增大，有些部位出现融合，不能辨认边界，深达真皮中层，高能量治疗区更明显，至 8 周时这些变化不明显，意味着胶原纤维逐渐修复。分析显示，Ⅰ型胶原的 mRNA 在第 2 天和第 7 天时增加，意味着胶原合成增加，但在 3 周及 8 周时无明显增加。Ⅰ型胶原 mRNA 的增加证实了热损伤导致的伤口愈合反应，以及后续的胶原增生效应。此外，由于皮肤的胶原是多方向的，治疗后会产生多方向的收缩效应。Hruza 等人报道射频治疗后 2 周成纤维细胞释放细胞因子和生长因子，生长因子促进胶原蛋白和弹性蛋白形成；12 周后真皮浅层排列规整的弹性蛋白和胶原纤维取代了原先的弹性组织。

（四）临床效果

1. 治疗方案及效果

（1）射频紧肤的治疗方案：来自 Zelickon's 实验室的研究结果显示，采用高能单遍及低能多遍治疗耳前皮肤后活检，结果为后者在皮肤 1~2 mm 的深度内产生了更多的变性胶原，临床效果提高，且术中的疼痛下降。这项结果也在临床应用中得以证实，低能多遍治疗患者疼痛感下降，治疗后即刻的紧肤效果及远期效果（6个月）提高，患者满意度明显增加，并发症发生率降低。

（2）疗程安排：根据使用的设备不同，治疗过程及疗程安排有所不同，一般全疗程为 1~5 次。能量设置参考指标：治疗时的不适与皮肤内射频电能转化成的热能有关，热能的产生与组织局部的特性和局部电阻有关，不同患者、不同部位均不同，患者的感觉可以提示组织被加热的程度。因此，患者的不适感一定程度上提示了局部受热的程度，可作为选择最佳能量的参考指标。表皮的温度监测亦可参考治疗强度是否适宜。

（3）疗效：治疗后患者均有即刻紧肤效果，持续 3~5 d，1~2 个月后逐渐出现渐进而持久的改善，表现为皮肤质地改善，弹性增加，光泽度增加，皱纹变浅，下颌区松弛组织收紧上提，鼻唇沟变浅，面中部显紧实饱满。治疗后 3~6 个月患者自述效果保持平稳，部分患者自觉效果更趋明显。射频治疗作为一种非手术紧肤手段，其临床显效率尚不尽如人意，虽然有基础研究理论支持皮肤的年轻化改变，但要在临床上获得很高的显效率，仍属不易。2003 年一项来自多中心的研究证实，86 个患者受眶周射频治疗，治疗后 6 个月眶周皱纹评分至少提高 1 分的占83.2%（眶周），客观照片分析示 61.5% 的患者眉上提的程度 $\geq$0.5 cm，患者满意或非常满意的比例是 50%。Ruiz-Esparza 于 2003 年采用单极/双极射频治疗面部，50% 的患者至少获得了 50% 以上程度的改善（包括鼻唇沟、颊部形态以及口周纵纹）。Nahm 于 2004 年利用射频治疗单侧面部作对照，研究描述了半侧面部 RF 治疗后的客观变化，证实了量化的效果。治疗后 3 个月眉平均上提 4.3 mm。下颌角处的松弛通过测面积来评价，面积减少了 22.6%。

（4）治疗后反应：治疗后反应与使用的设备有关，大部分情况下，治疗后皮肤潮红或红斑，轻度水肿，数小时缓解，少数患者出现局部结痂、水疱，甚至局部脂肪萎缩。

2. 与疗效相关的因素

（1）设备种类与治疗强度及频次：设备的种类不同，治疗强度及频次不同，均会影响治疗的效果，通常单极较双极治疗强度大、治疗参数大，所需的治疗次数较少，但风险较高。

（2）患者选择：包括年龄、皮肤质量、面型、治疗部位等。治疗效果与操作时的能量设置及治疗方案和患者的年龄、面型以及皮肤本身的质地有关。患者的年龄是一个重要的因素，过大（＞60岁）及过于年轻（＜30岁）的患者效果不明显。面部皮下脂肪中等，皮肤本身质地较好，皮肤松弛明显者尤其是下颌区松弛明显者治疗后效果明显，下颌下缘形态改善。相反，过于肥胖及过于瘦削者效果均不佳。由于面部的松弛是重力及皮肤弹性下降等原因造成的，治疗应以全面部治疗为佳，患者的治疗部位越多，满意度越高。

（五）适应证与禁忌证

射频治疗适用于25岁以上有皮肤松弛、皱纹及面部下垂的所有人群。禁用于安装心脏起搏器的患者，不适用于皮肤局部有炎症反应、瘢痕体质及期望值过高的人群。

（六）不良反应与并发症

1. 根据设备的不同、治疗强度不同，治疗过程中的感受有所不同。有的治疗过程会有烧灼感或疼痛，可以考虑表面麻醉及神经阻滞。

2. 一过性红斑和水肿一般一至数天内缓解。

3. 局部结痂、组织坏死多由于治疗强度过大，可能遗留瘢痕。

4. 局部脂肪萎缩多发生于单极射频的过高能量治疗。

总之，射频治疗作为一种紧肤治疗，接受治疗的患者应有正常的期望值，由于其无创性，可作为皮肤年轻化的一种维持治疗，通常1~2年应重复治疗，也可以作为手术除皱后的一种补充，改善皮肤本身的弹性与质地。射频治疗后面部的变化呈渐进性改变，非常自然协调，无治疗风险、无恢复期是该治疗的主要优点，比较适合于对手术恐惧及有手术禁忌证的患者，比较年轻暂不适合行手术治疗的患者亦可通过此方法维持皮肤的弹性及紧致度。射频治疗作为一种面部年轻化的改善及维护手段，随着其在临床的使用经验更加丰富，其长期定时维持治疗后的效果也将得到进一步的证实。

五、等离子皮肤再生技术

等离子皮肤再生技术（plasma skin regeneration technology，PSR）是利用微等离子体技术，通过等离子能量对皮肤产生可控的热作用，致使表皮快速更新和真皮胶原再生，起到改善皮肤光老化的作用。等离子皮肤再生技术的主要特点是不与皮肤靶色基相作用，不受肤色深浅限制，在皮肤年轻化及瘢痕治疗方面有其独特的优势。

（一）作用机制

等离子体是物质存在的一种特殊状态，物质通常以固态、液态和气态存在。当固体加热到一定的程度，吸收足够的能量后，将变成液体，再加热会变成气体，此时如果继续提供更多的能量，物体则会变成电浆状态（plasma），这是物质的第四种状态，是由于原子失去外周电子后形成裸原子的、离子化的气体状态。当原子的外周电子被外来能量激发，便形成一种带正电荷的状态，这种带电荷的气体就是电浆，也称等离子体（图10-11）。

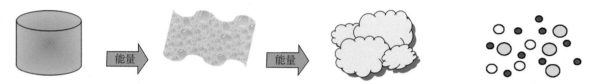

图10-11 等离子的形成

PSR的外来激发能量是由超高频率的射频电磁波产生，占空气体积78%的氮气受射频能量激发后分解为单态氮，最终转化为等离子体氮气，它发射出一定波长范围的辐射脉冲波，波长在靛青和紫色范围内，在近红外段也有能量分布，脉冲宽度为毫秒级（图10-12）。当等离子体氮气撞击皮肤后，其能量迅速传递到真皮，引起瞬间可控的、均匀的热效应，使真皮胶原温度升高达到68 ℃，发生即刻的胶原收缩反应，达到收紧皮肤、去除皱纹、恢复皮肤弹性和光泽的效果。等离子能量迅速加热皮肤，而不会对组织产生爆破效应或即刻剥去表皮，一般到新生表皮长出，原来的腐皮才开始脱落，这样就能让表皮形成完整附着的天然生物敷料，有利于表皮的快速再生和胶原形成，也可在表皮修复的过程中提供保护，防止感染。

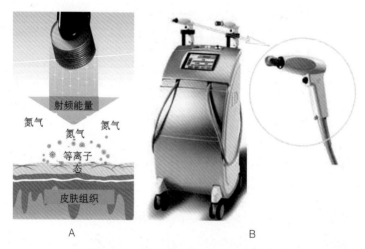

图10-12 微等离子皮肤再生技术工作原理

PSR的作用特点为在治疗过程中没有表皮组织即刻的消融，热效应过程是等离子气体自身的传递而非靶色基吸收导致的组织升温。PSR的作用机制是非色素依赖性作用，称为"色盲"特性。产生等离子能量的两个关键因素是射频能量和气体，等离子气体的产生有不同的方式，早期使用的传统PSR是在手具内产生后通过一个石英喷嘴喷出，形成直径6 mm的光斑，直接将能量释放给皮肤组织。近年出现的Accent Pixel PSR是利用点阵单极高频率（40.68 MHz）射频发射器，将能量均匀分布在有数十个尖端的手具上，利用这数十个微点状射频能量将空气中的氮气转化为等离子气体，作用于皮肤组织。手具通常有滚轮型和邮戳型（图10-13），根据不同的部位选用不同的手具，面部整体使用滚轮手具治疗，局部精细部位可用邮戳手具完善治疗。

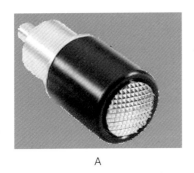
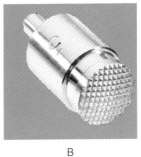
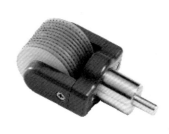

A、B. 邮戳型手具；C. 滚轮型手具。
图10-13 等离子形成仪器

（二）临床应用

20世纪70年代的PSR与现在飞顿公司使用的微等离子体技术是有很大区别的，前者是俗称的电浆治疗，虽获FDA批准，但并未推广。

等离子技术于20世纪70年代已应用于外科手术。不同的气体产生的等离子能量在医学上有不同的用处，如利用氩离子产生的热量可用于凝血，氦及二氧化碳气体产生的紫外线辐射能量可用于治疗银屑病，氦及二氧化碳的混合气体可用于杀菌，而等离子氮气则被用于皮肤重建、瘢痕的治疗。根据Rhytec公司现有介绍，Plasma技术几乎可以完美地进行嫩肤和皮肤年轻化治疗，包括皱纹、皮肤色素斑、光老化、皮肤质地等的改善。

PSR在2006年9月被美国FDA批准认可，可以用来治疗体表皱纹、表浅的皮肤病损、日光角化病、病毒性乳头瘤、脂溢性角化病、眼睑松垂、Hailey-Halley病、线状汗孔角化病、痤疮瘢痕等多种疾病。具有光老化特征的皮肤均可进行治疗，包括颈部、胸部、手部皮肤等，主要用于面部皮肤光老化的治疗，如皮肤松弛、皱纹、毛孔粗大、皮肤粗糙，同样适用于颈、胸和手部皮肤的老化改善。此外对炎性痤疮、痤疮后瘢痕、各类创伤性及萎缩性瘢痕、膨胀纹也有明显的改善效果。禁忌证为瘢痕体质，皮肤有细菌或病毒感染，存在全身重要器官疾病或免疫系统疾病。

治疗前外用麻醉药膏，早期使用的传统PSR治疗可采用多次低能量密度治疗，或采用单次高能量密度治疗，使用6 mm光斑手具治疗时，手具与皮肤保持5 mm的距离，近年出现的微等离子体技术一般采用滚轮手具全面部治疗，再用定点手具细化治疗小的凹凸不平的区域，治疗后用保湿霜和防晒霜，6~8周后重复治疗1次，3~6次为1个疗程。治疗后皮肤会出现即刻的红斑反应，随后出现表皮的结痂，约持续1周脱落。

在面部年轻化治疗中，有报道3个月时有37%的患者出现皱纹消退，6个月时有24%的患者出现细小皱纹消退和皮肤质地改善。患者的面部整体评分为68%，包括皮肤质地、光滑度、皱纹的改善程度等。文献报道显示PSR对皮肤松弛和皱纹有明显疗效。治疗简易快速，无明显的永久的色素改变、瘢痕等并发症（图10-14）。

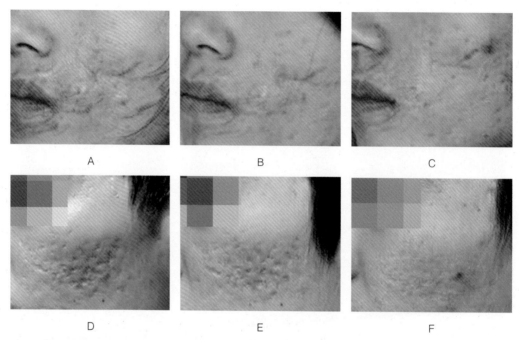

A. 面部痤疮瘢痕；B. 面部痤疮瘢痕2次治疗后；C. 面部痤疮瘢痕5次治疗后；D. 面部外伤瘢痕；E. 面部外伤瘢痕2次治疗后；F. 面部外伤瘢痕4次治疗后5个月。

图10-14　等离子技术的临床应用效果比较

等离子技术对于改善面部皮肤色素异常、提高光滑度以及改善光老化性皮肤松弛是一个有效的方法。PSR不像激光治疗那样依赖于选择性光热作用，它不需要和皮肤的靶色基相作用。术后的组织学分析证实，PSR有新胶原的生成和真皮结构的重排，而且治疗后反应轻、恢复时间短、并发症少，在临床应用中展现出了它的优势。

六、聚焦超声技术

超声波是一种频率大于20 kHz的机械波，具有反射、散射、衰减、多普勒效应等物理特性，此外还有人体生物效应、空化和机械作用。超声诊断仪就是利用前面的物理特性，经过再处理成为超声声像图。但是超声波在人体组织中可被吸收转化为热能，使局部升温，超声波的超剂量照射会对人体组织器官造成一定的损伤。临床应用中，根据不同个体和检查器官，将超声照射的计量和时间限制在安全范围内；也可以有目的地利用超声的人体生物效应，达到某种治疗目的，如本文重点阐述的利用聚集超声（intense focused ultrasound，IFUS）作用于皮肤及皮下组织，达到皮肤美容效果。

1. 超声理疗技术在皮肤美容中的应用 超声理疗利用较低强度的超声波产生的热效应、机械效应等，用聚焦或非聚焦声束对人的面部皮肤及浅表组织产生机械摩擦作用及温热作用，包括超声洗脸、超声按摩、超声针灸和超声热疗，从而达到美容焕肤的效果。其主要的作用机制是通过改变细胞膜的通透性，改善血液循环、促进新陈代谢、增强药物渗透等。

2. 聚焦超声在皮肤美容的应用 IFUS在皮肤美容中的应用主要是通过无数点阵排列的集束热传递方式，深入皮下靶组织（如SMAS层、胶原蛋白），高速振荡，使组织之间相互摩擦瞬间升温至65℃（所有非侵入式紧肤仪器的最强温度），形成凝固区域，确保能量在真皮层积存进而发挥有效的热能作用，使SMAS层、胶原蛋白收缩，从而实现面部提升与面部年轻化。

Lee等人的临床研究表明，80%的研究对象在IFUS进行面部年轻化治疗后均有明显的临床改善，63.6%和72.7%的研究对象有明显的临床改善。疗效的差异可能是由于使用了不同型号的IFUS治疗导致的。据研究，聚焦超声治疗后3个月的改善是显著的，并可以维持6个月的疗效，这是一个安全、有效、无创的治疗过程，对于亚洲人皮肤皱纹和松弛通常是有改善的，尤其是对下颌、面颊和口周区域的临床改善显著。

聚焦超声是一种用于非侵入性皮肤美容的技术，对面颈部年轻化多有益处。它是高度聚焦的，使用不同频率的声波能量，特殊的转能器将超声能量直接引导到一个小的靶点处，温度瞬间升高至65℃，从而使靶组织凝固。通过这一热效应作用于真皮深层、皮下及SMAS层，刺激胶原蛋白再生机制，不损伤表皮。虽然IFUS技术在整形外科领域的应用取得了一些成绩，但是在临床应用的时间尚短，对不同皮肤美容问题的超声治疗机制有待进一步的深入研究。因此，我们深信随着相关学科的发展和超声治疗机制研究的进展，聚焦超声治疗的安全性和有效性会得到进一步的提高，同时应用于皮肤美容的超声治疗也渴望取得更广泛的突破。

第十四节　良性皮肤增生性疾病的激光治疗

一、概述

良性皮肤增生性疾病多影响美观，激光治疗主要是铒（Er:YAG）激光和CO_2激光，其他还有脉冲染料激光、氩激光和磷酸钛钾（KTP）激光等。激光治疗良性皮肤增生性疾病的原理主要是依据组织的汽化消融作用，消除病损。激光治疗的优势在于治疗时间短、方法简单、视野清晰、治疗出血少、疼痛轻微、清除彻底、周围组织创伤小、术后护理简单易行、患者依从性高、不良反应轻微，更加符合皮肤美容的要求。

二、色素痣

色素痣（pigmented nevus），也称痣细胞痣、黑色素细胞痣，是最常见的由痣细胞组成的皮肤良性肿瘤，常在出生时或出生后若干年出现，随年龄增长而增多，往往在发育期明显增多。其分类无明显统一，根据临床出现顺序可分为先天性色素痣和获得性色素痣两大类；根据痣细胞在皮肤内的分布层次不同，可分为交界痣、混合痣和皮内痣三型。

（一）诊断要点

色素痣常在出生时或出生后若干年出现，根据痣细胞内色素含量不同，颜色可为肤色、棕色、褐色、蓝黑色或黑色，形状大小不等，数目不一。皮损可为斑疹、丘疹、乳头瘤状或半球形隆起，一般无自觉症状，交界痣恶变时常有局部刺痛、灼热或疼痛。

（二）组织病理

交界痣的痣细胞巢位于真皮表皮交界处，皮内痣的痣细胞巢位于真皮内，混合痣含有上述两种情况。

（三）治疗

色素痣多无须治疗，当有恶变、易摩擦部位或美容需求时，可根据不同情况选择相应的治疗方案。浅表的小痣可选用激光治疗，而位于皮内过深的痣，激光治疗后易复发或者可能遗留明显的凹陷性瘢痕，可行激光分次治疗或外科切除；疑恶变或面积较大的痣进行外科切除更合适。激光治疗可选汽化型和非汽化型。

1. 汽化型激光　Er:YAG激光（2940 nm）或超脉冲CO_2激光（10600 nm）。Er:YAG激光（2940 nm）汽化剥脱治疗的精确性和安全性优于CO_2激光，对周围组织的损伤更小。治疗中，建议用生理盐水棉签把结痂的组织擦除，便于观察病变部位一层一层逐步剥脱（图10-15）。逐层汽化治疗。治疗时注意控制治疗深度，一般不会遗留瘢痕。复发者可于2个月后重复治疗，个别过深的痣治疗后可能留下小的凹陷性瘢痕。

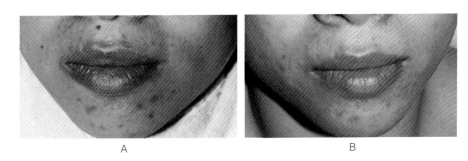

A. 治疗前；B. 治疗后。

图10-15 上唇色素痣，Er:YAG激光治疗一次，术后1个月

2. 非汽化型激光 Q开关激光可用于治疗较浅表的色素痣。Q开关激光（755 nm），光斑直径2～3 mm，频率2～5 Hz，能量密度6～8 J/cm²；Q开关激光（532 nm），光斑直径2～3 mm，频率2～5 Hz，能量密度1.5～2.5 J/cm²。但两种激光祛除效果一般，术后易复发，且部分患者术后遗留点状色素沉着。

3. 联合治疗 对于皮内痣和混合痣，可用汽化型Er:YAG激光或CO₂激光汽化剥脱到一定程度，再结合Q开关脉冲激光治疗。

激光治疗可能出现的问题：①色素残留或色素痣复发，主要是激光治疗不均匀或治疗深度未达到色素痣的病变深度，可再次激光治疗。②遗留瘢痕，主要与治疗过深、术后创面感染及瘢痕体质有关，治疗时掌握深度宁浅勿深。③癌性病变，多次激光治疗后复发、创面愈合差、面积扩大等，应及时病理诊断排除皮肤癌变。

三、粟丘疹

粟丘疹（milia）又称白色痤疮，起源于表皮或附属器上皮的潴留性囊肿，可发于任何年龄。粟丘疹有两种类型，一种为原发性损害，从新生儿开始，另一种继发于炎症后（图10-16）。

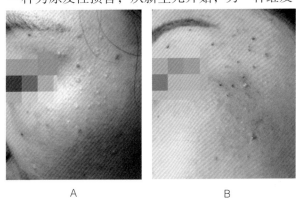

A. 治疗前；B. 治疗后。

图10-16 左上睑区乳白色针头大小坚实丘疹，左面颊粟丘疹，CO₂激光治疗前后

（一）诊断要点

1. 可发于任何年龄，女性多见。

2. 好发于面部，如眼睑、额部和颊部。

3. 皮损为散在乳白色或黄色针头至米粒大的坚实丘疹，可自然脱落。

4. 无自觉症状。

（二）组织病理

表皮样囊肿，囊腔由排列成同心圆的角质细胞填充，囊肿由多层扁平上皮细胞组成。

（三）治疗

1. 传统治疗　局部用75%乙醇消毒后，用针挑破丘疹表面皮肤，挤出黄白色颗粒即可。

2. 激光治疗　超脉冲CO_2激光治疗将丘疹表面汽化出一微孔，再将皮损内黄白色潴留物挤出。

四、汗管瘤

汗管瘤（syringoma）是向小汗腺末端导管分化的一种肿瘤，被认为与内分泌及遗传有关，青年女性多发（图10-17）。

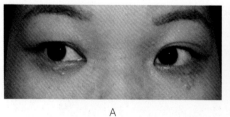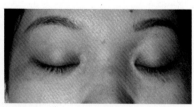

A 　　　　　　　　　　　　　　　B

A. 治疗前；B. 治疗后。

图10-17　双侧上下眼睑汗管瘤，Er:YAG激光剥脱治疗后1个月

（一）诊断要点

1. 青年女性多见。

2. 损害为针头至豌豆大小，大半球形丘疹，表面有蜡样光泽，肤色呈淡黄色或褐黄色。

3. 好发于双下眼睑、前额、胸部、两颊，外阴亦可发生。

4. 病程缓慢，一般无自觉症状。

（二）组织病理

肿瘤位于真皮上部，由管壁衬以一排腔面细胞和一至两排周围细胞的导管结构及上皮细胞索组成，导管内可充有嗜碱性角化物。

（三）治疗

1. 传统治疗　数目少时可切除或电解。

2. 激光治疗　首选CO_2激光及Er:YAG激光。常规消毒、局部麻醉，超脉冲CO_2激光治疗在瘤体中心由表皮向瘤体深部依次汽化，将汗腺管口打开，潴留的淡黄色沙粒样内容物挤出，然后将囊壁周围汽化一遍。

激光治疗注意事项如下：

（1）皮疹多时宜分批治疗，眼睑部皮疹应局部麻醉，皮疹少且分布疏散的部位可做表面麻醉。

（2）激光术后需注意防晒。手术2个月后可再次治疗。

五、脂溢性角化病

脂溢性角化病（SK）又称为老年疣，是一种好发于中老年的良性皮肤乳头瘤样增生，病因尚不明确。损害常多发，好发于面部，尤其是颞部，其次是手背、躯干和上肢。无明显自觉症状，影响美观（图10-18）。

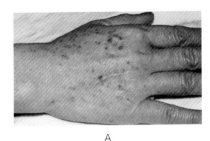 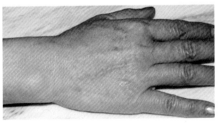

A　　　　　　　　　　　　　B

A. 治疗前；B. 治疗后。

图10-18　右手背脂溢性角化病，Er:YAG激光汽化治疗后1.5个月

（一）诊断要点

1. 好发于中老年，男性多见，随年龄增大皮损增多。

2. 皮损好发于皮脂腺旺盛部位，如面部、手背、躯干、上肢等。

3. 损害为淡褐色至黑褐色斑丘疹，表面有油腻性鳞屑、痂。

（二）组织病理

乳头状瘤样向外增生、角化过度、棘层肥厚，增生的细胞主要由基底样细胞和棘细胞组成，有假角质囊肿。

（三）治疗

1. 传统治疗　有锐匙刮出、切除、冷冻、药物腐蚀等。

2. 激光治疗

（1）如仅为色素性改变（老年斑），外观扁平，无明显增生、凸起，治疗可以参照色素斑的治疗方法，选用Q开关激光和强脉冲光治疗。

（2）如出现增生（老年疣）可选用激光汽化治疗。

治疗时先将凸出的瘤体组织汽化，用生理盐水棉签将激光汽化后的皮屑擦去，看清楚层次再进行治疗，勿治疗过深损伤真皮，避免出现瘢痕及色素沉着。如瘤体较厚，则应间隔3个月分次治疗。

六、睑黄瘤

睑黄瘤又称睑黄疣，是皮肤黄色瘤病中最常见的一种，多与体内脂质代谢障碍有关，主要发生在成人，儿童及青少年偶见，预后良好（图10-19）。

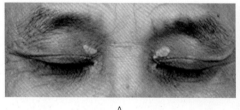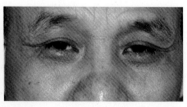

A　　　　　　　　　　　　　　B

A. 治疗前；B. 治疗后。

图10-19　双侧上睑睑黄瘤，CO_2激光汽化治疗后2个月

（一）诊断要点

1. 中年女性多见，尤其是患有肝胆疾病的妇女。

2. 好发于上眼睑内眦处，单个或多个，可对称或先后发生。

3. 皮损为黄白色稍隆起的斑片，近长方形，皮损柔软，可以彼此融合。

4. 皮损持久，进行性扩大或多发，严重者可以累及整个上睑甚至全眼睑皮肤。

（二）组织病理

表皮正常或变薄，真皮可见簇集的泡沫细胞或黄色瘤细胞浸润。常见Touton多核巨细胞和胆固醇裂隙，早期损害可见炎细胞浸润，皮损消退期为成纤维细胞替代。

（三）治疗

1. 传统治疗　多用电分解、电凝固、液氮冷冻及化学腐蚀法，疗效均不确切，治疗过浅易复发，过深易出现瘢痕。较大的睑黄瘤也可采用手术切除缝合的方法，但有影响眼睑形态的可能。

2. 激光治疗　超脉冲 CO_2 激光及 Er:YAG 激光逐层汽化瘤体至一定深度，治疗时要用生理盐水棉签擦拭以看清基底组织，治疗不宜过深，有时基底组织仍残留病变组织，如瘤体较大，可分次治疗。由于病变较深，激光治疗可明显改善外观及缩小瘤体，对于较重病例，仍有治疗不彻底及复发的可能。

七、毛发上皮瘤

毛发上皮瘤又名囊性腺样上皮瘤（图10-20），具有向毛发分化的趋势，分为单发和多发两种类型。多发型与遗传有关，常为染色体显性遗传。

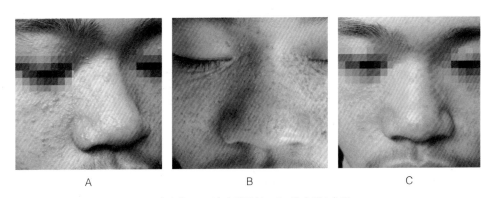

A. 治疗前；B. 治疗后即刻；C. 治疗后1个月。
图10-20　毛发上皮瘤 CO_2 激光分批次汽化治疗前和治疗后1个月

（一）诊断要点

1. 多发于儿童及青年，女性多见。
2. 常见于面部，多沿鼻唇沟对称分布。

3. 皮损为直径2～5 mm、正常皮色的坚实丘疹，呈半球形或圆锥形，可有透明感，部分可见扩张的毛细血管。

4. 偶尔融合形成较大结节或斑块，类似皮肤黑热病的狮面状。

5. 多无自觉症状。

（二）组织病理

病变位于真皮，可见许多基底样细胞团索，在周边的基底样细胞排列成栅栏状，中央排列为网状。团块外围有明显的纤维性间质包绕。肿瘤内含多个角囊肿，中心充满完全角化物质。囊肿周围可有钙沉积，染色深蓝，如角囊肿破裂，间质内可出现异物巨细胞反应。

（三）治疗

1. 单发者可以激光治疗或手术切除，多发者的较小损害多选用激光治疗。

2. 可用高能超脉冲CO_2激光或Er:YAG激光治疗，小光斑对准皮损逐层剥脱去除皮损。多发皮损可分批次进行。但应注意掌握治疗深度，避免遗留瘢痕，多可取得较好的美容效果，但部分患者皮损可能复发。

八、皮脂腺痣

皮脂腺痣又名先天性皮脂腺增生、皮脂腺错构瘤，是一种先天性局限性表皮发育异常，以皮脂腺增生为主（图10-21）。

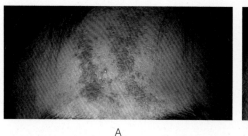
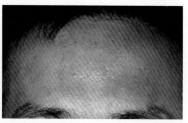

A. 治疗前；B. 治疗后。
图10-21 皮脂腺痣CO_2激光汽化治疗后1个月

（一）诊断要点

1. 出生时即有，或出生后立即发生，偶可在成年期发生。

2. 好发于头皮或面部。

3. 损害为略高出皮面的淡黄色圆形或卵圆形斑块，边缘不整齐，表面光滑或呈颗粒状，成年期后可呈疣状或乳头瘤样。

（二）组织病理

在婴儿和儿童期为不完全分化的毛囊结构，至发育期时，损害内可见大量成熟或近于成熟的皮脂腺。皮肤呈乳头状瘤样增长，有时在皮脂腺小叶团块的下方可见异位大汗腺。

（三）治疗

由于皮脂腺痣不会自行消退，且有癌变的可能，宜尽早治疗。

1. 传统治疗　传统治疗包括手术、电烙、刮除等。这些治疗方法往往出血多、时间长、需要植皮等。对于大面积的病变，宜采用外科手术方法。对于小面积病变、幼儿或不愿手术治疗者可使用激光治疗。

2. 激光治疗　超脉冲CO_2激光汽化病变组织。汽化由浅入深，逐层进行，直至暴露出正常组织为止。如病变面积大，应分次治疗。对结节状或疣状皮损以CO_2激光聚焦光束沿皮损环灼一周，用有齿镊夹住皮损一端上提，利用激光从基底部切割分离。由于皮脂腺痣呈斑片状生长，超脉冲CO_2激光治疗后，创面大，烧灼程度深，很可能会遗留不同程度的瘢痕。

第十五节　皮肤重建术

皮肤老化是人体老化的外部表现，与遗传、年龄及紫外线照射密切相关。皮肤重建技术是治疗皮肤老化的重要方法。

一、皮肤重建与治疗原理

皮肤重建技术是指通过各种皮肤治疗后，皮肤重新生长修复成一个健康的皮肤的过程，也叫换肤术。皮肤重建技术不但可以治疗局限性单一皮损，如去除脂溢性角化病、寻常疣、雀斑等，也可以全面部皮肤剥脱，让皮肤重变光滑，整体性皮肤重建。

根据皮肤老化的组织学机制，皮肤重建技术就是选择各种不同的治疗方法来启动机体的修复功能，恢复真皮中的各种成分。机体在各种外伤、刺激、炎症等情况下，真皮的浅层以上受损伤，可通过上皮的再生而自然愈合，愈后不留瘢痕。而且其创伤修复机制开始启动，引起真皮的重建和重塑。在这一修复过程中，各种内皮细胞、成纤维细胞、上皮细胞、新生血管、生长因子等各自发挥重要作用，从而使真皮的Ⅰ型和Ⅲ型胶原重排或者新生合成，表皮的角质形成细胞生长迅速，以新的表皮层覆盖伤口。皮肤重建术的治疗原理在于以有限且可控的创伤启动皮肤自我修复机制，达到皮肤重建和重塑。

皮肤重建的关键在于精确地去掉表皮和部分真皮并启动皮肤重建的过程。激光的治疗就必须符合选择性光热作用原理，否则过多的热损伤会导致瘢痕的形成。皮肤重建的第二个问题在于治疗的热刺激的可控性，也就是说激光治疗时的热量应有控的释放出来，从而导致恰当的真皮损伤，过深的损伤会形成不能愈合的瘢痕。

二、皮肤重建的分类

皮肤重建技术经过了几个世纪的发展，其临床分类仍无统一标准。目前，皮肤重建术主要根据皮肤剥脱方式的不同，可分为物理性皮肤重建术、化学性皮肤重建术和激光皮肤重建术。这里我们着重讲述一下激光皮肤重建术。

激光皮肤重建技术（laser resurfacing）是当今皮肤美容最为流行的治疗方法，已经成为紧肤和重建皮肤质地的最为有效的方法。激光的光热效应是其皮肤重建的主要作用方式。最早使用的剥脱性激光通过组织汽化作用，去除异常组织和粗糙不平的表皮层；适度的可控制性光热损伤作用使真皮胶原再生、重塑；同时依靠残存皮肤附件上皮和创缘表皮的增殖尽快使伤口愈合，达到治疗疾病和皮肤重建年轻化的美容目的。剥脱性激光重建的组织清除作用和创面愈合过程与机械磨削和化学焕肤术相同，激光重建突出的特征是选择性和可预见性的热损伤作用。近年来，激光在医学领域发挥了巨大的潜力。尤其是点阵激光的出现，每个光斑的强度、密度、光点深度、扫描图的形状及大小均由计算机进行控制，从而精确且简易地控制去除目标组织的深度。激光皮肤重建术不仅克服了传统磨削方法易出血、深度不易控制等缺点，还有刺激皮肤弹力纤维，使其收缩的作用。弹力纤维的收缩可使皮肤收紧，进一步促进表浅皱纹消失，除皱和光老化治疗的效果更加明显。

激光皮肤重建技术始于20世纪70年代，首先使用的是CO_2激光。通过激光快速清除病变组织和皮肤汽化，达到去除皱纹、修复痤疮瘢痕和面部皮肤年轻化的目的。随着激光技术的不断发展，其他激光也进入了皮肤重建领域，目前激光皮肤重建技术主要分为剥脱性激光皮肤重建术（ablative laser resurfacing）和非剥脱性皮肤重建术（non-ablative laser resurfacing）。

（一）剥脱性激光皮肤重建术

剥脱性激光皮肤重建术是指通过激光破坏表皮及浅层真皮，重启创伤修复机制，以改善皮肤的质地、色泽和皮肤总体质量。已经证实CO_2激光和Er:YAG激光可以有效地治疗光老化引起的皱纹、皮肤色素改变等。当然，剥脱性激光治疗深色皮肤时，引起暂时性或持久性色素沉着的风险更高。目前剥脱性激光皮肤重建术包括高能量脉冲扫描CO_2激光、短脉冲Er:YAG激光、可调脉冲Er:YAG激光、联合Er:YAG/CO_2激光系统等。所有这些激光的靶目标是组织中的水，可以产生可控制的表皮剥脱，邻近的真皮组织热损伤可以促进胶原收缩和重塑。剥脱性激光皮肤重建术在改善皮肤光老化、皮肤色泽、皮肤质地、痤疮瘢痕等方面的作用是无与伦比的。大多数研究显示，其对皮肤皱纹和萎缩性瘢痕的临床改善率平均大于50%。当然，在治疗的风险方面，主要包括产生持久性红斑、暂时性或持久性色素沉着以及迟发的持久性色素减退。另外，所有接受剥脱性皮肤重建术的患者会有不同程度的水肿和红斑，甚至点滴状渗血，且都可能留有短暂的色素沉着。所以，在临床治疗中需要充分考虑治疗效果、可能出现的不良反应、患者的接受度等各方面因素，做好术前的沟通、参数设计、术后的护理措施等。

（二）非剥脱性激光皮肤重建术

非剥脱性激光皮肤重建术是指激光不产生表皮的破坏，只通过热刺激传导对真皮胶原产生重排或重塑，达到嫩肤的治疗目的，包括有Nd:YAG激光（1064 nm）、Nd:YAG激光（1320 nm）、二极管激光（1450 nm）、铒：玻璃激光（1540 nm）、点阵激光（1550 nm）、强脉冲光、射频设备等。非剥脱性皮肤重建术的主要特点是无表皮损伤下，通过热效应诱导真皮结构改变和真皮胶原增加。该治疗方法能有效改善皮肤的外观和质地，而且并发症较少，适合各型皮肤的嫩肤治疗。

在当今微创美容的理念下，非剥脱性激光重建术必将在皮肤年轻化方面有巨大的发展应用。随着技术的不断改进、研究的标准化以及治疗参数的优化，其会产生更为持久和良好的临床疗效。

对于有经验的医师来说，激光皮肤重建术能使严重老化的皮肤年轻化，能够得到预期的效果和知晓可预期的并发症，是目前皮肤年轻化治疗的主力军。

第十六节　激光的安全防护

随着激光医学的发展，激光在医疗美容中的应用越来越多。在操作过程中，激光也会对医生、患者产生不良影响，我们必须做好安全防护，才能使激光更好地为人们服务。激光的本质是电磁波，电磁波其实就是电磁辐射的发射形式，电磁辐射的电磁场能量会影响甚至破坏人体原有的电流和磁场，使人体内原有的电磁场发生变异。针对非电离辐射在人类生活环境中的日益增加，国际辐射防护协会在1992年特别成立了一个新的独立的科学机构——国际非电离辐射防护委员会（ICNIRP）。该委员会的主要任务是研究不同形式的非电离辐射对人类可能造成的危害，处理非电离辐射防护工作。ICNIRP成立不久，就对常见的非电离辐射，如超声波、射频、工频电磁场、紫外线、激光等的辐射限值做了规范，其中还特别规范了激光对眼睛和皮肤的照射限值。事实上，所有的激光安全标准都是根据激光的潜在危害性来划分的。例如美国国家标准学会（ANSI）的激光安全标准把激光产品划分为四个安全等级。根据该标准，在美国生产和销售的所有激光产品都必须标注安全等级。我国分别在1987年和1995年制定执行了激光产品的国家安全标准。2001年11月5日，我国又制定了新的国家标准。我国关于激光安全方面的标准涉及的内容包括激光产品的安全标准，激光防护设备的安全标准，激光安全标志的标准，激光作业场所的安全标志，激光参数、激光术语等与激光相关的标准。本部分主要结合国内外激光产品的安全标准，介绍激光产品的安全等级划分和防护方法。这些方法对于从事激光产品使用的操作人员具有指导意义，对于从事激光应用实验场所建设和管理的人员具有参考价值。

一、激光安全性评估

（一）激光的分级及安全措施

根据激光产品对使用者的安全程度，国内外把激光产品的安全等级划分为以下四级。

1. 1级激光　1级激光是安全激光，这是最低激光能量的等级，多指红外激光或激光二极管产生的不可见激光辐射（辐射波长大于1400 nm），辐射功率通常限制在1 mW。这类激光在合理可预见的工作条件下是安全的，它们不会产生有害的辐射，也不会引起火灾。此类激光是无害免控激光，不需要任何控制措施，不必警告标记，但必须避免不必要的长久直视1级激光束。

2. 2级激光　低功率可见激光产生波长400～700 nm的连续或脉冲可见光辐射，辐射功率一般较低，连续光的辐射功率通常限制在1 mW。这类激光产品通常可由包括眨眼反射在内的回避反应提供眼睛保护，偶尔照射到人眼还不至于引起伤害，但是连续观察激光束时能损伤眼睛，因此，此类激光的管控措施是警示相关人员不要直视光束。

3. 3级激光　3级激光分为3a级和3b级。3a级激光产生可见或不可见激光，通常用肉眼短时间观察不会产生危害，但是当用显微镜或望远镜等光学仪器观察激光时，激光束会对眼睛造成伤害。3a级激光通常可由包括眨眼反射在内的回避反应提供眼睛保护，该级激光的漫反射光通常是不会有危害的，它没有造成火灾的可能。3a级可见激光输出功率限制为2级激光输出功率的5倍，即5 mW；不可见激光输出功率限制在1级激光的5倍。3b级激光规定连续激光的输出功率大于 500 mW，对可重复脉冲激光的单脉冲能量规定在 30～150 mJ（依波长而变）；3b 级激光对肉眼和皮肤会造成伤害，该级激光的漫反射光也会对眼睛造成伤害。

3 级激光由中等功率激光器产生，可能对眼睛有损伤，必须对其制定措施，如戴激光防护眼镜确保安全。

（1）操作激光器的工作人员需进行教育和培训，使他们明白操作此级激光器时可能出现的潜在危险，同时进行恰当的激光安全训练，使其学会出现危险时的紧急处理方法。由于激光对眼睛的损伤均为不可逆性，了解和掌握激光器的安全运用实属必要。

（2）激光器必须由专业人员来进行管理及使用，所有 3b 级激光的操作人员都应接受安全培训，未经培训教育的人员不得擅自开启使用激光器，如激光器的触发系统上装设联锁钥匙开关，应确保只有用钥匙打开联锁开关以后才能触发，拔出钥匙则不能启动。安装激光器时要有明亮的光线，此时瞳孔直径相对较小，如果发生激光光束照射，经瞳孔投射到视网膜的量就会大大减少。同时，激光器安装时要尽量避免激光光束路径与操作者视轴平行。

（3）在存放激光器的房间内不要无故把激光束对准人体，尤其是眼睛，这是因为激光对眼睛的损伤一般为永久性损伤。因此，在开动激光器前必须告诫在场所有人可能出现的危害，进行必要的防护，如戴安全防护镜。

（4）3 级激光器必须在一定的区域内使用，应设立门卫及安全的弹簧锁、联锁等，以确保外人与未受保护的人员误入受控区，即使门被意外打开，激光器也能立即停止。房间不应透光，阻止有害的光束泄漏出去。同时设立紧急开关，使得处于危险情况下时激光器能停止发射。

（5）激光器操作者必须了解激光器的结构与安全防护方法，在经过考核后可以发 3 级激光器使用执照，有资格执照的人员才能操作该类仪器。同时，禁止与工作无关的人进入激光控制区，参观人员必须得到相关人员的许可，并使其了解此类激光器的潜在危险性，采用必要的防护措施后才能进入。

4. 4 级激光　大功率激光和激光系统平均功率超过 500 mW 的连续或可重复脉冲激光归为 4 级，单脉冲输出的激光能量在 30～150 mJ（依波长而变），激光是可见的或不可见的。4 级激光的功率可以使人的眼睛或皮肤瞬间受到伤害。该激光的漫反射光对眼睛或皮肤一样具有很强的危害性。4 级激光有使可燃物燃烧的可能，一般激光功率密度达到 2 W/cm² 时就会有引发火灾的可能。3 级或 4 级激光产品通常应用在科研实验、工程研究、激光雕刻、激光焊接、激光切割加工等需要高能量激光辐射的领域。由于 4 级激光器功率输出最高，而且光波无法被肉眼感受到，对人体的危害机会最多，严重程度也最大，不仅激光的原光束和镜式反射光束可以伤害人体，而且漫反射光束也能伤害人体。因此必须对 4 级激光器采取更为严格的控制措施。

（1）在 3 级激光的基础上，必须设立"紧急保险开关"来关断激光，工作场所人员的防护措施包括有效的硬件设备，用它们来关断激光器或减小激光的辐射量。

（2）激光光学组件应该能阻挡杂散光。

（3）光束应该被封闭。

（4）在操作场所安置光束隔离器。

（5）用滤光片降低光束能量密度。

（6）高能激光束采用光纤传输。

此外，远程开启激光、远程摄像监控等措施都是可行的。

（二）激光安全标识

在激光产品生产、使用、维修的场所应该悬挂适当的安全标识，激光安全标示一般由正三角形的安全警示标识和矩形的说明标识组成。激光安全警示标识图形由正三角外框中一个同心圆和从该同心圆圆心向外呈太阳辐射状的一条长线、若干中长线和短线组成。在辐射标示下方加注"当心激光"，同时根据不同级别的激光加以分类说明（图10-22）。

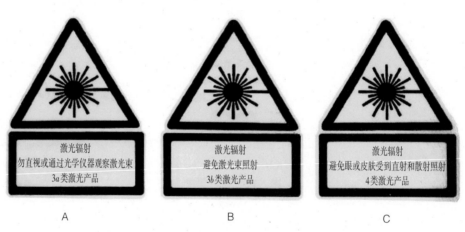

图10-22 激光产品辐射分类说明

2类及以上激光产品分类标识的说明文字还应标明激光辐射的发射波长、脉冲宽度等信息，400～700 nm的激光注明"可见激光"，波长400～700 nm范围外的注明"不可见激光"。

辐射场所也要根据激光辐射分类给予相应的说明，对于可能达到3b类激光辐射场所说明标识的文字为：激光辐射，避免激光束照射。激光工作，进入时请戴好防护镜。对于可能达到4类的激光辐射标识的说明文字为：激光辐射，避免眼或皮肤受到直射和散射激光的照射。激光工作，未经允许不得入内。

二、激光直接损害

激光直接损害又称为光束性危害，是与激光光束直接相关的危险。激光是一种密集、定向性强的光束，使用不当会产生危险。若激光光束直接集中作用于一个目标，则可能产生不可逆性损伤，包括从轻微的皮肤损伤到永久性的眼和皮肤损伤。

激光光束性危害主要通过热效应、声效应和光化学效应产生。组织吸收了激光能量后会引起温度的突然上升，这就是热效应，热效应损伤的程度由曝光时间、激光波长、能量密度、曝光面积及组织的类型共同决定。声效应是由激光诱导的冲击波产生的，冲击波在组织中传播时会使局部组织汽化，最终导致组织产生一些不可逆的损伤。光化学效应能诱发细胞内的化学物质发生改变，从而对组织产生伤害。常见损伤器官为眼睛和皮肤。

（一）激光对眼睛的损伤

激光的最大危害是对人眼的潜在危害。眼睛是对光最敏感的器官，激光首先损伤角膜，症状表现为眼睛疼痛，角膜表层一般容易恢复。可以穿透眼睛到视网膜的光波长范围为400～1400 nm（可见光和近红外光），这个范围被称为视黄醛区域。

1. 影响激光眼损伤的因素

（1）波长：决定激光的能量。

（2）脉宽：脉宽越短，损伤的概率越大。

（3）瞳孔的大小：瞳孔越小，损伤机会越小。

（4）皮肤黑色素含量：皮肤越黑，吸收热量越多。

（5）激光束的光斑大小：眼睛损伤的重要因素，光束直径越小，能量密度越大。

2. 激光眼损伤的症状

（1）丧失视力：若激光损伤的部位是中央凹（此处视敏性最高），会立即失去视力；若损伤发生在周边，几乎对视力没有影响或影响很小。

（2）异物感：角膜损伤可能出现沙砾样感觉。

（3）疼痛：巩膜、角膜浅层损伤可有明显的疼痛感，CO_2激光尤为明显。

（4）其他症状：如头痛、水泡眼、视物模糊等。

（5）蓝绿色盲：若视网膜视锥损伤，则不能分辨蓝色和绿色，眼底检查会发现视网膜有色素沉着。

（二）激光对皮肤的损伤

激光对皮肤的损伤机制主要是产生光化学损伤和热损伤。表皮吸收最多的光波长为中或远紫外线区。短时间暴露在紫外线区，会出现皮肤发红、水肿，甚至起水疱；随着暴露时间延长，将增加黑色素瘤和非黑色素瘤皮肤癌以及皮肤过早老化的风险。暴露在激光下，皮肤的热损伤低于其光化学损伤。当激光波长增加时，热损伤概率增加。

1. 影响皮肤激光损伤的因素 主要取决于激光的波长和能量。一般情况下，1级、2级和3a级激光不会对皮肤产生伤害，3b级和4级激光产品对皮肤会产生不同程度的伤害。暴露于250～380 nm波长的激光中的皮肤会发生灼伤、皮肤癌、皮肤加速老化等现象，尤其是280～315 nm紫外到蓝光波段的激光对皮肤的伤害最严重。暴露于280～400 nm波段的激光中的皮肤会加速色素沉积，310～600 nm波段的激光会使皮肤产生光敏反应，700～1000 nm波段的激光会使皮肤灼伤或角化。

2. 保护皮肤的措施 穿长袖的由防燃材料制成的工作服；激光受控区域安装由防燃材料制成并且表面涂覆黑色或蓝色硅材料的幕帘和隔光板，以吸收紫外辐射并阻挡红外线。

（三）系统性损伤

强烈的激光辐射通常会干扰人体的生物钟，导致人体生态平衡紊乱和神经功能失调，出现头疼、乏力、困倦、激动、记忆力衰退、注意力不集中、皮肤发热、脱发、心悸、心律失常、血压异常等症状。激光辐射对脑和神经系统的影响，表现为松果体素分泌减少、节律紊乱，产生一系列临床症状。激光辐射还可以损伤细胞膜，影响儿童发育，造成妇女经期紊乱以及男性性功能减退，甚至导致男性精液中精子数量骤减或无精子。

三、激光相关性损害

除激光光束的直接损害外，还有很多与激光应用相关的其他损伤，包括电击伤、空气污染物、化学损伤、火灾等。

1. 电击伤 电击伤是激光使用过程中最常见的非光束性危害。激光安装、保养维护和正常使用时都可能发生电击伤，可造成轻微损伤甚至死亡。因此，维修、操作过程中一定要严格按照规程进行。

2. 空气污染物 激光产生的烟雾颗粒包括炭、血液、病毒、细菌、毒性气体等。调Q激光会造成组织热损伤及组织剧烈的微爆破，相应组织飞溅造成污染物在空气中传播。当我们治疗病毒性疾病时，尤其要考虑安全问题。现已证实，治疗疣所产生的烟雾中存在有活性的病毒颗粒，HPV6、HPV11可以导致呼吸系统乳头状瘤和生殖系统疣，因此，治疗尖锐湿疣时，吸入性HPV感染的风险很大。激光烟雾及其危害和管理是感染控制的重点。因此，操作人员要戴口罩，壁式吸引器要采用相应滤器保护，抽烟管口要离激光烟雾1 cm内。

3. 化学损伤 通常指激光系统中使用的压缩气体和溶剂造成的危害，应在良好的通风环境下工作，并佩戴合适的防护工具。如果发生泄漏，要佩戴防毒面具等。

4. 火灾 激光导致高强度的热聚集，可能会点燃易燃材料，引起火灾。

四、激光危害的控制

（一）分级控制及安全管理

激光虽然会产生种种损害，但只要严格遵守安全操作规程就能无害地使用激光治疗。激光危害的控制包括制定及时更新的标准操作规程、应急措施和激光安全标志，并提供《激光安全措施手册指南》。如前所述，激光设备分四类管理，管控严格级别依次升级。医院及科室应该制定安全评估及核查程序，定期检查、讨论并做好相应记录。

（二）教育与培训

医学激光设备的维护、操作及作用对象都是人，因此，安全重于一切。所有操作者必须接受医疗激光安全课程培训，取得资格证书后方可上岗。培训包括理论和实践两部分，包含激光基础理论、激光的操作方法、激光的分类、激光的生物学效应、激光的光束性和非光束性危害、激光的控制措施和防护、激光的适应证和禁忌证等。

邀请专家及厂家技术人员对激光操作者及相关人员进行培训、演示，使操作者熟练掌握激光的相关知识、操作步骤、故障识别及排除、风险应对、急救措施等。同时，仪器上最好悬挂操作流程，清晰标识治疗参数范围及损伤阈值。

（三）防护设备

激光的防护控制措施前面已讲述，此处着重讲述激光的防护设备，防护设备主要有激光防护镜、滤光镜、屏蔽板、挡板、观察窗等。

激光防护镜通常采用有色滤光玻片或多层介质复合滤光片结构，要求光密度高，适合相应激光波长，对可见光谱带的总透射比高，耐激光辐射和紫外辐射，不受气候变化的影响。对激光辐射的衰减依赖吸收、反射或两种兼有。复合滤光片的最大允许辐射量在可见光范围比普通滤光片高出几个数量级，因此对其光密度的要求也相应降低。复合滤光片的优点是能抗机械擦伤、抗化学侵蚀。

激光防护镜可以保护眼睛不受激光的物理和化学伤害，选择时要参考激光输出波长、多波段操作的可能性、需要防护的最低辐射等级、曝光时间、最大允许辐射量、防护角度、舒适度等。

选择激光防护镜的过程包括：①确定激光的波长。激光防护镜对眼睛的保护依赖激光波长，如对脉冲染料激光能提供保护作用的镜片对YAG激光没有作用。②估计最大的观察时间。

观察时间可分为三类，对于可见波段（400～700 nm）意外的曝光时间大约为0.25 s，对于近红外波段700～1000 nm意外的曝光时间大约为10 s，其他类型的激光意外的曝光时间大约为600 s或者激光器运转时间达到8 h。③确定眼睛可承受的最大辐射剂量。若出射光线没有聚焦到更小的点上，并且直径大于7 mm，出射光线辐射剂量可以认为是进入人眼的最大能量密度；若光束从激光器中出来后聚焦，或光斑直径小于7 mm，可以认为所有的激光辐射都进入了人眼。④确定防护镜所需的光密度。⑤选择所需的护眼措施。保护眼睛不受激光损伤的措施一般为各种护目镜，镜片通常推荐使用晶状体镜片和玻璃镜片，这是因为有时激光使用环境中会有有机溶剂和腐蚀性物质。⑥测试护眼设备。在使用前一定要检查镜片是否完好无损。在高功率密度条件下，滤光物质会褪色或者产生其他形式的退化。功率超过10 W的连续光能把玻璃击碎，把塑料点燃。

（四）仪器维护和日常核查

仪器的维护通常由厂家工程师来完成，但是在日常使用的过程中，本科室应该指定专门的人员或者值班人员确定激光仪器工作状态。

1. 检查激光输出端是否正常。

2. 检查激光治疗光束与指示光斑是否契合。

3. 确保2级及以上激光具有可调控性，能够及时中止。

4. 检查防护眼镜及其他防护设备是否具有外观的破损或异常。

5. 检查激光屏蔽情况、房间的门窗是否正常、有无损害或者不牢固的现象。

（黄绿萍　徐盈斌　胡葵葵　高景恒）

参考文献

［1］MAIMAN T H. Stimulated optical radiation in ruby［J］. Nature，1960（187）：493-494.

［2］EINSTEIN A. Zur Quantentheorie der Strahlung［J］. Physikalische Zeitschrift，1917（18）：121-128.

［3］GOLDMAN L，BLANEY D J，KINDEL D J，et al. Effect of the laser beam on the skin：preliminary report［J］. J Invest Dermatol，1963，40（3）：121-122.

［4］GOLDMAN L，BLANEY D J，KINDEL D J，et al. Pathology of the effect of the laser beam on the skin［J］. Nature，1963（197）：912-914.

［5］ANDERSON R R，PARRISH J A. Microvasculature can be selectively damage using dye lasers：a basic theory and experimental evidence in human skin［J］. Laser Surg Med，1981，1（3）：263-276.

［6］ANDERSON R R，PARRISH J A． Selective photothermolysis: precise microsurgery by selective absorption of pulsed radiation ［J］. Science，1983，220（4596）: 524-527．

［7］WEINSTEIN C． Ultrapulse carbon dioxide laser removal of periocular wrinkles in association with laser blepharoplasty ［J］. J Clin Laser Med Surg，1994，12（4）: 205-209．

［8］FITZPATRICK R E，GOLDMAN M P． Advances in carbon dioxide laser surgery ［J］. Clin Dermatol，1995，13（1）: 35-47．

［9］TANZI E L，LUPTON J R，ALSTER T S． Lasers in dermatology: four decades of progress ［J］. J Am Acad Dermatol，2003，49（1）: 1-34．

［10］朱菁. 激光医学 ［M］. 上海：上海科学技术出版社，2003．

［11］KULICK M I. 激光美容外科 ［M］. 叶青，林伯滢，杨洪钦，译. 福州：福建科学技术出版社，2003．

［12］MANSTEIN D，HERRON G S，SINK R K，et al. Fractional photothermolysis: a new concept for cutaneous remodeling using microscopic patterns of thermal injury ［J］. Lasers Surg Med，2004，34（5）: 426-438．

［13］FITZPATRICK R，GERONEMUS R，GOLDBERG D，et al. Multicenter study of noninvasive radiofrequency for periorbital tissue tightening ［J］. Lasers Surg Med，2003，33（4）: 232-242．

［14］LAWRENCE W T，Plastic Surgery Educational Foundation DATA Committee． Nonsurgical face lift ［J］. Plast Reconstr Surg，2006，118（2）: 541-545．

［15］HANTASH B M，MAHMOOD M B． Fractional photothermolysis: a novel aesthetic laser surgery modality ［J］. Dermatol Surg，2007，33（5）: 525-534．

［16］戈德堡. 激光与光：美容皮肤科实用技术 ［M］. 周展超，译. 北京：人民军医出版社，2007．

［17］EROL O O，GURLEK A，AGAOGLU G，et al. Treatment of hypertrophic scars and keloids using intense pulsed light（IPL）［J］. Aesthetic Plast Surg，2008，32（6）: 902-909．

［18］WAT H，WU D C，RAO J，et al. Application of intense pulsed light in the treatment of dermatologic disease: a systematic review ［J］. Dermatol Surg，2014，40（4）: 359-377．

［19］MUQIT M M K，HENSON D B，YOUNG L B，et al. Laser tissue interactions ［J］. Ophthalmology，2010，117（10）: 2039．

［20］CROCHET J J，GNYAWALI S，CHEN Y，et al. Temperature distribution in selective laser-tissue interaction ［J］. J Biomed Opt，2006，11（3）: 34031．

［21］李勤，吴溯帆. 激光整形美容外科学 ［M］. 杭州：浙江科学技术出版社，2013．

［22］周展超. 皮肤美容激光与光子治疗 ［M］. 北京：人民卫生出版社，2009．

［23］林晓曦. 面部年轻化的激光治疗进展与评价 ［J］. 中国美容整形外科杂志，2008，19（5）: 321-324．

［24］龚玮，谢树森. 皮肤的光学模型和光学性质 ［J］. 中国激光医学杂志，2010，19（2）: 114-118．

［25］MENON G K，CLEARY G W，LANE M E． The structure and function of the stratum corneum ［J］. Int J Pharm，2012，435（1）: 3-9．

［26］BJORGAN A，MILANIC M，RANDEBERG L L． Estimation of skin optical parameters for real-time hyperspectral imaging applications [J]. J Biomed Opt, 2014, 19 (6): 066003-1-066003-11.

[27] GROSSMAN M C, DIERICKX C, FARINELLI W, et al. Damage to hair follicles by normal-mode ruby laser pulses [J]. J Am Acad Dermatol, 1996, 35 (6): 889-894.

[28] NANNI C A, ALSTER T S. Optimizing treatment parameters for hair removal using a topical carbon-based solution and 1064 nm Q-switched neodymium: YAG laser energy [J]. Arch Dermatol, 1997, 133 (12): 1546-1549.

[29] GOLD M H, BELL M W, FOSTER T D, et al. Long-term epilation using the epilight broad band, intense pulsed light hair removal system [J]. Dermatol Surg, 1997, 23 (10): 909-913.

[30] LASK G, ELMAN M, SLATKINE M, et al. Laser-assisted hair removal by selective photothermolysis. Preliminary results [J]. Dermatol Surg, 1997, 23 (9): 737-739.

[31] FINKEL B, ELIEZRI Y D, WALDMAN A, et al. Pulse alexandrite laser technology for noninvasive hair removal [J]. J Clin Laser Med Surg, 1997, 15 (5): 225-229.

[32] WILLIAMS R, HAVOONJIAN H, ISAGHOLIAN K, et al. A clinical study of hair removal using the long-pulsed ruby laser [J]. Dermatol Surg, 1998, 24 (8): 837-842.

[33] NANNI C A, ALSTER T S. A practical review of laser-assisted hair removal using the Q-switched Nd:YAG, long-pulsed ruby, and long-pulsed alexandrite lasers [J]. Dermatol Surg, 1998, 24 (12): 1399-1405; discussion 1405.

[34] YAMAUCHI P S, LASK G P, KELLY A P. Treatment of pseudofolliculitis barbae with the diode laser [J]. J Cutan Laser Ther, 1999, 1 (2): 109-111.

[35] NANNI C A, ALSTER T S. Laser-assisted hair removal: side effects of Q-switched Nd:YAG, long-pulsed ruby, and alexandrite lasers [J]. J Am Acad Dermatol, 1999, 41 (2 Pt 1): 165-171.

[36] ALTSHULER G B, ZENZIE H H, EROFEEV A V, et al. Contact cooling of the skin [J]. Phys Med Biol, 1999, 44 (4): 1003-1023.

[37] ROSS E V, LADIN Z, KREINDEL M, et al. Theoretical considerations in laser hair removal [J]. Dermatol Clin, 1999, 17 (2): 333-355.

[38] SADICK N S, SHEA C R, JR BURCHETTE J L B, et al. High-intensity flashlamp photoepilation: a clinical, histological, and mechanistic study in human skin [J]. Arch Dermatol, 1999, 135 (6): 668-676.

[39] GARCIA C, ALAMOUDI H, NAKIB M, et al. Alexandrite laser hair removal is safe for Fitzpatrick skin types IV-VI [J]. Dermatol Surg, 2000, 26 (2): 130-134.

[40] BAUGH W P, TRAFELI J P, BARNETTE D J, et al. Hair reduction using a scanning 800 nm diode laser [J]. Dermatol Surg, 2001, 27 (4): 358-364.

[41] ALTSHULER G B, ANDERSON R R, MANSTEIN D, et al. Extended theory of selective photothermolysis [J]. Lasers Surg Med, 2001, 29 (5): 416-432.

[42] DIERICKX C C. Hair removal by lasers and intense pulsed light sources [J]. Dermatol Clin, 2002, 20 (1): 135-146.

［43］ROGACHEFSKY A S，SILAPUNT S，GOLDBERG D J．Evaluation of a new super-long-pulsed 810 nm diode laser for the removal of unwanted hair：the concept of thermal damage time ［J］．Dermatol Surg，2002，28（5）：410-414．

［44］GOLDBERG D J，MARMUR E S，HUSSAIN M．Treatment of terminal and vellus non-pigmented hairs with an optical/bipolar radiofrequency energy source—with and without pre-treatment using topical aminolevulinic acid ［J］．J Cosmet Laser Ther，2005，7（1）：25-28．

［45］TIERNEY E P，GOLDBERG D J．Laser hair removal pearls ［J］．J Cosmet Laser Ther，2008，10（1）：17-23．

［46］PRADO A，ANDRADES P，DANILLA S，et al．Full-face carbon dioxide laser resurfacing：a 10-year follow-up descriptive study ［J］．Plast Reconstr Surg，2008，121（3）：983-993．

［47］LUEBBERDING S，ALEXIADES- ARMENAKAS M R．Fractional, nonablative Q - switched 1064 nm neodymium YAG laser to rejuvenate photoaged skin: a pilot case series ［J］．J Drugs Dermatol，2012，11（11）：1300-1304．

［48］TANGHETTI E A．Split-face randomized treatment of facial telangiectasia comparing pulsed dye laser and an intense pulsed light handpiece ［J］．Lasers Surg Med，2012，44（2）：97-102．

［49］NELSON J S．In this issue. Dermatologic laser surgery ［J］．Lasers Surg Med，2000，26（2）：105-107．

［50］BITTER P H．Noninvasive rejuvenation of photodamaged skin using serial, full - face intense pulsed light treatments ［J］．Dermatol Surg，2000，26（9）：835-842；discussion 843．

［51］GOLDBERG D J．New collagen formation after dermal remodeling with an intense pulse light source ［J］．J Cutan Laser Ther，2000，2（2）：59-61．

［52］ZHANG R，RAMIREZ-SAN-JUAN J C，CHOI B，et al．Thermal responses of ex vivo human skin during multiple cryogen spurts and 1450 nm laser pulses ［J］．Lasers Surg Med，2006，38（2）：137-141．

［53］FOURNIER N，DAHAN S，BARNEON G，et al．Nonablative remodeling：clinical, histologic, ultrasound imaging, and profilometric evaluation of a 1540 nm Er：glass laser ［J］．Dermatol Surg，2001，27（9）：799-806．

［54］HSU T S，KAMINER M S．The use of nonablative radiofrequency technology to tighten the lower face and neck ［J］．Semin Cutan Med Surg，2003，22（2）：115-123．

［55］SADICK N S，MAKINO Y．Selective electro-thermolysis in aesthetic medicine：a review ［J］．Lasers Surg Med，2004，34（2）：91-97．

［56］谷中红，马富，刘炬．LDRF-50射频治疗仪的研制与临床应用 ［J］．医药卫生装备，2004，25（5）：11-12．

［57］NAHM W K，SU T T，ROTUNDA A M，et al．Objective changes in brow position, superior palpebral crease, peak angle of the eyebrow, and jowl surface area after volumetric radiofrequency treatments to half of the face ［J］．Dermatol Surg，2004，30（6）：922-928；discussion 928．

［58］ZELICKSON B D，KIST D，BERNSTEIN E F，et al．Histological and ultrastructural evaluation of the effects of a radiofrequency-based nonablative dermal remodeling device: a pilot study [J]. Arch Dermatol, 2004, 140 (2): 204-209.

[59] KIST D, BURNS A J, SANNER R, et al. Ultrastructural evaluation of multiple pass low energy versus single pass high energy radio-frequency treatment [J]. Lasers Surg Med, 2006, 38 (2): 150-154.

[60] DOVER J S, ZELICKSON B. 14-Physician Multispecialty Consensus Panel. Result of a survery of 5700 patient monopolar radiofrequency facial skin tightening treatments: assessment of a low-energy multiple-pass technique leading to a clinical end point algorithm [J]. Dermatol Surg, 2007, 33 (8): 900-907.

[61] GOLD M H, GOLDMAN M P, RAO J, et al. Treatment of wrinkles and elastosis using vacuum-assisted bipolar radiofrequency heating of the dermis [J]. Dermatol Surg, 2007, 33 (3): 300-309.

[62] 尹军, 陈维平, 钟昭林. 射频手术治疗的原理及临床应用 [J]. 中国医学装备, 2007, 4 (2): 36-41.

[63] ALEXIADES-ARMENAKAS M, DOVER J S, ARNDT K A. Unipolar versus bipolar radiofrequency treatment of rhytides and laxity using a mobile painless delivery method [J]. Lasers Surg Med, 2008, 40 (7): 446-453.

[64] 刘丽红, 杨蓉娅. 射频技术原理及在皮肤美容科的应用进展 [J]. 中国激光医学杂志, 2008, 17 (4): 292-295.

[65] 林勇, 李世荣, 曹川. 射频技术在美容领域的运用 [J]. 中国美容医学, 2008, 17 (1): 102-104.

[66] 刘丽红, 樊昕, 王丹, 等. 双极射频对中国人皮肤松弛的紧缩作用 [J]. 中华医学美学美容杂志, 2009, 15 (2): 92-95.

[67] HRUZA G, TAUB A F, COLLIER S L, et al. Skin rejuvenation and wrinkle reduction using a fractional radiofrequency system [J]. J Drugs Dermatol, 2009, 8 (3): 259-265.

[68] 炊亚娟, 陈辉, 陈红艳, 等. 应用EMF2008-I高频治疗仪治疗面部老年性皮肤皱纹 [J]. 中国美容医学, 2009, 18 (6): 847-848.

[69] JAVATE R M, CRUZ R T, KHAN J, et al. Nonablative 4 MHz dual radiofrequency wand rejuvenation treatment for periorbital rhytides and midface laxity [J]. Ophthal Plast Reconstr Surg, 2011, 27 (3): 180-185.

[70] MARY S. Laser safety: practical measures and latest legislative requirements [J]. J Perioper Pract, 2011, 21 (9): 299-303.

[71] 高景恒, 白伶珉, 王忠媛. 光-电一体化技术在美容医学领域的兴起与发展 [J]. 中国美容整形外科杂志, 2006, 17 (6): 455-460.

[72] 高景恒, 白伶珉, 李孟倩. 射频技术在美容外科应用中的发展 [J]. 中国美容整形外科杂志, 2006, 17 (4): 290-293.

[73] 齐向东, 王炜, 高景恒. 微创美容外科学 [M]. 杭州: 浙江科学技术出版社, 2013: 67-88.

[74] El-DOMYATI M, El-AMMAWI T S, MEDHAT W, et al. Radiofrequency facial rejuvenation: evidence-based effect [J]. J Am Acad Dermatol, 2011, 64 (3): 524-535.

[75] LEE H J, LEE K R, PARK J Y, et al. The efficacy and safety of intense focused ultrasound in the treatment of enlarged facial pores in Asian skin [J]. J Dermatolog Treat, 2015, 26 (1): 73-77.

第十一章

中医美容、抗衰老

第一节 中医对衰老的认识

中医学关于衰老的认识古而有之。《素问·上古天真论篇》详细阐明了男女生长发育及衰老的生理过程："女子七岁，肾气盛，齿更发长；二七，而天癸至，任脉通……三七，肾气平均……四七，筋骨坚……五七，阳明脉衰，面始焦，发始堕；六七，三阳脉衰于上，面皆焦，发始白；七七，任脉虚，太冲脉衰少，天癸竭……。丈夫八岁，肾气实，发长齿更；二八，肾气盛，天癸至……三八，肾气平均……四八，筋骨隆盛……五八，肾气衰，发堕齿槁；六八，阳气衰竭于上，面焦，发鬓斑白……七八……肾脏衰，形体皆极；八八，则齿发去。""夫道者，年皆百数，能有子乎……夫道者，能却老而全形，身年虽寿，能生子也。"以上具体描写了人的少、长、壮、老的生理过程，并分别叙述了各个时期身体内部的变化和形体外在的不同表现。男女发育年龄不同，女子在14岁时已经成熟；男子则到16岁才发育成熟。女子到49岁，天癸枯竭，月经断绝，形体开始衰老，不能再生育了；男子到了56岁，筋脉活动不便，身体易于疲劳。这说明女子发育比较早，衰老亦较早；男子则发育较迟，衰老亦迟。谈到生育年龄，虽然有它一定的年限，但如能注意养生法则，不但可以延长寿命，而且能够延长生育的年岁。

中医学认为，肾是先天之本，肾藏精，精气主持人体生长、发育和生殖功能方面的作用。肾气的盛衰与人的衰老过程密切关联，当"天癸竭，精少，肾脏衰，形体皆极"之时，衰老的发展将是必然的自然规律。东汉时期王充提出："强弱夭寿，以百为数，不至百者，气自不足也……气薄则其体弱，体弱则命短。命短则多病，寿短。"他的观点是寿命长短取决于体质的强弱，而体质又取决于气，即元气。中医学中强调了影响人延年益寿的因素，即人体内的精神活动与对外在自然环境的适应性，所谓"正气存内，邪不可干。""精神内守，病安从来？""一切邪犯者，皆是神失守位故也，此谓得守者生，失守者死。得神者昌，失神者亡。"这些说明人体内在的精神状态及活动过程与外在环境的适应能力，是人体肾气（即元阳、元阴）等兴衰以及消亡的主要原因。肾为先天之本，我国古代认为，肾气的盛衰与人的生长发育及衰老过程密切相关。

一、脏腑与衰老

人类的生命活动全依赖脏腑功能的正常及脏腑之间的协调。人类生命进程中的生长壮衰老死，均与脏腑功能的强弱盛衰息息相关。随着人类年龄的增长，脏腑功能也逐渐虚损，衰老也就随之到来。《灵枢·天年》中指出："人生十岁，五脏始定。""二十岁，血气始盛。""三十岁，五脏大定。"自此以后，五脏逐渐虚衰，衰老亦随之到来。但由于体质及各方面条件的不同，每个人的情况或衰老程度不相同，脏腑功能的虚损程度也有差异，特别是脏腑的虚损对衰老的影响也不一致。因此，中国传统医学的脏腑虚损致老学说主要可归为以下三方面。

（一）肾气虚损

中国传统医学很早就注意到了肾在人体生长、发育、衰老生理过程中的重要作用。《素问·上古天真论篇》指出："女子七岁，肾气盛，齿更发长；二七，而天癸至，任脉通，太冲脉盛，月事以时下，故有子；三七，肾气平均……七七，任脉虚，太冲脉衰少，天癸竭。""丈夫八岁，肾气实，发长齿更；二八，肾气盛……三八，肾气平均……五八，肾气衰……七八……肾脏衰……"其认为人体的发育是随着肾的逐渐旺盛而成长，继而又随着肾的逐渐衰微而转为衰老，直至死亡。这突出反映了肾的精气与人体的生长发育密切相关，主宰着人的生死寿夭。后世医家论及衰老论亦多责之于肾之精气不足或虚损，认为肾藏精赖于命门，《景岳全书》指出："命门之火，谓之元气；命门之水，谓之元精。五液充则形体赖而强壮，五气治则营卫赖以和调。此命门之水火，即十二脏之化源。"文中充分肯定了肾对于五脏这一人身之本的重要作用。

同时，肾主骨，"肾生骨髓""其荣发也"，这亦说明肾与人的生长发育有密切关系。

质言之，肾为先天之本，主藏精，为生育之源，主骨生髓，开窍于耳。肾精充足，则精力充沛，骨骼坚实，牙齿坚实，耳目聪明，从而维持了人体的正常生命活动。年龄至四十岁，则肾气衰，精不足，而致衰老之象迭生。故《内经》认为衰老的原因是"天癸竭，精少，肾气衰"，强调了肾之精气在衰老过程中的作用。早衰是由于"竭其精，耗其真，伤其神"，其机制亦是肾与精气的联系。因此，清代医家叶天士所提"若子向老，下元先亏"的认识有其一定的道理。

肾虚的原因很多，除先天禀赋之外，尚有房事不节，不知保养肾精，以致肾精耗竭，肾主藏精，精耗肾亦虚，则成衰老之由。故《养生四要》告诫，不节欲保精，则"骨髓枯竭，真阳无寄，如鱼之失水以死"。《素问·上古天真论篇》则谓："以酒为浆，以妄为常，醉以入房，以欲竭其精，以耗散其真，不知持满，不时御神……半百而衰也。"这些都强调了房事不节是肾虚的主要原因。此外房劳过度，精神过度受刺激，如恐、惊等，或者其他脏腑虚损，如肝脾诸脏的亏损，也可导致肾虚。另外，久病亦是导致肾虚的原因，古有"久病伤肾"之说。

（二）脾胃虚损

脾为后天之本、水谷之海，为气血生化之源。人体生长发育、维持生命活动的物质来源依赖于脾的运化，胃的受纳。若脾胃功能正常，则气血充足、身体强壮。张景岳说："五味入胃，由脾布散，故曰五味出焉。"进而指明脾胃受纳运化食物精微，营养五脏六腑、四肢百骸。《寓意草》中有："中脘之气旺，则水谷之清气上升于肺，而灌输百脉；水谷之浊气下达于大小肠，从便溺而消。"文中精辟地解释了脾胃的作用，以及其对人体营养精微的运化情况。同时，脾主统血。《类证治裁》称："诸血皆运于脾。"脾脏能统血是因为脾为"元气之本"，气血相互联系，才保持人的机体功能正常。如果脾胃功能衰弱，生化之源不足，则导致早衰或衰老出现。《素问·上古天真论篇》所谓："五七，阳明脉衰，面始焦，发始堕。"这已指明了脾胃虚衰是导致衰老的重要原因。

脾胃虚衰的原因，大抵是饮食不节，情志不畅，起居失宜，故《内经》有"饮食自倍，脾胃乃伤"的记载。同时，肝气郁滞，情志不快，思虑过度，亦伤脾。《素问·宣明五气论篇》中有"脾恶湿"，湿浊困脾亦可导致脾虚。脾胃虚损，则人之生长发育受其影响，可以出现一系列的衰老表现。

（三）其他脏腑功能失调或虚损

人的衰老为整体变化，人的机体亦为整体，故衰老之发生亦与脏腑功能失调或虚损有关，而非只限脾肾两脏之虚衰。《素问·上古天真论篇》认为："七八，肝气衰，筋不能动。"《灵枢·天年》认为："五十岁，肝气始衰。""六十岁，心气始衰。""七十岁，脾气虚。""八十岁，肺气衰。""九十岁，肾气焦。"这表明五脏随机体年龄增长而其功能逐渐下降。因此，五脏虚损都可以成为衰老的原因。

人的五脏始是相互关联的，彼此亦互相影响，如果某一脏功能失调，则另一脏亦受其影响，如肾阴不足则导致肝虚，肝肾同源之故。另如肾阳不足，亦可导致脾虚胃弱，命火不能上煦中州之故。肝郁气郁，木克脾土，引起脾胃虚损，另如心肾失交、肺气郁闭等脏腑之间的互相影响都可引起全身的衰老。

情志不遂、饮食失节、起居失常、过劳过累等都可导致脏腑虚损或失调，如果平素能够注意养生之道，则五脏之功能必将在较长时期保持正常，即《中外卫生要旨》所谓："饮食有节，脾土不泄；调息寡言，肺金自全；动静以敬，心火自定；宠辱不惊，肝木自平；怡然无欲，肾水自足。"在探讨衰老的原因时，不仅要注意到脾、肾之虚损，亦应注重其他脏腑的虚损与失调。

二、经络与衰老

经络是人体内经脉和络脉的总称，是人体气血运行的通路，它内属脏腑，外连肢节，通达表里，贯穿上下，像网络一样分布全身，将人体的脏腑组织器官各部分联系成一个统一协调而稳定的有机整体，具有"行血气而营阴阳，濡筋骨，利关节"之功能。《素问·阴阳离合论篇》将经络分为"太阳为开，阳明为阖，少阳为枢""太阴为开，厥阴为阖，少阴为枢"。开合统百病，而开合的作用是由枢机的转动来维系，只有枢机流畅，开阖二经能正常运转，才能更好地促进人体气血的生长，保证气血的正常运行，维持人体基本生理活动，枢机对于整个机体可谓触一发而动万机。枢经乃是人体经脉的关键之所在。枢经为少阳与少阴主司。少阳包括手少阳三焦经和足少阳胆经。

《素问·阴阳应象大论篇》更是认为："少火生气，少阳相火旺盛，则元气充足，精气持满。"《素问·五常政大论篇》认为："阴精所奉其人寿。"相火根于肾，藏于肝胆，游于三焦。上焦心肺得少阳相火，则能行气血，调神志；中焦脾胃得此火，才能运化水谷精微；肝胆得此火，才能疏泄诸脏；下焦肾、膀胱得此火，才能藏精、调水液；大小肠得此火，才能传导、分泌清浊。由此可见，胆经功能的好坏是全身脏腑生理功能能否正常运行的关键。胆在五行为木，五季为春，春之机寓生长、升发、条达，显示欣欣向荣的生机，是阳气升发之始。李东垣认为："胆者，少阳春升之气，春气升则万化安，故胆气春升，则余脏从之，所以十一脏取决于胆也。"这说明胆为阳气之始，胆气升即阳气升，只有阳气充沛，才能促进汽化功能，促使营血再生，从而达到阴平阳秘、恢复机体自稳系统的平衡状态。少阳胆经在人体之中，居半表半里，所以能奉心阳而下达，领肾气而上贯，外可通肌表，内可及脏腑，从而有握上下升降之机，掌内外出入之途的功能，乃是沟通内外，协调阴阳的关键，而阴阳平衡对人体保持青春、延缓衰老起着举足轻重的作用。

三、气血与衰老

气血两者乃人之生命之根本动力。两者互根依附，故有"气为血之帅，血为气之母""气行血则行"之说。气通则血运，气血运行正常，则人健康；气血失和则人生病；气血虚亏则人早衰。因之，古人在养生方面特别强调养气，保精血。故《类证治裁》谓："人身所宝，惟精气神，神生于气，气生于精，精化气，汽化神，故精者身之本，气者神之主，形者神之宝也。"特别强调精血先衰，渐至气虚，衰老则至。《素问·至真要大论篇》说："气血正平，长有天命。"因此，调养元气，保藏精血，气行血运，才能灌注于五脏，洒布于六腑，维持人体正常的生命运动，保障身体健康。反之，气血失调，气滞血瘀，气血虚亏，则人衰形老。《养生四要》也说："善养生者，必先养气，能养气者，可以长生。"注重养气、保持精血则是防止早衰的方法。

四、精气神与衰老

精气神与衰老相关学说首创于《灵枢·本脏》，发展于唐、宋、元、明、清诸朝。该学说认为："人之血气精神者，所以奉生而周于性命者也。"精气神对于人身而言，犹如灯中之"膏"，生命活动如同灯火之光辉，若灯芯用"大柱"，则油尽灯枯较快，人寿即短；若灯芯用"小柱"，则油尽灯枯较慢，人寿自长。尤其是老人，其精惟恐竭，其气惟恐泄，气成为维持和延长寿命的重要物质基础。三者之中，精系于肾，气源于脾肺，神归于心。因此，临床采用补益四脏，帮助聚精养气存神之剂，如琼玉膏等，常对延缓衰老有益。

在动静结合修性养生方面，我国数千年不辍的气功，则是有力的佐证。动中有静，静中有动，动则气血调和，经络疏通，静则息心宁神，内练精气神。动静结合则形神并重。扶正气，真气充盈，平抑诸恙，能使身心机能达到最佳状态，防老抗衰，延年益寿。

第二节　中医抗衰老技术

中医学在抗衰老方面已有几千年的历史，具有丰富的延缓衰老的经验，主要采用药物和非药物疗法、内治和外治法进行整体调节和治疗。中医认为"正气存内，邪不可干"，强健脏腑、调摄阴阳可以防病去疾、延年益寿。抗衰老要从年轻开始做起，远离亚健康和疾病。清代程国彭著《医学心悟》，提出抗衰保生四要，一曰节饮食，二曰慎风寒，三曰惜精神，四曰少嗔怒。越来越多的人认可传统医学在调节亚健康状态方面的作用。中药内服、外敷、针灸疗法、运动疗法、饮食养生等都是具有调节亚健康和抗衰老作用的常用方法，可达到防病去疾、延缓衰老的目的。

一、中药内服

中药作为天然药物，不仅毒副作用小，而且可以从中医的整体观念出发调节机体的阴阳平衡，调理脏腑的功能，达到防止衰老与逆转衰老的目的。中医认为，衰老大多由肾精气血亏虚、肾阳衰惫、心阳虚衰、脾胃虚弱、阴虚精亏、气滞血瘀等所导致，或脾肾两虚、气血运行减缓、夹瘀夹痰，虚损与痰瘀相互影响，加速促进老化，亦有胃肠郁滞、气血失和而致衰老。因此很多延缓衰老的中药、方剂都是以补肾（气）强精（血）为主，并辅以健脾、补气。中医药抗衰老应在中医理论指导下，辨证施治，综合运用，如由于"肝开窍于目"，清肝明目、滋阴养肝类中药可以防止视觉的衰老；由于"肾主骨"，补肾壮骨类中药可以防止骨骼的衰老；由于"肺主皮毛"，益肺补气类中药可以使皮肤润泽，延缓皮肤的衰老。

健脾益气类中药，如黄芪具有补气升阳、固表止汗、利水消肿的作用。药理提示，其能提高免疫能力，保护肾上腺皮质功能及保护细胞免受生物氧化过程的损害。白术有健脾、益气、止汗之功。白术多糖对淋巴细胞的增殖功能有恢复作用。党参具有健脾、益气、养血的功效，有提高机体抗病力，调节垂体-肾上腺皮质系统的作用。山药有健脾益胃、滋肾益精的作用。益智仁温脾暖胃，有改善记忆力的作用。活血祛瘀类中药，如当归有补血活血作用，药理提示有抗衰老、降低血液黏度作用。补肾类中药，如淫羊藿有补肾阳作用，药理作用有刺激雄性激素，兴奋性机能，提高耐缺氧能力。菟丝子补肾填精，药理研究显示能增强非特异性抵抗力。肉桂补火助阳、活血通经，山茱萸补益肝肾、涩精固脱，药理研究显示都具有提高机体抵抗力的作用。熟地黄补血养阴，填精益髓，对巨噬细胞功能有明显的保护作用。随着时间的推移以及研究的深入，中药在预防衰老方面将越来越受到医学界的关注。

二、中药外敷

中药外敷疗法长期在民间广泛流传和应用，古称外敷或外贴，故称贴敷疗法。因其常贴敷于穴位，又称为穴位贴敷疗法，主要是利用药物贴敷穴位，产生的局部刺激作用和经络的调节作用，起到药效、穴效的双重作用，达到治病的目的。早在《黄帝内经》中，就有"内者内治，外者外治"的论述，历代医家应用中药外敷治病更不胜其数，如汉代的《伤寒杂病论》、晋代的《肘后备急方》、宋代的《太平圣惠方》、明代的《本草纲目》等都详细地记载了丰富的治疗诸疾的外治方药。

外治与内治法均可疗内外诸疾，其治病原则一样，只是给药途径不同。正如"外科之宗"吴师在其《理瀹骈文》一书中所言："外治之理，即内治之理；外治之药，亦即内治之药，所异者，法耳。"贴敷疗法主要是通过不同药物直接作用于病所（外者外治），或由经脉入脏腑，直到病所（内者外治）。其治疗内外诸疾的理论依据是经络学说。经络"内属脏腑，外络肢节，沟通表里，贯穿上下"，同时又能行气血、营阴阳、濡筋骨、利关节、温腠理。穴位是"脉气所发"和"神气所游行出入"的场所，根据中医脏腑-经络相关理论，穴位通过经络与脏腑密切相关，不仅有反映各脏腑生理和病理状况的功能，同时也是治疗五脏六腑疾病的有效刺激点。因此，穴位贴敷"调节经脉、平衡阴阳"，可调经脉之虚实，可以治百病。

清代徐大椿曰："汤药不足尽病……用膏药贴之，闭塞其气，使药性从毛孔而入其腠理，通经活络，或提而出之，或攻而散之，较服药尤为有力。"药物直接贴敷于体表穴位上，药性透过皮毛腠理由表入里，渗透达皮下组织，一方面在局部产生药物浓度的相对优势；另一方面可通过经络的贯通运行，直达脏腑经气失调的病所，发挥药物"归经"和功能效应，从而发挥最大的全身药理效应。一般而言，内科、妇科、儿科、五官科病症以循经取穴为主，骨伤科、皮肤科病症则以局部取穴为主。且选取一穴治多病的情况屡见不鲜，以神阙穴为最，如用白芥子、延胡索、甘遂、细辛研末，加麝香少许，用生姜汁调成稠膏状，贴敷于所选穴位上，治疗慢性支气管炎、支气管哮喘等疾病，多在三伏天使用，连贴3年，疗效显著；如吴茱萸、肉桂研末，白酒调制，外敷关元、三阴交、肾俞治疗小儿遗尿。

三、针刺疗法

针刺抗衰老源远流长。早在《黄帝内经》中就对抗衰老的理论和有关针刺治疗有比较详细的记载，其内容散见于针刺防治老年病及一般常见病症的治疗之中。《黄帝内经》记载了30多类病症的针灸处方，其中不乏老年病及衰老性疾病的针刺处方和治验，如对健忘、心痛等老年病的治疗是针刺抗衰老的先例，《灵枢·大惑论》说："上气不足，下气有余，肠胃实而心肺虚。虚则营卫留于下，久之不以时上，故善忘也。"《灵枢·厥病》曰："厥头痛，意善忘，按之不得，取头面左右动脉，后取足太阴。"而对于厥心痛（类似于现代医学冠心病、心绞痛等疾病），"厥心痛，与背相控，善瘛，如从后触其心，伛偻者，肾心痛也，先取京骨、昆仑，发狂不已，取然谷。厥心痛，腹胀胸满，心尤痛甚，胃心痛也，取之大都、太白。厥心痛，痛如以锥针刺其心，心痛甚者，脾心痛也，取之然谷、太溪。厥心痛，色苍苍如死状，终日不得太息，肝心痛也，取之行间、太冲。厥心痛，卧若徒居，心痛间，动作，痛益甚，色不变，肺心痛也，取之鱼际、太渊。真心痛，手足清至节，心痛甚，旦发夕死，夕发旦死。心痛不可刺者，中有盛聚，不可取于腧。"

晋代皇甫谧《针灸甲乙经》记载了老年病防治，如对远视不明等，取承光；目瞑，取目窗；白内障的内膜覆珠，瞳子无所见，取解溪穴；耳鸣，取百会及颔厌、颅息、天窗、大陵、偏历诸穴等。明代杨继洲写的针灸名著《针灸大成》一书中记载了许多针刺抗衰及治疗老年性疾病的内容，如对老年人易患的中风病提出了急救针法。对于中风病的急性发作，杨氏多选用"少商二穴、商阳二穴、中冲二穴、关冲二穴、少冲二穴、少泽二穴"上放血急救，这一经典井穴处方放血疗法现在在临床上仍有应用。"凡初中风跌倒，卒暴昏沉，痰涎壅滞，不省人事，牙关紧闭，药水不下，急以三棱针，刺手十指十二井穴，当去恶血。"同时依据辨证治疗中风的发作，"邪入于腑"处方为百会、耳前发际、肩髃、曲池、风市、足三里、绝骨；"邪入于脏"处方为百会、大椎、风池、肩井、曲池、足三里、间使。"邪入于脏"且人事不省多选用人中、中冲、合谷、大敦、印堂等穴。对于中风病后遗的半身不遂，无论是阳证还是阴证均选用合谷、肩髃、手三里、百会、肩井、风市、环跳、足三里、委中、阳陵泉。针对二证应用时施术的方法不同，阳证者先针无病手足，后针有病手足；阴证者先补后泻等。《针灸大成》中有关中风病的论述为后世治疗中风病提供了重要的指导。《针灸大成》及以后的针灸著作，对针刺抗衰老及由衰老所致的老年病防治的理论和方法，都有不同程度的发展，如毫针法、耳针法、头皮针法、皮肤针法、皮内针法、三棱针法、火针法、电针法、穴位注射法等，丰富了针刺抗衰老的内容。

四、艾灸疗法

艾灸法是用艾叶制成的艾绒作为施灸材料而用于灸治的一种方法，主要是通过温补人体阳气、温通经络、活血化瘀，调整或增强人体的脏腑功能，祛病延年、强身壮体。

（一）艾叶的作用

据梁陶弘景《本草经集注》载："艾叶，味苦，微温，无毒，主灸百病。"可见古人对艾灸治疗疾病的重视。而明代李时珍对艾叶的作用做了更详细的阐述，对后人研究和运用艾灸防病祛疾、延缓衰老提供了重要的依据，他提出："艾叶……纯阳也，可以取太阳真火，可以回垂绝元阳……灸之则透诸经，而治百种病邪，起沉疴之人为康泰，其功亦大矣。"由此可见艾叶具有温补肾阳、温通经络、祛除病邪、延寿缓衰的作用。而到了清代医者对艾灸仍较重视，对艾叶载述亦颇多，如吴亦鼎《神灸经纶》中说："夫灸取于人，以火性热而至速，体柔而刚用，能消阴翳，走而不守，善入脏腑，取艾之辛香做炷，能通十二经，入三阴，理气血，以治百病，效如反掌。"用艾叶作为施灸材料，有通经活络、补养脏腑、行气活血之功。

（二）艾灸抗衰老的运用

早在2000多年前，《黄帝内经》中就初步记载了灸法治疗老年性疾病的内容，并在养生保健理论的指导下，逐步将灸法运用于抗衰老。至唐宋时期，灸法在防病治病与保健抗衰的应用备受推崇。

古今医家多选用督脉的大椎、百会，任脉的关元、气海、神阙、中极，阳明胃经的足三里，膀胱经的膏肓、肾俞、志室等，这些穴位均有补肾助阳的功效，其中以足三里、神阙及其周边诸穴最为常用。

足三里是足阳明胃经之合穴，也是其下合穴之一，千百年来一直作为保健要穴沿用不衰。一方面，衰老与脾胃相关。脾胃为后天之本，如《素问·上古天真论篇》所说："五七阳明脉衰，面始焦，发始堕。"艾灸足三里可补益脾胃、充养后天、防止早衰。另一方面，艾灸足三里可温阳补虚、防病保健。东汉末年华佗就以足三里治疗"五劳羸瘦，七伤虚乏"。《医说》云："若要安，三里莫要干。"《针灸真髓》云："三里养先后天之气，灸三里可使元气不衰，故称长寿之灸。"《针灸大成》中记录用灸足三里预防中风："但未中风时，一两月前或三四月前，不时足胫上发酸、重、麻，良久方解，此将中风之候也。便宜急灸三里、绝骨四穴。"由此可见足三里在防病保健方面的价值。

神阙又名脐中，为任脉经穴。《难经·六十六难》说："脐下肾间动气者，人之生命也，十二经之根本也。"历代医家对神阙施灸延衰保健倍加推崇，《医学入门》《针灸大成》《针灸资生经》中都有记载，如"炼脐法""蒸脐法""鼠粪灸脐法"等，均是对施灸神阙穴的延衰保健方法。神阙与元气，主要是与肾阳至关密切，而衰老由肾衰为始，肾阳不足、命门火衰又为其主要机制，故艾灸神阙可培益肾阳、温补下元。《类经图翼》载，在神阙穴行隔盐灸，"若灸至三五百壮，不惟愈疾，而且延年。"由此可见对于老年人灸神阙穴可防病治病以延衰。

五、运动疗法

运动疗法养生由来已久，自我国古代起就有五禽戏、八段锦、太极拳、六字诀等诸多运动功法。这些方法都是强调运动对人体的重要性。

东汉华佗模仿自然界动物的日常生理动作创编五禽戏抗衰养生。"人体欲得劳动，但不当使极耳。动摇则谷气得消，血脉流通，病不得生。譬如户枢，终不朽也。是以古之仙者，为导引之事，熊颈鸱顾，引挽腰体，动诸关节，以求难老。吾有一术，名五禽之戏：一曰虎，二曰鹿，三曰熊，四曰猿，五曰鸟。亦以除疾，并利蹄足，以当导引。体有不快，起作一禽之戏，恰而汗出，因以著粉，身体轻便，腹中欲食。"华佗身体力行，为抗衰老的典范，结果"年且百岁而貌有壮容"。他的徒弟按师授之法，做到"年九十余，耳目聪明，齿牙完坚"。六字诀在呼吸吐纳的同时，通过特定的读音口型来调整与控制体内气息的升降出入，形成分别与人体肝、心、脾、肺、肾、三焦相对应的六种特定的吐气发声方法，进而起到调整脏腑气机平衡的作用。南北朝时梁代《养性延命录·服气疗病篇》中记载："纳气有一，吐气有六。纳气一者，谓吸也；吐气有六者，谓吹、呼、唏、呵、嘘、呬，皆出气也……委曲治病。"唐代孙思邈著有《千金要方》《千金翼方》，其中抗衰老方面的论述多为真知灼见，提出"养性之道，常欲小劳，但莫大疲及强所不能堪耳，且流水不腐，户枢不蠹，以其运动故也"，要求适当运动，积极抗衰。八段锦从宋代流传至今，也是一种以肢体运动为主的导引术，常习之可强身健体。易筋经是我国古代流传下来的健身养生方法，它的主要特点是动静结合，内静以收心调息，外动以强筋壮骨，此功可使神、体、气三者有效地结合，持之以恒的锻炼使五脏六腑、十二经脉、奇经八脉及全身经脉得到充分的调理，进而达到保健强身、防病治病、抗衰延寿的目的。明代冷谦所著《修龄要旨》一卷，提出了十六宜："面宜多擦，发宜多梳，目宜常运，耳宜常凝，齿宜常叩，口宜常闭，津宜常咽，气宜常提，心宜常静，神宜常存，背宜常暖，腹宜常摩，胸宜常护，囊（阴囊）宜常裹，语言宜常简默，皮肤宜常干沐。"其中的擦面、运目、叩齿、静心、干沐无不在日常的生活行为中得到体现。我们对于这些运动调节手段应注重长久坚持，进而达到一种自然化的状态，才能最大限度地发挥出应有的功效。

六、饮食养生

饮食是摄取营养、维持人体生命活动的必要条件。五味，泛指饮食物。各种饮食物都有自己的性味。《素问·宣明五气论篇》指出"五味所入：酸入肝，辛入肺，苦入心，咸入肾，甘入脾，是为五入。"《素问·至真要大论篇》说："夫五味入胃，各归所喜，故酸先入肝，苦先入心，甘先入脾，辛先入肺，咸先入肾。"而《灵枢·五味》详细地论述了饮食五味入体内对五脏的滋养作用及在人体内的代谢过程："胃者，五脏六腑之海也，水谷皆入于胃，五脏六腑，皆禀气于胃。五味各走其所喜，谷味酸，先走肝；谷味苦，先走心；谷味甘，先走脾；谷味辛，先走肺；谷味咸，先走肾。谷气津液已行，营卫大通，乃化糟粕，以次传下。"《素问·上古天真论篇》有："食饮有节，起居有常，不妄作劳，故能形与神俱，而尽终其天年，度百岁乃去。"其中又说："以酒为浆，以妄为常，醉以入房，以欲竭其精，以耗散其真，不知持满，不时御神，务快其心，逆于生乐，起居无节，故半百而衰也。"饮食不节（过饥、过饱、偏食、饮食过冷过热）、饮酒过多、劳役失常、房劳过度等，都可造成脏腑功能失调、精气受损，进而导致疾病的发生，并加速衰老。

（一）饮食有节

《内经》指出饮食五味太过，可损伤五脏而影响美容。《素问·五脏生成篇》曰："多食咸，则脉凝泣而变色；多食苦，则皮槁而毛拔；多食辛，则筋急而爪枯；多食酸，则肉胝而唇揭；

多食甘，则骨痛而发落，此五味之所伤也。故心欲苦，肺欲辛，肝欲酸，脾欲甘，肾欲咸，此五味之所合也。"这些认识一直指导着以后的实践。

从中医角度来看，饮食养生要遵循"饮食有节"这个原则。其一，饮食勿偏。食物同药物一样，具有寒、热、温、凉四气和酸、苦、甘、辛、咸五味，具有防病治病、养生保健作用，也可因性味偏颇而影响美容。《素问·生气通天论篇》中指出："阴之所生，本在五味；阴之五宫，伤在五味。"《素问·至真要大论篇》也说："气增而久，夭之由也。"人的精气来源于饮食五味，饮食物所化生的精气贮藏在人体的五脏之中，如果饮食五味有所偏嗜，就会导致体内的某一脏气过胜，从而损伤其相克之脏，引起内脏营养失衡而发生疾病。其二，饮食勿过。《素问·痹论篇》云："饮食自倍，肠胃乃伤。"著名医家朱震亨的《格致余论·饮食色欲箴序》载："因纵口味，五味之过，疾病蜂起。"《素问·生气通天论篇》中说："高粱之变，足生大丁。"《素问·奇病论篇》指出："夫五味入口，藏于胃，脾为之行其精气。津液在脾，故令人口甘也。此肥美之所发也，此人必数食甘美而多肥也。肥者令人内热，甘者令人中满，故其气上溢，转为消渴。"中医认为脾胃是人体之本，故倡导合理的饮食以滋养五脏，尽量少吃生冷、燥热、重滑、厚腻之食物，以防损伤脾胃。如能长期做到顾护中气而恰当食养，则多可祛病长寿。

（二）先食疗后药疗

《黄帝内经》曰："谷肉果菜，食养尽之。"既病用之，可以祛疾疗伤，谓之"食疗"；而病后调养又可促进康复，防止正虚邪恋，迁延反复。孙思邈云："凡欲治病，先以食疗，既食疗不愈，后乃药耳。"中医药膳源于"药食同源"，其真谛在于"三分药七分养""药补不如食补"。《黄帝内经》曰："毒药攻邪，五谷为食，五果为助，五畜为益，五蔬为充，气味合而服之，以补精益气。"中医药膳最初形成于秦汉以后，成熟于唐宋。《神农本草经》载药中，大枣、人参、枸杞子、五味子都是药食兼用的中药。张仲景开创了药物与食物相结合治疗重病与急症的先例。在治疗上配合大量的饮食调养方法，如当归生姜羊肉汤、甘麦大枣汤等，为中医药膳奠定了理论基础。药膳食疗可使已病脏腑机能改善，防止疾病的进一步发展。如患者在感受温热病邪时，可服养阴生津之品，如二参粥、沙参玉竹粥、梨汁粥、橄榄茶、牛奶滋补粥等，可防止进一步耗伤阴液、发生肺肾阴虚或肝肾阴虚之变。药膳食疗要因时因人而异。《饮膳正要》载："春气温，宜食麦以凉之；夏气热，宜食菽以寒之；秋气燥，宜食麻以润其燥；冬气寒，宜食黍以热性治其寒。"

七、精神调摄

七情，即喜、怒、忧、思、悲、恐、惊七种情志变化。七情是人体对客观事物的不同反应，在正常情况下，一般不会使人致病。只有突然、强烈、持久的刺激，超过人体本身的正常生理活动范围，即情志失调，才会使人体脏腑气机紊乱、气血失调，导致各种疾病的发生。如张介宾在《类经》中所说："心为五脏六腑之大主，而总统魂魄，兼该意志，故忧动于心则肺应，思动于心则脾应，怒动于心则肝应，恐动于心则肾应。"由此可见情志与五脏有着密切的关系，因此调摄情志，精神内守，避免过激的情志，对保持脏腑功能的平衡、防病祛疾、延缓衰老具有重要的作用。

《黄帝内经》提出以"恬淡虚无，真气从之，精神内守，病安从来"为核心的养生观，圣人能"寿命无穷，与天地终"，是因为他们"乐恬淡之能，从欲快志于虚无之守"。

晋代嵇康的《养生论》认为，抗衰老重在养神，兼弃厚味，服用补药，饮之清泉，宜浴阳光，节制色欲，可以抗衰防老。梁代药学家陶弘景的《养性延命录》提出，要讲究十二少，应少愁、少乐、少喜、少怒、少好、少恶，这对抗衰老及养生具有重要参考价值。"多思则神殆，多念则志散，多欲则损智，多事则形疲，多语则气争，多笑则伤脏，多愁则伤慑，多乐则意溢，多喜则妄错昏乱，多怒则百脉不定，多好则专迷不治，多恶则憔悴无欢。此十二多不除，丧生之本也。"唐代孙思邈在《备急千金要方》中多次强调养德的重要性："养生之道，重在养神；养神之要，重在养德。""性既自善，内外百病皆悉不生。"他认为良好的品德有助于身心健康，胜于一切灵丹妙药。七情六欲为人之常情，但贵在节制。为防止衰老、延年益寿，人们应该树立乐观的人生态度，提高心理上的抗逆能力，胸怀宽广，避免情志过激。《灵枢·本神》云："故智者之养生也，必顺四时而适寒暑，和喜怒而安居处，节阴阳而调刚柔。如是，则辟邪不至，长生久视。"

第三节　抗衰老中药

中医对抗衰老早有认识，《黄帝内经》中就有抗衰老的精辟论述："上古之人，其知道者，法于阴阳，和于术数，食饮有节，起居有常，不妄作劳，故能形与神俱，而尽终其天年，度百岁乃去。"中药是中医与疾病斗争、保健强身的武器。我国最早的药学专著《神农本草经》中收载了365种药物，其中列为上品的有100多种。被列为上品的中药，为无毒、有强健身体作用的药物。经过长期的实践，中医又不断发现新的有抗衰老作用的中药（本草书称为"轻身延年"）。这里选取部分经中西医都证实有抗衰老作用的中药作简要介绍。

一、何首乌

宋代《开宝本草》称："久服长筋骨，益精髓，延年不老。"现代研究发现，何首乌能够促进神经细胞的生长，对神经衰弱及其他神经系统疾病有辅助治疗作用，并有调节血清胆固醇、降低血糖、提高肝细胞转化和代谢胆固醇的能力。何首乌还具有良好的抗氧化作用。

二、黄芪

中医认为，脾为后天之本。黄芪是诸多补气药物之最。现代研究发现，黄芪能扩张冠状动脉，改善心肌供血，提高免疫功能，而且能够延缓细胞衰老的进程。

三、人参

《神农本草经》认为，人参能"补五脏，安精神，定魂魄，止惊悸，除邪气，明目，开心益智。久服，轻身延年"。现代研究发现，它还具有抗氧化、抗衰老、抗疲劳、保肝、调节心血管功能、兴奋造血系统功能等作用。吉林中医研究所霍玉书等用人参总皂苷对50岁以上的人进行抗衰老研究，结果证实其有延缓衰老的功效。

四、三七

人参补气第一，三七补血第一。三七可扩张血管，降低血管阻力，增加心输出量，减慢心率，降低心肌耗氧量和毛细血管的通透性，在心血管疾病防治方面与人参相比有明显的优势。

五、刺五加

刺五加抗衰老、抗疲劳比人参皂苷还强，能调节神经系统、内分泌系统、心血管系统功能，且有抗菌消炎和一定的抗癌作用。

六、灵芝

《神农本草经》认为灵芝能补肝气，安魂魄，久服轻身不老，延年益寿。现代研究证实，灵芝对神经系统、呼吸系统、心血管系统功能都有调节作用，具有免疫调节、清除自由基、平衡代谢等功能，直接影响人体衰老进程。

七、枸杞子

《神农本草经》称枸杞子久服坚筋骨，轻身不老，耐寒暑。枸杞有类似人参的适应原样作用，且能抗动脉硬化、降低血糖、促进肝细胞新生等，有增强体质、延缓衰老之功效。

八、红景天

红景天是近代抗衰老的新秀。它有补益元气、清热、解毒、止血、宁神益智的功效，有类似人参的补益作用，能抗缺氧、抗寒冷、抗疲劳、抗辐射、抗病毒、抑制癌细胞生长，提高工作效率，延缓机体衰老。

九、绞股蓝

绞股蓝为葫芦科植物，日本科学家发现其多种成分与部分人参皂苷结构相同，具有抗衰老、抗疲劳、抗癌、调节内分泌、提高人体应变能力和免疫力、降低胆固醇和转氨酶、预防肿瘤、抑制溃疡、缓解紧张、镇静镇痛的作用。

十、蜂王浆

蜂王浆可促进蛋白质合成，促进细胞生长，促进新陈代谢，增强组织再生能力。其含有丰富的超氧化物歧化酶及维生素C、维生素E，是不可多得的抗老化良药。

十一、白藜芦醇

白藜芦醇是一种天然抗毒素，它可以通过抗氧化、激活SIRI基因等有效控制或延缓很多老年相关性疾病的发生和发展。热量现在也可以通过促进SIRI的表达等延缓衰老，即白藜芦醇热量限制具有更好的延缓衰老的作用。

第四节　抗衰老中医古方

一、补气类

（一）内补黄芪汤

【出处】《千金要方》。

【组成】黄芪、当归、芍药、干地黄、半夏、茯苓、人参、桂心、远志、麦门冬、甘草、五味子、白术、泽泻、干姜、大枣。

【功效】益气温阳。

【主治】元气不足所致气短乏力，自汗出，畏寒肢冷，心悸不安。

（二）人参汤

【出处】《千金翼方》。

【组成】人参、干姜、黄芪、芍药、细辛、炙甘草。

【功效】益气健脾、温阳散寒。

【主治】中气不足、脾胃失调所致饮食不进，形体羸瘦，神疲乏力，胃脘冷痛。

（三）益气补虚杜仲散

【出处】《太平圣惠方》。

【组成】杜仲、蛇床子、五味子、熟干地黄、萆薢、巴戟、肉苁蓉、桂心、菟丝子。

【功效】益气补肾、强壮筋骨。

【主治】虚劳羸乏少气，五脏痿损，腰痛不能行。

（四）枸杞子丸

【出处】《太平圣惠方》。

【组成】枸杞子、熟干地黄、人参、茯神、炮附子、覆盆子、五味子、山药、菟丝子、肉苁蓉、石斛、山茱萸、桂心。

【功效】补养精气、强壮筋骨、驻颜抗衰。

【主治】脾肾虚损。

（五）大茯苓丸

【出处】《圣济总录》。

【组成】白茯苓、生干地黄、天门冬、泽泻、胡麻。

【功效】补气阴、增气力、明耳目。

【主治】气阴不足，体倦纳差，遗精便溏，耳鸣耳聋。

二、补血类

（一）地黄丸

【出处】《太平圣惠方》。

【组成】生干地黄、川椒红、牛膝、杏仁、炮附子、鹿角胶、菟丝子、肉苁蓉。

【功效】滋养肝肾、填精补血。

【主治】肝肾亏虚，精血不足，腰膝酸软，视物昏花，爪甲枯荣。

（二）何首乌丸

【出处】《太平圣惠方》。

【组成】何首乌、熟干地黄、附子、牛膝、桂心、芸薹子、桑椹子、柏子仁、五味子、地骨皮、薯蓣、鹿茸（去毛，涂酥炙微黄）、肉苁蓉、菟丝子。

【功效】补肝肾、乌须发、驻颜容。

【主治】面色无华，须发早白。

（三）延寿丸

【出处】《圣济总录》。

【组成】牛膝、熟地黄、枳壳、地骨皮、菟丝子。

【功效】滋补肝肾、益精血、乌须发。

【主治】肝肾不足所致腰膝酸软，头晕眼花，耳鸣耳聋，须发早白。

（四）杞圆膏

【出处】《摄生秘剖》。

【组成】枸杞子、龙眼肉。

【功效】益精养血。

【主治】心脾两虚所致食欲减退，脘闷不舒，心悸怔忪，烦躁失眠。

（五）还少丹

【出处】《扶寿精方》。

【组成】何首乌、牛膝、生地黄、肉苁蓉、黄柏、补骨脂、车前子、麦门冬、柏子仁、天门冬。

【功效】补肝肾、益精血、退虚热、利湿浊。

【主治】肝肾亏虚所致腰膝酸痛，须发早白，中年早衰，性功能减退。

三、气血双补类

（一）大黄芪丸

【出处】《千金翼方》。

【组成】黄芪、柏子仁、天门冬、白术、干地黄、远志、泽泻、山药、甘草（炙）、人参、石斛、麦门冬、牛膝、杜仲、薏苡仁、防风、茯苓、五味子、茯神、干姜、丹参、肉苁蓉、枸杞子、车前子、山茱萸、狗脊、萆薢、阿胶、巴戟天、菟丝子、覆盆子。

【功效】益气养血、生精补髓。

【主治】虚劳百病。神疲乏力，形体羸瘦，面色萎黄，饮食不进，短气，心悸，腰膝酸软，男子遗精滑泄。

（二）鹿茸大补汤

【出处】《太平惠民和剂局方》。

【组成】鹿茸（制）、黄芪（蜜炙）、当归、白茯苓、苁蓉、杜仲、人参、白芍药、肉桂、石斛、附子（炮）、五味子、半夏、白术、甘草、熟干地黄。

【功效】益气、生精、补血。

【主治】诸虚不足。

（三）养寿丹

【出处】《御药院方》。

【组成】远志、菖蒲、巴戟、白术、茯苓、地骨皮、续断、枸杞子、甘菊花、细辛、熟地黄、车前子、何首乌、牛膝、肉苁蓉、菟丝子、覆盆子。

【功效】补益气血、滋阴壮阳、养心安神。

【主治】诸脏虚损。心悸失眠，体倦乏力，腰膝酸软，须发早白，齿根松动等。

（四）龟鹿二仙膏

【出处】《张氏医通》。

【组成】鹿角胶、龟板胶、枸杞、人参、桂圆肉。

【功效】大补精髓、益气养神。

【主治】虚损少气，精血不足，目视不明。

（五）地仙丹

【出处】《太平圣惠方》。

【组成】远志（去心）、白茯苓、熟干地黄、地骨皮、麦门冬（去心，焙）、巨胜（蒸，晒干，去皮）。

【功效、主治】令发黑，延年，久服貌如童子，齿落重生，行如奔马，夜视有光。

四、补阴类

（一）神仙驻颜延年方

【出处】《太平圣惠方》。

【组成】枳实、熟干地黄、甘菊花、天门冬。

【功效】滋补肝肾、聪耳明目。

【主治】肝肾阴亏，腰膝酸软，耳鸣耳聋，视物昏花。

（二）延年丸

【出处】《圣济总录》。

【组成】白术、白茯苓、甘菊花、忍冬叶。

【功效】滋阴清热、健脾益气。

【主治】气阴不足所致疲乏无力，食欲欠佳，头目昏蒙，视物不清。

（三）加味补阴丸

【出处】《医学入门》。

【组成】黄柏、知母、牛膝、杜仲、巴戟、熟地黄、山茱萸、肉苁蓉、白茯苓、远志、山药、鹿茸、龟板。

【功效】滋阴泻火、补气健脾。

【主治】肾阴亏虚，虚热内生。肢倦乏力，心烦少寐，潮热盗汗，阳痿早泄。

（四）左归饮

【出处】《景岳全书》。

【组成】熟地黄、山药、枸杞、炙甘草、茯苓、山茱萸（畏酸者少用之）。

【功效】养阴补肾。

【主治】真阴不足。症见腰酸遗泄，盗汗，口燥咽干，口渴欲饮，舌光红，脉细数。

（五）养老膏

【出处】《年氏集验良方》。

【组成】建莲肉、芡实肉、薏米粉、甜梨、大山楂、甜藕（各熬膏）。

【功效】益肾健脾、滋阴润燥。

【主治】气阴两虚。心悸不安，食欲减退，口唇干燥，遗精滑精。

五、补阳类

（一）鹿茸丸

【出处】《太平圣惠方》。

【组成】鹿茸、补骨脂、牛膝、杜仲、薯蓣、黄芪、桑螵蛸、附子（炮）、熟地黄、菟丝子、肉苁蓉、桂心、泽泻、防风、干姜（炮）、远志、龙骨。

【功效】温补肾阳、益精强腰、固精止遗。

【主治】虚劳，肾气乏弱，腰膝无力，小便数，早泄阳痿。

（二）玉真丸

【出处】《圣济总录》。

【组成】龙骨、菟丝子、鹿茸、韭子。

【功效】补肾阳、固精气。

【主治】肾阳不足，腰膝酸疼，早泄，早衰发白。

（三）肉苁蓉丸

【出处】《圣济总录》。

【组成】肉苁蓉、炮附子、牛膝、菟丝子、鹿茸。

【功效】温阳蠲痹、补壮筋骨。

【主治】元阳不足所致腰膝冷痛，四肢筋骨无力，甚则痿废不用，或见耳鸣目花，阳痿遗精。

（四）右归丸

【出处】《景岳全书》。

【组成】熟地、山药（炒）、枸杞、鹿角胶、菟丝子、杜仲、山茱萸、当归、肉桂、制附子。

【功效】温补肾阳、填精益血。

【主治】肾阳不足所致腰膝肢冷，神疲溺清，阳痿早泄等。

（五）还少丹

【出处】《济阴纲目》。

【组成】何首乌、牛膝、生地黄、肉苁蓉、黄柏、补骨脂、车前子、柏子仁、山药、当归、菟丝子、人参、五味子。

【功效】益精补髓、温补元阳。

【主治】肾精亏虚、元阳不足所致早衰，须发早白等。

六、阴阳双补类

（一）无比山药丸

【出处】《千金要方》。

【组成】山药、苁蓉、五味子、菟丝子、杜仲、牛膝、泽泻、干地黄、山茱萸、茯苓、巴戟天、赤石脂。

【功效】温阳益精、补肾固摄。

【主治】肾阳不足、真阴内亏、封藏失职所致头晕目眩，耳鸣腰痛，或时有烦热，盗汗，尿频，阳痿早泄等。

（二）菟丝子丸

【出处】《太平圣惠方》。

【组成】菟丝子、车前子、白术、桂心、杜仲、熟地黄。

【功效】温肾阳、滋肾阴、强腰膝。

【主治】肾虚所致腰膝酸软，早衰。

（三）杜仲丸

【出处】《太平圣惠方》。

【组成】杜仲、远志、熟地黄、桂心、白茯苓、止咳、牛膝、菟丝子、羌活。

【功效】补肾填精、强筋壮骨。

【主治】肾虚劳损，腰脚疼痛，少力。

（四）延寿丹

【出处】《丹溪心法》。

【组成】天门冬、远志、山药、巴戟、赤石脂、车前子、菖蒲、柏子仁、泽泻、川椒（炒）、熟地、生地、枸杞、茯苓、覆盆子、牛膝（酒浸）、杜仲（炒）、菟丝子（酒浸）、苁蓉、当归、地骨、人参、五味子。

【功效】补肾益精、养心安神。

【主治】心肾不足所致腰膝酸软，耳鸣耳聋，心悸失眠，多梦等。

（五）赞化血余丹

【出处】《景岳全书》。

【组成】血余、熟地、枸杞、当归、鹿角胶、菟丝子、杜仲、巴戟肉、小茴香、白茯苓、肉苁蓉、胡桃肉、何首乌、人参。

【功效】补肾固本。

【主治】肾虚所致形体早衰，发白齿脱，遗精早泄，小便频数。

第五节　人类蠕形螨性皮炎的防治

一、概述

人类蠕形螨性皮炎是对人类蠕形螨引起的皮肤疾病以及有损皮肤容貌美学的皮肤问题的统称。其病理学基础就是皮肤组织炎症反应，表现为皮肤红斑、丘疹、结节、脓包、结痂、鳞屑、毛细血管扩张、皮肤增殖性肥厚、皮肤赘瘤等。人类蠕形螨导致的有损皮肤容貌美学的皮肤问题包括毛孔粗大、黑头粉刺、红血丝。其病理学基础是毛孔里面内容物过多将毛孔撑大，导致毛孔粗大；若毛孔表面没有堵塞，毛囊口的内容物与空气接触氧化、水分蒸发，形成黑色沉积物，即为黑头；如果毛囊口堵塞，毛囊里面内容物不断增加且无法排出，水分被吸收，固体成分沉积越来越多，导致被堵塞的毛囊口凸起，形成粉刺样改变。每个人对异物的反应不一，部分人对毛孔内异物刺激的反应是毛细血管增生、扩张，形成红血丝。

人类发现蠕形螨虫始于19世纪中叶。1842年，Simon首先发现了寄生于人体的毛囊蠕形螨虫，接着Tulk在犬身上也发现了相似形态的物种，但是没有确定其名称。直到1855年，Nicolet才创立了蠕形螨科。1919年，Hirst首次出版蠕形螨属专著，记录24种蠕形螨，分别来自7个目的哺乳类动物。截至目前已知蠕形螨属有140种或亚种，但每年仍有1~3个蠕形螨新种被发现。事实上，绝大多数宿主有两种或两种以上的蠕形螨同时寄生。蠕形螨通常被认为对寄生宿主有种特异性，但也有个别交叉感染的报道。

蠕形螨所寄生的宿主和形态特征是其识别和分类的主要依据。1842年，Simon不仅首先发现了毛囊蠕形螨，而且指出毛囊蠕形螨形态具有明显的多态性，认为有长毛囊蠕形螨和短毛囊蠕形螨两种亚种。后来，Akbulatova报道短毛囊蠕形螨（皮脂蠕形螨）应为一个独立的种。Desch等人于1972年采用传统形态学分类方法将寄生于人体的蠕形螨确定为毛囊蠕形螨和皮脂蠕形螨两种。我国学者谢禾秀等于1982年采用量度特征和形态特征相结合的方法，对采集自上海的毛囊蠕形螨进行测量，发现来自中国上海的毛囊蠕形螨的测量值与国外描述的毛囊蠕形螨有所不同，因而提出建立一个新的亚种，即毛囊蠕形螨中华亚种，但之后很长时间未检索到被证实或被采用的报道。

1986年，青岛医学院皮肤病研究所曲魁遵教授于《青岛医学院学报》上发表的《人类蠕形螨感染与酒渣鼻的关系——蠕形螨流行病学断面定量现场观察》，较为系统地阐述了如下几个问题。

1. 人类蠕形螨的感染问题　人类蠕形螨是家族性传染性寄生虫。本组研究样本人群为5360人，其中酒渣鼻患者的人类蠕形螨污染率为100%，而非酒渣鼻人群人类蠕形螨内存检出率为98.99%。其中最小感染年龄为6个月。人类蠕形螨遍布全世界，寄生于人类的毛囊和皮脂腺内。动物学家长期研究结果显示，新生幼畜无螨虫感染，经过一段时间才可以检查到螨虫感染，结论是幼畜与母体直接接触感染。这个结论与人类蠕形螨研究领域中所见的新生儿无螨，儿童的螨虫污染率随着年龄增长而增高的临床现象相符合。被检测人群中，乳晕处也能检查到人类蠕形螨，这可能让新生儿通过吸乳以及家族成员之间的亲密接触感染。因此，可以定论人类蠕形螨是家族性传染性寄生虫。

2. 人类蠕形螨的致病问题　人类蠕形螨是条件致病性寄生虫。人类蠕形螨的污染率几乎是100%，有些人会出现青春痘（痤疮）、酒渣鼻等人类蠕形螨性皮炎，而有些人不会发病。从人类蠕形螨的检测上看，发病者人类蠕形螨检出数量永远多于没有发病者。由此可以得出结论，第一，人类蠕形螨大量繁殖；第二，人类蠕形螨作为异种蛋白，部分人群对其反应敏感而出现炎症反应；第三，患者群体局部免疫力下降。

1988年7月26日至30日，青岛医学院主办的蠕形螨病学术研讨会上，共有来自全国28个省市教学、科研及临床业务部门的医学和兽医学的学者157人，以及美国、加拿大、新西兰等国的8位专家。中宣部原副部长贺敬之及山东省市有关部门领导到会。会议收到学术论文140篇，大会交流23篇，并进行分组讨论。大会上，从事人类蠕形螨研究的7位专家，交流演示了人类蠕形螨引起的皮肤病的临床检查和治疗研究成果，对人类蠕形螨引起皮肤病进行了深入的探讨和研究，对蠕形螨病和医学、畜牧兽医学、寄生虫学等学科有了全新的认识。会议上将传统教科书上的青春痘（痤疮）、酒渣鼻统一命名为螨性皮炎，并且对青春痘（痤疮）、酒渣鼻的诊断分型改为浅型皮炎、深型皮炎、增殖型皮炎、赘型皮炎。

长期以来，临床及实验室研究人类蠕形螨的污染率差异较大。大多数文献引用的数据是国外报道人体蠕形螨的污染率，即27%～100%，我国各地人体蠕形螨的污染率相差悬殊，范围为7.46%～91.39%。美国北卡罗来纳州立大学研究生Thoemmes，对志愿者进行DNA测试，100%志愿者面部存在着人类蠕形螨DNA。这项研究发表在2014年9月2日的美国公共科学图书馆的期刊上。世界卫生组织对人体寄生虫消杀专业组的结论：不断的研究及临床实践证实，青春痘（痤疮）、酒渣鼻与传统教科书所述的原因没有直接关系，它们是感染了一种叫人类蠕形螨的寄生虫所引起的一种皮肤炎症，在现代医学上，青春痘（痤疮）、酒渣鼻统称为螨性皮炎。此论证得到世界医学界的认可。有文献报道，其发病率约为60%，酒渣鼻占人群的44%，青春痘占10.04%，具体发病率取决于污染数量和人体免疫功能。

1996年以来，赵中州教授和蒲兴旺医师遵循人类蠕形螨是青春痘（痤疮）、酒渣鼻病因的原则，对青春痘（痤疮）、酒渣鼻进行治疗和护理，有良好的临床效果，有效率99.7%，治愈率93.46%。在青春痘（痤疮）、酒渣鼻治疗痊愈的同时，有损皮肤容貌美学的毛孔粗大、黑头粉刺、红血丝问题也得到明显改善。

二、人类蠕形螨简介

（一）螨虫

据生物学研究，在自然界中螨属有几百种，其形态、生活环境、习性、生长条件各不相同。引起流行性出血热的螨虫叫革螨、蜱螨，其形态像硬蜱，它寄生在黑线姬鼠的皮肤上或草丛中。而地毯上、粉尘中的螨虫叫尘螨，其形态像小蜘蛛，一般在放大镜下即可看到。还有其他动物身上寄生的螨虫，如兔痒螨、马痒螨、鼠加螨、猫加螨、突变脐螨、鸡脐螨等。关于蠕形螨有狗蠕形螨、马蠕形螨、牛蠕形螨、猪蠕形螨等。由于寄生宿主、部位、形态、生活史的不同，其名称亦不相同。

这里主要讲的是寄生在人体皮肤内的人类蠕形螨和疥螨。由于疥螨和蠕形螨的形态、寄生部位、生活史、习性互不相同，虽然都是接触传染，但是疥螨寄生在人的手部、臀部发病，而蠕形螨寄生在人的头面部及胸背部皮肤发病。随着我国人民生活水平的提高及卫生条件的改善，疥螨现已基本绝迹。随着我国改革开放，生活方式的西化，亲吻、贴脸礼仪增多，蠕形螨接触传染机会增加，加上过去医学界对人类蠕形螨致病性的错误结论，导致痤疮、酒渣鼻的病因有多种解释，药物研究方向性的谬误致使该病成为医学治疗上的难题，并产生预防上的障碍。

（二）人类蠕形螨

过去医学书籍中称蠕形螨为毛囊虫，把寄生在皮脂腺中的蠕形螨称为脂螨，目前为与寄生在其他动物中的蠕形螨相区别，故称为人类蠕形螨。根据毛囊虫与脂螨的形态特征，把毛囊虫叫作长形蠕形螨，把脂螨叫作短形蠕形螨。由人类蠕形螨所致的病，称为人类蠕形螨病或叫人类蠕形螨性皮炎。

（三）人类蠕形螨的命名及生物形态学

1. 命名　目前已知蠕形螨属有120多种和亚种，大多数种类寄生在各种哺乳动物（如猫、狗、牛、羊、马、兔）的皮肤内，寄生于这些动物的蠕形螨，分区冠以某动物的名称，如猫蠕形螨、狗蠕形螨、牛蠕形螨等。因此寄生在人体的蠕形螨称人类蠕形螨，人类蠕形螨是由Bengle 和 Berser 于1841年分别偶然在痤疮脓液及人耳垢中发现的，此后Simon于1842年对此螨进行了定种和描述。Akbulatova于1963年提出了毛囊蠕形螨有长、短两个品种。Nutting于1972年通过对此螨生活史、各期形态的观察研究，结合寄生部位的特点等将蠕形螨确定为两个独立种，即寄生于人毛囊内的毛囊蠕形螨和寄生于人皮脂腺内的皮脂蠕形螨。谢禾秀等于1982年对国内寄生于人体的两种蠕形螨的形态特征进行了详细观察，发现我国人类毛囊蠕形螨不同于国外的毛囊蠕形螨，因此将其定为毛囊蠕形螨中华亚种。

因人类蠕形螨均以摄食皮脂而生，故以毛囊螨、皮脂螨命名区分不确切，现以形态长短分为长蠕形螨和短蠕形螨，容易鉴别。

2. 生物形态学 人类蠕形螨在生物形态学上属节肢动物门、蛛形纲、蜱螨亚纲、真螨目、前气门亚目、食肉螨总科、蠕形螨科、蠕形螨属。其生长发育为五个阶段：卵、幼虫、前若虫、若虫及成虫。两种螨在形态上基本相似，现以毛囊蠕形螨为例。

（1）成虫：雄螨体长为279.7～315.2 μm，雌螨体长为296.9～436.5 μm，螨体分为颚体、足体和末体三部分。

颚体：在螨的前端呈梯形的基部为颚基，颚基背及两侧有背基刺形小铆钉，颚基的前方及两侧为须肢，分三节，固定的基节较大，其他两节均比基节小，但能活动，第二节上有五个微刺，须肢内侧为螯肢与针形吸管状内口，此部的腹面为背下板，其前端正中即为基口的孔，其后在咽的后方为"门"形的咽泡，向后敞开，在咽泡的前侧方有微小的亚颚体刺，实为表皮的突起物，呈微小圆形。

足体：足体占全体的1/4，共四对足，呈锥形套管状，已退化为四节，基节固定成板块状，四对基节延伸覆盖足体的腹面，其他各节均能活动，末节有爪，爪二分有矩，有爪垫。外观如锚样，雌体的足体部腹面在第四对足之间，稍后有一纵行长裂隙为雌性生殖孔，雄螨生殖孔在足体部背方，裂隙前方有一略呈三角形的凸起物。

末体：末体在足体部之后，占整体的2/3，后端钝圆、窄长，并有均匀一致的细横纹，雌螨末体部后端有肛道开口，雄螨无肛道开口，体内有一管状消化道。

（2）卵：卵呈卵圆形、箭头形或蘑菇形，壳薄、透明。卵内含有卵黄颗粒，晚期虫卵内的卵黄颗粒分成两团，中央有一横痕。有时隔壳可看到卵内前端的幼虫腭体，后端为幼虫的末体，可逐渐伸长，直到脱壳。

（3）幼虫：虫体长280～290 μm，较窄细，颚体的细微结构尚不完全，无亚颚体刺，体表与卵壳构造相似，但颚体部有的已具有横纹，腿的末节上皆有不明显分叉的爪。

（4）若虫及前若虫：比幼虫大，也有比成虫长者，一般体长365～392 μm，形态与成虫相似，足体部侧板不明显，第四对足后末体已具明显横纹。

皮脂螨与毛囊螨的主要区别：皮脂螨较短小，足体与末体的比例约为1∶1，尾尖。雌螨体长平均约为208.5 μm，雄螨约为165.8 μm，颚体较短，且宽大于长，背基刺为球形，咽泡为马蹄形，亚颚体刺为微小水滴形，并且位于咽泡的前端。雄性生殖孔位于第二对足水平的背方，为一小孔形，雌性生殖孔亦开口于腹面，位置在第四对足稍后方，为一简单的裂隙，雌雄性末体部均有均匀一致的横纹，后端都没有肛道。

（四）人类蠕形螨的生活史

成虫雄雌交配后12小时即可产卵，卵经过60 h即可孵化为幼虫，幼虫经过36 h即可发育为一期若虫，一期若虫经过72 h即可发育为二期若虫，二期若虫再经过60 h即可蜕变为成虫，15 d左右即可繁殖一代。成螨交配产卵后随即死亡，其尸体就在皮脂腺内腐烂液化。

三、病因及病理生理改变

（一）中医角度分析

人类蠕形螨性皮炎包括传统的青春痘（痤疮）、酒渣鼻。而青春痘（痤疮）、酒渣鼻的发病原因一直以来都没有明确，中医上归纳为肺胃蕴热，湿热之邪上冲于颜面，血毒瘀滞所致。西医解释为内分泌旺盛、油腻饮食、皮肤着尘、物理性伤害、环境湿热、化妆品刺激、药物影响、遗传基因、细菌感染、人体微量元素锌的缺乏、睡眠不足、精神因素。

（二）人类蠕形螨的病理

长期大量的临床研究结果显示，现在各国医学界普遍认可青春痘（痤疮）、酒渣鼻真正的病因是人类蠕形螨。人类蠕形螨主要寄生在人体皮脂腺比较丰富、便于接触、温度又适合它生长繁殖的头面部及胸背部皮肤毛囊皮脂腺内。它生长繁殖、蠕动爬行、排泄粪便、交配产卵。成虫交配产卵后即死亡，其尸体就在毛囊皮脂腺内腐烂液化。螨的全部生活都在毛囊皮脂腺内完成。

1. 机械性刺激和理化性刺激　人类蠕形螨在毛囊及皮脂腺内生长繁殖、蠕动爬行、排泄粪便、交配产卵以及成虫死亡后的腐烂液化对皮肤构成机械性和理化性刺激。

2. 变态反应　人类蠕形螨作为人体皮肤的异物，其排泄粪便、死亡后腐烂液化产物等引起皮肤组织免疫功能异常，产生变态反应。

3. 细菌感染　人类蠕形螨在皮肤的外环境产生明显变化（如温度过高或过低）以及其夜间到皮肤表面交配时，会爬到皮肤表面，而其出入于毛囊和皮脂腺时，会将皮肤表面的细菌带入毛囊和皮脂腺，导致皮肤出现感染。皮肤出现红斑、丘疹、脓疱等炎症反应，即常说的青春痘（痤疮）、酒渣鼻。如果得不到有效的治疗，炎症反复发作，受损的皮肤就会出现毛囊口扩张、皮肤橘皮样改变、毛细血管扩张、皮肤增殖性肥厚，最后形成凹凸不平的瘢痕甚至瘢痕疙瘩或赘瘤，破坏了皮肤的自然美。未发病者表现为毛孔粗大、黑头粉刺、红血丝。

我国学者赵中州教授与澳大利亚费兰克教授均发现，在严重的感染患者患处可看到螨巢，从一个螨巢内可检查出以百计的卵和各期发育阶段的幼虫、若虫、残体、活动的成螨。螨对人体的致病是条件性致病，这个条件就是人体自身免疫功能下降、螨在人体生长繁殖的适应性和螨在人体局部寄生的数量。而这些因素决定着受螨感染的人患病的部位和患病的轻重程度。

四、诊断与鉴别诊断

（一）检查人类蠕形螨

1. 设备　①医学生物显微镜一台；②皮脂溶剂，即清澈的植物油；③装油小瓶和滴管；④拇指、食指乳胶指套；⑤无菌棉签；⑥载玻片；⑦取螨器；⑧消毒碘伏。

2. 检螨取样的方法　人类蠕形螨最适合生长繁殖的部位为面部皮肤毛囊皮脂腺。因此，要取出皮脂才能查出螨虫。先将右手拇指、食指戴上指套，再将玻片上滴上三滴植物油备用。医师与患者面对面坐下，医师用戴上指套的右手拇指、食指挤压鼻沟部和鼻尖部，挤压出皮脂后用取螨器刮下皮脂，放在玻片中间油滴内并溶解均匀，再用左手拇指将患者额部皮肤向上推，患者眼向下看，同时用右手持取螨器用尖侧背向内向下压刮出皮脂，放入载玻片上另一油滴内溶解。患者咬下嘴唇，医师用右手持取螨器在下颌部皮肤上向内向下刮挤出皮脂，放入载玻片上第三滴油滴内溶解，或者用暗疮针圆头部在上述部位压刮出皮脂，放入玻片油滴内溶解。将载玻片放在显微镜载玻台上，对准低倍镜头，先用低倍镜观察，调好焦距和光度，看清油中的皮脂和物体，在油滴中寻找螨虫形态，包括死亡或活动的成螨，不动的虫卵、幼虫、若虫、残体，再分辨长形螨和短形螨，如分辨不清的可用高倍镜镜头观察。

3. 人类蠕形螨性皮炎的临床诊断分型　过去皮肤病学对青春痘（痤疮）、酒渣鼻的诊断分型，多分为红斑期、丘疹期、丘疹脓疱期、鼻赘（肥大）期。这个分期并不确切，在1987年青岛蠕形螨病学术研讨会上，各学者把螨性皮炎的诊断改为浅型皮炎、深型皮炎、增殖性皮炎、赘型皮炎。

（1）浅型皮炎：面部皮肤先出现弥漫性潮红。少数病例在潮红的皮面上，逐渐出现与毛囊皮脂腺口一致的散在性或密集性红斑、丘疹、半球形大小结节、脓疱、结痂、鳞屑等各型浅表性损害。这些浅表性皮疹，易被洗脸毛巾擦破，发生出血、渗出、结痂、鳞屑等继发性损害。其特征是皮疹表浅、丘疹、脓疱、斑块突出于皮面，明显可见，红肿浸润不深。此型螨感染度极高，且以长形螨为多，短形螨较少甚至没有。此型长形螨对中州药膏很敏感，用中州药膏治疗后，螨随临床症状的减轻或消失而减少。一般用药30天，每盒20 g，症状可明显减轻或基本消失。继续用药2～3盒彻底杀螨，一般不会复发，预后良好，一般不会遗留瘢痕，皮面光滑细嫩。

（2）深型皮炎：除有浅型皮炎的症状外，患部皮肤呈弥漫性潮红、暗红或紫红。皮肤呈现轻度水肿，浸润较深，有轻度毛细血管扩张或毛囊口扩大。其特点为深部浸润性损害，挤脂时，鼻部有奶油状皮脂溢出，皮脂定量检螨，螨数较少，若以大量皮脂涂片，可查出较多的螨体，长短螨混合感染，短形螨较多。此型皮炎对杀螨药物也较敏感。用中州药膏治疗后，长形螨很快减少或转阴，短形螨也有减少。治疗后皮肤炎症可减轻或消失，但鼻部浸润性潮红、毛细血管扩张症状，仅局部用药治疗不能完全消退，需辅助以其他治疗。短形螨比较顽固，彻底杀灭需要坚持4～6个月或更长时间。

（3）增殖性皮炎：患病史较长，除有浅型、深型皮炎症状外，其特征为皮肤有大的结节、增殖性肥厚、较多的毛细血管扩张、毛囊口显著扩大，甚至遗留有凹凸不平、状如橘皮瘢痕的粗糙皮面。此型如轻轻挤压则有大量奶油状皮脂冒出，皮脂定量检螨，螨数较少，而短形螨较多。此型用杀螨药物治疗后，炎症可以消失，但暗红皮肤、毛细血管扩张、橘皮样瘢痕还需要手术或其他治疗。

（4）赘型皮炎：此型患病期更长，除具有上述三型症状外，其特征为鼻部出现突出的赘瘤疙瘩，鼻部增殖变形，少有豆腐渣样的物体流出，皮脂定量检螨，螨数极少，多为短形螨。在额部、下颌部亦可检出较多的长形螨和短形螨。病理组织切片，显示皮脂腺增殖，在切面上显示有螨虫体切面。此型可用杀螨药物杀螨，但时间较长，最少需连续用药7～10个月，待炎症完全消失且检螨转阴后，可做整形手术。

（二）鉴别诊断

人类蠕形螨性皮炎应与皮脂溢出、脂溢性皮炎、黄褐斑、须疮、系统性红斑狼疮、粟粒性狼疮、面部湿疹、面部过敏性皮炎、面部丘疹型结节病、面部肉芽肿、类癌面红症、毛囊糠疹、白色糠疹、单纯性毛细血管扩张、鼻红粒病等进行鉴别，尤其是细菌性毛囊炎、疖病、大小脓肿，这三种病检螨虽也可检出蠕形螨，但数量很少，如用杀螨药物效果不显著，必须取脓液进行致病菌培养及药敏试验，多为白色葡萄化脓球菌、黄色葡萄化脓球菌，应用高敏抗菌药物治疗可见疗效。特别提出，需警惕系统性红斑狼疮，它的很多症状类似于酒渣鼻，也可检出蠕形螨，但它具有发热、贫血、乏力、面部皮炎对称性、口腔黏膜溃疡、关节疼痛、萤火免疫试验及狼疮细胞检查阳性症状。系统性红斑狼疮是一种累及皮肤、血液、关节、肝、肾、心、脑多种脏器的损害，晚期可发生尿毒症导致死亡，不能仅因检螨阳性就用杀螨药物治疗，而耽误了主要治疗（图11-1）。

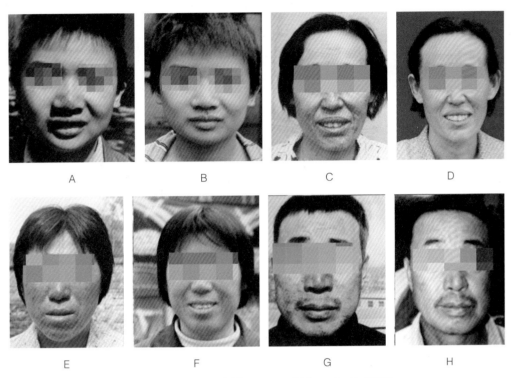

A、B. 病例一；C、D. 病例二；E、F. 病例三；G、H. 病例四。

图11-1 治疗前后对比

五、治疗

（一）传统的治疗方法

传统的教科书和文献资料对青春痘（痤疮）、酒渣鼻的病因学不明确，导致其治疗上复杂混乱。

1. 西药

（1）内服药：甲硝唑、四环素、维生素。

（2）外用药：邻苯二甲酸二丁酯（灭蚴灵）、替硝唑—硫磺霜剂（主要成分为替硝唑、硫华和赛庚啶）、双甲脒、10%硫磺软膏（美国疾病控制中心推荐用于治疗蠕形螨的常用药物）、25%～30%苯甲酸苄酯乳剂、毛囊虫糊剂（白降汞5 g、硫黄10 g、石炭酸1 g、氧化锌20 g、淀粉15 g、凡士林100 g）和敌百虫溶液（纯敌百虫粉0.5 g加入蒸馏水100 ml，溶解后即成）。

2. 中药

（1）单剂：据文献报道，花椒、川楝子、蛇床子、苦参、芫花、补骨脂、使君子、仙鹤草、贯众、鹤虱、木鳖子等在体外对蠕形螨有杀灭和抑制作用。其中，川楝子、蛇床子、苦参效果较好，花椒（即可内服，又可外用）杀螨效果最好，若用50 g制成1∶4的浸出液，花椒浸出液6 h可将螨全部杀死，川楝子、蛇床子、苦参浸出液10 h可将螨全部杀死，其他则在16～18 h可将螨全部杀死。浓度为100％的百部、丁香和花椒煎剂都具有较好的杀螨作用，百部的杀螨效果优于2％甲硝唑水剂。

（2）复方制剂：百部、蛇床子、苦参各50 g加入50％乙醇750 ml制成复方百部乳液，杀螨效果明显，用药20天有效率和治愈率分别为100％和82.98％。

（3）中西药结合治疗：甲硝唑、百部、苦参、硫华、花椒、双甲脒等为主要成分，按适当比例混合成中西药结合乳剂。

（二）治疗疗程

人类蠕形螨生活史的五个阶段中，只有成虫夜间到皮肤表面进行交配及皮肤温度过热或过冷爬出毛孔的时候是杀灭螨虫的机会。而虫卵、幼虫、若虫在毛囊或皮脂腺里面，杀螨药物很难进入皮肤内，即使有部分药物渗透到皮肤深层，虫卵、幼虫、若虫外有包膜，药物对其无法杀灭。因此，目前的科技水平只能针对成虫进行杀灭治疗，虫卵、幼虫、若虫需要待其蜕变为成虫才能杀灭。根据临床研究观察，长形螨容易治疗，一般3～6个月可以杀灭，而短形螨一般需要6～12个月才能杀灭。

六、预防

治疗青春痘（痤疮）、酒渣鼻等人类蠕形螨性皮炎是人们非常关心的大事。自古以来人们梳妆打扮、擦胭脂抹粉都是在面容皮肤上下功夫。当今社会物质文化水平提高，人们更加注重自己的仪表形象及面容皮肤。预防螨性皮炎的发生，保护人类面容皮肤健康，可以真正实现国家提出的"以预防为主，防治结合"的卫生工作方针。要预防人类蠕形螨病的发生，首先要大力宣传现代先进的医学知识，摒弃那些古老无定论的、繁多不切实际的发病诱因和学说，使人人都知道人类蠕形螨是损害人类面容皮肤健康的主要病因。其次，要认真做好防止人类蠕形螨在人群中的传播和感染的工作。有条件的省市地区可培训专科医师开展普查普治，做到有病早治疗，无病早预防，对健康带螨人群进行杀螨灭螨工作，防止带螨成人将螨传播给婴幼儿。这是巨大的预防医学工程，必须由专业人员与群众相结合，老幼相结合，总体开战。

七、预后

从现有的临床研究及临床治疗来看，良好的预后主要需做到两点。第一，及早治疗，不让其反反复复发作，治愈后一般不会留下痕迹。如果早期不及时治疗，炎症反复发作，容易导致真皮增殖性肥厚，待炎症自愈或治愈后，皮肤会留下橘皮样改变，凹凸不平甚至瘢痕，即俗称的"痘疤""痘印"。第二，如果规范持续地按照疗程治疗，一般都会彻底杀灭螨虫，不易复发。如果不规范治疗或不按照足够疗程治疗，则很难彻底治愈，并且容易复发。

（查旭山　吴景东　蒲兴旺　赵中州　鲁开化）

参考文献

［1］李广，崔作宏．犬蠕形螨病的防治［J］．畜牧兽医科技信息，2008（7）：111．

［2］张昱，张问渠，高双．延缓衰老妙方520首［M］．北京：科学技术文献出版社，2002．

［3］刘奇，刘雪平．抗衰老学［M］．北京：军事医学科学出版社，2006．

［4］程爵棠，程功文．穴位贴敷治百病［M］．3版．北京：人民军医出版社，2011．

［5］马文熙，林蔚茜，汪义亮，等．抗衰老与健康［M］．南京：东南大学出版社，2014：117-246．

［6］MEDERLE N，DǎRǎBUş G，OPRESCU I，et al．Diagnosis of canine demodicosis［J］．Sci Parasitol，2010，11（1）：20-23．

［7］IZDEBSKA J N．Demodex sp（Acari，Demodecidae）and demodecosis in dogs：characteristics，symptoms，occurrence［J］．Bull Vet Inst Pulawy，2010，54（3）：335-338．

［8］肖芳萍，徐洪忠，李明举，等．山羊蠕形螨病的研究［J］．上海畜牧兽医通讯，2008（5）：64-65．

［9］SMITH H J．Demodicidosis in a flock of goats［J］．Can Vet J，1961，2（6）：231-233．

［10］ZHAO Y E，WU L P，PENG Y，et al．Retrospective analysis of the association between Demodex infestation and rosacea［J］．Arch Dermatol，2010，146（8）：896-902．

［11］ZHAO Y E，WU L P，HU L，et al．Association of blepharitis with Demodex：a meta-analysis［J］．Ophthalmic Epidemiol，2012，19（2）：95-102．

［12］ZHAO Y E，HU L，WU L P，et al．A meta-analysis of association between acne vulgaris and Demodex infestation［J］．J Zhejiang Univ Sci B，2012，13（3）：192-202．

［13］ZHAO Y E，PENG Y，WANG X L，et al．Facial dermatosis associated with Demodex：a case-control study［J］．J Zhejiang Univ Sci B，2011，12（12）：1008-1015．

［14］李朝品．人体寄生虫学实验研究技术［M］．北京：人民卫生出版社，2008：1177．

［15］IZDEBSKA J N，FRYDERYK S．Diversity of three species of the genus Demodex（Acari，Demodecidae）parasitizing dogs in Poland［J］．Pol J Environ Stud，2011，20（3）：565-569．

［16］ZHAO Y E，GUO N，WU L P．The effect of temperature on the viability of Demodex folliculorum and Demodex brevis［J］．Parasitol Res，2009，105（6）：1623-1628．

［17］ZHAO Y E，GUO N，WU L P．Influence of temperature and medium on viability of Demodex folliculorum and Demodex brevis (Acari： Demodicidae) [J]. Exp Appl Acarol, 2011, 54 (4)：421-425.

[18] 赵亚娥, 成慧, 寻萌, 等. 人体蠕形螨的DNA提取与随机引物PCR检测 [J]. 昆虫学报, 2009, 52 (8)：929-933.

[19] 赵亚娥, 成慧. 毛囊蠕形螨与皮脂蠕形螨基因组DNA的RAPD分析和序列比对 [J]. 昆虫学报, 2009, 52 (11)：1273-1279.

[20] TOOPS E, BLAGBURN B, LENAGHAN S, et al. Extraction and characterization of DNA from Demodex canis [J]. J Appl Res Vet Med, 2008, 8 (1)：31-43.

[21] ZHAO Y E, WU L P. RAPD-SCAR marker and genetic relationship analysis of three Demodex species (Acari： Demodicidae) [J]. Parasitol Res, 2012, 110 (6)：2395-2402.

[22] 赵焕英, 包金风. 实时荧光定量PCR技术的原理及其应用研究进展 [J]. 中国组织化学与细胞化学杂志, 2007, 16 (4)：492-497.

[23] RAVERA I, ALTET L, FRANCINO O, et al. Development of a real-time PCR to detect Demodex canis DNA in different tissue samples [J]. Parasitol Res, 2011, 108 (2)：305-308.

[24] ZHAO Y E, WANG Z H, XU Y, et al. Cloning and sequence analysis of chitin synthase gene fragments of Demodex mites [J]. J Zhejiang Univ Sci B, 2012, 13 (10)：763-768.

[25] ROJAS M D, RIAZZO C, CALLEJÓN R, et al. Morphobiometrical and molecular study of two populations of Demodex folliculorum from humans [J]. Parasitol Res, 2012, 110 (1)：227-233.

[26] ZHAO Y E, WU L P. Phylogenetic relationships in Demodex mites (Acari： Demodicidae) based on mitochondrial 16S rDNA partial sequences [J]. Parasitol Res, 2012, 111 (3)：1113-1121.

[27] ROJAS M D, RIAZZO C, CALLEJÓN R, et al. Molecular study on three morphotypes of Demodex mites (Acarina： Demodicidae) from dogs [J]. Parasitol Res, 2012, 111 (5)：2165-2172.

[28] ZHAO Y E, XU J R, HU L, et al. Complete sequence analysis of 18S rDNA based on genomic DNA extraction from individual Demodex mites (Acari： Demodicidae) [J]. Exp Parasitol, 2012, 131 (1)：45-51.

[29] ZHAO Y E, WU L P, HU L, et al. Sequencing for complete rDNA sequences (18S, ITS1, 5.8S, ITS2, and 28S rDNA) of Demodex and phylogenetic analysis of Acari based on 18S and 28S rDNA [J]. Parasitol Res, 2012, 111 (5)：2109-2114.

[30] 肖克源, 郭淑玲, 刘艳荣, 等. 蠕形螨cDNA文库的构建及鉴定 [J]. 山东大学学报 (医学版), 2012, 50 (5)：15-19.

[31] 赵亚娥, 曼纽尔. 蠕形螨的系统学研究进展 [J]. 国际医学寄生虫病杂志, 2013, 40 (3)：166-170.

[32] 赵中州. 青春痘、酒渣鼻病的治疗与预防 [M]. 昆明：云南科学技术出版社, 2004.

第十二章

再生医学

再生医学即再生一个有生命力的组织、器官以修复各种原因引起的受损组织和器官，继而延续生命的医学，亦是当今新兴的一门跨学科领域的医学。再生和再生医学的出现，必然会与生命的起源有联系，有了生命，才会有再生和再生医学。研究再生医学必须从生命的起源开始。

第一节　生命起源

人类对生命起源的探究已有大量的假说和猜想，其中有科学依据的包括：①自然发生论（生命是从非生物环境中自然发生出来的，如腐肉生蛆等）；②宇生论（来自宇宙空间的星球）；③新的自然发生学说（目前被广为接受的生命起源学说）；④奥林巴的生命起源学说；⑤特创论；⑥无生源论；⑦化学进化论；⑧热泉生态系统。

1924年，苏联生物学家奥林巴提出，生命是在长期宇宙进化过程中由无生命的物质发生的进化过程，即生命起源前，经历了地球上的进化，生命的化学进化，直到生物进化。从无机生物小分子发展为大分子，再发展为有机小分子，然后为有机大分子，再从有机大分子生成多分子体系非细胞形态原始生命。而生命起源的化学进化论基本过程是：无机分子物→有机分子物质→多分子体系（非细胞原始生命诞生）→原始细胞（类似于今天小的支原体）→多个细胞（组织）→多种细胞（器官）→多器官的有机生命体。距今45亿～53亿年前，形成了有机大分子生成的多分子体系，并出现了蛋白起源说（或称聚集体学说）和微球体学说两种假说。由原始生命进化到原始细胞，又经历了一系列复杂的进化过程。而今天的组织工程研究是从再生组织着手的，而再生医学是从干细胞开始的。

第二节 再生与再生医学

一、再生

再生是大自然中普遍存在的现象。无论是植物还是动物，都有再生能力。假如没有再生，就没有生命；如果所有状态都能再生，也就没有死亡。而生物体也正处在这两极之间，再生能力随物种的不同而不同。再生可以是分子、细胞或组织水平上的再生。对于生命而言，再生主要体现在细胞的再生能力方面，而再生是有限的。与再生相对应的纤维化、瘢痕化是无菌炎症的结果。防止组织自发的纤维化修复，代之以再生修复，最大程度地恢复组织功能就成为人类医学研究的重点之一，于是诞生了再生医学。这也是再生医学成为美容医学和再造外科学的基础的原因。也可以说，有再生才有今天的医学，再生与生命同时出现和产生。

二、再生医学的兴起

再生医学已有200多年的历史，而人类研究再生的历史已有数千年。早在公元前3500年，古埃及人已掌握截肢术和包扎伤口的技术。在我国夏朝，人们用砭石、骨针进行伤口按压、放血、排脓，以促进组织再生和伤口愈合。再生生物学的研究者们研究了动物组织的再生机制，并建立起了再生医学。现代医学已有许多方法促进和加速创伤组织愈合，当今的外科技术是建立在人体组织再生的基础上的。外科技术的发展经历了"切除→修补→替代→再生医学"的阶段。国际再生医学基金会（international foundation regenerative medicine，IFRM）明确把组织工程定为再生医学的分支学科。人体最小的生命单位是细胞，而人体组织器官中的再生潜能细胞为干细胞，有再生潜能的细胞通常参与组织和器官的解剖和生理功能。当组织器官因某种原因凋亡、退化、坏死时，这些潜能细胞就会显示再生能力，修补缺损的细胞、组织和器官，以恢复器官的正常功能。目前，人类已发现200余种人体细胞，若能够激发并掌握这些细胞的潜能，就能永久掌握人类的生命活动，这就是当今再生医学的主要任务。因此，未来医学不仅仅是治病、防病，而应对人体的细胞、组织和器官的健康进行维护，使人体不发生器质性疾病，最终达到"不生病"的健康状态，这是当前细胞治疗的主要任务，也是今后医学研究的主要方向之一。再生医学专家介绍，人体细胞的寿命至少可以达300年，即组织中的干细胞至少可以分化

300年。换言之，人体只要保障干细胞的分化潜能，人类所有组织、器官的生命就可达到300年。

三、再生医学的发展

再生医学发展的三大要素是细胞、细胞外基质和细胞因子。干细胞是再生医学发展的灵魂。再生医学经历从生物到人类的细胞、组织和器官的进程，在这长达几十年的研究中，发现干细胞具有自我更新和多向分化的潜能。1998年，美国威斯康星大学的Thempson首次证明了分离出的干细胞具有自我更新和多向全能分化的能力。早期研究发现，干细胞存在于胚胎（胎盘、脐血）及成人的组织器官中，并将干细胞分为胚胎干细胞（embryonal stem cells，ESC）和成体干细胞。ESC存在于受精后第4~6 d囊胚的内皮细胞中，并于第7天时消失。胚胎干细胞具有发育上的全能性，即发育成完整个体的所有类型的组织细胞与生命体，但在应用方面受到了很大限制。

成体干细胞是存在于胎儿和成体不同组织内的多潜能细胞，这些细胞具有自我复制能力，有产生不同种类特定表型和功能的成熟细胞的能力，以维持机体的稳定，发挥生理性的细胞更新，修复组织损伤。成体干细胞的优点：①获取相对容易；②可采用自体干细胞，组织相容性好，无排斥反应，无需免疫抑制剂；③理论上，成体干细胞致癌风险很低；④不触犯伦理学问题；⑤某些成体干细胞具有多向分化潜能。因此，自体成体干细胞具有很高的临床实用价值。

成体干细胞的潜在多能性经深入研究发现，成体干细胞已突破"发育的局限性"，即打破了经典发育生物学的胚层限制性理论，能跨系甚至跨胚层形成其他类型的组织细胞。骨髓干细胞在特定条件下可向肝、胰腺、肺、心肌、肌肉和神经分化；肌肉、神经干细胞也可向造血细胞分化。学者们将这些现象称为干细胞的可塑性，也称横向分化。虽然对可塑性仍然存在争议和质疑，但成体干细胞跨系、跨胚层分化的能力是客观存在的。成体干细胞的特征：①体积小，细胞器稀少，RNA含量较低，处于相对静止状态，在组织结构中位置相对固定；②数量少，在骨髓中每10000~15000粒骨髓细胞仅有一粒造血干细胞；③自我复制、分化为功能细胞的情况取决于所在微循环和自身功能状态；④无确定的来源，有学者推测，成体干细胞是胚胎发育过程中保存下来的未分化的细胞。因此，成体干细胞与胚胎干细胞有更多相似性和同源性。

目前已知的成体干细胞有造血干细胞、神经干细胞、间充质干细胞、肝脏干细胞、胰腺干细胞、肺干细胞、乳腺干细胞、心肌干细胞、表皮干细胞、真皮干细胞、胰岛干细胞、脂肪干细胞等。干细胞的扩增是不对称分裂，当一个干细胞不对称分化为两个细胞时，其中一个能保留自体的特征，继续扩增为两个细胞；另一个可分化成行使功能的细胞。干细胞不断扩增循环，既能保留自身的特性，又能分化出不同种类、不同功能的细胞。但随着年龄的增长，干细胞的数量会逐渐减少，其分化潜能也在逐渐衰退。

按干细胞的分化能力可将其分为全能干细胞、多能干细胞和专能干细胞。全能干细胞可分化成人体的各种细胞，从而组成各种组织和器官，最终发育成为一个完整的生物体（受精卵就是最初的全能干细胞）；多能干细胞具有分化多种组织的潜能，但失去了发育成完整个体的能力；专能干细胞由多能干细胞分化而来，只能向一种类型的细胞分化。有学者认为，全能干细胞仅有胚胎干细胞，且此种干细胞的应用前景渺茫。但已有学者通过实验克隆出了一种全能干细胞，他们将成年小鼠的皮肤细胞转变成胚胎样干细胞，即把成体干细胞转化为胚胎样干细胞，成为全能干细胞。在干细胞的研究中，有学者寻找到了特定的基因和分子，这些基因和分子能使细胞传递几十代，甚至无限繁殖下去，并能形成所在器官的各类细胞，从而加速组织和器官的再生。研究还发现，3 种来源于大鼠和 5 种来源于人的真皮干细胞，在连续行体外长期培养的过程中全部转化为恶性，而且不同的干细胞转化的时间不等（50～80 代）。因此，在临床实际应用中，建议不要用培养很多代的干细胞。

衰老是生物体的普遍现象，以往有关细胞衰老的研究大都集中在成体细胞，而近年来针对干细胞的研究已成为当今的热点之一。干细胞参与机体平衡的维持和再生的修复，而干细胞也具有衰老的特征。近年的研究发现，成体干细胞在体外培养时也出现了衰老现象，干细胞在体内的衰老可能是一些潜在性疾病状态的内在机制。成体细胞增生均有极限，即每一个细胞都将会停止分裂，这是复制性衰老（replicative senescence）现象，也称为早熟性衰老。干细胞直接或间接地受到内在与外在因素的损伤，损伤可引起干细胞的增生加速，静止状态的干细胞过度活化，不利于其自我更新能力的维持，进而引起干细胞自我更新能力的丧失，衰老随之发生。

脂肪前体细胞的凋亡相关基因包括：①Bcl2 家族；②半胱天冬酶（caspase）家族；③细胞凋亡抑制蛋白（inhibitor of apoptosis proteins，IAPs）家族；④TBX3（T-box3）基因；⑤其他基因，如解耦联蛋白（uncoupling protein）。脂肪前体细胞的凋亡相关因子包括：①过氧化物酶增殖活化受体-γ（peroxisome proliferator activated receptor-γ，PPARγ）及其配体；②TNE-α；③生长因子；④钙离子；⑤晚期糖基化终末产物（AGE）。其他因素包括饮食、性别、年龄、部位、药物的应用等。

第三节　细胞疗法

笔者 2009 年 2 月发表《再生医学与干细胞在美容整形外科的研究与应用》，文中描述：①有了生命才会有再生和再生医学；②再生是大自然的普遍现象，没有再生就没有生命；③对生命而言，再生主要体现在细胞的再生能力上，细胞是生命的基本单位；④干细胞是再生医学的灵魂；⑤有科学家预言21世纪第一个10年是干细胞的基础研究，第二个10年科学家将干细胞的再生能力在临床工作中进行广泛应用；⑥理论上，人体细胞的寿命至少达300年，也就是说干细胞可不对称分化300年，人体只要保障干细胞的分化潜能，人类的寿命可长达300年。因此，其关键词是细胞，再生和生命结合为一体——生命体，细胞代表生命体的再生。人类寿命的延长需要保持细胞的健康，细胞治疗是今后医学科学和技术发展主要核心之一。

一、细胞疗法的背景

细胞治疗又称活细胞治疗（live cell therapy），包括活细胞修复损伤组织和细胞。事实上，细胞治疗已有百年的历史。首次记录讨论细胞治疗的概念是菲律宾Paracelsus。首次实施细胞治疗则发生在1912年的德国，细胞治疗胸腺机能减退的小儿和甲状腺机能低下的病例，以及垂体前叶移植侏儒体，均取得较好的效果。1930年，Niehans是瑞士著名细胞治疗皮肤年轻化的医师，被称为细胞治疗之父。1990年，在Niehans的论文中描述有65000人对此治疗技术感兴趣。1997年，Niehans在墨西哥的蒂华纳开始使用细胞疗法治疗癌症、唐氏综合征、阿尔茨海默病、艾滋病（AIDS）和各种其他疾病。1957—1980年，在国际上有注射异体或巨噬细胞，引起严重的免疫排斥反应和死亡的报道。直到目前，细胞治疗在美国仍处于研究、实验和临床观察阶段。美国FDA已批准利用一种细胞治疗修复损伤的膝关节。其技术是取出自体受累关节的正常软骨细胞，在实验室扩增培养3～4周，然后再注入损伤的膝关节，取得了较好的效果。

二、细胞疗法的概念和理论

如今是一个知识快速更新的时代，是一个地球已经变成"地球村"的时代，是一个科学技术迅猛发展的时代。这个时代将促进第三种疗法——细胞治疗的发展（尤其是干细胞疗法）。

通常认为人体由200余种细胞或100万亿左右个细胞组成（日本有学者认为人体是由6万亿个细胞构成的）。每个良性细胞平均可以分裂52次，理论上人体细胞正常可达120～175岁（有文献报道可达300年）。构成人体生命的基本单位是细胞，多个细胞构成组织，多种组织构成器官，多个器官构成生命体。人体生病就是细胞生病，可以说细胞疗法是治疗疾病的根本疗法，即"治本"的顺势疗法。

细胞平均直径在7～12 μm，最小的是血小板，其直径2 μm，最大的成熟的卵细胞直径100 μm。除成熟的红细胞外，所有细胞都有细胞核。血液中的白细胞有的只能活几小时，肠黏膜细胞寿命为3 d，肝细胞为500 d，而脑、脊髓的神经细胞寿命可达几十年。细胞损伤后的修复则需要 120～180 d。不同细胞的寿命是不同的，细胞治疗过程自然也是一个慢性过程。

有学者发表了对细胞治疗的看法。

1. 细胞患病的根本原因是占人体的 69% 的体液失衡。①正常人 pH 为 7.35～7.45，呈弱碱性；②癌症患者 pH 通常为 6.85～7.00；③植物人 pH 可低至 6.70；④pH 小于 6.70 的人无法生存。因此，人体酸化是"百病之根"，是"万病之源"。

2. 人得病的实质是细胞受损，而细胞有病必然反映在人体组织和器官上。

3. 细胞疗法是第三疗法，基因疗法是第四疗法，端粒酶疗法是第五疗法。

4. 细胞疗法主要是利用纳米技术和量子医学的原理。

5. 保健食品是细胞养生的方式之一。

6. 细胞疗法是利用细胞的再生能力治疗细胞损害。

酸性体质的形成是一个漫长的过程，当酸性不是很强时，人体处于亚健康状态，而进一步酸化就会出现疾病，如癌症、糖尿病、心血管疾病等。

酸性体质形成的三个因素：①代谢因素，代谢产物是酸性的。②饮食因素，多数人饮食是以酸性食物为主，如肉类、蛋类、奶类、酒类、碳酸饮料等。酸性食物在体内形成酸根是导致酸性体质的主要原因。③环境因素，大环境污染和破坏体内酸碱平衡都会加速体内酸化。

酸性体质的判断方法：①自我感觉，长期体力不支，易疲劳，呈亚健康特征，无疑是酸性体质。②用 pH 试纸检测晨起唾液的酸碱性，连续 3 d，可做出初步诊断。

平衡酸碱体质的方法：①合理的膳食；②多吃水果与蔬菜；③避免食用饼干、方便面、罐头等；④少食用油炸食品；⑤戒烟，少饮酒。

细胞疗法在我国尚处于起步阶段，目前在我国尚无细胞治疗法科室、中心、诊所、门诊部、医院等机构，人们尚需一个对该项技术认知和掌握的过程，将思维从以往常规医疗技术中解放出来需要一个不断学习的过程。同样，人们对顺势疗法和自然疗法也需要进一步认知。为加速我国医学的发展，把握上述新形势，医务工作者要多读书、早认知、多实践，实现创新发展。

细胞治疗的基本理论可追溯到 16 世纪瑞士的 Paracelsus 医师，他认为用心脏可治愈心脏，用肺可治愈肺，用脾可治愈脾，即"以心辅心，以肾辅肾"，用同类脏器治愈同类脏器。Paracelsus 和许多医师相信治疗疾病的最好方法是利用活组织重建或更新疾病和老化组织。然而现代医学很少采用这种治疗方法，目前主要是用化学物质或药物治疗身体的代谢过程，也就是对抗治疗。而细胞治疗具有远期治疗的效果，可促进身体的愈合和再生。许多细胞治疗的实践者认为，细胞治疗有与组织和器官移植相同的作用，使老的细胞年轻化。在诞生细胞治疗的瑞典，Niehans 医师通过注射活的细胞治疗了上万例患者。在欧洲，细胞治疗得到广泛认可。在德西有 5000 余位医师进行细胞注射治疗，全世界已有几百万人接受细胞注射。

英国的Intercytex公司提出细胞治疗是利用活细胞治疗疾病，并开发了一系列细胞治疗药品。细胞治疗是以细胞生物学、分子生物学和组织工程学为基础发展起来的第一代细胞治疗制剂——细胞替代治疗。近年来，国际上发展的利用细胞的再生和愈合能力的治疗方法称细胞治疗，亦称第二代细胞治疗的商业产品，特别是瑞士微针细胞疗法，即Pistor的中胚层疗法的细胞刺激剂（switzerland microcell therapy system，SWMCTS）。第三代产品是细胞养生或称生态能量养生法，即饮食、药物、锻炼、有规律性生活、疗养、理疗等养生法。目前国内热门的内容是电气石细胞能量生态养生疗法。

综上所述，细胞治疗包括：①活细胞替代疗法；②细胞刺激疗法（包括刺激退化、老化、休眠的细胞的活化，增加细胞的再生能力）；③细胞养生疗法（通过养生技术得以延长并保持细胞的活化功能）。

据美国国家临床协会统计，大约有450种化学物质经证实为致癌物质。另据美国纽约斯隆克德教授证实，每人每天在身体内部可能产生100～200个癌细胞。诺贝尔奖获得者奥包林博士的理论证实，人体内有一套免疫监视系统，密切监视体内细胞突变和畸变活动。因此，癌细胞一旦出现，免疫监视系统便动员其免疫力量杀死癌细胞。细胞治疗可以增加免疫力，免疫系统是防癌、强身、长寿的守护神，也可以诱导自体细胞杀伤细胞治疗（autologous cytokine-induced killer cells therapy，CIK）。当前恶性肺癌的治疗模式包括手术治疗、放疗、化疗和细胞治疗（免疫治疗）。

基本细胞治疗的理论主要有三方面：①细胞治疗的生物学观点，即移植中的排斥反应问题；②细胞治疗的新型材料，树突状细胞作为免疫细胞应用在免疫治疗中；③细胞治疗在药物输送和组织工程的融合，细胞本身可作为药物输送媒介，如红细胞很容易将药物输送入体内（细胞片技术），一些医师认为，细胞治疗可增强人体的免疫能力和防御机制。当你的身体遭遇破坏时，体内各种器官以及免疫都会出现问题，而活细胞治疗快，可有效提高身体免疫能力。

学者已证实，移植的细胞再血管化时，在移植的细胞外周150～200 μm内很快完成血管化。超过此范围则需再生新的血管，这个过程是慢的，每天只能生长十几微米，然而移植的细胞耐受缺氧最长时限是4 d，超过4 d细胞就不可逆转，会形成坏死、液化、囊肿和硬结。因此移植物再成活必须在4 d之内，加速再血管化的速度，而非仅每天十几微米，同时也应扩大初期血管化范围（150～200 μm）。

乳腺癌术后脂肪移植的全部患者中，由英国诺丁汉和美国芝加哥两位作者证明，无相关癌复发的证据。但人的脂肪来源间质细胞可加速乳腺癌发展和转移播散。异体扩增是我们的主要研究内容，我们要重视其实用性。基础理论研究是研究机构研究的重点。

三、细胞治疗的分类

细胞治疗分为细胞替代治疗、细胞刺激治疗（细胞的再生和再生医学）、细胞养生疗法。

（一）细胞替代疗法

细胞替代疗法包括成纤维细胞、软骨细胞、成骨细胞、色素细胞、角质细胞、骨细胞、岛细胞、骨骼肌细胞、真皮细胞、放射T细胞、巨噬细胞、肾上皮细胞、膀胱细胞、肝细胞等。上述细胞治疗的相关信息已在表12-1和表12-2中详细表述。

表12-1　世界各国批准应用的细胞治疗制剂

公司	产品	状态	细胞治疗制剂
Advanced Biohealing	Dermagraft Transcyte	美国批准 美国、英国批准	培养的异体成纤维细胞置于降解网上，治疗糖尿病性溃疡 在已填硅胶模的尼龙上培养同种异体成纤维细胞
BioTissue Technologies	BioSeed-C BioSeed-Oral Melanseed	德国批准 德国批准 德国、荷兰批准	自体软骨细胞治疗膝关节软骨缺损 自体成骨细胞球形块包在Vicryl网中 自体培养的色素细胞治疗白斑
Cartilage Regeneration System	CaRes	德国批准	自体软骨细胞置于胶原基质中，治疗膝关节软骨缺损
CellTran	Myskin™	英国批准	培养的自体角质细胞置于血浆和硅胶膜上，治疗烧伤、溃疡和不愈合的伤口
Co—don	co.Don Chondrotransplant co.Don Chondrosphere co.Don Chondrotran-splant DISC	德国批准 德国批准 德国批准	自体软骨细胞悬浮液治疗膝关节软骨缺损
Genzyme Biosurgery	Carticel Epicol™ Maci	美国批准 美国批准 欧洲、澳大利亚批准	自体软骨悬浮液治疗膝关节软骨缺损 自体角质细胞治疗烧伤 自体软骨细胞置于胶原膜上，治疗膝关节软骨缺损

续表

公司	产品	状态	细胞治疗制剂
Intercytex	ICX–RHY Vavelta	美国批准	培养的自体成纤维细胞治疗老化皮肤
Interface	Invitra™	美国批准	成纤维细胞置于胶原/Vicryl 片上，并添加角质细胞
Isolagen	Autologous Cellular System（ASC）	英国批准	培养的自体成纤维细胞，改善皮肤年轻化
Organogenesis	Apligral	美国、加拿大批准	异体双层皮肤替换治疗静脉淤血性和糖尿病性溃疡
Ortec	Orcel	美国批准	异体成纤维细胞包含多孔胶原海绵，上面有异体角质细胞，治疗大疱性表皮松解症
Tetecag	Novocart	德国批准	自体软骨细胞 Novocart3D 联合自体软骨细胞和双向 3D 胶原为基质 3D 自体细胞治疗部分损伤的椎间盘

表12-2　世界各国批准的临床试验细胞治疗制剂

公司	产品	状态	细胞治疗制剂
Aastrom Bioscience	Tissue-repair Cells Tissue-repair Cells	Ⅱ期临床试验 Ⅱ期临床试验	扩增的自体骨髓细胞治疗骨折、下颌骨再造和脊椎融合 扩增的自体骨髓细胞，治疗糖尿病性肢体贫血
Amcyte	/	加拿大批准Ⅱ期临床试验	微束异体胰岛细胞治疗Ⅰ型糖尿病
Arteriiocyte Inc	/	Ⅰ期临床试验	骨髓干细胞治疗慢性贫血
Bioheart Inc	Myocen™	欧洲批准Ⅱ/Ⅲ临床试验	培养的自体骨骼肌细胞治疗心肌梗死和充血性心衰
Healthpoint	Allox™	Ⅱ期临床试验	喷雾角质细胞、成纤维细胞和纤维蛋白
Intercytex	ICX-TRC ICX-PRO ICX-SKN	英国批准Ⅱ期临床试验 美、英、加Ⅱ/Ⅲ期试验 2006年Ⅰ期临床试验	培养的自体真皮乳头细胞治疗脱发 培养的异体成纤维细胞在纤维蛋白胶中治疗小腿溃疡 培养的异体成纤维细胞作为皮肤替换

续表

公司	产品	状态	细胞治疗制剂
Isolagen	/	美国批准Ⅲ期临床试验	培养的自体成纤维细胞治疗皮肤老化
Novocell	/	Ⅰ/Ⅱ期临床试验	微束异体胰岛细胞治疗Ⅰ型糖尿病
Opexa	Tovaxin™	美国批准Ⅱb期临床试验	培养的自体放射T细胞治疗多发硬化症
Osiris Therapentics	Chondrogen™ Prochymal™ Prochymal™ Provaxel™	Ⅰ/Ⅱ期临床试验 Ⅱ期临床试验 Ⅱ期临床试验 Ⅰ期临床试验	培养的异体骨髓间质干细胞悬浮在透明质酸中，为半月板再生 培养的异体骨髓间质干细胞治疗移植物对宿主的疾病 培养的异体骨髓间质干细胞治疗Crohn's病 培养的异体骨髓间质干细胞治疗心肌梗死
ProNeuron	/	美国和以色列批准Ⅱ期临床试验	活化的自体巨噬细胞治疗脊柱损伤
RenaMed Biologics	RBI-01	美国完成Ⅱ期临床试验	生理上活化的人肾上皮细胞治疗急性肾衰
ReNeuron	ReN001	进入Ⅰ期临床试验	遗传稳定的神经干细胞治疗中风
StemCells Inc	NuCS-SC	Ⅰ期临床试验	培养人胎儿神经干细胞
Tengion	Neo-bladder	美国完成Ⅱ期临床试验	在生物可降解的基质上培养自体膀胱细胞
Tigenix	ChodroCelect™	欧洲完成Ⅲ临床试验	自体软骨细胞治疗膝关节软骨缺损
Vesta Thevapenties	/	Ⅰ期临床试验	培养的异体肝细胞治疗晚期肝病
Vita Therapeutics	FLAD	中国Ⅲ期临床试验	永生的异体人肝细胞治疗肝衰竭

　　细胞替代疗法的细胞产品可以治疗心肌梗死、心力衰竭、糖尿病、下肢静脉淤血性溃疡、烧伤创面、关节软骨损伤、骨折、脊柱融合、脱发、半月板损伤、椎间盘变性、急性肾衰、肝衰竭及肝病晚期、膀胱修复、瘢痕、Crohn's病、硬化症、白斑病等。

（二）细胞刺激疗法

细胞刺激疗法包括刺激已退化、老化、休眠的细胞，使其活化并增加细胞的功能。早在1952年，法国著名内科医师Pistor首先应用中胚层疗法（meso therapy），1987年获法国卫生部批准，正式将其纳入传统医学治疗项目。1996年，南非著名医学教授Fermades首次提出微针治疗理论，该疗法将药物准确运送到需施治的各部位，使药物疗效最大化地发挥，从而提高药效。随后，该项技术风靡欧美、日本、韩国等地区，成为皮肤美容治疗的国际主流技术。同年，瑞士CedemAG研究院首席细胞学专家、诺贝尔生物学奖获得者哥顿瑞迪森博士首次将该项技术应用于临床美容医学。绵羊胎盘素、植物提取物、人胎盘素也是细胞刺激疗法之一。

微针细胞治疗系统（microneedle cell therapy system，MCTS）起源于1952年法国著名医师Pistor的中胚层疗法，亦称微针治疗系统（microneedle therapy system,MTS）、瑞士微细胞治疗系统（switzerland microcell therapy system，SWMCTS）。瑞士微细胞治疗保健系统、微针治疗系统是通过微型皮肤滚针仪、微型滚针、瑞士微型滚针实现的。

现代医学治疗也称对抗治疗，是现代医学疗法的基本概念。而细胞刺激是细胞生物学的全新技术，也称整体功能治疗。它能活化人体整体系统、器官、组织和细胞强有力的再生功能，以及达到本身的修复、调整和活化老化及损伤的细胞。微细胞治疗健康保健系统是从现代医学治疗概念（对抗疗法）分化出的新的医学概念，亦称顺势疗法。其调动机体内部能力保持健康和抗病，而不是用现代医学的对抗疗法治病。同时，这种技术在欧洲被授予国际先进技术奖，被称为药物传送系统（drug delivery system，DDS），活化细胞生物再造诱发因子进入皮肤细胞，平衡水和脂质的基本平衡，即与细胞外基质基本保持平衡，实现皮肤的美容和抗衰老。

有临床研究证明，微针皮肤滚轮仪的疗效优于激光、磨削、化学剥皮、IPL、像束激光、激光等。该疗效最终刺激真皮层的弹性蛋白、胶原的产生。韩国、欧洲、美国临床证明，该疗效为释皮药物吸收率增加1000倍，使皮肤年轻化，无风险、无不良反应。其优点：增加吸收率1000倍以上；真皮胶原再排列；对皮肤无永久性损伤；刺激过程属生理反应；无不良反应；可家庭使用；容易使用；德国制造可应用数百次；可应用到面、颈、躯体；可高度吸收各种化学物质；通过控制机械刺激诱发胶原；操作时保持表皮完整；未增加皮肤对光的敏感；缩短愈合期。其微针治疗系统所用药物是顺势医学的微粒子药物。

1. 技术操作　即微针滚动仪的技术操作。目前所用的滚轮仪是2000年德国获专利技术的产品。其滚针有192支微针，由瑞典特殊钢制成，长度为0.5～1.5 mm（表皮厚度为0.2～0.3 mm）。该针直接刺进真皮，5 min内刺入真皮20万个通道。7～10天治疗一次，5次为一个疗程，保养期为30～45 d，一年可做4个疗程。

2. 适应证

（1）皮肤年轻化，拉紧皮肤，减少细皱和皱纹。

（2）可给予各种维生素和其他抗老化制剂。

（3）减轻痤疮瘢痕，减轻深的凹陷。

（4）减轻膨胀纹。

（5）刺激毛发生长。

（6）皮肤变白。

（7）可用于任何皮肤类型。

3. 禁忌证　皮肤有感染病灶，如脓疱、破裂的疱疹、其他皮肤炎症。小孩不能用滚针。

（三）细胞养生疗法

人体由200种以上的细胞构成。细胞是人体生命活动的最小基本单位。每种细胞的生命活动维持组织器官、人体整体生命体的复杂结构和功能形态。200多种细胞中有干细胞和有功能的成体细胞，干细胞不断不对称地分化为干细胞和成体细胞。成体细胞参与人体生命活动，细胞在生命活动中不断退化和衰老是生物体的普遍现象。每种成体细胞的生命活动期各异，如细胞不患病，可能维持生命活动300年。保持成体细胞生命是通过各种细胞养生的方法，不断延长细胞生命活动，会全面地实现细胞治疗，并增强免疫力。换句话说，通过细胞养生治疗增强免疫系统的免疫功能，是防癌长寿的守护神。国内抗衰老协会专家们主张"生命全程保健养生"，即强调：①早期生活规范化；②早期文化教育；③婚姻美满家庭和睦；④营养饮食养生；⑤合理适当运动；⑥精神、心理健康；⑦老年人的特殊保健等常规养生。

1. 电气石、竹炭纤维的细胞养生——天、地、人合一　医学科学是随着社会科学和自然科学的发展而发展的；医学科学的无创/微创化是科学发展的历史必然。自然科学发展主要体现在物理方面（仪器、设备）、化学方面（药物）和生物方面（生命科学）。这些方面的发展，不断向医学领域渗透，从而使医学科学不断发展。而自然科学的重要方面是太阳、地球、大自然（空气、水）对人体生命健康的影响和作用。

由于社会经济的快速发展，越来越多的人开始崇尚自然、健康的生活方式，回归自然、追求健康长寿已悄然成为都市生活的新时尚。电气石和竹炭纤维等的出现顺应了这一潮流。21世纪，国内外正在掀起地球的产物电气石（电气钛）和竹炭纤维（黑钻石）的养生及抗衰老的热潮，并已向保健医学领域渗透。

（1）电气石的背景及国内外研究与应用概况：电气石又称电气钛、电器石、电气钛石，其英文是Tourmaline。据记录电气石最早发现于斯里兰卡，当时被称为宝石（碧玺）。但我国在公元644年唐太宗西征时，就得到过这种宝石，并将其刻成印章，比斯里兰卡早1000多年。其在受热情况下会带电荷（即热电效应），因此称电气石，这也是电气石族矿物的总称。1703年，荷兰人将电气石引入欧洲，并发现电气石晶体对灰尘、草有吸附作用，故称其为吸灰石。1880年，法国的Charlie兄弟证实了电气石具有压电性和热电性。1989年，日本学者Kubo发现，电气石存在自发的永久电极性。这引发了对电气石开发研究的新热潮。世界上相关专利已有2000余项。2009年甄刚报道，1768年瑞典科学家林内斯卫发现了电气石的压电性和热电性。2008年白婧博报道，1880年居里家族发现了电气石晶体两端带有永久的正负电荷，表面流动着0.06 mA的微电流。电气石在常温下发射出高频的远红外线，能永久地、持续不断地发射负离子，不断吸收宇宙的能量。电气石作为环保材料，始于20世纪90年代。作为上海世博园建设的十大系统之一的"世博地下城"天然氧吧系统，即电气石升级产品，由EME生态能量金合晶所制。它迅速发展，将在21世纪开辟新的研究与应用领域。

1981年，Thomson报道了托玛琳（电气石）的热电性和发射性。1993年，Niwa等报道了电气石可刺激人体白细胞活性增加，提高免疫力。2000年，Astier报道了电气石在美容和康复疗法中的应用。2002年，Yoo等在研究珠宝首饰对人体影响的过程中发现，电气石具有热电性和压电性，并能释放远红外线。具有上述特征的电气石，可以放射远红外线和负氧离子，并具有解毒、减肥、改善微循环、排除废物、净化肝脏和肾脏、治疗皮肤疾病、减轻忧虑和沮丧、缓解急慢性疾病、减少重金属毒物和致癌物质、提高免疫力、减少乳酸和游离脂肪酸、消除小腿肌肉痉挛、使伤口快速愈合、减轻或消除手、足、背部的疼痛或麻木、消除疲劳、改善皮肤质地、减少皱纹、稳定情绪、快速止痛、降低血压等功效。开采电气石的矿工们很少患病。另外，应用电气石治疗的医疗成本也较低。研究证明，远红外线对人体软组织和器官的照射深度达4 cm，因达到了深层组织，所以可破坏和消除体内被大分子团水簇包裹的毒物，如CO_2、SO_2、重金属、铝、氯等，促进血液循环和提高细胞的活性。

电气石的表面带有永久性0.06 mA的微电流，该微电流与人体内神经的微电流相匹配，从而能促进微循环。电气石有5个特殊功能：①释放负氧离子，激活细胞，遏制老化；②将水电解，调节其pH以对人体有益；③缩小水分子团，纯化水，消除异味，改善水的穿透力；④释放远红外线，穿透人体深层组织和器官；⑤包含人体的必需微量元素。人体是一个小磁场，体内存有的K^+、Na^+、Mg^{2+}等离子，灰尘及微生物等，是磁场存在的原因。磁场对人体健康是不可或缺的，人体的脑、心、肾、胃、肌肉、神经等，均有不同程度的弱磁性，是地球磁场的四万分之一。其中脑部具有相对最强的磁性，如果人体的磁场分布不平衡，人就会呈现亚健康的状态，甚至会发生细胞老化。Hiroko（2000年）和Mariko（2002年）分别验证，穿上由电气石制成的内衣和连体裤袜，皮温会升高，血流会加快。

（2）电气石产地、科学结构及物理性状。

1）电气石的产地：电气石是一种天然的、具有特殊效能和生物效应的矿石，它以丰富的晶体形态、绚丽多姿的晶体颜色、独特的晶体结构、复杂多样的化学成分、特殊的物理性质而著称。到目前为止，已发现电气石族矿物8种。电气石由29种同类结构的矿物组成，组成成分复杂，是以硼元素为特征的Al、Fe、Mg、Li等具有线状结构的硅酸盐组成的矿石。国外电气石主要产地有巴西、意大利、美国、俄罗斯、缅甸、马达加斯加、斯里兰卡、肯尼亚等。我国电气石主要产于新疆阿尔泰和云南哀牢山。不同的矿产资源有不同纯度的电气石，结晶度越好纯度越高，其环境功能性越强，其热电性、压电性、自发电性也越强，其发射远红外线、释放负离子也越多，生物电特性也越强。因此，市场上将电气石的结晶度、纯度作为质量的标准。

2）电气石的物理性状。

a. 原矿电气石提纯。天然的电气石物理形态各种各样，可将其加工成为电气石球、电气石粉、超细电气石、纳米电气石粉等。华北科技学院将原矿电气石加工制成2 mm粒级，进行溶选和磁选提纯，结果表明，溶选和磁选物均能使电气石的回收率达90%，电气石的含量由原矿石的40%提高到90%。长沙矿冶研究所张华对陕西汉口一带的黑电气石进行了磁选分离。原矿石磨碎至0.15 mm细粉，再经湿式强磁选产生了不同品级的优质电气石精矿，电气石纯度由50%提高到90%以上。实践证明，粉体越细，表面积越大，其压电性、热电性发挥的效果越好。

b. 超细电气石粉。电气石在很多领域里都是以粉体形式应用，粉体越细，表面积和表面活性越大，其应用范围也越广。用于人造纤维的电气石粉体其颗粒以<3.0 μm为好。国内很多高校研究单位将其原矿电气石精细加工为0.1～5.0 μm的颗粒。展杰等人将电气石加工成超细的微粉，不会对电气石结构的自发极化所产生的热电效应带来负面影响。目前，电气石粉体制备方法主要是：①干法超细粉碎。利用碎石机、粉碎机、超细粉碎机制成0.1～15.0 μm的超细粉。②湿式超细粉碎再干燥脱水，最后得到100 μm左右的粉体。

c. 纳米电气石粉。纳米技术是21世纪的主流技术之一，又是信息技术和生命科学技术持续发展的基础。纳米电气石粉具有很强的热电性和压电性，比一般的负离子粉体颗粒小，负离子释放量大，常温下粉体的负离子释放量为每平方厘米20000～30000个。电气石负离子的规格不等，最细可达10万目。

d. 天然电气石的升级品——EME生态能量金合晶。EME生态能量金合晶是电气石和磁的集合技术，克服了电气石固有的局限性——压电与热电效应，可以在无热源或无压力摩擦的常态下，持续不断地释放负磁能、远红外线、负离子。因此，此产品比天然电气石更有效。目前，电气石材料的应用已进入材料集合的新时代。

3）电气石的热电性、压电性、自发电极性：电气石的热电性和压电性最早由荷兰人发现。1824年，Brewster对这一现象进行了描述。1880年，法国的Charlie兄弟进一步研究了电气石的热电性和压电性，并将这一特性用于红外光谱探测仪的热成像仪器上。1972年，Donnay认为，电气石热电效应和压电效应主要位于晶体结构中心，非简谐振动引起。1989年，日本的Kubo通过离子吸附试验，间接证明了电气石晶体自发极性的存在，从而为电气石成为工业矿物开辟出崭新的途径。2004年，丁燕等人进一步研究证明了电气石自发电极效应产生的原因和机制，并提出了测定电气石电极性强弱的新方法。研究证明，电气石的自发电极性与晶体结构有关，以此推出自发极化的永久性电极类似于磁铁的自然电极存在电气石中。2002年，杨如培证明，黑色电气石可辐射8~25 μm波长的红外线，并认为其是天然的强红外辐射材料。刘春雨认为，负离子产生的根本原因在于电气石的热电效应和压电效应。微小的温压变化即可引起电气石晶体高达100万电子伏特的电势差，使附近的空气发生电离，被击中的电子脱离原子核束缚，附着于邻近的水和氧气分子并使之成为空气的负离子。电气石是具有显著压电效应的特殊电介质，不是具有热电效应的稀有晶体，正因为如此，即使在常温下，一旦压力和温度发生微小的变化，其内部便会发生强烈的振动，产生波长在4~14 μm、发射率为92%以上的远红外线。电气石自发电极化效应存在的原因是热电性和压电性。换句话说，永久性自发电极化效应可使其具有热电性、压电性、天然电极性、辐射红外线、释放负离子等性能。

（3）电气石的功能。

1）直射远红外线：电气石在常温下能发射波长4~14 μm的远红外线，亦称生育光波，其发射率为92%以上。红外线是指红外光波长为0.76~1000 μm的电磁波。按其波长由短到长依次排列为γ射线、X射线、紫外线、可见红外光微波、无线电波等，这些构成了电磁波谱。医学上将其划分为近红外线（0.76~3.00 μm）、中红外线（3~30 μm）、远红外线（30~1000 μm）。医学常用的是近红外线和远红外线，最常用的是2.5 μm以上的红外线。紫外光波是一种化学线，具有杀菌和治疗作用；而红外线是物理线，也是生育光线，其特征是温热作用强，可促进人体健康。人体也是远红外线的放射体。红外线还具有促进排汗和排除皮脂腺、增强机体活力、抑制癌细胞扩散及止痛消炎作用。

a. 电气石发射远红外线的特征。电气石在常温下能发射高射率的远红外线，其波长恰与人体相匹配（4~14 μm波段）。其表面温度45 ℃时，峰值辐射波长为9.1 μm。人体70%是水分，水分的共振峰值为9.9，呈一个抛物线形曲线，9.9的位置正是远红外区，而电器钛的远红外峰值为9.4，说明电气石发射的远红外线最有效，强度最大。电气石的高红外线发射率在于多种红外活性振动键的共存。天然的电气石品种繁多，红外辐射特性差异悬殊。电气石粉的平均粒径与红外线向外辐射率值之间有一定的关系。随粉料粒径减小，表面积增加，红外辐射率提高，但其粒径小到一定程度时，红外辐射率反而下降。2002年，杨如增等人研究发现，平均粒径为4.85 μm的粉料，在8~25 μm波长红外光辐射率达最高值0.93。

b. 红外线的生物效应。医学研究证实，人体既是一个天然的辐射体，又是一个良好的吸收体。人体皮肤辐射属红外线光谱范围，其发射率在常温下达98%，其峰值波长为9.35 μm左右。当采用适当能量2~20 μm红外线作用于人体时，机体就会更多地吸收电磁的能量，从而产生相当的生物效应。远红外光穿透深度一般不超过2 mm，因为60%的光波被角质层和透明层吸收，所以远红外光治疗仪适于皮肤的表浅疾病。电气石发射的红外光与人体吸收的红外光谱相匹配，因此，较少的能量就可获得较大的效果。也就是说，电气石发射的波长4～14 μm的远红外光，与人体红外光波段相匹配，符合最佳匹配吸收原理。

c. 红外线效应产生的生理效应。①激活生物大分子的活性；②促进并改善血液循环；③增强新陈代谢；④提高免疫功能；⑤具有消炎、消肿作用；⑥具有镇痛作用。

d. 红外光活化水分子。海洋占地球表面积的70%，地球好似一个水球，其内部蕴藏着巨大的能量。人体的生命能量与太阳（阳光）、大自然及地球能量皆表现为能量共振、新陈代谢和能量转化。一般成年人体内水分占体重的70%，婴儿占91%，70岁以后仅占54%。随年龄增长，人体内水分明显减少。因此，老化过程也是人体生命能量衰减过程，水在生命能量共振、转化、衰老过程中有着重要作用。平时人体内的水分子是由氢键的作用而被缔合成大分子团，导致水分子的活性降低和老化。当人体接受红外光照射以后，氢键能刚好在4～14 μm红外光区域的光子能量内，形成共振，使缔合的水分子长键切断，使大团水分子变成小团水分子，一般5～6个水分子拼成的小团水分子是最优质的水，即被活化的水。

e. 红外光活化组织作用。电气石发射的远红外线作用于人体时，使大分子团水产生共振裂化为小水分子团，增加了附着于细胞膜表面的水分，使细胞膜渗透性增强，加快了有毒物质的排泄，增强了氧与养料等的能量交换，使细胞膜及细胞内钙离子数量增加，活性增强，从而更增加了细胞膜活性，提高了免疫力。

f. 红外线改善微循环。微循环是指直接参与组织、细胞的物质、信息、能量传递的血液、淋巴液、组织液流动的结构。红外线改善微循环，除增加血流速度外，还能解除红细胞的聚积，从而进一步增加血流速度，还可加快微循环，迅速改善疲劳，缓解肌肉、关节酸痛，改善皮肤色泽和弹性等。

2）释放负（氧）离子。

a. 电气石释放负离子/负氧离子的产生。电气石第二个重要特征是自动地、永久地释放负离子。每立方厘米的电气石可以释放5000个以上的负离子。水是由2个氢离子和一个氧离子组成的。水与电气石接触时，瞬间放电，水分子轻微地电解成带正电的氢离子和带负电的羟基。电气石产生负离子是天然的功效，绝没有臭氧及活性氧产生。因此，科学家们称电气石为"天然负离子发生器"，其负离子生物效应被称为"环境警察""空气维生素""空气长寿素"。

b. 负离子的生物效应。①负离子促进健康的直接效应：细胞活化、血液净化、增强抗病能力以及对肿瘤细胞的抑制作用。其有效地排除和灭活自由基，使自由基的严重危害性难以实现，从而促进健康长寿。②负离子对人体各系统的直接生理效应。空气中负离子对人体各系统均有不同程度的生理效应。中枢神经系统：改善大脑皮质功能，使脑力活动效率提高，改善睡眠；自主神经系统：可影响应激功能，调整自主神经功能的失调；呼吸系统：促进排痰，改善肺通气和换气功能；心血管系统：降血压，降低心率，改善心肌营养；造血系统：减慢红细胞沉降速率，延长凝血时间，增加红细胞和白细胞数量；免疫系统：活跃网状内皮系统功能，血中丙球蛋白增加，提高抗病能力；其他方面：促进胃液分泌，增进食欲，促进新陈代谢，促进上皮和肉芽生长，抑制细菌，激活多种系统的作用等。③负离子对疾病有辅助、治疗和康复作用。神经系统：神经衰弱、失眠、偏头痛、脑震荡及头痛等。呼吸系统：支气管炎、过敏性鼻炎、咽喉炎、感冒等。心血管系统：Ⅰ、Ⅱ型高血压，心绞痛，早期动脉硬化，脑中风后遗症等。消化道系统：胃肠功能紊乱、多发性肠炎、痉挛性便秘等。其他：皮肤瘙痒症、烧伤、慢性溃疡、肿瘤的康复及皮肤美容。

3）生物电特性：电气石亦称电的石头，其带电特性为直流静电型，生物电极微弱电流，永久地连续产生负静电，使水瞬间负离子化。

a. 直流静电型。所谓静电就是不动的电，这种不动的电碰到有电流流动的物体，就会一下子放电，形成电流。电气石是连续不断地、永久地产生直流静电。这种直流静电场的生物效应对生物、对人类是最合适的，和人体放电相匹配，即微弱电流是0.06 mA。

b. 生物的微电流。从生物工程的角度来认知，人之所以能活着，实际是靠微弱的生物电流支撑着。经科学家反复测量，人体的微电流为0.06 mA左右。

c. 永久性连续产生负静电。电气石永久连续产生负静电和永久地释放负离子的能量来源于太阳，这是由于从宇宙中不断有"基本粒子"落下，这些基本粒子有离子和电子。正离子不能通过大气层，只有被称为"太阳风"的负离子能通过大气层落到地球表面。这些负离子被电气石的正电子吸收，接连不断地传到负电极，从而形成电场。这样只要有太阳，宇宙落下来的负离子就一直被电气石吸收（正电极），形成的电场循环不息。

d. 水瞬间负离子化。电气石接触水就能发挥最大限度的功效。电气石接触水的瞬间就使水负离子化，这是电气石最出色的特性。水和电气石接触，瞬间就会放电，水分子轻微电解为正电氢离子和负电氢氧根离子（羟基）。电解的氢离子会与电气石放出的负电子相结合而被中和成为氢原子进入空气中，其余放出的羟基（氢氧离子）和水结合为羟离子的负离子水，瞬间形成碱性水。碱性离子水对人体健康有十大功效：①使人体体液呈弱碱性，将身体调节到最佳状态；②使活性氧无毒化，保证了健康的内环境，抵御有毒因子的侵扰；③使细胞活化，保证了新陈代谢正常进行；④净化血液，清除毒素；⑤消除疲劳，保持旺盛精力；⑥调节自主神经系统的平衡，保证内脏器官的正常运转；⑦增强抗病能力，减少疾病发生；⑧镇痛、镇静的作用；⑨改善过敏体质，防止了免疫变态性疾病的发生；⑩延缓衰老，促进健康长寿。

总之，整个宇宙是个大磁场，而我们每个人是一个小磁场，人类生存的自然要素除了阳光、空气、水以外，还需要维持一定的磁场关系，磁性和电性也是人体健康的关键。磁性能增强人体的自然治愈力，确保人体健康。

（4）汗蒸房（能量养生房）的出现：欧洲、日本以及世界各地长期以来一直以温泉疗养而驰名，温泉疗养院在医学领域占有一席之地。国内外相继掀起了新的健康时尚风潮——汗蒸房或称能量养生房，风靡欧洲、美国、日本、韩国。国内各地汗蒸房也如雨后春笋般地出现。

汗蒸房由电气石板制成，人可以横卧于40～45 ℃（平均42 ℃）的电气石板上，电气石板可发射出强的远红外线和丰富的负氧离子，在它们的共同作用下，可以促进人体新陈代谢，排出大量汗液的同时清除体内有毒物质，达到美容护肤、减肥的效果，因此电气石板被认为是当今都市人的健康法宝。其疗效取决于电气石的质量，在加热过程中（平均42 ℃）放出的远红外线越强，负氧离子越丰富，对人体各种效果越好。医学证明，排毒主要通过排汗和皮脂腺排出皮脂内堆积在体内的有害金属物等。在电气石养生房内40 min，约消耗2400 J的热量，排出1 kg汗水（约1000 ml），相当于消耗慢跑10 km所需的能量，从而达到减肥、排毒、增加新陈代谢和健身的目的。

（5）医学文献对电气石临床疗效的评价：2001年，孙兰英报道了电气石治疗的82例中老年带状疱疹神经痛的疗效观察。2003年，印海鹏和孙蔚斌报道了134例采用同样方法治疗带状疱疹神经痛。2009年，崔晓峰和尹向阳报道，负氧离子冷喷疗法辅助治疗刺激皮炎患者50例，有效率达93.9%。同年，崔晓峰等人报道负氧离子冷喷治疗颜面部接触性皮炎，同样取得满意的疗效。

（6）电气石的升级产品——EME生态能量金合晶：20世纪，日本科学家开始全面研究电气石，并以大量的数据证明电气石将是21世纪改善环境、促进人体健康的全新材料。由于日本率先掀起了开发电气石产品的热潮，并很快辐射到欧洲、北美等国家，使电气石在针对环保和人体健康方面的研究与开发得到了迅速发展。目前电气石的产品包括：①人体健康系列，如纺织纤维服饰系列、负氧离子发生器、电气石医药系列、化妆品系列等。②水处理机再生系列，如饮水器等饮用水净化系列、工矿污水处理系列。③生态农业系列，如生物生长剂等。④工业材料系列，如金属防腐剂、环保涂料等。⑤防电磁干扰等系列产品。

在上述应用研究的基础上，2005年，我国自主研发了电气石的升级产品——EME生态能量金合晶，这是一种具有创新性的产品。EME生态能量金合晶采用的是电气石和磁的集合技术（磁与电气石的内在分子集合），包括高分子材料加工技术、分子制成超细粉体成型技术、电子转移特性的分子材料技术以及生物材料合成技术。这些国际上的领先技术已被广泛地应用于医学、环保、建筑等行业以及日常生活中。该产品的特点：①EME磁场产生的洛伦兹力，激活了电气石的红外线发射和负离子的释放，增强了电气石生物电流的特性，由此实现了负磁能、远红外线、负离子3种生态能量因子的同体同源，静态聚焦定向发射，增加三者间叠加、协同、协调的物理特性。②EME克服了电气石的压电性与热电性效应，可在无压力或无热源的常态下，持续不断地释放负磁场、远红外线、负离子，因此，其应用比天然电气石更方便、更有效。③EME与人体接触时，通过穴位的经络传感现象，产生相应振荡，补充能量物质，从细胞水平改善生态内环境，给细胞充磁、充电、充氧，提高细胞的活性，改善人体血液循环，促进新陈代谢，提高人体免疫力，消除亚健康状态，进而促进人体健康。④EME接触水时，水的pH值由弱酸性变为弱碱性，大分子团变成小分子团，提高了水的负电位。⑤EME摆放在室内和车内时，可净化空气，去除有害异味。⑥EME还可广泛用于医疗卫生、美容、日用化妆品、现代农牧业养殖等领域。

太原市伦嘉生物工程科技有限公司发明的伦嘉生态健康睡眠系统，是利用人每天8 h的睡眠时间，以地球负磁能、远红外线、负离子、生物电等多种生态能量因子，以寝具为载体，共同作用于人体，达到充磁、充电、充氧的目的。充磁：激活人体细胞，全面修复受损细胞，使细胞的线粒体被激活，使ATP的能量合成加快，达到细胞充磁的效果。充电：能量物质产生的0.06 mA的微电流与体表生物微电流相匹配，引发人体生物效应，活化细胞，降低体内自由基。充氧：负离子可提高血液的pH值，使血液碱化，增强血红蛋白的携氧能力，提高血氧饱和度，以达到给细胞充氧的目的。

因此，为了克服磁或电气石单一功能的弊端，应采用EME生态能量金合晶技术、高分子材料加工技术、超细粉体制备技术和具有电子转移的特殊分子材料技术以及生物合成技术等。其显著特征：①具有克服磁与电气石材料单一发射磁、远红外线、负离子的特点。EME集合了两种材料的特性，使EME发射体能够永久静态发射生态因子。②无须用电，可防污节能。EME借助发射内部电子转移的特性，极大地延长了产品生态能量和发射能力。③EME的生态能量场可集中发射磁、远红外线、负离子3种生态级量因子，同时还可聚焦定向发射，其效能呈倍增之势。与人体皮肤接触时，其可促使皮肤吸收，改善人体血液循环，促进新陈代谢，活化细胞，提高人体免疫力，消除亚健康状态。这也是我国古典哲学思想和中医学中《黄帝内经》的基本理论，即"天人合一"的具体体现。

2. 黑钻石——竹炭纤维在医学中的应用　近年来，在环保、纺织系统市场中，除上述电气石和电气石的升级产品——EME生态能量金合晶以外，竹炭/竹炭纤维亦称为有卓越性能的保健材料，黑漆漆的竹炭纤维在日本有"黑钻石"的美誉，被认为是21世纪环保新卫士。它以5~6年以上的毛竹为原料，采用纯氧高温及氧气阻隔时的燃烧新工艺和新技术，使竹炭具有微孔，更细化和蜂窝化，再与具有蜂窝状微孔结构趋势的聚酯改性切片熔融纺丝而制成。其蜂窝状微孔结构是竹炭纤维的最大特点，也是与其他纤维的最大不同点，能使竹炭的功能100%发挥出来。因此，竹炭/竹炭纤维的诞生是非金属材料/多功能原料一次革命性的创新。

(1) 竹炭/竹炭纤维发展的历史背景：竹炭生产始于20世纪90年代中期，主要在日本、中国、韩国、印度尼西亚等国家。竹炭改性涤纶最早是日本研发的。1991年年初，浙江省文照竹炭有限公司率先开发出了适合国际市场需求的作为纺织品填充物的系列竹炭产品。河南新乡白鹭化纤集团是国内最早报道生产竹炭纤维的企业，该企业于2003年成功开发了竹炭黏胶纤维。同年，华东理工大学上海华力索菲科技有限公司研发了超细竹炭添加剂涂在涤纶纱上、纤维表面上的新技术。此后，这项新技术迅速在我国多个省和地区使用。2004年，中国台湾也陆续报道有新型竹炭纤维问世。2005年，北京百泉化纤厂研发竹炭磁性纤维，可人造空气负氧离子的环境进行"无痛磁性理疗"。2006年，浙江上虞弘彩色涤纶有限公司成功研发了多功能竹炭改性涤纶。2005年，日本《自然科学杂志》报道了日本产出的竹炭纤维。目前，竹炭系列产品在日本民间十分盛行，市场销售的竹炭产品主要有烧烤碳纤、静水碳、空气净化碳、房间调湿碳、竹炭风铃、碳枕、碳被等。中国生产的竹炭主要出口日本和韩国。竹炭/竹炭纤维在环保、医学、高新技术等领域有着潜在的、广阔的应用前景。

（2）竹炭/竹炭纤维的性能：竹炭/竹炭纤维有如同电气石的性能。

1）超强的吸附力：竹炭（竹炭纤维）内外贯穿的蜂窝状微孔结构，决定其具有超强的吸附力。1 g竹炭其微孔表面积相当于一个篮球场的大小，其吸附能力是同体积木炭的10倍以上，竹炭涤纶纤维的吸附力是同量木炭的5倍以上，可吸附各种异味，如油烟味、甲醇、苯、氨等气味，此性能优于电气石。

2）发射远红外线：竹炭纤维吸收和再发射4～14 μm的远红外线（生育光或成长光线），可蓄热保暖，远红外线发射率高达87%，升温速度比普通棉织物快。竹炭/竹炭纤维吸收反射的太阳光线与人体远红外线的能量，穿透深度达40 mm，使血液中惰性水变成单独水分子，提高身体的含氧量，细胞因而恢复活力，产生能量，扩张毛细血管，促进血液循环，增强免疫力，延缓衰老。

3）释放负氧离子：竹炭纤维释放负离子的浓度高达6800个/cm³，相当郊外田野的负氧离子浓度（5000～50000个/cm³）。其可净化空气，称"空气维生素""长寿素"，可帮助睡眠、消除疲劳、镇静、止咳、扩张血管、促进血液循环、减少老化。

4）调湿作用：竹炭具有多微孔结构和炭纤维的蜂窝状微孔，可自动吸附和散发湿气，平衡水分。当环境湿度大时，可以吸附水分，而当环境干燥时，可以释放水分。因此，竹炭纤维具有"天热不闷热，天凉又保暖"的功能。

5）抑菌、抗菌性：纳米竹炭纤维具有永久广谱抗菌效果，从而达到良好的抑菌作用。经试验证实，竹炭纤维对金黄色葡萄球菌作用24 h，抑菌率达到97%。经浙江省微生物研究所检测，其在14 d内的防霉程度为1级，抗菌效果达到抗菌针织品国际F2/T73023-2006的AAA级别。

6）富含矿物质：竹炭纤维含有钾、钠、钙、镁、铁、锰、硅、锗等矿物元素。

7）极好的染色性：常温常压阳离子染料染色，染色温度82～100 ℃，可染深度颜色，颜色鲜艳、色牢度达到4级以上，具有极好的服用安全性。

8）功能永久性：水洗后快速晾干，无论采取何种洗涤方法，仍可永久性保持所有功能。

（3）竹炭（竹炭纤维）的应用：竹炭（竹炭纤维）作用于人体后使细胞充磁、充电、充氧，恢复细胞的活力，增加细胞能量，扩张毛细血管，促进血液新陈代谢，增强免疫力，延缓衰老。由于竹炭是竹资源的有效利用，是一个全新的发展新方向，竹炭可能在农业、环境、医学、保健等众多领域得到应用。竹炭纤维有非常强的吸附能力，同时能使吸附药物实现缓释，现已开发竹炭药物贴膏，治疗烫伤和其他创伤特别有效。竹炭纤维及织物进入医疗领域，在传统应用基础上又增加了许多医疗功能，如消炎、抗菌、镇静、催眠、镇痛、镇咳、止痒、利尿等。竹炭中含有乙酸、乙醚、乙醇等成分，对皮肤过敏、气喘、脚气有消毒杀菌作用。长期使用竹炭牙膏、香皂、洗面奶、美容霜和竹炭浴可促进皮肤角质软化，使皮肤增白、光滑、柔嫩，对皮肤病有一定的预防和治疗效果。我国中医自古就有用竹炭药的历史，主治腰风下血、阴囊湿疹、烫伤。竹炭化过程中蒸馏提取的"竹醋液"也是极佳的美容保健品。

（4）电气石与竹炭（竹炭纤维）的联合应用：山东淄博顺祥纳米科技有限公司研制出竹炭托玛琳内衣系列、竹炭托玛琳健康睡眠系统、竹炭托玛琳锗钛磁能护具系列、纳米功能陶瓷系列、时尚健康用品系列等。浙江省丽水市遂昌县文照竹炭有限公司发明竹炭-电气石远红外复合材料，具有高的远红外线发射率。淄博顺祥纳米科技有限公司的竹炭托玛琳内衣有自然热磁疗能的作用，该产品有如下功效：①远红外线激活生物大分子的活性，发挥生物大分子调节机体代谢免疫功能，达到防病治病的目的。②远红外线能促进和改善局部及全身的血液循环。③远红外线增强新陈代谢。④远红外线提高免疫功能。⑤远红外线具有消炎、消肿的作用。⑥远红外线具有镇痛作用。⑦负离子通过呼吸、皮肤进入身体，使血液成为弱碱性，血液中的胆固醇形成分散的胶体，减轻血液黏度，降低血压。⑧负离子具有安定自律神经、控制交感神经、改善睡眠的效果。⑨负离子能增加发汗量，减轻疲劳。⑩负离子具有清新空气，去除异味和臭味作用，如甲醛、苯、氨等。⑪锗能改善新陈代谢，增强抗癌能力，抑制癌细胞形成，降低血液黏稠度，增加血流量，降低血压，防止血栓形成，有很好的止痛及抗衰老的效果。磁、电气石、竹炭（竹炭纤维）联合应用能达到高效协同释放负磁能、远红外线、负离子的效果，实现静态、有序、持久，同体同法，聚焦发射，从而达到为人体细胞充磁、充电、充氧的功能效果。

1）细胞充磁：磁是人体生命活动的要素之一，与阳光、空气和水是一样的，人体离不开阳光、空气、水和磁。研究已证明，人体缺磁会引起许多疾病，首先表现为细胞早衰。人离开水和空气造成的健康损害在短时间内就会显现出来，而磁对人体的影响从直觉上谁也把握不到。科学研究表明，如果没有地磁场，宇宙中的高能粒子、X射线等将会对地球生物造成致命的威胁。新生细胞含磁量是衰老细胞的几倍、几十倍。含磁量高的细胞是圆形，衰老含磁少的细胞是三角形的。人体缺磁会使神经失调，新陈代谢紊乱，细胞死亡加快，继而出现腰酸、背痛、心律失常、失眠、全身不适、顽固性疼痛、腹泻、乏力、皮炎、关节痛等，呈现亚健康状态。

因此，人体细胞需要不断充磁。

2）细胞充电：细胞充电是指体内细胞输入负电荷（电子、负离子）的过程。细胞生命活动，必须有静息电位（亦称细胞膜电位），细胞内为负电位，细胞外为正电位，人体生物电是生命的源泉，是生命的象征。细胞生命活动实质就是细胞生物电活动，生物电是细胞的基础。细胞电衰退的原因：①自由基过多；②能电转换障碍；③睡眠不足；④电磁波污染；⑤空气污染；⑥磁饥饿；⑦"精气神"不足造成酸性体质；⑧鞋子的过错，鞋隔绝地磁引起缺磁；⑨高楼有害；⑩生物电急性衰竭。细胞缺电会引起全身系统的疾病，人体为保持健康需不断充电。

3）细胞充氧：细胞缺氧会使细胞的代谢功能甚至形态结构发生异常，这一病理过程是医学基本知识和常识，在此不再描述。因此，人体为保持健康，需不断充氧。

21世纪，中国新华社记者与科学家一行受世界卫生组织之托，走进了世界五大长寿村之一的中国广西壮族自治区的巴马县进行实地考察。90岁以上的老人、百岁老人比比皆是，其特点有三：一是无癌症，二是无脑血管疾病，三是无疾病而终。考察结果显示长寿村的长寿秘诀有4项。

a. 阳光。长寿村天空特别明朗，蓝天白云，日照时间长，80%以上为"生命之光"的4～14 μm波长的远红外线，其能不断地激活人体组织细胞，增强人体的新陈代谢，改善微循环，提高免疫力。

b. 空气。长寿村空气特别新鲜，负离子的含量达到每立方厘米2500个。众所周知，空气负离子有"环境警察""空气维生素""大气长寿素"三大美名，其能消除体内的氧自由基，使体液保持弱碱性状态，增强机体抵抗力，免遭癌症侵袭。

c. 水。长寿村的水有五大优势：①为小分子团的无害水；②无有毒有害及致癌物质；③为碱性离子水；④含对人体有益的矿物质和微量元素；⑤氧化还原电位低。小分子团的水是健康功能水、回归自然水、长寿水。

d. 磁。长寿村的地磁强度远远高于其他地区，磁能改善人体血液循环，特别改善微循环，调节阴阳平衡，磁力线使水磁化，大分子团的水转变为小分子团的无害水。科学证实，小分子团水容易进入细胞，激活细胞发挥生命力。

总之长寿村的阳光好、空气好、水好、磁更好，拥有人类生命活动不可缺少的四大要素，实现了细胞养生治疗的延年益寿，也证实了我国古典哲学思想"天人合一"和中医《黄帝内经》中的"天人合一"经典理念。

生态健康与生命和谐（即生命平衡）是美容医学的基础。美容医学利用医学手段满足健康人的求美和长寿的心理需求。生态健康可将70%的亚健康人群转化为健康人，从而扩大和增加健康人群，除增强抗病能力，也提高求美人群的健康水平，使美容医学更加安全、健康地发展，实现延年益寿。

增进生态健康和生命和谐（平衡）需有效、合理地遵循生态健康基本四要素（阳光、空气、水和磁）与人体的相匹配。保持不断接受阳光中含有的80%的红外线，尤其是远红外线的能量。保持生活和工作环境中负氧离子浓度和清新空气。长期饮用弱碱性水剂，不断接触地负磁能，即不断地充磁、充电、充氧。

（四）细胞食物

1. 细胞食物（cellfood）发明和应用的历史进程　美国艾瓦雷特·史多雷于1946年研究水解技术，并于1967年发明了重氢技术。1969年，艾瓦雷特·史多雷在美国加州创建重氢实验室；1976年研发细胞食物；1978年，艾瓦雷特研发的细胞食物获得美国FDA认证。1985年，美国政府在通过的重氢自由法案中肯定了细胞食物是宇宙中最有益于人类健康的营养物质，其不仅仅是一种新药，含有微量元素，也是所有生物的必要元素，称为生命之泉。1995年，美国政府法令修正细胞食物，将其归类为营养补给品，而非药品。1996年，美国罗顿家族成立了美国如新科技有限公司，并进行细胞食物的市场推广应用。1997年，日本卫生部批准细胞食物以营养补充品推广销售。南非共和国政府率先批准并领先应用，认为细胞食物是世界上最先进、独一无二的高科技产品，使用简单、疗效快，无任何不良反应。

细胞疗法（EFT）是美国科学院、美国健康科学院、欧洲抗衰老协会的专利配方。半个世纪以来，细胞食物发展迅猛，足迹遍布五大洲。至2011年，细胞食物已热销全球78个国家和地区，市场占有率达90%以上。其使用简单、用途广泛，无不良反应，获得全球消费者的普遍认可与好评，成为全球公认的家庭健康生活必需品。

2006年，美国如新科技有限公司与中国上海塞鼎生物科技有限公司签署授权书，宣布赛鼎成为细胞食物中国独家总代理。同年年底，该产品通过中国食品进出口海关审核，国家出入境检验检疫局颁发了卫生证书，将细胞食物正式引入中国。经过4年的推广，得到消费者的广泛认可，现已遍布大江南北近30个省、100多个地级市，帮助数百万不同民族、不同年龄的人实现了健康、延年益寿的梦想。

细胞食物曾经上海疾控中心、国家进出口食品药监局、上海肿瘤研究所、上海复旦大学、中科院等十余家权威机构对其安全性、有效性进行验证，结果显示，细胞食物对动脉血氧分压、耐缺氧、抗疲劳、大脑功能、肿瘤细胞生长抑制作用等方面均有成效，表明细胞食物健康产品是安全有效的。国内多家媒体纷纷报道了EFT。同时，细胞食物还荣获了"中国消费者首选畅销品牌"和2006年315诚信推广品牌，并在2010年上海世博会上亮相。

2. 细胞食物疗法原理　人类正生活在地球变得越来越小的时代，化肥农药毒害人类日益严重时代，医院越来越大、患者越来越多的时代，中西药对疾病越来越无奈的时代。幸运的是，我们生活在一个科学技术发达的时代；科学信息流如潮如涌的时代；世界上第三种疗法

——"细胞疗法"问世的时代；细胞疗法有可能成为中西医结合或中医现代化的桥梁的时代。

细胞疗法中细胞食物率先应用纳米高新技术，将对人体有用物质（直径4～7 nm）做成比人体细胞小500～1000倍的微粒子，细胞吸收快速、充分、容易，促进细胞维持正常健康的功能和增强基因活性。ageLOC产品重设组织中青春基因群组，在脑、心、肌肉3种组织中重组372个基因，以达到年轻化的目的。人体患病首先是细胞受损，细胞患病。细胞疗法中细胞食物的制作应用了2项高科技技术：一是将纳米技术应用到保健食品中（1/10亿 m为1 nm）。纳米技术是用一种物质做出另外一种物质，也就是用对人体有营养作用的物质做出比细胞小500～1000倍的微粒子，从而使纳米物质能快速地进入细胞，即很快被细胞甚至细胞核所吸收，并迅速滋养和强化细胞。二是通过纳米物质形式，将口腔黏膜吸收作为摄取方式，使传统的服药方式得到全新的革命性变革。药食同源的最大特点是吸收快且充分，其吸收率是药片的9倍，从而提高产品的疗效。

综上所述，细胞食物能快速补充细胞营养，提供细胞生命元素氧和氢，改善细胞营养平衡，促进细胞线粒体氧化，产生能量，增强细胞活力，并能有效清除体内过剩"活性氧"，减少细胞氧化应激反应，保证人体器官生理功能有序，提高人的自愈力，有助于现代疾病的康复，保持人体自然健康。

3. **细胞食物疗法的三部曲**　正常人体获得营养的最简单方式是饮食。我国早已从"吃得饱"进步到"吃得好"，而"吃得好"不等于"吃得对"。人类目前应从"吃得好"发展到"吃得对"，以便满足生命平衡的基本营养需要，否则会出现营养过剩或营养不平衡，进而出现"营养病"，如糖尿病、心脑血管疾病、痛风、癌症等。因此，人类应追求"吃得对""吃得科学"。

细胞疗法三部曲可使人们"吃得对"。

第一步，细胞的营养。人吃的食物有两大类。一类食物经过口服消化吸收后，在体内留有碳、硫、氮、磷、氯等酸性物质，如鱼、鸡、鸭等肉类食物以及碳酸饮料、酒类、主食等；另一类食物经消化吸收后，在体内留有钾、钠、钙、镁、铁等碱性物质，如水果、蔬菜等植物性食物。"吃得对"在于酸性食物和碱性食物的正确搭配，使人体保持呈现中性或弱碱性的状态，pH在7.35～7.40，以保证细胞正常的生命活动。

第二步，细胞的生存环境，或称细胞生命活动的条件。正常细胞生存条件是保持中性或弱碱性。人体的70%是水分，包括血液、消化液、脑脊液、关节腔滑液、尿液、组织间液等，统称体液。体液在正常情况下，呈现动态的酸碱、电解质和水分的平衡状态，为细胞生存提供优良的微环境。

酸性体液引起细胞活力、器官功能下降和抵抗力减弱，进而会引起体内的自救能力上升，调动体内的碱性资源（主要是矿物质）来中和酸性物质。这种自救是有限的，必须有外耗因素的参与，才能保持人体的长久健康。

第三步，细胞的抗衰老条件。人的衰老即细胞的衰老，而延缓衰老就是要提高细胞的抗衰老能力。衰老是被氧化的结果。氧化是由体内自由基或称活性氧首先攻击由脂肪形成的细胞膜，使细胞膜失去通透性，细胞内的毒素不能排出，营养物质不能进入细胞内，从而引起细胞功能下降、衰老等一系列的病态。然而，体内也可以产生抗氧化酶和抗氧化物，阻止自由基产生和清除体内的氧自由基。抗氧化物（如过氧化物歧化酶）具有很强的清除和修复损伤的细胞的能力（99.0%～99.9%）。维生素C、维生素E、胡萝卜素、植物黄酮等均可以减少自由基的产生，减轻自由基对细胞的损害。抗氧化剂的应用能够延缓衰老或抗衰老。

4. 细胞食物结构与功能　将78种离子型矿物质、34种酶和18种氨基酸溶解在重氢硫酸盐酶溶液中，最终制成纳米级细胞食物（直径4～7 nm）。18种氨基酸中有必需氨基酸8种，即赖氨酸、组氨酸、苏氨酸、色氨酸、亮氨酸、蛋氨酸、缬氨酸和苯丙氨酸。34种酶主要是消化酶、代谢酶、核酸酶、抗氧化酶等。78种离子型矿物质或微量元素由锌、铁、铜、硒、碘、钼、铬、钴、氟、锰等组成。

细胞食物中有多种物质悬浮在重氢硫酸盐酶中。Benedetti等人报道，细胞食物是一种抗氧化剂，可预防和治疗相关氧化反应引起的各种疾病。同时，细胞食物可以释放氧和氢，供给细胞呼吸和营养，使血中含氧浓度达到80%。

细胞食物利用液体保鲜技术，将天然物质精华液体保鲜。食品内无防腐剂、稳定剂、石蜡、蜂蜜、乙醇等。

细胞食物的功能与作用：①强力清除自由基；②增加细胞呼吸，促进细胞同时产生氧化和还原两种作用；③增加能量，清除细胞毒素和废物；④体内新陈代谢的催化剂；⑤平衡新陈代谢；⑥加速伤口愈合；⑦有净化水的功能；⑧非常稳定，年代越久效力越强。

5. 细胞食物的方剂（配方）　目前的研究中，已清楚证实，细胞食物是一种营养填充剂，能对抗各种氧化剂，防止各种自由基对细胞的伤害，有效地辅助、预防和治疗与氧化作用相关的病理、生理疾病，即可预防老化、变性和癌变发生。

（1）细胞食物DNA、RNA配方：细胞食物DNA、RNA配方是世界上首个联合核酸根（主要营造DNA、RNA）、三磷酸腺苷（ATP增强分子能量）、甲基组（老化过程的调节剂和老化程序剂）及细胞食物的细胞再生配方。临床研究指出，生物性老化和调节及程序化是由甲基组完成的。在35岁时，多数人会失掉10%的DNA甲基组，当丧失40%时，将会发生变性甚至死亡。对衰老的研究已表明，无单一治疗方法，而核酸（DNA、RNA）是补充剂，能增加寿命。细胞食物DNA、RNA具有供给最重要的营养因子，改善DNA甲基组化作用。因此，细胞食物是通过基因延缓衰老。目前以药物类临床应用的热门产品是肌氨肽苷注射液。

（2）细胞食物硅配方：硅能为骨、关节、肌肉、结缔组织提供支持。年轻人体组织有高水平硅的吸收和保持的作用，其能使身体柔软，有弹性和韧性。随着年龄的增长，硅元素逐渐减少，因此，需不断补充硅，以保持人体的柔软和弹性。细胞食物硅配方是无创、无毒、无不良反应的产品。

（3）细胞自然减肥配方：该产品由脂肪燃烧L-肉毒碱和食欲抑制剂藤黄组成的。该配方安全有效，且可减轻体重，但需要配合实用性运动。

（4）细胞食物多种维生素喷剂配方：喷剂中有12种贵重维生素增加在细胞食物中，并经激光口喷。以这种生物活性的形式提供维生素营养，能增加吸收并明显增加血流浓度，口喷吸收可达90%以上，而药片和药丸的吸收率低于20%。

6. 细胞食物DNA和RNA是长寿和细胞再生上的一种突破　细胞食物DNA和RNA是美国如新科技有限公司（NuScience）推出的细胞食物配方的一种。该配方采用口腔喷雾（可显著提高细胞食物的传送系统）以及激光增强技术，两者结合，让细胞食物DNA和RNA的吸收和同化达到最佳。

补充食物的核苷酸碱基是许多健康人群关注的新焦点。核苷酸碱基是构建DNA和RNA的基本元素。尽管机体有能力从氨基酸和其他基本营养物中合成核苷酸，但是在某些情况下（如应激），人体不能制造足够的DNA和RNA碱基来保护、修复和再生细胞。也有研究表明，衰老机体对DNA和RNA的需求超过机体产生DNA和RNA的能力，结果导致免疫系统功能急剧下降。

动物和人体的许多研究显示，核酸元素补充剂对身体健康、功能和生存都有极大的益处。这些影响是巨大的，许多威胁生命的疾病（辐射→感染→休克）生存率都有显著提高。关于长寿的研究显示，任何一种单一的增加寿命的方法，其增加寿命的程度均小于补充DNA和RNA元素。

（1）DNA和RNA碱基

1）DNA和RNA的重要性：DNA包含机体生长、发育和维持功能所需的信息。细胞核DNA中的信息代码可转录为RNA，RNA继而转录为所有不同的酶和蛋白，实际上是这些酶和蛋白让机体生长和发挥功能。这种DNA-RNA-蛋白质的过程构成了地球上生命物种的多样性。

除了摄取DNA和RNA元素，机体也可以从摄入的营养物中制造DNA和RNA碱基。另外，一些氨基酸，如甘氨酸、谷氨酸盐、丝氨酸和天冬氨酸以及维生素辅助因子，都可用来制造DNA和RNA碱基。从营养物中制造核酸，需要所有必要的前体细胞和辅助因子有足够的量。有证据显示，人的机体通常不能制造足够的DNA和RNA来保护、修复和再生细胞到最佳的功能。这对于周转率较高的细胞（如肠内膜细胞）尤其如此，这些一般1周便完全更换数次。应激状况下的生产需求可能超过合成能力，这时对细胞活性和功能的需求变得更强烈，特别是免疫系统中的动态细胞群。当生产需求超过合成能力时，DNA和RNA碱基成分变成保护和维持健康的必要营养素。

2）DNA和RNA创造的长寿奇迹：功能性核苷酸缺乏对我们健康长寿的潜在限制作用大于

任何其他单一因素。在所有试图延长哺乳动物寿命的干预方法中，没有任何一种方法对延长哺乳动物寿命的作用大于核苷酸补充。与其他可延长试验动物寿命达50%的技术相比，核苷酸补充剂可延长哺乳动物寿命达2～3倍。

Odens进行了一项具有里程碑意义的研究，发现纳入过度劳累的小鼠平均寿命为800～900天。研究开始时，这些小鼠的年龄为750天。一半小鼠作为对照组，一半小鼠作为治疗组，两组小鼠饮食、居住条件和受照顾情况均相同，治疗组每周额外接受DNA和RNA注射。8周后，对照组小鼠看起来比研究开始时更糟，脱毛且肌肉质量减轻，活动能力也有所下降。形成鲜明对比的是，治疗组小鼠无论是外观还是行为都像年轻小鼠。它们毛发重新生长，肌肉质量有所增加，性欲有所恢复，活动能力显著增强。在研究的第150天，所有的对照组小鼠均死亡。而治疗组生存时间最长的小鼠从实验开始后又生存了850天，是正常小鼠平均寿命的2倍。

报道的延长哺乳动物寿命最多的研究中，治疗组小鼠的寿命接近3倍的平均寿命。值得注意的是，该研究中所有动物在试验开始时便是年老小鼠。每周注射DNA和RNA，可有效延长剩余寿命达500%～900%。

该研究中，动物寿命延长2倍或3倍是因为连续地补充了核苷酸，这表明通过补充DNA和RNA来达到最佳的长寿效果，需要连续补充核苷酸碱基，以此保证机体的主要腺体和组织永远具有年轻化和修复所需要的元素。

3）补充DNA和RNA的益处：大量已出版的科学研究显示，补充DNA和RNA对健康有很大益处。几乎人体的每个系统都可因这些基本的重要细胞元素的补充改善健康、活力或功能，受益人群从婴儿到老年人。补充DNA和RNA可带来的益处涉及抗感染、抗癌症、抗辐射损伤，促进组织再生、创伤愈合、内分泌腺修复，以及肠道的完整、成熟和肠内菌群改善，益于生长和发育，提高细胞免疫，增强记忆，延年益寿。

4）细胞食物DNA和RNA成分：DNA和RNA（核苷酸）碱基、三甲基甘氨酸、细胞食物专利混合物、甘氨酸、ATP、L-谷氨酸盐、L-丝氨酸、L-脯氨酸、L-天冬氨酸、维生素B1、维生素B3、维生素B5、维生素B6、维生素B12和叶酸。

（2）细胞食物辅助效果。

1）细胞食物与核苷酸碱基的协同作用：研究已证实，细胞食物可显著增加营养元素的吸收率。在喷入细胞食物DNA和RNA后的30 s内，促进食物吸收的核苷酸迅速进入血流，并从这些有限的营养元素中获得最大的生物效益。许多服用者曾描述，在服用细胞食物DNA和RNA数分钟内，活动能力有所增强。细胞食物与核苷酸补充剂的协同作用表现在以下几方面：①细胞食物使用的专利二元偶极子技术，为细胞食物中超过78种微量元素创造了最佳的吸收和利用环境，同时也提高了补充核苷酸的效果，大于之前研究报道的单独补充核苷酸的效果。②细胞食物含有抗氧化酶，可增加组织的抗氧化能力，从而提高每个细胞产生能量的能力。细胞的能量潜能越大，完全利用细胞食物DNA和RNA中的核苷酸，修复并逆转老化细胞的能力越强。③细胞食物的抗氧化作用，也可保护细胞食物中DNA和RNA产生新的DNA、RNA和蛋白，维持核苷酸补充剂的效力。④细胞食物提供的34种酶将填补代谢空白，让核苷酸和其他营养素达到最佳的利用率。

2）添加ATP的益处：三磷酸腺苷（ATP）也许是体内所有核苷酸衍生物中最重要的，其对细胞功能的作用非常强大而且是必要的。细胞食物DNA和RNA可提供丰富的、具有高度生物活性形式的ATP。ATP是体内每个细胞活动的最直接能量来源。无论是构建复杂分子、维持细胞膜的电位，还是让肌纤维收缩，用于加强移动性、速度和力量，均是由ATP提供电化学燃料。

有研究表明，细胞食物DNA和RNA中添加ATP，可得到如下益处：①增强细胞能量；②提高记忆力和注意力；③增强内脏功能；④提高肌肉性能、耐力和恢复力；⑤增强肺功能；⑥增强细胞免疫功能；⑦增强抗肿瘤作用；⑧延长休克患者的生存期；⑨提高性功能。

3）长寿增强辅助因子：细胞衰老的主要机制是一种叫作甲基（由1个碳原子和3个氢原子构成）的DNA标记物的缺失。出生时，细胞核中的DNA具有胞嘧啶残余片段，这种胞嘧啶带有甲基片段。胞嘧啶甲基化的范围是2%～6%，具体取决于细胞类型。老化受细胞核DNA甲基逐渐缺失的调节和控制。当40%的甲基缺失时，一般会发生退化性死亡。所有已知的可导致衰老的因素均可加速DNA甲基的缺失，如吸烟、营养不良、维生素摄取低、运动缺乏、环境中毒素吸收和辐射暴露。任何可减慢、停止，甚至逆转DNA甲基损失的干预，都可使其在DNA水平减慢、停止，甚至逆转衰老。细胞食物DNA和RNA可提供最有效的激光增强营养因素，并改善DNA甲基化。同型半胱氨酸是确定DNA甲基丢失速率最敏感的血液化学检测。同型半胱氨酸水平越高（大于4～6 μmol/L），甲基缺失的速率越快。青少年的同型半胱氨酸水平为4～6 μmol/L，以后每10年同比例增加，到60～70岁时，同型半胱氨酸水平可到12～15 μmol/L，甚至更高。同型半胱氨酸水平的上升，同时伴随衰老发生，已有研究证明其是诱发心脏病的危险因素之一。

三甲基甘氨酸（trimethylglycine，TMG）又称甜菜碱，是降低同型半胱氨酸水平最有效的营养素。该分子有3个甲基前缀可以贡献。

细胞食物DNA和RNA采用包含激光处理的TMG作为主要成分，作用是加速甲基转移并降低同型半胱氨酸水平。一项随机双盲对照试验研究了细胞食物DNA和RNA中的甲基辅因子对同型半胱氨酸的降低作用，以及对其他重要代谢因子的作用。结果表明，细胞食物DNA和RNA可降低同型半胱氨酸水平达44%。这表明细胞食物DNA和RNA在保护和修复不健康DNA及降低心脏病风险方面有明显作用。另外，激光治疗的维生素辅因子也包括在制剂中，特别是维生素B6、维生素B12和叶酸，这些成分能降低同型半胱氨酸水平。烟酸除了降低同型半胱氨酸水平，还辅助脂肪代谢，可进一步支持心血管功能。

4）口喷传送系统的优势：细胞食物DNA和RNA的给药方式是方便的口腔喷雾形式，这种形式具有较高的生物活性，以这种方式提供核酸碱基成分可以显著增加其吸收到血流的比例。全身给药只有1%～3%的核酸能传递到血流，而口腔喷雾可有效地传递90%以上的核酸到全身细胞和组织。区别DNA链和独立的DNA碱基是非常重要的。完整的DNA链是单个碱基结合在一起形成1个双螺旋长链，可能有数千万个碱基结合在一起形成1个单一的巨大分子。完整的DNA链为蛋白质和酶的产生提供线性码。因此，完整的DNA碱基包含信息，具有很小但真实的能力影响细胞核中的DNA信息。DNA长链中若要提取独立碱基，需要大量的消化，这导致只有很小一部分碱基可被机体利用。相反，DNA的独立碱基不能给出序列信息，仅可构建模块，就像字母表中的字母排列在一起组成单词一样。其小分子结构可以高效、快速地吸收，极大地增强其在全身细胞和组织中被吸收和利用的能力。其有营养但没有信息性，它们非常安全，有助于机体修复和重建在健康和细胞再生状态需要的DNA和RNA。细胞食物DNA和RNA只包含DNA和RNA的独立碱基，具有安全且被高度吸收和利用的能力。

5）激光增强技术：细胞食物DNA和RNA还应用了另一项高端且唯一的技术，即激光处理技术，可用来增强营养，且已在世界范围申请专利。这项技术已开发了8年，研究者是Ovokaitys医师，他是约翰霍普金斯大学和乔治敦大学的培训医师、内科医师、肺和重症监护专家。这种新型的激光能量很强大，它可以将分子重新塑形成机体利用率更高的形式，因此可提高产品的生物利用率。实际上，一般加工的营养补充剂都要经过化学提取、提纯和干燥。所有这些过程都有可能导致营养成分的丢失。体内的酶对它们接收或拒绝的分子形状高度敏感。当机体接受各种形状的营养物质时，一些适合酶接收，一些不适合。不合适的营养物可能被排泄，也可能被降解为相对无用的化合物。这种激光技术有能力将分子形状恢复到最佳的营养性状。

激光再成形技术的突破性进展在于产生超短脉冲的能力，这种超短脉冲可与营养物的自然频率共振。任何结构的自然频率是它接受刺激时自然发生的振动频率。共振激光刺激可让每个分子的形状一致。分子形状的均化极大地减少了与下一个分子结合时所需要的酶能量，这可极大地提高营养物的利用率，也可使细胞从摄入的相同数量的营养物中合成更多的所需物质。激光技术用来增强细胞食物DNA和RNA是至今再成形和均质化营养物（便于吸收和同化）最有效的方法。细胞食物和激光技术的结合是一种极佳的组合，可促进氨基酸和核苷酸代谢。

7. 结语　细胞食物DNA和RNA是一个具有里程碑意义的新配方制剂，具有年轻化、增强免疫和延长寿命等作用，并能促进全身的细胞再生。它提供的营养支持有助于机体在细胞水平纠正不健康的DNA和RNA。它也是一个有效的抗衰老配方，在DNA水平促进长寿。

细胞食物DNA和RNA具有很强的安全性。如果按照产品标签上的说明使用，提供的核苷酸元素水平符合国际认证的婴儿配方奶中需补充核苷酸的安全标准。值得警惕的是，嘌呤核苷酸（腺嘌呤和鸟嘌呤）在体内代谢为尿酸。尿酸升高或具有痛风史的人在服用核苷酸补充剂后可能会增加痛风的风险。在细胞食物DNA和RNA中，核苷酸元素的效能和生物利用度很高，即使补充嘌呤碱基的量很低，通常也能导致尿酸上升的风险增加。细胞食物在世界各地已应用了10年，由于它具有极好的安全性，儿童也在应用。添加的氨基酸和维生素辅助因子也是非常安全的。1995年，美国政府以法律形式规定，将细胞食物归类为营养补充剂，而非药品，因此它不可单独用于治疗任何临床疾病。具有任何医学问题的人，在开始服用任何营养物前，都应首先询问医师。

第四节　常用自体细胞疗法

一、自体脂肪细胞移植技术

长期以来，各种原因造成的原发与继发性软组织缺损及发育不良（如颞、颊部凹陷，半侧颜面萎缩，小乳症等），一直是困扰整形美容外科医师的治疗难题之一。临床应用的填充材料很多，除各种组织瓣、各类固体材料外，还有许多软组织填充物，如牛胶原、Isolagen（用自体皮培养的成纤维细胞制品）、Dermalogen（取自人尸体皮肤的无细胞胶原、弹力纤维和糖胺聚糖混合物）、AlloDerm、Artecoll、膨体聚四氟乙烯、硅凝胶等。但人工合成材料易产生异物排斥反应，自体组织瓣移植又带来供区的继发畸形等问题。理想的注射性填充材料应该具备以下条件：①组织相容性好；②无过敏反应，非致热源；③不致癌，不致畸；④与宿主有一定的结合能力；⑤不引起炎症或异物反应；⑥无微生物、病毒或其他病原体存在；⑦无抗原性、不导致免疫及组织相关性疾病；⑧效果持久、可靠。而自体脂肪作为一种软组织填充物，由于其来源丰富、取材容易、操作简单、充盈外形好、无排异反应等优点，越来越受到国内外整形美容医师的青睐。

（一）自体脂肪注射移植的起源和进展

自体脂肪移植技术是自体细胞替代疗法之一。1889年，Meulen将大网膜和脂肪游离移植到肝脏与膈肌之间，首次运用人类自体脂肪组织移植。1893年，德国外科医师Neuber报道，用许多小块游离脂肪组织填充软组织缺损，获得了很好的美容效果。1895年，Czerny报道首例自体脂肪移植乳房重建术。1909年，Lexer首次报道用游离脂肪块治疗颜面部萎缩。1911年，Brunings首次应用注射器在皮下注射脂肪小体行鼻成形术，但移植的脂肪表现出高吸收率和低存活率，甚至出现感染和重吸收等问题。1956年，Peer等报道，脂肪移植的成活率只有50%～60%，疗效不稳定，坏死的脂肪颗粒往往引起纤维囊性化和假性囊肿。此后的半个世纪，自体脂肪移植无突破性进展。20世纪80年代，脂肪抽吸技术的发展再次掀起了游离脂肪移植的热潮，相关研究也有了新的进展，尤其是脂肪颗粒注射移植术在国外方兴未艾。1986年，Illouz提出了脂肪颗粒移植的理论，并认为，经抽吸获取的脂肪是一团彼此分离的脂肪细胞群，有相当一部分细胞保持完整，当这些细胞植入体内，其能在血运建立之前通过周围组织液及血浆的渗透作用保持活力。但在实验和临床应用中，颗粒脂肪注射移植吸收仍然较多。Ellenbogen于1986年采用颗粒状脂肪组织移植治疗颜面部凹陷及外伤后组织缺损，均获得满意效果。1987年，Bircoll首先报道了用脂肪注入的方法来增大乳房，他认为有必要向患者说明的是：手术是实验性的，脂肪有可能被全部吸收，可能会发生一定程度的纤维化，有坏死和感染的可能，也有用手术方法取出的可能性。

自体脂肪细胞移植技术的发展进程：①上述常规脂肪（脂肪细胞团）移植；②近年文献报道的结构脂肪颗粒移植；③结构脂肪富含血小板血清移植；④辅助细胞脂肪移植；⑤脂肪细胞颗粒（团）加脂肪干细胞移植技术等。

（二）自体脂肪颗粒注射移植的应用范围

脂肪颗粒注射移植的应用范围较为广泛，主要包括凹陷性瘢痕、面部凹陷、痤疮或水痘后瘢痕、小颌畸形、脂肪抽吸术后皮肤的凹凸不平、臀部的填充和成形、面部皱纹、鼻唇沟填充、半侧颜面萎缩、手指及手的皱纹、小乳畸形、乳头内陷畸形的矫正、面瘫后遗症、轻度或中度颌部后缩、唇腭裂、颅面畸形、阴茎增粗等以及作为其他手术的辅助手段。

尽管自体脂肪移植几乎可以用于填充身体的任何部位，但比较有代表性的是在隆乳与面部软组织的填充两个方面。关于自体脂肪颗粒移植隆乳，之前有许多成功的报道（Coleman，1995；Eppley，1992；Bircoll，1987），也有不成功的报道（Ersek，1991年；Carraway，1990年）。但总的来说，Shai（1999）的方法渐渐为人们所认可，并成为主要方法得到广泛实践。其技术核心在于在体外处理过程中的脂肪颗粒保存于营养液中，通过离心来筛选相对完好的脂肪颗粒和多层次、多隧道的注射移植方法。对于注射量，有建议一次60～80 ml、160～180 ml（Chaichir，1989）的报道。

Guerrerosantos报道了过去16年1936例自体脂肪移植在面部美容与修复重建中应用的长期结果。作者先后为1936例施行了3423次自体脂肪移植术，并报道了150个动物实验的资料。在这1936例中，美容性病例924例，重建手术1012例。美容性自体脂肪填充主要用于去皱术486例、痤疮性瘢痕241例以及其他面部凹陷性修复；重建性修复的脂肪移植包括创伤后的凹陷236例，手术后的凹陷236例，某些先天性面部畸形以及唇裂、腭裂、面瘫等病变。作者把面部凹陷性的程度按轻重分为四型，轻者为Ⅰ型，最重者为Ⅳ型，认为Ⅰ、Ⅱ型较轻的凹陷病变，单用脂肪移植就可以矫正，而较重者则要与其他整形手术一并进行。作者详细介绍了操作的方法、提高移植效果的措施，并且报道了各类凹陷病变的具体治疗方法及其效果，其关键点是：脂肪注入每一注射点不能容量过多，最好分多个层次、多点注入，而且尽可能注射到较深层组织内，使脂肪周围有良好的血液供应。据作者经验，按照这种方式治疗的病例，不但美容效果令人满意，而且没有缺血引起的术后吸收的缺点，本组病例自体脂肪移植的效果均持久。

（三）自体脂肪注射移植后的组织学改变

移植后颗粒状脂肪细胞早期处于广泛缺血状态，释放脂滴于细胞间，切片中呈囊腔样改变，脂肪细胞聚集呈条索状及团块状，在缺氧的情况下退化为成脂肪细胞，也称前脂肪细胞，成脂肪细胞与成纤维细胞的形态类似。Billings假设前脂肪细胞比成熟脂肪细胞对损伤、缺血和缺氧的耐受性强，当供血供氧充分时，这些前脂肪细胞进一步分化为成熟的脂肪细胞。这一假设已被组织学研究所证实：移植2个月以后，成脂肪细胞胞浆中有空泡样的脂滴形成，细胞呈泡沫样改变，细胞功能开始活跃；3个月后合成脂滴更加明显，逐渐分化为成熟的脂肪细胞；6个月以后，移植物的组织结构与正常的脂肪组织基本相同。

脂肪颗粒移植后有一定的吸收率，国内外许多学者对此进行了许多动物实验与临床研究。动物实验结果显示，移植后3个月内其体积明显减小，已达41.25%～48.06%，4～6个月基本趋于稳定。Kononas等人在兔的脂肪移植研究中发现，在移植9个月时，块状的脂肪移植体能保持原体积的42.2%，抽吸的颗粒状脂肪移植体能保存原体积的31.6%，移植区有较多的纤维组织存在。Chajchir观察临床脂肪移植后10～12个月，脂肪吸收率为30%～60%。戚可名发现，在猪的脂肪移植6～8个月后，移植脂肪有40%被吸收。临床实践证明，人体脂肪颗粒移植后，其吸收率明显低于动物的吸收率，一般为30%～40%。脂肪颗粒移植后体积减小主要与下列因素有关：移植过程中脂肪细胞的损伤；受区早期血液循环建立的状况；移植物周围纤维组织收缩，使疏松的脂肪组织向中心收缩聚集；移植数量与受区面积的影响；基底条件的影响。为减少吸收和弥补由吸收所致的手术效果不理想，应注意手术方法、术后处置、过度矫正、重复注射等问题。

（四）脂肪细胞移植技术的新进展

Eppley等人将大鼠的腹股沟脂肪移植到其颈及颜面肌肉表面，来比较吻合血管的带蒂脂肪移植、大块脂肪游离移植和颗粒状脂肪注射游离移植三种不同脂肪移植方法移植后移植体的重量及组织形态变化。血管吻合脂肪移植术后平均存活率为95%，脂肪细胞形态完整，移植体中心没有坏死及巨噬细胞浸润，整个移植体中有明显的微血管化，血管蒂完整且血管分支广泛；

大块脂肪移植吸收20%～30%，有的甚至高达70%，纤维化明显，表面有少量毛细血管，中心脂肪细胞崩解，内部结构消失；颗粒脂肪注射移植体内有结缔组织形成，在结缔组织中有许多毛细血管生成。此实验证明，带蒂脂肪移植的脂肪存活率明显比游离脂肪移植高，这与移植体内血液循环重建早有关。

Konanas等人观察了新西兰白兔游离脂肪移植存活率，其中块状脂肪移植存活约42.2%，而抽吸的颗粒脂肪移植存活约31.6%，镜下见明显的纤维结缔组织形成，存活的脂肪细胞散布其中。

Baran等人利用新西兰兔来观察脂肪小叶保存完好及脂肪小叶被破坏的游离脂肪分别移植到血运不同的受区后脂肪吸收情况。结果发现，受区血运丰富或脂肪小叶未被破坏的脂肪存活率明显较高。

Nguyen等人的实验结果表明，抽吸对脂肪细胞来说是一种严重的机械性损伤，对抽吸的脂肪颗粒做显微镜检查发现，只有约10%的脂肪细胞其细胞膜完整无缺，而90%的脂肪细胞被拉长或形态不规则。Courtiss及Bircoll却发现抽吸的脂肪颗粒中基本上都是无损伤的脂肪细胞，只是偶尔见到变形的脂肪细胞。

Fagrell等人提出了一种新的移植方法，称为脂肪圆柱移植，方法是将1 ml注射器的前端切下，安装上一个锋利的钢质前端，其内径与注射器的内径相同，取脂肪时边抽吸边轻轻转动注射器，这样可取得1 ml大小的圆柱状脂肪。他对圆柱状、块状及颗粒脂肪的移植进行了比较，发现前两种方法的效果优于颗粒脂肪移植，圆柱状及块状脂肪移植后体积未发生明显缩小，而颗粒脂肪注射移植后体积明显缩小。作者认为，旋转切取的脂肪圆柱与传统切开法取得的脂肪块都是无损伤性的，操作时使用很小的负压不会损伤其内部结构，而抽吸法损伤严重，会造成毛细血管结构的破坏。

人们对上述不同的脂肪移植方法有不同的观点，但为了获得预期的移植效果，保证良好的血运、尽量减少损伤是共识。血运不良及损伤均对移植效果有直接影响。

常规脂肪细胞移植已有百余年的历史。十多年前，日本东京大学吉村浩太郎报道了辅助细胞群脂肪移植技术（cells-assisted lipotransfer，CAL），辅助细胞群即脂肪组织中的"基质血管细胞群"（stromal vascular fraction cells，SVFCs）。之后十余年，全世界很多学者对CAL技术进行广泛深入研究，发表论文上百篇。

三种SVFCs移植技术：①SVFCs的临床研究和应用；②自体纳米脂肪移植的实用性技术；③FAMI注射技术。

1. SVFCs的研究与应用

（1）SVFCs的定义：SVFCs意思是基质血管细胞群，是皮下脂肪组织中除去白色脂肪细胞以外的细胞群，现在已知有10多种细胞，包括1%～10%的干细胞、血管内皮细胞、纤维细胞、单核细胞、非特征性的基质细胞、血液细胞、组织型巨噬细胞、平滑肌细胞、造血祖细胞、周围细胞、褐色脂肪细胞等10余种细胞。白色脂肪细胞直径在20～200 μm。平均可增缩4～5倍，最大增大20倍。文献报道人体最大的细胞是成熟的卵细胞，直径是0.1 mm（100 μm），最小的细胞是淋巴细胞，直径是6 μm。文献报道，最小血管直径是6～9 μm，白色脂肪细胞无法通过最小的血管，必然成为阻塞血管的栓子（表12-3）。

表12-3　SVF细胞群的细胞直径

平均直径/μm	最小直径/μm	最大直径/μm	最多细胞直径/μm
未贴壁9.40±1.89	7.45	29.18	76.15%直径7.45～9
第一代13.26±1.64	7.42	28.66	60.81%直径7.42～15
第二代13.66±0.97	7.22	25.65	91.6%直径7.22～19.07
第三代15.44±0.97	7.47	29.50	76.92%直径7.47～18.49

注：SVF细胞群细胞最小直径7.22μm，最大直径29.50 μm，符合超微米范畴。

（2）SVFCs的功能和作用：①内分泌功能。其具有能量调控、炎症反应和免疫应答作用。②再生作用。其干细胞是多功能分化干细胞，加速再生和血管化，以及组织再修复作用。③SVF具有血管增生、抗皱纹、提升下垂松弛的皮肤、祛斑、润肤、水化、美白等面、颈、手部的年轻化作用。美国有学者认为SVFCs有软黄金的用途。

（3）SVFCs的应用：①AG（自体脂肪移植）＋SVF（CAL技术）；②CAL＋PRP，CAL＋PRF；③纯的SVF皮内移植技术等。

（4）提取SVFCs的关键技术：①结构型脂肪抽取，最好的技术是Coleman技术，水动力刀抽取，注射器抽取。②利用0.2%胶原酶-I消化纤维组织和血管碎片在37 ℃恒温箱中连续振荡，间断摇晃30～60 min消化，获得游离的SVFCs。③消化后整体物离心（1200 rpm）10～30 min去除脂肪，保留液体。④将液体部分置入HBSS，室温，清洗细胞团，保护细胞。⑤置入FBS（胎牛血清）终止胶原酶活性。⑥过滤后液体部分为SVFCs，其细胞数为$1\times10^{6\sim7}$，仅为供区的SVF的量。

（5）SVFCs的疗效：临床上要严密、认真、仔细地观察上述技术应用的再生剂的再生作用，包括局部的再生和全身的再生。

局部再生是建立在即刻注射后的填充作用的基础上的，随着注射容量被吸收部分，经1～2周后移植的细胞成活，出现再生作用，容积二次增大。

如SVF具有填充和再生的双重作用，其再生应体现在局部和全身的再生年轻化/抗老化。国内外大量文献证实SVFCs可局部再生，至于有无全身的再生，各自表现如何需仔细临床观察。

脂肪注射SVF和单纯细胞注射可治疗掌腱膜萎缩和雷诺氏病。

SVF有可能代替常规脂肪移植、CAL、CAL＋PRP、PRF等技术。这避免了大的白色脂肪细胞移植技术引起的血管栓塞等严重并发症的发生。

2. 纳米脂肪移植的基础研究和临床应用

（1）基本知识和技术：纳米是英文Nanometer的音译，是物理学上的一个长度单位。1～100 nm的范围，物质性能就会发生突变，出现突出性能，产生化学性的变化。

1 nm是1/10亿 m，即1 m＝1000 mm＝1000000 μm＝1000000000 nm，相当于45个氢原子排列起来的长度，一根头发丝的直径就有七万至八万纳米。

纳米技术是指在0.1～100 nm空间尺度内研究原子、分子的运动规律和特性，操作原子和分子对材料进行加工，制造特别功能产品的高新技术。

纳米医学是随着纳米生物医药发展起来的，是用纳米技术解决医学问题的学科，将会给医学领域带来一场深刻的变革。

纳米科学技术和纳米医学的出现将会改变人类对物质的结构和功能的认知，甚至产生认知的困惑，带来哲学的迷思。此观点与阿伏伽德罗常数即无穷小剂量的关系密切，值得深入的研究和探索。

1979年，世界卫生组织就公开呼吁全球必须研究顺势医学/顺势疗法，由于基因、纳米技术、量子医学的发展，顺势医学的机制有了强大的理论支持，如此顺势疗法日益风靡欧美。

量子点又称半导体纳米微晶体，直径1～100 nm，其半径小于或接近激子玻尔半径的一类半导体纳米粒子。纳米医学与量子医学或称微粒子医学是有着一个问题的两种认知的基础理论。纳米医学和量子医学的科学发展是相辅相成、相得益彰、相互促进的，也是深入认知和发展的科学。

纳米脂肪是从抽取的皮下脂肪中除去白色脂肪细胞以外的细胞群，其细胞直径应在纳米尺度（100 nm）以下，即其直径应小于100 nm或100超微米（相当于1000 nm以下）。

脂肪移植分为大脂肪细胞团移植、细小脂肪细胞团移植和纳米脂肪移植。

第一种脂肪移植是大脂肪细胞团移植，也是常规典型的脂肪抽吸和脂肪移植；第二种细胞移植是细小脂肪细胞团移植，是用多孔细小吸管抽吸脂肪的脂肪移植；第三种脂肪移植，是纳米脂肪移植，是用1.0 mm多孔、3 mm直径管抽吸的脂肪经机械性乳化和过滤，离心后液体为纳米脂肪/纳米脂肪移植（表12-4）。

表12-4　三种脂肪移植物的细胞数量

SVF	CD^{34+}细胞	CD^{34+}/SVF%
大脂肪团（标准抽吸管）3.075×10^6	200000	6.5
细小脂肪团（多孔抽吸管）2.360×10^6	105000	4.5
纳米脂肪（多孔抽吸管与乳化物）1.975×10^6	10000	5.1

表中显示纳米脂肪中SVFCs细胞数明显少于前两种。纳米脂肪完全被乳化物所代替。从三种抽吸脂肪中分离SVF和CD^{34+}亚群细胞，从SVF提取的活的干细胞数是（1.9～3.0）×10^{6}个细胞/100 ml脂肪，在SVF中其CD^{34+}的细胞群数是（0.1～0.2）×10^{6}个细胞/100 ml脂肪，两者的比例分别是4.5和6.5。

纳米脂肪仍存在大量良好的间质干细胞。至于将常规高频抽取的脂肪经冲洗和酶的消化后再经机械乳化和过滤的提取物与纳米脂肪或超微米脂肪，其区别应需验证。

综上，可总结为4种脂肪移植技术：①大脂肪团移植；②小脂肪团移植；③超微（米）脂肪团移植，超过100μm以上细胞群；④纳米脂肪团移植。

2013年，Tonnard报道纳米脂肪移植的临床应用57例。用27号针头皮内注射直到呈现淡黄色，数小时后消失。6个月后呈现明显的面部皮肤年轻化临床疗效，无任何并发症和不良反应。Tonnard认为这是一项新的概念，纳米脂肪移植明显利于面部皮肤的年轻化，需进一步深入研究纳米脂肪移植技术及概念。

如此，微粒子、量子、SVFCs、纳米脂肪之间的关系、与阿伏伽德罗常数（无穷小剂量）的关系以及细胞和无分子物质间关系需要我们思考。

（2）纳米脂肪的获取：Tonnard报道用Klein局部肿胀麻醉液利多卡因800 mg/L和肾上腺素1∶1000000提取纳米脂肪。

然而，纳米脂肪中SVF仅为Macrofat的2/3。有研究认为称此项技术为超微米脂肪技术更确切。分离提取的细胞的大小在100 nm以上，已超出规定0.1～100nm技术的范畴、无白色脂肪细胞（图12-1，图12-2）。

（3）纳米脂肪移植技术的应用：2013年，比利时医师Patrick Tonnard首先报道57例皮内注射（2010年5月至2012年9月）治疗面部浅部皱纹、光损害，消除皱纹，改善皮肤质量，达到局部部位的年轻化，且无重要并发症，无感染、囊肿和硬结，仅轻微瘀斑，1.5～2.0天瘀斑消失。该作者认为纳米脂肪移植技术是一项新的概念，其机制和作用与干细胞有关，其临床应用和疗效尚需进一步进行临床疗效和机制证据的观察。

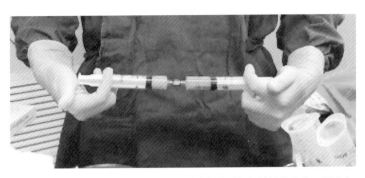

图12-1 将抽吸的脂肪经冲洗后，其脂肪部分再经机械性的乳化。通过改变脂肪在两个连接在一起的10 ml注射器内的位置，两个注射器相互推移30次，以达到脂肪乳化的目的

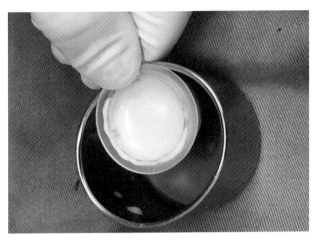

图12-2 乳化的溶液再在0.5 mm孔的无菌尼龙纱布中过滤，流出在筒内的液体称纳米脂肪

  同年，印度有医师认为纳米脂肪移植是常规脂肪移植技术的进一步发展，且称为超微脂肪移植更确切。

  2013年，芝加哥Memar指出成功的脂肪移植取决于移植脂肪团的大小。同年Hartog报道显露颈间部皮肤年轻化治疗及2015年Mukherjee与Meghna报道治疗黑眼圈、雷诺氏病均取得好的效果（图12-3，图12-4）。

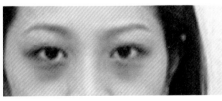
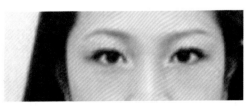

A   B

A. 术前；B. 术后。
图12-3 纳米脂肪治疗黑眼圈

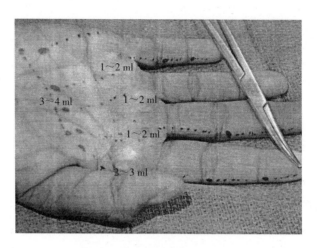

图12-4 脂肪移植可治疗雷诺氏病

Carpaneda和Ribeiro认定理想的脂肪移植抽吸管直径应小于3 mm。Stuzin在对Tonnard一文的讨论中指出，近年面部年轻化的进展是再生医学的干细胞移植技术。

然而Stuzin指出，纳米脂肪移植是比利时医师Tonnard等首先报道的，是结构脂肪移植和面部年轻化技术的新发展，尤其改善面部浅表皱纹效果较好。

在纳米脂肪注射后立刻略有增加容量，需要注射数周后显示容量增加等年轻化效果，其机制需要进一步观察和研究。

Stuzin认为这是活性的纳米脂肪中的干细胞进一步分化的结果。他指出，纳米脂肪能成功治疗贫血性放射性溃疡和掌腱膜挛缩，以及相关的乳房再造和改善面部皮肤质地及年轻化。

（4）纳米脂肪与SVF注射技术的关系：自体辅助细胞脂肪移植的发展是从CAL技术开始的，即抽吸脂肪移植为增加成活率，再从抽吸的脂肪中提取SVF加入移植脂肪中的技术，其疗效取决于SVF的数量和活性。

填充剂是医学生物材料之一，亦是组织缺损治疗的主要手段之一，近年的发展是由物理、化学性技术向生物性技术的发展，生物性技术从生物性材料如细胞外基质向细胞学技术和再生医学技术发展，也从单纯的填充剂向再生剂发展。如此再生剂才是永久性的、安全的、有生物活性的填充剂。

美国Nude报道，纳米脂肪移植也称纳米脂肪干细胞移植，均为细胞群，仅有细胞数量的不同，提取、分离技术的不同。然而最大的不同是纳米脂肪的提取是经机械乳化，将其脂肪细胞完全破坏，再经过滤后提取液体部分为纳米脂肪或超微粒脂肪。

（5）纳米技术与美容、抗衰老：纳米技术已问世20余年，在生物医学美容和抗衰老应用技术上，已有很大进展。纳米技术应用在美容化妆品中，将化妆品制成纳米量级或毫微米级，其粒子直径仅有100~200 nm，很容易被皮肤细胞吸收，其疗效明显增加（图12-5）。

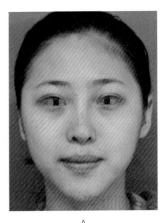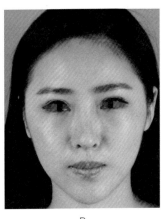

A. 使用前；B. 使用后。

图12-5　纳米技术化妆品疗效一览

纳米技术可应用在美容医学中，例如纳米性美容整形材料，包括纳米级羟基磷灰石、自体颗粒脂肪（SVF，纳米脂肪）、胶原、A型肉毒毒素等；纳米技术也应用在中药美容化妆品中，如丹参、益母草、人参、黄芪、当归、苦参、珍珠等纳米或毫微米级产品；纳米技术还应用在整体抗衰医学中。

衰老涉及多系统、多器官、多组织和多细胞，亚细胞甚至到分子、基质等的功能和形态衰老改变，纳米技术已在皮肤美白中应用，如维生素A与维甲酸、维生素E、辅酶Q10、中草药提取物、抗氧化作用药物（人参、丹参）、超氧化物歧化酶、谷胱甘肽过氧化酶、过氧化氢酶、金属硫蛋白、木瓜巯基酶等。如此，纳米技术生物材料在皮肤美容和抗衰老医学领域中的应用越来越多。

3. 自体脂肪肌肉注射（FAMI）技术

（1）FAMI是由法国医师Amar1997年创立的脂肪注射新技术。2000年开始在欧美不同的学术会议上进行学术交流，并获得美国美容整形外科学会（ASAPS）颁发的卓越医学美容技术奖。

（2）该技术是对抽吸的脂肪特殊处理，利用专利性金属管注射已处理的脂肪，注射到特定区，达到抗衰老和年轻化的目的，无明显的并发症和不良反应。近10年来，已在世界各地进行学术交流，并推广此经验。中国河南、上海、湖南等地已开始应用此种技术，达到了使患者年轻和长寿的效果。

（3）Amar报道注射物脂肪和成体干细胞注射到面部肌肉和骨膜下及皮下，经18年（1997—2015）实践证明，其促进肌肉和骨发育，从而达到提紧、自然、年轻、长寿的效果。同时，Amar从1998年起就利用下腹和大腿抽吸的脂肪，离心提取带干细胞的SVF（基质血管细胞群）成为一体化的多能的间质细胞群，与吉村·浩太郎的CAL技术注射物是一样的。

（4）FAMI技术注射物为脂肪和干细胞，注射到肌肉和骨膜下，这是一项精细的操作。面部表情肌肉有30块，抗衰老是依靠肌肉、骨和皮肤的发育，实现年轻化。而向哪些肌肉和骨膜下注射，实现什么样的年轻化，如何选择，其机制如何等问题尚查不到相关报道。

（5）据查文献数据库仅有3篇相关论文，两篇仅证明面部年轻化有效，另一篇报道注射物是抽吸的脂肪经离心的提取物注射到面部表情肌肉内，对面部年轻化有效。

（6）CAL技术的SVF、纳米脂肪和FAMI肌肉、骨膜、皮下注射技术，三者比较：①注射物均为抽取的脂肪组织的离心提取物；②提取物均是白色脂肪细胞以外的脂肪组织中的其他或微小细胞群，称SVF；③SVF中干细胞、血管内细胞或纤维细胞等细胞群和细胞因子；④CAL和纳米脂肪仅注射在皮下或皮内；⑤FAMI强调注射到面部表情肌和其骨膜下及皮下，注射到肌肉是因其血管丰富，能增加注射物的成活率，促使表情肌和骨膜等发育，实现面部的年轻化。

（五）影响自体脂肪颗粒移植后成活率的因素

脂肪移植成功的关键在于脂肪颗粒在受区的成活率，如果成活率高，临床效果就会达到手术预期；而如果成活率较低，则会大大降低手术效果。影响移植脂肪组织成活率的因素很多，主要因素有：①不同的取材部位与方法；②脂肪组织的处理及移植的方法；③移植脂肪组织血液循环的重建；④移植数量与受区面积的影响；⑤受区血运及全身营养状况；⑥血肿与感染等。

1. 抽取脂肪部位及方法对脂肪成活率的影响　应尽量选择脂肪分布较多且对美观影响不大的部位，如腹部、臀部、大腿等处，其中腹部、臀部及大腿内侧皮下脂肪组织分为浅、深两层，浅层脂肪含量少，颗粒小而均匀；深层脂肪含量多，颗粒大而厚薄不一。一般主张抽取深层脂肪。Markman研究发现，皮下脂肪被一疏松的筋膜即浅筋膜分为深、浅两层。一般情况下，深层脂肪很薄，有些部位的深、浅两层脂肪比例恰当，但有些特定区域深层脂肪却很发达，称为局部脂肪沉积，如腹部、臀部、股外侧、后腰部以及大腿内上侧等部位。深层脂肪为代谢不活跃的脂肪细胞，一旦形成则难以消失；深层脂肪存在的部位是局部脂肪容易发生堆积的部位，也是临床上脂肪颗粒移植需获取较多量脂肪时的最佳选择部位。在这些部位进行深层抽脂，既可抽取脂肪，又可避免抽吸导致的皮肤凹凸不平及皮肤坏死等并发症。因为不同部位的脂肪组织在组织学、生物化学等方面存在差异，所以供区的选择对移植物的存活率有较大影响。Husdon等人发现人体不同部位的脂肪组织的脂蛋白脂酶活性存在差异，大腿脂肪组织的脂蛋白脂酶活性高于其他部位，有利于移植后脂肪细胞的存活。Illouz发现将抽吸后的脂肪组织回植到原抽吸部位，其存活情况好于移植于其他部位。

在脂肪移植术中确保植入的脂肪颗粒活性不受损伤是手术成功的前提之一，不同取材方法对脂肪细胞的损伤程度不同。Neygen等人比较皮下吸管法、剪碎法与注射器法获取脂肪移植后发现，吸管法获取的大部分脂肪细胞胞膜破裂、拉长、变形，仅少部分细胞形态保持完整，后两种方法获取的脂肪细胞绝大部分形态完整，称为结构脂肪移植，其中吸脂机抽取的脂肪颗粒

90%的细胞被破坏，而注射器抽取的脂肪颗粒仅10%的细胞被破坏。张新合等人通过研究发现，吸管法对脂肪细胞的损伤率为76.4%±8.7%，高于注射器法获得脂肪颗粒中脂肪细胞的损伤率（15.7%±2.4%），研究认为吸引头往返运动对脂肪细胞的机械损伤与负压吸引是造成脂肪细胞损伤的重要原因。吸引头的直径远远大于注射器直径，会造成更多的脂肪细胞膜破裂；而吸引器负压（70~80 kPa）也高于注射器产生的负压（26~40 kPa），会导致更多的细胞拉长、变形，对脂肪细胞的损伤程度远远高于注射器法。因此，在临床脂肪颗粒注射移植中，为了提高脂肪细胞远期成活率，应尽量采用注射器法。

2. 脂肪颗粒的大小及纯化方法对脂肪成活率的影响　Ellenbogen认为将脂肪块切成直径4~6 mm的小珠状，可以增加移植体与宿主组织之间的接触表面积，目的是使具有营养作用的组织液容易渗入并使各脂肪小珠容易进入血管，有利于更多的脂肪组织存活。

纯化抽吸的脂肪颗粒是脂肪移植术中的必要步骤，目的是尽量去除与完整脂肪颗粒相混杂的血液、麻醉液、组织间液、破碎脂肪及纤维组织碎块。目前，应用较多的是静置法与离心法。前者是将抽吸的脂肪混合物静置于注射器中，可见混合物分为上、中、下三层，上层为橘红色的脂肪细胞所释放的脂滴；中间层为淡黄色的脂肪颗粒；下层为粉红色的血水混合物。可从中间层获取较纯净的脂肪颗粒。离心法是将脂肪颗粒混合物经过离心后获得纯化脂肪颗粒。前者不存在损伤脂肪颗粒活性的问题，但纯化效率低、时间长，析出杂质也不完全；后者纯化效率高，但离心速率会损伤组织细胞。有研究结果显示，不论经低速离心还是高速离心（600~4000 rpm/min），脂肪颗粒葡萄糖转移量随离心速度增大而逐渐降低，这说明脂肪颗粒活性受损，且不能完全恢复。

3. 受区因素对脂肪颗粒成活率的影响　在脂肪组织缺乏的部位，如头皮、鼻翼、耳郭、阴茎等部位，脂肪组织移植后不易存活，这可能由于缺乏成熟脂肪细胞和细胞外基质对移植细胞的调节作用；肌腱、骨骼等处脂肪组织不能存活；其他血运、营养不良部位也不利于移植物的存活。有学者认为，术前受区穿刺可以促进移植区血液循环的重建；也有学者认为，移植于肌肉间或筋膜下的脂肪颗粒其存活率高于移植于真皮下，这可能与局部血运有关。

Guerrerosantos通过动物试验证明，注射在肌肉内的脂肪颗粒存活率较高，如面部注射应在浅表肌腱膜系统（SMAS）深面或骨膜浅面。Pereira等人在140例临床报道中将游离的脂肪注入下肢肌肉内，5年后成活率约80%，高成活率的原因可能是肌肉受区的血运丰富。

Guerrerosantos还报道了除皱术结合脂肪注射技术，在面肌、颈肌或筋膜下植入薄脂肪团，经10年的随访，结果令人满意，成功率高、并发症少。Butterwick等人报道100例自体脂肪细胞注入面部表情肌，效果令人满意。Sommer等人认为，移植脂肪的远期存活率取决于获取方式、注射方法、注射部位和评价方法，而且受区因素，如位置、移动性、血运情况、潜在的疾病等，都将影响脂肪细胞的成活率。Aygit等人对肌肉内注射的自体脂肪组织的成活率和再血管化进行了动物实验研究，在不同时间点，通过组织病理学等方法，显示移植脂肪成活区的摄取率增加，而且组织病理结果显示，脂肪组织存活率超过50%，只有不到50%发生纤维化。Yamaguchi等人报道，在动物试验中使用血管生长抑制因子，减少移植脂肪受区的血流。结果显示，移植脂肪细胞的体积和脂肪细胞源性的生长肽、瘦素均较对照组减少。这说明早期充足的血管再通可以提供营养物质，并促进血管内皮细胞和移植脂肪细胞的血管活性反应。

4. **注射方法对脂肪活性的影响**　Illouz认为，脂肪颗粒是彼此分散的脂肪细胞，而不是成块的组织，这些细胞移植后在建立血液循环之前，要通过周围的组织液和血浆的渗透获得营养以保证存活，因此，移植脂肪细胞要和受区有足够的接触面积，脂肪细胞损伤小，受区的血供丰富，则细胞易于存活。在早期缺血、缺氧的情况下，移植的脂肪细胞从基底床获得营养，从而增加细胞成活的数量。大多数学者认为，脂肪颗粒均匀地分散在受区组织中，每个颗粒周围均有受区组织提供营养，可以大大提高脂肪颗粒的存活率。因此，临床上一般以较细的针管点状或线状注射脂肪颗粒，形成多隧道多层次的注射。穿刺后，退针的同时注入脂肪颗粒，形成隧道的同时将脂肪颗粒定位于受植床内部。单次手术脂肪注射的量不宜过多，但一次脂肪适宜注入量仍在探讨之中，尚无一致意见。

5. **冷冻脂肪细胞移植面临的问题**　Shoshani等人进行了冷冻脂肪细胞的研究，将抽吸的脂肪细胞储存于-18℃的环境中2周，消融后注入裸鼠；对照组注入未冷冻、刚采集的脂肪细胞。15周后，取出移植物对比，两组结果在移植物重量、容积以及其他组织学参数上，差异无统计学意义。Shoshani还认为，脂肪细胞可以冷冻保存以备将来之用。但德国的Wolter等人认为，将冷冻于-20℃的脂肪细胞进行再注射，其实质上是注入无活性的细胞物质。最初用这些细胞碎片填充容积，但随着物质被吸收，就会出现容积减少。而其他因素，如血运不足，也会对这种延迟的脂肪移植技术产生不利的影响。Wolter认为，添加防冻保护剂有助于提高脂肪细胞的存活率。研究证明，只有深入冷冻生物学，理解细胞内和细胞外的冰晶形成机制，才能建立一种特殊的脂肪细胞冷冻保存模式，从而改进技术。但是，由于移植脂肪不可预料的吸收率，常需要重复注射，冷冻脂肪可以一次抽取储存，分次注射，避免重复抽吸。Taksu等人报道，冷冻达7年的脂肪可以用来填充面部缺陷。

6. **细胞因子的作用**　目前，促进移植颗粒脂肪组织成活的研究主要关于两个方面：向移植组织内补充营养物质，如MCDB153细胞培养基；用成纤维细胞生长因子（FGF）、胰岛素样生长因子（IGF），促进移植组织内的血管增生和脂肪细胞分化。王友彬等人取大鼠腹部皮下脂肪组织制成颗粒脂肪，分别用氯化钠盐水及20 ng/ml瘦素处理后进行自体头皮下移植。结果显示：用瘦素处理过的组织其周围包膜薄，组织内血管增生活跃，脂肪细胞坏死减少。瘦素能促进血管内皮细胞增殖，增加局部血运，促进前脂肪细胞分化。

7. **移植注射脂肪干细胞的研究**　前脂肪细胞也叫前体脂肪细胞。前脂肪细胞理论认为，脂肪组织中含有一种类似成纤维细胞样的间充质细胞，称为前脂肪细胞。它的体积较小，为低分化细胞，对创伤和缺氧的耐受力比成熟脂肪细胞好。含有结缔组织基质的脂肪组织移植后，开始成熟的脂肪细胞因缺氧和营养不足而坏死或释放脂质，反分化成前脂肪细胞。当血供充足时，前脂肪细胞又吸收合成脂质，分化为成熟的脂肪细胞。目前，该理论已经被证实，2001年，Zuk等人在吸出的人脂肪组织悬液中，第一次分离获得了多向分化的干细胞。由脂肪组织中分离出的成纤维样细胞，与骨髓间充质干细胞形态类似，称为脂肪来源干细胞（ADSCs），ADSCs能分化成脂肪细胞，并且支持新血管的生长。2003年，Yoshimura等人提出辅助细胞脂肪移植临床实践证明，移植脂肪成活率可达80%～90%，将ADSCs细胞和颗粒脂肪细胞移植于裸鼠皮下，结果脂肪细胞成活率提高。Sumi等人通过动物试验证明，脂肪组织来源的干细胞能够促进缺血组织的血管生成，恢复血流灌注和毛细血管的密度。

（六）结构脂肪移植与脂肪干细胞分离技术设备的发展

参照结构性脂肪移植技术应用一体化设备的文献报道，这些设备实现了精密抽吸脂肪，筛选完整细胞，消化胶原蛋白组织，提取干细胞和再生细胞（SVFCs），无损伤注射移植等全封闭的快速处理。

1. Coleman技术设备的发展　Clauser等报道了1988年美国整形外科医师Coleman S. R.发明的结构（组织）脂肪移植（structural fat grafting，SFG）技术。该技术保证了抽吸和移植脂肪的完整性，降低了脂肪破坏率和再吸收率，提高脂肪成活率。1997年，Coleman报道，结构脂肪移植技术称脂肪结构移植技术，并认为此技术是整形外科新进展性移植脂肪技术。自体脂肪移植是长期塑形的安全方法。2001年，Coleman报道，结构脂肪移植（SFG）是理想的填充剂，并认为是安全、有效、持久、自然的填充剂。2002年，Coleman再次报道，应用SFG技术使手的皮肤年轻化，即利用此项技术将脂肪注入手背皮下，使手背年轻化。2006年，Coleman报道利用SFG移植作为永久性的填充剂，SFG技术不仅可以改善皮肤质地，也可明显改善放射性损伤的皮肤、慢性溃疡、乳房包囊挛缩和声带疾病。SFG脂肪移植成活的机制尚不清楚，但是脂肪来源干细胞和前脂肪细胞对脂肪成活的作用已被确定。早期的研究指出，移植脂肪成活与脂肪转移为分化的细胞有关。有研究指出，利用干细胞修复骨、软骨、肌肉、血管和皮肤需要进一步的研究证明。Brucker等报道，SFG技术沿用Coleman技术在新西兰白兔上进行实验，研究证明，脂肪移植1年仍保持成活，无纤维化。2008年，Dull等人报道Coleman技术移植脂肪成活能力优于常规的脂肪移植技术。同年，Grimaldi、Ciuci和Obagi分别报道用Coleman技术纠正半面萎缩（Romberg综合征）和眶周皱纹，均取得了良好的效果。Coleman技术是从抽吸脂肪、分离纯化脂肪到注射移植的整个过程，保持无损伤脂肪，保证完整的脂肪细胞移植到受区。该技术采用全身麻醉和肿胀麻醉，用钝性小细管（直径3 mm）和Luer-Lok真空抽吸腹部皮下脂肪，离心

（3 min）纯化脂肪，再将离心纯化的中层脂肪用细管注射器多层注入受区，经随诊面部移植脂肪满意率最高达 93%。Pu 报道，用 Coleman 技术获取注射移植脂肪成活量达 $4.1 \times 10^6/ml$，常规的方法移植成活数量仅为 $2.6 \times 10^6/ml$。Coleman 和 Saboeiro 报道，将脂肪移植用于乳房增大、皮肤年轻化，是一种良好的永久性填充剂。

2. Lipi Vage 系统　美国达拉斯的 GENESIS 生物系统公司于 2006 年 8 月制造 Lipi Vage 系统，用于抽吸、冲洗和移植脂肪。可大容量处理脂肪 600～800 ml。该装置的特点：①整个机器是封闭的无菌系统；②适当的离心力；③自由使用过滤器；④浓缩脂肪和容易移植；⑤快速可靠、专利性低真空（低于常规方法）；⑥极端缓和的发动机；⑦两个独立的脚控系统；⑧超容量保持器（可容纳 250 ml、1000 ml、2000 ml）；⑨膜状真空调节器；⑩小巧的可移动装置，缩短体外处理时间，增加移植脂肪细胞的再成活率。

2008 年，Ferquson 等人分别利用 Lipi Vage 系统和常规技术获取 16 例（各 8 例）腹部皮下脂肪，其结果证明 Lipi Vage 系统抽取脂肪细胞成活量和细胞内酶的活力高于常规方法。Coleman 和 Lipi Vage 处理系统的脂肪细胞成活能力优于常规技术。Coleman 和 Lipi Vage 吸脂系统处理的脂肪细胞移植后的成活力基本相同。2006 年，Lee 报道，Lipi Vage 和 Coleman 系统获取的脂肪细胞成活数量相同，但利用 Lipi Vage 系统比 Coleman 系统获取的脂肪细胞内酶的活性高。然而，Brown 报道，脂肪细胞内酶与脂肪细胞移植成活相关。

3. Celution 系统　2006 年，美国圣地亚哥 CYTORI THERAPEUTICS 公司发明的 Celution 系统，是高精确的脂肪细胞提取装置，可从获取的脂肪（平均约 2000 ml）中提取大量的脂肪来源干细胞和其他再生细胞，是再生细胞医学研究的创新专利性产品，为再生医学的发展做出了贡献。目前有两种类型：一是 Celution800/CRS 系统，用于治疗心脏疾病、再造外科及其他严重、慢性、危及生命的疾病等，也可用于 ADRSc 提取。二是 Celution900/MB 系统，是 Cytori Stem Source 细胞库创办和全能套用产品。还包括低温保持脂肪来源干细胞和再生细胞的作用，称为 Stem Source（干细胞）细胞库。2007 年 11 月，日本的 Seishin 再生医学中心于首次应用 Celution 系统处理抽吸的脂肪和干细胞及再生细胞进行注射乳房增大 90 余例，取得良好的效果。此项技术已推广到欧洲、亚洲等多个国家。

4. Lipokit 系统　Lipokit 系统是韩国 MEDIKAN CORP 公司生产和制造的。韩国的 Wbyrekeh 和 San 报道，Lipokit 是世界流行的先进的脂肪移植专利性器械。全系统有 3 个功能：抽吸脂肪、离心和移植脂肪。移植脂肪最大成活率可达 90%。技术系统内有 4 个 50 ml 注充器。抽吸脂肪与液体 200 ml 经 Lipokit 离心和精制后可获得 80～120 ml 纯化后的底层物（内含脂肪干细胞和其他再生细胞）。林立新等人报道应用 Lipokit 抽吸和纯化自体脂肪移植行乳房增大 23 例，每侧一次最大注射量是 360 ml，随访最长 12 个月，除 1 例出现硬结外，22 例乳房丰满，手感软，形态自然。Kurita 等报道，经试验证明过大的离心力会破坏脂肪细胞及其干细胞，适当的离心力可增加移植细胞的成活率，离心力每分钟1200转，离心3 min，经体外处理后可增加移植后的成活力。

总之，改进的精细操作技术，尤其是低负压、钝性针、细管抽吸所得脂肪较常规成活率高。用Coleman和Lipokit系统封闭抽吸处理的脂肪，移植后成活率基本相同，优于精细手动和常规抽吸移植的成活率。Cytori、Celution和Lipokit系统在抽吸脂肪的同时，分离和提取移植脂肪来源干细胞，同样也取得了好的效果。初步认定专门浓缩脂肪来源干细胞辅助移植优于Coleman和Lipokit系统处理的脂肪移植。但最终结果还有待进一步研究证明。

（七）脂肪颗粒移植的术后常见并发症及其防治

Guerreosantos报道300例面部脂肪颗粒注射移植并发症发生率为21.33%。主要并发症包括血肿以及面神经暂时性额支麻痹、暂时性颊支麻痹和暂时性下颌缘支麻痹、过度矫正、矫正不足、长期水肿、硬结、表面不平整、移位等。色素沉着、感觉迟钝等并发症常为暂时性，一般在半年之内可逐渐消失，只要采用正确的操作技术，遵守无菌、无创原则，并发症并不常见。

脂肪液化发生率与脂肪颗粒的注射量成正比，而且常出现继发感染或无菌性炎症。若脂肪液化后出现红、肿、热、痛等症状，可给予抗菌药物，必要时可用注射器抽出液化的脂肪，一般无须切开引流。

Leithauser等人报道阴茎注射脂肪颗粒后可发生感染、坏疽、形成脂肪囊肿。Teimourian与Feinendegen等人报道1例面部脂肪颗粒注射后发生脑中央动脉栓塞，数例眉间注射后发生单侧视力丧失，可能与脂肪注入面部动脉、视网膜、脉络膜动脉脂肪栓子形成有关。危险因素：①血运丰富的部位，如面部；②实质组织的破碎；③局部组织内压增高。因此，在面部注射时，推注速度要缓慢，避免局部压力增高过快。

（八）面部注射填充后并发失明的防治

1. 眼动脉或视网膜中央动脉阻塞的失明原因

（1）动脉壁硬化，血栓形成。

（2）动脉痉挛、急性进行性高血压，肾性高血压等引起的动脉痉挛。

（3）栓塞。由栓子引起，其栓子成分有钙、胆固醇、脂肪、血栓、肿瘤碎片、脓块、寄生虫、虫卵等。

（4）眼球麻醉后引起的出血、失血或休克，也可诱发视网膜中央动脉阻塞。1963年，Bahr首次报道了面部注射颗粒材料造成患者失明。近年来，由于注射美容技术的迅速发展，各种面部注射填充剂不断增加，关于失明的文献报道也逐渐增多，从而引起了国内外美容医学界的重视。2014年，Carruthers和Rohrich等人报道了《美容填充剂造成的失明：有关病因和治疗的文献复习》。

2010—2013年，Ozturk等人在期刊数据库中，共报道了面部注射填充剂失明57例，其中非脂肪填充剂24例，注射脂肪22例，透明质酸5例，聚乳酸2例，羟基磷灰石2例，胶原蛋白1例，真皮基质1例。视网膜中央动脉是眼底视力的主要供血动脉，中部直径为（0.5±0.1）mm，该动脉80%起至眼动脉，58.9%与睫状后动脉共干。填充材料注射到鼻部，涉及面动脉、静脉的鼻背动脉、静脉和角动脉、静脉；注射到眉间，涉及滑车上动脉；注射到前额，涉及眶上动脉和颞浅动脉的前额支；注射到鼻唇沟，涉及面动静脉；注射到颞区，涉及颞浅动脉、静脉，颞深前后动脉，颞中静脉等；注射到颧颊部，涉及眶下动脉及颞动脉、静脉等。如此，眼动脉栓塞过程必然有动脉逆流现象发生，也就是说栓子造成的栓塞过程，必然是注射的压力高于原有的动脉压力。因此，注射时压力一定要低于眼动脉收缩压（65.0±9.52）mmHg/（8.67±1.27）kPa和舒张压（35.18±5.10）mmHg/（4.69±0.68）kPa。

2. 填充剂造成失明的特点

（1）以脂肪注射造成失明的病例最多（22例），复明率也最低，仅1例有光感。

（2）非脂肪填充剂造成失明24例，透明质酸5例，羟基磷灰石2例，聚乳酸2例，胶原蛋白1例，真皮基质1例，且多数为非永久性失眠，可部分复明。

（3）面部注射部位是鼻部、眉间、前额部、鼻唇沟、面颊、颧颞部等。

（4）失明是由眼动脉终末动脉视网膜中央动脉栓塞造成，其栓塞的血液动力学机制尚不清楚。这种医源性栓塞性失明的治疗，通常是不成功的。

（5）预防方法：①避免使用大口径针头；②采用钝头抽管或小口径针头；③局部使用肾上腺素；④采用较小注射器，压力小；⑤缓慢，低压，少注射；⑥禁止在创伤部位注射；⑦注射深度要明确；⑧如果注射中出现疼痛，甚至视力减退，应立刻停止注射。

3. 超选择性眼动脉内溶栓治疗　一旦确定眼动脉/视网膜中央动脉栓塞，由于是眼科的急症，应即刻请眼科会诊。采用球后注射透明质酸酶等常规治疗技术，同时实施眼动脉内溶栓治疗。

近年来，我国西安市第四医院眼科（王润生）、首都医科大学宣武医院眼科（吴航）、中国人民解放军第八十一医院（张志强）、武警北京总队医院眼科、广州市第一人民医院等报道，采用超选择性眼动脉溶栓治疗视网膜中央动脉栓塞，取得了有效的治疗结果。眼动脉是颈内动脉进入颅内的第一个分支，视网膜中央动脉是眼动脉终末支（占80%），与睫状后动脉共干占58.90%，如此，为经颈内动脉行眼动脉介入早期溶栓治疗奠定了解剖基础。Hayreh等人通过动物实验证实，猴视网膜中央动脉阻塞100 min，可引起视网膜神经不可逆损伤。但视网膜中央动脉被证实有大量的吻合支，这就可以使视网膜血液侧支循环能够快速形成，并确保视网膜部分的血液供应。其结果很少有视网膜中央动脉完全阻塞，视网膜实际处于相对缺血状态，一旦供血恢复，即有复明的可能，为溶栓治疗失明奠定了细胞基础。2012年，吴航等报道了24例均在

12 h内经超选择性眼动脉溶栓治疗视网膜中央动脉阻塞。24例平均溶栓时间是（8.39±3.24）h。治疗后48 h患眼视力提高；治疗后1个月，患眼视力低于0.05者5例（20.8%），0.05～0.1者6例（25%），超过0.1者13例（54.2%），与治疗48 h比较，又有明显提高。2014年，王润生采用同样溶栓方法治疗视网膜动脉栓塞12例（12只单眼），其中显效5只（41.7%），有效5只（41.7%），无效2只（16.7%），有效率为83.4%。荧光眼底造影显示，12只眼中显效8只（67.0%），有效4只（33.0%），总有效率100%。其发病时间均为8～72小时，平均18小时。2008年，张志强等报道同样病例11例，均采用眼动脉溶栓联合机械碎栓治疗，取得较好的效果。对7例眼动脉起始段狭窄或闭塞者，先用微导丝穿过狭窄或闭塞处进行机械性碎栓，然后用尿激酶30万U溶栓，治疗后的视力均有明显改善。武警北京总队医院眼科同样用眼动脉插管技术溶栓8例，比其他治疗方法更有效。国际上也有大量文献报道，对于眼动脉和视网膜中央动脉阻塞，采用血管内溶栓治疗，复明率优于常规溶栓治疗。

血管内溶栓的特点：①早期血管内溶栓优于晚期，越早疗效越好；②不完全阻塞优于完全阻塞，阻塞越轻范围越小，其复明效果越好；③年龄越小疗效越好，也就是其复明效果随年龄增大而疗效降低，男女无明显区别；④血管内溶栓辅助常规治疗疗效优于单纯溶栓，并在术后给予肝素与阿司匹林等常规治疗。Schumid等人报道了一组178例视网膜中央动脉阻塞病例，其中130例（73.0%）为不完全阻塞，39例（21.9%）部分阻塞，9例（5.1%）为完全阻塞；116例（65.2%）采用常规处理，62例（34.8%）采用局部血管内溶栓治疗；平均阻塞时间19.49 h，失明最短时间为1 h，最长312 h；其术后疗效，同前述的规律。

综上所述，超选择性眼动脉内溶栓是一种有效的方法，但安全问题也不能忽视。在常规治疗的同时，应尽快实施超选择性眼动脉溶栓，如能在发病6～12小时进行治疗，可完全恢复视力。此项技术虽然有一定的风险，如栓子脱落可引起心、脑进一步栓塞的可能，但从效果比较，还是值得推广应用的。

一旦发病应立刻给予常规治疗，包括眼球按摩，药物降低眼压，口服硝酸甘油、肝素及阿司匹林，球后注射安拉苏林及静脉滴注活血化瘀药物等。如无介入溶栓禁忌，并经家属同意，应在6～12 h进行介入溶栓治疗。对于患有糖尿病、高血压、高血脂的患者要谨慎，以防止相关并发症的发生。

由美容注射填充剂造成的失明，虽然这种并发症是罕见的，但却是一种可怕的、令人恐惧的，甚至是不可挽回的永久性失明的并发症。如何对这项填充技术，尤其是对脂肪移植技术的意义、作用和技术方法进行正确的科学评价，保证其有效性和安全性是十分必要的。寻找出更有效、更安全、更简便创新的技术，是专业美容外科医师的共同目标。PRS主编Rohrich提出了上述警示。

（九）展望

总之，自体脂肪移植作为整形外科一种常用的治疗方法，因移植体吸收率高，结果难以预测，严重地影响了其广泛应用。然而，随着前脂肪细胞理论研究的不断深入，分子生物学、生物工程，以及纳米技术和量子顺势医学等学科突飞猛进的发展，自体脂肪移植的成活率不断提高，脂肪颗粒移植必将有更加广阔的应用前景。从总体上说，自体脂肪移植的发展分为四个阶段。

1. 常规的脂肪移植技术　也就是传统的脂肪抽吸，包括肿胀麻醉的常规负压脂肪抽吸脂肪移植技术。硬结、囊肿、钙化、吸收、坏死、感染、窦道形成、长期不愈等并发症较多，现已很少应用。

2. 结构性脂肪移植技术　肿胀麻醉、低负压、注射器抽吸、小吸管、精细轻巧的抽吸操作，尽量多保持抽吸完整的脂肪颗粒和完整的结构性脂肪移植技术。

3. CAL脂肪移植技术　抽吸脂肪的1/2量，作为分离提取脂肪干细胞的混合物，即基质血管碎片，其中包括脂肪干细胞、血小板及各种细胞因子等，尤其是血管内皮细胞生长因子。促进和加速移植物的再生血管化，移植脂肪成活率可达80%～90%。

4. SVFCs纳米脂肪和FAMI等技术　这些技术的进一步广泛的临床应用，有可能预防血管内栓塞，如眼动脉、视网膜中央动脉引起失明和颅内动脉等不可预见的栓塞。

综上所述，提高脂肪细胞移植的成活率的关键，一是医师抽出完整脂肪细胞，即抽出的脂肪细胞未被破坏或损伤，是暂时失去血供的完整细胞；二是注入体内后迅速建立血运，快速使移植的脂肪细胞成活。预防硬结、囊肿、钙化等一系列并发症的发生。将来实现单纯的脂肪干细胞体外扩增后作为软组织缺损的填充会更加方便。

二、自体成纤维细胞移植技术

（一）背景

当前的美容医学发展趋势朝着简单、微创、安全的方向发展，面部老化的治疗也从过去的手术治疗向生物医学制剂注射治疗趋势转化。

主要的生物注射制剂有胶原蛋白、透明质酸、肉毒毒素等。除肉毒毒素是作用于面部动态皱纹外，其余均是用于治疗皮肤老化所致的细小皱纹，其中胶原蛋白和透明质酸是真皮组织细胞外基质的主要成分，在皮肤中主要起生物替代作用，使老化皮肤逐渐减少的真皮厚度与细胞外基质得到补充，具有除皱效果明显、起效快的特点。但上述成分多数是异体或异种成分，存在免疫排斥和过敏反应的可能，且生物代谢作用使之很快降解，效果持续时间短暂是这类产品的主要缺点。

成纤维前体细胞为自体组织，排除了免疫与过敏反应的顾虑，是当今生物学进展成果细胞疗法之一，在临床上有广泛的应用前景。

（二）自体成纤维细胞在除皱术中的应用

1. 作用机制　人体的皮肤分为表皮和真皮两层，真皮组织构成了皮肤的支架结构，是影响皮肤弹性与韧性的主要成分。

真皮主要由胶原蛋白构成，胶原蛋白的多少直接影响着皮肤组织的厚度与弹性。随着皮肤的衰老，真皮组织中成纤维细胞与其所分泌的胶原蛋白的减少，是皮肤出现各种皱纹的主要原因，为皮肤提供足够数量的成纤维细胞是应用成纤维前体细胞进行生物除皱的主要机制。成熟的成纤维细胞增殖与分泌活力有限，研究发现成纤维细胞是由成纤维前体细胞成熟演化而来。

人体皮肤的弹性与光泽就是由真皮组织中成纤维前体细胞的含量决定的，随着年龄的增长皮肤组织内成纤维前体细胞逐渐减少。在皮肤组织中补充成纤维前体细胞可以持续地增加成纤维细胞的含量，促进胶原蛋白的增生，使真皮的厚度增加，恢复皮肤的弹性，从而消除皮肤的皱纹或使凹陷的瘢痕得到填充。

2. 术前准备　患者术前检查包括血、尿、便常规，心电图、肝肾功能、HIV、HBsAg等。

一般在耳后或上臂内侧用75%乙醇消毒皮肤，然后用1%利多卡因和1/100000肾上腺素进行局部表面麻醉。取1～3 cm的皮肤，放入提前预备好的组织保存液中，创伤部缝合2～3针，创可贴覆盖。

皮肤组织的实验室培养：标本取材后立即置于组织保存液中，放在2～10 ℃的保温箱中保存，于6 h内进行细胞分离、增殖培养并经检验合格。培养第6周将0.1 ml细胞悬浮液对受术者进行皮试，以确保无免疫排斥反应。

3. 注射方法　第7周取2～3 ml细胞悬浮液做真皮内注射。3 ml的注射器中，采用2.2 cm长的4.5号针头注射。将皱纹部位或瘢痕部位用75%乙醇消毒，局部注射1%的利多卡因，或表皮用2.5%利多卡因和2.5%丙胺卡因软膏麻醉。细胞液采用多点斜面向下注入真皮层的上层和下层中。注射时应将注射部表皮绷紧，使其发白，对皱纹或瘢痕全部注射，注射完后用冰袋外敷2 h。2周后再进行第2次注射，大的皱纹和瘢痕需要进行第3次注射。

4. 术后注意事项　术后口服维生素C，每次300 mg，每天3次。或者局部擦含有维生素C的面霜6～12个月。注射后观察注射部位有无不良反应。术后3～6个月进行随访，观察皱纹或瘢痕的消失情况，每次在不同光线下、不同角度拍摄10张照片或进行录像。采用硅胶皱纹模型测定皱纹和瘢痕，以观察和评价患者的皱纹及瘢痕在治疗前及治疗6个月后的差异。

5. 不良反应　极少数患者在术后24 h内注射部位有轻度肿胀、麻木等感觉，未经处理自然消失。个别患者在注射部位出现红斑。

6. 疗效　Watson（1999）报道10例患者注射Isolagen 3次（每次间隔2～3周），60%～100%得到改善。Weiss报道151例临床试验，使用成纤维细胞和安慰剂，结果实验组皱纹明显改善。Boss（2002）报道1459例4800次治疗，短期满意率为92%，长期满意率为70%。胡洋红（2005）报道82例，经2～3次治疗，满意率为85.2%。

（三）皮肤成纤维细胞体外培养的安全性

1. 细胞形态学及组织化学观察　细胞连续传30代，细胞单层生长，排列整齐，形态舒展，伸展性好，折光性强，有接触抑制，生长速度无明显改变，苏木精、伊红进行染色后未观察到细胞异常变化。

2. 细胞染色体制备及核型分析（G带）　分别检测10～30代的皮肤成纤维细胞的染色体，结果染色体核型均为含46条染色体的正常二倍体，未见染色体畸变及数目异常。

3. 致瘤性试验　双层软琼脂试验接种2周后，皮肤成纤维细胞组未见明显的细胞克隆形成；而阳性对照HT1080恶性细胞组可见大量呈克隆生长的细胞团。

4. 裸鼠接种试验　皮肤成纤维细胞组和PBS组的裸鼠经3个月的连续观察，均生长良好，未见任何的肿瘤形成。裸鼠的主要脏器心、肝、胃、肾及注射部位经解剖切片检查，未见异常。阳性对照HT1080组的裸鼠2个月内在细胞注射部位长出肿瘤，且体态消瘦。解剖切片结果显示为纤维肉瘤。

5. 培养污染检测

（1）肉毒毒素检测：将细胞培养液注射到家兔耳静脉，体温变化范围在0.5 ℃以内，肉毒毒素含量在允许注射范围内；采用试验半定量测试肉毒毒素，肉毒毒素含量低于允许含量，可进行注射。

（2）支原体检测：对细胞悬液进行DNA荧光染色法和直接培养检测，两方法结果均显示未见支原体污染。

（3）病毒因子检测：对细胞培养液进行EB病毒、巨细胞病毒、甲型肝炎、乙型肝炎、丙型肝炎、艾滋病进行检测，检测结果均为阴性。

（4）细菌、真菌检测：将细胞培养液分别接种入营养肉汤培养基和改良马丁培养基中，常规培养14 d以上，结果显示无杂菌生长。

（5）异常毒性试验：在观察期内小鼠及豚鼠全部健康存活，体重增加正常，无异常反应。

三、PRP技术及其在美容医学领域的应用

皮肤老化的主要原因在于皮肤各组织的细胞生长能力及活力减弱，真皮胶原纤维合成减少和弹力纤维变性，从而引起皮肤的皱纹、松弛及下垂等。随着再生医学的发展，如何通过自体细胞再生（autologous cellular rejuvenation，ACR）以改善皮肤老化成为美容外科的研究热点。近年来，随着富含血小板血浆技术在骨科、口腔及颌面外科领域里对创伤修复的应用，美容医学领域也逐渐开始应用PRP技术来促进局部组织或细胞的再生，以达到抗老化的目的。

（一）PRP技术

PRP技术是将自身静脉血经梯度密度离心后获得的血小板浓缩物，加入凝结剂（常用10%氯化钙溶液和凝血酶）形成胶状物，单独或联合自体骨、同种异体骨、异体骨、干细胞及其他生物材料注入组织缺损处诱导组织再生。

1. PRP的制备过程　抽取全血，利用血液中各种成分沉降系数的不同，经梯度离心后将血液分为三层，底层为沉降系数最大的红细胞，最上层为上清液即乏血小板血浆（platelet-poor plasma，PPP），两者交界处有一薄层，即富血小板血浆层。然后提取上清液及交界处以下的一部分红细胞，改变离心力再次离心，即可得到含有高浓度血小板的PRP。也可将获得的PRP进一步浓缩，得到高浓缩的PRP（concentrated platelet-rich plasma，cPRP），使血小板浓度进一步提高至全血的16倍。使用时，在PRP中加入起黏结作用的凝结剂，使其形成凝胶，同时可使生长因子限制在凝集块内不易流失，以利于其发挥作用，而且易成形。

2. PRP的分离方法　主要有血浆分离法和白膜法两种。前者是先将抗凝新鲜血进行轻离心后，将白膜层以上的PRP挤入血浆袋再次离心浓集，保留少量的PRP与沉积的血小板；白膜法是先将抗凝新鲜血进行轻离心后，保留白膜层以上40 ml，余浆再加上白膜层红细胞约60 ml，再离心沉淀后分出红细胞以上的混浊血浆。Andris等人用上述两种分离法对马的血小板进行了浓缩后发现，白膜法分离的血小板浓度可达全血的9.2倍，TGF-β_1浓度为全血的2.8倍；血浆分离法分离的血小板浓度可达全血的5.2倍，TGF-β_1浓度为全血的4.3倍，TGF-β_2浓度为全血的3.6倍。随着PRP在临床上的广泛应用，许多专业的PRP自动血液分离仪器也应运而生。市场上至少有十种以上的此类仪器。如果正确操作并处理血液样本，这几种仪器的分离效果应该差别不大。大部分仪器采用的是白膜法。仪器分离简单迅速，可将分离后剩下的血液成分及时回输到患者体内。

制备PRP时，需要在血液中加入抗凝剂，常用抗凝剂为10%柠檬酸钠和EDTA。在离心过程中必须保持无菌，并且在血小板未溶解或未破坏的高浓度下分离。PRP中所含的血小板浓度和

活性，与制备时的离心次数、离心力和离心时间有明显的因果关系，不同的制备方法获得的PRP中血小板的浓度也不相同，即为全血中的1.9～10倍。有学者把4种制备PRP的方法进行了对比研究，即Anitua法、Petrungaro法、Landesberg法和Aghaloo法，结果发现，Landesberg法（分2次离心，第1次200 g离心10 min，第2次200 g离心10 min）制作的PRP中血小板浓度高，活化率高，是较理想的制作方法。有些PRP仪不能产生足够数量的、促进愈合的浓缩的血小板，这可以解释许多关于使用PRP无效的研究。真正的PRP应是自体的，因异体血小板没有活力，且不能分泌生物活性生长因子，其细胞膜亦是抗原，可刺激机体产生抗体。国内有学者对传统的2次分离法做了改进，摸索出更符合实际应用的PRP分离方法。

（二）PRP的作用机制

1. 释放生长因子及其作用　当PRP被凝血酶激活后，可释放出5～8种加速创伤愈合的蛋白生长因子：①转化生长因子-β（transforming growth factor-β，TGF-β）；②血小板衍生生长因子（platelet derived growth factor，PDGF）；③胰岛素样生长因子（insulin-like growth factor，IGF）；④血管内皮生长因子（vascular endothelial growth factor，VEGF）；⑤表皮生长因子（epidermal growth factor，EGF）等。其中TGF-β包括TGF-$β_1$和TGF-$β_2$，PDGF包括PDGF-AB、PDGF-AA和PDGF-BB。TGF-β促进成纤维细胞、前成骨细胞和血管内皮细胞的有丝分裂；促进细胞外基质（ECM）如胶原蛋白、纤维粘连蛋白的表达和抑制ECM的降解，对细胞的形态发生、增殖和分化过程起着重要作用。PDGF是最早出现在创伤部位的生长因子之一。人体中多种细胞如血管内皮细胞、成纤维细胞、巨噬细胞、骨髓基质干细胞等均存在PDGF受体。PDGF具有促进有丝分裂（使创伤局部各种参与修复的细胞成倍增殖）、促进血管生成、增加胶原蛋白合成、激活巨噬细胞和其他细胞因子的作用。巨噬细胞被激活后具有清除坏死组织和作为第二阶段各种细胞因子的释放体两大作用，对创伤中后期持续修复至关重要。VEGF通过自分泌或旁分泌与血管内皮细胞表面受体结合，促进内皮细胞增殖，诱导新生血管形成，为局部骨再生及代谢提供有利的微环境。类胰岛素生长因子（IGF）刺激细胞的有丝分裂，诱导细胞分化或促进分化功能的表达。实验证明，IGF与PDGF具有协同作用。表皮生长因子（EGF）是一种强有力的细胞分裂促进因子，刺激体内多种类型组织细胞的分裂和增殖，同时能促进ECM的合成和沉积及纤维组织的形成。VEGF促进血管生长，并可加速慢性伤口的愈合。

2. 纤维蛋白支架作用　PRP中还含有纤维蛋白、纤维结合蛋白和玻璃粘连蛋白等蛋白质，具有细胞黏附和骨引导功能。PRP凝固后形成的纤维蛋白支架对促进细胞黏附、防止细胞流失有一定的作用。

3. PRP的作用机制　血小板中的α粒子含有大量合成的、无活性的生长因子。血小板被激活后，α粒子通过脱粒的方式，经血小板胞膜释放出来。PRP凝固10 min后，血小板开始分泌生长因子,在1 h内分泌出预先合成的95%。因此,在制备PRP过程中血液必须是在抗凝状态。在开始阶段大量释放生长因子后,血小板会继续合成和分泌生长因子,直至第7天其生命周期的终结。在血小板衰竭和死亡后,由血小板激发而来的巨噬细胞继续分泌同样的生长因子,以促进伤口愈合。PRP制备后在抗凝状态下活力仅可维持8 h。因此,PRP必须在使用前新鲜配制。另外,在制备PRP过程中,血小板若被损伤,就不能分泌有活性的生长因子。生长因子分泌后立即黏附至靶细胞膜表面,激活细胞膜受体。间质干细胞、成骨细胞、成纤维细胞、内皮细胞和表皮细胞的细胞膜中均有这类受体。这些膜受体再诱导出内在的信号蛋白,激发细胞正常的基因序列表达,如细胞增殖、基质形成、类骨质产生、胶原合成等。因此,PRP释放的生长因子不进入靶细胞内,不会导致靶细胞的遗传性改变,仅使正常愈合过程加快,因而不会引发肿瘤。

4. PRP的有效浓度 2002年,Haynesworth等证实,间质干细胞的增殖和分化与PRP中的血小板浓度密切相关,并有剂量-反应曲线存在,即PRP中血小板浓度为全血浓度的4~5倍时,间质干细胞的增殖和分化才开始明显增加。而Lui等的研究也表明,提高PRP的浓度能够显著增加成纤维细胞的增殖和Ⅰ型胶原蛋白的表达。所以,获得足够浓度血小板的PRP对实验的结果至关重要。由于大多数个体的全血中血小板数为 $(2\pm0.75)\times10^5$ 个/μl,因此,PRP中血小板浓度为 1×10^6 个/μl以上,是其发挥作用的基本浓度。Kakudo等使用的PRP中血小板浓度为全血浓度的7.9倍,分别以1%、5%、10%和20%的浓度添加至无血清DMEM培养基中进行人脂肪干细胞和皮肤成纤维细胞的培养,结果发现浓度为5%的PRP对细胞的增殖作用最强,而浓度为20%的PRP无加速细胞增殖的作用。因此,细胞因子的浓度也不是越高越好,超过了浓度的上限后,细胞因子呈现的作用往往相反。Marx总结了他数年关于PRP的研究,认为PRP中血小板浓度最好是全血的5倍左右。Choi等认为,某种血小板浓度的PRP可能会抑制骨的再生。

(三)PRP在美容医学中的应用

随着PRP在创伤愈合和组织再生过程中的分子和细胞作用机制的阐明,以及PRP分离仪器的研制,PRP迅速被应用于美容外科、整形外科、颌面外科、烧伤外科以及矫形外科。

1. PRP在美容医学领域中的应用

(1) PRP与自体细胞再生(ACR)技术:ACR技术是指利用自体细胞的再生达到皮肤或组织修复的目的,该技术的核心是通过PRP释放多种生长因子以促进创伤愈合的级联反应。为此,瑞士REGENLAB创造了一个新的术语——ACR-PRP,即采用患者自体活化的PRP进行自体生物激活注射,促进自体细胞的再生以修复老化、损伤和薄的真皮组织。REGENLAB还成功地开发了在小型诊所中所使用的ACR套装。该套装可以将血小板浓缩到全血的2~4倍。目前,ACR技术及ACR的系列技术已在欧洲、北美、中东、澳大利亚、日本、新加坡等国家和地区的医学美容领域得到了广泛的应用。

1）ACR-PRP技术的治疗适应证包括：额部，眼周，颊部，颏部，鼻唇沟，颈纹，痤疮后凹陷性瘢痕，丰唇，手背部皱纹，上、下眼睑，鱼尾纹，额纹，提升口角，全面部注射整体年轻化。

2）ACR-PRP禁忌证包括：皮肤疾病（系统性红斑狼疮、卟啉症、过敏）、肿瘤、化疗、严重的代谢和全身性疾病、血小板功能异常，接受抗凝治疗以及败血症等。

3）ACR-PRP技术的优点：PRP来源于自体，避免了外源性支架或介质导致的免疫排斥反应；安全性高；避免了激光或光子治疗容易产生的色素沉着；与传统的面部提紧术只能达到二维改善的效果相比，该技术已达到了三维改善的效果（尤其对额部、颏部、颈部等）；避免了激光治疗后导致的瘢痕化现象。但该技术对严重的中面部下垂、双下颏及毛细血管扩张症疗效欠佳。

4）ACR-PRP技术的治疗过程：取16 ml静脉血直接与封闭试管内的试剂相混合，离心后分离PRP，加入氯化钙，选择治疗部位进行注射。整个过程需要大约1 h。一般情况下，一个疗程就可治愈，但对于顽固性皱纹，则需间隔6～12个月后行再次注射。注射后会出现轻微肿胀，无淤血出现及任何注意事项，也不影响正常的工作和生活。一般于注射后3周开始出现效果，皮肤质地和颜色逐渐改善，皱纹的治疗效果可维持1年左右，但皮肤质地和颜色的改善效果可维持更长时间。

（2）ACR-PRP的抗老化组合及疗效：可采用PRP行单独注射，也可与角朊细胞、成纤维细胞、肌成纤维细胞、脂肪干细胞、祖细胞以及雪旺氏细胞共同注射。其作用机制为PRP凝固除分泌生长因子、促进组织和细胞的再生外，其形成的纤维蛋白作为细胞治疗受区的载体或支架，起到了促进细胞黏附、防止细胞在注射后不久就被淋巴系统和微静脉清除的作用。该技术通过活化的血小板产生的生长因子和移植的新的自体细胞（角朊细胞、成纤维细胞、肌成纤维细胞、脂肪干细胞、祖细胞以及雪旺氏细胞等）加强了局部组织的再生。Cervelli等人使用PRP复合脂肪颗粒移植进行面部年轻化的治疗，结果发现，1年后脂肪的存活率为69%，而单纯进行脂肪移植的患者，1年后脂肪的存活率仅为30%。而Blanton等人使用PRP复合脂肪干细胞移植研究证实，与单纯脂肪干细胞移植相比，前者促进血管形成的密度显著大于后者。由此可见，ACR-PRP技术有明显促进组织和细胞再生的临床效果。

目前，临床上对ACR-PRP技术的治疗方法尚无明确的分类。Seishin再生医学中心根据自己的临床经验，提出了一系列基于ACR-PRP技术治疗抗老化的方法，并将其应用范围、作用时间、不良反应等进行了比较。其中包括：

1）新的ACR-PRP治疗方法，即在常规PRP治疗方法的基础上，又对其中的血小板进行了2～4倍的浓缩，并加入了一定量的白细胞。其主要适应证包括眼周细纹、痤疮瘢痕等。治疗时间约30 min。治疗后反应：注射当天和第2天术区疼痛，肿胀3 d，无过敏反应，起效时间为2个月，疗效维持2年。

2）优化的ACR-PRP治疗方法，即在新的ACR-PRP技术的基础上，加入一定量的生长因子。其主要适应证包括眼周皱纹、黑眼圈、睑袋、眉间纹、水平额纹、口周纹、颈纹、痤疮瘢痕等。治疗时间约30 min。治疗后反应：注射当天和随后的几天术区疼痛，肿胀7 d，无过敏反应，起效时间为10天，疗效维持3年以上。

3）脂肪干细胞与优化的ACR-PRP。该中心使用获得ISO认证的Celution仪器提取的脂肪干细胞与脂肪颗粒复合移植进行面部年轻化与体形重塑，其脂肪组织的1年成活率可达80%～90%，远远高于单纯脂肪颗粒移植30%～50%的成活率。在此基础上，又联合使用优化的ACR-PRP技术，治疗颞颊部凹陷、眼周凹陷、鼻唇沟、口周深皱纹，以及丰唇、隆乳等，显效时间约为10天，效果几乎是半永久性的。

4）新的皮肤滚针治疗与ACR-PRP提高了对色素沉着、老年斑、妊娠纹等的疗效。使用有200根超细的医用不锈钢针的治疗仪器，在皮肤表面滚动造成表皮角质层和真皮层的针刺伤，由于愈合过程中细胞可以分泌生长因子刺激胶原蛋白生成，因此可以达到抗老化的效果。复合使用PRP可以增强其疗效。

（3）PRP的电穿孔仪注射治疗：由于注射PRP后，会出现短期的疼痛和肿胀，因此EPOREX科技公司发明了超声表皮电穿孔仪，该仪器可瞬间打开毛孔导入PRP，以达到治疗效果。

（4）PRP的止血作用：PRP凝结后可以形成纤维蛋白蓝色凝胶，该凝胶可以减少伤口的出血。Man等在20例美容手术（包括面部除皱术、隆乳、乳房成形等手术）患者的皮瓣内使用了PRP，结果发现能减少出血和血肿形成，手术中观察创面渗血均能在3 min内达到止血的目的。Powell等人将PRP用于8例志愿者面部除皱术的一侧，结果与对侧相比术后肿胀程度较轻，恢复快，尤其是瘀斑发生较少。Bhanot等人研究显示，PRP可减少术后血肿和血清肿的发生，并能减轻术后肿胀，促进伤口愈合。但是在睑成形术中，一侧使用PRP，另一侧不使用，结果发现PRP防止睑成形术后血肿的作用有限，术后1 d虽有统计学意义，但术后30 d随访并未发现PRP在睑成形术中有防止血肿形成及减轻疼痛的作用。

2. PRP在其他外科领域的应用　目前，PRP已被临床医师广泛地用于修复骨缺损。Sammartino等人将PRP用于修复牙槽骨缺损，Hanna等人将牛骨来源的异种骨与自体PRP复合，修复13例牙周病患者的牙周骨缺损，Kitoh等人将PRP与骨髓间质干细胞复合，用于2例软骨发育不全症和1例先天性胫骨假关节患者的股骨和胫骨牵张成骨术。结果表明，PRP单独填充拔牙创面能够促进牙槽骨的再生；与自体骨、异种骨或HA复合适合于修复牙槽突裂或牙周骨缺损；与自体骨髓间质干细胞复合可形成用于注射的组织工程骨。Findikcioglu等人使用PRP与纤维蛋白胶修复临界性颅骨缺损，认为PRP组效果明显优于后者。Cervelli等人将PRP与脂肪颗粒复合移植治疗下肢慢性溃疡，取得了良好的临床效果。而Froum等人将PRP应用于3例上颌牙槽骨萎缩患者的上颌窦底提升，术后的临床和X线检查结果显示，两侧上颌窦底提升的效果相近，PRP无明显的促进作用。Sllva和Hammond用PRP治疗肌腱和肌肉损伤，并取得了良好的效果。

四、富含血小板纤维蛋白技术（PRF技术）

在过去，血小板浓缩物用于输血医学。1997年，Whitman首发研究应用血小板浓缩物促进组织再生。血小板内富含大量的细胞因子。它能够刺激细胞增生及实现再血管化的细胞、组织和器官等再生。第1代产品首先是富血小板血浆的临床应用。Choukroun于2000年，在法国成功研制出二代血小板浓缩物产品。

（一）PRF的制备与分类

PRF的制备方法各式各样，其成品因制作条件如离心速度、离心时间、外加添加剂等的不同而不同。2000年，法国学者Choukroun等人最先研发出固态易于塑形的L-PRF，即富含白细胞血小板纤维蛋白应用于临床，称L-PRF技术或Choukroun's技术。L-PRF的制备是未加任何外源性添加剂的离心自体全血，将自体静脉全血快速收集至硅基玻璃离心管后，立刻经低速离心，弃上清液和底层红细胞，中间层即为PRF凝胶样物。玻璃管中的硅元素可促成血小板游离与纤维蛋白的生理聚合。操作技术要求高而快速。

2009年Ehrenfest报道，根据不同血小板浓缩、白细胞和纤维蛋白含量，将血小板浓缩物分为4种。

（1）纯白富血小板血浆。

（2）富白红细胞和血小板血浆。

（3）纯富血小板纤维蛋白。

（4）富白细胞和血小板纤维蛋白。

如此，有利于对血小板浓缩物的基本机制、作用和疗效进一步深入研究。

（二）L-PRF的结构与生物学特征

经Dohan等研究发现，L-PRF和PRP制品的超微结构是纤维蛋白网状结构，两者的不同点是，其密度和类型有明显区别。PRP密度低，不利于细胞因子迁移和释放。由于L-PRF网状结构密度高，易于细胞因子迁移和释放，而且相对缓慢持久地释放细胞因子，最大限度地满足了临床需求。这是L-PRF优于PRP的特点之一。

经Dohan等证实，白细胞分泌5种免疫调节因子，即IL-1β、IL-6、TNF-α、IL-4和VEGF。它们也可能来源于血小板。综上所述，L-PRF实现了血管再造、细胞再生和神经再生。

（三）PRF对人脂肪干细胞的影响

第二代PRF与第一代产品PRP比较：①PRF缓慢持久地释放生长因子；②PRF对ADSCs（脂肪干细胞群）的增殖作用与碱性磷酸酶活性随时间延长逐渐增高，更有能力地促进ADSCs的增殖分化。可以作为种子细胞（再生剂）应用于再生医学的临床实践中。实验证明，PRF经冷冻保存对PRF生物活性因子和纤维蛋白结构无明显影响，仍可应用在再生医学的实践中。

2015年，Chen等人的试验证明脂肪来源干细胞埋藏在PRF支架中，可促进心脏血管再生，维持心肌动能，并重建左心室。

（四）PRF对骨愈合与软组织的修复作用

PRF诱导各类型的细胞，如成纤维细胞、前角蛋白细胞、前脂肪细胞，成骨细胞等持续增殖兴奋，其中白细胞类似一种分子伴侣大量增殖与之相互作用。而诱导新骨形成的关键元素之一是间充质干细胞，分化软骨细胞形成软骨组织，其后转化为骨组织。Dohan等发现PRF膜可刺激其增殖形成骨细胞。国内学者也证明，PRF促进骨间充质干细胞增殖为骨组织。PRF具有软硬组织修复的作用，促进其软硬组织的细胞增殖与分化。具有血管再生、免疫性和上皮覆盖是软组织愈合的三大关键因素。PRF可以同时促进这3种现象的发生。其中血小板分化的各种细胞因子有效调控与组织修复紧密相关的细胞增殖、分化及凋亡，调节并进行软硬组织的修复。

综上所述，PRF作为血小板浓缩的新一代产品——第二代产品，来源丰富，具有良好的生物学特性。它的作用拓宽了整形和美容外科的应用领域，具有重要价值。而且PRF制备简单，容易获取，成本低，无过敏和感染等风险，其高密度网状结构延长了细胞因子的作用时间，又含有大量白细胞，具有免疫性和抗感染的能力。如此，随着对PRF研究的深入，PRF的应用将会更加广泛，会被更科学、更准确地应用于临床。

五、浓缩生长因子

浓缩生长因子（concentrated growth factors，CGF）是前述PRP和PRF的第三代产品，是由Sacco首次提出的。CGF亦是由静脉血分离制成的浓缩生长因子。不过该技术的离心速度有所不同。

（一）CGF的分离技术

抽取10 ml静脉血，置于10 ml试管中，并立即将带有10 ml静脉血的试管离心加速分离处理。设定制备CGF的程序是旋转12 min后，可见试管中静脉血分三层（最上层细胞质，中间层纤维蛋白凝结物即CGF，底层为红细胞），清除上层血清，吸出中层和下层界面的CGF置入在器皿中（含稀释的抗生素Lincocin 600 mg）。随后将CGF切割成1～2 mm的微块，与骨替代材料混合，再离心旋转6 s，混合均匀备用。

（二）CGF的主要成分及生物学特性

CGF是一种修补生物材料，亦是一种生物再生剂。其中有浓缩的生长因子和纤维蛋白，是再生疗法中组织刺激的新技术。CGF技术是以自体静脉血为原料，通过梯度密度离心方法，将其分为血浆细胞素、血小板、活性纤维蛋白、粒性白细胞抗体、浓缩生长因子。其中浓缩生长因子中包括：转移生长因子-β（TGF-β）、血小板衍生生长因子（PDGF）、胰岛样生长因子（IGF）、骨形成蛋白（BMPs）、血管内皮生长因子（VEGF）、表皮生长因子（EGF）以及成纤维细胞因子（FGF）等。CGF是柔软的有机网状结构，促进血管再生及移植物的存活。CGF与PRP和PRF三代产品的各自疗效如何，尚需进一步临床观察。

（三）展望

PRP因其取材方便、制备简单、机体排斥反应小、效果肯定等优点而倍受临床医师的青睐。但另一方面，我们也应该看到，由于对PRP在基础研究和临床研究上还不够深入，尚存在一些问题，如目前关于PRP在分子生物学水平促进细胞再生的具体机制以及各生长因子之间如何相互影响尚不清楚；PRP制备尚无统一的标准，不同方法制备的PRP其所含血小板数量差异较大；不同生长因子的理想治疗浓度尚无定论；还有学者研究发现PRP并没有显著的作用等。但我们相信随着研究的深入，这些问题会有圆满的解答。而PRP、PRF和CGF的内源性生长因子及今后细胞治疗的重要进展，必将在美容医学领域具有广阔的应用前景。

六、细胞外囊泡

细胞外囊泡（extracellular vesicles，EVs）是一群大小在40～2000 nm、由细胞释放的各种具有膜结构的囊泡结构的统称，包括外泌体、微泡、凋亡小体等。EVs不仅表达多种母体细胞特异性表面标志物，并携带多种与其母体细胞一致的DNA、mRNA、miRNA以及蛋白质，作为信号分子传递给其他细胞，广泛参与细胞间的物质和信息传递。

（一）EVs的提取及检测

EVs的提取及检测方法包括差速离心法、过滤离心法、密度梯度离心法、免疫磁珠法、色谱法、试剂盒法，以及声学镊子等。目前最常用的是差速离心法，也有学者采用多种提取方法，他们认为会达到比单一方法更好的分离效果。对EVs的鉴定方式主要是通过电子显微镜技术观察其特异性"盘样"结构，使用NanoSight分析来测量粒度分布情况，通过蛋白质印迹显示一些外泌体标记物。

（二）EVs在抗衰老中的研究进展

目前，EVs的功能还没有被完全阐明。已有报道显示，它们能够参与疾病的病理过程，同时在正常的生理过程中也发挥重要功能。EVs能够以旁分泌的方式，改变相邻细胞或远处细胞的行为。EVs含有丰富的生物标志物，可用于早期诊断某些疾病，如黑色素瘤、基底细胞癌等。

EVs具有类似其母细胞的组织修复、血管新生、免疫调控、促造血重建等多种生物学功能。Shan等将ADSCs来源细胞外囊泡（ADSC-EVs）与脂肪共移植于裸鼠模型，发现ADSC-EVs通过增强血管形成和调节炎症反应提高脂肪移植物的体积。

EVs在参与细胞衰老的进程中可以发挥积极作用。雷倩等用衰老骨髓间充质干细胞（BMSCs）与脐带间充质干细胞（UCMSCs）来源的MVs共培养，发现UCMSCs-MVs可以增强衰老BMSCs的成骨能力和促进血管生成能力。也有研究发现UCMSCs来源的外泌体，可以下调老年人来源的MSCs中p53、p21、p16的表达，改善MSCs的衰老表型。

（三）展望

目前应用的EVs多为干细胞来源。干细胞来源的EVs由干细胞通过旁分泌产生，不仅具有与干细胞相同的作用，而且具有可重复给药、低免疫原性、无伦理限制等优点，这为外泌体治疗疾病提供了更广阔的应用前景。但是，未来还需要更深入的分析来解决EVs的临床问题，从EVs的制备到临床应用建立一套完整的操作指南。通过临床应用来完善EVs对相关疾病的作用机制，为EVs治疗整形美容领域相关疾病提供科学的干预措施。

第五节　干细胞治疗

干细胞治疗属于遗传医学范畴，是以治疗疾病或修复损伤为目的，将干细胞注入损伤组织的一种疗法。干细胞本身有更新和分化、再生，产生替代体内疾病和损伤组织的能力，干细胞疗法以其疗效显著、不良反应发生率低而备受瞩目。但目前许多干细胞治疗还处于试验研究和临床验证阶段。

人体组织的再生能力是有限的，干细胞使得人体组织再生能力得到新的发现，新的再生能力得以出现。南斯拉夫的Hodzic认定21世纪是生物医学、细胞生物学、分子生物学和干细胞的世纪。

一、干细胞的基本概念

（一）干细胞的特征

1. 干细胞有自我更新能力，在特定的情况下，一个干细胞可分裂成一个新干细胞和一个成体细胞，此为不对称分裂。

2. 干细胞可形成或转化为多种类型的成体细胞。

3. 干细胞在体内可形成特定组织。

（二）干细胞的分类

1. 全能干细胞　胚胎干细胞，可分化为完整的生物体。

2. 多能干细胞　具有多向分化潜能，可分化为多种组织和器官。

3. 专能干细胞　仅分化为单一的成体细胞。

（三）干细胞的临床应用

1. 胚胎干细胞（embryonic stem cells，ESCs）　1981年，Evans等人首先发现鼠的胚胎干细胞；1998年，Themson等人成功发现人的胚胎干细胞。此种干细胞指的是在胚胎发育期的胚囊的内侧细胞团的细胞，仅存在4～6 d。此种胚胎干细胞是全能干细胞，可以形成生命体。此种干细胞的临床应用有如下困难：①胚胎干细胞分化成为体细胞技术困难；②法律和伦理问题；③短暂的机遇期（受精后的4～6 d内）。

2. 羊水来源干细胞（amniotic fluid-derived stem cells，AFSCs）　可穿刺抽取羊水浓缩、扩增干细胞。此种干细胞是多能干细胞，获取困难。

3. 脐带血干细胞（umbilical cord-derived stem cells，UCSCs）　来源于脐带血，可分化成多种细胞。目前临床应用较多，抗原能力较低，排斥反应概率小。

4. 骨髓间质干细胞（bone marrow-derived mesenchymal stem cells，BMSCs）　1976年，Friedenstein等人从骨髓中成功提取干细胞，1999年，Pittenger等人发现人的间质细胞可诱发骨、软骨、脂肪、肌腱、骨骼肌、骨髓基质。2001年，Reyes等人报道间质干细胞分化心肌、平滑肌、血管内皮细胞。Jiong等人证明中胚层祖细胞不仅分化为轴旁和内脏中胚层细胞，也能分化神经外胚层和内胚层。该种干细胞是从骨髓中抽取、扩增的，是多能干细胞。

5. 牙髓干细胞（tooth-derived mesenchymal stem cells，TMSCs） 来源于牙髓、牙周韧带，少而获取难，无实用价值。

6. 周围血干细胞（peripheral blood stem cells，PBSCs） 该种干细胞多数来自骨髓。从周围血中取得，浓缩扩增。

7. 脂肪来源干细胞（adipose-derived stem cells，ADSCs） 该种干细胞是从抽吸脂肪组织中获取的，可分化出多种细胞，干细胞丰富，供区损伤轻，是目前研究干细胞的热点之一，实用性强，被认定有良好应用前程。

Hodzic 报道干细胞可以治疗心血管疾病、免疫系统疾病、糖尿病、骨质疏松症、癌、痴呆症、阿尔茨海默病、烧伤、脊柱损伤、新生儿缺损、创伤、皮肤老化、耳聋、双盲、缺牙、秃发、造血功能障碍、肌萎缩侧硬化、Crohn's 病、伤口愈合不良、不育等。

二、干细胞巢或微环境对干细胞命运的影响

干细胞巢的概念是1978年由 Shofied 提出的，其在解剖和生理上是由细胞构成的微环境。

研究已证实，干细胞是再生生命活动或称再生医学的灵魂。活的细胞是生命活动的基本单位，换句话说干细胞具有自我更新、增殖、分化成各种成体细胞的能力（再生剂）。研究证明，干细胞移植后能否顺利归巢至微环境或称定植，是决定干细胞移植成败的关键因素之一；干细胞位于干细胞巢内，干细胞巢是由干细胞周围的微环境构成。而干细胞巢周围是由相邻细胞、黏附分子及基质等组成。不同的干细胞有不同的干细胞巢的结构和功能，随着不同的干细胞特征巢内诱导因子[如表皮生长因子、成纤维生长因子、人腺病毒36亚型（ADT36）、骨形成蛋白（bone morphogenetic proteins，BMPs）]、自体富血小板血清（PRP）、褪黑素等周围微环境（巢）的变化而变化。因此，干细胞的自我更新、增殖分化、补充、凋亡贯穿一生。研究表明，各种各样的组织和器官内干细胞的调控是由巢的细胞外基质和干细胞内的遗传程序共同完成的。

（一）干细胞巢或微环境的结构与功能的研究进展

niches（干细胞巢）一词，意思是镶嵌在壁上的陷窝，又称干细胞微环境，亦称血管巢。不同干细胞有不同的干细胞巢，其周围基本成分是细胞、黏附因子和基质，巢的功能是如同锚一样固定干细胞。干细胞在巢内所受的刺激包括细胞与细胞、细胞与细胞外基质，以及活化的信号与受约束的基因和转录黏附分子的相互作用等。

细胞包括脂肪细胞、巨噬细胞、血管内皮细胞、平滑肌细胞（组成微环境血管壁），不成熟的成骨细胞、干细胞等。

1. 黏附因子 自1980年以来，随着分子生物学技术的发展和应用，从分子水平上提出了黏

附因子的概念，这是一个统称，它是由细胞产生的一类分子，这类分子在介导细胞与细胞、细胞与基质之间相互接触并发生黏附，参与细胞的识别、信号转导、活化、增殖与分化，以及细胞的伸展和转移、免疫应答、肿瘤转移等一系列重要的病理过程。这类分子大多为糖蛋白，其后国际上将黏附分子单独列为一组CD抗原，目前根据黏附分子的结构特点将其分为七类：①整合素家族的黏附分子；②免疫球蛋白超家族（immunoglobulin superfamily，IGSF）；③选择素家族；④黏蛋白样血管递质素；⑤钙离子依赖的细胞黏附素家族的黏附分子或称Cadherin家族；⑥唾液黏蛋白家族；⑦透明质酸黏素。目前常用的有整合素家族、IGSF和选择素家族。

2. 整合素家族　整合素家族是联系细胞外环境与细胞内骨架之间的重要结构，是一族细胞表面的跨膜受体，目前已知整合素家族中至少有16种整合素，其家族成员通过细胞外结构与不同的细胞外基质分子结合，如胶原和层粘连蛋白，或与细胞表面的受体结合从而发挥其黏附作用。

3. IGSF　其结构与免疫球蛋白有相似的特征，它是细胞表面与免疫球蛋白结构相似的跨膜蛋白质，具有典型Ig样区域，约由100个氨基酸组成。其分布在免疫系统、神经系统和其他系统中。其中细胞间黏附分子1和血管细胞黏附分子在造血干细胞归巢中发挥重要作用。

4. 选择素家族　选择素家族是一组细胞黏附分子，通过其胞膜外区凝聚素样结构域与配体结合，因其选择性与凝集素结合而得名。根据其来源不同分为L-选择素、P-选择素和E-选择素，在血小板与内皮细胞黏附、炎症发生以及淋巴细胞归巢中发挥重要作用。选择素为跨膜分子，选择素家族各成员与胞膜外区结构相似。

细胞外基质包括胶原Ⅰ、Ⅲ、Ⅳ，以及层粘连蛋白、血小板凝血酶敏感蛋白、玻基结合素、血结素、透明质酸酶及不同的蛋白多糖等。造血干细胞与造血干细胞的微环境之间相互作用是通过黏附因子和细胞因子。干细胞本身的调控是通过内源性调控和外源性调控。内源性调控是指干细胞自身有许多调控因子对外界信号产生反应而调节干细胞的增殖和分化。细胞内调控因子包括细胞内蛋白对干细胞不对称分裂的调控，转录因子调控等。外源性调控是由于细胞外周围组织因素的影响，包括分泌因子是由间质细胞分泌许多因子，如转化生长因子-β（transforming growth factor-β，TGF-β）家族和Wnt信号通路。膜蛋白介导的细胞间的相互作用，例如Notch信号在细胞内起重要作用；整合素家族是介导干细胞与细胞基质黏附的最主要的分子。

干细胞如同种子，微环境（干细胞巢）如土壤。细胞为核心结构单位，系维持细胞功能及细胞分化调节功能单位。微环境包括细胞外基质、细胞外液的营养物质（内分泌、旁分泌物质及代谢物）。这些物质处于动态平衡之中，不是一成不变的。因此，其微环境是复杂的，其内部结构和功能目前不完全清楚。干细胞巢产生外在因子，这些外在因子跨膜进入干细胞内调控干细胞的命运和数量，也调控干细胞的状态。这些外在因子是Shh、Wnts、BMPs、FGF、Notch、

SCF、Ang-1、LIF或Upd。上述因子中BMPs和Wnt信号通路上主要控制干细胞和自我更新。因此，有研究者提出"黑箱理论"，并对黑箱内部结构、功能变化进行了深入研究，使"黑箱"不断变为"灰箱"直至"白箱"，从而从未知发展为已知，完全揭示了干细胞巢或称微环境的结构和功能。

（二）微环境（干细胞巢）的研究进展

所有的物质都是运动的，而所有的运动都是物质的运动。因此，对微环境（巢）的研究就是对物质构成、物质运动和相互联系的研究。此辩证法为指导我们所有研究的基本思想，恪守"形之于外""知外而内"的研究原则。

现代已知医学研究成果包括器官、组织、细胞、基因、分子等固定结构，即结构医学的研究。在这些固定结构中的运动是通过血液、淋巴、神经、内分泌等途径相互交换物质。"微环境"是广义的客观局部环境和狭义的微观结构。然而，微环境就其自身内部与其外部的联系是更广泛和复杂的。这包括生物的新陈代谢、生物遗传及变异、生物反应、生物体内部与外部、生物与非生物之间及自然界与人类之间的相互作用。目前对微环境的研究方法包括：① "黑箱理论"的研究；②用循证医学方法的研究；③加强症候病理生理学的研究；④加强中药复方物质基础及作用机制的研究，即在结构医学研究的基础上进行功能医学和信息医学的研究。

1. 造血干细胞巢　主要存在于骨髓中。目前，造血干细胞巢（hematopoietic stem cell niches，HSCN）分为三类：成骨细胞巢、血管巢和造血干细胞相邻的细胞间巢。

2. 成骨细胞巢　造血干细胞在骨髓中有两种类型：静止的造血干细胞和活跃的造血干细胞。静止的造血干细胞靠近成骨细胞，是长期造血的干细胞。研究表明，成骨细胞是造血干细胞巢的细胞。

3. 血管巢　血管巢是HSCs迁移、增殖和分化的场所。2004年，Lin等人研究表明，HSCs可以在某种情况下利用内皮细胞作为HSCs巢的细胞；血管巢促进微环境增殖和分化，成骨细胞巢则作为静止的微环境存在。

4. 细胞间巢　造血祖细胞位于静止干细胞的附近，如此构成HSCs的细胞间巢。

5. 皮肤干细胞巢　研究证实，毛囊隆突、毛囊间的表皮、真皮乳突层、血管周围及脂肪区均有干细胞巢，这些干细胞巢中的干细胞受巢内细胞外基质中各种细胞因子的调控。

6. 表皮干细胞巢　只有3种干细胞群：毛囊膨胀部（隆突部）、皮脂腺部、毛囊间的表皮干细胞群。这些干细胞群受到Wnt、3-β钙黏附蛋白、转移生长因子、骨形态蛋白/BMP通路等调控。同时也受到真皮中BMP2和BMP4调理，甚至可以分化为有功能的黑素细胞，表皮细胞逆反形成真皮再生细胞，形成表皮再生的错综复杂性和真皮干细胞与其巢的重要性。表皮干细胞有以下特征：干细胞巢间的相互作用是黏附分子的表达；有生长抑制因子的存在，如TGF/BMP

分子和细胞周期抑制剂；Wnt 信号通路的组成部分，包括受体和抑制剂，如 DKK、sFRP 和WIFH。

7. 真皮干细胞巢　真皮主要由胶原弹性蛋白、氨基葡聚糖基质组成。研究证明，表皮细胞的高生命力与真皮乳突层内的细胞群、真皮干细胞群有关，这种干细胞群由毛囊类分化的祖细胞群，并表达转移因子 Sox2。Sox2 表达细胞与 Wnt、BMP 以及成纤维细胞生长因子信号有关，而且 Sox2-阴性细胞利用 Shh、胰岛样生长因子、Notch 和整合素通路。皮肤来源的祖细胞也可从真皮乳头层分离并在体外分化为脂肪细胞、平滑肌细胞、神经元。研究表明，在人头皮真皮内的血管周围部位细胞群是间质干细胞样的干细胞等，这些细胞表达 NG2（一种周围细胞标记）和 CD34（间质干细胞和造血干细胞标记），并且毛囊周围占优势。血管周围间质样干细胞已被证明，保护它们的局部基质微环境是通过黑色素蛋白酶抑制因子调控基质黑色素蛋白酶（MMB）抑制通路，并提示说明在干细胞功能中的细胞外基质的重要性，同时也发现在皮肤再生中成纤维细胞也起着重要的作用。

8. 脂肪干细胞巢　从脂肪组织中提取的脂肪祖细胞有高强度生存能力（活力），并容易提取（脂肪抽吸技术）。该干细胞分泌细胞活素，促进成纤维细胞迁移，调控血管内皮生长因子，加速新的血管生成—再血管化。

从基质血管细胞群中分离和提取脂肪来源干细胞（adipose derived stem cells，ADSCs），使多能干细胞分化为成体脂肪细胞、平滑肌细胞、内皮细胞、软骨细胞和骨细胞等。研究者已证实，ADSCs 来源于血管周围的干细胞巢，并试图利用其周围的纤维组织重建 ADSCs 细胞巢。由于转录因子 STOP-1、WntSa、SSEA 在脂肪组织中的毛细血管、小动脉和动脉中有不同表达，因此 ADSCs 实际上是血管干细胞分化的某一阶段而已。脂肪形成和血管形成的通路和调控伴随着脂肪分泌多种细胞活素、诱导血管形成，包括血管内皮生长因子（vascular endothelial growth factor，VEGF）、FGF、BMP2 和 MMPs 以及血小板来源生长因子受体-β 的表达等。在内皮细胞和ADSCs 之间的相互作用可调控血管形成和未成熟的脂肪细胞通过 PDGF 信号调控毛囊干细胞活性。其研究指出，ADSCs 巢最终与毛囊和血管体内平衡相关，但进一步研究需要精确地界定皮肤内平衡的作用。

9. 神经干细胞巢　成体脑和外周神经系统中均存在神经干细胞。成年的哺乳动物脑内的侧脑室的室管下带（subventricular zone，SVZ）和海马颗粒下带（subgranular zone，SGZ）存在神经干细胞和干细胞巢。血管也是干细胞巢的组成部分，神经生成常发生在与血管密切联系的部位。两者是通过相同的因子起作用，它们是 bFGF、VEGF、IGF21 和 TGF2A 以及内皮细胞分泌的已知分子（bFGF、IGF21、VEGF、PDGF、IL-8、BDVF 等）。

上述 3 种干细胞巢的共同点是由在特殊部位固定干细胞的一群细胞组成，不同的细胞类型提供不同的微环境。微环境是不对称结构，干细胞不对称分裂后一个子代细胞在巢保持其干细胞特性，另一个子代细胞离开干细胞巢发生增殖和分化，成为成体的功能细胞。干细胞巢与干细胞间存在一种黏附机制，如N-钙黏蛋白对骨髓中的成骨细胞是不可少的。干细胞巢产出信号分子和信号通路控制细胞的行为，如Wnt、BMP、Hedgehog、Notch、Ang-1和Upd等。

（三）干细胞归巢原理的研究

1. 干细胞归巢的过程和机制　干细胞归巢通常是指干细胞移植后，干细胞运行至靶组织，并到达目标位置的过程。干细胞归巢是指自体或外源性干细胞在多种因素的作用下，定向趋向性迁移越过血管内皮细胞至靶向组织并定植存活的过程。这个过程如人体局部炎症反应，有大量的白细胞迁移至炎症外周一样。这是干细胞归巢的关键环节。如此不断提高干细胞归巢效率，将会提高干细胞的疗效。归巢分为外源干细胞归巢和内源干细胞归巢，其归巢过程分为动员、运行和定植3个步骤。

（1）动员：干细胞自微环境释放入血的过程称"动员"。黏附因子使干细胞保持原位。当黏附因子黏附力下降时，干细胞进入血液内，这个过程是细胞因子和化学诱导物，例如间充质干细胞衍生因子-1α（SDF-1α）及其受体CXCR4和IGF-1等作用的结果。

（2）运行：动员后的干细胞经循环运动到达目标组织，这是外源性干细胞归巢的主要因素。目前研究证实，运行方式有4种，即静脉、动脉、患处局部移位和体腔移植。

（3）定植：定植是间充质干细胞（mesenchymal stem cells，MSCs）分子在靶组织的毛细血管内的圈合、滚动，从血管内外渗透过细胞外基质进入靶组织。滚动是归巢的重要步骤。滚动血液部分细胞减速，发生圈合，黏附内皮细胞并跨膜迁移，此黏附过程称捕获，有被动和主动捕获之分。小直径的细胞运行在大直径血管的捕获称被动捕获；大直径细胞通过小直径血管的捕获称主动捕获。调节因子和其自配体参与上述过程，如P选择素是参与黏附过程的因子，其他调节因子包括整合素、细胞黏附分子家族（CAMs）、血管细胞黏附分子（VCAM-1）、细胞间黏附分子等。

2. 促进间质干细胞归巢的策略　采用各种措施提高干细胞的归巢效应，将会提高干细胞治疗的效果。

（1）增加移植干细胞数量：这包括体外扩增效应及浓缩干细胞数量，以及营养干细胞缺氧环境，会提高干细胞归巢的效应。

（2）促进干细胞的黏附贴壁：黏附贴壁是移植干细胞成活生存的前提。研究证明，在体内扩增成集落的巢样，归巢效应多于植入前用胰蛋白酶处理的干细胞。集落处理的植入物可提高归巢效率。

（3）转染有利于归巢的基因间质干细胞：Zhou的研究发现，转染趋化因子等细胞因子SDF-1的基因明显强化间充质干细胞归巢作用。此外，血红素加氧酶1和抗凋亡基因，如Bcl-2和苏氨酸蛋白激酶等有助于归巢。

（4）对于植入途径的选择（静脉、动脉、局部注射）：合适植入时间的选择，以及靶组织处理等，目前的研究意见不一，需进一步深入研究其真实性。有学者报道静脉注射，常发生静脉阻塞而影响疗效；动脉注射操作复杂，创伤大，出血多；局部注射归巢率高，疗效好。

总之，干细胞归巢于靶向组织是提高干细胞疗效的前提，保证一定的归巢率，才能保证干细胞的疗效，目前的临床实践未能保证移植一定数量的干细胞和归巢率，必然产生差的临床疗效。上述措施有利于促进干细胞的归巢，从而提高临床疗效。

（5）生物材料重建干细胞巢：组织是由细胞和细胞外基质组成的。细胞外基质是细胞生命活动的微环境，也是干细胞实现功能的干细胞巢。生物材料包括人工合成的聚合物和自然来源的细胞外基质，主要是胶原、透明质酸、氨基葡聚糖、脂肪细胞等。研究认为，脂肪细胞是脂肪来源干细胞归巢的最佳微环境。干细胞是再生医学的灵魂，也就是说干细胞具有自我更新、分化和扩增、增殖细胞和组织的能力。细胞和干细胞移植可起到再生的作用，称之为再生剂。那么，人工合成的聚合物和来源于自然的生物材料（亦称生物衍生材料）能否发挥再生医学中的细胞外基质的作用，能否起到干细胞的微环境——干细胞巢的作用？

2012年，Victor等人报道了有关上述人工合成的聚合物和自然生物衍生材料，能否起到干细胞微环境的潜能作用的研究结果。换句话说，即上述的"微环境"能否促使干细胞分化、增殖。研究证实，半桥粒的胶原XVII调控毛囊干细胞和黑色素干细胞间的相互作用，维持毛囊干细胞的自我更新能力，且是通过TGF-β实现的。另外一种在毛囊干细胞巢中含有的基质成分是肾素，一种蛋白质沉积到下面的基底膜，借助α6β1整合素调控隆突干细胞黏附，随角质细胞种入透明质酸胶纤维与胶原水凝胶一体化促进表皮组织化。在体外研究证明，当角质细胞生长在成纤维细胞群的真皮基质上时，胶原IV促使正常表皮结构快速形成。此研究集中提示，对皮肤再生的组织工程的基质需要说明复杂的基底膜与细胞外基质（BM-ECM）间的相互作用，以便确定干细胞巢的生物学。研究者分别利用细胞和胶原作为支架研究皮肤组织工程中的间质干细胞的作用。当建造皮肤组织时，仅胶原作为基质促进间质干细胞分化和构建表皮和真皮结构，说明胶原可作为支架引起干细胞的分化、增殖、旁分泌的活性和新的ECM的沉积。这说明胶原能起到干细胞巢的作用，促进干细胞的归巢。

研究表明，已发展新的三维微液体设备研究血管周围干细胞巢。例如，MSCs种植内皮细胞在纤维素凝胶中能诱发新血管形成。纤维素凝胶在微液体生物腔室内通过α6β1整合素和层粘连蛋白间的相互作用，被利用为研究ADSCs和内皮细胞在器官培养中的相互作用和控制ADSCs在外源性生长因子缺乏的情况下的分化，且已证明在调控ADSC巢中的三维基质环境的重要性。这项研究也证明了生物材料系统的重要性。

综上所述，皮肤再生决定了原位祖细胞和祖细胞巢（微环境）间的相互作用，其微环境

（巢）支配干细胞。

（6）ADSCs的归巢：ADSCs是多能干细胞，是一种存在于脂肪组织中的间充质干细胞，也就是说脂肪干细胞来源于脂肪组织。在皮下白色脂肪组织中，干细胞占10%～20%。干细胞含在干细胞内巢中，干细胞附着在血管上。干细胞的微环境（巢）由相邻细胞黏附分子及其基质构成。干细胞巢为干细胞提供隐蔽的场所，直到有分化信号刺激干细胞由静止状态转化为活化状态。因此，干细胞巢为维持干细胞静止、抑制和分化发挥重要作用。

3. 供体因素对归巢的影响

（1）种属因素：ADSCs可以从人、大鼠、小鼠、兔、猪和犬等哺乳动物的脂肪组织中分离和提取。他们都具有自我更新和多向分化能力。小鼠的脂肪干细胞分化能力优于人的ADSCs。

（2）脂肪来源部位：同一种属不同部位的ADSCs成脂分化能力不同。来源于皮下脂肪组织的ADSCs成脂能力优于网膜来源的ADSCs。成骨能力正相反。

（3）年龄：研究证明，不同年龄的ADSCs成脂成骨能力各不相同。多数研究认为，其随年龄增长和传代次数增加而下降。

（4）性别：研究证明，雄激素是一种抑制成脂因素，而雌激素可促进成脂。Aksy等研究表明，男性ADSCs的成骨分化能力优于女性。

（5）传代对成脂的影响：研究认为，一般在第10代前，ADSCs成脂能力是恒定的，之后成脂能力下降。

（6）冷冻保存：原代ADSCs液氮冷冻保存6个月后其成脂成骨的增殖能力不受影响。

4. 分化诱导因子的作用　分化诱导因子可加速ADSCs的成脂、成骨等分化。

（1）表皮生长因子：表皮生长因子（epidemal growth factor，EGF）是一种多肽，可促进ADSCs的增殖和分化能力。同时，可提高冷冻后的人的ADSCs增殖和成脂分化能力。

（2）成纤维生长因子：成纤维生长因子（fibroblast growth factor，FGF）是肝素结合生长因子家族的一员，到目前为止共发现20多种FGF。Rider等认为，FGF有促进ADSCs增殖及成脂成骨分化能力，也能促进冷冻后的人的ADSCs的增殖及成脂分化能力，并有协同作用。

（3）骨形态蛋白：骨形态蛋白（bone morphogenetie protein，BMP）是蛋白质转化生长因子超家族一员，多达20余种。Lin等研究表明，转染带有BMP4的腺病毒增加ADSCs的成骨分化能力。

（4）自体富血小板血浆或称富生长因子血浆：体外激活后血小板可释放多种生长因子，可刺激加快骨细胞转化，其发生机制是自体富血小板血浆、血小板衍生生长因子（plotelet derived growth factar，PDGF）、VEGF、转化生长因子-β（transforming growth factor，TGF-β）和EGF等各种生长因子相同作用刺激成骨前体细胞，增加成骨细胞数量，促进分泌细胞外基质（ECM）。

（5）褪黑激素：该激素在睡眠、胃肠生理、免疫防御、心功能和解毒作用中发挥重要作用。研究表明，生理剂量的褪黑激素抑制 ADSCs 成骨分化能力。

（6）17β-雌二醇（E₂）：研究表明，17β-雌二醇促进 ADSCs 的成脂、成骨分化。成骨分化是通过上调细胞因子前列腺素 E₂ 和成骨生长因子（BMPs、TGF-β、IGF）实现的。

5. 细胞内信号通路　　细胞信号是将细胞外分子信号经细胞膜传入细胞内发挥效应的一系列酶促反应通路。这些细胞外分子信号称配体（ligand），包括激素、生长因子、细胞因子神经递质及其他小分子化合物等。

细胞内信号通路包括 Wnt／β-catenin 信号通路和细胞外信号相关激酶（ERK）信号通路。细胞内信号通路对 ADSCs 的影响如何，目前尚在研究中。上述分化诱导因子、生长因子和受体及细胞内信号通路的调节均在干细胞巢（微环境）内进行。其特点是：①ADSCs 成脂分化能力，小鼠优于人，雌性优于雄性。②随着年龄增长和 ADSCs 传代次数增加，ADSCs 能力下降。③GSK3 抑制剂和黏多肽抑制 ADSCs 的成脂能力。④EGF、FGF 和人腺病毒 36 亚型促进 ADSCs 成脂能力。⑤冷冻保存和绿色荧光蛋白对 ADSCs 的成脂能力无影响。⑥内脏脂肪来源干细胞的成骨分化能力优于皮下脂肪来源干细胞。⑦关于年龄对人 ADSCs 成骨能力的影响，意见不一。有研究认为，40～50 岁后成骨能力下降。⑧BMPs、PRP、LPS、PGN、17β-雌二醇、透明质酸和拉伸应变可增加 ADSCs 的成骨分化能力。⑨生理剂量的褪黑激素、低氧抑制 ADSCs 成骨分化能力。

上述结论多数是动物实验研究的结果，缺少人体内研究的数据。因此，干细胞巢或微环境内的自我更新、分化能力及各种胚系细胞的机制，还有待进一步深入研究。

6. ADSCs 巢与褐色脂肪细胞　　人体脂肪细胞分为白色脂肪细胞和棕色（或褐色）脂肪细胞。白色脂肪细胞是能量的储存器，而棕色脂肪细胞是能量的燃烧器。棕色脂肪细胞是多边形、多空泡细胞。这些细胞有相当多的胞质，其质滴分散在整个胞内。其细胞核是圆形，是不同心的。棕色脂肪细胞来源于大量的线粒体，因此，棕色脂肪称"婴儿脂肪"。Ahfeldt 等报道多能干细胞在单一 PPARG2 作用下或在联合 CEBPB 或 PRDM 的作用下，分化为白色脂肪细胞和棕色脂肪细胞，数量占比为 85%～90%，它们均具有各自的形态和功能。Tishong 等报道，从脂肪干细胞巢中提取的 SVF 有白色脂肪细胞和棕色脂肪细胞。研究证明，棕色脂肪细胞同样位于脂肪干细胞巢中。Didier 等报道，白色脂肪细胞从分子水平转化为棕色脂肪细胞。Elabd 等证明，人的年轻供体多功能 ADSCs 能分化为有功能的棕色脂肪细胞，具有棕色脂肪细胞的形态和功能。Liu 等从棕色脂肪细胞中有效分离出心肌干细胞。如此证明，从棕色脂肪细胞中分离提取的心肌干细胞可用于提高心肌的再生能力。至此，联合各种酶从棕色脂肪细胞中分离有效的心肌干细胞的临床应用，取得了初步的临床效果，说明该技术在治疗心肌疾病领域开创了一条新路径。

7. 其他影响因素

（1）拉伸应变：研究表明持续性和间歇性的周期拉伸应变可增加 ADSCs 的成骨能力，间歇性优于持续性的应变。

（2）透明质酸：可影响细胞的黏附、迁移和增殖，以及间充质干细胞的分化。

（3）氧浓度：研究表明，2% 低氧能抑制 ADSCs 的成骨分化。

（4）NAPT：DAPT 能降低 ADSCs 的增殖能力，增强维生素 D3 诱导的成骨分化能力，DAPT 抵制了 Notch / Hey 信号通路，从而使成骨能力得到增强。

（5）钙离子：钙离子可作为信号分子。通过改变培养基中钙离子的浓度发现，人的 ADSCs 在 8 mM Ca^{2+} 的培养基中增殖能力增强，矿物质沉积增多，从而使羟基磷灰石样钙结晶结构增加，成骨增强。

（四）干细胞微环境（巢）与衰老

科学家们已研究证实，衰老的根源是干细胞的老化。干细胞衰老受干细胞巢的影响，衰老的最直接原因是细胞数量减少、功能降低，从而影响了由细胞和黏附因子与基质组成的干细胞巢。而干细胞巢给干细胞提供营养，直接影响干细胞的功能。因此，衰老、干细胞、干细胞巢（微环境）互为影响，互为相关。

科学家还发现，体内干细胞的数量和活性反映了干细胞的功能。老化引起干细胞数量减少，功能降低，随之高效活化的细胞因子等明显减少，进一步促进人体老化。同时发现由蛋白质组成的信息分子（配体）与受体结合，启动细胞内信息传递体系，导致细胞功能改变。

随着现代医学技术的日新月异，人们对人体衰老的研究广泛，深入长久，然而人类对衰老的详细机制知之甚少。学说很多，其中包括自由基学说、免疫学说、细胞学说和基因学说等。在细胞水平的干细胞学说和在分子水平的端粒学说为最新学说。

从 25 岁后开始，机体各器官功能会下降，逐渐走向衰老。因此，专家建议从 25 岁起可进行干细胞移植抗衰老。衰老表现在人体十大系统，包括皮肤、筋膜、肌肉、骨骼、神经、心血管、消化、泌尿、生殖、内分泌系统。6000 多例的临床实践证明，应用干细胞治疗之后的面部皮肤皱纹变浅，恢复弹性、光泽，色斑消失、失眠、记忆力好转，白发变黑，继续代谢率提高，抵抗力提高，不再容易感冒，精力旺盛，不易疲劳等，十大系统的功能改善。

干细胞抗衰老治疗的特点：干细胞能对多器官、多系统的老化进行再生性修复，是一种全身性系统性治疗方法。利用体外扩增和活化后的自体干细胞通过静脉、局部等注射移植进行抗衰老治疗不仅安全可靠，且无不良反应。干细胞移植可达到使人美丽、年轻的效果。

干细胞移植抗衰老治疗之后，由于每个人身体情况和衰老症状不同，作用时间也略有差别，但总的来看，接受治疗后最快 1～2 h 可见效，3～6 个月能感受到干细胞移植后抗衰老的效果，如精力充沛、活力增加、免疫力增强等。

综上所述，本文就自身ADSCs移植之后的命运和对干细胞巢（微环境）的结构、功能，干细胞归巢的原理，ADSCs归巢，以及干细胞巢与衰老的关系进行了详细的文献整理，从而明确提出，移植干细胞数量、功能和归巢率以及各种细胞因子的应用，直接影响到干细胞的疗效。

三、干细胞治疗的临床应用

自干细胞的发现以来，医学研究与临床应用进入再生医学研究与应用时期，目前仍处于基础研究和临床验证阶段。临床应用的成体干细胞，主要是骨髓间质干细胞、周围血管细胞、脐带血干细胞和脂肪来源干细胞。较少应用羊水干细胞和牙髓干细胞。然而自体脂肪干细胞是当前研究和应用的热点。

（一）现行治疗

从骨髓移植到近来利用脐带血干细胞治疗癌症（如白血病和淋巴瘤）已有30多年。当肿瘤患者接受化疗时，由细胞毒素制剂杀死许多生长细胞。这些制剂不仅杀死白细胞或新生细胞，也杀死骨髓内的造血干细胞，这是化疗的固有不良反应。然而干细胞移植扭转了这种不良反应；供者的健康骨髓提供有功能的干细胞替代治疗中丧失的细胞。

（二）试行治疗

1. 创伤修复和再生　实验研究证明，可利用干细胞刺激人的组织生长。通常在成人的创伤组织中，最好的愈合由瘢痕替代，即错乱的胶原结构、毛囊丧失、不规则的血管结构等。然而在胎儿的创伤组织中，其创伤组织因干细胞的作用产生正常的组织代替。使成年人创伤组织愈合的可行方法是将干细胞种植在组织床上，使干细胞刺激组织床细胞分化。这种愈合方法如同胎儿的创伤愈合。2009年，日本的Mizuno报道胚胎来源干细胞治疗难治性、放射性、慢性溃疡12例取得明显的效果。该作者还报道脂肪来源干细胞治疗慢性心衰和急性心肌梗死在欧洲临床上取得好的疗效。Gimble等人证明，脂肪来源干细胞注入损伤或疾病组织可分泌细胞活素和生长因子，以刺激恢复旁分泌状态。脂肪来源干细胞刺激内源性干细胞补充到该病变区，分化为所需要的细胞系。同时提供抗氧化剂、自由基的清道夫，毒素从局部清除，促进活细胞的康复。因此，可以说干细胞疗法使创伤的愈合由瘢痕细胞外基质的愈合发展到细胞的愈合。

2. 抗老化干细胞疗法　美国Shamban（2009）报道，脂肪来源干细胞和它所分泌的各种因子治疗面部的光老化取得明显的年轻化疗效。Park等（2008）报道自体脂肪来源干细胞（$1 \times 10^6/\text{ml}$）注射到老化的皮肤，刺激产生因子，增加胶原的产生，明显改善老化的皮肤。

3. 脂肪来源干细胞和祖细胞可作为永久填充剂 美国的Moseley等（2006）报道，脂肪来源干细胞和祖细胞可作为整形和再造外科的填充剂，并且临床研究表明脂肪来源干细胞提供最终的填充作用。美国的Coleman（2006）报道脂肪移植成活的机制是不完全清楚的，但脂肪来源干细胞和前脂肪细胞在脂肪成活中仍然起决定作用。较早的研究已指出在移植脂肪中观察到更多未分化的细胞。

4. 秃发的干细胞治疗 利用毛囊干细胞，经体外扩增再移植到头皮，从而成功地治疗秃发。

5. 脑损伤的治疗 脑卒中和脑创伤导致脑细胞死亡，以脑内的神经元和神经胶质细胞丧失为特征。健康成人脑包含有神经干细胞，它可分裂并保留干细胞或称祖细胞。成人脑遭受创伤后，脑内生长因子调节和增加，从而形成脑的新的物质。因此，可利用干细胞治疗脑变性，例如帕金森病和阿尔茨海默病等。

6. 癌的干细胞治疗 近来有研究者注射成体神经干细胞进入狗脑癌瘤，取得明显的成功。由于常见的脑瘤播散很快，相应治疗技术是匮乏的。美国哈佛医学院的研究者，注射人的神经干细胞，产生胞（核）嘧啶脱氢（基）酶，杀死癌瘤肿块的81%，某些研究者认为是抑制癌的干细胞杀死癌细胞。

7. 脊髓损伤的干细胞治疗 美国FDA于2009年1月23日批准Geron公司首先利用胚胎干细胞和祖细胞治疗急性脊髓损伤的患者的临床验证。2003年11月23日，韩国对脊髓损伤19年不能站立的患者行脐带血干细胞移植，术后患者可站立和步行。2005年10月7日，美国加利福尼亚的研究者给脊髓损伤的鼠注射人胚胎干细胞，术后4个月鼠恢复运动，并发现其神经元和髓鞘细胞再生。2005年1月，Madison将干细胞注射到人损伤的脊髓中，取得同样好的效果。

8. 心脏损害的干细胞的治疗 心脏疾病临床验证表明，成体干细胞治疗是安全和有效的，以及在成人和小孩有同样的效果，其可能的机制是：①心肌细胞的再生；②刺激支配心脏组织新的血管的再生；③生长因子的分泌；④其他机制，如成人骨髓细胞分化心肌细胞也是可能的。

四、自体成体脂肪来源干细胞

（一）自体成体脂肪来源干细胞的认定

ADSCs脂肪来源干细胞的所在具体位置目前还不是很清楚，有研究者认为ADSCs在脂肪间结缔组织中，还有研究者认为ADSCs位于脂肪细胞之间或位于小血管周围。通过吸脂术获得的各种干细胞的比例是：脂肪来源干细胞占70%～90%；血管内皮祖细胞占3%～9%；血管周皮细胞占2%～5%；还有一些其他干细胞。

1964年，Rodbell等在大鼠附睾脂肪垫中首次分离出成熟脂肪细胞及其祖细胞，又称脂肪前体细胞。脂肪前体细胞可孕育出成体干细胞→间充质前体细胞→前脂肪细胞→成熟的脂肪细胞。2001年，Zuk首次从人体脂肪组织中获得同样具有多向分化潜能的细胞群脂肪来源干细胞。脂肪干细胞的命名繁多，如脂肪祖细胞、脂肪来源基质或脂肪来源干细胞、脂肪来源成体干细胞、脂肪成体基质细胞、脂肪来源基质细胞（adipose derived stromal cells，ADSCs）、脂肪间充质干细胞、脂肪前体细胞等。国际脂肪利用科技学会将其统称为"脂肪来源干细胞"。

（二）脂肪来源干细胞的表面标志与鉴定

迄今为止，还没有发现ADSCs的特异表面标志。Gronthos等人对脂肪抽吸物培养细胞的表面标志进行了系统研究，发现这些细胞具有与BMSCs相似的表面抗原表达，如CD9、CD10、CD13、CD29、CD34、CD44、CD49d、CD49e、CD54、CD55、CD59、CD105、CD106、CD146、CD166等，但他们并没有检测到BMSCs特有表面抗原STRO-1的表达。与之不同的是De Ugarte等人研究指出ADSCs和BMSCs都表达CD13、CD29、CD44、CD90、CD105、SH-13和STRO-1。两者的差别在于ADSCs不表达CD49d。相反，BMSCs的表达量很低。同样地，其他学者在分析比较ADSCs和BMSCs表面抗原时也存在某些差异，但大多数研究人员明确指出脂肪来源细胞中CD105、CD166、STRO-1等干细胞相关表面抗原均有表达。另外，与造血系、内皮细胞系相关的CD34、CD31等也均有较高比例表达。这些结果表明，脂肪来源细胞中确实存在具有间充质干细胞特性的细胞，但同时也夹杂着大量非间充质干细胞群体。因此，严格来讲，脂肪干细胞应该称为脂肪组织来源的干细胞。

（三）ADSCs的分离、提取和培养

ADSCs的形态为纤维细胞样，富含内质网和核仁。将抽吸于下腹部、大腿内侧的脂肪（干细胞的浓度最高）在37.8 ℃下用胶原酶Ⅰ消化，并将悬浊液离心、分离、提纯ADSCs。采用美国圣地亚哥Cytori公司的Celution技术及其研制的离心机（离心速度约每分钟1200转），可将脂肪细胞和干细胞与其他的再造细胞分离。沉淀物中可分离出ADSCs，其中还包括基质血管细胞群，平均每300 ml脂肪组织中可获得（2～6）×10⁸个ADSCs，可传递13～15代，其中衰老和死亡细胞仅占少数。有学者提出，在培养过程中加入诱导因子，如地塞米松、生物素、胰岛素等，可加速成熟脂肪细胞形成，并在实验中采用牛胚胎血培养，经7～10天的诱导后在细胞质内出现脂肪空泡，一般在线粒体周围。

（四）ADSCs的多向分化能力

ADSCs可分化成：①脂肪细胞；②成骨细胞；③软骨细胞；④内皮细胞；⑤外皮细胞；⑥神经前体细胞；⑦肌细胞；⑧心肌细胞；⑨平滑肌细胞；⑩表皮细胞；⑪真皮细胞；⑫肝细胞；

⑬胰岛细胞等。

在研究ADSCs多分化潜能时学者们发现其具有内分泌的功能，并探索了其在再生医学中的作用。ADSCs内分泌功能包括：①促血管化作用。大量研究表明ADSCs可分泌促血管化因子VEGF、EGF、bFGF、HGF等，从而加速血管化形成。②造血支持作用。已有学者证明，造血功能受损的小鼠注射ADSCs后恢复正常造血，并检测到供体细胞。③抗凋亡作用。Sadat等人通过应用Transwell培养新生鼠的心肌细胞发现，ADSCs具有保护心肌细胞的作用。④趋化作用。目前已证实ADSCs可以合成、分泌趋化因子SDF-1和大量类似的趋化因子，来加速损伤修复。⑤免疫控制和免疫调节作用。已有大量的研究结果表明，ADSCs具有免疫控制和免疫调节作用（为临床异体移植脂肪干细胞提供理论基础）。⑥维持高增殖率及多向分化潜能的作用。

（五）ADSCs的临床应用

2004年，日本东京大学医学院的吉村浩太郎首次应用脂肪来源干细胞和脂肪联合移植增大软组织部位（乳房和面部等）。2006年12月21日，匹兹堡大学的Rubin报道，将从脂肪中提取的干细胞置入微珠内作为细胞基质，注入小鼠皮下，分化后形成隆起的组织团，证明了其应用于隆乳等软组织填充的安全性和可能性。2007年12月20日，美国媒体报道，日本科学家首次使用自体ADSCs修复乳腺癌术后畸形，同时认为这种技术对正常的乳房增大同样有效。美国威斯康星大学麦迪逊分校的卡罗尔博士表示全美国都在研究该项技术，并估计手术费为3000～5000美元。美国芝加哥伊利诺伊大学的Jeremy通过10年的研究，证明了ADSCs可以代替硅胶假体和盐水假体在乳房增大方面的应用。2008年5月12日英国《泰晤士报》报道，英国女性已开始接受日本开创的自体ADSCs隆乳技术，并认为隆乳后的外观和手感自然、平滑，同时也有乳腺癌术后畸形的患者应用此项技术。该项技术已通过欧盟法律，即应用已合法化。国际脂肪治疗科学联合会（IFATS）主席March在联合会研究会议的总结报道中指出，成人ADSCs可促进血管新生，保护内皮祖细胞，在人的血管疾病领域有良好的应用前景。ADSCs可明显加速愈合，在动物实验中已证实其能降低原发性肿瘤的生长速度。ADSCs已在很多美容和整形外科中心进行了应用。IFATS医学研究会对100多例的临床应用经验进行了报道，结果是安全、有效的，包括完全或部分乳房切除术后的乳房成形、乳房增大、骨及运动神经元和肌肉损坏的修复、阿尔茨海默病等。西班牙研究者还应用ADSCs治疗了1例心脏严重损伤的患者，并取得了较好的疗效。2010年，巴西Almeida报道ADSCs注射到尿道壁引起尿道壁增生，增加尿道阻力，治疗尿失禁。

五、自体ADSCs的功能

ADSCs是具有较强分化能力的全能干细胞。除可增大乳房外，也可作为其他部位的软组织填充材料，如面部萎缩的填充等。其功能和作用如下：①皮肤老化的年轻化治疗，通过ADSCs分泌各种因子，维持皮肤的年轻化，包括去除皱纹；②心肌梗死的心肌修复，左心功能的恢复；③椎间盘突出的治疗；④尿、便失禁的括约肌功能恢复；⑤颅面缺损的修复和脊柱融合治疗；⑥肝衰竭全肝移植前肝功能的再生治疗；⑦促进伤口愈合；⑧富含血小板的血浆，可加强人体ADSCs的分化；⑨ADSCs的分化潜能强于骨和软骨干细胞的分化潜能；⑩ADSCs具有免疫调节功能，抑制免疫排斥反应；⑪牙槽的再生；⑫中风的治疗等。未分化的脂肪细胞显示多系潜能，干细胞有多种分泌功能，但是否会肿瘤化尚需深入研究。

2003年吉村浩太郎报道的CAL技术，实际上是脂肪来源干细胞加上脂肪颗粒的移植技术。抽取的脂肪的1/2用来分离提取脂肪干细胞混合液，称基质血管细胞群（stromal vascular fraction，SVF）。SVF中除有脂肪来源干细胞外富含各种生长因子，尤其含有血管内皮生长因子，可促进和加速移植物的再血管化。如此增加移植的干细胞和脂肪细胞的成活率。自Coleman 2002年报道脂肪颗粒移植技术及其设备应用后，脂肪移植的成活率高达80%～90%。其后美国和韩国等先后发明了LipiVage系统、Celition系统和Lipokit系统等，使抽取的脂肪组织的分离、提取一体化，增加分离脂肪的完整性，也进一步增加移植后的成活性。

上述功能是实验室和临床应用研究的结果，但还须进一步研究和探索，尤其需要在组织学方面验证单纯脂肪细胞填充与脂肪细胞＋ADSCs填充两者的疗效，以及填充后的ADSCs的作用和命运如何。

六、自体ADSCs注射乳房增大

（一）背景

200年前，人们开始用象牙和海绵置入来增大妇女乳房；1940年，应用石蜡和硅油直接注射使乳房增大；20世纪60年代开始用硅凝胶假体增大乳房至今。美国每年有6.2万人需要用假体来再造乳房和增大乳房。根据英国美容和整形外科医师协会2007年的报道，英国每年有15000名妇女做乳房美容。硅胶假体的破裂、泄漏和渗透不可避免，而单纯脂肪颗粒植入后成活率低，同时还会出现缩小、硬结、液化、坏死、感染等不良反应。2004年，日本东京大学医学院的吉村浩太郎首次利用自体脂肪来源干细胞和脂肪，联合注射增大乳房，取得了良好的效果，无明显并发症。这是ADSCs在美容医学中首次创新性的成果。俄罗斯学者Kamakura证明：用Celution离心机、Cytori技术提取的ADSCs来增大乳房，3个月时乳房容量增大，9个月时仍然保持，且乳房柔软、自然。因此，ADSCs和其他相关细胞统称为脂肪再生组织，可应用到美容和再造外科领域。

（二）自体ADSCs注射乳房增大

2008年1月，吉村浩太郎报道，2003—2007年应用抽吸的脂肪提取ADSCs伴脂肪颗粒联合移植填充软组织缺损患者400余例。其中乳房增大327例（包括乳癌切除后的乳房再造），面部软组织填充12例，臀部11例，平均随访42个月，结果显示其在软组织增大方面的有效性和安全性优于单纯的脂肪注射。2008年11月，笔者参观了日本东京吉村浩太郎的医院，了解到其应用此项技术。

1. 手术技术　采用全身麻醉及局部应用0.001%肾上腺素盐水浸润，用内径为2.5 mm的抽吸管抽吸脂肪。将抽吸物分成2份，将一份离心成基质血管细胞群，加入另一份中混合后注射至乳房内。结果乳房容量增大100～200 ml。

2. 自体ADSCs的作用　临床结果证明，ADSCs作用：①可分化为脂肪细胞，再生脂肪组织；②可分化为血管内皮细胞、外皮细胞，促进血管形成，加速移植物血管化和再成活；③可释放血管源性生长因子，这些因子在低血氧环境下可影响周围宿主组织；④关键是保障原始ADSCs的成活，才最具有影响力。

ADSCs存在于脂肪细胞间或细胞外基质之中，特别存在于血管周围，有助于脂肪组织的更新，但这一过程较慢（2年以上）。一般的脂肪抽吸再注射，由于缺乏ADSCs，最终注射的脂肪将会枯萎；采用脂肪干细胞＋脂肪颗粒联合注射，ADSCs内含有血管内皮细胞、血液细胞（白细胞、红细胞）以及其他相关细胞等，加速注射细胞的成活，使其成为乳房的自体组织。

七、皮肤干细胞的研究与应用

皮肤是人体最大的器官，它被覆于身体表面，由表皮、真皮、皮下组织及附属器组成，在抵御微生物入侵、紫外线辐射以及防止水分的丢失、调节体温和维持人的外貌等方面起着十分重要的作用。表皮约每月更新一次，始终处于持续的增殖、分化、脱落、消亡状态，且增殖与消亡的速度保持一致，以保证皮肤的完整性。

皮肤具极强的修复和再生能力，这与皮肤干细胞的存在具有直接的关系。皮肤干细胞是一类存在于皮肤（包括表皮、真皮、附属器）中的成体干细胞，始于胚胎发育阶段，并保持增殖分化潜能直至成年。对皮肤干细胞的位置、数量、种类、活性的报道不一，而且多数还是处于实验研究阶段。皮肤干细胞是皮肤发生、修复、重塑的关键性源泉，是皮肤组织工程理想的种子细胞。了解皮肤干细胞增殖及调控机制，在创伤愈合、组织移植、基因治疗及医疗美容等方面有着广泛的应用前景。

（一）表皮干细胞的分类及定位

皮肤干细胞是各种皮肤细胞的祖细胞，在胚胎发育过程中，具有双向分化的能力，一方面可向下迁移分化为表皮基底层，进而生成毛囊；另一方面则可向上迁移，并最终分化为各种表皮细胞。成体皮肤干细胞在正常情况下大多处于休眠状态，在病理状态或在外因诱导下具有不同程度的再生和更新能力。

研究者们已从表皮中分离出表皮干细胞，从毛囊侧部分离出毛囊干细胞，从真皮中分离出真皮干细胞。表皮干细胞存在于环境稳定、血管丰富的区域，但对它在皮肤中的确切定位还有争论。一般认为表皮干细胞在表皮基底层呈片状分布，而在没有毛发的部位如手掌、脚掌，则仅存在于基底层与真皮乳头顶部相连处。表皮基底层中有1%～10%的细胞为干细胞，随着年龄的增大，表皮角（伸向真皮层内的表皮基底层）与真皮乳头逐渐平坦，表皮干细胞的数量也随之减少。这也是成人的创伤愈合能力较小儿弱的重要原因之一。目前，人们对毛囊间干细胞和毛囊内干细胞的研究相对较广。

1. **毛囊间干细胞** 我们都知道，表皮细胞的增殖和自我更新主要发生于皮肤的基底层。正常情况下，基底层细胞的增殖分裂是不需要其他附属物如毛囊的协助的，其具有自我增殖能力。整个生命过程中，都有表皮细胞的不断更新，所以人们假设，在表皮的基底层存在一部分干细胞。有学者提出类似的模型，认为基底层的干细胞通过短暂的增殖，增殖后的细胞具有定向分化成某种终末分化细胞的能力，这些细胞通过几次或者几十次的增殖分裂，最终形成了表皮中其他类型的组织细胞。根据这个模型，每一个表皮细胞都可以产生一个子上皮细胞，人们把这种干细胞称为表皮增殖单位（epidermal proliferative unit，EPU）。每一个EPU都会有不同的终端分化，皮肤的每一层细胞均是以一个EPU为中心，然后向周围逐渐分化增殖形成的。同时，在鼠皮肤模型的研究中，通过使用逆转录病毒感染基底部位的细胞，发现一些表皮细胞来源于基底膜处。此外，脉冲标签的研究也证明了基底膜处确实存在表皮干细胞。

然而，Clayton等人通过实验发现，有些细胞并不完全遵循EPU模型。其发现基底部的一些细胞，有些并没有分化增殖，而只是数目上不断增加，于是其用数学分析的方法，提出了定向祖细胞（committed progenitor，CP）模型。有些表皮干细胞能够定向分裂出两种新的基底细胞，同样也能随机分裂出两种不同类型的定向基底细胞。毛囊间干细胞的分裂模式究竟是CP模型还是EPU模型，目前还存在争议。但近期的研究表明，两种模型可能同时存在于毛囊干细胞的增殖过程。此外，体外培养人角质细胞时发现β_1-integrin阳性的细胞具有很高的增殖潜能，并且这类细胞主要分布于基底层。因此有学者认为β_1-integrin可以作为毛囊间干细胞的标记物之一。但是，β_1-integrin的表达水平与表皮干细胞的直接关系尚未明确，还需进一步验证。

2. **毛囊干细胞** 人们不仅从皮肤表皮基底层中分离出了表皮干细胞，还在位于表皮之下的毛囊侧部的隆突处发现了干细胞的存在，并将其命名为毛囊干细胞。Cotsarelis 等人首先在毛囊的隆突部发现了毛囊干细胞。毛囊是哺乳动物重要的皮肤附属结构，在此之前，人们一直认为毛囊中所产生的细胞全部为基质细胞。但是随着研究的深入，人们发现当把毛囊中的基质细胞全部杀死后，毛囊还是可以从外根鞘中重新长出。此后，Ito 等人用遗传跟踪的方法发现毛囊中的一类细胞不仅能促进毛囊增殖-凋亡的循环过程，而且能够协助表皮的生长，帮助损伤再修复。Quan 等人把大鼠的毛囊进行体外培养发现，体外培养的克隆中，95% 的克隆细胞来源于隆突。由此，越来越多的人认为毛囊中的干细胞发挥着重要的作用，通常把位于隆突部分的干细胞称为毛囊干细胞。并且人们在毛囊干细胞表面发现了一些特有的表面分子，如角蛋白 15（KRT15，为大部分隆突干细胞的表面分子，表达这类分子的隆突干细胞具有协助毛囊和表皮生长的功能）、Lgr5（主要促进毛囊的生长）、CD34、Sox9、Lhx2、Tcf3、NFATc 等。

3. 其他部位表皮干细胞　加拿大学者又从大鼠真皮中提取出干细胞，并利用这些干细胞成功培养出神经细胞、脂肪细胞和平滑肌细胞，这些研究成果加深了人们对皮肤干细胞临床应用价值的认识。

此外，在皮脂腺、汗腺等部位也有表皮干细胞的存在。利用逆转录病毒追踪技术发现，在皮脂腺内有些细胞可以被标记。Plikus 等人在汗腺中也发现了表皮干细胞，这些干细胞能协助汗腺导管的产生和修复。

（二）皮肤干细胞的来源

皮肤干细胞，主要来源于胚胎干细胞，也可由成体干细胞产生。成体干细胞在自然条件下倾向分化成所在组织的各种细胞，用于维持机体的新陈代谢，但在特定的外界条件诱导下，一种组织细胞可以"横向分化"成其他组织的功能细胞，参与组织的损伤修复，即成体干细胞的"可塑性"。虽有研究对成体干细胞"可塑性"提出了质疑，但有实验结果已证实作者在方法学上是可靠的，因而"可塑性"是客观存在的。

（三）皮肤干细胞的增殖和分化

皮肤干细胞具有强大的自我更新能力，在体外培养时呈克隆性生长。通常情况下，皮肤干细胞通过不对称分裂产生一个子代干细胞和一个定向祖细胞即短暂增殖细胞。子代干细胞具有高度的增殖潜能，但分化较慢。短暂增殖细胞增殖潜能有限，但可不断增加分化细胞数量，产生终末分化细胞。表皮干细胞及其产生的短暂增殖细胞、终末分化细胞构成一个表皮增殖单位，分布在表皮不同的空间。表皮更新时，由基底层表皮干细胞分化产生的短暂增殖细胞失去对基底膜的黏附，向上迁移，最后经过一系列生物化学和形态学变化，达到表皮最外层，形成角质化表皮细胞，角质化表皮细胞最终脱落为皮屑。表皮受到外来损伤时，还可通过对称分裂产生两个干细胞或两个祖细胞，增加干细胞或分化细胞的数量，从而更好地适应机体的需要。

Bickenbach等人将用酶消化法分离的鼠表皮细胞进行长期培养，不断传代、克隆。在器官型培养中可形成分化完全的表皮。Dunnwald等人使用Hoechest和碘化丙啶联合染色，流式细胞仪分选的纯角质形成细胞群，具有干细胞所有的功能特征。

（四）皮肤干细胞的基本特征

1. 体内慢周期性　表现为活体细胞标记滞留。标记滞留细胞可以长期探测到放射活性，表明它们在体内分裂很慢，具有干细胞在体内慢周期性的特点。

2. 具有自我更新能力　表现为体外培养时细胞呈克隆状生长，大约能进行140次分裂，产生$1×10^{40}$个子代细胞。

3. 对皮肤基底膜的黏附性　主要通过表达整合素实现。整合素表达也是维持皮肤干细胞特征的一个基本条件。

（五）皮肤干细胞的表面标志及鉴定

迄今为止，有关皮肤干细胞的特异性标志物的研究报道不一。学术界认可并应用广泛的是依据其在形态学上表现为非成熟细胞特征、具有较强的自我更新能力及表皮干细胞一些相对特异的细胞表面标记。

1. 表皮干细胞形态及动力学特征　显微镜下表皮干细胞为角蛋白，形态较为原始，体积小、核大、核浆比例大，流式细胞仪分析表皮干细胞多数处于静止期、DNA合成前期，其分裂增殖活动相对静止。体外培养时干细胞体现了无限的增殖能力，呈克隆状生长。

2. 整合素　整合素包括α和β两种亚基，干细胞高水平表达3种整合素家族：α2β1、α3β1和α5β1。各种整合素作为受体分子与基底膜各种成分的配体结合，是干细胞维持其特性的基本条件，由于表皮干细胞及短暂增殖细胞表面高表达β1整合素，而有丝分裂后细胞及终末分化细胞不表达β1整合素，因而可以用β1整合素的抗体来鉴别表皮干细胞及暂时增殖细胞。Cotsarelis等人研究证实表皮中β1整合素高表达的基底细胞数目大于实际干细胞，故β1整合素作为鉴别皮肤干细胞的表面标志，仍有待进一步研究。另有学者利用表皮干细胞表面α6整合素及另一个与增殖有关的表面标志10G7的单抗来区分表皮干细胞、暂时增殖细胞和终末分化细胞，α6表达阳性和10G7表达阴性为干细胞；α6和10G7表达均阳性的细胞为暂时增殖细胞；α6表达阴性、角蛋白10表达阳性的细胞为终末分化细胞。同时表皮基底层α6表达阳性、10G7表达阴性的细胞比β1表达阳性、10G7表达阴性的细胞具有更高的增殖潜能。

3. 角蛋白　角蛋白是表皮细胞的结构蛋白，随着分化程度的不同，表皮细胞表达不同的角蛋白，因而可用于鉴别表皮干细胞、短暂增殖细胞和终末分化细胞。表皮干细胞表达角蛋白

19；短暂增殖细胞表达角蛋白5和角蛋白14；终末分化细胞表达角蛋白1和角蛋白10。一般认为皮肤基底层、毛囊隆突部干细胞角蛋白19表达阳性，但有毛发皮肤基底层的表皮干细胞角蛋白9表达阴性。Roh等人在实验中发现毛囊隆突部表皮干细胞表达角蛋白15，而且在干细胞的分化过程中，角蛋白15表达的减少较角蛋白19表达的减少更早，而角蛋白19阳性的细胞可能是"早期"短暂增殖细胞，在鉴别毛囊干细胞方面，角蛋白15可能比角蛋白19更有意义。但Porter等的研究结果显示角蛋白15存在于整个毛囊根部外鞘中。总之表皮干细胞和角蛋白15的关系还需进一步研究和探索。谢举临等人通过研究发现，在生理和病理条件的刺激下，干细胞能够表达角蛋白，其中角蛋白10是分化程度高的表皮细胞的特征蛋白，因此可以认为角蛋白10是表皮干细胞和短暂增殖细胞的阴性表面分子标志，对于表皮干细胞和短暂增殖细胞的鉴定和分选有重要意义。

其他分子标志：①p63。p63是肿瘤抑制因子之一，结构和功能与p53类似。Pellegrini等发现在角膜缘的基底细胞有p63表达，在角膜表面的短暂增殖细胞没有p63表达，因而认为p63是表皮干细胞的标志物。p63在表皮的发育中起重要作用，在成人皮肤则是基底角质形成细胞活动性增生或具有增生能力的一个标志。②CD71。CD71为表皮干细胞表面转铁蛋白受体。从细胞数量、形态、分布部位和所含标记保留细胞比例等多方面看，低水平表达CD71的那部分表皮细胞均符合表皮干细胞特征。③连接蛋白43（Connexin-43，Cx-43）。Roh等通过实验发现Cx-43可能是两种不同组织（角膜和表皮）干细胞的阴性表面标志物。④CD34。CD34是一种属于Ⅰ型跨膜蛋白的磷酸糖蛋白，主要在造血（祖）细胞上表达。通过实验发现在培养条件下CD34$^+$细胞比CD34$^-$细胞具有更强的克隆能力，证实CD34$^+$上皮细胞比CD34$^-$上皮细胞具有更高的增殖潜能。此外证实CD34$^+$细胞位于毛囊的隆突部，同标记保留细胞一样，用免疫组织化学和放射自显影法可以将CD34表达定位于毛囊的同一区域。因此这些细胞在生物学行为上与干（祖）细胞相似，可以将其作为鉴别具有干细胞或祖细胞特征的毛囊细胞的标志物。皮肤干细胞的分子标志众多，但学界没有定论。

（六）皮肤干细胞的应用前景与展望

近年来，干细胞特有的生物学特性使其逐渐成为临床治疗多种疾病的新策略。特别是干细胞领域的重大突破——成体干细胞具有强大的可塑性，即一种组织的细胞可分化为另一种无关组织的细胞，甚至不同胚层的细胞在一定条件下也可相互转化，为干细胞的利用开辟了更广泛的空间。

1. 细胞治疗　当皮肤受到损伤时，位于皮肤表皮基底层和毛囊隆突的皮肤干细胞就会在内外因素的调控下，及时增殖分化为相关细胞，以修复机体受损的表皮、毛囊等结构。据此，人们将体外培养扩增的表皮细胞膜片或复合皮用于异体移植、烧伤或整形创面的修复。结果显示该移植物可形成完整的表皮结构，而且培养的异体表皮细胞不发生排斥，解决了创面的早期覆盖问题。近年来，有关成功应用复合皮移植的报道也日渐增多，即将创面上覆盖的异体皮于3～5 d后去除表皮，在保留的真皮上植以自体表皮细胞，随访发现表皮在11个月后出现。由于培养条件的限制，基底层细胞损伤等造成干细胞耗竭，目前临床效果不是很理想。利用纤维蛋白作为细胞培养的支持物，是皮肤干细胞治疗的重大进步，它不影响细胞的克隆形成能力及长期的增殖潜能。这样的培养物移植可实现细胞的长期增殖，快速持久地覆盖大面积损伤，并且费用低廉。徐荣祥等创建的原位干细胞培植技术就是直接利用皮肤干细胞对组织进行原位修复。

2. 皮肤组织工程　皮肤组织工程是应用组织工程学的基本原理和方法，将体外培养的细胞扩增后吸附于一种生物相容性良好并会被人体逐步吸收的细胞外基质上，对其进行构建和移植，从而实现创伤的修复和重建。大面积Ⅲ度烧伤、广泛瘢痕切除、外伤性皮肤缺损、皮肤癌、皮肤溃疡等导致的严重皮肤缺损，就可利用组织工程皮肤对其进行治疗。应用于细胞培养的细胞外基质是种植、支持、转运细胞的三维支架，目前开发的有3T3细胞、聚乌拉坦、透明质酸、纤维蛋白胶、脱细胞真皮基质等。随着科学的不断进步，利用组织工程皮肤治疗皮肤损伤疾病的效果日渐改善，其已成为解决临床皮肤大面积损伤患者皮源缺乏的根本途径。然而该方式仍存在一些问题有待解决，如自体细胞在体外培养所需周期较长（1～2周），不适于急性伤口的治疗；异体或异种细胞移植后仍有延迟排斥反应的存在等。

3. 基因治疗　干细胞除应用于外伤性皮肤缺损以及皮肤溃疡等导致的严重皮肤缺损的移植治疗外，还可以用来研究基因的作用以及某些疾病发病的基因机制，同时也可以用来对一些遗传性皮肤病进行基因治疗，包括导入标志性基因或异源基因，使细胞内原有基因过度表达（增加功能），或基因打靶（失去功能）以及诱导某个基因的突变等。由于表皮的不断更新，必须对干细胞进行基因转染以确保外源基因在表皮细胞的长期表达。为使外源基因在足够多的干细胞中表达，而不是在短暂增殖细胞中表达，需将表皮干细胞与短暂增殖细胞分离开，这是实现基因治疗的重要环节。

4. 抗衰老与美容保健　在众多类型的干细胞中，与抗衰老、美容护肤保健最为密切的是成体干细胞，尤其是间充质干细胞、皮肤干细胞等。

（1）干细胞抗衰老保健治疗：体内干细胞的数量和生物活性与人体的各种生理和病理性改变密切相关。研究发现，老年人的干细胞的数量减少，增殖和分化能力下降。骨髓干细胞功能下降可能引起造血免疫功能不足，皮肤干细胞减少可能导致皮肤细胞更新缓慢、皮肤皱缩等。设法促进干细胞增殖，增加体内干细胞的数量或提高干细胞的生物活性，是抗衰老的有效措施，也是医学美容的重要方面。干细胞抗衰老保健治疗的技术方式包括干细胞动员、体内活化与诱导、干细胞输注等。

（2）干细胞动员：干细胞在生理情况下处于静止状态，只有在接收动员信号后才启动其自我更新和分化机制，更新衰老死亡细胞和修复损伤组织。体内干细胞如何动员并启动增殖分化的详细机制并不明确，但已有实验观察到在组织损伤时肌肉、皮肤、肝脏等组织中的干细胞增殖分化。目前还发现某些细胞因子可以动员干细胞进入增殖和分化状态。其中，脂肪干细胞取材方便、易培养，有着广泛的应用前景。

（3）体内活化与诱导：用于保健治疗的干细胞可以来源于异体或自体，可以是胚胎干细胞或自体组织中的成体干细胞。从分化潜能上讲，越早期的干细胞，其分化功能越强，移植后更新组织细胞的效率越高。胚胎干细胞是比较原始的未分化细胞，可以向所有组织类型的成熟细胞分化，应用潜能最大，但目前尚存在许多理论和技术问题，真正用于人体还需要一段时间。自体干细胞，尤其是骨髓、脂肪来源的干细胞具有自体资源自己利用、取材容易、含量丰富、操作性和可行性强等优势，是目前抗衰老保健治疗的首选材料。

（4）干细胞输注：干细胞活化的策略是通过输注自体干细胞（自体干细胞经体外增殖培养后数量庞大），利用输入体内的干细胞产生的大量细胞因子激活体内处于静止、休眠状态的成体干细胞，使其焕发活力，起到更新、修复受损、衰老器官和组织的作用，也可以给予机体某些活化因子，动员和活化体内处于休眠状态的干细胞或移植进入人体的干细胞，提高自我更新和分化潜能。

最近几年，已有较多涉及干细胞动员与活化的研究，但真正的高效干细胞活化因子较少。有报道认为，干细胞活化因子具有增加深层皮肤细胞的数量、促进皮肤表皮细胞活性等抗衰老功能。

可通过唤醒或激活休眠的成体干细胞，恢复其再造和修复功能。同时干细胞对新陈代谢有重要的调节功能。皮肤干细胞保健治疗提高皮肤的新陈代谢和改善微循环的功效，具有着重大应用价值。

研究统计发现，皮肤干细胞保健有显著的美容美肤效果，能使松弛下垂的皮肤光滑收紧，恢复皮肤弹性，减少皮肤皱纹和色素沉着。

（5）干细胞与医疗美容：组织工程自体皮肤成纤维前体细胞注射除皱祛疤治疗技术是通过采取患者经过分离、扩增的自体成纤维细胞，注射到皱纹和瘢痕部位，这些活体细胞产生自体的胶原蛋白，产生的这些胶原蛋白可填充皱纹和瘢痕，从而达到治疗的目的。该技术在美国和欧洲已经有临床报告，长达7年的应用研究证明，此技术尤其对55岁以下的参验者疗效明显，治愈后的满意率较高。

（6）组织工程自体皮肤干细胞复合皮肤：采用自体上皮细胞和真皮细胞在体外扩增后，接种到可降解的皮肤支架上进行培养，在体外构建组织工程皮肤，其和天然皮肤具有类似的结构和功能，再移植到患者自体，用于大面积烧伤患者和皮肤溃疡患者的皮肤移植和修复。目前美国FDA已经批准同种异体细胞生产的组织工程皮肤在临床使用，具有良好的临床效果，但异体细胞仍然存在着存活周期短、交叉感染等问题。组织工程自体复合皮肤采用自体细胞在体外扩增培养制成，不存在免疫排斥反应和传染性疾病的交叉传染问题，是目前治疗皮肤烧伤患者非常有效的方法。可以广泛应用于治疗皮肤烧伤、溃疡、创伤等多种原因造成的皮肤缺损，尤其是能用于大面积皮肤烧伤的急救及康复治疗。

干细胞护肤是通过正向平衡调节和减缓皮肤功能细胞凋亡两种方式来实现皮肤年轻状态的目的，这正是干细胞美容的精髓所在。

同时，皮肤干细胞的应用目前仍有许多问题尚未解决：①在体外扩增获得足够量的干细胞以修复皮肤缺损的同时，如何保持自我特性；②如何改进干细胞的分离培养技术并控制干细胞向皮肤特有的生理结构分化；③如何缩短干细胞的体外扩增时间。尽管如此，皮肤干细胞的无限增殖及多向分化潜能将使其在皮肤组织工程中有着非常广阔的应用前景。特别是干细胞在医学美容中的应用，虽然仍然处于实验室研究的初步阶段，但是它带来的前景让很多业内人士都非常关注。在第十一届国际美容皮肤科学学术大会中，由国内外专家介绍了干细胞毛发移植、自体干细胞治疗减皱、干细胞移植丰胸等新兴项目，这就是目前正处于基础研究阶段的医学美容尖端科技。虽然目前仅限于实验室研究阶段，离市场推广应用还有一段距离，但是这一新的趋势已经预示了医学美容的广阔前景。

八、植物干细胞的研究与应用

1960年，人类发现了动物细胞中的干细胞。2005年，韩国云火科学技术学院在世界上首次成功分离与培养出植物干细胞，并将其命名为多贝尔。该团队与英国爱丁堡大学合作共同研究证明了植物干细胞的多能性。研究证明，长生不老的植物干细胞，其小分子结构在瞬间将有效物质穿透皮肤细胞，在皮肤深层能发挥强大的抗氧化、抗过敏、抗老化的效能。

国家火炬计划将灵芝、山参、银杏、黄芪、红豆杉、胡杨等名贵植物干细胞搭载神舟七号、神舟八号、神舟九号进行太空育种，采用纳米技术提取纳米级产品，其具有强大的细胞激活、细胞修复以及免疫激活和免疫调节作用。此项研究成果发表于2010年11月的英国《自然生物技术》（*Nature Biotechnology*）上。这一成果意味着，植物干细胞超强的再生能力必将对医学和人类的健康、年轻、美丽和长寿产生深刻的影响，美容和抗衰老医学会产生革命性的发展，会对人类生命健康带来不可估量的划时代的意义。

（一）植物干细胞的功效原理

植物干细胞是位于植物分生组织中的固有未分化细胞，具有很强的自我更新和再生能力，可分化特异性植物其他类型的细胞。经过不对称分裂，保留具有多潜能性特征的细胞，可发育成植物的根、茎、叶和花等（干细胞）。"植物干细胞技术"是一种"植物组织培养技术"，通常是抽取植物顶端的分生组织和根尖分生组织，前者生成植物的茎、叶、花等部分，后者负责根部的生长。专家会采用这些生长点进行繁殖，即利用这些组织碎片进行培养，长出一团未分化的细胞团块，称愈伤组织，这些愈伤组织分散为细胞个体，再进行植物细胞培养，会继续产生这些愈伤组织，复制出大量的植物菌株。可利用这些愈伤组织不断生产植物的二次代谢物。这种植物干细胞的代谢物可刺激活化人体干细胞。植物细胞与动物细胞差别巨大，植物干细胞只能分化为其他类型的植物细胞，绝对不可能分化出人类细胞。如此，应用植物干细胞提供人的皮肤细胞是不可能的。

植物干细胞亦称分生细胞，有完整的DNA，具有很强的自我更新能力，可分化为其他植物细胞、组织和器官。这种能力用在药物和化妆品方面具有巨大的价值，特别是通过培育的干细胞所含苯丙素活性物质浓度比平常要高出1000倍以上。植物干细胞含有高浓度的活性分子，呈现效果极佳，以及栽培的植物干细胞对人类干细胞不会产生任何影响，仅是其有效活性成分放在化妆品内，产品促进愈合、保湿、美白、减少皱纹和促进胶原蛋白的合成。人类干细胞和植物干细胞是两个完全不同的概念。目前的研究认为植物干细胞技术经提取、分离、栽培释放出活性物质（代谢物），可实现延缓衰老和年轻化的目的。

植物干细胞巢与人体干细胞巢同样是细胞生存的保持其功能外周的微环境。不同种类的干细胞巢，有序分布构成中医经络系统。干细胞巢容纳干细胞，由干细胞、控制干细胞自我更新的组织细胞及其细胞外基质组成，干细胞巢的大小往往由新的组织细胞及其所能到达的有效范围而定。

植物的长寿人人皆知。美国加利福尼亚州有一棵红杉树高80 m，树龄已有4700年。龙血树的寿命可达6000余年，龙血树受伤后流出的树脂就是名贵中药血竭。自然界有许多植物，树龄可达数百年甚至数千年，这是活生生的现实！植物如此长的寿命说明在其体内必须有一群长期存在的未分化的、未成熟的细胞，即干细胞的存在。植物干细胞具有自我更新、高度增殖和多向分化的能力，是植物组织的来源。植物干细胞的研究领域有无限的广阔空间，上述内容仅仅是开始，将会有有心人不断揭开其谜底。

（二）植物干细胞存在的部位

植物干细胞又称为分生组织。分生组织分为顶端分生组织和侧生分生组织两大细胞团。顶端分生组织分为茎尖分生组织（shoot apical meristem，SAM）和根尖分生组织（root apical meristem，RAM）。侧生分生组织包括维管形成层（vascular cambium）和木栓形成层（corkcambium）。顶端分生组织（植物干细胞）产生植物的茎、叶和花，即地上部分，根尖分生组织（植物干细胞）产生地下根的部分。

（三）植物干细胞的生物学效能

研究证明，植物干细胞具有惊人的再生能力、强大的抗氧化和抗衰老活性，能显著提高人体免疫力和抗癌能力。

1. 强大的抗氧化和抗衰老活性　研究证明紫杉干细胞比普通细胞抗氧化能力高33.6倍。从而紫杉干细胞能强有力地延缓衰老、降低癌的发生率。

2. 提高人体免疫力，增强抗癌能力　研究证明，服用野生参形成层干细胞后NK细胞活性比对照组增加1.5倍。紫杉干细胞可诱发杀死癌细胞作用，使动物肿瘤体积缩小6倍，重量减轻10倍，能激活人体干细胞。

研究证明，植物干细胞促进人体神经元细胞增殖，刺激造血干细胞增强，诱导间充质干细胞分化内脏细胞，刺激内皮细胞改善内皮功能，增加皮肤或纤维团细胞的生长和胶原合成。植物干细胞有四大功能：细胞激活、细胞修复、免疫激活、免疫调节作用。

（四）植物干细胞的应用领域及其技术

1. 生物医药领域　在生物医药中，药品市场25%的部分和抗癌药物60%的部分来自植物。植物和植物干细胞技术是21世纪生物技术领域最具有竞争力的技术之一。生物医药市场需求和植物干细胞功效为未来开发新药开辟了主要原材料。如人参、紫杉、番茄、大蒜、银杏、木瓜等优良植物细胞可产生人参皂苷、紫杉醇、番茄红素、超氧化物歧化酶（SOD）、银杏内酸多糖、胡萝卜素、青蒿素、木瓜蛋白酶及凝乳蛋白酶等药物。

2. 临床医学领域　研究证明50年生的野山参干细胞的总皂苷含量明显高于种植参5～30倍，且能明显延缓衰老，延年益寿。紫杉干细胞和紫杉醇对卵巢癌、乳腺癌、肺癌、大肠癌、黑色素癌、头颈癌、淋巴癌、脑癌，有明显突出疗效。

超级抗原是将育种材料搭载神舟七号、神舟八号、神舟九号成功进行太空育种，对灵芝、山参、银杏、黄芪、云杉、胡杨等名贵植物提取干细胞，通过纳米技术提取纳米超级抗原（1 ng＝10^{-6} mg）。试验证实，超级抗原经口腔黏膜快速吸收，激活人体免疫系统，提升植物干细胞的活性和数量，修复机体的组织和器官损伤，具有抗衰老、防病、抗癌效应。

我国富迪公司"4U植爱"系列产品就是应用50年以上的野山参，上千年的红豆杉，上万年的银杏树，天然有机番茄等优质植物干细胞制成的护肤品和保健品等。

3. 保健食品领域　通过各类植物干细胞培养，实现增殖大量的活性物质。目前韩国每年生产大量的紫杉干细胞和紫杉醇，占世界市场的70%，包括高丽参多贝尔、红参多贝尔、莱菲得多贝尔等保健食品。

4. 美容化妆品领域　科学家在瑞士北部发现20棵濒临灭绝的神奇苹果树。这些苹果树有强大的自愈能力，摘下的苹果可保鲜几个月。同时研究发现该苹果干细胞可促进人体80%的细胞再生，不仅可以快速激活体内休眠的干细胞，而且还可以快速修复受损的干细胞，刺激人体角质细胞和成纤维细胞的增生，增加皮肤弹性，从而实现美丽、年轻和抗衰老。欧洲、亚洲、美国等知名公司率先投入研究苹果干细胞研究与应用。我国富迪健康科技公司、韩国云火集团取得该产品的专利，目前已将野山参、紫杉、银杏、番茄植物干细胞产业化，生产出系列护肤品。

第六节　细胞外基质与美容、抗衰老

一、细胞外基质的主要成分

细胞外基质是由细胞分泌到细胞外间质中的大分子物质，是细胞生命活动的外环节，构成复杂的网架结构，支持并连接组织结构、调节组织的发生和细胞的生理活动，即细胞生命活动的外环境或称细胞巢。

细胞外基质的组成可分为三大类：①结构蛋白，如胶原和弹性蛋白，它们赋予细胞外基质一定的强度和韧性。②黏着蛋白，如纤连蛋白和层粘连蛋白，它们促使细胞同基质结合。其中以胶原和蛋白聚糖为基本骨架在细胞表面形成纤维网状复合物，这种复合物通过纤连蛋白或层粘连蛋白以及其他的连接分子直接与细胞表面受体连接；或附着到受体上。由于受体多数是膜整合蛋白，并与细胞内的骨架蛋白相连，所以细胞外基质通过膜整合蛋白将细胞外与细胞内连成了一个整体。③糖胺聚糖、蛋白聚糖，它们能够形成水性的胶状物，在这种胶状物中包埋有许多其他的基质成分。

构成细胞外基质的大分子种类繁多，可大致归纳为四大类：胶原、非胶原糖蛋白、氨基聚糖与蛋白聚糖，以及弹性蛋白。上皮组织、肌组织及脑与脊髓中的ECM含量较少，而结缔组织中ECM含量较高。细胞外基质的组分及组装形式由所产生的细胞决定，并与组织的特殊功能需要相适应。例如，角膜的细胞外基质为透明柔软的片层，肌腱的则坚韧如绳索。细胞外基质不仅静态地发挥支持、连接、保水、保护等物理作用，而且动态地对细胞产生全方位影响。

（一）胶原

胶原是动物体内含量最丰富的蛋白质，占人体蛋白质总量的30%以上。它遍布于体内各种器官和组织，是细胞外基质中的框架结构，可由成纤维细胞、软骨细胞、成骨细胞及某些上皮细胞合成胶原并分泌到细胞外。

目前已发现的胶原至少有29种，它们由不同的结构基因编码，具有不同的化学结构及免疫学特性。Ⅰ、Ⅱ、Ⅲ、Ⅴ及Ⅺ型胶原为有横纹的纤维形胶原。

各型胶原都是由3条相同或不同的肽链形成三股螺旋，含有3种结构：螺旋区、非螺旋区及球形结构域。其中Ⅰ型胶原的结构最为典型。

Ⅰ型胶原的原纤维平行排列成较粗大的束，成为光镜下可见的胶原纤维，抗张强度超过钢筋。其3股螺旋由2条α1（Ⅰ）链及1条α2（Ⅰ）链构成。每条α链约含1050个氨基酸残基，由重复的Gly-X-Y序列构成。X常为Pro（脯氨酸），Y常为羟脯氨酸或羟赖氨酸残基。重复的Gly-X-Y序列使α链卷曲为左手螺旋，每圈含3个氨基酸残基。3股这样的螺旋再相互盘绕成右手超螺旋，即原胶原。

原胶原分子间通过侧向共价交联，相互呈阶梯式有序排列聚合成直径50～200 nm、长150 nm至数微米的原纤维，在电镜下可见间隔67 nm的横纹。胶原原纤维中的交联键由侧向相邻的赖氨酸或羟赖氨酸残基氧化后所产生的两个醛基间进行缩合而形成。

原胶原共价交联后成为具有抗张强度的不溶性胶原。胚胎及新生儿的胶原因缺乏分子间的交联而易于抽提。随年龄增长，交联日益增多，皮肤、血管及各种组织变得僵硬，成为老化的一个重要特征。

人α1（Ⅰ）链的基因含51个外显子，因而基因转录后的拼接十分复杂。翻译出的肽链称为前α链，其两端各具有一段不含Gly-X-Y序列的前肽。3条前α链的C端前肽借二硫键形成链间交联，使3条前α链"对齐"排列，然后从C端向N端形成3股螺旋结构。前肽部分则呈非螺旋卷曲。带有前肽的3股螺旋胶原分子称为前胶原。胶原变性后不能自然复性重新形成3股螺旋结构，原因是成熟胶原分子的肽链不含前肽，故而不能再进行"对齐"排列。

前α链在粗面内质网上合成，并在形成3股螺旋之前于脯氨酸及赖氨酸残基上进行羟基化修饰，脯氨酸残基的羟化反应是在与膜结合的脯氨酰-4羟化酶及脯氨酰-3羟化酶的催化下进行的。维生素C是这两种酶所必需的辅助因子。维生素C缺乏导致胶原的羟化反应不能充分进行，不能形成正常的胶原原纤维，结果非羟化的前α链在细胞内被降解。膳食中缺乏维生素C可导致血管、肌腱、皮肤变脆，易出血，称为坏血病。

胶原是细胞外基质的最重要成分，但肝脏中含量较高者仅包括Ⅰ、Ⅲ、Ⅳ、Ⅴ、Ⅵ、Ⅹ和Ⅷ型。正常人肝脏的胶原含量约为5 mg/g肝湿重，Ⅰ/Ⅲ型胶原的比为1∶1，各占33%左右；肝纤维化和肝硬化时肝脏胶原含量可增加数倍，且Ⅰ/Ⅲ型的比值可增加到3∶1左右。根据胶原的结构和功能可将其分为七类。

1. 纤维性胶原　这是最经典的胶原，如Ⅰ、Ⅲ、Ⅴ和Ⅺ型胶原。其肽链长达1000个氨基酸，是结缔组织中含量最丰富的胶原。前胶原三螺旋的端肽被切除后纵向平行排列，其中每个胶原分子纵向稍偏移，相邻的肽链形成共价键交联从而形成微纤维。一般需经前胶原肽酶将羧基端肽去除后才能形成胶原纤维，但是部分胶原可以带有氨基端肽而存在于胶原纤维的表面，以阻止胶原纤维继续增粗，从而继续起到调节胶原纤维直径的作用。

2. 网状胶原　如Ⅳ、Ⅷ和Ⅹ型胶原，主要分布于基底膜中。与纤维性胶原不同，其端肽不被去除。两条Ⅳ型前胶原肽链的羧基端肽（NC1）端-端相连形成二聚体，4条前胶原肽链的氨基端肽（7S）端-端相连形成四聚体，从而相互交联成三维网状结构。在肝脏中，Ⅳ型胶原主要分布于血管和胆管的基底层，而且还分布于汇管区的成纤维细胞周围及正常肝血窦的Disse腔中。Ⅷ型胶原常与弹力纤维一起分布于肝脏的汇管区和包膜中，其功能尚不清楚。

3. 微丝状胶原　目前此组只包括ⅥM型胶原。其肽链较短，仅为纤维性胶原的1/3左右。两条肽链反向平行排列，借端肽相互交联成二聚体，二聚体再端-端相连聚集成四聚体。许多四聚体端-端相接形成状如串珠的微丝状长链。在肝脏中Ⅳ型胶原分布于汇管区基质和肝血脉Disse腔隙。Ⅵ型胶原通常分布在Ⅰ型和Ⅲ型胶原纤维之间，推测其功能是将血管结构锚定到间质中。最近有研究发现，Ⅵ型胶原对多种上皮细胞和间质细胞包括肝脏星状细胞的生长有促进作用，并可抑制细胞凋亡。

4. 锚丝状胶原　Ⅶ型胶原属此组，其肽链三螺旋长达1530个氨基酸，中间穿插许多非胶原序列。两条前胶原肽链的羧基端肽端-端重叠交联形成二聚体，多个二聚体以羧基端交联区为中心侧-侧聚集成锚丝状纤维。这一纤维的两个氨基端肽连接到基底膜的某种分子上起锚定作用，故以此得名。

5. 三螺旋区不连续的纤维相关性胶原　这一组包括Ⅸ、Ⅻ、ⅩⅣ、ⅩⅥ及ⅩⅨ型胶原，而且，其数目还在不断增加。其本身不形成纤维，但与纤维性胶原纤维的表面相连。目前对这一组胶原的确切功能及组织、细胞分布尚不了解。ⅩⅣ型曾被称为粗纤维调节素，但现在认为其特征性结构为胶原三螺旋，故名ⅩⅣ型胶原。

6. 跨膜性胶原　ⅩⅦ型胶原有一个细胞内非胶原区，一个跨膜区和细胞外胶原尾巴。这种胶原主要由皮肤基底角化细胞产生，在肝脏中未发现。

7. 尚未分类的胶原　包括ⅩⅢ，ⅩⅤ和ⅩⅧ型胶原。ⅩⅢ型胶原主要分布于皮肤附属器、骨、软骨、横纹肌及肠道黏膜，但不见于肝脏。ⅩⅤ型胶原mRNA表达于许多组织和器官的成纤维细胞和上皮细胞。ⅩⅧ型胶原主要分布于肝脏、肺脏和肾脏。原位杂交研究结果表明在肝脏中ⅩⅧ型胶原主要由肝实质细胞产生，显然与其他胶原主要由间质细胞产生不同。其羧基端具有抑制血管增生的作用而被称为内皮抑素或内皮他汀，初步体外试验和动物试验发现它对肿瘤有较强的抑制作用。

（二）弹性蛋白

弹性蛋白纤维网络赋予组织以弹性，弹力纤维的伸展性比同样横截面积的橡皮条至少大5倍。

弹性蛋白由两种类型的短肽段交替排列构成。一种是疏水短肽赋予分子以弹性；另一种短肽为富丙氨酸及赖氨酸残基的α螺旋，负责在相邻分子间形成交联。弹性蛋白的氨基酸组成似胶原，也富于甘氨酸及脯氨酸，但很少含羟脯氨酸，不含羟赖氨酸，没有胶原特有的Gly-X-Y序列，故不形成规则的三股螺旋结构。弹性蛋白分子间的交联比胶原更复杂，通过赖氨酸残基参与的交联形成富于弹性的网状结构。

在弹性蛋白的外围包绕着一层由微原纤维构成的壳。微原纤维是由一些糖蛋白构成的。其中一种较大的糖蛋白是原纤维蛋白，原纤维蛋白是保持弹力纤维的完整性所必需的。在发育的弹性组织内，糖蛋白微原纤维常先于弹性蛋白出现，似乎是弹性蛋白附着的框架，对于弹性蛋白分子组装成弹力纤维具有组织作用。老年组织中弹性蛋白的生成减少，降解增强，以致组织失去弹性。

（三）纤连蛋白

纤连蛋白（fibronectin，FN）是一种大型的糖蛋白，存在于所有脊椎动物，分子含糖4.5%～9.5%，糖链结构依组织细胞来源及分化状态而异。FN可将细胞连接到细胞外基质上。

每条FN肽链约含2450个氨基酸残基，整个肽链由三种类型（Ⅰ、Ⅱ、Ⅲ）的模块重复排列构成，具有5～7个有特定功能的结构域，由对蛋白酶敏感的肽段连接而成。这些结构域中有些能与其他ECM（如胶原、蛋白聚糖）结合，使细胞外基质形成网络；有些能与细胞表面的受体结合，使细胞附着于ECM上。

FN肽链中的一些短肽序列为细胞表面的各种FN受体识别与结合的最小结构单元。例如，在肽链中央的与细胞相结合的模块中存在RGD（Arg-Gly-Asp）序列，为与细胞表面某些整合素受体识别与结合的部位。化学合成的RGD三肽可抑制细胞在FN基质上黏附。

细胞表面及细胞外基质中的FN分子间通过二硫键相互交联组装成纤维。与胶原不同，FN不能自发组装成纤维，而是在细胞表面受体指导下进行的，只存在于某些细胞（如成纤维细胞）表面。转化细胞及肿瘤细胞表面的FN纤维减少或缺失系细胞表面的FN受体异常所致。

（四）层粘连蛋白

层粘连蛋白（laminin，LN）是一种大型的糖蛋白，与Ⅳ型胶原一起构成基膜，是胚胎发育中出现最早的细胞外基质成分。

LN分子由1条重链（α）和2条轻链（β、γ）借二硫键交联而成，外形呈十字形，三条短臂各由3条肽链的N端序列构成。每一短臂包括2个球区及2个短杆区，长臂也由杆区及球区构成。

LN分子中至少存在8个与细胞结合的位点。链上有IKVAV五肽序列可与神经细胞结合，并促进神经生长。鼠LNα1链上的RGD序列，可与αvβ3整合素结合。现已发现7种LN分子，8种亚单位（α1、α2、α3、β1、β2、β3、γ1、γ2），与FN不同的是，这8种亚单位分别由8个结构基因编码。

LN是含糖量很高（占15%～28%）的糖蛋白，具有50条左右N连接的糖链，是迄今所知糖链结构最复杂的糖蛋白。而且LN的多种受体可识别与结合其糖链结构。

基膜是上皮细胞下方一层柔软的特化的细胞外基质，也存在于肌肉、脂肪和施万细胞周围。它不仅起保护和过滤作用，还决定细胞的极性，影响细胞的代谢、存活、迁移、增殖和分化。

基膜中除LN和Ⅳ型胶原外，还具有多种蛋白，其中LN与巢蛋白形成1∶1紧密结合的复合物，通过巢蛋白与Ⅳ型胶原结合。

（五）糖胺聚糖与蛋白聚糖

1. 糖胺聚糖（glycosaminoglycan，GAG）　GAG是由重复二糖单位构成的无分支长链多糖。其二糖单位通常由氨基己糖（氨基葡萄糖或氨基半乳糖）和糖醛酸组成，但硫酸角质素中糖醛酸由半乳糖代替。糖胺聚糖依组成糖基、连接方式、硫酸化程度及位置的不同可分为6种，即：透明质酸、硫酸软骨素、硫酸皮肤素、硫酸乙酰肝素、肝素、硫酸角质素。

透明质酸（hyaluronic acid，HA）是唯一不发生硫酸化的糖胺聚糖，其糖链特别长。糖胺聚糖一般由不到300个单糖基组成，而HA可含10万个糖基。在溶液中HA分子呈无规则卷曲状态。如果强行伸长，其分子长度可达20 μm。HA整个分子全部由葡萄糖醛酸及乙酰氨基葡萄糖二糖单位重复排列构成。由于HA分子表面有大量带负电荷的亲水性基团，可结合大量水分子，因而即使浓度很低也能形成黏稠的胶体，占据很大的空间，产生膨压。

细胞表面的HA受体为CD44及其同源分子，属于透明质酸粘素族。所有能结合HA的分子都具有相似的结构域。HA虽不与蛋白质共价结合，但可与许多种蛋白聚糖的核心蛋白质及连接蛋白质借非共价键结合而参与蛋白聚糖多聚体的构成，在软骨基质中尤其如此。除HA及肝素外，其他几种糖胺聚糖均不游离存在，而与核心蛋白质共价结合构成蛋白聚糖。

2. 蛋白聚糖　蛋白聚糖是糖胺聚糖（除透明质酸外）与核心蛋白质的共价结合物。核心蛋白质的丝氨酸残基（常有Ser-Gly-X-Gly序列）可在高尔基复合体中装配上糖胺聚糖（GAG）链。其糖基化过程为通过逐个转移糖基首先合成由四糖组成的连接桥（Xyl-Gal-Gal-GlcUA），然后延长糖链，并对所合成的重复二糖单位进行硫酸化及差向异构化修饰。一个核心蛋白质分子上可以连接1～100个GAG链。与一个核心蛋白质分子相连的GAG链可以是同种或不同种的。

许多蛋白聚糖单体常以非共价键与透明质酸形成多聚体。核心蛋白质的 N 端序列与 CD44 分子结合透明质酸的结构域具有同源性，故亦属透明质酸粘素族。蛋白聚糖多聚体的分子量可达 108 KD，其体积可超过细菌。如构成软骨的聚蛋白多糖，其 GAG 主要是硫酸软骨素，但还有硫酸角质素。其含量不足或代谢障碍可引起长骨发育不良，四肢短小。

二、细胞外基质的生物学作用

细胞外基质不但具有连接、支持、保水、抗压、保护等物理学作用，而且对细胞的基本生命活动发挥全方位的生物化学作用。鉴于细胞外基质的多样性，其有多方面的功能，例如为细胞提供支持和固定、提供组织间的分离方法、调节细胞间的沟通、调节细胞的动态行为。此外，细胞外基质还吸收了多种细胞生长因子和蛋白酶，当生理条件变化时，激活蛋白酶而释放这些细胞因子，而无须从头合成这些因子，从而迅速激活细胞功能。

（一）影响细胞的存活、生长与死亡

除成熟的红细胞外，正常真核细胞大多须黏附于特定的细胞外基质上才能抑制凋亡而存活，称为定着依赖性。例如上皮细胞及内皮细胞一旦脱离了细胞外基质则会发生程序性死亡，此现象称为凋亡。

不同的细胞外基质对细胞增殖的影响不同。成纤维细胞在纤连蛋白基质上增殖加快，在层粘连蛋白基质上增殖减慢；而上皮细胞对纤连蛋白及层粘连蛋白的增殖反应则相反。肿瘤细胞的增殖丧失了定着依赖性，可在半悬浮状态增殖。

（二）决定细胞的形状

体外实验证明，各种细胞脱离了细胞外基质为单个游离状态时多呈球形。同一种细胞在不同的细胞外基质上黏附时可表现出完全不同的形状。上皮细胞黏附于基膜上才能显现出其极性。细胞外基质决定细胞的形状这一作用是通过其受体影响细胞骨架的组装而实现的。不同细胞具有不同的细胞外基质，介导的细胞骨架组装的状况不同，从而表现出不同的形状。

（三）控制细胞的分化

细胞通过与特定的细胞外基质成分作用而发生分化，例如成肌细胞在纤连蛋白上增殖并保持未分化的表型；而在层粘连蛋白上则停止增殖，进行分化，融合为肌管。

（四）参与细胞的迁移

细胞外基质可以控制细胞迁移的速度与方向，并为细胞迁移提供"脚手架"。纤连蛋白可促进成纤维细胞及角膜上皮细胞的迁移；层粘连蛋白可促进多种肿瘤细胞的迁移。细胞的趋化性与趋触性迁移皆依赖于细胞外基质。这在胚胎发育及创伤愈合中具有重要意义。细胞的迁移依赖于细胞的黏附与细胞骨架的组装。细胞黏附于一定的细胞外基质时诱导黏着斑的形成，黏着斑是联系细胞外基质与细胞骨架的"铆钉"。

细胞外基质对细胞的形状、结构、功能、存活、增殖、分化、迁移等一切生命现象具有全面的影响，因而其在胚胎发育的形态发生、器官形成过程中，或在维持成体结构与功能完善（包括免疫应答、创伤修复等）的一切生理活动中均具有不可忽视的重要作用。

三、细胞外基质的硬度与细胞生物学功能

细胞是生物的基本结构与生命活动的基本单位，细胞生理活动的改变决定着生物的生命活动。细胞生存的环境是由多种蛋白和多糖组成的成分复杂的细胞外基质。细胞外基质能够影响细胞的生长、发育与死亡，可以决定细胞的形状，控制细胞的分化，参与细胞的转移。细胞通过细胞外基质的黏附作用而产生的力能够动态地感知周围环境的变化，细胞外基质是细胞骨架的延伸，由整合素和衔接蛋白介导，在细胞外基质与细胞微丝系统之间提供了物理连接和调控联系。整合素是一类重要的细胞表面分子，细胞表面的整合素与基质中配体的结合控制整合素介导的黏附作用，它的胞外区和胞内区分别与细胞外基质和细胞骨架相连，整合素与配体结合后迅速与肌动蛋白细胞骨架结合并把它们募集到一起形成黏着斑。细胞外基质中的肌动球蛋白、黏着斑是细胞感应细胞外基质变化的传感器，使得细胞能够感知周围环境所施加的力，并且能够对力的改变做出相应的反应。细胞外基质能够维持正常细胞的结构和功能，外基质合成和代谢出现不平衡会引起基质硬度的变化，特别是蛋白质的大量堆积引起细胞外基质物理硬度的变化，基质硬度变化影响整合素与配体结合，进而影响黏着斑的形成和细胞的黏附作用，而细胞的黏附作用会造成细胞的一系列生物学功能改变，比如细胞的迁移、细胞核形态的改变、细胞分化、基因传递、细胞信号转导。

（一）细胞外基质硬度与细胞力学的相关性

细胞的牵引力和基质的张力是影响细胞生物学功能的两个重要物理因素，细胞通过调整细胞骨架适应细胞外基质的变化来维持细胞正常形态所需的牵引力和基质张力。将纤维母细胞培养在加入了氮丙烯酰—6—氨基己酸（ACA）的聚丙烯酰胺凝胶膜上（硬度梯度为6～110 kPa），

在硬度低于 20 kPa 的软性基质上，细胞维持一定的张力，随着基质硬度的增加，细胞基质的张力在不断降低，细胞的张力感受器活性增加，从而促进细胞基质变形来适应外界环境，维持正常的生理活动；在硬度高于 20 kPa 的硬性基质上，细胞维持一定的牵引力，细胞的压力感受装置能够调节细胞的功能，肌动球蛋白作为压力感受装置使得细胞的牵引力随着外基质硬度的增加而改变，达到一个极限值之后呈稳定水平。这些变化说明细胞对细胞外基质硬度的反应性取决于细胞的牵引力和基质张力。细胞对基质硬度的反应性依赖于肌动球蛋白的收缩来影响细胞的牵引力或是基质张力。肌动球蛋白是肌动蛋白和肌球蛋白的结合物，利用三维交联—肌动球蛋白网络计算模型，模拟宏观的收缩活动，包括分子马达（肌动球蛋白会拉动粗肌丝向中板移动）和交联—肌动蛋白，通过评估在不同基质硬度上的收缩力和牵引力来观察这个模型对机械力的感应特性，结果显示硬性基质使收缩力不断地增加，达到一个稳定的压力后，肌动球蛋白的收缩力不会随着基质硬度的改变而改变；而软性基质使交联蛋白和其他的动力分子的收缩力受到影响。三维交联—肌动球蛋白网络计算模型的建立，改善了之前二维模型的缺点，更准确地阐明细胞对细胞外基质硬度变化做出的反应不仅是调节细胞的黏附作用，还能够通过肌动球蛋白的收缩来实现。

（二）细胞外基质硬度环境对细胞迁移、形态、分化的影响

1. 对细胞迁移的影响　在以往的研究中，细胞迁移采用了能动因素的测量方法，能动因素是指定量描述细胞的驱动力，能够代表细胞迁移速率，通过设置不同的基质硬度测量能动因素从而判断细胞迁移速率。硬性基质使能动因素随着基质硬度的增加而增加，但是当基质硬度超过正常值时，能动因素会随着基质硬度的增加而减少。通过设定不同的基质硬度杨氏模量，进一步发现能动因素在未达到饱和值之前，随着基质硬度梯度的增加而增加，但是一旦达到饱和值，能动因素不会随着梯度的改变而改变。之所以能动因素能够达到一个饱和值，是因为黏着斑会在某个基质硬度的临界值失去稳定性，基质硬度可以影响黏着斑的成熟和稳定，黏着斑通过动态调节牵引力来感受细胞外基质的硬度变化，再指导细胞迁移。细胞外基质硬度增加导致细胞的迁移速率增加，说明基质的硬度增加能够促进细胞的迁移。同时，这种测量能动因素模拟细胞迁移速率的实验方法以及三维组织培养技术，最大限度模拟体内环境，既能够保持细胞微环境物质和结构基础，又能提供细胞组织培养的直观性和条件可控性，成熟的三维组织细胞培养技术为探究细胞微环境的信号转导领域提供了新的实验方法。

目前，有关细胞迁移率的研究对象还有伪足。伪足是亚细胞结构，由肌动蛋白结构形成，与细胞黏附、转移、侵袭和细胞外基质退化有关。研究发现，肝窦内皮细胞伪足参与细胞外基质的重塑，使得基质硬度发生改变，随着基质硬度的增加，内皮细胞上观察到的伪足数量和长度也在增加，进而影响细胞的黏附作用和转移，促进肝脏纤维化。

2. 对细胞核形态的影响 细胞核是通过三个细胞骨架结构形成机械耦合装置，细胞和骨架的连接复合体维持此装置的功能。细胞骨架与细胞外基质通过黏附作用相互联系，在细胞核、细胞骨架和细胞外基质之间也有持续的力的相互作用。细胞骨架可以将来自细胞外基质的力传递到细胞核的表面。细胞在软性基质上不能整合应力纤维，只能产生非常小的压力，这是因为细胞核通过改变自身形态来适应细胞外基质的变化，促进细胞内压力的平衡。这些联系也就说明细胞核和细胞外基质之间需要力的传导和化学信号的传递。研究不同浓度梯度的 SDS 上的 3T3 成纤维细胞的细胞核形态变化，在 0.4 kPa 杨氏模量的基质膜上，细胞核的垂直截面呈圆形，而在 308 kPa 杨氏模量的基质膜上，细胞核呈扁平状。这可能是因为在软性基质上细胞产生肌动球蛋白微弱的力，不能将细胞核拉到肌动蛋白的骨架上，硬性基质促进肌动蛋白收缩，将细胞核拉到细胞骨架上，细胞核受到牵拉使得形状呈扁平状。细胞外基质硬度变化从而引起细胞骨架牵引力的改变来调节细胞核的形态，在一定程度上解释了 DNA、rRNA、mRNA 和蛋白质合成的原因和细胞核形态对于细胞生理活动的重大意义，而病理性的细胞外基质硬度的改变会造成 DNA 损伤，蛋白质出现病理性表达，导致疾病的发生。同时，研究发现，细胞外基质的硬度能影响海马神经元的形态发育，软性基质动态调节神经元分化，促进神经元极性分化，降低非极性细胞的黏附力，使非极性细胞退化，表明细胞外基质在神经元细胞分化中也发挥了重要作用。

3. 基质硬度对干细胞分化的影响 细胞周围环境中成分的改变能够影响胚胎干细胞分化方向，细胞外基质可以影响胚胎干细胞的存活、增殖和分化。循环力的作用可以通过 TGF-β/Activin/Nodal 信号通路影响人胚胎干细胞的分化。实际胚胎干细胞具有力学敏感性，随着基质硬度的增加可以提高自身的细胞骨架收缩力，胚胎干细胞在硬度较高的基质上由于 E-钙黏素的表达可以维持较高的分化潜能。因此，在体外进行干细胞分化时，可以适当提高细胞外基质硬度以改变胚胎干细胞的分化潜能，不同的基质硬度也能够影响干细胞的分化方向，在今后的实验研究中可以通过设定不同的基质硬度观察干细胞的分化方向。

加州大学的科学家们发现，在较硬的细胞外基质中进行培养，绝大多数干细胞会向骨细胞分化，而在较软的基质中培养时，干细胞更倾向形成软组织，如神经、脂肪等。

4. 细胞外基质硬度对基因转移的影响 基因转移可以用来治疗多种疾病，但在体内转移的非病毒基因有限的表达并不能达到预期的治疗效果，体内细胞组织的结构相当复杂多样，在不同的环境下目的基因表达的水平就有可能发生变化。

基质硬度对不同细胞类型的非病毒基因转移也有影响，实验中将编码 BMP-2 的质粒转接到成纤维细胞、骨髓基质细胞、成肌细胞三种不同的细胞上，通过测定 BMP-2 的表达数量来判断非病毒转接基因能否在细胞中正常表达。结果显示细胞外基质硬度增加，3 种细胞中的 BMP-2 表达也增加，特别是在成纤维细胞中显著增加。成纤维细胞对基质硬度变化的敏感性相较于其他两种细胞更高，因此，在成纤维细胞中转移的非病毒基因能够更好地表达。此项研究为今后的基因治疗中基因转移的载体提供了新的设想。

（三）细胞外基质硬度对不同细胞信号转导的影响

Shp2参与细胞对基质硬度的反应过程。Shp2是一种非受体型蛋白酪氨酸磷酸，广泛表达于人体各种细胞和组织，其介导的信号转导异常与多种疾病（包括肿瘤）的发生和发展密切相关，不仅调节包括RAS在内的多条信号转导通路，而且还与细胞存活、迁移、黏附、细胞骨架形成等关系密切。将表达Shp2和不表达Shp2的成纤维细胞培养在有纤连蛋白的弹性聚丙烯酰胺基质上。Shp2参与细胞对细胞外基质硬度反应的过程，为反应机制的信号通路研究提供新的思路。

基质硬度可以影响Rac1b表达。上皮间叶组织转化是上皮细胞纤维化和肿瘤新陈代谢的一种形式，正常的乳腺组织细胞外环境是软性基质，抑制正常组织向间叶组织转化，而乳腺肿瘤能够适应硬性基质促进间叶组织转化。Rac1b是改变细胞骨架组装，调控细胞迁移进而参与肿瘤转移的关键因子，信号的转导受细胞外基质硬度的影响，还通过诱导上皮向间质转变，使得上皮细胞来源的恶性肿瘤细胞获得迁移和侵袭能力。软性基质可以抑制细胞膜的受体，阻止Rac1b定位。这是肿瘤发展进程中一个新的微观环境的通路，为肿瘤相关疾病的治疗方法提供新的思路。

基质硬度影响脂肪间充质细胞的雌激素分泌。脂肪间充质干细胞是脂肪组织局部雌激素的主要来源，异常分泌会导致雌激素受体阳性型乳腺癌。脂肪组织分泌过多的雌激素是绝经后期的妇女患乳腺癌的危险因素，增加基质硬度能够刺激雌激素生物合成过程中限速酶的转录，刺激雌激素的分泌。这种生物力学信号刺激雌激素分泌的过程可以从另一个方面解释雌激素受体阳性型乳腺癌的发展进程。

细胞外基质是细胞赖以生存的微环境，基质硬度的改变能够影响细胞生物学一系列的功能，基质硬度的增加能够促进细胞迁移、改变细胞核形态、影响DNA的复制和表达、影响干细胞分化方向、影响基因传递治疗疾病、影响不同细胞的信号转导，这为疾病机制和治疗两个方面的研究提出了新的思路。在近年的研究中采用基质膜的制备方法能够更深入地研究细胞对基质硬度的反应机制。对于模拟细胞外基质硬度，从之前的二维模型及定量检测发展为创建体外三维模型进行定性、定量分析，模拟的体外环境更接近于体内环境。研究对象也从原来的细胞形态、大小到分子机制，为疾病的病理机制提供了新的线索。但是细胞外基质硬度影响细胞生物学功能的机制及方向还有很大的研究空间，其中是否有多种信号通路参与反应过程，还需要进一步的研究。因此，细胞外基质硬度如何影响细胞生物学功能在解释生理活动及疾病发展进程方面有重要的研究价值。

四、物理疗法对细胞外基质影响

(一) 红外线和热对皮肤细胞外基质影响的研究进展

日光可造成皮肤损害，导致皮肤松弛和皱纹产生。其对人体皮肤的影响是由众多波长的光联合所致，包括紫外线（UV）、可见光和红外线（infrared radiation，IR）。IR 波长为 760~1000000 nm，又被分为近红外线 IR-A（760~1400 nm），中红外线 IR-B（1400~3000 nm），远红外线 IR-C（3000~1000000 nm）。到达地球表面的太阳能几乎有一半左右为红外线。红外线具有特殊性，其与组织内的分子相互作用，使分子振动，产生热量。人体皮肤暴露于太阳直射下 15~20 min 后，温度可升高至 40~43 ℃，此现象由红外线辐射的热效应引起，又称为增温效应。另外，暖炉、电吹风等电热设备产生的热辐射同样使得皮温增高，产生类似效应，故红外线辐射和热对人体的皮肤具有显著的生物学效应。而在现代医学中，红外辐射广泛用于测量和监控皮肤温度、组织氧饱和度以及肿瘤的定位，并作为一种安全有效的非剥脱方法（热滤过）刺激胶原增生，在治疗皮肤老化和皮肤伤口方面有积极作用。

细胞外基质作为人体组织的主要成分之一，在维持细胞形态结构和功能完整性方面发挥重要作用。它是分布于细胞外的蛋白质、多糖等大分子构成的网状结构，包括纤维网架（胶原蛋白和弹性蛋白）、黏着成分（非胶原糖蛋白）、凝胶样基质（氨基葡聚糖和蛋白多糖）这三大类。在皮肤组织中，非胶原糖蛋白主要包括纤连蛋白、层粘连蛋白、腱生蛋白等；氨基葡聚糖包括透明质酸、硫酸软骨素、硫酸皮肤素等。而胶原和弹性蛋白是真皮层细胞外基质的主要成分。作为细胞生存的微环境，ECM 不仅对组织细胞起支撑、保护和营养作用，还与细胞的增殖、分化、代谢、识别、黏着、迁移等基本生命活动密切相关。故 ECM 的任何改变都有可能影响此微环境，从而使细胞的形态功能在一定程度上发生改变。

红外线辐射和热作为皮肤日常主要的环境因素，可诱导皮肤 ECM 多个组分发生变化，主要包括影响皮肤老化的弹性蛋白和胶原蛋白；其次对纤连蛋白、硫酸软骨素等也具有显著调节作用；而对保湿抗衰老作用强大的透明质酸和以抗炎效能著称的硫酸皮肤素这类氨基葡聚糖的直接影响少有报道。尽管如此，这些效应仍使得皮肤真皮层结构发生明显改变。一方面能加速光老化进程，另一方面又有潜在保护机制，故其在皮肤老化方面具有双面性，其发生机制综述如下。

1. 红外线和热对皮肤弹性蛋白的影响　成熟的弹力纤维由弹性蛋白和微原纤维构成，前者由弹性蛋白原经一系列催化作用交联而成，后者主要成分为原纤维蛋白。有研究发现，红外线辐射可以上调人体皮肤弹性蛋白原的表达，同时下调原纤维蛋白-1 的表达。研究还发现，人体皮肤在热刺激（43 ℃，90 min）下，真皮和表皮层中弹性蛋白原表达量均增加，但原纤维蛋白-1则出现不同结果，其表达量在表皮层中增加，在真皮层中下降。以上研究证实了红外线辐射或热可造成弹力纤维的2种主要大分子表达失衡。最终造成正常弹力纤维降解和无定型弹力纤维成分表达异常升高。这些现象与光老化中光化性弹性组织变性的病理表现如出一辙，提示红外线辐射或热与皮肤弹力纤维病变密切相关。

已有大量研究表明，人体皮肤中基质金属蛋白酶家族（MMPs）的诱导是造成皮肤光老化的重要因素。MMPs构成了胞外基质降解最重要的蛋白水解系统。MMPs中明胶酶（MMP-2），角质形成细胞来源的基质溶解因子（MMP-7）、MMP-9、巨噬细胞金属弹性蛋白酶（MMP-12）都参与了皮肤弹性蛋白降解过程。研究发现，热刺激介导人体皮肤成纤维细胞中MMP-12的mRNA和蛋白质表达增加。另有实验表明，在热环境组中皮肤MMP-9表达增加，而MMP-2的表达较正常组无明显变化。

在光老化中，参与皮肤中弹性蛋白降解的酶类除了MMPs外，还有中性粒细胞弹性蛋白酶（neutrophil elastase，NE）、成纤维细胞弹性蛋白酶、组织蛋白酶等。有研究证实，人体皮肤暴露于红外线或热环境下可驱使中性粒细胞浸润并释放中性粒细胞相关蛋白水解酶，其中以NE为主。NE是中性粒细胞释放的诸多酶类中最重要的一种蛋白酶，能够降解几乎所有的ECM蛋白和多种重要的血浆蛋白。故红外线辐射或热环境下，NE的诱导可进一步致使皮肤损伤。

2. 红外线和热对皮肤胶原蛋白的影响　皮肤真皮层胶原蛋白主要由Ⅰ型和Ⅲ型胶原蛋白组成。胶原蛋白的降解被认为是皮肤老化的首要原因。IR-A辐射和热被证明在两个方面改变了真皮ECM中胶原蛋白的平衡：①增加致胶原蛋白分解的MMPs表达；②降低胶原蛋白的初始合成。Buechner发现，短时间单剂量IR-A照射人皮肤成纤维细胞可使Ⅰ型胶原蛋白表达下降，MMP-1表达增加。并且热休克使成纤维细胞中MMP-1和MMP-9的mRNA表达呈现温度依赖性上升。IR辐射引起的热休克可通过磷酸化的三级酶促级联反应，激活有丝分裂原活化蛋白激酶（MAPK）信号转导通路，其中细胞外信号调节激酶（ERK）、C-Jun氨基末端激酶（JNK）的激活可使MMP-1及MMP-3表达增加，而MMP-1、MMP-3恰是胶原蛋白的主要降解酶。

肥大细胞（mast cell，MC）广泛分布于人体结缔组织，且大量存在于真皮乳头上层，并与血管、淋巴管和周围神经毗邻。成熟的MC分为T亚型（MCTs）和TC亚型（MCTCs）两类，前者只分泌类胰蛋白酶，而后者分泌类胰蛋白酶、组织蛋白酶G、糜蛋白酶等。有研究发现，无毛小鼠在IR辐射下，其皮肤中MC数量和类胰蛋白酶分泌量增加。研究进一步发现，类胰蛋白酶激活前MMP-1（proMMP-1），导致Ⅰ型胶原蛋白和Ⅳ型胶原蛋白降解增加。研究发现，在IR辐射和热刺激下，人体皮肤中MCTCs趋化且数量增加，而MCTs无显著变化，并且观察到类胰蛋白酶表达上调，诱导炎症反应，从而降解包括胶原蛋白在内的ECM，导致光老化。

光和热是太阳能量的两种不同的形式，都有助于皮肤老化的形成。值得关注的是，有研究通过不同的途径诱导光老化指标——MMP-1的表达。模拟太阳辐射（SSR）和热环境对皮肤成纤维细胞老化影响的研究表明，瞬时受体电位香草酸亚型1（TRPV1）作为环境热量的传感器，在热刺激下表达上调，并诱导MMP-1产生，而SSR诱导MMP-1表达则通过活性自由基途径实现，最终均造成胶原降解。

3. 红外线和热对皮肤纤连蛋白的影响　纤连蛋白作为ECM中的高分子糖蛋白，其主要功能是介导细胞黏附，通过细胞信号转导途径调节细胞的形状和细胞骨架的组织，促进细胞迁移分化。有研究发现，长期在IR暴露下的HACAT细胞以及衰老的真皮成纤维细胞FN表达下降。

有研究显示，IR-A辐射后通过微阵列分析检测基因差别表达，人皮肤成纤维细胞中FN I表达下降。另有报道指出，类胰蛋白酶可降解皮肤组织中的FN。结合前文提到IR辐射或热刺激下类胰蛋白酶表达增加，IR-A辐射使FN降低的现象得以解释。然而Mira等的研究报道，短期暴露于过热温度（40 ℃，60 min）下可以减轻中性粒细胞介导的皮肤炎症反应。虽然FN在炎症介导过程中与中性粒细胞结合，扮演重要的炎症调控因子，但实验表明，短期热暴露对FN无显著影响。

4. 红外线和热对皮肤硫酸软骨素的影响　硫酸软骨素（chondroitin sulfate，CS）是存在于人和动物结缔组织中的氨基葡聚糖类物质，主要分布于软骨、骨、肌腱、肌膜和血管壁中，能促进骨质代谢，促进骨的愈合与修复，在改善黏膜代谢、修复黏膜损伤方面有较强效果。研究发现，将体外培养的正常人真皮成纤维细胞暴露在39～41 ℃的热刺激下，观察到CS表达下降、弹力纤维的表达显著增高。进一步以Costello综合征（该病是一种以CS沉积为特征的先天弹力纤维匮乏性疾病）患者的皮肤成纤维细胞进行实验，得出相同结论。故推测其机制：轻度热刺激可抑制CS的表达，从而减少弹力蛋白结合蛋白67kuS-Gal / EBP的脱落和失活，保护其与弹性蛋白原结合，并加速回收，从而保证了弹力纤维正常有序的组装。故适宜的局部热疗可有效刺激弹力纤维生成，能够用于治疗Costello综合征、皮肤妊娠纹、皱纹等。

综上所述，IR辐射和热对皮肤ECM的影响微妙复杂，涉及多组分和多条信号通路的改变并且相互影响。其作用不可一概而论，既可加速光老化进程，如慢性热暴露引起日光弹性组织变性，又有其他保护效应，如热疗（39～41 ℃环境下）的抗炎抗皱、增加皮肤弹性的功效。故在日常生活中既要注意对IR辐射和热的防护，避免皮肤损伤，又要对其积极作用进行临床探讨和应用。作为细胞外基质的主体成分，胶原纤维是维持皮肤张力和承受拉力的重要成分，也是维持皮肤饱满充盈的物质基础。在热效应下，胶原迅速重组、重排与新生，组织中检测到的羟脯氨酸含量也会增加。这个反应比较迅速，无论是光老化治疗组还是激光处理的对照组，都表现出有统计学意义的羟脯氨酸含量增加。这说明在实验观察的时间段内，点阵激光的主要作用是促进胶原的合成代谢。在实验中，我们还观察到，皮肤组织含量并没有因接受了不同能量（高能量与低能量）的点阵激光而出现明显变化，一方面说明能量可能不是影响含量的主导因素；

另一方面实验所采取的能量的差距可能还不足以引起含量在统计学意义上的明显改变。

（二）激光治疗对皮肤细胞外基质影响

皮肤光老化治疗的核心是刺激真皮组织基质成分，如胶原纤维、弹力纤维的新生和重排。真皮受热刺激后的反应被认为是很重要的治疗机制：当激光光束直径调节到数百微米以下，作用于皮肤后，在一定的能量密度下，无论是热变性还是真正孔径的形成，这种损伤均会启动机体程序化的创伤愈合过程，启动皮肤重建修复程序，最终导致包括表皮和真皮在内的全层皮肤的重塑和重建，达到治疗目的。

从损伤修复重建的角度来研究点阵激光，可涉及Toll样受体的变化。受体属于天然免疫的一类，主要分布于免疫细胞以及同外界相通的上皮细胞表面。可触动机体先天性免疫应答，通过依赖和非依赖途径启动细胞内信号转导通路，诱导特异性基因表达，分泌各种细胞因子，在启动机体防御性抗病原微生物免疫反应中发挥着重要作用。这一系列的变化与组织修复过程存在交叉重叠的反应状态，越来越多的研究显示，其在组织再生重建，包括光老化的修复过程中起着关键作用。内源性配体，如大分子的降解物、蛋白水解物、破裂细胞的胞内成分以及炎症反应产物，通过刺激信号通路的启动加速伤口的愈合。

机体损伤之后，坏死细胞至少可以通过被识别来募集中性粒细胞并启动组织修复过程。细胞外基质透明质酸在组织损伤处可发生迅速降解，透明质酸的可溶性低分子降解产物参与多种炎症及修复过程，它们在树突状细胞及内皮细胞内经识别后可激活信号传递途径。

临床上已经证实，剥脱性点阵激光可以治疗光老化。但目前的研究主要集中在点阵激光治疗的临床经验总结，从微观组织结构、细胞、分子水平等方面去研究治疗机制的基础性研究不多。

（三）传统医学对筋膜结缔组织重构和细胞外间质的作用

经络是中医基本理论的一个重要核心。经络学说以一种完全不同于现代医学和生物学理论的方式来阐述人体机能调控机制和生命过程，有效地指导着中医各科（特别是针灸治疗）的临床实践，受到各国学者的普遍关注。

人体结缔组织支架是经络的解剖学基础，各种替代疗法的基本点是通过包括针灸、刮痧、梅花针在内的多种物理方式刺激筋膜结缔组织，筋膜组织在感受到刺激后以多种方式协调人体生命活动。"结缔组织成纤维细胞网络"又称筋膜支架靶点的观点得到众学者的认可，人体皮下筋膜结缔组织由各种纤维构成筋膜支架，支架内填充着大量的细胞，而细胞是机体活动的基本功能单位，筋膜组织作为力学信号的接收者在感受到刺激后胶原纤维或弹力纤维发生重排，张力发生变化。有研究认为，这一网络在应力刺激下通过细胞外基质的参与将"机械信号"转换成"形态信号"，"形态信号"被成纤维细胞、间充质干细胞等在内的细胞感知，在胞内再将其转换为"生物信号"，发挥生理调节或治疗作用。

捻转刺激和提插刺激均为中国传统针灸治疗最基本手段，针灸医师行针时针体和结缔组织内胶原纤维之间通过静电而紧紧缠绕在一起，针体的捻转或提插带动纤维引起纤维张力增大，后者通过黏着斑复合物等将外源性应力信号传导到细胞内，引起细胞骨架重构，从而调控目的基因转录水平拉伸刺激对CTGF调控存在时间、频率和幅度依从性，同时这一调节也受到其他细胞因子的影响。由编码的蛋白具明显的丝裂原性和趋化性，可诱导成纤维细胞增殖和分泌细胞外基质，参与调节细胞增生、分化，胚胎发育以及伤口愈合，这可能正是筋膜组织存在的生物学意义。

借助针刺捻转方法施加拉伸刺激，捻转时结缔组织内纤维通过与针体间的静电耦合作用缠绕在针体周围，拉伸时直接带动结缔组织内纤维从而引起结缔组织形变，结缔组织形变的直接结果便是带动与纤维通过黏着斑复合物联系的细胞（主要是成纤维细胞，还有少数间充质干细胞等），从而拉伸刺激信号得以传递到细胞内，在胞内再通过细胞骨架重构以及一系列信号级联将外源性拉伸刺激信号传递到细胞核内，引起一系列变化，包括细胞增殖和对相关基因转录水平的调控。成纤维细胞作为结缔组织内主要细胞参与机体损伤与修复过程，同时还能合成多种细胞因子，包括基质形成或降解因子。而基质的形成或降解又直接影响到基底膜的通透性，这与多种疾病的发生发展有着密切的关系。而间充质干细胞作为一种多能干细胞则能向多方向分化，并能从数量上补充已经坏死或失去功能的细胞，参与损伤修复的拉伸刺激传递到细胞核内后，引起一系列基因转录水平差异，这些基因也在组织的修复重建中发挥着重要作用，并调控着下游因子的转录活性，因此拉伸刺激引起筋膜结缔组织形变可能正是替代疗法的作用途径，而对细胞活性的影响或对基因转录水平的调控可能正是临床替代疗法的作用机制。

五、细胞外基质与成纤维细胞在皮肤损伤修复中的相互作用

皮肤创伤修复依赖于细胞与细胞外基质的相互作用。成纤维细胞是主要的修复细胞，在某些趋化因子的作用下，由创周向创面移位，并分泌大量的ECM如胶原蛋白、纤连蛋白、层粘连蛋白、体外粘连蛋白、蛋白多糖等。成纤维细胞同ECM相互作用时，一方面成纤维细胞（FB）增殖，合成分泌ECM填充缺损；另一方面，ECM起着支架和连接作用，并调节FB的发育、移位和增殖。在某些细胞因子作用下，FB过度增殖，致ECM异常沉积，则可形成增生性瘢痕或瘢痕疙瘩。

（一）成纤维细胞促进ECM的合成和收缩

细胞外基质主要是FB分泌的，近年的研究表明，细胞外基质能影响细胞的形状，控制细胞的迁移、增生、分化和代谢，可以说细胞外基质是细胞表型的一个方面。而且它还可作为生长因子的重要"贮主"，通过对它们的选择、局部聚集和释放来调节宿主细胞的生物学效应。如纤连蛋白参与创伤愈合的始终，它加速血液凝固，吸引白细胞移行入损伤组织并促进其吞噬作用，引导FB和内皮细胞向损伤区的移行和生长，支持肉芽组织基质，促进创面的上皮被覆，在创伤愈合中起着十分重要的作用。

ECM和许多细胞因子可调节成纤维细胞，临床研究表明，在皮肤伤后2周，创面成纤维细胞即可发育成具有平滑肌细胞特征的表型，即肌成纤维细胞，它与后期ECM收缩有关。伤后3 d，创面内纤维素凝块中无FB浸润，其中仅有FN和VN作为FB增殖、迁移和合成ECM的暂时性载体，此时，FN尚不具备迁移能力，因其动力装置（细胞骨架）对细胞运动有抑制作用，也可能与细胞迁移所需的表面受体不足有关。3 d后，其由静止型向迁移型转换，并向创面中心迁移，同时大量增殖，胶原合成增多。胶原合成表型的超微结构特征是含有丰富的粗面内质网和高尔基体。伤后10天，胶原性ECM变成肉芽组织永久性成分，且纤维蛋白开始浓缩成疏松的束状。伤后14 d，ECM可发生收缩，FB通过其伪足的伸出、回缩来收缩其周围的胶原基质，创面中纤维细胞伸出的伪足与FB或ECM接触即收缩。当细胞-基质复合体置于增高张力状态下，基质沿张力线拉长。在早期，由于胶原纤维排列的多向性，成纤维细胞的胞质沿这些纤维运动并产生多向性突起而呈星状。随着FB与胶原纤维的相互作用，胶原纤维改构，其排列由多向性转变为单向性。通过FB整合素调节ECM收缩，细胞内产生的收缩力量使基质变形，使定植的细胞再迁移。创面愈合后通过细胞凋亡而死亡、消失，表现为凋亡细胞数量急剧增加。在某些细胞因子或生长因子的异常刺激下，FB功能活跃，MFB持续存在，致ECM大量沉积而形成瘢痕增生和挛缩的分子基础。

（二）ECM影响成纤维细胞的修复功能

FN及其片段能促进FB增殖，使停止生长的FB重新合成DNA，进入细胞周期。而对LN及其片段的研究表明，LN短臂内部杆状片段含丰富的半胱氨酸，具有EGF样重复单位，该结构在其他几种ECM中也存在，在空间结构上有利于蛋白质相互作用。FN对FB、巨噬细胞具有趋化作用，且依赖于FN-FB间的黏附，通过此黏附作用，细胞膜蛋白和磷脂进行转甲基反应，细胞骨架中微丝微管收缩，使细胞迁移。Ⅰ、Ⅱ、Ⅲ型胶原及其降解产物、胶原酶降解片段对FB均有趋化作用。真皮基质中的蛋白多糖可抑制FB功能，其中含量较多的是硫酸软骨素B，包括DS-PGⅠ和DS-PGⅡ。胶原分泌到细胞外，其裂解产物前胶原肽在转录和翻译水平负反馈抑制FB合成胶原。创面愈合后，这种负反馈抑制可能减弱乃至消失，使ECM过量沉积而形成增生性瘢痕。

（三）FB-ECM相互作用的调控机制

1. 整合素介导FB-ECM间的相互黏附　　FB-ECM相互作用是由黏附分子介导的，整合素是其中的主要家族。整合素是一组细胞表面糖蛋白，是由α和β亚单位经非共价键连接而成的异二聚体糖蛋白，其配基结合区能识别相应配体上的精氨酸-甘氨酸-天冬氨酸序列，而ECM成分FN、LN、Ⅰ型胶原等结构中均含有RGD序列。ECM即通过这些RGD序列与FB表面整合素的配基结合区特异性结合。α、β亚单位结合后可决定整合素的结合活力和特异性，其功能也受表达细胞的影响。整合素是VN受体，在创伤修复早期的ECM中，可与FN、VN和纤连蛋白结合，能调节细胞表面结合的VN的分化与退化，这种功能有利于ECM的塑形。由于二者接触处是相对的紧密部位，FB快速向创面迁移需要整合素调节不同的细胞内信号传导途径。

2. 生长因子调控FB-ECM间的相互作用　　随着FB和其他细胞迁移至伤口部位并分裂增殖，伤口处ECM沉积，FB、内皮细胞、角朊细胞持续合成分泌生长因子，如PDGF、TGF-β、FGF、EGF等，使细胞持续增殖，ECM合成及新生血管形成。TGF-β对皮肤创伤的正常修复起着重要作用，如在创伤愈合后仍持续发挥作用，很可能形成增生性瘢痕。TGF-β刺激FB合成ECM，同时抑制胶原酶的产生，并增加胶原酶抑制剂含金属蛋白酶（TIMPⅠ、Ⅱ）和α-巨球蛋白的组织抑制物的产生。例如烧伤后增生性瘢痕组织中，Ⅰ、Ⅱ型前胶原及TGT-β mRNA较正常皮肤表达明显增加。PDGF是血清中促进FB分裂最具潜力的促有丝分裂原，在损伤早期由血小板释放。PDGF对体外培养的FB具有趋化和增殖反应，还可刺激FB合成胶原并使胶原酶活化，调节ECM的更新。同时，促进FB向MFB表型转换，并获得表达α-平滑肌肌动蛋白的能力，与创伤愈合后ECM收缩和瘢痕挛缩有关。伤后4～5 d，迁移的FB表达体外粘连蛋白受体与FGF作用有关，促使FB向创面趋化。同时，Ⅰ型前胶原颗粒出现在FB胞浆中，FGF可抑制胶原基质的收缩，其机制与蛋白激酶C激活有关。肿瘤坏死因子（TNF）对FB增殖具有促进和抑制双重作用，但对ECM合成具有促进作用。γ-干扰素（γ-INF）则可抑制FB增殖和ECM合成。

3. 一氧化氮参与创伤修复中FB-ECM间的相互作用　　近年来，作为生物体内重要的信息分子和效应分子的一氧化氮（NO）在创伤修复中的作用日益受到重视。正常皮肤角朊细胞、血管内皮细胞、真皮FB均可观察到一氧化氮合酶（NOS）活性。NO可促进创面胶原沉积，并加强创面愈合的机械张力。在创伤早期，NO具有舒张血管作用，并促进血管再生，有利于创伤的正常修复。在修复晚期，在ECM过度沉积而形成的增生性瘢痕和瘢痕疙瘩中，NOS表达却有所下降。局部组织中，NO合成量减少，从而引起瘢痕组织中FB异常增殖，ECM过量沉积。病理性瘢痕组织中NOS表达及NO合成减少的机制及意义尚未完全明了，可能与TGF-β抑制NO释放或组织中缺乏酶底物（L-精氨酶）致NO合成量下降有关。可以推测，局部组织细胞合成分泌的

NO可能抑制FB过度增殖，NO替代疗法也许可为防治增生性瘢痕提供一条新的途径。

六、细胞外基质与皮肤光老化、皮肤损伤修复

（一）细胞外基质与皮肤光老化治疗

1. 皮肤光老化　皮肤光老化是指由长期的日光照射导致皮肤衰老或加速衰老的现象。人们通常把遗传及不可抗拒的因素，如地心引力、机体重要器官的生理功能减退等引起的皮肤内在性衰老称为自然老化；把环境因素，如紫外线辐射、吸烟、风吹及接触有害化学物质引起的皮肤衰老称为外源性老化。因为日光中紫外线辐射是环境因素中导致皮肤老化的主要因素，所以通常所说的外源性皮肤老化即指皮肤光老化。长期、过量的日光照射影响皮肤的多种细胞成分和组织结构，表现为表皮不均（增厚或萎缩），黑素细胞不规则增生或减少，真皮毛细血管排列紊乱、弯曲扩张，以及真皮内炎症细胞浸润等。最具有特征性的变化是日光引起的真皮基质成分的变化。

2. 细胞外基质与皮肤光老化治疗　细胞外基质的张力影响细胞生物学功能，也是维持皮肤饱满充盈的物质基础。

基质中的其他成分如氨基多糖和蛋白多糖也和光老化有关。日光中的紫外线辐射并非直接破坏上述真皮细胞及基质成分，而是可以引起真皮的炎症反应，尤其是激活血管周围的巨噬细胞和肥大细胞，引起免疫细胞浸润，炎性介质以及细胞因子可导致组织溶解酶如弹性蛋白酶、胶原酶的释放，进而缓慢溶解上述基质成分。活性氧在光老化形成过程中起重要作用。照射可通过直接、间接等多种途径使皮肤中活性氧浓度异常升高。高浓度的活性氧可灭活基质金属蛋白酶抑制因子，抑制前胶原蛋白合成，并对正常胶原纤维有直接破坏作用，在光老化皮肤胶原成分损伤中也起一定的作用。同时，辐射的作用与受体和配体的作用相似，能激活细胞表面生长因子受体和细胞因子受体，受体激活又导致了下游独特的信号传导路径中组成成分的激活，引起一系列级联反应，诱发光老化。照射导致的皮肤光老化主要与免疫抑制和免疫耐受相关。无论是细胞水平还是分子水平，抑制均表现为复杂的、相互关联的网络系统作用。

真皮基质成分包括除了水以外的所有细胞间物质，其中最主要的成分是弹力纤维、胶原纤维、氨基多糖、蛋白多糖等，这些物质均由真皮成纤维细胞合成。在人类皮肤的自然衰老过程中，弹力纤维进行性降解、片段化直至消失。而日光中紫外线照射可使弹力纤维变性，出现变形、纤维增粗、扭转、分叉，日积月累可使变性的弹力纤维呈团块状堆积，其弹性和顺应性随之丧失，皮肤出现松弛，过度伸展后出现裂纹。与光老化有关的另一种基质成分是胶原纤维。成年人皮肤中主要是 Ⅰ、Ⅲ 型胶原，其中 Ⅰ 型胶原为皮肤胶原主要成分，在真皮中聚集成与皮

面平行的粗大纤维束，相互交织成网，具有高度机械稳定性；Ⅲ型胶原是幼稚、纤细的胶原纤维，是构成网状纤维的主要成分，日光照射可影响Ⅲ型胶原的形成，Ⅲ型胶原相对增加，最终导致成熟的胶原束减少，皮肤出现松弛和皱纹。

（二）细胞外基质与皮肤损伤修复

1. 细胞外基质与创面修复　创面修复是一个复杂的生物学过程，通常涉及各类细胞（炎症细胞和修复细胞）、细胞因子（包括不同种类的生长因子）、细胞外基质以及各种酶类参与，最终形成一个复杂的相互作用的网络调节过程。创面修复是一个有序的过程，主要被分成4个不同的阶段，即凝固/血栓形成阶段（供皮区创面）、炎症阶段、增生/纤维形成阶段、表皮覆盖和重建阶段。修复过程的各个阶段间不是相互独立的，它们多相互交叉，且具有高度完整性、组织性，并受到机体的整体调控。

在增生阶段中，新的血管开始形成，成纤维细胞增生并产生基质，伤口边缘收缩，表皮细胞迁移以覆盖创面。基质形成始于细胞增生阶段，基质形成阶段从巨噬细胞向受伤部位趋化性迁移时开始，因此，同炎症阶段是部分重叠的。在炎症阶段向增生阶段转变过程中，创伤部位中的炎症细胞的数量逐渐减少，而成纤维细胞的数量则逐渐增加。成纤维细胞在伤口愈合过程中具有多种不同的作用，其中最重要的作用是产生胶原，此外，还产生纤连蛋白、糖胺聚糖等其他成分的细胞外基质。最初是由血小板释放的生长因子（如PDGF和EGF）刺激成纤维细胞增生，而后由巨噬细胞、颗粒细胞和角化细胞释放的生长因子也能够促进其增生。生长抑制性细胞因子，例如成纤维细胞干扰素-β、干扰素拮抗生长因子可诱导成纤维细胞增生和胶原合成，最终效应取决于促进作用和抑制作用的平衡。成纤维细胞也是生长因子和促血管形成因子（如KGF、TGF-β和结缔组织生长因子）的重要来源。这些生长因子通过自分泌环调节成纤维细胞的活性。此外，成纤维细胞是成肌细胞的前体细胞，在组织缺损时，成纤维细胞能够转变为成肌细胞，引起伤口收缩。

胶原是细胞外基质和结缔组织中主要的连接蛋白成分，构成了所有组织的抗张力强度以及完整性。成纤维细胞是主要的胶原产生细胞。胶原的独特性在于某些特殊部位含有轻脯氨酸和羟赖氨酸残基。氢化作用需要氧分子和维生素C的参与，这两者对于损伤修复过程是必需的。胶原分子有19种类型，其结构特点是由3条多肽链相互连接形成一个三螺旋结构。胶原的结构和强度由3条多肽链分子间和分子内不同交联形式所决定，可以形成长链结构、高度弯曲结构或中间型的半弯曲棒状结构。这些分子相互聚集的最终形状也决定了它们的最终功能。与其他的蛋白不同，胶原分子需要经过细胞外的修饰。三螺旋胶原分子分泌出细胞后发生交联，最终形成胶原原纤维和胶原纤维，造就了结缔组织的强度和完整性。

在损伤修复早期的凝固和炎症反应阶段，含有纤维蛋白、粘连蛋白和糖胺聚糖的细胞外基质暂时聚集在伤口处。附近的成纤维细胞受到损伤处所分泌的生长因子的刺激，开始表达整合素受体。能够识别特异性纤维蛋白的整合素受体的表达，使成纤维细胞能够通过基质向损伤处迁移，然后开始合成胶原。胶原含量的增高与成纤维细胞的出现、粘连蛋白的沉积、内皮细胞的迁移（血管形成阶段）以及基底膜结构的重建有关。

胶原的降解需要一种特殊的酶，即胶原酶，它是金属蛋白酶（MMP）家族的成员之一。胶原酶对于伤口的重建非常重要。胶原酶被激活后，分裂成两个成分（即TCa和TCb），形成了胶原酶活性形式。只有在胶原酶活性形式形成之后，它才能被其他蛋白酶进一步降解。胶原的更新是一个正常的过程，即使在完整的皮肤中，需要一个复杂的调节系统来调节。在某些条件下（如在伤口修复期间），胶原的合成和降解都增加。

2. 细胞外基质在无瘢痕修复和再生中的研究　细胞外基质是由蛋白质、水和化合物所构成的包裹在细胞外的复杂网状结构，其在发育、组织动态平衡，以及伤后恢复中起关键作用。但在损伤修复中，ECM的调控存在物种差异，即ECM在一些动物体内对细胞和可溶性成分动态响应可有效修复受损组织，而在另一些动物体内却引起非细胞瘢痕组织纤维化，这种现象与巨噬细胞有着密切的关系。

ECM动态改变在组织修复中的作用。蝾螈和斑马鱼的组织再生中，包括截肢、心脏的心室切除、尾鳍甚至脊椎的损伤后的修复及再生，ECM为了满足伤口愈合、祖细胞形成与增殖，以及替代结构再发育的需求而进行动态调节。研究指出，ECM的动态调节在蝾螈的无瘢痕皮肤修复和肢体再生的修复过程中发挥着关键作用，无论是切断了神经、软骨结构、血管、肌肉，还是结缔组织和皮肤，受损的组织均向血液中释放大量因子，以启动凝血级联和补体系统，形成一个纤维蛋白凝块。同时上皮细胞迅速迁移到凝块上方，真皮成纤维细胞紧随其后，在上皮细胞和成纤维细胞下面形成暂时性的ECM基质，为干细胞聚集和生长因子释放及储存提供了良好的微环境。当炎症环境将白细胞募集到损伤部位后，其分泌多种蛋白酶，如基质金属蛋白酶（MMP），便可将ECM基质进行分解，使生长因子和其他配体释放出来，激活相关细胞的胞内外信号通路，进而发挥相关细胞生物学功能。

此外，ECM中组分的动态变化也会影响修复过程中干细胞的功能和分化。在干细胞中，ECM的伸缩性影响到整合素的活化和转运，从而影响到对调节整合素骨形态发生蛋白（BMP）受体内在化。其他研究指出，使用人造生物材料ECM支架时，其支架的化学性质不仅影响干细胞的分化，而且其物理性质，例如孔径大小、纤维直径、ECM硬度，以及化学交联都会对细胞命运产生重大影响。当间充质干细胞在特定的ECM基质上生成，其细胞的分化、功能与自然状态下生长在类似基质中的MSCs分化和功能相近。

组织修复过程中ECM调控存在物种差异。斑马鱼和蝾螈皮肤受损修复后可以恢复到与正常组织结构一样，并且不会留下瘢痕，但人类及常见小鼠的修复过程则会留下瘢痕。其可能原因：①哺乳动物皮肤中上皮/角化细胞的迁移发生在伤口凝块之下，蝾螈的上皮细胞迁移发生在凝块上面。②在肉芽组织及组织修复阶段，哺乳动物创口的基质改变过程与蝾螈不同。一般来说，创口修复中基质开始形成是在纤维蛋白和纤维连接蛋白组成富含支架的透明质酸分子之后。当透明质酸分子吸收水分后，使得基质膨胀，并逐渐被Ⅲ型胶原蛋白替代。对于大多数哺乳动物来说，透明质酸在修复早期就被Ⅲ型胶原蛋白取代，并转变为Ⅰ型胶原蛋白，与富含硫酸肝素蛋白多糖、软骨素/皮肤素蛋白多糖形成非细胞瘢痕。相比之下，在蝾螈皮肤伤口修复和肢体再生过程中，基膜形成，Ⅰ型胶原蛋白的合成和交联都被延迟，直到修复的最晚期。

3. ECM在再生医学中的应用　近年来，再生医学整合多学科资源，有了重大进步，使用细胞信号通路和ECM动态平衡之间相互作用的理论来构造人造ECM支架等生物修复材料。通常来说，生物材料需要模仿健康组织中正常状态的ECM，以提高生物材料与组织间的生物兼容性，最大限度降低免疫原性及生物降解性。此外，由于细胞对于不同的ECM组分均有相应的整合素受体，因此，通过构建特殊成分的ECM，目的细胞的整合素受体内化及激活相关信号通路，目的细胞在损伤修复过程中有益的生物学功能得到充分发挥，降低对组织修复不利的因素。Ⅰ型胶原蛋白由于其普遍适应性和结构适应性被认为是人工合成ECM中的首要组分。同时根据构建ECM支架等生物材料的一些生物化学和生物物理学特性，允许其加入其他修饰或因素，以提升支架性能。这种修饰类型多种多样，例如纤维连接蛋白序列的整合以推进大脑组织工程中的神经突触生长；成纤维细胞和血管内皮生长因子的转运以增强血管再生；骨缺陷修复使用的母体，其中含有干细胞和诱导分化的细胞因子，可以促进骨组织的修复。其他研究已经证实，特定的ECM组分可调控细胞的增殖、分化和存活信号通过，从而影响细胞的功能，这说明组织内的ECM具有引导发育和再生的潜在作用。因此，进一步研究ECM组分在组织细胞中的功能和机制，有利于设计、探索新的临床治疗的手段和策略。

ECM对于细胞功能、迁移，以及修复质量的重要影响在近些年来已经获得认可。通过对ECM的调控来改变机体修复过程和提高某些组织的再生潜力，有望成为在成熟哺乳动物机体上进行无瘢痕修复和组织再生的重要策略和手段。同时细胞与特定组分的ECM之间的动态相互作用也将成为未来设计用于再生治疗的生物材料和人造支架的重要因素。通过对再生过程各个阶段ECM组织特性的了解，可以为更深入地了解再生机制和合理设计治疗性再生和修复材料提供理论基础。

七、细胞外基质在脂肪干细胞抗衰老技术方面的应用

（一）脂肪来源干细胞疗法

脂肪组织中含有大量脂肪干细胞，这种细胞是存在于成体脂肪组织中的一些未分化细胞，具有自我更新的能力和一定的分化潜能，是处于全能干细胞和成熟脂肪细胞之间的中间体。脂肪干细胞具有其他类型细胞（如骨髓干细胞）所没有的优势：脂肪组织来源广泛，取材方便，获取干细胞量大，易于分离纯化，供区损伤微小；脂肪干细胞增殖速度快，且具有稳定的群体倍增率，分化能力强，可以分化为脂肪细胞、成骨细胞、成软骨细胞、成肌细胞、成神经细胞等，同时具有细胞再生和自我更新潜能以及免疫相容性，易于接受基因修饰。因此脂肪干细胞极有可能会成为组织工程和再生医学的最佳种子细胞，将会极大地推动组织工程和再生医学的发展。通过机械分割及酶消化后可获得大量的脂肪干细胞，通常每250～500 ml的人脂肪中含有超过1×10^9个干细胞。因为脂肪干细胞具有许多骨髓基质干细胞不具有的优势，所以脂肪组织有希望成为再生医学最大的种子细胞库。将脂肪干细胞作为种子细胞，模拟天然组织器官的发生发育过程进行组织工程研究，在原位或者异位形成新生组织器官，从而修复病损，达到治疗目的，这种基于脂肪干细胞的组织再生修复新策略，有望成为比较理想的修复方式。

1. 脂肪来源干细胞的抗衰老作用

（1）促血管化作用：大量的研究表明，脂肪来源干细胞可以产生和分泌多种促血管化的细胞因子，如VEGF、HGF、bFGF等，同时脂肪来源干细胞可直接分化为血管内皮细胞，从而加速血管化。

（2）造血支持作用：脂肪来源干细胞的造血支持作用是分化造血细胞还是分泌大量的促造血的细胞因子，尚不清楚。

（3）抗凋亡作用：脂肪来源干细胞分泌的IGF-I和VEGF发挥抗凋亡的作用。

（4）趋化作用：研究证实，脂肪来源干细胞和骨髓间质干细胞都能合成和分泌趋化因子SDF-1。这些趋化因子激活白细胞，在组织损伤修复中起重要作用。

（5）免疫抑制和免疫调节作用：脂肪来源干细胞的免疫抑制作用是明确的。

（6）维持高增殖率及多分化潜能的作用。

（7）皮肤年轻化作用：①改善皮肤微循环；②改善皮肤淋巴循环；③增加皮肤弹性；④改善皮肤细小皱纹；⑤治疗皮肤痤疮；⑥治疗皮炎和皮肤红斑；⑦治疗皮肤脱屑；⑧治疗皮肤毛细血管扩张；⑨增白皮肤。

2. 脂肪来源干细胞的抗衰老技术进展　在肿胀技术注射器吸脂和传统单纯自体颗粒脂肪注

射填充移植及脂肪来源干细胞等实验与临床研究基础上，2006年，Matsumoto等人提出ADSCs辅助自体脂肪移植概念，Yoshimura等人同期应用CAL成功进行了临床隆乳术。

ADSCs提取的干细胞实质是基质血管细胞群。该细胞群中包含大量的脂肪来源干细胞、血管内皮细胞、成纤维细胞等除白色脂肪细胞以外的细胞群。近年，比利时医师报道纳米脂肪移植，法国人报道自体脂肪肌肉注射，以及基因等技术。

脂肪来源干细胞介导的自体脂肪移植隆乳具有微创、移植脂肪成活率高、乳房成形效果好等优点。与其他传统隆乳方式相比，单纯的脂肪颗粒注射移植具有以下优点：①无排斥反应，无包膜挛缩、乳房变硬。②移植后恢复快，微小创伤。③移植后针眼痕迹不明显，乳房手感好，乳晕、乳头皮肤感觉无异常，无乳头勃起差或不能勃起。

（二）细胞外基质与脂肪干细胞美容

1. ASCs旁分泌功能与细胞外基质　ASCs主要是通过分泌的FGF-2、PDGF、TGF-β、CTGF和IGF-1使FB表达较多的Ⅰ型前胶原；同时，ASCs分泌的TGF-D1、TGF-β_2和PDGF，可引导FB向成肌纤维细胞转变。ASCs-CM中的PDGF、EGF、FGF、IL-1B、IL-6和IL-10对FB的增殖和迁移具有促进作用，而TGF-β_1则通过增加透明质酸酶-1（HAS-1）和HAS-2表达，促进透明质酸合成。在动物创伤模型中，胶原凝胶中的ASCs-CM可显著缩小损伤区域，加速伤口的再上皮化。在大鼠皮肤全层损伤模型中，自体移植ASCs增强了皮肤移植的存活率。显示了ASCs旁分泌的生长因子，比如VEGF、TGF-β3、HGF和FGF，能促进肉芽组织生长和新生血管形成，提高皮肤移植的成活率，促进创面愈合。ASCs旁分泌的IL-6和IL-8通过促进血管生成、巨噬细胞的浸润和细胞的增殖，加速皮肤损伤修复，在一定程度上缓解了瘢痕形成。

2. 细胞外基质在ASCs美容中的作用　ASCs分泌因子不仅对创伤皮肤的修复具有促进作用，在皮肤老化损伤类型中也作用显著。皮肤老化的主要表现是胶原合成及血管生成的减少，可分为内源性老化和外源性老化。内源性老化又称为自然老化，由细胞程序性凋亡引起，受基因调控以及家族的遗传影响。外源性老化中，紫外线辐射是主要因素，又称光老化，损伤机制主要是紫外线TGF-3/Smad和p38/MAPK通路的抑制，导致FB增殖和合成能力下降。皮下ASCs旁分泌的有IL-6、IL-8、MCP-1、VEGF、TGF-β和HGF等多种细胞外基质成分，可使内源性衰老皮肤具有弹性和韧性、真皮层增厚和内皮细胞增多。此外，在对抗外源性老化过程中，通过ASCs旁分泌的TGF、EGF、IL-1和TNF-Q，减少FB的凋亡、增加胶原合成，并减少MMP-1的分泌以修复光老化的皮肤。

（三）利用细胞外基质大规模扩增脂肪来源干细胞

含细胞外基质的培养系统有效地提高了脂肪来源干细胞体外扩增的数量和质量。这种培养体系之所以不同于以往的各种干细胞的培养系统，是因为它是由细胞自然分泌、合成并构建成和体内相似的组织结构（含70多种不同的蛋白成分）。扫描电镜和生物化学分析发现，细胞外基质由大约200 μm厚的自然组织样结构组成，其中含有大量的Ⅰ型和Ⅲ型胶原蛋白、纤维连接蛋白、多种小分子的糖蛋白和多种基质膜蛋白。干细胞生长在细胞外基质上，被这些蛋白所包埋，该培养系统为细胞的扩增提供了一个接近人体内的三维空间生长环境。

在不同的培养条件下，脂肪来源干细胞可以分化为脂肪细胞、成骨细胞和软骨细胞。传统条件培养的脂肪来源干细胞在第5代时已明显衰老，且失去了分化为脂肪细胞、成骨细胞和软骨细胞的能力；而在ECM培养条件下不但维持了干细胞的活性，并在生长至第5、10和15代脂肪来源干细胞时仍保持了分化脂肪细胞、成脂骨细胞和成软骨细胞的潜能。细胞分化实验观察发现，含细胞外基质条件下扩增的脂肪来源干细胞，其成脂、成骨和成软骨的分化都表现出细胞分化数量上的优势。值得注意的是，传统二维塑料培养系统中生长的脂肪间充质干细胞在诱导分化时，出现成簇分布，长度变长，胞浆内出现大量的颗粒等明显的老化现象，且细胞继续生长，即分化伴随扩增；而在含细胞外基质条件下扩增的脂肪间充质干细胞在诱导分化中则出现分化启动，即增殖速度骤减的现象，结合其诱导后极高的阳性率，暗示在细胞外基质条件下干细胞的克隆性增殖及高度均一性。

八、细胞外基质材料在医学美容领域的应用

生物支架材料是组织工程研究的热点之一，根据来源不同主要分为人工聚合材料和天然生物衍生材料两大类。其中天然生物衍生材料来源于生物组织，与人工聚合材料相比，具有更好的生物相容性和生物识别优势，因而成为组织工程研究热点。

细胞外基质是一种特殊的天然生物衍生材料，是通过特殊的理化方法去除生物体原型组织中的细胞成分制备的。近来研究表明，ECM的三维结构不仅是支撑组织、细胞生长的支架，还能诱导和调控细胞的黏附、生长、增殖和分化，并促进组织修复与再生。ECM的良好生物学性能使其在组织修复重建研究中得到广泛关注。

（一）ECM材料的结构与特性

1. 结构　ECM材料的结构成分较复杂，主要为不同类型的胶原、蛋白多糖、糖蛋白、纤维粘连蛋白、层粘连蛋白等，根据组织和种属来源不同，其基本结构成分也有差异。此外，大量研究表明虽然经过复杂理化处理，ECM材料仍保留了部分天然组织中的一些重要生物活性因素，如透明质酸酶、硫酸软骨素、纤维结合蛋白、VEGF、bFGF、TGF-β、神经调节蛋白、EGF、BMP-4等。这些生物活性因素在ECM材料植入体内后，随着材料降解逐渐释放，刺激和

调节多种与组织修复重建密切相关的细胞（如内皮细胞、成纤维细胞、表皮细胞、干细胞等）的生长、增殖和分化，在促进组织修复、重建与血管再生方面发挥重要作用。

2. 生物力学特性　ECM的生物力学特性在组织修复重建中发挥着重要作用。对多种ECM材料进行双轴力学测试研究，结果发现通过改变ECM支架材料的层数可以适应不同组织器官修复重建的力学需要。值得注意的是，ECM不仅要在体外具有足够的力学强度，植入体内后它也能承受周围组织压力并维持其结构特点，至新生组织具有足够支撑力。Badylak等人通过采用8层小肠黏膜下层（small intestinal submucosa, SIS）修复犬体壁缺损，探讨SIS植入体内后的力学特性变化。结果表明，植入体内后10天SIS的力学强度最低，之后随着受体组织的生长，力学强度逐渐增加；45 d后修复区组织的力学强度超过正常组织，表明新生组织具有足够力学性能。

3. 体内降解特性　ECM在体内可快速、完全降解。研究表明，BAMG植入皮下4周后材料部分降解，8周后材料降解成碎细丝状，并有新生血管长入。Gilbert等人用14C标记的SIS修复犬跟腱缺损，对其在体内的降解特性进行了定量研究，结果表明，术后4周材料降解率为60%，术后3个月材料完全降解并被受体再生组织完全替代。有研究发现，ECM植入体内后巨噬细胞在支架降解过程中发挥一定作用，而用交联剂处理的ECM将显著抑制巨噬细胞介导的降解机制，延长材料在体内的降解时间。此外，ECM的交联程度也对其降解能力有显著影响。有研究通过比较12种不同来源、有无交联处理的生物支架材料发现，经过交联剂处理的牛心包材料抗酶降解能力显著提高，而交联剂处理前后的猪脱细胞真皮抗酶降解能力无明显差异。因此，生物支架材料的抗酶降解能力可能与多个因素密切相关，如脱细胞方式、交联剂成分和交联程度、支架材料组织类型、物种来源等。

4. 免疫学特性　ECM材料来源于异种或同种异体，经过脱细胞处理后不含带抗原的细胞，因而其免疫原性低，种属差异小，移植后不易产生免疫排斥反应。目前，ECM材料已成功用于临床，但也有相关宿主产生免疫排斥反应的报道。有研究显示，这种免疫排斥反应与支架材料具有一些细胞表面抗原相关，如α-半乳糖（α-Gal）抗原。α-Gal抗原广泛表达于除人、猿、猴以外的哺乳动物，虽然人、猿、猴不表达α-Gal抗原，但其体内会存在大量α-Gal抗体，这些抗体可以介导同种异体免疫排斥反应的发生。Daly等人将同种异体的SIS、α-Gal抗原缺失猪SIS和野生型猪SIS分别移植至猴腹部，比较移植后的各宿主机体免疫反应情况，结果发现移植野生型猪SIS的猴血清α-Gal抗体明显增高，但该组猴临床症状和组织的重塑反应与其他两组均无明显差异，而其他两种SIS未引起受体体内抗体显著增高。此外，研究还发现移植3种不同SIS后，猴宿主组织学反应和炎性因子表达无明显差异，因此他们认为，含有α-Gal抗原的猪SIS仅引起宿主血清水平抗体的增高，不会引起明显的组织学反应。

（二）ECM材料的制备方法

理想的ECM制备方法应既能有效去除组织中的细胞成分，最大限度降低材料免疫原性，又能保留相对完整的三维支架结构，并保持足够的生物力学强度以满足组织修复重建的需要。目前，常用的ECM制备方法有物理法和化学法两种。物理法包括机械刮除、反复冷冻、振荡、搅拌、漂洗等，其中机械刮除法主要用于小肠、膀胱等组织的初步处理，通过刮除黏膜层、浆膜层和肌层，去除组织主要细胞成分，保留富含生物活性因素的黏膜下层作为ECM材料。反复冷冻法的基本原理是通过冷冻产生的细胞内冰晶破坏细胞膜，使细胞裂解，主要适用于肌腱、韧带、神经等组织的脱细胞处理。物理法脱细胞作用有限，只能使部分细胞裂解，还需对组织做进一步化学处理。化学法主要是通过单独或联合应用去垢剂、酶等进行的。

（三）人工皮肤的细胞外基质功能

从机体皮肤分离天然的表皮角质形成细胞或真皮成纤维细胞，在体外条件下重新构建各种人工皮肤如表皮和真皮，已被批准在临床试用，但还存在不足。人们又致力于研究既含表皮成分，又含真皮成分的组织工程化皮肤，并已取得初步成果，其动物移植实验效果及临床应用价值正在研究中。根据皮肤的天然结构特点，用表皮角质形成细胞、真皮成纤维细胞和细胞外基质成分构建了组织工程化人工皮肤细胞外基质，包含机体组织进行生理活动、发育分化和创伤修复时不可缺少的物质。真皮的ECM由胶原蛋白、弹性蛋白和其他基质成分组成。组织工程化人工皮肤作为一种体外皮肤模型应当具有合成、分泌和分解细胞外基质功能。真皮中的细胞成分与胶原纤维间存在无定形物质，其主要成分是糖胺聚糖和蛋白多糖。

皮肤的糖胺聚糖大部分为透明质酸和硫酸软骨素B，应用AB-PAS染色证明组织工程化人工皮肤存在蛋白多糖成分，是成纤维细胞合成、分泌的。蛋白多糖的功能可以随着吸收和保存水分，使皮肤具有一定的弹性和韧性，防御机械性损伤，还有细胞间传递信息作用。培养第1、2周，细胞外基质较少，单纯网架AB-PAS染色呈阴性。培养第3～6周，复合人工皮肤均出现AB-PAS染色阳性结果。这说明随着人工皮肤的发育，其中成纤维细胞已开始合成、分泌细胞外基质蛋白多糖。

胶原纤维是真皮ECM的主要成分，成纤维细胞合成前胶原，分泌到细胞外，经内切辅酶水解生成原胶原，自行聚合成胶原微纤维，不够稳定，经过共价交联形成稳定结构。培养第1、2、3、4和6周的人工皮肤在偏振光显微镜下可见成束的红色双折光物质和细的绿色双折光物质。单纯基质网架只见到红色双折光物质。与天狼星红反应呈红色的物质为Ⅰ型胶原，呈现绿色的双折光物质为ⅲ型胶原。这一结果提示复合人工皮肤培养过程中，又有新的ⅲ型胶原由人工皮肤所分泌。培养2周电镜下已见到成束的胶原纤维。3H-脯氨酸掺入率能够反映人工皮肤胶原合成能力，3H-脯氨酸掺入实验也显示，该人工皮肤已具有明显的胶原合成能力，而且合成能力随着培养时间延长逐渐增强。这些结果与形态结构变化规律相一致，提示组织工程化人工皮肤可以合成胶原。以上各项生化研究结果有力地说明本研究所制备的组织工程化人工皮肤已具有合成和分泌细胞外基质成分——胶原蛋白和蛋白多糖的能力。

（四）脂肪组织工程中细胞外基质支架

1. 细胞外基质支架材料的应用 现如今已有多种细胞外基质支架材料应用于组织工程研究中，这些材料来源于不同的组织，采用不同的去细胞和灭菌的方法，具有不同的三维空间结构形式。例如利用来源于猪小肠的细胞外基质支架修复食管癌所致的食道缺损；由猪小肠黏膜下层制成的细胞外基质支架修复实验犬缺损的肌肉，并将其应用于临床修复患者缺损的肌肉；使用猪肝脏去细胞支架修复人体肝脏等。虽然说目前这些细胞外基质支架对移植的细胞有一定的生物活性，具有可降解性、生物诱导能力、促进多种组织再生等优点，但是这些生物支架材料多采用动物组织器官作为材料，有引起免疫反应和传播疾病的风险。并且不同的去细胞化基质材料在诱导细胞分化方向也不尽相同，包括成骨、成软骨、成脂肪、向神经方向分化等，这与去细胞化基质材料的来源、结构特征、力学特征等均有密切的关系，脂肪组织工程需要一种合适的支架。现已发现将脂肪间充质干细胞和脂肪组织基质一起移植时，脂肪组织基质可以充当支架的作用，这为脂肪组织工程研究提供了新的路径。

2. 脂肪组织工程中的细胞外基质支架 脂肪组织是一种遍布人体的动态多功能结缔组织，具有能量储存、机械缓冲、塑造身形、分泌细胞因子等多种作用。脂肪组织主要由充满脂滴的脂肪细胞组成，其他细胞成分还包括具有向多种细胞分化能力的脂肪来源干细胞，ADSCs可以分化为脂肪细胞、软骨细胞、成骨细胞、肌细胞、神经细胞等，目前被认为是脂肪组织工程最为理想的种子细胞。脂肪组织还含有成纤维细胞、巨噬细胞、肥大细胞和部分血管及神经相关的细胞。脂肪组织的细胞外基质成分主要由胶原、网状纤维、弹力纤维、神经纤维、血管、淋巴组织等构成，另外还有多种行使不同生理功能的细胞因子。干细胞可与其中的胶原、纤维连接蛋白、蛋白聚糖、层粘连蛋白、基质金属蛋白酶等多种物质相互作用，从而构建了一种有利于干细胞活化的微环境，以保证干细胞的再生，并诱导其分化为脂肪组织。因此，目前不仅可以利用脂肪组织分离提取ADSCs，还可通过不同的去细胞方法制备出来自脂肪组织的三维生物支架，利用保留的细胞外基质成分，更好地促进ADSCs的黏附、增殖和成脂分化。另外，脂肪组织更是来源丰富，易于获取，只需通过吸脂术等简单方法即可获取，安全性高，不存在严重的免疫排斥反应和伦理学问题。其拥有极具前景的优势，已成为脂肪组织工程研究的热点之一。

Wang等人使用冰冻法联合酶、非离子型去污剂去除脂肪组织中的细胞成分。在-80 ℃的温度下，反复冷冻融化脂肪组织3次后，使用0.25%胰蛋白酶（EDTA溶液）持续搅拌消化，最后用非离子型去污剂TritonX-100处理，得到的细胞外基质支架，其细胞去除彻底，三维空间保持完整，结构疏松、多孔，利于ADSCs贴附、增殖、分化。其主要成分经测定为胶原与糖胺聚糖（GAG），并发现其中含有对新生血管形成起重要作用的VEGF，未发现MHC-Ⅰ类分子，其免疫排斥反应被大大降低，因此，此种材料被植入小鼠皮下后未见明显排斥反应或炎症反应。ADSCs在支架内能够充分分化成为成熟的脂肪细胞，移植8周后支架并未见明显的吸收。

另有研究对支架的制备方法进行了改良，运用α-淀粉酶可切割胶原的端肽区域的特点处理细胞外基质，使细胞外基质能稀释成为溶液，并能较好地保存胶原纤维的完整性，再通过冰冻法可将细胞外基质溶液制备成充满孔隙的三维支架。制备时，将酶溶解法制备的去细胞脂肪组织添加到α-淀粉酶中消化，再将其切碎，置于乙酸中，制成去细胞脂肪组织溶液，最后冰冻制成支架。通过对比不同浓度去细胞脂肪组织溶液在不同温度下冰冻制成的支架，发现25 mg/ml的去细胞脂肪组织溶液在20 ℃制成的支架最为柔软，富有弹性且多孔，孔隙连接性高。此法制备的支架各项机械性能都与天然的细胞外基质相似，能将植入的ADSCs更好地成脂化，并支持血管的生成。

细胞外基质不仅可以作为独立的支架，也可联合其他材料制备为复合支架。可将去细胞的脂肪组织作为一种生物活性基质与甲基丙烯酸乙二醇壳聚糖（MGC）或甲基丙烯酸酯化的硫酸软骨素（MCS）进行光交联制备成复合水凝胶支架。MGC和MCS高度水合以及多孔的水凝胶，可以促进养分和废物转移扩散，使植入的细胞长期保持活力。此外，水凝胶的力学性能与天然软组织相似，可防止植入后与周围组织摩擦刺激导致瘢痕的形成。但两者都缺乏生物活性，而细胞外基质通过介导生物学信号，更好地为ADSCs提供一个有利的微环境，促进ADSCs的附着和增殖，并向脂肪分化。

（五）脱细胞异体皮肤细胞外基质材料在美容外科的应用

脱细胞真皮是一类研究较早、较深入的ECM材料。组织工程脱细胞真皮能支持受体组织细胞的长入，促进创面修复和毛细血管再生，并能抑制创面挛缩。目前，脱细胞真皮已商品化，来源包括人尸体皮肤、猪皮肤、胎牛皮肤等，这些产品作为皮肤替代材料已被广泛用于临床烧伤患者的治疗。

同种异体皮肤经过脱细胞处理后成为无细胞真皮细胞外基质，其保留了正常胶原和毛细血管通道的结构骨架，这些管道很快被分裂的宿主细胞占据，内皮细胞的免疫反应可能导致血管收缩、组织缺血和移植排斥时典型的组织变性坏死。通过脱细胞处理使同种异体移植材料产生免疫惰性。实验研究表明，该移植材料仅诱发轻微的局部炎症反应而无特异免疫反应。1996年以来，临床应用脱细胞异体真皮处理烧伤患者未见有免疫排斥反应的报道。很多研究表明，人们应用脱细胞真皮基质处理了各种美学和重建方面的临床难题，并将脱细胞真皮基质成功地用于面部美容、鼻中隔穿孔矫正、鼓室成形、口内重建修复、眼部畸形矫正、硬脑膜修补，并试用于外科腹部疝的修补。有文献报道，脱细胞真皮基质可为血管化和黏膜上皮化提供骨架，而无供区创伤病变和免疫排斥的风险。在美容外科领域，应用固体硅胶、膨体聚四氟乙烯、自体脂肪等填充材料，行面部软组织填充有其各自的局限性。固体硅胶及膨体聚四氟乙烯在行鼻部、颏部填充时操作方便是其最大的优点，但对于鼻部及其他部位的整体组织量较少者，填充术后无法解决其轮廓感过强、不逼真、假体张力过大及长期置入安全性的问题。而补片填充术，可增加局部软组织厚度、矫正局部组织量不足，并可作为局部细胞外基质支架，能使邻近宿主细胞长入，成为宿主自身组织的一部分。皱纹是人皮肤老化、细胞外基质减少、纤维结缔组织弹性下降所致。将补片填充于术区，补充了细胞外基质的量，使组织丰满、皱纹消除或减少。脱细胞异体皮肤细胞外基质医用组织补片，即脱细胞皮肤细胞外基质，是天然的细胞外基质。该产品的临床应用已获美国FDA及中国SFDA批准。补片可用于口腔颌面外科的口腔黏膜缺损、软组织缺损、种植牙及拔牙后的黏膜缺损等的填充修复，并获得良好的临床效果。国外已将补片用于烧伤创面的修复、颌面部软组织缺损的修复和整形、唇部美容等，均取得良好的临床效果。由此可见，脱细胞异体皮肤细胞外基质医用组织补片可广泛地用于美容外科。

随着再生医学技术的发展，ECM材料的研究和应用取得了长足进步。目前研究表明，ECM是一种良好的生物衍生支架材料，可能解决组织修复重建中替代材料来源不足的问题；同时，ECM材料制备的标准化流程、ECM体外预血管化和体内植入后血管化问题及其诱导组织再生的作用机制等是需进一步研究的课题。

第七节　再生剂的出现和认知问题

美容医学发展有三原则和五大方向。三原则为安全有效、无创/微创、综合疗法。五大方向为常规技术、微创/无创、再生医学、抗衰老医学、顺势医学。

上述发展的核心和灵魂是再生医学的飞速发展。再生医学深入研究不到20年，但再生医学的概念已有200多年的历史，而人类研究再生的历史已有数千年。当今的外科技术就是建立在再生医学的基础之上。这是一门重新发展起来的新兴学科，也是人类医学发展的一次飞跃，这种飞跃核心是再生剂的出现——活细胞疗法。2013年，在德国柏林召开了整形再生外科国际社团会议。2014年，整形与再生外科协会在美国迈阿密召开再生外科国际科学论坛。

一、美容医学发展的动力与规律

医学是依赖社会科学、人文科学和自然科学的发展而发展的，换句话说，医学的发展是社会科学、人文科学和自然科学的发展成果不断向医学科学渗透的结果。

这种渗透主要体现在医学方法学、物理学、化学和生物学方面。医学方法学方面包含医学哲学思想。物理学方面包含光、激光、电、射频、磁、超声、等离子技术等各种诊断、治疗设备和仪器等。化学方面包含药物、物理化学方面结合的产品。生物学包含组织工程、细胞疗法、再生医学等。上述科学技术发展的特征是以微创和无创为特征的高端技术。

第59届世界医学协会联合大会在2008年10月召开，会议明确指出，医学科学的发展依赖于试验研究，这种试验研究的最终结果是依靠人体实验，这种实验以不损害患者利益为第一位，即实践是检验真理的唯一标准。中医学就是在我们中华民族在数千年的医疗实践中总结出的医学，也就是说中医学是实践医学。

总而言之，医学发展的两大规律是：①医学的发展依赖试验研究，最终结果是依靠人体实验，这种实验以不损害患者利益为首要原则。②医学的发展依赖自然、人文、社会科学的发展，这种发展表现为医学的思维方法是物理学、化学和生物学方向，其特征是微创和无创。

二、何为美容医学

根据近30年的美容医学的实践总结，美容医学是利用医学手段，满足健康人求美和长寿的心理需求的医学科学。手段为医学手段，服务对象为健康人，服务目的为求美和长寿的心理需求。

"爱美之心，人皆有之，年轻健康，美丽得之""延年益寿，自古有之，长生不老，人皆求之"是两大心理需求，也是美容医学的两大任务。

前者是美容医学，后者是抗衰老医学，也是指人类的"美丽和年轻"，健康年轻是美丽的基础和源泉，因此，美容医学和抗衰老医学如出一辙，同属服务于健康人，服务目的是心理需求，技术手段属于再生医学（再生剂）的高端医学。

美容医学技术发展包括：①常规技术的发展；②微创/无创技术的发展；③再生医学的发展；④抗衰老技术的发展；⑤量子顺势医学的发展。

三、美容医学是生命科学的一部分

生命的基本单位是细胞。生命、衰老、再生同时存在于生命体的生命活动中。有生命就是有再生，有再生才有生命。再生是生命体中生命活动的普遍现象，主要体现在细胞和干细胞的再生能力。衰老也是生命体的普遍现象。美容医学的核心是再生，再生可延缓衰老、可提高生命活动能力，其核心技术是再生技术。

研究证明活细胞疗法，包括细胞替代疗法、细胞刺激疗法、细胞养生疗法，可增加细胞和干细胞的再生能力。再生能力体现在人体的十大系统中：①皮肤系统；②筋膜系统；③肌肉系统；④骨骼系统；⑤神经系统；⑥心血管系统；⑦呼吸系统；⑧消化系统；⑨泌尿生殖系统；⑩内分泌系统。

长期的临床实践证明活细胞移植和干细胞移植起到填充剂作用，同时起到再生剂作用，尤其表现在局部的再生，对全身各大系统的再生作用需不断用循证医学观点指导临床实践，并寻找更多临床依据。

常用成体干细胞包括骨髓间质干细胞、外周血干细胞、脐带血干细胞、胎盘干细胞和脂肪来源干细胞。前三种干细胞数量少，需体外扩增之后才有实用价值；而后者（脂肪来源干细胞）数量多，仅浓缩后（无须体外扩增）就有临床应用价值。

四、脂肪来源干细胞临床应用的可行性和实用性

脂肪来源干细胞的特点是脂肪组织获取容易，分离提取干细胞容易、简单、数量充足、创伤轻，不需要体外扩增，仅需浓缩即可临床应用。Yoshimula研究证明1 cm³脂肪组织中包含有100万个脂肪细胞、100万个脂肪干细胞（ADSCs）、100万个内皮细胞（VECs）和100万个其他细胞（巨细胞、淋巴细胞、成纤维细胞等）。

脂肪来源干细胞具有内分泌作用，尤其是棕色脂肪细胞，具有：①促血管化作用；②造血作用；③抗凋亡作用；④趋化作用；⑤免疫控制和免疫调节作用；⑥多向分化，甚至有跨系分化作用。而且ADSCs可分化为白色脂肪细胞和棕色脂肪细胞，棕色脂肪细胞可倒转录为脂肪干细胞。这些证据说明脂肪来源干细胞作为再生剂临床应用的可行性和实用性。

五、脂肪来源干细胞移植后的归巢作用

1978年，Shofied提出干细胞的微环境亦称干细胞巢。干细胞巢是由细胞、黏附因子和基质

组成，是干细胞的固定场所，也是行使干细胞功能的场所。干细胞移植入体内后有一个归巢的过程。这一过程是经历"动员""运行"和"定值"的过程。干细胞的疗效取决于干细胞数量、活性和归巢率。目前，分离提取的脂肪干细胞是混合细胞的干细胞群。

影响脂肪来源干细胞归巢率的因素有：①供体因素的影响；②分化诱导因子的作用；③细胞内外信号及通路的影响；④干细胞巢与棕色脂肪细胞影响；⑤其他因素的影响等。

六、脂肪来源干细胞

衰老与细胞活性有关，尤其是干细胞的活性降低、衰退，会导致细胞组织和器官的衰老。衰老和再生是一个问题的两个方面，两者处于动态平衡之中。

脂肪来源干细胞抗衰老作用包括：①填补修复；②血管再生；③组织分化；④旁分泌作用；⑤干细胞活化；⑥自分泌作用；⑦免疫调节作用；⑧细胞融合等。上述作用源于再生剂。现代医学证实：①基因决定人的寿命；②基因决定人的衰老；③基因决定人的疾病；④基因决定人的健康和美丽。

人类已发现人体有20万～25万个基因体，其中有20～25个美容基因体。美国如新抗衰老中心、斯坦福大学与LifeGen技术中心发现人体基因中有20～25个青春基因群组。该基因群组可抑制基因衰老，延缓衰老。

如新抗衰老研究中心建立ageLOC技术辨识，锁定并重设上述青春基因群组（YGCs）。该技术利用美容仪和各种植物萃取物实现YGCs活性能力。除此之外，抗衰老的再生剂产品包括NektreLLC制造的20余种产品和美国康美达集团公司推出的康美达基因青春素，以及细胞食物。此外，激素疗法、胸腺肽疗法等均起到再生和自我更新的作用。总之，抗衰老和再生医学是从物理、化学、解剖学发展到细胞水平、分子量子（粒子层面）水平，包括基因科学技术的再生剂的发展。

第八节　细胞疗法结语：第三医学之说

现代世界医学分为西医和中医两大医学。细胞疗法是中、西医两大疗法之后的第三疗法。有学者认为，细胞疗法有可能成为中西医结合的桥梁。西医以人体解剖结构为基础，以病理病变为导向，依赖医疗仪器的检测、分析，通过临床经验的运用确定诊断，以药物治疗、手术治疗、理化治疗等为手段的一种比较直接、临床性较强的医学。人体是以十大系统构成的解剖结构为基础，在高科技仪器的检查之下，人体解剖结构已无秘密可言，但人类对许多疾病的病因病理仍然存在疑惑，有许多问题尚未解决。其药物等各种治疗技术功过参半，既可对疾病产生疗效，又会发生不良反应和并发症。西医并不能治愈所有疾病，西医治疗是治标不治本，尚有一定的局限性。

中医是祖国的珍宝，其把人体看成一个小宇宙，五脏六腑、阴阳平衡、内外平衡均需全面协调。中医标本兼治，有一套完整理论，如癌肿称为气滞血瘀，只要散滞化瘀，癌肿就能化解。但是中医再正确，也不能治百病。中药虽然很好，基本上是天然成分，但中医中药治疗疗效慢，药物成分很难进入细胞，这是中医存在的最大问题。而细胞疗法尤其是细胞食物，正是解决这一问题的关键，这就是中西医两大疗法之外的第三疗法，即细胞疗法。

自古以来，哲学和中医就有"天人合一"的思想，这一理论至今仍然未获得重视。宇宙间的任何物体都是由元素组成，元素由原子和粒子构成，这就是天、地、人构成的一个重要微观基础。人类已证实，地球、空间宇宙、太阳均有磁场。1958年，美国天体物理学家帕克提出，太阳风是由太阳光球表面磁场剧变引起的。并于1962年，首次证实了太阳风的连续存在。而人体的五脏六腑由于生命活动也存在生物磁场，因此，第三医学首先要研究磁场对人体的影响。曾有人报道自然界的电气石能发射4～14 nm的远红外光又称生育光，同时，其表面流动着0.06 mA的电流，与人体表面微电流0.06 mA相同，并同时存在磁场。这种磁场作用于人体，会影响生物体细胞内外离子的活动床、细胞膜的电位，某些酶的活性，细胞呼吸，细胞的合成与分化，组织新陈代谢，器官的功能等。磁场能够对人体的神经、肌肉、骨、肺、脑等生物电流和生物磁场产生影响。因此，研究细胞疗法就成为中西医以外的另一医学——细胞医学/第三医学。

综上所述，生命能力取决于再生能力，再生能力依赖于物理性仪器、药物、细胞、干细胞、分子、量子水平的基因（DNA、RNA）、抗氧化剂等起着再生作用的再生剂。

（高景恒　刘宣力　曹孟君　王洁晴　张庆国　谢芳　张杨）

参考文献

[1] 高景恒. 脂肪来源干细胞与延缓衰老 [C]. 中国中西医结合学会医学美容专业委员会全国会议论文集，2011：329-332.

[2] 黄茂芳. 点阵CO_2激光对Wistar大鼠皮肤光老化影响的研究 [D]. 广州：南方医科大学，2012.

[3] 刘乃军，管延萍，王艳. 湿性脂肪干细胞辅助自体脂肪移植术 [J]. 中国美容医学，2011，20（7）：1178-1180.

[4] 马刚，程滨珠，杨同书. 组织工程化人工皮肤的细胞外基质功能研究 [J]. 中国麻风皮肤病杂志，

2005，21（4）：259-261.

[5] 钱雯，陈斌. 红外线和热对皮肤细胞外基质影响的研究进展 [J]. 临床皮肤科杂志，2014，43（6）：384-386.

[6] 孙哲. 脂肪干细胞与碱性成纤维细胞生长因子在颗粒脂肪移植中应用的研究进展 [J]. 医学综述，2012，18（15）：2401-2403.

[7] 苏顺清，于治，张一鸣. 成纤维细胞与细胞外基质在皮肤创伤修复中的相互作用及其调控 [J]. 中华创伤杂志，2000，6（6）：345-346.

[8] 田亚菲. 脂肪组织工程中细胞外基质支架的研究进展 [J]. 西北国防医学杂志，2015，36（2）：110-112.

[9] 王益民，韦福康，刘敏. 成纤维细胞与创伤修复的研究进展 [J]. 中国修复重建外科杂志，2000，14（2）：126-128.

[10] 徐晓霞，雷泽源. 细胞外基质在无瘢痕修复和再生中的研究进展 [J]. 重庆医学，2015，44（24）：3445-3447.

[11] 员海超，蒲春晓，魏强，等. 组织工程细胞外基质材料研究进展 [J]. 中国修复重建外科杂志，2012，26（10）：1251-1254.

[12] 赵杨，洪莉，洪莎莎，等. 细胞外基质的硬度与细胞生物学功能的研究进展 [J]. 武汉大学学报（医学版），2015，36（1）：151-154；164.

[13] 张学全. 拉伸刺激对筋膜结缔组织重构及相关基因转录水平影响的研究 [D]. 广州：南方医科大学，2009.

[14] 周展超. 皮肤美容激光与光子治疗 [M]. 北京：人民卫生出版社，2009.

[15] DADO D，SAGI M，LEVENBERG S，et al. Mechanical control of stem cell differentiation [J]. Regen Med，2012，7（1）：101-116.

[16] DISCHER D E，JANMEY P，WANG Y L. Tissue cells feel and respond to the stiffness of their substrate [J]. Science，2005，310（5751）：1139-1143.

[17] GHOSH S，ASHCRAFT K，JAHID M J，et al. Regulation of adipose oestrogen output by mechanical stress [J]. Nat Commun，2013，4（1）：1821.

[18] ROZARIO T，DESIMONE D W. The extracellular matrix in development and morphogenesis：a dynamic view [J]. Dev Biol，2010，341（1）：126-140.

[19] SCHROEDER P，CALLES C，BENESOVA T，et al. Photoprotection beyond ultraviolet radiation—effective sun protection has to include protection against infrared a radiation-induced skin damage [J]. Skin Pharmacol Physiol，2010，23（1）：15-17.

[20] SOWA P，RUTKOWSKA-TALIPSKA J，RUTKOWSKI K，et al. Optical radiation in modern medicine [J]. Postepy Dermatol Alergol，2013，30（4）：246-251.

[21] 高景恒. 再生医学与干细胞在美容整形外科的研究与应用 [J]. 中国美容整形外科杂志，2009，20

（2）：65-70.

[22] 袁继龙，景士兵，董齐，等. 脂肪来源干细胞的特性及协同脂肪颗粒移植的研究进展 [J]. 中国美容整形外科杂志，2009，20（2）：110-114.

[23] 袁继龙，李春山，赵欣宇，等. PRP技术及其在美容医学领域中的应用 [J]. 中国美容整形外科杂志，2009，20（10）：631-635.

[24] 石杰，袁继龙，高景恒. 人类棕色脂肪组织研究现状 [J]. 中国美容整形外科杂志，2009，20（11）：690-694.

[25] RIGOL M，SOLANES N，FARRÉ J，et al. Effects of adipose tissue - derived stem cell therapy after myocardial infarction：impact of the route of administration [J]. J Card Fail，2010，16（4）：357-366.

[26] FlYNN L E. The use of decellularized adipose tissue to provide an inductive microenvironment for the adipogenic differentiation of human adipose-derived stem cells [J]. Biomaterials，2010，31（17）：4715-4724.

[27] NIETO-AGUILAR R，SERRATO D，GARZÓN I，et al. Pluripotential differentiation capability of human adipose-derived stem cells in a novel fibrin-agarose scaffold [J]. J Biomater Appl，2010，25（7）：743-768.

[28] PERÁN M，MARCHAL J A，LÓPEZ E，et al. Human cardiac tissue induces transdifferentiation of adult stem cells towards cardiomyocytes [J]. Cytotherapy，2010，12（3）：332-337.

[29] BRAYFIELD C，MARRA K，RUBIN J P. Adipose stem cells for soft tissue regeneration [J]. Handchir Mikrochir Plast Chir，2010，42（2）：124-128.

[30] PANETTA N J，GUPTA D M，LEE J K，et al. Human adipose - derived stromal cells respond to and elaborate bone morphogenetic protein-2 during in vitro osteogenic differentiation [J]. Plast Reconstr Surg，2010，125（2）：483-493.

[31] ZAVAN B，MICHELOTTO L，LANCEROTTO L，et al. Neural potential of a stem cell population in the adipose and cutaneous tissues [J]. Neurol Res，2010，32（1）：47-54.

[32] 高景恒. 再生医学与干细胞在美容整形外科的研究与应用 [J]. 中国美容整形外科杂志，2009，20（2）：65-70.

[33] 孟凡东，隋承光，王晓华，等. 卵巢癌患者自体细胞因子诱导杀伤细胞治疗前后免疫功能的检测与分析 [J]. 中国实用妇科与产科杂志，2006，22（6）：424-426.

[34] 撒亚莲，华映坤，严新民，等. 恶性实体瘤患者自体细胞因子诱导杀伤细胞过继免疫治疗的安全性改进 [J]. 中国肿瘤临床与康复，2006，13（6）：494-497.

[35] 江浩，刘开彦，童春容，等. 化疗联合自体细胞因子诱导杀伤细胞治疗急性白血病的临床观察 [J]. 中华内科杂志，2005，44（3）：198-201.

[36] 刘薇薇，陈嘉榆，余卫，等. 自体细胞因子诱导杀伤细胞治疗苯中毒的临床研究 [J]. 中华劳动卫生职业病杂志，2007，25（9）：546-549.

[37] 姚鼎山. 环保与健康新材料：托玛琳 [M]. 上海：中国纺织大学出版社，2003：12.

[38] 姚鼎山. 环保与健康新材料：托玛琳 [M]. 2版. 上海：东华大学出版社，2008：12.

[39] 姚鼎山, 张朝伦, 田小兵. 走进长寿村 [M]. 上海: 东华大学出版社, 2008: 5.

[40] 高景恒, 袁继龙, 王洁晴. 细胞治疗在美容医学中的应用进展 [J]. 中国美容整形外科杂志, 2010, 21 (1): 37-39.

[41] 高景恒, 白伶珉, 李孟倩. 无创或微创美容医学技术的最新进展 [J]. 中国美容整形外科杂志, 2008, 19 (1): 49-53.

[42] 高景恒, 袁继龙, 王志军, 等. CAL技术的研究与应用进展 [J]. 中国美容整形外科杂志, 2009, 20 (7): 442-444.

[43] 王劲松, 刘金超, 高景恒. 生态健康与生命和谐——EME生态能量金合晶及竹炭和竹炭纤维的功能与应用 [J]. 中国美容整形外科杂志, 2010, 21 (6): 379-380.

[44] 姚鼎山. 环保与健康新材料: 托玛琳 [M]. 2版. 上海: 东华大学出版社, 2008: 98-169.

[45] 姚鼎山, 张朝伦, 田小兵. 走进长寿村 [M]. 上海: 东华大学出版社, 2008.

[46] 高景恒, 袁继龙, 王洁晴. 细胞治疗在美容医学中的应用进展 (续) [J]. 中国美容整形外科杂志, 2010, 21 (2): 110-112.

[47] SUN S, WEI C D, LIU Y X. Characterization and water activation behavior of tourmaline nanoparticles [J]. J Nanosci Nanotechnol, 2010, 10 (3): 2119-2124.

[48] 高景恒, 曹孟君, 刘金超, 等. 再生医学研究的新领域——医学研究要重视太阳、空气、水对人体生命健康的影响 [J]. 中国美容整形外科杂志, 2010, 21 (8): 489-492.

[49] 王劲松, 刘金超, 高景恒. 生态健康与生命和谐——EME生态能量金合晶及竹炭和竹炭纤维的功能与应用 (续) [J]. 中国美容整形外科杂志, 2010, 21 (7): 442-444.

[50] BENEDETTI S, CATALANI S, PALMA F, et al. The antioxidant protection of CELLFOOD against oxidative damage in vitro [J]. Food Chem Toxicol, 2011, 49 (9): 2292-2298.

[51] MCDONALD R B, RUHE R C. Aging and longevity: why knowing the difference is important to nutrition research [J]. Nutrients, 2011, 3 (3): 274-282.

[52] 王洁晴, 刘金超, 高景恒. 细胞食物抗衰老的研究与应用 [J]. 中国美容整形外科杂志, 2012, 23 (7): 442-445.

[53] FERRERO M E, FULGENZI A, BELLONI D, et al. Cellfood improves respiratory metabolism of endothelial cells and inhibits hypoxia - induced reactive oxygen species (ros) generation [J]. J Physiol Pharmacol, 2011, 62 (3): 287-293.

[54] 王正国. 再生医学展望 [J]. 中华创伤杂志, 2012, 28 (1): 1-4.

[55] 孙雪, 奚廷斐. 生物材料和再生医学的进展 [J]. 中国修复重建外科杂志, 2006, 20 (2): 189-193.

[56] 付小兵. 再生医学研究中需要重视的几个问题 [J]. 中华实验外科杂志, 2006, 23 (3): 262-263.

[57] 张力. 再生医学与中医 [J]. 中国烧伤创疡杂志, 2004, 16 (3): 224-227.

[58] 高景恒, 王志军. 医学 (美容与再造外科) 创新发展的十条路径 (刍议) [J]. 中国美容整形外科杂志, 2011, 22 (6): 351-353.

［59］高景恒，王志军，王炜. 二论美容医学是抗衰老的领军学科［J］. 中国美容整形外科杂志，2011，22（7）：439-442.

［60］高景恒，王志军，张晨，等. 三论美容医学发展的新趋势：美容内科学再现［J］. 中国美容整形外科杂志，2011，22（12）：759-764.

［61］高景恒，袁继龙，王志军，等. 循证医学与临床实践：临床证据的产生、评价与利用［J］. 中国美容整形外科杂志，2011，22（8）：508-511.

［62］高景恒，李孟倩，白伶珉. 美容医学发展的当今和未来［J］. 中国美容整形外科杂志，2011，22（5）：306-309.

［63］王炜，高景恒. 几千年前的中国美容医学历史研究［J］. 中国美容整形外科杂志，2012，23（3）：129-130.

［64］高景恒，王志军，张晨，等. 再论美容医学［J］. 中国美容整形外科杂志，2008，19（6）：475-476.

［65］高景恒，王忠媛，李孟倩. 美容医学——第四医学的兴起与发展［J］. 中华医学美学美容杂志，2006，12（3）：173-174.

［66］高景恒，王志军，王炜. 论美容医学是抗衰老的领军学科［J］. 中国美容整形外科杂志，2011，22（3）：185-186.

［67］高景恒. 美容外科学［M］. 2版. 北京：北京科学技术出版社，2012.

［68］高景恒，袁继龙，王洁晴，等. 脂肪来源干细胞与延缓衰老［J］. 中国美容整形外科杂志，2011，22（11）：688-691.

［69］王洁晴，王志军，张晨，等. 美容、长寿与基因［J］. 中国美容整形外科杂志，2012，23（5）：305-307.

［70］王洁晴，王志军，张晨，等. 美容、长寿与基因（续）［J］. 中国美容整形外科杂志，2012，23（6）：324-326.

［71］朱利娜，郑孝勤，高景恒. 细胞食物DNA·RNA：长寿和细胞再生上的一种突破［J］. 中国美容整形外科杂志，2012，23（8）：499-502.

［72］朱利娜，金光柱，郑孝勤，等. AgeLOC技术：直击老化根源［J］. 中国美容整形外科杂志，2012，23（12）：745-748.

［73］左俊，李勤，吴燕虹. 雌激素调控皮肤衰老作用机制的研究进展［J］. 中国美容整形外科杂志，2013，24（2）：122-124.

［74］高景恒. 胸腺与抗衰老［J］. 中国美容整形外科杂志，2012，23（11）：698-701.

［75］崔冬，张腾，刁建升，等. 富血小板纤维蛋白对人脂肪干细胞增殖和成脂分化的影响［J］. 中华医学美学美容杂志，2013，19（3）：203-206.

［76］CARRUTHERS J D A，FAGIEN S，ROHRICH R J，等. 美容填充剂造成的失明：有关病因和治疗的文献复习［J］. 叶美辰，高景恒，张晨，等译. 中国美容整形外科杂志，2015，26（2）：中插1-中插5.

［77］高景恒. 美容外科学［M］. 2版. 北京：北京科学技术出版社，2012：955-963.

[78] 刘建华. 植物干细胞及其应用概述 [J]. 生物学教学, 2014, 39 (4): 6-8.

[79] 田奇琳, 赖钟雄. 植物干细胞研究进展 [J]. 园艺与种苗, 2013 (8): 56-62.

[80] 陈菊移, 王鹏凯, 陈金慧, 等. 植物茎尖分生组织中的干细胞调控机制研究进展 [J]. 江苏农业科学, 2014, 42 (8): 11-14.

[81] 王德信. 植物干细胞研究进展 [J]. 安徽农业科学, 2012, 40 (20): 10365-10367.

[82] 于荣敏, 周良彬. 植物细胞培养技术新领域——植物干细胞培养 [J]. 食品与药品, 2012, 14 (1): 52-55.

[83] MORU M, BARAN M, ROST-ROSZKOWSKA M, et al. Plant stem cells as innovation in cosmetics [J]. Acta Pol Pharm, 2014, 71 (5): 701-707.

[84] BENNETT T, TOORN A V D, WILLEMSEN V, et al. Precise control of plant stem cell activity through parallel regulatory inputs [J]. Development, 2014, 141 (21): 4055-4064.

[85] HEIDSTRA R, SABATINI S. Plant and animal stem cells: similar yet different [J]. Nat Rev Mol Cell Biol, 2014, 15 (5): 301-312.

[86] MIYASHIMA S, SEBASTIAN J, LEE J Y, et al. Stem cell function during plant vascular development [J]. EMBO J, 2013, 32 (2): 178-193.

[87] AICHINGER E, KORNET N, FRIEDRICH T, et al. Plant stem cell niches [J]. Annu Rev Plant Biol, 2012, (63): 615-636.

[88] SABLOWSKI R. Plant stem cell niches: from signalling to execution [J]. Curr Opin Plant Biol, 2011, 14 (1): 4-9.

[89] BUSCH W, MIOTK A, ARIEL F D, et al. Transcriptional control of a plant stem cell niche [J]. Dev Cell, 2010, 18 (5): 849-861.

[90] FULCHER N, SABLOWSKI R. Hypersensitivity to DNA damage in plant stem cell niches [J]. Proc Natl Acad Sci USA, 2009, 106 (49): 20984-20988.

[91] DINNENY J R, BENFEY P N. Plant stem cell niches: standing the test of time [J]. Cell, 2008, 132 (4): 553-557.

第十三章

抗衰老医学：美容内科学的基础

2009 年诺贝尔生理学或医学奖由加州大学旧金山分校（UCSF）的伊丽莎白·布莱克本、约翰霍普金斯大学的卡萝尔·格雷德，以及哈佛医学院的杰克·绍斯塔克获得。他们得奖的原因是揭示了"染色体是如何被端粒和端粒酶保护的"。

几个世纪以来，抗衰老、延年益寿是人类研究和探索的永恒课题。整形外科（美容医学）受到求美者的倾慕，虽然其结果有时并非令人满意，但探索研究的势头并未减弱。实际上，整形外科/美容医学的常规技术并不能实现真正意义上的返老还童和延年益寿，仅仅是指标性、局部性地改善老态而已。2000 年，美国 PRS 杂志（*Plastic and Reconstruction Surgery*）主编 Rohrich 指出，整形外科（美容医学）将成为抗衰老（抗衰老医学）的领军学科。现在，抗衰老已成为当今的热门研究和方向性课题，美容医学即将实现革命性的飞跃。

第一节　美容医学是抗衰老的领军学科

一、何为美容医学

美容医学是利用医学手段，满足健康人求美和长寿两大心理需求的医学科学。美容医学手段包括：①常规美容医学技术。②微创/无创美容技术，包括物理、化学和生物学方面（物理方面有光、电、激光、等离子、机械、磨削等技术装置；化学方面有各种药物、中胚层疗法、各种填充材料、化学剥脱等；生物学技术包括再生医学、组织工程、细胞疗法等）。③再生医学技术。④抗衰老医学技术。⑤量子医学技术。上述五方面技术均以延缓和抗击衰老为宗旨，更为重要的是进展性高端科学技术。美容医学服务的对象是健康人，服务目的是满足其心理需求。

细胞是人体生命的基本单位或称细胞是生命的最小单位，多个细胞构成单一组织，多种组织构成单一器官，多种器官构成单一系统，多种系统构成人的生命体。因此，人的生命体是由最基本单位细胞构成的，健康的细胞构成健康的人体，病态的细胞构成病态的生命体。寿命最短的细胞是白细胞，其仅可存活几小时；寿命最长的细胞是神经细胞，其可存活几十年；而脂肪细胞的寿命为2～10年。随着年龄的增长，细胞的活性降低，导致衰老乃至死亡。因此，细胞治疗和干细胞治疗是再生医学的灵魂，也是抗衰老的热门技术。

健康年轻才有美丽。年轻是美丽的核心，衰老是美丽的天敌。抗衰老意味着永葆青春、艳丽活泼。

如此，从上述意义上讲，美容医学研究的内容与技术基本上等同于抗衰老医学。抗衰老医学的服务对象和目的也等同于美容医学，两者相辅相成，相得益彰。如此美容医学是临床医学以外的另类医学，或称第三或第四医学。

二、美容医学与抗衰老医学

美容医学的最终目的是面形与体形美的塑造。面型美包括面部的整体结构、形态、功能美。其中包括鼻、眼、口、眶、颧、颊、颌、颏、耳等及上述相关结构的面形整体美及协调美。体形美包括颈、躯干、四肢、髋、臀形及其构成的整体结构、体态及功能美。这也包括面形和体形美构成的整体结构与功能的整体美。其中，衰老的整体形态可表现为老态龙钟、老气横秋。

随着年龄的增长，面形和体形均在改变，即不同年龄有不同的面形和体形，随着年龄增长，面型与体形渐进地走向老态和功能衰退。

衰老与再生同时存在于生物体的生命过程。再生也是大自然普遍存在的现象。没有再生就没有生命，当然也就没有生命体的衰老。衰老和再生在生物体的生命过程中处于平衡状态。因此，细胞损伤的修复成为人类研究再生的热点之一。

三、美容医学整体学科及其技术的发展

美容医学整体学科及其技术的发展可分为五大部分，且在其发展过程中将会先后分为五个成长阶段，或称"五段论"。

第一阶段，常规美容技术的发展。局部治标性的返老还童的技术，如对老年面形提升技术（面部皮肤拉紧）、除皱手术、面部塑形技术等，是典型的结构医学阶段。

第二阶段，微创/无创技术的发展。其中物理性的设备疗法包括光、电、超声、激光等离

子、机械等技术，局部皮肤拉紧、皮肤质地的年轻化热疗法等；化学方面的各种药物包括中胚层疗法、填充材料的应用、化学剥脱、功能医学方面等技术。

第三阶段，生物医学方面。其主要是再生医学，包括组织工程、细胞疗法、干细胞治疗，该项技术是顺势治本的全身性抗老化改变的疗法。再生医学是全身细胞的再生，有生命就有再生，有再生才有生命，再生是生命活动的灵魂。

第四阶段，抗衰老医学技术。抗衰老是一项生命科学中的复杂技术，包括食疗、药疗、气疗、养生等疗法，主要是通过替代、刺激、养生，延缓衰老。

第五阶段，量子顺势医学发展阶段。其对物质结构、功能、信息的认知开始从分子转化为微粒子方面。量子力学、量子医学的出现加速了这种转化。分子由原子组成，原子由原子核和围绕原子核旋转的电子组成，原子核由质子和中子等组成。电子、质子、中子等统称为微粒子，其微粒子的功能单位为量子。

上述五种科学技术的综合优选，实现各种技术结合，综合个性化疗法，实现相辅相成的年轻化技术，从而达到整体抗衰老的目的。

四、抗衰老医学的发展促进美容医学科学技术的发展

抗衰老医学是非常复杂的医学，除涉及常规医疗技术、美容医学技术、微创/无创技术和再生医学技术外，还涉及基础生物分子医学、基因医学、端粒医学、线粒体医学、各种因子、能量医学、内分泌疗法、激素疗法、保健医学、补充医学、养生医学、食疗、气疗、热疗、顺势医学以及量子医学等诸多生命科学的范畴。

21世纪是生命科学发展的世纪，也是美容医学与抗衰老医学发展的机遇期。因此，抗衰老医学的发展，必然会促进美容医学的发展。而美容医学的服务对象和人群也是抗衰老的基本对象和人群。因此，美容医学与抗衰老医学同步发展，相辅相成，两者会互相激励对方的科学创新发展。

第二节 衰老的基础知识

一、衰老理论

衰老理论有自然衰竭过程、神经内分泌理论、基因控制理论、自由基理论、废物堆积理论、细胞数目的有限分化理论、海弗利克极限理论、线粒体理论、损伤与修复理论、冗余理论、交叉理论、自体免疫理论、能量抑制理论、基因变异理论、存活率理论、有序到无序理论、端粒酶老化理论。

综上所述，衰老的原因、学说、理论等研究繁多复杂，尚无统一的认知。从总体上看，衰老涉及细胞线粒体、染色体、端粒体等结构与功能及体内各种酶、自由基。这是今后生命科学研究、攻关的重要课题之一。

（一）衰老与自由基

1. 自由基的形成　自由基理论是 Gerschman 在1954年第一次提出的，后来由英国 Harman 在1956年提出自由基与机体衰老和疾病有关，接着于1957年发表第一篇研究论文，阐明用0.5%～1.0%的自由基清除剂喂养小鼠可延长其寿命。20年后该结论被主流医学界普遍接受，即可以由自由基学说解释机体衰老的各种体征，如老年斑、皱纹及免疫力下降等。因此，1995年 Harman 荣获诺贝尔生理学或医学奖。

物质的基本单位是原子，原子形成分子时，电子一定要配对。如不配对，它们就要寻找另一个电子。自由基在寻找一个电子的过程，在化学中称氧化过程。机体自由基有氧自由基，如超氧阴离子自由基、羟自由基、脂氧自由基、二氧化氮和一氧化氮自由基；过氧化氢、单线态氧和臭氧，通称活性氧。自由基参与正常的生理活动，如能量搬运就是由自由基完成的。但如果这种活动失去控制，疾病便随之而来。正常状态下，上述自由基在体内的平衡反应以每天1000万次的速度进行着，且随年龄增长而出现细胞退化和衰老。

氧是生命的必需物质，但也是"生命的杀手"。人吸入体内的氧中有98%被人体正常利用，2%形成活性氧，活性氧在体内自由游荡，形成氧自由基。体内的超氧化物歧化酶（SOD）可清除氧自由基，然而随着年龄增长，这种功能减弱，在老年时达到低点。氧自由基在体内过多且活跃，将加速衰老。

2. 自由基活动引起衰老的三方面

（1）生命大分子的交联聚合和脂褐素的积累：自由基作用于脂类产生过氧化反应，终产物丙二醛等引起蛋白质、核酸等生命大分子交联聚合引起衰老。脂溶性的脂褐素不溶于水，不易排出体外，于是在皮肤细胞内大量堆积，形成老年斑。胶原蛋白交联使胶原蛋白溶解下降，弹性降低，水合能力下降，皮肤出现松弛、皱纹等衰老征象。

（2）细胞的破坏与减少：这是由于基因突变改变了遗传信息的传递，蛋白质与酶的活性降低。这些积累引起细胞、组织和器官的老化与死亡。

（3）免疫功能的降低：自由基引起细胞免疫与体液免疫功能降低，出现自体免疫性疾病，如硬皮病、溃疡性结肠炎等，而引起衰老。

3. 自由基与人体衰老过程　人体正常细胞平均分裂140～160次后会走向死亡，同时细胞也具有再生能力，因此，细胞凋亡和再生得以平衡。当受到自由基攻击时，细胞、组织和器官功能减退而衰老。研究证明，人类30岁开始出现衰老现象，多数人在40岁时某些生理功能仅为30岁前的80%，50岁时剩70%，70岁时仅剩35%。

4. 清除自由基　研究证明，体内存在完整的抗氧化剂和抗氧化酶，统称自由基清除剂，也称抗氧化剂。体内存在两种抗氧化剂：酶素型和非酶素型。酶素型如超氧化物歧化酶，它是可消除超氧阴离子自由基的酶，包括谷胱甘肽过氧化酶、过氧化氢酶（CAT）、羟自由基的酶等。酶素型（酶）在人体内自然合成。对于非酶素型，许多天然植物中含有此类过氧化剂，如谷类食物、十字花科蔬菜、番茄、芸豆、绿茶等含有此类有机抗氧化物质。

常见的外源性抗氧化剂（自由基清除剂）包括：①抗氧化维生素，如维生素E、维生素C等；②抗氧化矿物质，如铜、硒；③抗氧化植物营养素，如绿茶中的多酚类物质，特别是儿茶素；④胡萝卜、黄豆、大蒜等蔬菜。

值得尝试的新的自由基清除剂（抗氧化剂）——电解还原水。20世纪90年代中期，日本医学博士林秀光率先提出电解还原水可以清除自由基。电解水是将大分子团水（11～13个分子集合而成）电解为5～6个小分子团，有六大功能：①水质获得净化处理；②水pH值呈弱碱性，符合人体体质需求；③水含氧量高于普通水，有益健康；④水呈负电极，能清除体内多余自由基；⑤水分子团小，人体容易吸收；⑥水中含有适量矿物质及微量元素。同时，研究发现，电解水可治疗便秘、下痢、胃酸偏多，对癌症、糖尿病、心脑血管疾病、痛风等也有效果。目前，电解还原水可清除自由基已被人们广为接受，饮用此水是抗氧化的最佳手段之一。

根据美国雅虎网站报道，俄罗斯2010年9月23日表示，莫斯科国立大学生物能量系教授范拉迪米尔·史古拉乔夫经50年动物实验研究发现，当给小鼠使用一种药丸"史古拉乔夫因子"，实验的小白鼠能多活许多年。实验还证明，"史古拉乔夫因子"能令老鼠寿命倍增，其眼药水令一些由老年病致盲的马、狗和兔子恢复视力。还治好了教授一只眼睛的白内障。"史古拉乔夫因子"能抗细胞氧化，是氧自由基的清除剂、抗氧化剂。此成果获得洛克菲勒大学生物学家君特·布洛伯尔等的支持。目前世界上尚没有一种效果稳定、持久的自由基清除剂，故其被认为是一种有前途的氧自由基清除剂。

1895年，欧洲发现口服葡萄籽（汁）延缓衰老的海蒂已40余年如同美容的少女。随着科学的发展，60多年后法国马斯魁勒博士从葡萄籽中提取出前花青素（OPC），其可抗氧化，清除自由基，其作用是VC的20倍、VE的50倍，具有延缓衰老的效果。当今我国北京瑞肤颜抗衰老医学研究院与法国SFM、美国的AAM抗衰老医学研究会共同研究，从前花青素中提取出细胞运动葡萄多酚，抗衰老的效果是前花青素的7倍，是抗衰老医学的一项飞跃。

综上所述，食疗、药疗和气疗（适当运动）是抗氧化、清除体内有害自由基的有效治疗方法。

（二）衰老与胸腺

人的一生中，胸腺一直都在不断地发育、萎缩、衰老。20世纪60年代中期，人类才发现胸腺是中枢免疫器官，在人体免疫系统中居于中枢地位，有着至关重要的作用。现代科学证实，胸腺与寿命长短密切相关。胸腺由皮质和髓质组成，皮质以淋巴细胞为主，网状上皮细胞少；髓质以网状上皮细胞为主，淋巴细胞少。胸腺是T淋巴细胞分化、发育、成熟的场所，可以促进T细胞发育成熟，表达不同的分化抗原。胸腺的功能状态直接决定机体细胞免疫功能，并间接影响体液免疫功能。胸腺基质细胞可分泌一系列活性多肽，激素总称为胸腺素。胸腺激素中包括：胸腺肽（又称胸腺素）、胸腺体液因子、胸腺生成素和胸腺因子等多种激素因子。它能调节和控制T淋巴细胞的分化、成熟及功能的表达。血液中胸腺激素浓度在20岁时最高。

1. 胸腺、免疫与衰老　人到中年时，胸腺已明显萎缩，很多基因与增龄性萎缩有关，其发生的机制目前尚不完全清楚。胸腺发育衰老过程分为3个阶段：①胸腺原基形成阶段。此阶段与Foxnl基因、Tbx1基因、CRTAM基因、Runxl基因相关。②胸腺内T细胞的迁移及免疫耐受性选择阶段。此阶段与Hoxa3基因、Pax基因、CCR9基因、CCR7基因、CD155基因相关。③增龄性胸腺萎缩阶段。此阶段与CCR5基因、Foxnl基因、c-CBL基因、WntA和LAP基因等相关。

胸腺衰老是一个复杂的多因素变化过程，这个过程主要涉及T细胞的变化。影响胸腺衰老的因素包括神经内分泌系统、祖细胞胸腺的微环境、细胞突变、细胞端粒以及抗原对特异性T细胞反复刺激，这些因素造成端粒缩短、细胞凋亡等。研究表明，胸腺的生理功能和T细胞的分化发育受神经肽及多肽激素调节。胸腺内复杂的神经分布主要是自主神经系统。胸腺内还存在多种神经肽，参与了胸腺细胞的发育。如此说明，自主神经系统、中枢神经以及各种神经肽调节胸腺。内分泌系统是通过胸腺细胞上的激素受体来调节胸腺的发育及胸腺细胞增殖和分化。胸腺与神经内分泌系统相互调节，研究表明，胰岛素样生长因子-1和生长激素能延缓鼠的增龄性胸腺萎缩，促进胸腺细胞的增生。

研究人员发现，衰老是人体免疫功能降低的结果。免疫系统是机体对内外环境变化的适应和反应系统，免疫降低与衰老的程序平衡。应用免疫调节药物能增强免疫功能，延缓衰老。衰老是生物体的必然规律，它是进行性的、多细胞普遍存在的、不可逆的功能减退状态，不同细胞的衰老形式和进程不完全相同，如脑、生殖系统的免疫功能衰老出现较早，表现明显。衰老学说包括基因论、突变论、自由基论等，近年又提出衰老的免疫学说。衰老时免疫功能变化包括：①骨髓干细胞在胸腺中成熟分化为不同功能的T细胞，起着免疫调节和监护作用。②免疫功能降低主要取决于免疫活性细胞功能减退，细胞数量减少，效率降低。

1962年，美国加利福尼亚病理学家Walford教授首先提出免疫衰老学说。美国学者研究证明，骨髓细胞和胸腺细胞提取物有延缓衰老的作用。胸腺、免疫、衰老三者间有着较紧密的内在联系并相互调控。

2. 胸腺增龄性萎缩　胸腺的萎缩是人体衰老的序幕。婴儿出生后，免疫功能下降时胸腺萎缩速度加快，胸腺萎缩成为机体衰老的重要原因。出生时胸腺重量为12～15 g，逐渐长大到青春期胸腺重量为30～40 g，其后十分缓慢地萎缩，到25岁明显缩小。而40岁时，几乎退化萎缩成一团柔软的脂肪组织。胸腺是人体最早衰老的器官，衰老导致免疫功能降低。胸腺受年龄因素影响明显，青春期后开始萎缩，这种随年龄增长明显萎缩的现象称胸腺增龄性萎缩，属于生理萎缩，表现为体积缩小、质量减轻、细胞结构破坏、脂肪细胞积累、细胞增殖能力下降等。这将会影响免疫系统对抗原的反应，增加老人患自身免疫性疾病及病原感染的风险。虽然胸腺已发生增龄性萎缩，但来源于骨髓的淋巴细胞持续不断地迁移，胸腺分化、成熟。胸腺虽然会发生萎缩，但其仍是T细胞成熟、储存的场所。胸腺增龄性萎缩成为免疫衰老的直接原因和主要表现。了解胸腺增龄性萎缩发展机制就可能延缓衰老。

增龄性萎缩的机制包括：①激素等外源因子的影响，由生长激素和甲状腺激素的减少引起。②骨髓及淋巴细胞缺少所致。③胸腺微环境内胸腺基质细胞缺少。④免疫调控转录因子Foxnl、细胞因子，如角质细胞因子、白介素-7的作用。上述细胞和细胞因子在胸腺内的复杂生理过程目前尚不明确。

3. 胸腺与再生　老化的胸腺表现为严重萎缩和脂肪增多、T淋巴细胞减少。50多岁时，胸腺上皮细胞的空间减少接近90%，脂肪细胞大大增加（人在20岁时胸腺中仅含有20%左右的脂肪细胞，但到50～60岁时，脂肪细胞含量上升为70%～80%）。因此，人类研究胸腺再生，防止胸腺的萎缩成为一项新的技术。其包括：①甲状旁腺素或甲状旁腺素相关蛋白激活，改善成骨细胞功能可促进胸腺再生。②促黄体生成素频繁释放激素激动剂可明显逆转胸腺退化，并恢复胸腺和骨髓的细胞构成及功能，使免疫能力恢复到青年期水平。③角质细胞生长因子或称成纤维细胞生长因子-7是一种由间质细胞产生的具有旁分泌作用的上皮细胞分裂素。④生长激素和胰岛样生长因子。随着年龄增长，生长因子-1、生长激素和胰岛素样生长因子-1或胰岛素样生长因子-2的产量逐渐降低，胰岛素样生长因子是由生长激素诱导产生的，具有生长激素的某些作用。给予生长激素和胰岛素样生长因子-1或胰岛素样生长因子-2可增加胸腺细胞，阻止T细胞产量的下降，增加T淋巴细胞增殖。⑤生长激素促泌素和生长素。近年来，生长素和生长激素促泌素对胸腺具有明显的再生作用，可改善胸腺细胞构成，增加T细胞的产量。⑥白介素-7、白介素-15、白介素-12对胸腺基质细胞产生、胸腺细胞增殖起作用。⑦FIT3L。研究表明，其能增加T细胞的重建。⑧T细胞前体移植有助于造血干细胞移植后胸腺快速增生，增强T细胞的重建。⑨胡梦梦报道，何首乌提取物对小鼠T淋巴细胞及淋巴细胞免疫功能均有增强作用，具有一定的抗衰老作用。

综上所述，胸腺是人体的"珍稀濒危器官"，不仅可以维持免疫系统特异性T细胞的输出，同时对避免自身免疫疾病及免疫缺陷病有着重要的意义。它具有重要的复杂功能，消耗大量能量的同时，成为人体最早衰老的器官之一。因此，在抗衰老过程中，保护胸腺具有不可替代的现实意义。

4. 胸腺肽与抗衰老 胸腺是T细胞发育分化和成熟的场所，也分泌多种肽类激素，如胸腺肽、胸腺五肽、胸腺肽α_1等。胸腺以旁分泌的方式调节T细胞发育、分化和成熟，进入血液影响免疫器官和神经内分泌系统的功能。因此，胸腺是免疫神经内分泌网络中的一个重要器官。胸腺肽可促进生长激素的释放，且二者相互促进。

胸腺肽是由胸腺产生的一种蛋白质和多肽激素，在我国临床应用已有20多年的历史。世界上最早的产品是1980年意大利研究人员从小牛胸腺中提取的一种胸腺因子，其后在欧美注册、上市，并进行临床应用。由于生产和标准的不同，临床疗效也不同，其具有抗衰老、抗病毒复制、抗肿瘤细胞分化、减少脱发、促进毛发再生等作用。胸腺肽的剂型主要包括：冻干粉针剂、注射液、肠溶片、肠溶胶囊和胸腺肽氯化钠注射液5种，生产厂家已超过百家。不良反应中，严重过敏反应发生概率较高，同时有皮疹、发热、寒战、畏寒、胸闷、呼吸困难、头疼、发绀等不良反应发生，使用前需做皮内试验。

二、衰老与性功能

性功能是人类生理的一种自然需求，性功能障碍是指个体不能顺利完成性生活，有实际调查发现女性较男性更容易发生性功能障碍。

（一）女性性功能障碍

1. 十大临床表现 女性性功能障碍表现为：①性欲抑制；②性厌恶；③性低落；④性唤起障碍；⑤高潮障碍；⑥房事疼痛；⑦阴道痉挛；⑧性交不能；⑨性后不适；⑩神经性焦虑与性

恐惧症。

2. 女性性功能障碍的原因　女性性功能障碍是多因素的，涉及：①心理社会因素；②神经性因素；③内分泌性因素；④血管性因素；⑤肌肉因素；⑥药物性因素等。

3. 女性性功能障碍的治疗　随着女性性功能的基础知识的研究进展，其治疗手段也有很大的进步。

（1）心理治疗：加强男、女性功能知识的学习，消除一切影响性功能的不利因素。婚前的性教育是重要的。

（2）性激素治疗：适用于性激素低的女性。此激素替代治疗主要针对围绝经期的妇女，目的是消除围绝经期的各种症状。代表性药物为利维爱和甲基睾酮。利维爱的有效成分是7-甲基异炔诺酮，每片含2.5 mg。

（3）血管活性药物治疗：①作用于cGMP信号通路的药物，包括PDE5抑制剂西地那非和L-精氨酸。②非选择性的肾上腺素能受体阻滞剂，酚妥拉明可引起阴茎及阴蒂海绵体和血管平滑肌舒张，增加绝经期后女性阴道血流，改善性唤起。③前列腺素 E_1，1995年已用于治疗男性勃起功能障碍，或在阴道内使用。④多巴胺受体激动剂，多巴胺参与性欲活动和性唤起。脱水吗啡和血管活性药联合治疗女性性功能障碍（FSD）。⑤中医中药治疗，有研究发现，含有银杏树叶的草药合剂在治疗女性性功能障碍方面效果显著。

（4）其他药物治疗：维生素 A 和维生素 B6 均能增强性欲，缓解女性性欲低下。

（5）器械治疗：①阴蒂按摩仪（FDA批准）可改善性唤起障碍。②计算机辅助治疗的虚拟技术引入性治疗领域也是一项突破。

（二）男性性功能障碍

男性性健康是一个各种复杂因素相互作用的结果，包括内分泌环境、一般健康、性欲望、性活动频率、勃起功能、高潮和射精、晨勃和整体性生活满意度。所有这些因素不仅受主体健康的影响，还受夫妻的健康状况和夫妻关系的影响。影响男性性健康的主要因素为消极情绪状态，如感觉困惑、蒙羞、失落和害怕。因此，男性性功能障碍是一个多变、复杂的生理状况，不仅反映内分泌情况，还包括亲属关系、内心世界、社会关系等。

由于部分患者或医师的尴尬，老年男性性功能障碍往往很难评估。医务人员很多时候不会直接询问关于老年患者性功能方面的问题，而患者也很少主动与医师进行性功能方面信息的沟通。此外，许多医疗专业人员缺乏可用的相关知识与治疗方案。尽管人们经常想当然地认为老年患者不参与或很少参与性活动，特别是在他们没有伴侣时，性活动并不是非常重要。然而对部分老年患者来说，性活动仍然是提高生活质量的一个主要因素。插入式性交能力的损失会影响性伴侣之间的亲密。也许是因为性被认为是自我认可的关键，男人比女人受性功能障碍的影响更大（尽管这种说法可能不会被许多人接受）。不和谐的夫妻关系可能使男性的性功能发生障碍，甚至丢失，而这种关系在老年人群中的重建难度可能比年轻人更大。

1. 正常衰老过程　1987—2004年，在美国马萨诸塞州开展了一项针对正常衰老男性的健康研究。在该研究期限内，65岁以上男性的比例从1∶25增加到1∶8，这种上升趋势在许多其他发达国家中同样存在。预期寿命有所增加的同时，患病、残疾和失去自理能力比例同样在上升。该研究发现，马萨诸塞州老年男性的游离睾酮水平以每年1%～2%的幅度下降，脱氢表雄酮（DHEA）下降，促卵泡激素（FSH）、黄体生成素（LH）和性激素结合球蛋白水平逐年增高。同时该研究还发现，即使血清睾酮水平正常或偏高，其有效成分游离睾酮在40～70岁的健康或非健康男性中皆下降。其他激素如脱氢表雄酮（DHEA）和其硫酸酯（DHEA-S）减少速率为每年2%～3%。二氢睾酮（DHT）的水平随年龄的增加而增加；假设来源于外周组织中睾酮分解血清DHT水平不下降，DHT代谢物3α-雄甾烷二醇葡糖苷酸（3α-AG）的下降只有每年0.6%，而这被认为与前列腺癌的发生相关。伴随着这些激素的变化，高血压及其导致的血管损伤、糖尿病和动脉粥样硬化、阿尔茨海默病或记忆困难、关节炎和肌肉无力、疼痛等都影响着衰老。

2. 男性性功能障碍的表现　男性性功能障碍主要包括以下方面：①性欲方面，对性活动的兴趣下降，缺乏自发性性想法；②勃起能力减退，缺乏自发勃起或夜间勃起，勃起功能障碍；③射精快感降低，射精量降低或不射精、早泄、逆行射精（精液进入膀胱而不是沿通常路线进入尿道）。衰老男性中最常见的性功能障碍往往表现为缺乏欲望和勃起障碍问题。这可能是由于伴随衰老发生的正常激素水平变化。在过去的几十年中，男性性生活的不满足和射精障碍逐渐增加。满意的性生活可能在勃起功能障碍和精神健康之间扮演调节的作用。如果患有勃起功能障碍的男性学会从性生活中得到满足，这将有利于其保持良好的心理健康。

（1）勃起功能障碍与衰老：勃起功能障碍（ED）定义为未能达到和维持足以与夫妻互相满意性交的勃起状态，导致压力、人际关系问题，影响男性自信。数项研究表明，随着年龄增长，尽管性功能下降，正常的勃起并不是维持性活跃的绝对先决条件。Krimpen的研究中入选了1688名男性（年龄在50～78岁），发现在性活跃的男性中有17%～28%没有正常的勃起。该研究证实，随着年龄增长，正常的勃起并不是性活动的绝对先决条件。同样，Perelman等人报道，超过40%的男性称通过其他方法来获得性满足，并不需要足够的勃起。类似的数据已归档于欧洲男性衰老研究（EMAS），该横向多中心调查研究涵盖了随机从八个欧洲中心［佛罗伦萨（意大利）、鲁汶（比利时）、马尔默（瑞典）、曼彻斯特（英国）、圣地亚哥坎普斯特拉（西班牙）、罗兹（波兰）、塞格德（匈牙利）、塔尔图（爱沙尼亚）］选择的3369个社区居住的40～79岁男性（平均60±11岁）。在意大利，尽管ED的患病率随着年龄增加而增加（源于2010名18岁以上人群的多中心研究数据），但在2000年和2012年期间寻求勃起功能障碍治疗的患者年龄峰值是在中年。勃起功能障碍是一个多领域问题，源于困扰勃起反应的所有因素的渐进效应或总体效应，包括躯体（有机领域）、夫妻（家庭关系领域）和精神（心灵领域）。ED可能伴随某个因素的任何改变而发生，但迟早会对其他因素如生活质量、人际关系和情绪产生负面影响。

（2）性欲与衰老：性欲是所有性行为的原发动机，是对性活动的欲望和幻想。性欲减退被定义为持续或复发性的性幻想或对性行为的渴望不足或缺失，造成重大的个人或人际关系困扰。因此，症状的存在（性欲低下）及伴随的感知问题是定义性欲低下的必要前提。事实上，性欲低下并不总被认为是有问题的。在某些情况下，比如禁欲在一些宗教或哲学信仰中被视为美德的地区，性欲低下可能是种优势。此外，如果性自身独立，与繁殖无关，具有娱乐和情感价值，那么缺乏性欲将被认为是一种障碍，而不是一种美德。性欲低下与机体、心理和内分泌因素有关，在所有年龄段均可能发生。伴随生命的进展，性欲会发生生理性的下降，然而年龄对欲望的负面影响可能更归咎于整体健康情况。有研究报道性欲低下的流行病学及其相关因素。5990名40岁以上的澳大利亚男性，37%男性性欲望有所下降；70岁以上男性人群中，性欲下降达到60%。类似的源于美国男性的数据证实性幻想非常普遍，大于70%的受调查男性每周至少经历一次性幻想，欧洲人群亦是如此。性思维的频率不受整体健康、生活质量或机体疾病影响，但心理障碍（如抑郁症）会明显影响性思维频率。因此，性欲低下是一个在世界范围内与年龄相关、常见的性功能障碍问题。有趣的是，人类的性兴趣似乎在18岁至60岁时保持相当稳定的水平，此后则显著减少。尽管有这些散在的数据，但研究性欲低下的报道还是少之又少。在一项涉及374名男性（平均年龄48.8岁）的多中心医药研究中，30%被初步诊断为性欲低下。2004年在美国进行的一项涉及1455名57～85岁男性的调查发现，28%的男性性欲低下，而其中65%的男性因此感到困扰。

（3）早泄与衰老：早泄是最常见的射精功能障碍，发病率在成年男子中达1/3以上。早泄的定义尚有争议，通常以男性的射精潜伏期或女性在性交中达到性高潮的频度来评价，如以男性在性交时失去控制射精的能力，则阴茎插入阴道之前或刚插入即射精为标准。男性的射精潜伏期受年龄、禁欲时间长短、身体状况、情绪心理等因素影响。另外，射精潜伏期时间的长短也有个体差异，一般认为，健康男性在阴茎插入阴道2～6 min发生射精，即为正常。与其他的性症状比较，早泄一般不被视为第一线的健康问题，并被认为是个非医学问题。出于这些原因，早泄的患病率更不容易统计。尽管如此，早泄被认为是最常见的男性性功能障碍，其发病率在30%～40%。一份源于英国18～77岁的男性人群的研究显示，早泄的发病率在4%左右。早泄的发生率与衰老之间的关系并无定论。有证据表明，早泄的患病率随着衰老过程逐渐降低，而其他研究报道称两者并无关系，或者发病率随衰老过程逐渐增加。一份对12558名意大利男性人群的调查报道显示，早泄的患病率与年龄呈负相关。

（4）射精延迟与衰老：轻度射精延迟指男性能进行性交并在有限状况下获得阴道内性高潮

和射精。中度射精延迟指男性在妻子参与下可以发生射精，但发生在插入式性交以外。重度射精延迟限于男性单独时才能获得性高潮和射精。最严重的情况指在任何条件下都完全缺乏射精。与早泄相似，由于缺乏射精正常的数据来与射精延迟相区分，射精延迟的发病率亦很难统计。现有的报道中关于射精延迟的发病率大约为3%，大部分数据显示射精延迟发生率随衰老而增加。一份关于全球性态度和性行为的研究集中调查了全球29个国家超过13000名40～80岁男性射精延迟相关问题，研究报道射精延迟发生率与衰老呈正相关。同样，美国国家社会生活健康与衰老项目主持的对1500名57～85岁男性性行为研究得到的数据与上述结论基本一致。欧洲男性衰老研究项目数据显示，伴随年龄增加，男性很少或根本无法获得性高潮及射精延迟的概率逐渐上升。

3. 衰老男性性行为与性心理　目前，国际上已有针对老年男性性行为的研究。哥德堡研究着眼于1971—2001年选取的560名70岁老年男性的性活动和对性活动的态度。从研究起始至结束，性活跃的人群比例从开始的47%上升至66%，性活动超过每周一次的人群比例从10%增加到31%，高水平的性生活满意度比例从58%上升到71%，并且更多的人对老年人性生活有了积极的看法（1971年为82%，2001年为97%）。在所选取的样本中，勃起功能障碍的患病率从18%下降到了8%，这可能归功于勃起功能障碍有效药物治疗的进展。然而，射精问题的发生率在这30年中从5%增加到12%。30年当中导致性交中断的原因基本相似，主要涉及男方的因素。而所有引起上述改变的因素源于在这30年中发生的变化，包括高水平教育、社会经济地位、良好的身体健康情况、人类寿命的延长、社会意识形态变化（性别教育、避孕和同性恋）等。

瑞典的一项关于老年男性性行为的研究共选取了年龄为50～59岁、60～69岁、70～80岁的，共319名男性作为研究样本。其中约83%的男性拥有性伴侣，而71%的男性仍拥有性生活。但伴随年龄的增加，拥有频繁性欲望、勃起、成功性交及获得高潮男性比例逐渐下降。报道发现68%的研究对象仍拥有足够插入阴道性交的勃起能力，其中有72%不能维持持久的性交活动。去除部分医源性原因导致的勃起功能障碍患者，有77%的患者仍具有进行性交的勃起能力。伴随年龄增长，保持性欲、性高潮、勃起能力及射精量对于老年男性非常重要。该研究表明，大量老年人仍然具有从事性活动与进行性交的生理能力，性功能下降明显对其生活质量产生负面影响。

在美国，针对1455名57～85岁男性性行为的调查发现，老年男性较女性更在意保持活跃的性活动状态，但往往不愿意与医师讨论关于自身性功能的问题，取而代之的是忽略相关问题，自行停止他们认为导致性功能障碍的药物或者自行购买治疗性功能障碍的药物。该研究中57～64岁、65～74岁及75～85岁的老年男性仍然具有相对活跃性生活的比例分别为83.7%、67%及38.5%。而在已经没有性生活的部分老年男性中，55%归因于健康问题，包括关节炎、心血管疾病、糖尿病等。最常见困扰老年男性的性问题包括：缺乏兴趣（28%）；勃起功能障碍（37%）；对性表现焦虑（27%）；无法高潮（27%）。所有这些患病率随着年龄的增加而增加。38%的50岁以上男性患者会与医师讨论自身性问题，只有14%的患者使用非处方补充剂或药物来治疗自身性问题。这项研究同样表明，大量的老年男性仍然从事性活动，然而当有许多的问题困扰他们时，大部分患者仍然没有向医师寻求帮助。

老年患者的性问题并非完全起源于躯体健康状况，对生活多方面的压力反应亦可能导致性功能障碍等问题的发生。连接性功能障碍和社会生活压力的机制可能是不健康的心理状态和各种关系的不和谐。男科医师在治疗老年性功能障碍时，往往需要面对其躯体及心理健康，同时也要考虑患者的社会关系等问题。

4. 导致男性性功能障碍的相关风险因素　多种疾病状况对性能力产生明显的影响，并可能直接与性功能障碍相关。正常的性反应很可能因为某些常见疾病引起的中枢或外周生理状况的改变而发生改变。目前，大约有高达1/3的男性性功能障碍患者存在严重的基础疾病，因此，发现、诊断和治疗基础疾病显得尤为重要。由于男性性问题在许多基础疾病下均存在，已知患有慢性疾病的患者也应定期被询问是否有任何性方面的问题。其慢性病包括心血管疾病、糖尿病、泌尿系统疾病、中风、帕金森病等。

三、衰老与生活

人类生活方式的四大基石是合理膳食、适量运动、戒烟限酒与心理平衡。

衰老是生物体的自然生理现象，是很多种元素相互作用的复杂生理过程。

衰老与人的生活方式密切相关。人类的生活方式须符合生理的自然规律，若违背生理的自然规律，就容易导致机体代谢紊乱，加速衰老进程。四大基石是老年保健的准则。强调健康水平的提高必须树立自我保健意识，改善不良行为、不良习惯和生活方式。

机体组织器官在生命过程中都要受到神经-内分泌系统及其他，在这些管理机制调控下机体有节奏地运转。管理调节的就是"生物钟"，"生物钟"的实质就是神经递质、激素及其他一些具有调控功能的化学物质。

机体组织器官的运转需要消耗能量。当遵循"生物钟"，形成习惯性的条件反射后，完成等量工作所需要的能量就会减少，器官的损耗减少，其代谢功能的减退也减少，衰老的速度也相应放慢。如果个体的"生物钟"被打乱，则各器官不能相互适应，机体各器官之间的协同关系遭到破坏，失去内在平衡，导致代谢紊乱，从而加速衰老。

（一）心理与衰老

中枢神经系统直接或间接控制人体各个器官的活动。人的情感、行动、消化、吸收、分泌和代谢都直接或间接受神经系统的控制。调节代谢的酶和激素的生物合成和分泌，也都受神经系统的控制。人体的内环境必须保持稳定、平衡，才能得到健康。若情绪不好、郁郁寡欢、多愁善感，就必然影响激素的分泌，从而引起新陈代谢障碍，导致衰老。

衰老的心理会影响人的内分泌系统，长期的负性情绪会促使机体加速衰退，加重身心疾病，严重影响生活质量。心理健康受多种因素如性别、年龄、健康情况、文化程度等的影响。可以积极采用各种措施预防或延缓身心疾病的发生与发展，如积极参与体育锻炼、重视沟通与交流、培养兴趣爱好、积极参与社会活动、健康教育和家庭照顾等。

心理衰老的特征主要包括伴随年龄增长的记忆力衰退、语言表达能力的减弱、智力水平的下降；情绪、自我评价的降低等。目前，心理学领域已有许多方法进行心理测量，包括建立模型及量表等，如Sarkisian等提出的衰老期望调查量表（ERA-12），其认为，心理状态可以从心理健康、认知功能两方面8个指标进行评估，即与亲友相处的态度、孤独感、焦虑情绪、沮丧感、感恩、记忆力、健忘程度和对脑力退化的态度。Chow等提出的预测老年人心理健康量表（RSQ-A），主要从抑郁、孤独感、生活满意度、活力、自身健康状况感知五方面进行评估。

已知压力能够对人的精神造成刺激，破坏内稳态。为了应对精神压力，人体会通过一系列应激机制以维持内稳态；包括著名的"对抗或逃跑"交感-肾上腺髓质通路（SAM）、肾素-血管紧张素通路（RAS）、下丘脑-垂体-肾上腺轴（HPA）等。而在长期压力下，这些通路激活的终点为自由基的累积和损伤，炎症因子的持续表达和分泌，导致衰老（包括组织衰老和皮肤衰老）。而另一方面，老年人由于精神与生理机能的退化，相比年轻人更难对抗压力。在老年生活中，由于某些负性生活事件（如丧偶、疾病）等更易发生，老年人更多生活在慢性压力之下（图13-1，图13-2）。

一系列研究探讨了心理因素对衰老的影响。Anthony等指出，积极情绪能够增加人体的抗压能力，加速人们从负性生活事件中的恢复，缓解负性事件导致的心血管改变。他同时指出，由于老年人更易面对负性和慢性的生活事件，积极情绪对于此类人群的效应更大。

Dana等认为，心理年龄与老年人的生活质量相关性较强；研究发现，更高的年龄满意度、更小的心理年龄、更低的衰老不满意度都是老年生活中低患病率的独立预测因子。Heiner等的研究认为，老年人心理因素与患病率相关，包括心理健康、个性因素与社会关系四大方面17个因子，在这四方面得分越低的老年人，患病率越高，预期寿命越短；其中，智力（理解力、记忆、推理能力、认识与思维流畅度）是主要的相关因子。控制年龄、社会因素、健康等变量后，低理解力、低衰老满意度与高患病率尤为相关。

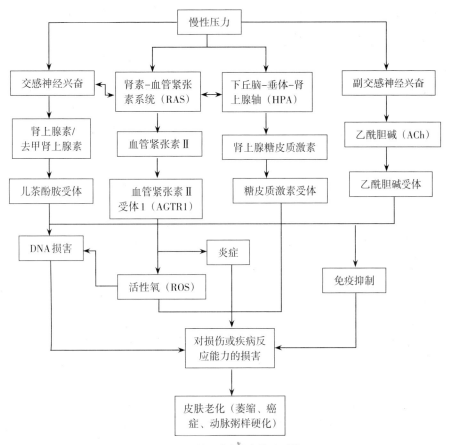

图13-1 慢性压力与衰老的关系模型

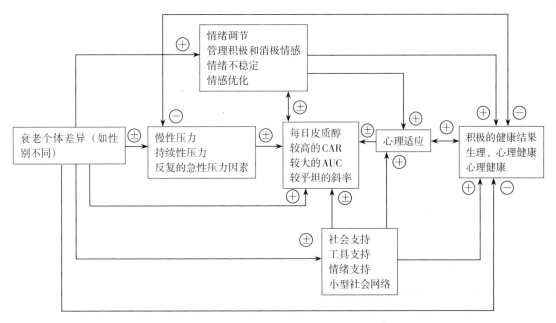

图13-2 衰老、压力与心理适应模型（CAR为皮质醇觉醒反应；
AUC为皮质醇分泌曲线下面积）

或许我们可以认为，良好的情绪、年轻的心态是预防衰老、保持健康的要诀。

（二）饮食与衰老

饮食结构的改变与衰老有密切的关系。良好的饮食习惯，例如多食用谷物和蔬菜有利于健康。人体的营养物质来源于食物，膳食应营养丰富，宜清淡，少进肉类、牛油、高脂乳制品、蛋类和精制糖，适当多吃新鲜蔬菜、豆制品。老年人应适当摄取奶、蛋、水果等保护性食品。不要偏食、暴饮、暴食，以充分保障机体代谢所需的营养，这样才有利于健康。定时定量饮食可使胃肠消化功能形成条件反射而正常运转，免受伤害。控制盐和油的摄入对人的健康十分重要。吸烟对人体有害，可致多种疾病。少量饮酒可促进血液循环，但多饮或嗜酒可对神经系统、肝脏、心脏、肾脏、胃肠以及胰腺有严重危害。

营养调理的各种营养成分简要描述如下：

1. 西蓝花 西蓝花富含抗氧化物维生素C及胡萝卜素，十字花科的蔬菜已被科学家们证实是最好的抗衰老和抗癌食物。

2. 冬瓜 冬瓜富含丰富的维生素C，对肌肤的胶原蛋白和弹力纤维，都能起到良好的滋润效果。经常食用冬瓜可以有效抵抗初期皱纹的生成，令肌肤柔嫩光滑。

3. 洋葱 洋葱可清血，降低胆固醇，抗衰老。

4. 圆白菜 圆白菜亦是十字花科的蔬菜，维生素C含量很丰富，同时富含纤维，促进肠胃蠕动，能让消化系统保持年轻活力，并且帮助排毒。

5. 苹果 苹果含有纤维素、维生素C和糖，可防止皮肤生疱疹，保持肌肤光泽。

6. 胡萝卜 胡萝卜富含维生素A，可使头发保持光泽，皮肤细腻。

7. 牛奶 牛奶含有维生素D和钙，使人的骨骼和牙齿强健。

8. 矿泉水 矿泉水可使皮肤柔软、白皙，有助于消化解毒，促进胆汁的分泌。

9. 贝类 贝类含有维生素B12，有助于皮肤健康，保持皮肤弹性和光泽。

10. 菠菜 菠菜可以使人体质强、皮肤好，远离缺铁性贫血，还有排毒、保护视力、稳定情绪的作用。菠菜中的叶酸对准妈妈非常重要，怀孕期间补充充足的叶酸，不仅可以避免生出有发育缺陷的宝宝，还能降低新生婴儿患白血病、先天性心脏病等疾病的概率。

11. 橙子 橙子可以防癌，一个中等大小的橙子可以提供人一天所需的维生素C，提高身体抵抗细菌侵害的能力。橙子能清除体内对健康有害的自由基，抑制肿瘤细胞的生长。

12. 麦芽 麦芽能降低结肠和直肠癌的发病率，因为它易被吸收。麦芽本身是无味的，可以把它撒在麦片上或加在酸奶中。

13. 金枪鱼 金枪鱼中的脂肪酸能降低血压，预防中风，抑制偏头痛，防治湿疹，缓解皮肤干燥。

14. 草莓　草莓不但汁水充足，味道香甜，还对人体健康有极大益处。草莓可改善肤质，减轻腹泻，缓解肝脏及尿道疾病。同时，草莓还可以巩固齿龈，清新口气，滋润喉部。

15. 大豆　大豆是植物中雌激素含量较高的食物之一，雌激素对女性的健康是极其重要的。

16. 酸奶　酸奶不仅有助于消化，还能有效防止肠道感染，提高人体的免疫功能。与普通牛奶相比，酸奶脂肪含量低，钙质含量高，还富含维生素B2，这些元素都对人体大有裨益。

17. 香菜　香菜中富含铁、钙、钾、锌、维生素A、维生素C等营养素，还可利尿，有利于维持血糖含量，并能防癌。

18. 巧克力　巧克力有镇静的作用，它的味道和口感还能刺激人大脑中的快乐中枢，使人变得快乐。脱矿化的结果是龋齿的形成，而巧克力可以延缓这一过程的速度。

19. 马铃薯　多吃些马铃薯可以缓解燥热、便秘，还可以养护脾胃，益气润肠。把马铃薯片贴在眼睛上，可以减轻眼袋。

20. 鸡蛋　鸡蛋可以增强记忆力，美容，蛋黄不仅不会消耗维生素H，还可以帮助我们合成它。

21. 核桃　核桃可以健脑，一斤核桃的营养价值相当于5斤鸡蛋或9斤牛奶。核桃中的蛋白质有对人体极为重要的赖氨酸，对大脑很有益。

22. 鲫鱼　鲫鱼含有全面而优质的蛋白质，对肌肤的弹力纤维构成能起到很好的强化作用。尤其对压力、睡眠不足等精神因素导致的早期皱纹，有缓解功效。

23. 奇异果　奇异果能显著延长果蝇的平均寿命，最高可延长26%。

24. 龙眼肉　龙眼肉有一定的抗老作用，它能抑制与衰老有密切关系的脑B型单胺氧化酶活性。

25. 咖啡　咖啡在提高人的注意力、消除紧张情绪、预防早老性痴呆和帕金森病方面作用不容忽视。除此之外，它还能提高止痛片40%的效力。人们对咖啡因的反应各有不同，每个人应找出自己喝咖啡的最高限量。但一般来说，一天不超过3杯为宜。

（三）运动与衰老

适量运动能增进健康，改善人体的生理机能，适宜的运动是延缓衰老进程的重要手段。运动可以降低氧化应激相关的疾病发生率，在抵抗衰老及相关的认知功能下降方面起到重要的作用。常规的运动训练可以刺激活性氧解毒系统的适应过程，增加细胞对氧化应激的抵抗能力。同时也可以改善衰老相关的胰岛素抵抗。运动可以预防、转变或者延缓衰老相关的线粒体和其他代谢功能的紊乱。

运动对衰老进程的影响取决于运动个体的健康水平和运动素质（年龄、健康状况、体能和潜能）与运动形式（运动强度和运动持续时间）。从理论上讲，与运动个体的健康水平和运动素质相匹配的运动形式就是"适宜运动"。

运动训练原则：

1. 运动量和运动时间　运动量应从小到大、循序渐进；先有氧运动，后力量或阻力运动；运动持续时间从短时间如 10 min 开始，逐渐延长至 30 min 或更长时间。

2. 运动装备和环境　穿着合适的、透气性好的棉质衣服和运动鞋为首选；同时要注意运动环境和场地的清洁卫生，避免在空气污浊、氧气不充足的地方进行运动；避免在日出之前进入树林运动，否则易引起头晕等不适；避免在严重雾霾期间进行户外运动，否则易引起呼吸系统疾病。

3. 运动相对禁忌证　心律失常、心悸、胸闷等；曾出现运动中或运动后即刻出现胸痛气急、眩晕或头痛、意识障碍，甚至晕厥史者。

第三节　抗衰老医学科学技术

抗衰老的主要机制是保护健康细胞，清除死亡细胞，修复损伤细胞，激活休眠细胞；主要途径是溶解细胞内垃圾，降解细胞外垃圾，激活细胞活性；主要措施是激活细胞机能，恢复细胞活性，延缓衰老。

一、抗衰老综合疗法

脱氧核糖核酸（DNA）在很大程度上决定了我们的皮肤细胞的功能及对环境的反应能力。尽管不同个体之间的 DNA 仅有 1% 的差异，但却使皮肤抗氧化、清除自由基、抵抗紫外线以及抵抗污染侵害能力有很大不同，每个人都有"自己独特的皮肤类型"。如皮肤汗腺分布、皮肤毛孔大小均与遗传因素有关。通过生物技术检测个体的基因型，可针对性地选择美容护肤用品，达到最佳的护肤效果。

（一）美容与免疫

提高免疫力是养颜美容的最佳策略。

（二）美容与内分泌系统

内分泌系统是人类重要的调节系统，与神经系统一起调控人体正常生理功能。如果内分泌失调，会出现黄褐斑、乳房肿块等。内分泌系统由内分泌腺组成，包括垂体、甲状腺、甲状旁腺、胰岛、性腺等。内分泌腺分泌的活性物质称激素，由细胞直接分泌进入血和组织液中，调控人体的正常生理功能。

（三）美容与维生素

维生素是维持生命的营养素，人体内含量很少，但生理作用大，作为体内酶的辅助成分，参与人体的代谢过程。维生素可分为：①脂溶性维生素，包括维生素A、维生素D、维生素E和维生素K；②水溶性维生素，包括维生素C和维生素B。皮肤表层的皮脂可吸收脂溶性营养成分，水溶性营养素需经处理后方可稳定和被皮肤吸收。

（四）美容与细胞更新修复

细胞更新、修复取决于细胞的再生能力。再生是人体细胞基本和普遍的特征及能力，有生命就有再生。因此，从细胞生物学的角度延缓衰老有两种方法：一是人体整个组织细胞的强大再生能力，永葆青春；二是持续供应细胞足够量的营养，维持细胞的正常代谢功能，从而延缓衰老，达到美容效果。

（五）美容与细胞外基质的稳定性

细胞外基质是细胞生命活动外环境，维持细胞营养、代谢。活性的胶原蛋白是细胞外基质的主要成分，是维持皮肤、肌肉等弹性的主要物质。随着年龄增长，真皮中的胶原蛋白和弹性蛋白减少、断裂导致皮肤老化（松弛、皱纹）。

（六）美容与微循环

皮肤微循环充分，细胞才能获得足够的营养和氧气，促进和保证皮肤正常的旺盛代谢，从而保持皮肤年轻化和延缓衰老。

（七）美容与细胞的"外养内调"

外养是给予皮肤高级营养产品，快速修复受损和衰老的细胞；内调主要是利用干细胞自我复制的特性，对衰老细胞进行替代和复制，实现延缓衰老和年轻化。

二、激素替代及平衡疗法

激素是由内分泌器官细胞分泌的，内分泌器官包括垂体、胸腺、肾上腺、胰岛、甲状腺、甲状旁腺、睾丸、卵巢等。另有大量文献报道，皮下脂肪中的棕色脂肪细胞也属于内分泌组织。

激素替代疗法（hormone replacement therapy，HRT）是用体内自然分泌的激素和人工合成的激素治疗各种原因引起的激素低下导致的各种疾病，在国际上发达国家应用较普遍，尤其对绝经期女性应用十分流行。

（一）激素的生物活性作用

1. 激素　荷尔蒙一词源于希腊文，即激素，意思是"激活"。后来学者将其定义为由内分泌器官产生，再释放进入血液循环，并转运到靶器官或组织中发挥一定效应的微量化学物质。每个内分泌腺都能产生一种或一种以上的激素。激素的化学成分大体上分为五类：蛋白质、多肽、糖蛋白、类固醇及氨基酸。不同种类的激素成分不同，功能也各不相同。人体产生的各种内分泌激素的数量是极少的，如生长激素在 100 ml 血液中不到 1 μg，对人体却产生巨大的影响。如人体缺乏生长激素，个子就长不高，易患侏儒症，到成年时身高还不足 130 cm。

身体能正常发育，机能正常运转，激素起了非常重要的作用。一旦体内的某种激素量增多或减少，身体就会马上出现异常。若这种情况长时间持续下去，身体的某个部位或系统就会发生障碍和疾病。

女性激素是雌激素及黄体生成素的总称，可以说是上天赐给女性最奇妙的礼物，它让女性拥有娇美的体态、年轻的容貌、良好的生殖能力，并对维持女性骨质密度、心血管功能及大脑记忆力提供很大帮助。女性激素浓度甚至决定女性的青春，美国就有研究指出，同龄女性相比较，血中女性激素浓度高者身体指标比浓度低者至少会年轻8岁。

2. 激素与生理变化　女性激素是女人柔美魅力的主要来源，它凸显生理上的女性特质。英国圣安德鲁大学的研究发现，女性血液中雌激素含量较高，会使身形匀称、胸形完美，在男性眼中更有魅力。

女性激素可以提升肌肤美丽。女性激素中的雌激素可以促进皮肤新陈代谢与血液循环、抑制皮脂分泌，使肌肤变得细致有光泽。黄体生成素则可以增加身体的防卫力、增厚角质、润泽肌肤，与女性肌肤关系最密切。

女性激素可以维护身体健康。女性激素平衡有助于预防心血管疾病及骨质疏松，也能预防记忆力衰退，甚至降低阿尔茨海默病的发生率，还能提升身体的免疫能力。

女性激素可以安定平衡情绪。很多女人会有所谓经前症候群或者更年期征候，除了生理状况之外，最重要的就是容易浮躁，情绪起伏不定，这都是女性激素失调所导致的，一旦调理到正常平衡状态，就可以缓解不安、焦虑、忧郁等情绪。

3. 激素与爱情

（1）激素与爱情来临：意大利帕维亚大学研究显示，刚刚坠入爱河中的男女的大脑会发出指令，使人体分泌出一种化学物质，研究人员称这种物质为爱情激素。这种化学物质令恋爱中的人相互吸引，但是它在人体内仅仅能够存在大约一年时间，有科学家认为，爱情激素正是产生爱情的原因。与此同时，研究人员表示爱情激素究竟是如何对人体进行调节的还不太清楚，但他们可以肯定的是爱情激素肯定在调节恋爱中男女的一些生理和心理行为，比如爱情激素分泌最多的时候爱情最浪漫，恋人之间的关系也最亲密。研究发现，脑部感受体数量的不同导致每只田鼠情感上的差异。神经学家拉里·扬研究发现，某些动物丘脑后叶加压素和垂体后叶激素的感受体比其他动物的多。拉里在一些雄性田鼠的脑中，注入一组可以不断增加垂体后叶激素感受体的基因。这些雄鼠会变得对"太太"依依不舍，即使它们并没有交配过。拉里说："通常田鼠要经过24 h的接触才能配成对，激素感受体数量的多少，可以决定交配后两只田鼠是否在一起。也许正是这些不同影响了人类感情的忠诚度。"

当然，人类的感情并不仅仅是后叶加压素和垂体后叶激素作用的结果，其要比田鼠或山鼠的感情复杂。人类的感情各式各样，"友谊的爱"是平静、安全、舒适和感情的糅合，科学家认为，这种爱比较像田鼠在后叶加压素和垂体后叶激素的作用下对配偶的感情；而"浪漫的爱"与"友谊的爱"则完全不同，是这种令人着迷的激情使人们感觉"正幸福地沉浸在爱河中"。

伦敦大学的科学家们在安德利亚·巴特斯的带领下研究恋爱中的大学生的脑状态。他们挑选了17名正在恋爱的年轻人，将他们与核磁共振成像机器相连。核磁共振成像机器显示，当这些年轻人在脑中描绘自己爱人的形象时，他们脑细胞的愉悦区血流明显加速，这一区域在人们着迷于某种兴趣或交合时也会活跃起来。

让研究者们感到吃惊的是，在愉悦区神经活跃的同时，有两个部分的脑神经被压抑着——扁桃腺和右前额叶的脑皮层。扁桃腺与消极的情绪如害怕和生气相关，右前额叶的脑皮层在人们感到沮丧时特别活跃。看来相爱的人积极的情绪一定超过了消极情绪。这可以作为"为什么恋爱中的人是盲目的，对方的缺点都变成了优点"的解释。

（2）激素与爱情消逝：后叶加压素和垂体后叶激素不断在情人们的脑袋里转来转去，浪漫的爱情最终才转变成基于责任的感情，这也是有的夫妻能够共同生活多年的原因。

此外，浪漫的爱情会激活大脑中某些与"上瘾"相关区域的现象，这引起了托斯卡纳比萨大学玛拉兹蒂的兴趣。这是否与强迫性性妄想失调症（obsessive compulsive disorder，OCD）有关联是玛拉兹蒂的疑惑。曾经坠入爱河的人都明白爱的感觉有多强烈。你的脑袋里除了情人，再也装不下任何东西了。患有OCD的人脑部血液里的复合胺常处于低水平。沉溺于爱河的人脑部血液里的复合胺也处于低水平。玛拉兹蒂和她的同事做了一个试验，他们对20名热恋中的学生和20名患有OCD的人进行测试，结果发现，两个小组人的脑细胞血液中复合胺的含量都低于一般水平。

当初那种一日不见如隔三秋的快乐感受慢慢消失后，事情会变得怎样呢？玛拉兹蒂又对数对已经谈了12~18个月恋爱的情人进行测试，结果发现，他们的复合胺已经恢复到了正常水平。当然，这并不意味着他们的关系就此走到尽头，但这却为恋人之间关系的变化提供了一种生物学上的解释。但是，因为这一连接和浪漫爱情的生化过程是不一样的，有些人的"婚姻激素"并不能压制他对另一种东西的渴望，人类学家艾伦·弗舍尔说："问题是，他们不是永远都连接得那么好。"

4. 激素与性爱

（1）性欲与激素：睾酮并不是男性的专利。女性的卵巢也会分泌睾酮，不过浓度较低。女性机体内的睾酮素水平大约是男性的10%，仅仅这10%的睾酮素就足以对女性机体的健康产生重大影响。像雌激素和孕激素一样，睾酮素是女性健康所必需的激素之一。如果女性睾酮分泌量过多，将会导致女性性欲降低、闭经、体毛增多等症状。睾酮太低则会引发女性的健康问题，如骨质疏松。导致女性睾酮水平上升的因素有多囊卵巢综合征、先天性肾上腺皮质增生症以及肾上腺和卵巢等部位的良性或癌变肿瘤。

睾酮素对女性精神状态和心理健康方面有显著的改善作用。睾酮素过低可导致机体产生抑郁症、骨质疏松、性欲减退及脂肪增加。

睾酮素可改善性方面的健康，睾酮素的增加，可缓解绝经期症状，使女性的心情变好，性欲及健康感明显提高。

睾酮素可改善一些相关的衰老症状，比如骨质疏松、动脉硬化，并可增加骨骼密度，预防乳腺癌。

（2）催产素与性爱体验：普遍所理解的应对压力的基本模式就是经典的"对抗—逃避"法。在遭遇压力时，一个健康人的反应是睾酮升高，然后要么奋起反抗，要么避而不及。然后大脑会回馈我们以内啡肽，压力水平随之下降。对于男性来说确实如此，对于女性则其实不然。

现在研究者开始认识到女性和男性在处理压力时有不同的应对机制。加州大学洛杉矶分校最近进行的一项重要研究发现，在应对压力时，女性比男性更容易寻求朋友的帮助——也就是寻求社交协助，其方法可以是与亲人和朋友通电话或聚会，也可以是类似问路这样的简单信息交换。

催产素在这种"关心—友善"的响应模式下扮演着重要的角色。在过去，人们对催产素的研究主要集中在其对分娩所起的作用上面，其应对压力的作用则鲜为人知。由于睾丸素水平的增加，催产素对男性所起的镇静作用有所削弱。这项研究揭示，催产素对于缓解女性的压力起着重要的作用，有助于她们在"对抗—逃避"中寻求缓冲，鼓励她们转向自己的孩子或是其他女性。研究显示，当女性照顾孩子或是与朋友交往时，会释放出更多的催产素，起到镇静的作用。

女性当然也会用对抗的方式保护自己。对抗能保证她们的安全和生存，但并不一定能降低她们的压力水平。但是，战斗之后的关心、照顾和分享却可以做到这一点。关心和分享的行为能增加催产素的分泌。

通过享受友情中的关心与分享，女性可以分泌催产素，压力水平也会随之下降。这项研究证实，催产素和压力之间的联系只对女性有效，对男性则没有效果。加州大学的研究者们给女性应对压力的这种方式命名为"关心—友善"响应。通过关心他人，如照顾、分享、聆听、协助、养育、教导、指引、治疗、喂养、培养、清洁，女性的催产素水平会升高，压力也会随之消失。

通过友善对待他人，女性也能刺激催产素的分泌。息事宁人是女性面对压力的第一反应。不得已而采取保护、抵御及对抗行为则会让女性的压力水平上升。在有危险的时候，她们的反应是"让我们努力解决问题"。在她的愿望得到满足之后，女性的压力水平就会下降。通过沟通、配合和协作能做到这一点。在进行沟通、配合和协作时，女性的催产素水平就会增加。这项研究也解释了为什么在压力上升时女性会倾向于进一步付出。女性会试图给予或照顾他人，或是建立能提供沟通、配合和协作关系的友谊。这种群体感能赋予女性安全和支持，促进她们的催产素水平上升。

当女性的大脑激素均衡时，她们处理压力的首选方式就百分之百不会是对抗。同样，对抗也不一定会是男性的首选。事实上，对抗或逃避只是男性用于保护和服务的众多方式之一。从更明智的角度来看，保护和服务才是男性对压力的反应。对抗或逃避只是男性的最后手段。

女性对压力的反应方式是关心和分享。她们的最后选择往往是对抗或逃避的对立面：欺骗或遮掩。女人是伪装和掩饰的个中高手。她们善于向外人掩藏自己的感情，以至于最后连自己都可以欺骗。女性常常会以创造积极和谐的感情为名义，装得比自己实际更有爱心或合作精神。

女性同时也是自我牺牲、甘愿为和谐而做出贡献的个中高手。男人也可能会牺牲，但是他们只会在有明确回报、成就或目的的情况下这么做。男人基于重要性来选择自己的战场和牺牲对象。女人在情感关系中最常见的模式就是付出太多，然后又由于没有得到应得的回报而心生怨言，问题也随之产生。

女人应对压力首先会选择的反应方式是对关心和分享进行回应。通过认可和深化她与他人的契合，她就能慷慨地付出自己最重视的一切。要维持这种关心和付出的态度，她需要有所回报。这种相互分享能创造出一种有助于催产素分泌的契合关系。女性最容易与儿童亲近，她们能体会儿童的无助，而且也不期望任何回报。一旦她们对回报有了期望和要求，催产素的供应就会变得有限。女性能通过坚持健康的早餐和晨练提升血清素水平，她们就能够更多地看见自己在生活中所获得的支持，并且不会对从伴侣那里得到回报寄予这么大的期望。

当女人能自我滋养时，就会产生催产素反应。这是对女人而言最重要的体验之一。爱护和照顾他人很容易，但是爱护和照顾自己就不那么容易了。因此，很多时候，女人不断地付出又付出，却不能为自己花费一点时间。其实，为自己付出和为他人付出同样重要。自我怜惜让女性感觉好受很多。女性之所以会感觉好受，是因为女性的催产素水平上升并回报内啡肽。

慢条斯理地购物是另一个能很好地刺激女性催产素分泌的例子。只要是她们喜欢做的，而不是不得不做的事情，就是能刺激催产素分泌的自我滋养行为。同一件事如果让她觉得不得不去做，就会刺激她们分泌多巴胺，降低血清素水平。当她们出于责任去做事的时候，就会令她们产生自己的时间和支持不足的感觉。

女性通过沟通、配合和协作的方式寻求情感契合来缓解压力。女人最大的压力来源就是失去这种契合，或催产素水平偏低。没有爱，女性不会感到快乐。

当爱一个人时，女性就会认为那个人对自己很特别。女性会把自己想要的东西奉献给他。通过关心、照顾另一个人，与他分享一切，女性会付出自己所想要的一切，以此强化这一联结。每当女性选择滋养自己，而不是沉溺于埋怨他人时，她们就能够从这种自我滋养中瞬间获得缓解，并且能够让她们爱自己的能力更臻完善。这种自爱会赋予她们自由，让她们能在任何时候都付出爱。

通过在每天早上腾出时间，让自己享受自我滋养的早餐及晨练，女性就能够建立起坚实的基础，不仅能得到制造健康的大脑化学物质和激素所必需的营养和刺激，还能够激发催产素的分泌。女性为自己付出时间，这是对时间最好的运用。每天早晨花 10～30 min 的时间锻炼，并且为自己的身体供应一份营养充足的早餐，女性就会一整天慷慨地付出自己。

（3）睾丸素与催产素平衡对性体验的影响：睾丸素和催产素相互补充，一个上升，另一个就会下降。在多巴胺水平正常的情况下，刺激催产素的行为不会抵消男性的睾丸素刺激行为。他们就既能保持耐心和谨慎，又能一心一意达成目标。他们既能慷慨地付出自己，又能不忘记自己所想要的回报。

男性在和自己深爱的女性发生关系时，他的睾丸素在事后及接下来的几天都会大幅下降。如果男性对女性并不太在乎，男性的睾丸素就不会下降太多。而如果男性对女性压根就不在乎，睾丸素反而还会上升。

这个现象在运动员身上尤其明显。和自己所爱的人发生关系会显著地降低他们第二天的进攻性。出于这个原因，教练们通常都会要求运动员在比赛前一天晚上禁欲。而那些未婚的或是没有固定性伴侣的运动员则声称，比赛前一晚发生关系反而会提升他们第二天的睾丸素水平和进攻性。这取决于男人和伴侣的亲近程度。用生物化学术语来说，这取决于催产素和血清素水平有多高。当催产素低的时候，多巴胺和睾丸素就能保持较高水平。

让这些神经递质保持均衡，并确保激素水平不下降是情感关系的一大挑战。要达到这种均衡，男性需要极大地仰赖能刺激多巴胺的饮食计划，女性则需要能刺激血清素的饮食计划。同样重要的还有学会付出和获取必要的情感支持，以刺激和平衡多巴胺和血清素的分泌。

对感情的探究和分享增加了男性和女性的催产素和内啡肽。在这些举动中，男性和女性一样能够享受到内啡肽带来的愉悦感受。男性的大脑也会对其催产素的升高加以回报。男性的问题在于，如果他们的睾丸素水平不能同时得到强化，他们就会失去这种无比愉悦的感受。催产素升高容易降低男人的睾丸素水平，如果他们的生活不足以刺激睾丸素的分泌，他们的内啡肽水平就会下降，他们的脑部会分泌出一种酶，消解内啡肽。如果多巴胺水平太低，他们就会因为照顾他人而失去睾丸素，从而变得更加脆弱。在由催产素水平升高带来的情绪高昂之后，紧跟着的就是低谷。要维持男性的情绪，必须要在催产素活动和睾丸素活动之间保持均衡。

催产素升高容易降低男人的睾丸素水平，睾丸素降低则会降低男人的幸福感。反过来，这种模式对女性也同样适用。工作责任或严格的锻炼计划会增加女性的睾丸素，让她们享受到内啡肽升高带来的愉悦感受。但是如果没有均衡的催产素活动，她们就会失去这种愉悦。无论女性是在建筑工地工作还是在家带孩子，为他人的幸福负责都会激发大量的睾丸素，降低催产素水平，尤其是当她们处于掌控地位或是不能帮上太多忙的时候。独立自主或独自做事会刺激多巴胺和睾丸素分泌，但是会降低催产素水平。睾丸素增加是来自大脑的馈赠，但是它却会降低催产素水平。如果女性没有从事足够的活动来刺激催产素水平，那么由睾丸素水平升高所带来的快乐感就不会维持太久。如果要帮助男人和女人免除压力，保持健康，为他们分别找到平衡可以说是其中最重要的挑战之一。

睾丸素增加容易减少催产素，催产素水平降低则会降低女性的幸福感。在激素均衡这一点上，男性和女性最大的不同就是，当男性的催产素水平偏低时，他们的大脑不会减少内啡肽分泌。而如果女性的睾丸素水平太低，她们的大脑就会消耗内啡肽。低睾丸素是男性压力的主要来源，低催产素则是女性压力的主要来源。这种差别使得男性更多地以工作为中心，而女性则更加以情感为中心。

（二）激素替代疗法

1. 女性雌激素替代治疗　女性雌激素替代治疗亦称女性性功能障碍治疗。近年研究证明，性激素的疗法利大于弊，弊是指长期应用引起的不良反应，尤其是癌变危险，文献意见不一，如子宫内膜癌、乳腺癌等。因此，激素替代疗法的安全性受到质疑，雌激素治疗被视为"双刃剑"，一方面延缓衰老，另一方面存在癌变的危险。有专家指出，60岁以上女性不宜应用雌激素疗法。性激素替代疗法仅能作为最后一张王牌。实施性激素（尤其雌激素）替代疗法要严格把握适应证、禁忌证、注意事项、个性化治疗方案，实施前严格进行身体检查，坚持低剂量、短期应用的原则。80岁绝经期女性经过滋补，食用大豆（每天50 g）补充钙质等，进行自我调整而使身体重新取得平衡。日本女性常用豆类饮食、不饱和脂肪、鱼类、海产品、清淡饮食进行调理，达到长寿的目的。

医师在激素替代疗法的实施中要遵守国家的各项法律法规。

2. 男性雄激素替代治疗　雄激素包括睾酮、雄烯二酮、脱氢表雄酮（DHEA），以睾酮为主。95%的雄激素源于睾丸间质细胞，5%源于肾上腺。正常成年男性每天共分泌7～8 μg雄激素。男性和女性一样，随年龄增长，雄激素（睾酮）分泌减少（40岁开始减少），也会出现男性更年期（精神不集中、性欲与勃起降低、记忆力下降、心理焦虑等）。因此，男性更年期（男子绝精期）可以进行雄激素替代治疗。2003年11月，美国国立卫生院表明，补充雄激素适于性腺功能低下者。第四届世界男性老龄化学术研讨会进一步明确男性"绝精期"可进行雄激素替代疗法，但乳腺癌和前列腺癌患者除外。雄激素治疗同时与生长激素合用，可提高其疗效。

2005年12月，路透社医学新闻报道，学术界一直对男性激素替代治疗存有争议，其主要危险是前列腺癌的发生。然而英国化学病理学家Carruthers博士认定，给男性激素缺乏以补充睾酮是安全有益的。而Carruthers博士仍认为在英国补充睾酮是有争议的。

2009年8月13日，科学家提出有利于提高体内睾酮水平的简单方法：①煮燕麦片服用，每次1汤匙，每天3次；②每晚吃8～10个核桃或一把葵花籽；③用植物油而不用动物脂肪烹饪；④常吃凉拌芹菜；⑤吃海产品，不吃猪、羊或牛肉；⑥拒绝大量饮酒；⑦每天饮用人参浸酒15～25滴；⑧加强身体锻炼；⑨有机会到郊外、林区或出海休养等。

此前，激素替代治疗的指征和安全性在临床上尚有争议，研究显示，同时应用雌激素和孕激素替代治疗的患者乳腺癌、中风、心血管疾病及血栓形成的风险均有增加。但是此研究结果仅限于特定剂量的雌、孕激素的组合治疗，对于小剂量激素替代治疗并不适用。目前相关研究提示，女性在绝经早期接受激素替代治疗能降低心衰或者心肌梗死的发生率。同时，激素替代治疗并没有增加子宫内膜癌和乳腺癌的发生率，却能够使直肠癌的发病率降低37%，对于总的肿瘤发病率没有影响。因此，在临床上进行激素替代治疗倾向使用达到效果的最少剂量和最短时间。

激素替代治疗需要强调的问题如下。

（1）明确激素替代的指征、禁忌证和注意事项。

（2）激素替代治疗是一把"双刃剑"，有利有弊，实施中、实施后要密切观察其应用的反应和疗效。

（3）激素替代治疗是抗衰老的最后一张王牌。

（4）医师实施此技术时，要遵守国家各项法律、法规、政策等。

3. 脱氢表雄酮（dehydroepiandrosterone，DHEA）　DHEA是肾上腺分泌的一种激素，是人体内最丰富的类固醇，参与睾酮、雌激素、孕酮和皮质酮的制造。随着年龄的增长，体内DHEA降低与体内的HGH的降低是一致的。到65岁体内分泌的量仅仅是20岁时的10%～20%，而衰老和疾病随之发生。

DHEA缺乏时会发生持续的疲劳、压抑、忧虑，性功能降低，眼、皮肤、头发干，头发、腋毛、阴毛脱落等。DHEA的支持者认为，DHEA能促进免疫系统抵抗感染，降低血糖（Ⅱ型），有利于减肥，使脂肪转为肌肉，控制阿尔茨海默病、红斑狼疮、艾滋病、EB病毒感染、慢性疲劳综合征的发生等。

研究表明，体内DEHA低下与肥胖有关，早在1964年人类就发现，患糖尿病的肥胖老年人的尿液中DHEA完全消失，肥胖的人DHEA分泌较少。1988年一项人体实验证明，5名男性每天服用DHEA1600 mg，到28 d后，平均脂肪量降低31%，肌肉增加。

动物实验证明，DHEA使寿命延长50%。2001年8月，奥地利维也纳大学对27名器质性病变和28名非器质性病变引起的勃起障碍患者进行了6周的DHEA疗法治疗，3个月后，两组病例勃起功能指数明显提高。

关于DHEA致癌问题，到目前为止，还没有一个研究能清楚阐明DHEA可使人或动物致癌的结论。美国马里兰约翰斯·霍普金斯大学公共卫生学院Alberg博士对DHEA与皮肤癌的因果关系进行了27年的追踪研究，其结论是DHEA水平增高与皮肤癌无关。也有研究者认为DHEA有可能具有抗癌性和抑制乳腺癌的发生和增长。

在医师的监督下服用DHEA，每天服用25～150 mg。首次应用最低剂量，之后需要时可增加剂量。最小剂量每天5～10 mg，最大剂量不超过2000 mg。每天3～4次服用，2～3个月测试体内DHEA水平，然后调整剂量，片剂和胶囊内通常含有5 mg、10 mg、25 mg、250 mg的DHEA。

4. 褪黑素　褪黑素（melatonin，MT）又称松果体素、黑色紧张素、抗黑变激素。它是脊椎动物脑松果体腺体分泌的一种吲哚类激素。1958年，Lerner等人首次从牛的松果体中提取、分离出褪黑素。直到1963年其才正式被确认为一种激素。1993年，美国学者Walterpierpaoli和Reglson公布了褪黑素有助睡眠、调整时差、延缓衰老、防治多种疾病的功能。此后，褪黑素成为医学界讨论和研究热点。

（1）褪黑素分泌的节律性。人体的褪黑素来源于松果体、视网膜和副泪腺，主要产生于夜晚。黑暗可促进其分泌，明亮光线抑制它的分泌。松果体的分泌功能有明显的节律性：①昼夜性节律。血液中褪黑素水平白天低，夜晚高，最大浓度值在凌晨2：00～3：00达到。②月节律。女性月经来潮时褪黑素水平最高，在排卵前夕降到最低，而怀孕期又逐渐升高，其排卵前的褪黑素下降起到排卵作用。③季节性节律。人体分泌褪黑素水平因季节不同发生相应变化，春季水平下降，而冬季却明显提升。这种季节不同可能与日照时间不同有关。④终生性节律。人体随着松果体的发育成熟，褪黑素水平上升，青少年达到分泌高峰；其后随年龄增长，松果体开始衰老萎缩，褪黑素分泌量也逐渐降低；到45岁时，分泌量急剧下降；80岁时，褪黑素的分泌仅为青年时期的一半。

（2）褪黑激素与时差反应及睡眠障碍。人类习惯在白天活动，当人们快速跨越时区时，人体生物钟不可能快速调整，这种生物钟落后现象称时差，其睡眠、食欲、精神、方向感等均受到影响。这种时差的调整需要24 h。Petriek等人研究证明，当经过国际飞行的机组人员在飞行结束5 d内每天口服褪黑素5 mg，有助于时差症状的恢复。

（3）褪黑素与衰老。正常机体内自由基产生和清除处于动态平衡；一旦平衡被打破，自由基便会引起生物大分子，如蛋白质、核酸的损伤，导致细胞结构的破坏和机体的衰老。褪黑素除了具有直接捕获自由基的能力外，还能促进脑内主要的抗氧化酶——谷胱甘肽过氧化物酶的产生。褪黑素是一种非常高效的抗氧化剂，可降低体内过氧化物的含量。其在体外清除能力是谷胱甘肽的4倍、甘露醇的14倍、维生素E的2倍，从而延缓机体衰老。人体的松果体腺自20岁开始钙化、萎缩、体积缩小、质量减轻、腺细胞减少。随年龄增长，褪黑素的分泌减少致人体衰老。因此，松果体又称"衰老时钟"。

（4）褪黑素的免疫调节作用。褪黑素可增强松果体的功能。研究发现，松果体促进胸腺的发育。褪黑素主要作用于胸腺、骨髓质，对脾脏也有同样作用，使脾脏增大。褪黑素可刺激机体NK细胞数量和活性，增强调节体液免疫。

（5）褪黑素与肿瘤。Grin等人的研究表明，前列腺癌的患者使用褪黑素后，减少了前列腺特异性抗原PSA前列腺癌的标志。褪黑素抑制乳腺癌的发生，给黑色素瘤、脑瘤、肺癌患者补充褪黑素均能提高患者的存活率。褪黑素可提高IL-Z抗肿瘤的免疫效果。在夜晚给褪黑素的效果好于早晨给予。人体中外界磁场与褪黑素的分泌同步。另外，闭经过程伴随褪黑素分泌的下降和松果体脱钙的增加，褪黑素有益于闭经后的骨质疏松的治疗，可刺激甲状旁腺，抑制降钙素的释放和前列腺素的合成，参与钙、磷的调节。

（6）褪黑素是一种松果体产生的胺类激素，它能降低人的血压，也可以对抗病理性血压升高。雌激素、褪黑素红细胞源性降压因子均可起到降压作用。

（7）褪黑素的安全性。褪黑素大部分代谢产物随尿和便排出体外，不会在体内蓄积。其不良反应较小，需小剂量应用。如褪黑素大剂量应用，则早晨起床后会出现眩晕、疲倦、睡意、梦游、定向力障碍等。孕妇，乳母，抑郁症、癫痫、狼疮性疾病患者不能服用褪黑素。

（8）抗氧化应激作用。褪黑素具有强大的抗氧化应激作用，还具有同时清除氧族和氧族自由基的双重功效，并能上调多种抗氧化酶活性的功能。目前，褪黑素在缺血再灌注损伤、抗癌、抗退行性变等领域的应用研究取得众多进展，但仍存在许多问题，如抗氧化机制等。随着对褪黑素研究的深入，其有可能成为有前景的抗自由基的应用药物。

（三）激素平衡疗法

1. 生长激素和雌性激素平衡

（1）生长激素（growth hormone，GH）：GH是一种促代谢激素，调节糖类、蛋白质和脂肪的代谢。女性一生的各阶段都有GH分泌的特征变化，而且GH不足常可导致青春期延迟以及性腺对促性腺激素的敏感性下降，故认为GH与生殖有关。

成人垂体内含量最多的激素是GH，约为5～10 mg，分泌GH的生长激素细胞占整个垂体体积的35%～45%。GH以脉冲方式分泌，受下丘脑内的生长激素释放激素（GHRH）和生长抑制素的双重调节。胰岛素样生长因子（IGF）在GH作用下主要由肝细胞合成和分泌，而IGF-1对垂体GH的分泌又起负反馈调节作用。IGF-1能直接抑制垂体的生长激素细胞GH mRNA的表达，还可间接通过下丘脑的GHRH等对GH的分泌产生抑制作用。

GH的分泌与年龄及性激素有一定关系。青春期前女性仅睡眠时有GH的分泌，青春期女性在清醒及睡眠状态都有GH的分泌，而且其脉冲幅度升高，至20岁后GH的分泌逐渐下降，女性进入更年期后GH的日分泌量约为青春期的15%。此时GH下降的原因有：①慢波睡眠期随年龄增长而逐渐缩短；②40岁前随年龄增长，垂体总体积下降，生长激素细胞体积随之下降；③40岁后下丘脑GHRH分泌自然下降，垂体对GHRH敏感性丧失；④年龄增大，身体脂肪体积增加；⑤成人GH的代谢清除率大于儿童；⑥血中雌二醇（E_2）与GH的脉冲幅度及单个脉冲GH释放量呈正相关，更年期E_2水平下降是GH下降的另一因素。

（2）性激素对生长激素的调节：性激素对GH的分泌发挥一定的调节作用。女性24 h内GH的平均水平比男性高50%。月经周期中GH的脉冲幅度也呈周期性变化，以卵泡晚期最高，而脉冲频率保持不变。GH的脉冲幅度与E_2呈正相关，与孕酮呈负相关。由此可见，月经周期中GH的脉冲分泌方式主要以改变脉冲幅度为特征。年轻女性GH的分泌模式是GH脉冲幅度高，脉冲频率慢而规律，约为1次。成年女性GH的分泌模式是GH脉冲幅度低，频率快而不规则，基础水平高。

（3）生长激素与卵巢功能：人卵巢内有GH的存在，这与卵巢本身能合成有关。同样，人卵巢的颗粒细胞、卵母细胞及黄体细胞上有GH受体。GH对卵巢功能发挥调节作用，与其受体的直接作用和卵巢内的IGF-1的间接作用有关。

GH对青春期前卵巢的性激素分泌并无影响，但可通过IGF-1促卵巢内的始基卵泡生长，使窦前卵泡的数量增加，此时的窦前卵泡并无明显的性激素分泌。GH对青春期后卵巢的作用：①增加FSH诱导的孕激素（P）合成，这种作用呈剂量-效应关系；②可增加FSH诱导的颗粒细胞上hCG/LH受体数量，而对受体的亲合力无影响；③对人卵巢的颗粒细胞的E_2合成有增强作用。GH的这些作用对加速青春期卵巢功能的成熟过程有重要意义。GH缺乏症儿童青春期明显延迟，GH替代治疗可缩短青春期至正常人水平。GH有直接的促卵巢成熟作用。

2. 雌、孕激素平衡　雌激素主要由卵巢的卵泡细胞等分泌（睾丸、胎盘和肾上腺也可分泌雌激素），主要为雌二醇。在肝脏中灭活，转化为雌三醇和雌酮，并与葡萄糖醛酸结合后经尿排出。妊娠期间，胎盘可分泌大量雌三醇。雌激素具有以下功能：

（1）刺激女性外生殖器、阴道、子宫等附性器官的发育、成熟，并可促使阴道上皮细胞分化和角质化，增加上皮细胞内的糖原及糖原分解，保持阴道酸性环境，提高其抗菌能力。

（2）增强输卵管与子宫平滑肌收缩。

（3）与孕激素配合，保持正常月经周期。

（4）刺激并维持女性第二性征，如使脂肪和毛发分布具女性特征，乳腺发达、产生乳晕、骨盆宽大等。

（5）具有保水保钠作用，使细胞外液增多，并可促进肌肉蛋白质的合成，加强钙盐沉着等。

孕激素由卵巢的黄体细胞分泌，以孕酮（黄体酮）为主。在肝脏中灭活雌二醇后与葡萄糖醛酸结合经尿排出体外。孕激素主要包括黄体酮、异炔诺酮、甲炔诺酮、己酸孕酮等。孕激素往往在雌激素作用基础上产生效用，主要生理功能为：

（1）抑制排卵，促使子宫内膜分泌，以利于受精卵植入，并降低子宫肌肉兴奋度，保证妊娠的安全进行。

（2）促进乳腺腺泡的生长，为泌乳做准备。

（3）提高体温并使血管和消化道平滑肌松弛。

（4）由于孕激素是雄激素、雌激素、肾上腺皮质激素等生物合成的重要中间体，不同程度上具有上述各类激素的作用。人工合成的某些雌激素和孕激素及其类似物在临床上主要用于不孕症、先兆流产及习惯性流产、子宫内膜异位、功能性子宫出血、闭经、更年期综合征、骨质疏松等，并可用于子宫内膜癌和前列腺癌及癌症化疗时升高白细胞。

孕激素与雌激素既有拮抗作用又有协同作用。孕期此两种激素在血中上升曲线平行，孕末期达高峰，分娩时子宫的强有力收缩与孕激素和雌激素的协同作用有关。

激素替代治疗是指给予更年期和绝经期妇女以适当的雌激素或雌激素和孕激素，以弥补体内卵巢激素的不足。合理补充雌激素将延缓衰老，提高生活质量，推迟骨质疏松和心血管疾病的发生，降低阿尔茨海默病的发病率，可以明显改善更年期女性的生活质量。如果单纯补充雌激素，可能会导致乳腺癌、心血管疾病、血栓性疾病、子宫肌瘤和子宫内膜癌等疾病的危险性相应增加。因此，在补充雌激素的同时也要补充合适比例的孕激素。

雌激素和孕激素是体内的两种相互拮抗的激素，这两种激素综合地作用在女性的身上，协同促进女性生殖系统的发育，如子宫、乳房、阴道等。如果单纯补充雌激素，可能会造成雌激素过量。

雌激素的过量有两种，一种是绝对过量，一种是相对过量。相对过量雌激素的绝对值并不高，但是孕激素的量少了，雌激素的量就相对高了。雌激素的过量会导致体内激素失去平衡，导致乳腺癌、子宫肌瘤、子宫内膜癌等疾病的危险性增加。但当有适当比例的孕激素拮抗，雌激素补充可能带来的不良作用立刻降至最低。

3. 脱氢表雄酮、肾上腺素、肾上腺皮质激素平衡　控制肾上腺皮质激素与肾上腺素的压力激素，是脱氢表雄酮强化免疫系统的方法之一。压力激素由肾上腺分泌，它们能提升血糖并增加心率，使身体能有充分的准备来应对任何压力的发生。理论上，这些激素都会被用来对付压力，而这通常是通过耗费体力来实现的。倘若体力没被用尽，我们将压力加以压抑，却不耗费体力时，压力激素就会囤积在体内。随着这种不健康压力激素的增加，我们身体的免疫力也会受到压抑，而通常用来对抗感染的 T 细胞就无法像平常一样运作。如此一来，我们便容易受到感染。

这对我们大部分人来说已不算是个新的认知。长久以来，我们都或多或少听说过许多疾病的发生，不论严重与否，大都是压力造成的。事实上，当你觉得有点不舒服时，一般人大概都会告诉你，这是你所有压力累积起来所造成的后果，只要能放松一点，你就会感觉好多了。

可是我们之中究竟又有多少人能真正抛开每天所必须面对的压力，随着工作、交通、家庭、财务压力的增大，压力变得像睡觉与吃饭一般，成为我们日常生活的一部分。对许多人而言，要他们斩断每天所面临的压力是不太可能的事。真正的解决之道是要有效地管理与处理压力。运动就是一个很好的减压方法，另外，尝试不再压抑承受的压力，对你亦会有所帮助。

另一个可用来对付日常生活压力的有效方法是确定我们的脱氢表雄酮维持在最适量的水平上。研究显示，当我们的压力上升时，体内的脱氢表雄酮便会下降。补充脱氢表雄酮可以帮助我们控制压力激素。1980 年，威廉·里格尔森博士与弗农·赖利博士进行了一项脱氢表雄酮在抗压方面的能力测试。他们在较早之前的报道中曾提到，极大的压力足以杀死白老鼠。同时他们也建立了压力与胸腺萎缩具有关联的理论，因为他发现所有死于压力的老鼠胸腺通常都较小。同年，里格尔森博士与赖利博士再次建立了相同的压力环境，并为白老鼠注射了脱氢表雄酮。从这次的实验中他们发现，不管压力多大或者多致命，这些老鼠的胸腺依然强壮，而且健康情况仍为良好。

（四）激素平衡与性发育

1. 激素平衡与生长、衰老的关系　女性激素不能失衡。生理周期数十年中能维持规律的关键在于激素的平衡。

女性激素一旦失衡就会出现各种身体病变。研究指出，30 岁是女性年轻与衰老的转折点。其实，女性最常发生的头痛、腰痛、畏寒、手脚冰冷、水肿、生理痛、疲劳烦躁等不适症状，以及皮肤长痘痘、粗糙、出现皱纹、黑斑、黑眼圈等问题，大部分是体内的女性激素失衡所致。

2. 激素主导的生理规律　女人身体的月经周期与更年期的种种现象，可以说是卵巢、子宫和脑下垂体的活动记录。妇产科李世明医师表示，月经的规律与否由体内的雌激素、黄体素、促卵泡激素（FSH）、黄体生成激素（LH）4 种激素所决定。

女性到了青春期后，体内初期滤泡受到脑下垂体前叶分泌促卵泡激素的影响，引发卵巢中的卵子成熟、发育与激素分泌变化，这可分为滤泡期、排卵期及黄体期，一个周期约28 d。如果卵子受精，就会释放出微量的人绒毛膜促性腺激素（HCG），在受孕第7天就可测出，这也是早期普遍的验孕根据。H皮质醇G可以维持黄体的生命，让黄体继续分泌雌激素和黄体素，以确保子宫内膜完整。怀孕6～8周，新形成的胎盘就会取代黄体分泌黄体素。如果卵子没有受精，黄体就会开始衰退，雌激素和黄体酮因而降低，缺乏这些激素支援，子宫内膜很快就会剥落，排出经血。此外，FSH因为没有雌激素抑制而开始升高，于是一个周期结束，另一个周期又开始。

女性激素失衡的原因主要有精神过度紧张、恐惧、忧伤、环境和气候改变、长期过劳、营养不良、贫血等，或者患上某些疾病，例如甲状腺和肾上腺皮质功能异常等。女性激素失衡的表现为性欲低下、皮肤黯淡、月经不调、生育障碍、更年期症状、骨质疏松、功能性子宫出血、乳腺增生等。正常情况下，女性体内雌激素在45岁左右会下降30%，进入绝经期将直线下降；孕激素在35～50岁期间将减少75%。女性可以靠自身的力量维持激素平衡。有人说激素是吃出来的，其实人类出生的时候就有一些激素在体内，之后外界可以给予50%甚至更多的激素，因此，平衡饮食可以调节激素平衡。要多吃水果、蔬菜、燕麦、黑米，多吃含有植物雌激素的豆类食物、坚果、种子等，避免食用含添加剂、防腐剂等有化学物质的食物，少摄入咖啡因，少饮酒，少吃糖类。保持激素平衡还应注意进行科学适当的运动。月经期宜静不宜动，可适当小幅度运动。卵泡期（月经结束日至往后10天左右时间）是每月消耗人体热量的"黄金期"，也是健身成效最好的阶段。

3. 各发育期内激素平衡状态变化　女性激素一旦失衡就会出现各种身体病变。研究报道指出，30岁是女性年轻与衰老的转折点。

21～22岁是女性激素分泌巅峰时期，30岁左右卵巢逐年萎缩，各生理器官由旺盛转衰，迅速老化，体内激素分泌量只有巅峰期的85%，之后以每10年15%的速度下降，并逐年减少。到了45～55岁期间，由于卵巢加速萎缩，卵巢分泌的激素量也迅速下降，卵巢功能减退，更年期就到来了。平均到50岁，卵巢约40%的功能丧失，到了60岁时，女性激素分泌量只有年轻人的1/4左右。

30岁以后女性激素开始大量流失，且愈来愈多人为女性激素疾病所苦。不只是中老年的女性，连年轻的女性也出现女性激素失调或分泌不足等问题，也就是说，"女性激素的危机"已经到来！虽然其具体原因不明，但与现代人生活压力过大、饮食不正常及过度减肥等脱不了关系。

记录基础体温是一项了解自我激素情形的方法。基础体温与生理周期出现紊乱的人，其女性激素的数值经常出现异常，男性激素较高的情形也多。在肌肤上会出现的症状有多毛（毛色深）、长痘痘或常出油（油性肌肤），而体形上的症状有肥胖倾向、失去女性凹凸有致的身体曲线等。

（五）激素提升与平衡疗法

1. 激素平衡的饮食疗法

（1）基本饮食方案：每天保持摄入均衡的饮食，一次吃太多的糖类会使胰岛素水平上升得太高，而吃太多的蛋白质则会使压力激素水平上升得太高。每天均衡的饮食应该由30%的蛋白质、40%的糖类和30%的脂肪组成。食物是制造激素的基础，只有摄入符合生理健康的食物，才能保持机体激素的平衡。食用低血糖指数的糖类来控制血糖，使血糖作为一种持久而稳定的能量来源缓慢地进入血液，从而在一天中不间断地提供能量。在起床后1 h内饮食；每间隔4～5 h少量进食或吃些点心；在感到饥饿之前进食；70%～80%的糖类摄入应来自血糖指数低于80%的食物；在一个轻松愉快的环境中进食；每天至少三餐。

我们的机体在周期性地分泌着激素。压力激素多半在夜间分泌，通常凌晨3～6点是分泌的高峰期，而压力激素的释放会引起胰岛素水平的上升。如果在压力激素（皮质醇）分泌的高峰期吃东西，那么胰腺不但要产生胰岛素降低机体的血糖，还要产生更多的胰岛素来抵抗压力激素的作用。另外，睡眠会使代谢简化，睡前吃下的食物不仅需要时间来分解，而且血糖也不作为能量消耗掉，却会变成脂肪储存在身体里。因此，建议在晚上8点以后不要进食，而对于那些半夜常饥饿的人来说，可在睡前饮一杯酸奶或脱脂奶。

要保持24 h血糖平稳的最好办法是少食多餐，诸如每天三餐加两次点心。饮食应注意每餐的平衡及能量，而不是计算每餐的热量，饮食过量会使胰岛素水平过度升高。

要避免摄入被破坏的脂肪。橙色、黄色及绿色的水果和蔬菜不仅含有大量的纤维素，而且还能提供抗氧化的维生素和β-胡萝卜素。

木质素能稳定血糖、控制食欲、降低胆固醇、平衡雌性激素代谢、缓解经期不适的症状，并可减少围绝经期潮热和阴道干燥等症状。木质素甚至用于预防骨质疏松，而其最大的益处可能就在于它抗乳腺癌的作用。生物类黄酮为水果和鲜花的色彩形成提供了4000种化合物，它对机体有一种抗病、抗氧化的功效。摄入生物类黄酮可逆转或预防冠状动脉的硬化。

减少咖啡因、酒精或任何其他的刺激物及兴奋剂的摄入。所有的兴奋剂都是毒性的化合物，兴奋剂会引起脑中神经递质的释放，可帮助体内暂时产生快感。但是兴奋剂会扰乱激素的交流，例如酒精明显地干预雌激素代谢，从而引起机体中其他激素的迅速失衡。如果每天必须摄入有害机体的化学物质，例如咖啡或香烟来帮助提神的话，那么平衡机体激素并养成健康饮食习惯，才有戒掉服用任何兴奋剂的可能性。

限制钠的摄入。记录或监督我们食物中钠的含量是帮助预防高血压和中风所必需的。如果血压正常，那么每天摄入少于5 g的氯化钠就可以。而如果血压已经不正常，那么应该设法把每天钠的摄入量降低到2000 mg。

饮用足量的水。健康机体应由 50% ～ 70% 的水组成，建议每天至少饮用 8 杯（每杯 250 ml）水，约 2000 ml。

（2）食物补充平衡方案：多吃含植物性激素的食物，最理想的来源依序是山药、黄豆（豆浆、豆腐等）、番薯，以及菇蕈类（尤其是香菇和木耳）。另外，番茄、青椒、苹果、五谷杂粮、牛蒡、苜蓿芽、香蕉等谷物和蔬果也应该多摄取。

中药食补。以中药食补来说，可以用黄芪、当归、川芎、白芍这类补血行气的药材。通常女性在经期不顺的时候，气血一定会失衡，这些药材，可以入汤、入菜、入饭，不过当归不要多。在营养素方面，一定要补充 B 族维生素，女性激素的平衡除了需要铁之外，补充 B 族维生素更有效果。很多健康食品标榜含激素，如月见草油、向日葵子、胎盘素等，不过最好还是遵循医师的诊断与建议比较好。

2. 激素平衡与运动疗法　运动能给予大脑皮层以良好的刺激，使其发挥对机体内部的主导调节作用，从而调整中枢神经系统功能。此外，其还可以提高机体免疫力，以及影响血液循环、代谢、内分泌功能等，规律性运动可以提高人体的免疫机能，增进身体健康。

（1）运动促进血清睾酮和皮质醇平衡：血清睾酮和皮质醇是对运动应答较为敏感的 2 种激素，它们能动态反映机体内同化和异化作用状态。

血浆中游离的血清睾酮具有生物活性，其主要功能是增加合成代谢，促进蛋白质的合成，有利于提高运动能力。血清睾酮能够显著增加肌肉蛋白质的合成和肌肉力量，提高肌肉对葡萄糖的吸收和肌糖原的合成与储备，提高人体性欣快感和进攻力，一定条件下血清睾酮能够增进机体素质，进而提高运动能力。适量的有氧锻炼可以通过降低机体血清睾酮清除率和血液浓缩来提高血清睾酮水平。

而皮质醇是一类应激性激素，是体内重要的异化激素之一，与体内的物质分解代谢有关，可减少蛋白质的合成，降低运动能力，身体应激时大量分泌，能升高血糖，许多作用与血清睾酮相反。运动可以引起血清睾酮和皮质醇的变化，血液中血清睾酮与皮质醇比值反映了人体内蛋白质合成和分解的平衡水平，反映了运动能力的高低，也反映了运动后疲劳积累的程度。因此在运动训练中，血清睾酮与皮质醇比值可以作为运动机能评定的常用指标。周期性运动中，血清睾酮与皮质醇比值的变化可能受到运动量或运动强度的影响，可以成为确定合适的运动负荷、监控过度训练的有效指标。测定血清睾酮与皮质醇的比值，可以了解体内平衡状态，该比值目前成为公认的疲劳恢复状况的灵敏指标之一。

大量研究证实，经过一段时间训练后，女性的运动能力提高，通常会伴随着血清睾酮与皮质醇比值的提高；而在持续大强度训练后，出现疲劳积累，血清睾酮水平持续下降，皮质醇也保持较高水平得不到恢复，此时血清睾酮与皮质醇的比值明显下降，但随着身体机能的改善和提高，血清睾酮与皮质醇的比值又会上升。安静状态下的血清睾酮与皮质醇的比值已经应用为衡量运动负荷的指标，体育锻炼是否有效地提高了血清睾酮与皮质醇的比值，研究者莫衷一是。有的学者认为血清睾酮升高可能是运动引起血液浓缩和雄烯二酮转变为血清睾酮造成的，但1～2 min的运动也可以引起血清睾酮升高又难以解释；也有学者认为是运动引起交感肾上腺系统兴奋造成的。

（2）运动对生长激素的影响：生长激素主要参与机体生长的调节，促进物质代谢与生长发育，对于肌肉体积、力量、身体成分的维持以及营养代谢起着重要的调控作用，尤其是对骨骼、肌肉和内脏器官的作用更为明显，也参与心脏发育及心肌肥厚方面的调节。适量的运动能促进生长激素的分泌。体育运动过程中中枢肾上腺素能使神经活动加强，刺激下丘脑释放生长激素增加，是刺激生长激素的分泌增加的原因之一。长期的适量锻炼可以引起生长激素分泌的增加。锻炼作为一种强度适中的方式，在一定程度上刺激了机体中能量物质的消耗，刺激了生长激素的分泌，代谢加速致使体温升高也是刺激因素，并且运动中睾酮的升高也影响了生长激素的分泌活动。

（3）运动锻炼与雌激素：通常运动的女性相较于长期静坐不动的女性，体内激素分泌水平更高，具体表现为月经更加规律，肤色、毛发都更有光泽，食欲、性欲等总体需求可能更高。陈志辽介绍，如果女性激素能很好地分泌，对于提高女性的生活质量有很大裨益，而"功臣"之一就是锻炼。据介绍，美国一项科研结果证实，锻炼确实能调节改善雌激素的分泌水平。一般情况下，女性脑组织内促性腺激素释放因子的冲动发放频率为一次90～120 min；而对于经常参加体育锻炼的女运动员，这种激素分泌的冲动、释放频率和强度都会降低，尤其是在体育锻炼之后，降低的程度更为明显，此种情况甚至会使有些女运动员出现停经的现象。因此，体育锻炼对雌激素的抑制有重要影响。有数据表明，早年经常参加体育运动的女性，罹患乳腺癌及其他生殖系统肿瘤的概率降低。

3. 激素平衡的心灵疗法

（1）音乐疗法：因为激素失衡，很多女性会有情绪不平稳、烦躁易怒的困扰，这时，音乐就能产生疗效。人的精神很容易和音乐起共鸣，音乐也可帮助放松，有抑制疼痛、缓和状态的作用，只要是听起来柔美、悦耳，让人可以变得心平气和的音乐，都是适当的"药用音乐"。一般来说，以自然音乐或者古典音乐（巴洛克音乐或莫扎特音乐）最合适。不妨给自己一个音乐下午茶时段。

（2）心理情景疗法：放松冥想，运用舒服的姿势，平躺、放空、集中呼吸、启动想象，更重要的是爱自己。通过在感情关系中腾出时间滋润自己，女人就能确保自己最后不会感到被利用，乃至被滥用。

事实上，付出不求回报是人生的最大快乐和自由，这只有在我们有能力爱自己的时候才能实现。每当女人选择滋养自己，而不是沉溺于埋怨他人时，她就不仅能够从这种自我滋养中瞬间获得缓解，还能够让她爱自己的能力更臻完善。这种自爱会赋予她自由，让她能在任何时候都付出爱。

通过在每天早上腾出时间，让自己享受自我滋养的早餐及晨练，她就能够建立起坚实的基础。她不仅能得到制造健康的大脑化学物质和激素所必需的营养和刺激，还能够激发催产素的分泌，这是因为她为自己付出了时间。这是对时间最好的运用。每天早晨花上 10～30 min 的时间锻炼，并且为自己的身体供应一份营养充足的早餐，她就会一整天慷慨地付出自己。

（3）芳香疗法：芳香疗法在印度和欧洲国家被认为是帮助妇女处理健康状况的最好方法之一，只有在生理期时不适用。水温 38 ℃左右，约 10 min 的植物精油泡澡，薰衣草、橙花、天竺葵、罗马春菊都可以使人放松、解除疲劳，并帮助入眠。

在女性保健方面，经前可用茉莉（强化子宫、平衡激素、调理经痛等）和薰衣草（安定情绪、平衡神经中枢、缓解女性生理不适等）。经后因为失血，所以容易疲乏，可用有提神作用的玫瑰和柑橘类精油（如佛手柑）及苹果精油，如果加上檀香，还有美白作用。同样的精油也可以运用在按摩上。

推荐饮用花草茶。最好的是茉莉花茶，因为茉莉对于调节女性激素的效果最好，很多人喜欢用的玫瑰反而因为有提神作用，对男性比较有利。还有，莲藕茶、荷叶茶或者百合莲子汤也是不错的选择。

4. 雌激素和黄体酮平衡疗法　雌激素主要是一种女性激素，但它也少量存在于男性体内。雌激素在女性生殖系统中扮演了重要的角色，它已被用来帮助妇女减缓痛苦 40 余年。此外，雌激素疗法也可用来减少骨质疏松与心脏疾病的发生。雌激素与黄体酮一起使用，罹患乳腺癌与子宫内膜癌的危险性可大幅降低。

雌激素诱发了生长激素的释出而刺激了骨质的再生。雌激素会降低包括心脏病、中风、心力衰竭、心律不齐等疾病的风险。雌激素能强化心肌与心血管的功能，而且可以减少低密度脂蛋白（不良的）胆固醇，并使高密度脂蛋白（优良的）胆固醇升高。

雌激素可以增强活力、性能力，促进头发生长并改善皮肤，减少皱纹的产生。这些功效大部分可归功于雌激素抗氧化的特性。雌激素与 β-胡萝卜素等都是体内的清道夫，它们可以中和破坏身体组织的自由基。自由基的存在常导致皮肤变薄与皱纹的出现。

使用雌激素的女性较不容易发展成为阿尔茨海默病的患者。要想使某特定族群完全摆脱阿尔茨海默病是件不可能的事，但雌激素似乎能使这种疾病的发病时间延缓 5 年以上，而在这几年当中，患者的生活品质亦可获得改善。使用过雌激素的妇女患冠状动脉疾病的概率降低了约 60%，中风的比例也降低了 70% 左右。雌激素疗法为女性增加 2～3 年的寿命。

卵巢黄体、肾上腺与胎盘会在怀孕期分泌出黄体酮，其可使子宫内膜接受成熟的受精卵。黄体酮会在胎盘里被大量制造，它对健康的怀孕过程亦非常重要。女性体内如无足量的黄体酮，将会导致不容易怀孕。倘若没有受精，黄体酮便会下降并促使子宫内膜剥落。

黄体酮对我们的心情也有强大的影响力。黄体酮的降低会引起不快的情绪反应，它就像一种天然的抗抑郁药或是镇静剂。女人到了30岁时，体内的黄体酮开始逐月下降。黄体酮具有提升雌激素水平的功能，同时还能保护心脏。黄体酮可通过保护子宫内膜避免遭受癌细胞的攻击而预防子宫内膜癌的发生。黄体酮可在女性排卵时增强她们的性欲。黄体酮亦有助于甲状腺的运作，并能使人体将脂肪转化成体力的来源，而非仅将其储存起来。黄体酮比雌激素能更进一步地预防骨质疏松。黄体酮不仅可以遏制骨质被破坏，还可以刺激造骨细胞形成新的骨细胞。

5. 褪黑素与激素平衡疗法　褪黑素可以控制人体自然的规律或生理现象，最显著的就是睡眠与清醒周期循环。褪黑素具有生理时钟的功能，所以能告诉身体何时应该睡觉，何时应该醒来。它就像第三只眼，根据光线的变化来释放。光线能影响褪黑素释放，当夜晚来临，光线逐渐转弱时，此变化通过眼睛传送至松果体以刺激更多褪黑素分泌至血管，这就是我们产生睡意的原因。褪黑素的释放在半夜达到峰值，然后历经整晚再逐渐减弱。当早晨来临，光线的增加造成褪黑素的分泌快速下降时，我们也就清醒过来了。

褪黑素不仅能调节我们的睡眠与清醒周期，基于以上那些绝佳的功效，它显然也是调整人体所有功能运作的荷尔蒙之一。褪黑素的部分功效听来很像我们先前所讨论过的生长激素。这是因为褪黑素可以影响脑下垂体分泌生长激素。而部分褪黑素的功效还应归功于生长激素对人体产生的影响效果。

褪黑素与生长激素的关系非常密切。褪黑素告诉身体何时应该去睡觉，并在眼球快速转动睡眠期开始促进分泌生长激素并运送至全身。在青春期，褪黑素量的减少会告诉大脑身体与性方面应该有所变化了。有趣的是，那时也是身体自然分泌的生长激素水平开始下降的时候，因此有些研究学者相信褪黑素的分泌与生长激素的分泌是呈正比的。近期更多的研究显示，特别是对老年人而言，最适量的褪黑素仍无法将生长激素提升至维持人体最佳健康状况所需的分泌量。

褪黑素可以影响乃至调节生长激素的分泌，同样也对其他激素及整个身体有着强烈的影响。松果体可利用褪黑素来联系全身所有的细胞。此种激素具有一种独特的能力，它不仅能够影响细胞外的激素接收器，也可以进入细胞内与细胞的DNA直接联系，使此细胞或器官可维持特定的运作方式。当我们到了45岁左右，松果体的运作就会逐渐停止，褪黑素的分泌则会在数年内逐渐下降。过了中年以后，这一激素的分泌量更会骤降，引起其他激素随之减少。这并不是一夕之间发生的，而是会一个接一个地缓慢下降。因此我们身体各个器官的运行就会跟着趋缓，而这就是我们所称的衰老。

6. 雄性激素与雌激素平衡疗法　睾酮主要属于一种雄性的动情激素。它负责男性青春期的性发育，同时对于维持勃起的功能、性欲与一般体力而言都很重要。睾酮可控制全身的生理功能而不仅局限在下半身。当睾酮水平随着身体衰老而降低时，体内其他的激素水平亦会跟着下降。女性更年期与男性更年期一项最明显的不同就是男性更年期通常在30～50岁时就会发生，而女性更年期则在40岁末与50岁初才会出现。

睾酮也同样存在于女性体内。睾酮对于促进部分女性青春期的发育有着相当重要的作用。其功能之一便是帮助控制女性的性欲。睾酮水平在整个月经周期内，变动的幅度非常大，且在排卵前达到分泌的最高峰。睾酮水平的变动与黄体酮的分泌相结合，使许多女性在这个特殊时期会产生极大的性欲且跃跃欲试。随着更年期激素水平的降低，女性的性欲亦会降低。有些女性甚至对性不再有兴趣。服用睾酮的更年期女性能重拾性欲，甚至比以前更能享受其中的乐趣。这些女性亦常常表示自己经历了更多次的性高潮。

睾酮对女性的功效并不只有加强性欲一项。事实上，它似乎还可以强化雌激素的功能。虽然已经服用了雌激素与黄体酮，但女性仍无法只靠这两种药物就减缓严重的更年期症状，而这正是女性服用睾酮的主要理由之一。当这些女性服用了睾酮后，她们容易起伏不定的心情与容易发怒的症状似乎都消失了。睾酮与雌激素同时服用时，可以强化受损的骨骼。将睾酮加入激素组合中与其他激素一起吸收，其中一项益处便是降低女性罹患乳腺癌的风险。

7. 脱氢表雄酮和孕烯醇酮平衡疗法　脱氢表雄酮已被证明可使身体充满活力，恢复性能力，改善记忆力，减低血液中的胆固醇，并能抵抗肥胖、心脏病与压力，还能强化免疫系统。脱氢表雄酮的使用者都认为自己看起来更加年轻了。

脱氢表雄酮在30岁时会达到分泌的高峰，随后就会随着年龄的增长而下降。脱氢表雄酮过低几乎与每种重大的疾病都有关联。一旦老年人的脱氢表雄酮恢复到年轻时期的水准，他们血液中的类胰岛素生长因子-1（IGF-1）的含量就会大幅提高。IGF-1是生长激素分泌的衍生物质，它的存在可让我们确定体内的生长激素量为多少。从这个角度来看，脱氢表雄酮应该也可以促进生长激素的分泌，而这正解释了脱氢表雄酮疗法强而有力的疗效。

脱氢表雄酮最常被提及的就是对性功能的改善，减轻体重，增加肌肉。脱氢表雄酮有点类似食欲抑制剂，可以帮助我们调节体重与体脂肪量，并确保两者都处于健康的标准。适量的脱氢表雄酮可改善记忆力与神经灵敏度。脱氢表雄酮能促使中央神经元接收器的生长更活跃。大脑的此种接收器越多，脑细胞的信息传递与交换就越快。适量的脱氢表雄酮可以维持心脏的健康，延长人类的寿命。生命延长后能拥有高品质生活也要归功于脱氢表雄酮对免疫系统的影响。这种对免疫系统的影响力同样可扩及相关疾病，如艾滋病。控制肾上腺皮质激素与肾上腺素的压力激素，是脱氢表雄酮强化免疫系统的方法之一。

孕烯醇酮是脱氢表雄酮的母体，是一种浓度极高且由大脑与去甲肾上腺素所制造的激素。当大部分激素专注于人体体力的需求时，孕烯醇酮却能配合我们的脑力所需而达到分泌高峰期，这对维持脑部运作是非常重要的。孕烯醇酮最明显的效用在于抵抗脑力衰竭，改善记忆力，减轻沮丧及放松心情，提高神经敏锐度，控制压力与预防疲劳，是一种强力的心灵刺激剂，效力是其他激素的100倍以上。

研究学者已开始运用孕烯醇酮来治疗某些病症，如多发性硬化症、脊髓损伤、心血管疾病、强化免疫系统与增强皮肤组织。相同剂量的孕烯醇酮测试结果通常会因性别而异。对女性而言，大部分的孕烯醇酮会转变成雌激素；而对男性而言，则大部分会转变成睾酮。

8. 生长激素疗法中甲状腺素和氨基酸的应用 甲状腺素和氨基酸能够提升、激发女性体内的生长激素效应。甲状腺激素的释出由脑下垂体制造的促甲状腺激素所控制。下视丘可察觉出甲状腺激素水平是否过低，随后会告知脑下垂体释出促甲状腺激素。促甲状腺激素的含量充足时，便会刺激甲状腺分泌过多的甲状腺激素。随后，当血液里的甲状腺激素被察觉出已经足够时，下视丘就会联系脑下垂体停止或是减缓促甲状腺激素的制造。通过这种方式，我们体内的激素才得以维持既定的均衡。

生长激素与甲状腺素的关系是互利的。妥善控制生长激素能使整个内分泌系统恢复到最自然、最好的平衡水平。内分泌系统中的甲状腺具有调节身体温度的功能；而肾上腺会给予身体额外的高能量以应对紧急状况的发生；免疫系统会努力帮助身体对抗外来病症的侵袭。生长激素的不足会导致自然杀手细胞减少，这可解释在老年人身上发现肿瘤的概率日益增加。生长激素补充疗法是全面提高人体自发性抗病能力的有效疗法。

健美训练时及时适量地补充谷氨酰胺能有效防止肌肉蛋白分解，增加肌肉体积，促进肌肉增长。同时谷氨酰胺还可刺激生长激素、胰岛素和睾酮的分泌，从而增强肌肉的合成作用。因此运动前或运动后补充谷氨酰胺（6～10 g）可以促进蛋白质合成，从而获得更大的肌肉体积和力量。支链氨基酸可以促进运动后恢复期蛋白质的合成代谢，加速肌肉合成，减少肌肉组织的分解，有利于肌肉块的增大。训练期间摄入支链氨基酸能刺激生长激素的释放和提高胰岛素水平，从而起到促进合成代谢和抗分解代谢的作用。此外，支链氨基酸还可以通过抑制大脑产生有抑制作用的5-羟色氨，从而预防和减轻中枢疲劳。

9. 激素平衡与维生素、矿物质 维生素A可以协助保持良好的视力，保护心脏与循环系统，安定免疫系统，加速人体感染后的恢复，促进伤口修复，延缓衰老，甚至还能防止某些癌症的转化。在维护皮肤的健康上其也扮演着重要角色。

β-胡萝卜素除了可以产生维生素A之外，也是一种强有力的抗氧化剂，事实上，它能起到许多其他抗氧化剂所起不到的作用。β-胡萝卜素的主要来源有胡萝卜、南瓜、花菜、菠菜、杏桃、木瓜以及其他黄色与深绿色的蔬菜。

维生素C在人体内可产生超过300种的功效，而且它是水溶性的，也就是说当身体不需要它时，它也不会储存在体内。维生素C是一种有效的抗氧化剂，它可以对抗抽烟、污染、有毒物质以及其他由自由基造成的伤害。维生素C的主要工作是维护体内的胶原蛋白，含有维生素C的食物有花菜、香菜、橘子、橙子、白薯、猕猴桃、草莓等。

维生素E是一种极有效的抗氧化剂，它可保护体内细胞免受许多有害物质的影响，包括某些化疗性药物。维生素E也可保护皮肤免受自由基侵害，尤其是阳光造成的伤害，可以协助提供人体内脏所需的氧气，并协助维持红细胞的健全。硒是另一种强有力的抗氧化剂，同时具有抗癌的功能，有相当高比例的癌症与土壤中硒的含量过低有关。

维生素D可以帮助钙质吸收与强化骨骼，这在人体衰老时尤为重要。其实，你并不需要饮用牛奶来摄取维生素D。获取充足的维生素D的最佳途径是花些时间晒太阳，阳光晒到你的身体时会促使维生素D的形成。即使只花10 min在太阳底下，也能获得一天所需的维生素D。维生素D也可以从食物中获得，如动物肝脏、沙丁鱼、鲍鱼、蛋黄、香菇等。激素能促进维生素D的形成，而这可以协助肠道吸收钙质，之后肾上腺素会尽力将钙质保存在体内并提升钙在血液中的浓度。

维生素B6与激素在人体中可以说是关系密切的好伙伴。对某些激素而言，维生素B6是将色氨酸转化成血清素的必要成分。维生素B6还能促进褪黑素的产生，使人体的生物钟保持规律。喜欢抽烟、喝酒及大量食用加工食物的人都属于低维生素B6的危险群。富含维生素B6的日常食品有香蕉、胡萝卜、动物肝脏、虾、黄豆、小麦胚芽、榛果、扁豆、鲑鱼、葵花子、酵母粉、米饭等。

盐中富含钠，而这也是矿物质的来源之一。人体需依赖钠才得以生存，但我们也要小心，因为钠也可以成为激素的敌人。当人体尝试排出多余的钠时，体液会跟着减少，这时一种称为抗利尿素的激素从脑叶的腺体中分泌出来以调整身体的含水量，而大脑也会分泌一种叫作血管收缩素的激素，它会令我们感觉口渴去喝水，这样身体便能重获水分，即使一点点的分泌量也足以影响这一过程复杂的机制。过多的盐不仅有损我们体内的激素分泌，也会使血压升高。将盐的摄取量控制在每天5 g内是最理想的，每天最高以10 g为上限。

10. 生长激素疗法与脱氢表雄酮平衡 如前所述，脱氢表雄酮是一种非常重要的激素。它由大脑的肾上腺皮质区制造，是人体内含量最多的激素之一，而且更是动情激素的母体。其已被证明可使身体充满活力，恢复性能力，改善记忆力，降低血液中的胆固醇，并能抵抗肥胖、心脏疾病与压力，还能强化免疫系统。我们体内的脱氢表雄酮在30岁时会达到分泌的巅峰，随后就会随着年龄的增长而下降。

脱氢表雄酮过低几乎与每种重大的疾病都有关联，如糖尿病、免疫力不足、癌症、高血压及心脏病患者的脱氢表雄酮含量都很低。由此可以推断，通过补充脱氢表雄酮，我们可以战胜上述疾病，并维持长久的健康。

脱氢表雄酮是动情激素的前体，脱氢表雄酮疗法可以将睾酮、动情激素与黄体酮提升至年轻时期的标准。众所皆知，这些激素都能直接促进性功能。通过补充脱氢表雄酮来提高动情激素水平，对人体的性功能，如勃起、润滑与高潮会有很大改善。

一项报道显示，对人类而言，在接受大约1个月的治疗后，人体的体脂肪可降低31%。有些统计数据同样显示，脱氢表雄酮有点类似食欲抑制剂。但不论它的运作方式为何，所有证据都很清楚地证明了脱氢表雄酮可以帮助我们调节体重与体脂肪量，并确保两者都处于健康的标准。

脱氢表雄酮促进人类生长激素的分泌。接受脱氢表雄酮补充疗法的益处听起来也许与生长激素所产生的功效雷同。通过对一群身体健康，年龄在40～70岁的13位男性与17位女士所做的测试中得知，绝大多数接受激素补充疗法的患者都宣称自己的心情与活力获得了极大改善，但最令人印象深刻的是补充脱氯表雄酮对生长激素所造成的影响。有报道显示，一旦老年人（不论男女）的脱氢表雄酮恢复到年轻时期的标准，他们血液中的类胰岛素生长因子-1的含量就会明显提高。从这个角度来看，脱氢表雄酮应该也可以促进生长激素的分泌，而这正解释了脱氢表雄酮疗法强而有力的疗效。

11. 自体激素平衡　自体激素是指自己身体产生的激素，而非体外补充的激素，自体激素疗法主要是服用含有激素前驱物质的激素催生素，通过人体吸收，刺激人体腺体分泌足够的自体激素以供自身内分泌系统正常运作，使内部生理机能快速恢复年轻状态，从而达到消除内分泌疾病、抗衰防老、改善肤质的一种方法，自体激素疗法及其系列产品本身不含激素，安全无不良反应，可以平衡体内激素，消除失眠、多梦、疲劳、周身疼痛、月经紊乱、暴躁、抑郁等"女性经期综合征"及"更年期症状"，推迟更年期，同时可以细腻肌肤，改善容颜，保持女性特有的女人味。科学家发现，这种产品一经推出立即风靡欧美，成为女性美容、保健第一选择，更是欧美女性的日常必备保养品。

12. 激素平衡霜　激素平衡霜是由野生植物根提取物制造，平衡霜经皮肤吸收后，经血管输送到各腺体，刺激腺体分泌激素，达到身体激素平衡，因此又叫自体激素平衡霜，是激素的前驱物。激素平衡霜主要成分为去离子水、丙二醇、丁二醇、水解大豆提取物、月见草油、肉豆蔻酸异丙酯、硬脂酸甘油酯类、甲基异噻唑啉酮、角鲨烷、绿豆籽提取物发酵产物滤液、透明质酸钠、黄原胶等。

激素平衡霜的涂抹部位选择皮肤细嫩、血管明显的部位，如大椎、颈部、胸部、腹部、腹股沟、后腰两侧、手臂内侧、大腿内侧。每天早晚各一次，将产品涂抹轻拍在上述部位，也可以任选3～4个重点加强部位使用。前期建议使用者全身腺体使用，将身体调整到好的状态以后，再针对个别部位着重加强使用，调理效果更佳。

激素平衡霜的作用为美容护肤，具有祛除皱纹、祛斑、祛红潮、抗氧化等功效，可改善肌肤粗糙、暗淡无光、衰老等，长期使用，可有效增强肌肤新陈代谢，可令肌肤细嫩光滑，充满活力，改善容颜，使肌肤恢复青春的状态，延缓衰老。激素平衡霜有增强脂肪代谢率、塑身减肥的功效，也可以美化曲线，健胸、美胸，突出女性魅力，有防止胸部松弛萎缩，恢复乳房弹性等功效。此外，其可以保护卵巢，提高性生活质量，改善月经，淡化甚至消除妊娠纹，对子宫肿瘤、卵巢囊肿、性欲冷淡、阴道干涩、女性痛经的症状效果明显。

三、重组人生长激素替代疗法

（一）重组人生长激素的历史演变及发展

人生长激素（human growth hormone，HGH）替代疗法是在1920年科学家们发现HGH的作用后，直到1958年才用于临床的，当时由FDA批准应用于治疗侏儒症的儿童。其产品是由死人垂体提取的极微量产品（一个死人的垂体只能提取2～3 mg HGH），其价格是黄金的10倍。HGH又称青春素，是人的垂体前叶分泌的一种蛋白质，其分子量约为22000 Da，由191个氨基酸残基组成。其体内含量随着年龄的增大而逐年减少。儿童时代和青春期每天分泌最多约2000 μg。10岁以后分泌量逐年下降；30岁时会较明显地出现老化体征，如皮肤粗糙、弹性降低，40岁后上述情况进一步加重，体形变胖，皮肤变薄，肌肉萎缩，骨质疏松，血脂（甘油三酯、胆固醇、低密度脂蛋白）升高，血糖耐量降低；60岁以后HGH的分泌量不足小儿时期的10%，细胞活性降低，细胞合成蛋白的能力明显下降，此期各类代谢性疾病、神经性疾病、免疫性疾病等易发生。

直到1976年，基因工程发明人之一、诺贝尔奖获得者波耶尔和他的助手们，首次克隆了人体胰岛素基因，并第二次研发和获得DNA基因重组生长激素，与人体分泌的生长激素的生物活性完全一样，但结构上还差1～5个氨基酸。

1990年7月，威斯康星大学医学院Rudman博士在新英格兰医学期刊（*The New England Journal of Medicine*）上发表《人类生长激素在60岁以上老年人中的应用》及其实验，选择12位年龄在60～80岁的男性，对其使用rHGH6个月后，所有老人在生理、心理上都年轻了20岁。这是目前已知最早利用rHGH治疗/延缓衰老的案例。1992年，斯坦福大学医学院正式提出rHGH逆转衰老报道。1996年8月，美国FDA正式批准rHGH用于抗衰老治疗及食品当中，且成人可以长期应用rHGH来延缓衰老。这就为人类公开、合理、安全、有效使用rHGH打开了大门。2002年，欧洲发达国家抗衰老专家指出，注射rHGH具有神奇效果。临床验证中88%的人注射后肌肉力量增加，72%的人衰老皮肤质地改善，71%的人皮肤弹性增强，68%的人皮肤皱纹消失，51%的人皮肤完全拉紧，比注射肉毒毒素、填充胶原蛋白疗效更好、更安全。在美国，一位60岁的老人成为美国健美先生，一位50岁的大学教授重新获得年轻时的面貌和体态，一位古稀老人恢复其性生活的乐趣，并声称阴茎增大20%，因此，称生长激素是"青春的源泉"。rHGH替代疗法不但使得面部年轻化，而且使得整体年轻化。

美国的先驱实验室1982年已获得抗衰老产品人体生长激素专利，即重组人的生长激素。1997年其率先运用顺势疗法配方原理，结合最新的生物科学技术，从天然植物中萃取和制成新一代生长因子（human growth factor，HGF），它可以促进垂体分泌生长激素。从人体生长激素发展到人体生长因子，共经历了四代。

第一代：科学研究在20世纪20年代，发现垂体分泌人体生长激素，直到1958年，美国波士顿的新英格兰医学中心内分泌专家瑞来治疗侏儒症小儿时，发现其体内无人体生长激素。该治疗所用人体生长激素是从死人的大脑中提取（2～3 mg）的HGH，即自然GH。

第二代：在基因工程研究中，1965年波耶尔获得第一代DNA基因重组激素生产药物人体生长素，其活性与自然GH完全一样，结构上仅差1～5个氨基酸。

第三代：美国先驱实验室加速人体生长激素（HGH）的研发，1986年采用基因技术终于获得了与人类相同的191个氨基酸的HGH，即重组人体生长激素（rHGH）。

第四代：美国先驱实验室于1997年，结合最新的生物科学技术从天然植物中萃取HGF，它促进垂体增加分泌生长激素，无依赖性、无反弹、无任何不良反应。

20世纪80年代，中国在研究胰岛素基因工程时发现了HGH的应用前景，于是国家将HGH作为"七五"和"八五"重点攻关项目。1985年，中科院等单位开始这方面的研究。1993年，中国的HGH基因表达克隆成功，获得了有自主知识产权的重组人生长激素生产技术，1996年rHGH进行临床验证。2005年，中科院首创rHGH大分子包裹技术和"HGH透皮吸收技术"，该技术领先于欧美发达国家。同时，中科院成功研制了"HGH多肽胶囊"，从而提高HGH在人体内的吸收率。由生物科研首席专家楼秀会同中科院郭礼和教授等诸位科学家成功研制的HGH多肽胶囊，在很大程度上提高了HGH在人体的吸收率。

（二）人体分泌的生长激素的生理功能

神经内分泌系统是由多种化学物质组成的复杂网状结构，该结构控制着激素和其他活性物质的分泌、释放。不同的器官分泌和释放不同的激素与活性物质。所有这些功能是由下丘脑的腺体所控制，下丘脑可引发一系列连续反应，使一种器官释放一种激素，这种激素再刺激另一种激素产生和释放。1990年，美国密西西比州立大学的迈斯博士观察到在衰老过程中，内分泌系统控制机体整体功能是通过3个不同的方面实现的：①与再生功能的下降有关；②与生长激素分泌的减少有关；③与胸腺功能下降有关，这一功能下降引起内分泌和免疫系统相互关系的改变。

随着年龄的增长，生长激素的分泌减少是一系列激素分泌减少的开始。肾上腺激素又称"激素之母"，是人体最丰富的类固醇，它参与睾酮、雌激素、孕酮和皮质酮的制造。随年龄增长，肾上腺激素与生长激素的降低同时发生。

2000年，英国威斯康星医学院的巴斯博士研究发现，随年龄增长机体发生衰老相关的表现是免疫系统功能降低，使机体易发生癌症。中性粒细胞、巨噬细胞、T淋巴细胞和B淋巴细胞的功能降低。胸腺是人体最大的免疫系统和免疫器官。生长激素能使胸腺恢复功能，同时制造出更多T淋巴细胞、新抗体、红细胞及自然杀菌细胞以抵抗癌症。

垂体中有50%的细胞产生和分泌生长激素，因此生长激素成为该腺体分泌最多的激素。生长激素仅在深睡眠最初几小时以脉冲方式分泌。生长激素在肝脏中转化为生长因子，其中最主要是胰岛素样生长因子-1，又称生长介素C（或称生长调节素-C）。生长调节素-C直接实现生长激素的作用，这些生长因子也被称为"人类生长因子"。这些因子的存在能保持细胞功能年轻化状态，人类生长因子中含有细胞因子的促进因子，它们是生长激素的释放剂。这些生长因子与维生素、矿物质、激素的前体物质等有强大的结合作用，能促进机体的年轻化。因此，rHGH在美国、瑞典、丹麦、英国、墨西哥以及其他一些发达国家是抗衰老医学在临床上使用最多的一种激素，也是激素替代治疗常见的手段之一。事实证明，rHGH对于机体健康的益处逐渐被人们所认知，其最显著的作用是对生活质量的提高。rHGH替代疗法不仅能提高机体的能量水平，增强抵抗疾病的能力，强化肌腱和韧带之间的结缔组织，而且有助于燃烧脂肪并将其转化为能量和肌肉，从而影响到每个器官、组织和细胞。细胞因子的生物性与激素相类似，增强机体的再生能力。因此，HGH对人体的作用是全身性的，是众多激素中起主导作用的激素。

总而言之，HGH的十大疗效如下。

1. 使机体的每一个器官都再次获得更新，使人体更加年轻，从而延长人的寿命。

2. 增强机体的免疫力，降低染病概率。使萎缩的胸腺再生，使T淋巴细胞、抗体等增加。人不生病或少生病，就能长寿。

3. 服用HGH之后改善高血脂和高胆固醇，降低心脏病发生概率，睾酮和此类激素分泌增加，如此能够改善性功能及促进和提升性欲，推迟更年期，延缓衰老。

4. 增强及恢复记忆力，改善睡眠质量，消除疲惫感，让人精力充沛。

5. 消除皱纹、收缩眼袋，保持皮肤细腻光滑，收缩毛孔、减少色斑，恢复皮肤弹性，提升面部轮廓。口服rHGH之后激活胶原蛋白的合成、加速细胞的新陈代谢而出现上述年轻化表现。

6. 加速燃烧脂肪，减肥塑形，保持体态的均衡。

（1）HGH促进脂肪细胞的燃烧，转换为身体所需能量。

（2）体内所有的细胞均有HGH受体，当HGH与脂肪细胞膜上的相应受体结合后，脂肪被代谢分解。

7. 增加全身肌肉含量，增强耐力。

8. 预防心脏病及中风、降低血压。代谢可刺激濒临死亡的细胞复苏，使上述疾病得到改善。

9. 促进毛发再生，改善发质，减少脱发。

10. 增加骨密度，防止骨质疏松症及骨折发生。

（三）HGH的抗衰老作用

HGH替代治疗开始后30~90天会明显看到治疗后的效果，活力和耐力增加，骨密度增加，免疫系统也得到加强，有助于心肺功能的加强等。其重要作用是：

1. 改善身体组织构成　研究证明，GH替代治疗体重平均增长2.0~5.5 kg，脂肪量下降约4~6 kg，最主要的改变是腹部脂肪的减少，主要是内脏脂肪的减少，腰、臀部脂肪也明显减少。

2. 对骨骼和肌肉的影响　HGH替代治疗对氧消耗减少，促进蛋白质合成，提高肌肉的重量和力量，明显增强运动力和摄取氧量。研究证明，治疗后骨重量也有所增加，骨折发生率降低。

3. 对大脑的影响　IGF-1和IGF-2促进大脑中DNA和RNA的合成以及神经突触的形成，提高蛋白质的合成率，刺激突触发生、调节钙通道等。

4. 对生活质量和心理状态的影响　HGH替代治疗后，生活质量迅速提高，患者对自己的生活满意度有了明显提高，看病、住院、请假明显减少，特别是心理状态明显改善。

5. 对免疫功能的影响　人衰老时白细胞介素-2（IL-2）分泌降低，IL-4分泌增加，HGH能纠正衰老引起的细胞因子平衡失调，从而促进免疫功能的恢复。

6. 其他作用　普遍研究证明，HGH促进毛发生长，减少皮肤皱纹的形成，明显改善男女降低的性功能等。

所有临床验证病例未发现癌症的病例报道。Tenriy博士报道对800例40岁左右的患者进行HGH治疗后无1例癌症发病病例，主要原因是：①人体恶性肿瘤无HGH受体；②HGH增强免疫系统的功能，抑制癌细胞的生成。

（四）HGH的测定

由于HGH分泌变化幅度较大，即以脉冲方式分泌，直接测定HGH是比较困难的。HGH是通过IGF-1而发挥作用的，而IGF-1又较稳定，因此，测定血清中IGF-1或IGFBP胰岛样生长因子结合蛋白，可更准确地反映HGH正常生理状态下的分泌功能。Rudman医师认为，血清中IGF-1＜350 U/L时为HGH缺乏，会引起衰老的相关症状。因此，建议应用HGH之前常规测定IGF-1。

（五）老年人HGH水平

人类研究表明，HGH的分泌随着年龄增长而下降。儿童时期分泌最旺盛，10岁时分泌量为每天2000 μg，21岁时血清HGH水平在10 μg/L左右，而后下降，40岁后每10年下降14％，到

60岁仅有2 μg/L。由于HGH分泌的昼夜节律性，每天约3/4的HGH是在睡眠的第4时相分泌的。30岁时HGH夜间峰值平均约20 μg/L。30岁的男人血浆中IGF-1的浓度为500~1500 U/L，40岁开始下降，到80岁时HGH峰值仅为3.2 μg/L。而80岁的老人IGF-1的浓度仅有300 U/L，这是HGH分泌减少而引起的IGF-1浓度下降。随年龄增长，下丘脑分泌生长激素释放激素（GHRH）的量减少，同时分泌生长抑素增多。正常情况下IGF-1下降会反射性引起垂体前叶HGH的分泌和释放。但随着年龄增长，这种反射受到破坏，而且由于年龄增大，组织对HGH反应的敏感性也下降，相对导致HGH的不足。试验和临床研究结果显示，人体HGH值随年龄增长而降低是可逆的。

（六）如何正确补充生长激素

人体内生长激素的含量在20~30岁时达到高峰，此后每年将会持续不断地下降，随着生长激素水平的失衡会出现一系列与衰老相关的疾病。因此，无论是从延缓衰老的角度，还是从预防和对抗疾病的角度，正确地补充生长激素已是刻不容缓的医疗行为。

HGH是由垂体前叶的促生长细胞分泌的，其分泌波动性大、夜间的变化幅度大；青春期分泌最旺盛，随后逐渐减少，不同人差异很大。美国FDA推荐成人起始剂量为3~4 μg/kg，每天皮下一次注射；35岁以上和老年患者日最大剂量分别为25 μg/kg和12.5 μg/kg。血浆胰岛素样生长因子-1（IGF-1）浓度保持同性别和年龄组的正常中等水平。通过测定IGF-1的水平，调节生长激素的用量，对健康的60岁老年人给予GH 0.03 mg/kg，每周3次，经6个月治疗后，其中30例42~97岁老人，衰老情况获明显改善，IGF-1水平达到年轻人水平，即500~1500 U/L。

（七）rHGH抗衰老的临床观察

rHGH有3种主要形式的产品，包括喷雾型、口服药片和注射剂。喷雾是最便宜的形式，但进入血液的量不清楚；口服药片是相对简单的给予方式；注射剂较贵。

Rudman等人报道，对60岁老人应用GH，治疗（0.03 mg/kg，每周3次），6个月后IGF-1恢复至年轻人的水平，即500~1500 U/L，体质量增加0.8%，脂肪减少14.4%，皮肤厚度增加7.1%，肋骨密度增加1.6%。对30例年龄在42~77岁有衰老症状者应用GH（治疗0.04 U/kg，每周3次），6个月后，血浆IGF-1增加，手的握力也增加。Blackman等人也报道了同样的结果。对19例虚弱老年人，除饮食治疗，低剂量的GH是一个有效、安全、重要的辅助治疗。111例平均年龄为78.5岁的老年人使用GH治疗6周的结果表明GH能明显改善虚弱老人的体质。Giberny等对生长激素缺乏症（growth hormone deficiency，GHD）患者进行GH治疗，10年后，患者肌肉含量增加，血脂水平下降，颈动脉中内膜厚度变薄，同时精神状态和生活质量也改善了。

Kaweski在2005年报道83例IGF-1低下的老年男性HGH替代治疗6个月后肌肉增加到

106%，脂肪减少到84%。35例经12个月的GH治疗，29%出现腕管综合征，11%的男性乳房女性化，9%出现高血糖。另118例成年人经5年低剂量GH治疗后，腰椎体和股骨矿物质分别增加7%和6%。

Terry博士与Clein博士在1994—1996年通过HGH治疗800多例，有效率达100%，随机抽取202名治疗对象，年龄39～74岁，女性占15%，结果显示：①肌肉运动与脂肪方面，肌肉增强80%，肌肉组织增加81%，脂肪减少72%，运动耐力增加81%。②皮肤与毛发方面，皮肤组织改变71%，皮肤厚度增加68%，皮肤弹性增加71%，皱纹消失61%，新发生长38%。③伤口愈合、韧性和抵抗力方面，旧伤愈合55%，其他伤口愈合61%，伤口愈合能力提高71%，背部韧性增加83%，抵抗一般疾病能力增强73%。④性功能方面，性功能增强75%，阴茎勃起时间延长62%，夜尿频率减少57%，潮热减少58%，月经周期正常39%。⑤经历、情绪和记忆方面，精力增加84%，情绪变稳定67%，对生活增加信心78%，记忆力增强62%。世界著名抗衰老专家Klatz博士研究了有关HGH的28000份医学科学文献以及数千个患者，发现过去60年有超过16000份有关HGH的研究报告已表明上述临床效果。

（八）HGH在抗衰老中存在的问题

在HGH替代治疗过程中会出现如下不良反应。

1. HGH替代治疗中可能会出现水钠潴留，表现为水肿，偶见腕管综合征，经剂量调整，可很快恢复；也可能出现关节疼痛、无任何渗出炎症反应等形态改变。

2. HGH替代治疗中发生癌的危险并无根据。但治疗前排除肿瘤存在是必要的。

3. HGH替代治疗过程中会产生胰岛素敏感性下降，但有的研究证明，胰岛素敏感性提高。无论是下降或提高结果都是安全的。

4. HGH替代治疗中有时出现头痛、良性颅内压增高、视神经乳头水肿、男性乳房发育等。

（九）rHGH多肽胶囊的研制与应用

20世纪80年代，在研究胰岛素基因时发现HGH在增加身高、延缓衰老等方面的广阔应用前景。国家将HGH作为"七五""八五"攻关课题。1985年中科院组成攻关组，进行漫长的攻关研究。1993年HGH基因表达克隆成功，并获得自主知识产权及生产技术。1996年HGH在中国进入临床试验。2003年其研究课题负责人郭礼和等首创HGH大分子包囊技术和HGH透皮吸收技术。rHGH的大分子包裹技术是应用纳米膜将氨基酸分子包裹处理，在胃内遇酸不溶解反而包裹紧密，到小肠后，在中性偏碱的环境纳米膜自动溶解，结构完整的HGH活性成分被小肠吸收，吸收率为70%～83%。因此，口服纳米膜rHGH胶囊可达到较高的疗效。

深层透皮技术是rHGH修复精华中的特有技术，通过透明质酸的渗透作用，将胶原纤维蛋白和弹性蛋白渗透入真皮，形成保水膜，达到美容效果。

据文献报道，口服HGH多肽胶囊6个月有不同时期的表现。

1. 口服2周　睡眠改善，疲劳减轻；面色有光泽、红润，脱发少，精力充沛，性欲增强；局部水肿减轻，伤口愈合快；视力（老花眼）改善，食欲增加。

2. 口服1个月　记忆力增强，头发再生，老年斑淡化，皱纹变浅。女性非正常停经恢复，免疫力增强。改善偏头痛、高血压、眩晕、风湿、腰肌劳损等症。

3. 口服2个月　胃病改善，提高消化能力。脂肪肝、酒精肝体征改善，肝功恢复等。

4. 口服3个月　除上述症状和体征继续改善外，胸围增大，腹围缩小，重塑体形，血糖趋于正常。

5. 口服4～6个月　上述症状和体征继续改善，机体呈现健康、美丽、青春再现的状态。

重组的生长激素（rHGF）以及年轻乐多肽胶囊的研究与临床应用证实，其有明确的理论根据和临床延缓衰老的效果，无毒性，无不良反应，无致癌作用。其仅有轻度可逆不良反应，值得在抗衰老医学中应用。在应用生长激素和HGH多肽胶囊的时候特别注意伪劣、假冒产品的干扰和冲击，同时要正确地应用。

（十）rHGH释放人类生长因子

随着衰老的进程，全身各器官系统的细胞再生过程减慢。从20岁开始全身出现老化的征象，导致总体健康水平下降，机体的HGH产生减少。垂体前叶的生长细胞分泌GH，仅在血流中保持几分钟，很快被肝脏摄取，并在肝脏内转化为生长因子（GF）。其最主要是胰岛素样生长因子-1（IGF-1），也称生长调节素C。HGH是通过IGF-1发挥直接作用的。最近的研究认为，机体内有许多生长因子。这些新发现的生长因子，也称人类生长因子（HGFs），帮助管理体内生长和修复的全过程，是使机体细胞保持年轻的化学物质。在抗衰老医学中，这些生长因子通过两种方式推迟衰老：①有助于调整细胞的代谢；②抵抗退化性疾病的发生。

人类生长因子利用高级的细胞因子起作用。细胞因子是具有以下3种主要功能的蛋白质和肽类物质：①管理单个细胞和组织的功能和活性；②调节包括细胞外环境在内的细胞间的相互作用；③作为细胞生长因子预防细胞的程序化死亡。由于人类生长因子中含有细胞因子的促进因子，所以它被称为21世纪天然HGH的释放剂。

人类生长因子也被划分在细胞因子之中。细胞因子或称生长因子替代疗法在抗衰老治疗中起到如下作用和效果：①提高体内能量水平；②提升免疫反应能力；③使皮肤增厚、柔软，皱纹减少；④精力充沛；⑤有好的睡眠；⑥脂肪量减少35%；⑦促进机体代谢水平；⑧促进正常排尿功能。

总之，大量的文献报道，生长激素和生长因子在国外延缓衰老中广泛应用，并且取得好的疗效，不良反应轻而少，易于恢复，无致癌的证据，是目前延缓衰老的首选方法。

四、人类生长因子

从人类生长激素到人类生长因子的过程：垂体前叶分泌的生长激素（GH），在血中仅保持几分钟，很快被肝脏摄取，并转化为生长因子（GH），其主要是胰岛素样生长因子，多达几十种，IGF-1仅是HGFs的一种，但主要是IGF-1。能分泌IGF-1的人体细胞还有肾脏细胞、脾脏细胞等。

（一）IGF-1的结构

IGF-1是由70个氨基酸组成的碱性多肽，分子量7649 Da，等电点8.6，在一级结构上与胰岛素有较高的同源性。不同动物IGF-1的结构差别极小，大小鼠与人的分别仅有3～4个氨基酸残基的差别。

（二）IGF-1的功能

IGF-1是体内代谢过程中极为重要的生长因子。IGF-1生物学功能非常广泛，具有促生长、促分化、降血糖、促蛋白合成等功能。

1. 促生长　1973年，Morell首先发现，IGF-1能促进胸腺嘧啶脱氧核苷渗入DNA并促进成纤维细胞的有丝分裂及复制。对骨细胞、软骨细胞、肌肉细胞、内分泌细胞等有很高的分化能力，IGF-1是人体内非常重要的细胞有丝分裂的促进剂。

2. 促进骨的合成代谢　在生长因子对骨代谢的影响研究中已肯定IGF-1对软骨细胞生长的刺激作用，这是IGF-1促生长作用的主要体现。

3. 降血糖　IGF-1与胰岛素相似，能增强人体对葡萄糖和氨基酸的吸收，抑制糖原分解，促进糖原的合成和乳酸分泌，增加人体对胰岛素的灵敏度，提高人体胰岛素的作用效率，对胰岛素非依赖型糖尿病（2型糖尿病）具有较好的疗效。

4. 降血脂　IGF-1促进细胞分解脂肪和糖原合成，降低血中极低密度脂蛋白、甘油三酯和低密度脂蛋白胆固醇的水平。

5. 促发育　实验证明，血清IGF-1水平与儿童生长速度呈正相关。

6. 修复创伤　研究证明，IGF-1加速神经、肌肉、皮肤损伤的修复。IGF-1与血小板衍生生长因子（PDGF）合用能提高肉芽组织生长率，伤后7 d可增加2.5倍。

7. 舒张血管　近年研究表明，IGF-1能调节心脏的生理和病灶状况，有舒张血管、降低血管阻力，增加心脏血流量的作用。

因此，IGF-1的作用不容置疑，它的功能是以抗衰老为中心，维持体内的各项代谢平衡。

（三）IGF-1的临床应用

IGF-1具有广泛的功能，目前主要用于骨质疏松、糖尿病、佝偻病、心血管疾病的治疗以抵抗衰老。IGF-1确实具有抗衰老的神奇效果，能强有力地保持人的青春和活力，显著提高人体的免疫水平，增强机体的防病抗病能力。

HGF是HGH的升级产品，功能上更全面。自1998年以来，美国研究人员研制了从多种天然植物中提取，构成可以刺激人体增加人类生长激素的释放因子（growth hormone releasing factor，GHRF）。该产品具有胶囊、片剂和液体口喷的剂型。GHRF是HGH的释放因子。人类生长因子（HGF）是各种天然提取物，本身不是激素，是多肽，分子量小，更易吸收。它是由几十种氨基酸（肽）经复杂组合而成的生长因子。目前，应用HGF抗衰老已有10余年历史，临床上取得了良好的效果。

HGF是从天然植物中萃取的，又称人体生长素、人体青春素等。它安全性高，无不良反应，无依赖性，也不会出现症状反弹，是抗衰老的首要选择，已通过FDA的认证，并已成为风靡全球的抗衰老产品。美国、法国、英国、德国、澳大利亚等国家的美容机构、会所、药店、超市等有销售，中国部分高端人群中也早有应用，合理使用能使人的机体状态年轻10~20岁。HGF将成为人类抗衰老医学、美容医学、保健医学的顶级产品并载入史册。HGF稀释液每毫升约含有2000 μg，氨基酸肽前体、精氨酸酰胺酶、赖氨酸盐酸、甘氨酸和L-谷氨酰胺，还包括微量的钠、钙、硅、硫、无离子水、卵磷脂、磷血脂、柠檬酸钠、麦芽、天然抗氧化剂、天然香精和高宏观小分子多肽复合物。HGF的主要作用是：①促进人体分泌生长激素（HGH）；②修复受损的衰老细胞；③激活胸腺，增强免疫功能。

1. 具体使用方法

（1）舌下喷滴：喷于舌下，口含2 min，每天早晚各一次，每次喷3~4下。使用前后30 min内勿喝水或漱口，保持口腔干燥，空腹使用效果最佳。每天饮水2000 ml以上。

（2）局部代谢：睡前喷少许产品到手掌上，用指尖轻轻擦于眼角和下睑处，促进皮肤吸收生长因子，促使皱纹消失。

HGF分子量小于细胞200倍，很快被皮肤和黏膜细胞直接吸收。

2. 注意事项

（1）使用一个周期为6个月，每月用一支产品，6个月内连续使用。

（2）6个月后可根据自身情况减量连续使用，如每晚一次或稀释产品使用。

（3）不要白天使用，以避免阳光直接照射。

（4）部分不敏感人群可加大用量，敏感人群也需减量。

（5）使用HGF可逐步减少其他药物用量，如降压药、降血糖药等，最后停用。

（6）30岁以后是延缓衰老的黄金阶段，早补HGF比晚补好，晚补比不补者身体更健康，寿命更长。

3. 增效途径

（1）适量运动。

（2）心态平和，生活规律。

（3）多食粗粮、豆类、蔬菜类、奶类。少食糖类、咖啡、白酒、羊肉、鱿鱼、海参、大虾、肥肉等热量高、脂肪高的食物。

4. 应用HGF的疗效评价　人体细胞更新换代周期为120～200天，人体一年内蛋白质更新98%，应用人类生长因子（HGF）达到最佳效果需180天（6个月）左右，在此阶段，不同人有不同表现。

（1）第1个月：睡眠加深，精力充沛，食欲增多，皮肤细腻，性欲增强。

（2）第2个月：消化改善，免疫提高，脂肪减少，月经调顺。

（3）第3个月：记忆力提高，视力改善，更年期推迟。

（4）第4个月：精神饱满、血压下降，明显减肥，减少皱纹。

（5）第5个月：免疫力增强，骨骼增强，明显减肥，减少皱纹。

（6）第6个月：可有年轻10～20岁的青春感觉。

美国威斯康星医学院凯斯·泰瑞和加州棕榈泉生命科学研究所爱德蒙·陈两位博士主持对数千人进行HGF临床疗效观察，研究结果如下：82%精力增长，73%皱纹改善，81%记忆力提高，57%夜尿次数减少，82%睡眠加深增强，67%情绪稳定提高，71%皮肤质地改善，71%皮肤弹性提高，81%常规病抵御力增强，88%肌肉力度增长，67%肌肉韧度提高，71%伤口愈合能力增长，38%头发新生增加，81%运动耐力增强，75%性功能及频率增加，73%脂肪减少，58%月经期症状改善，78%积极进取心增强，84%精子活力提高，62%阴茎勃起持久性改善。

五、衰老与基因

基因是DNA（脱氧核糖核酸）分子上的一个功能性片段，它是由A、T、C、G四种单核苷酸组成的遗传密码，是传递遗传信息的有生物功能的DNA序列的基本单位。

现代医学科学已证实：①基因决定人的寿命；②基因决定人的衰老；③基因决定人的疾病出现；④基因决定人的健康和美丽。因此，基因测序有助于我们认清自身的生理基础和疾病预测。基因检测可指导人们正确使用美容产品。众所周知，现代的科技美容产品多数建立在基因测序基础之上，基因检测是健康美容的基础。有健康才有美丽，健康美容的观念已深入人心。

美容医学问题归根到底是衰老和医学的问题，有赖于生命科学的问题，现代医学已进入基因时代。

（一）衰老的基因程序

衰老是指随着年龄增长而产生的一系列生理和解剖学方面的变化，亦是人体对内外环境适应能力逐渐减退的表现，是生物体在其生命后期阶段所出现的进行性、全身性、多因素共同作用的循序渐进的退化过程，是生命过程的必然规律。

1. 衰老的基因程序　目前有关衰老的学说很多，包括自由基学说、遗传程序学说、差错灾难学说、交联学说、脂褐素累积学说、内分泌功能减退学说、细胞凋亡学说、遗传基因衰老学说等，分别从不同的角度探讨了衰老发生的机制和对策。但概括起来其主要包括以下两个理论：衰老是机体生活过程中发生损伤累积的结果，通过损伤修复体系，也许有可能延长寿命或改善老年时期的身体适应性；另一理论认为衰老是由遗传确定的一个有程序的过程，是由基因调控的，遗传学规律可能影响损伤累积的速度及功能损失的速度。

统计学资料表明，子女的寿命与双亲的寿命有关，各种动物都有相当恒定的平均寿命和最高寿命。另外，端粒和端粒酶的发现对衰老的基因程序理论也是一个有力的支持。衰老的损伤积累理论认为，由于修复和维持总是少于无限存活的需求从而出现损伤积累，其可以通过细胞成分的磨损和撕裂的方式，或合成错误的方式体现出来。现代科学研究证明，这两种理论都有道理，但又都不全面，应当把二者结合起来。

2. 衰老基因的选择性表达　生物体在个体发育的不同时期、不同部位，通过基因水平、转录水平等的调控，表达基因组中不同的部分，其结果是完成细胞分化和个体发育。基因的选择性表达是指在细胞分化中，基因在特定的时间和空间条件下有选择表达的现象，其结果是形成形态结构和生理功能不同的细胞。

美国西北大学科学家通过研究线虫发现，当动物到达生殖成熟期后，一种基因开关会开启衰老进程，同时关闭细胞的压力反应机制，使成熟细胞开始走下坡路。

伦敦国王学院等机构的研究人员对多个组织的基因表达变化进行了大范围的研究发现，皮肤表现出最明显的年龄相关基因表达变化。过去的研究证实，基因表达水平会随着年龄的变化而变化。人们推测，这些变化会影响一个人的老化速度。

"年轻基因"和"衰老基因"的相互作用使人生长、成熟、衰老、死亡，年轻并不是单由"年轻基因"所决定的，衰老也不是仅由"衰老基因"造成的，人的生命状态是由两类基因（"年轻基因"和"衰老基因"）或者多组基因共同作用的结果。

改变基因的表达方式与改变基因是两码事。在我们细胞的染色体中，有一条由DNA卷成的细丝，把它们完全拉开，上面可以看见一节节的基因片段。人体里大概有25000个基因，每个都像一个食谱，指导身体合成不同的产品。每个人出生时，基因已经是固定不变的。但每个基因上都有个开关键，打开之后，它的指令才会发生作用，这就是基因表达。

在老化过程中，不断有一些基因的开关被打开，一些被关上。我们年轻时，制造胶原蛋白的基因开关是打开的，因此肌肤弹性会很好；随着年龄渐长，另一个破坏胶原蛋白的基因开关被打开了，皮肤就渐渐衰老，但整个DNA是没有改变的。

那有没有什么方法能控制这些基因的开关，把年老时变化的基因表达调回年轻状态呢？白理曼的科研中心和魏德理合作进行了一系列的老鼠实验，希望在这种基因与人极其相似的动物身上，发现年龄增长后到底哪些基因的表达方式发生了改变。

3. 细胞衰老的相关主导基因　虽然人类生理性衰老相关基因的探索目前未尽如人意，但在20世纪90年代，人类病理性衰老相关基因的研究方面却已取得了重大突破。成年早老综合征是一种隐性遗传性疾病，该综合征是一种DNA解旋酶突变所致。此酶由1432个氨基酸残基组成，位于8号染色体短臂的酶基因可影响DNA复制与转录。

细胞衰老时增殖能力下降，数量减少，这是器官衰老的基本原因之一。衰老时多种组织出现退行性变，功能减退，使细胞生存环境欠佳。两者因果交替是引起个体衰老诸因素中重要一环。细胞衰老时抑癌基因p16的表达常明显增强，可高于年轻时10倍以上。将p16cDNA重组载体导入人正常成纤维细胞，可引起生长减慢，非酶糖基化加剧，衰老相关β-半乳糖苷酶活性显现，端粒缩短等衰老现象。导入反义重组体可使细胞活力增强，延缓衰老。p16失活和端粒酶活性显现是使人上皮细胞永生化的必要条件，p16与端粒长度是决定人类细胞衰老的关键因素。

免疫系统是体内保卫自身的第一道屏障。抗体生成能力强者患癌率低，寿命较长。老年期免疫调节机能低下，有可能增加某些老年病的发病率。对长寿老人的研究资料表明，T细胞增殖能力强、B细胞数量多，以及CD8细胞与CD4细胞比值小的老年人寿命较长。Takata等人认为人类白细胞抗原（HLA）型与寿命相关。国内的研究认为，A9与长寿相关，A30、C6、C7和C30与长寿负相关。

4. 基因组不稳定性导致的衰老　基因组不稳定性在衰老发生过程中起到重要作用。而基因组不稳定又与DNA修复体系功能和DNA损伤检验点功能随增龄而发生的变化密切相关。DNA的损伤累积及端粒缩短造成的基因组不稳定性在衰老进程中起到重要的作用。减少DNA损伤，增强DNA修复能力，从而增加基因组稳定性，也许有可能延长寿命或改善老年时期的身体适应性。

（1）DNA损伤与衰老：基因组是携带有控制细胞生长、分化、发育等重要生命信息的生物高分子。维持基因组结构、功能的相对稳定是物种得以生存、延续的前提与保障。DNA是重要的高分子，它编码了有关细胞结构和功能的重要信息。其作用的不可替代性也使得它是衰老变化的重要靶标。近年来，大量的证据表明，DNA损伤是细胞复制性衰老和细胞过早老化的一个共同介质。细胞高分子物质经常暴露于体内外的各种损伤。

体外的损伤包括紫外线的照射和其他环境中的有毒物质，而体内的损伤主要包括活性氧和自发水解作用。ROS在正常的细胞代谢过程中，特别是线粒体呼吸产生，当ROS产物超过了机体的解毒能力，就会对高分子物质（包括DNA）造成氧化损伤。衰老的DNA损伤理论认为，随增龄而发生的机体功能下降的主要原因是DNA损伤累积和由此造成的细胞结构、功能变化和组织动态平衡的破坏。因此，有一个共识是渐进和不可逆的DNA损伤累积造成机体功能损害，增加发病率，从而影响衰老的过程。尽管细胞内其他高分子的损伤可能也会影响衰老，但是这些物质更新很快，可能不会造成损伤的累积，也不会造成很严重的后果。但是DNA是细胞的主要信息分子，特别是核DNA必须贯穿整个细胞的生命时间，因此DNA损伤对细胞功能造成了一个重大威胁。如果DNA损伤很严重或者损伤累积超过了DNA修复机制的清除能力，这将会造成细胞老化或者凋亡，从而促进衰老过程。

（2）DNA修复系统与衰老：为了防止DNA损伤，细胞具有精细的DNA修复机制。这些途径包括碱基切除修复、核苷酸切除修复、错配修复、非同源末端连接、同源重组等。DNA修复系统功能下降是年龄相关基因组不稳定的重要原因。DNA修复系统缺陷导致的DNA损伤累积亦是衰老过程的重要中间环节。BER途径主要参与不引起DNA螺旋破坏的碱基损伤和脱碱基位点的修复，被认为是DNA氧化损伤中主要的修复途径。目前已有足够证据证明，BER活性水平随增龄而降低。多项研究发现，BER途径中的关键分子Polβ、Polγ的活性随增龄而下降。

（3）DNA损伤检验点体系与衰老：DNA损伤检验点体系在细胞的抗氧化系统，维持基因组稳定性方面发挥着重要的作用。DNA损伤检验点体系是一个复杂的网络体系，其功能主要是感受DNA损伤及异常DNA结构的存在，并把这种损伤信号传递给下游的效应因子，使细胞对DNA损伤或其他影响DNA复制的应力做出各种反应，即在DNA损伤的情况下，它不但可以延迟甚至终止细胞周期的转换，而且可以启动DNA修复系统，激活相关基因的转录，维持染色体端粒的正常结构。因此，DNA损伤检验点通过对基因组完整性的监视，帮助细胞对各种DNA损伤做出终止细胞周期以准许细胞有足够的时间来修复损伤，或最终让细胞进入衰老或凋亡的决定。

DNA损伤检验点途径包括损伤感应、信号传递和信号效应。当细胞DNA发生损伤，感受蛋白级联通过ATR将损伤信号传递给CHK1；或其他感受蛋白级联通过ATM将损伤信号传递给CHK2。其中ATM主要参与由DNA双链断裂损伤引发的信号反应，而ATR则主要参与由DNA复制叉受阻或许多其他引起DNA损伤的信号反应。因为许多DNA损伤在直接改变DNA结构的同时，还会影响DNA复制叉的稳定，所以在DNA损伤存在的情况下，ATM和ATR大多会通过协同作用来开始这个检验点反应途径。

5. 间充质干细胞与衰老相关基因表达　间充质干细胞作为理想的种子细胞，可用于衰老和病变引起的组织器官损伤修复，但间充质干细胞难以一次性大量获得，需要在体外进行扩增。体外培养的间充质干细胞随着传代次数的增加逐渐呈现衰老细胞的特征，不仅有胞体增大、扁平，胞浆内空泡等细胞形态学变化，还表现为细胞增殖和定向分化能力的降低甚至丧失。

成年个体组织中，细胞损伤和细胞更新这一自我平衡的过程主要是靠组织特异的干细胞来实现的，干细胞功能障碍可能在个体组织衰老过程中发挥关键作用，致使衰老的个体组织丧失维持自我平衡能力或损伤后无法恢复自我平衡能力，最终导致个体组织功能的全面退化。

干性基因与衰老相关基因的表达水平存在相互拮抗关系，这为成体干细胞衰老可能源于其干性降低的观点提供了坚实的分子基础。干性基因与衰老相关基因表达水平的相互拮抗关系，体现在以下4个方面。

（1）干细胞衰老伴随着干性基因的表达下调。

（2）干性基因表达抑制细胞的衰老。

（3）干性基因抑制衰老相关基因的表达。

（4）抑制衰老相关基因促进干性基因的表达。

6. 细胞外环境与衰老基因表达（基因环境决定论）　　自古以来，人类就在努力寻找延年益寿的方法，特别是科学技术迅速发展、社会日益进步的今天，更促使人们提高生活质量，享受生活乐趣，并以各种先进技术手段研究衰老机制，以达到延缓衰老、对抗衰老的目的。

目前，国内外关于衰老的学说很多，用基因环境决定论能充分说明微量元素与衰老的关系。这个学说体系包括3个方面的作用因素：①遗传因素与遗传环境；②物理因素，如气候、特殊的外界因素及损伤；③化学元素与分子。3个方面相互联系、相互统一。

内、外环境对衰老进程与寿命都有重要影响。环境可通过损伤、负荷、疾病等方式影响衰老进程。氧负荷对细胞衰老有深刻影响，氧分子具有两重性，既为生存必不可少，又具潜在毒性，对细胞的长期存活带来不利影响。线粒体中2%～5%的氧分子与单个电子结合产生超氧阴离子、H_2O_2与OH^-等活性氧。活性氧与代谢物反应生成活性氧中间产物。超氧阴离子、OH^-与ROM统称氧自由基。ROM可引起生物大分子广泛的氧化损伤，例如引起蛋白质巯基的丢失和过渡金属（如Fe）结合位点附近的某些氨基酸残基羰基化，导致该蛋白质分子（如酶）的失活和降解。谷氨酰胺合成酶与醇脱氢酶极易因氧化损伤而失活。ROM还可引起生物膜上不饱和脂肪酸的过氧化，造成线粒体内膜损伤；损伤的线粒体内膜会产生更多的ROM，导致恶性循环。此外，氧自由基还会引起DNA碱基交换、单链断裂、姐妹染色体交换、蛋白质交联等现象。氧自由基引起DNA损伤是影响衰老进程的重要因素。

（二）营养、基因与衰老——营养基因组学

环境因素时刻影响着基因的稳定。膳食是影响人体健康最重要的环境因素之一。因此，膳食是如何与基因相互作用并影响人类健康一直是营养学研究的核心问题。进入21世纪以来，随着人类基因组计划的完成和人类基因组单体型图计划的深入和突破，生命密码信息正逐步地被

揭开。基因多态性，尤其是单核苷酸多态性对阐明膳食因素与人类健康和疾病关系的重要性被越来越多的营养学家关注。营养科学正由研究营养素对单个基因的表达及其作用，转向研究基因组及其表达产物在代谢调节中的作用，即向营养基因组学方向发展，并迅速成为营养学的前沿之一。

1. 营养基因组学　营养基因组学连接营养与基因序性衰老。营养基因组学又叫营养遗传学。目前国际上还没有一个明确定义。根据第一、二届国际营养基因组会议的共识，营养基因组学是研究营养素和植物化学物质对人体基因转录、翻译和代谢影响机制的科学。营养基因组学主要研究在分子水平上及人群水平上膳食营养与基因的交互作用及其对人类健康的影响；并致力于建立基于个体基因组结构特征上的膳食干预方法和营养保健手段，提出更具个性化的营养策略，使得营养学研究的成果能够更有效地应用于疾病的预防，达到促进人类健康的目的。

营养基因组学研究将关注整个机体、整个系统或整个生物功能分子水平的变化，而非单个或几个孤立生物学标志物的改变。营养基因组学的出现并不意味着要完全推翻一个世纪以来人类社会提供饮食建议的价值，而是要帮助人们从最基本的层面了解健康是如何被基因和营养物质的相互作用所决定的。

营养基因组学的具体目标：①鉴定作为营养素感受器的转录因子及其调节靶基因；②阐明主要膳食信号通路和主要膳食信号特征；③测定和验证宏量营养素和微量营养素代谢的细胞和器官专一性的基因表达特征；④阐明营养素相关调节通路与促炎信号通路之间的相互作用，这是理解膳食相关疾病发生的关键；⑤明确发生膳食相关疾病风险因子的基因型，并量化其作用效果；⑥利用营养系统生物学手段揭示饮食引起的早期代谢调节异常和易感性（应激标签）的生物标记物。

食物营养素和生物活性分子通过营养素-蛋白质和营养素-基因之间相互作用方式对各种基因的表达和基因组物理完整性和稳定性起着重要作用，从而对个体遗传背景确定的潜力进行调节。膳食因素可不同程度地改变一种或多种SNPs的作用，增加或减少疾病风险。基因表达和基因组的物理完整性和稳定性，在很大程度上也是由特定营养素的稳定供应所决定的。在不远的将来，营养科医师或保健医师可能会根据你的基因图谱，特别是基于SNPs开出个性化食谱，使人们的健康状况通过调整饮食来达到最佳。此外，应用基因组技术也将有助于开发出针对性强、功效明显的功能性保健食品。

营养基因组学将帮助引导开发新的功能性食物和基因组健康补充剂，以达到总营养摄入完全与个人的基因型及基因组状况相适应，即营养素组与基因组维持稳定和完整的最佳匹配，以阻止基因组DNA发生病理损伤。营养基因组学建立是基于药物与基因相互作用的研究工作。

2. 自由基与基因程序性衰老：衰老的自由基理论　衰老的自由基理论是Harman于1955年在美国的原子能委员会提出的，题目是"衰老：根据自由基和放射化学提出的理论"，主要内容可以简单归纳为以下几点。

（1）衰老是由自由基对细胞成分的有害进攻造成的。

（2）这里所说的自由基，主要就是氧自由基，因此衰老的自由基理论实质就是衰老的氧自由基理论。

（3）维持体内适当水平的抗氧化剂和自由基清除剂水平可以延长寿命和推迟衰老。

体内和体外有多种产生自由基的途径。线粒体是内源产生自由基的主要场所，是自由基浓度最高的细胞器，在线粒体氧化磷酸化生成ATP的过程中，有1%～4%的氧转化为活性氧（ROS）。线粒体DNA（mtDNA）裸露于基质，缺乏结合蛋白的保护，最易受自由基伤害，而催化mtDNA复制的DNA聚合酶γ不具有校正功能，复制错误频率高，同时缺乏有效的修复酶，故mtDNA最容易发生突变。mtDNA突变使呼吸链功能受损，进一步引起自由基堆积，如此形成恶性循环。衰老个体细胞中mtDNA缺失表现明显，并随着年龄的增加而增加，许多研究认为mtDNA缺失与衰老及伴随的老年衰退性疾病有密切关系。

3. 营养素与衰老基因表达 营养不良和营养过剩都会影响健康和寿命。营养过剩不仅影响寿命，而且还会引起代谢综合征——高体质量、高血压、高血脂、高血糖、高脂肪酸、高尿酸、高血黏度、高胰岛素抗体、肥胖等多种病症，直接导致严重心血管疾病的发生，并造成死亡。据中华医学会糖尿病学会的调查，目前中国20岁以上的人群中，代谢综合征的患病率为14%～16%。代谢综合征患病率随着年龄的增高而增加，在50至70岁人群中达到发病高峰，其中女性患者多于男性。据预计，患有代谢综合征的患者在未来7年里，每8个人中就会有1人因代谢综合征死亡，其中由糖尿病导致的心血管疾病发生率是血糖正常者的4.5倍。

延长寿命最有效的方法是限食，从酵母菌到哺乳动物，适当减少饮食可以健康长寿。限食能减少体内的活性氧并活化SIR2基因。限食可以减少呼吸产生的ROS对身体的氧化应激损伤。在培养基中，将蔗糖的浓度由2.0%换为0.5%，可以使酵母菌的寿命延长25%。研究人员发现，这与SIR2基因有关，其编码的SIR2使组蛋白和很多其他蛋白的赖氨酸脱乙酰基。当SIR2使组蛋白脱乙酰基后，它就压缩了染色体的结构，使DNA不能伸张，这样基因转录就难以接近。这样就使得分裂时不容易产生DNA断裂，也就延长了寿命。SIRT1是一个控制细胞对环境响应的复杂网络体系的重要成分，增加其表达可以调节对氧化应激的防卫和存活。面对损伤和应激，细胞就要修复和自我保护，如果不能成功，细胞就会凋亡。

大量研究表明，衰老与增加应激诱导细胞凋亡速率相关。SIRT1是存在于哺乳动物中的酵母SIR2基因的直系同源基因。研究发现，限食动物体中SIRT1表达水平高，其细胞对应激的耐受力也大，不易凋亡。FOXO3是Forkhead转录因子FOXO家族的一个成员，这些蛋白对胰岛素信号通路、DNA修复、清除活性氧损伤、细胞周期和凋亡非常重要。SIRT1通过调节FOXO转录因子控制细胞对应激的响应。对氧化应激，SIRT1脱乙酰基化FOXO3，增加其诱导细胞周期休止作用，增加细胞清除活性氧的毒害和修复损伤DNA的时间。脱乙酰基化还能抑制FOXO3诱导细胞凋亡的能力。

（1）限食可以促进氧的消耗及呼吸，减弱发酵过程。在呼吸增强的同时，呼吸链中的电子供体下降，而NADH是SIR2的竞争性抑制剂，限食会增加SIR2酶的活性。限食的效应是复杂的，限食有可能会上调偶联蛋白2和偶联蛋白3的表达。

（2）被限食的动物体质量及体温都有所下降，这和偶联蛋白的上升是一致的。

（3）限食可以上调SIRT1基因的表达。SIRT1可以使p53去乙酰化并使其表达下调，从而调节由p53介导的细胞凋亡。同时，SIRT1对forkhead蛋白FOXO1、FOXO3、FOXO4有着类似的调节作用，从而抑制由FOXO介导的细胞凋亡。SIR-2.1依赖Forkhead蛋白DAF-16才能起到延长线虫寿命的作用。同时，SIRT1还可以导致DNA修复蛋白Ku70去乙酰化，去乙酰化的Ku70与前凋亡因子Bax结合并导致其失活，从而抑制细胞凋亡。

早在20世纪30年代，McCay等人在Science首先描述了热量限制（caloric restriction，CR），并证实其能够延长实验动物的寿命。限制热量摄入，可导致代谢过程优化，基因控制程序运行减慢，从而影响衰老过程。此外，热量限制也引起各种生理变化，如激素水平、蛋白质组水平的改变。热量限制相关的代谢途径及信号通路，包括AMPK通路，胰岛素、胰岛素样生长因子通路，mTOR通路，Sirtuin通路等，SIRT1信号分子是通过热量限制调节衰老过程中的重要营养感应器分子。

最新实验研究提示，可以通过"鸡尾酒疗法"（多通路调节热量限制相关信号通道）达到类似热量限制而延长寿命的目的。研究者通过二甲双胍抑制糖代谢途径，同时应用雷帕霉素抑制mTOR途径，以此联合治疗的"鸡尾酒疗法"来保证治疗安全性和平稳性。

4. 微量元素与衰老（基因环境决定论）　机体细胞的活力与良好的新陈代谢依赖于机体内环境及其生理平衡，而微量元素的摄取对机体内环境及其生理平衡起重要作用。有调查表明，疾病的发生、发展与某一方面的元素的丰缺之间不存在唯一的因果关系，机体不仅从食物中获取微量元素，还可通过饮水及生活环境摄取微量元素，而总的生活环境中微量元素的丰缺将决定人体微量元素摄入的多少及平衡与否。

人体摄入微量元素不足、过量及元素间比例失调，都会对机体产生不利的影响，甚至导致某些疾病的发生，加速机体衰老。必需微量元素的缺乏将导致机体中与该元素密切相关的生物活性物质的缺乏，造成生理功能障碍。

硒元素是谷胱甘肽过氧化物酶（GSH-Px）的组成部分，机体内的硒含量与GSP-Px的活性呈正相关。GSH-Px的主要作用是催化还原型谷胱甘肽，同时使有害的过氧化物还原成无害的羟基化合物，从而保护生物膜不受过氧化物的损伤。机体缺硒时，衰老速度明显加快。

而必需微量元素及非必需微量元素"过量"同样打破机体元素平衡，这表现在拮抗另一些必需元素的吸收或直接造成机体细胞中毒，改变遗传环境，引发细胞畸变、死亡，促使机体衰老。有人做过实验，在高硒培养基中细胞不能生长，如加进适量的氟、钙、镁等，细胞则生长良好。说明单个元素对生物体是重要的，但更重要的是含量适宜，应特别强调"适量"，并且构成合理的微量元素谱，这样才能收到良好的防病抗衰效果。

因此，在研究微量元素防治疾病、延缓衰老的作用方面，首先要树立"量"及其平衡观念。除比较清楚碘等极少数元素适于正常生理功能的需要量外，大多数元素尚不十分明确。

迄今为止，还没有建立完全满意的对人体微量元素营养状况临床评价的实验方法，因此，选择对照分组实验较为科学及通用。例如评价锌的缺乏状况，文献提出最好的方法是在有对照的情况下进行补锌治疗试验。在进一步研究微量元素对预防衰老的作用方面，随着现代分析检验技术的进展，极度灵敏的方法如无火焰原子吸收分光光度法及无需任何样品处理过程的中子活化分析法、放射免疫诊断方法的应用，测定体液、组织、毛发等各种样品中微量元素或结合酶的水平的精确度、灵敏度大大提高，从而可了解其微小变化的规律，以对照实验的方法确定因果关系，建立起对人体微量元素营养状况的临床评价实验方法，然后确定微量元素在机体中最高营养水平及最低毒性水平，以此指导人们正确补充微量元素，发挥微量元素防病抗衰老的作用。

5. 饮食行为、基因与衰老　经过长时间的流行病学调查，以及有关营养对于慢性病预防方面的研究，结合现代基因测序技术的高度发展，科学家已将遗传信息与食物、健康进行了对应性研究。我们可以吃得更健康，可以按照自己的遗传信息确定自己的理想食物。

（1）减少总脂肪的摄入量：总脂肪摄入量应该减少至总能量摄入量的30%或更少，这样可以减少冠心病（CHD）和癌症的发病风险。研究表明，多不饱和脂肪酸与冠心病发病率呈负相关，有效摄入ω-3脂肪酸可以减少突发性死亡的可能性。反式脂肪酸的大量摄入提高了冠心病发病相关炎症标志物的水平。减少食物中脂肪（这里主要是指动物性脂肪）的摄入可能还会降低乳腺、直肠、结肠以及前列腺癌症的发病率。

（2）增加糖类的摄入量：人体需要的能量大致是恒定的，减少了总脂肪摄入量必然带来糖类摄入量的增加。粗粮中含有膳食纤维及各种微量营养素，但在精制过程中膳食纤维及各种微量营养素会出现丢失。在白面粉标准精制加工过程中，有60%～90%的维生素B6、维生素E、叶酸和其他营养素丢失。精制食品与较少加工的全谷物食品相比，食用精制食品后血糖水平反应会更高，这加重了血糖负荷，进而会导致血浆胰岛素水平的快速升高，从而带来一些不好的代谢效应。有研究表明，摄入较多精制淀粉和糖类，尤其是在摄入较少膳食纤维时，容易增加非胰岛素抵抗型糖尿病和冠心病的发病风险。一些前瞻性研究还表明，摄入较多的谷物纤维对结肠癌有降低发病风险的预期作用，当然多纤维膳食的确能够减少便秘的发生。

（3）合理摄入优质蛋白质：蛋白质在某种程度上可以替代糖类，如肉食性动物基本上不摄入糖类。研究表明，蛋白质替代糖类后可以有效改善血脂。蛋白质的具体来源可能对身体长期健康有着重要影响。与蛋白质相比，不同食物源中的其他成分可能起到更为重要的作用，如多吃鱼肉可以降低冠心病的发病风险就是一个很好的例子。又如大豆不仅含有丰富的植物蛋白，还含有大量多不饱和脂肪酸。与牛、羊肉等红肉相比，家禽的白肉中多不饱和脂肪酸含量也明显较多。

（4）补充均衡维生素，多吃水果和蔬菜：很多人认为，多吃蔬菜和水果可以降低癌症及心血管疾病的发病风险。但是也有研究发现，癌症的发病率与是否多吃蔬菜和水果关联很小或无关联。但是多吃蔬菜和水果的一些好处已证实，如番茄中的番茄红素的确可以降低前列腺癌的发病风险；摄入较多的蔬菜可以降低血压，这主要是钾离子在起作用；绿叶蔬菜中的类胡萝卜素、叶黄素、玉米黄素与白内障的发病风险呈负相关。

（5）减少晚期糖基化终末产物（advanced glycation end-products，AGEs）饮食：AGEs 是一组由还原糖与蛋白质、脂肪或核苷酸经非酶促糖化反应产生的异质物。非酶促糖化反应最初由 Maillard 于 1912 年提出，至今已有系列研究证实该反应存在于人体内部，且与衰老、糖尿病等病理过程密切相关。外源性 AGEs 形成于加热和辐照食品的过程中，含有 N-苄氧羧甲基赖氨酸（carboxy methyl-lysine，CML）和甲基乙二醛（methyl-glyoxal，MG）两个特征性化合物，是葡萄糖-蛋白质或葡萄糖-脂质相互作用的衍生物。现代研究发现，食品具有较多的营养成分在加工时易形成 AGEs，特别是在高脂和高蛋白食品中。实验证实，摄入高 AGEs 食物可导致组织损伤，反之则有保护作用。已有许多药物被证实为 AGEs 相关通路的阻滞剂，如氨基胍、苯磷硫胺、阿司匹林、二甲双胍、肾素-血管紧张素拮抗剂等，其中 ALT-711 被认为是最有前景的下一代抗衰老药物，它能够催化破坏 AGEs 交联。大量研究表明，其能减轻衰老相关疾病，如心衰、糖尿病肾病、2 型糖尿病、衰老相关血管僵硬等。然而，尽管有大量实验证实抗 AGEs 治疗有效，且有些已进入前临床试验，但其真实效应及不良反应仍有待进一步研究，且需要较长时间进行验证。

此外，体育锻炼亦能够减轻 AGEs 的作用。Delbin 报道，体育锻炼能够降低 AGEs，进而保护血管。关于推荐的体育锻炼强度，目前还没有统一的标准。通过对于大鼠的实验研究发现，连续 8 周以上中等强度的有氧运动能够显著降低血清 AGEs 浓度。中等强度有氧运动为每周 3～5 次，每次 20～60 min，心率为最大心率 55%～90% 的连续运动。还有研究表明，进行 12 个月以上每周两次太极运动可显著降低血清 AGEs 浓度。

6. 天然抗氧化剂与衰老基因表达　科学研究的结果显示，限食的方法可以延缓衰老，这就是天然抗氧化剂，植物中的多酚类物质可以和限食一样延寿。

很多人利用抗氧化剂实验对生物寿命的延长作用和对老化的推迟作用进行了研究，发现一定量的抗氧化剂对小鼠、大鼠、果蝇、线虫甚至链孢菌的寿限都有延长作用，不仅平均寿命有增加，而且最大寿限也有增加；所使用的抗氧化剂有维生素E、乙氧喹、愈创木酸、二氮双环辛烷、胡萝卜素等。

茶多酚是茶叶中的主要抗氧化物质。茶多酚表没食子儿茶素、没食子酸酯可以提高正常人胚肺成纤维细胞的活力，在细胞受到氧化损伤时提供保护。天然抗氧化剂（如茶多酚）对帕金森病有明显的预防和治疗作用；天然抗氧化剂银杏黄酮对心脑血管疾病有明显预防和治疗作用；天然抗氧化剂大豆异黄酮、尼古丁对阿尔茨海默病有预防作用；天然抗氧化剂山楂黄酮对中风有明显预防和治疗作用。

山楂黄酮可以预防和治疗中风。山楂提取物有升高一氧化氮作用，脑组织中活性氧产生增多，脂质过氧化产物水平升高，抗氧化能力下降，动物口服山楂提取物可以剂量依赖性地减少缺血再灌注过程中产生的活性氧自由基，减少脂质过氧化产物含量，提高脑匀浆中抗氧化剂的水平。大豆异黄酮和尼古丁可以抑制 $A\beta1\sim40$ 或 $A\beta25\sim35$ 在培养海马神经元中诱导的凋亡，以及 Caspase 活力的升高。胆碱能抑制剂美拉明可以部分抑制尼古丁对 $A\beta$ 诱导的 Caspase-3 激活以及活性氧积累。

白藜芦醇（RES）又称芪三酚，是一种天然的抗氧化剂，广泛存在于自然界，主要来源于虎杖、葡萄、花生等植物中，是一种生物活性很强的天然多酚类物质，具有抗肿瘤、抗心血管疾病、保肝、保护神经系统、调节雌激素及骨代谢等多种药理学作用。20世纪90年代以来，有人认为 RES 可能是"法式悖论"的原因。"法式悖论"指的是法国人的饮食习惯含有大量饱和脂肪，但是心血管病的发病率却不高。研究认为，这与法国人常年饮用红酒有关，而红酒中含有大量白藜芦醇，可能正是奥妙所在，但目前还没有可以日常补充 RES 的产品。

（三）情绪与基因程序性衰老

1. 情绪不平衡状态易导致衰老　通常人们认为人过中年以后体力和智力都逐渐下降，衰老会不可避免地降临。美国罗彻斯特大学的两位科学家曾经用自己的研究成果对衰老的传统观点提出了强有力的挑战。他们剖视了 15 名刚刚死去的患者的大脑，其中有 5 人是中年人，5 人是正常老年人，而另外 5 人是因为衰老死亡的老年人。他们惊奇地发现，正常老年人的脑细胞树突数、树突长度和分支数都明显地胜过中年人，而树突最少的是因为衰老死亡的老年人。这两位科学家的研究表明，人的大脑机能并不一定会随着年龄的增长而衰退，正常老年人的大脑甚至比中年人还要强些。可是，在现实生活中，一些过了五六十岁的人常常出现衰老的现象，这又怎么解释呢？

美国哈佛大学登克拉教授和其他人的进一步研究发现，动物体的脑下垂体会定期分泌一种类似"死亡腺"的激素，叫作 DECO。它可以使细胞的新陈代谢失调，使动物体走向衰亡。有人切除老鼠的脑下垂体，断绝了 DECO 的分泌；同时，把甲状腺素注射到老鼠体内，结果发现这只衰老的老鼠的心血管功能和免疫能力居然恢复到它年轻时的水平。

那么，人体是否也会有"死亡腺"呢？一些科学家认为，人体内也存在着"死亡腺"。心理上的自我衰老是这种"死亡腺"作用的表现。在目前的医疗条件下，六七十岁的人，不论是体力还是智力都不会达到枯竭的地步。可是不少人到了这个年龄就老态龙钟了。其实，这主要是人为的心理影响使衰老的脚步提前到来。科学家们还发现，紧张还会促使癌症的产生和发展，它的严重性可能远远大于人们所估计的程度。

事实表明，健康的精神状态是老年人祛病、抗衰老的要素。只要有良好的情绪、顽强的毅力，老年人就完全可能延缓衰老的过程。事实表明，老年人应该冲破人为的心理限制，保持身心健康，以旺盛的生命力投身到现实生活中。

2. 不良情绪启动基因程序性衰老

（1）基因程序性衰老：人的身体在25岁以后就开始进入一个逐渐衰老的阶段，身体的各项机能随着年龄的增长而下降。在医学上，人的衰老分为程序性衰老和非程序性衰老。程序性衰老是指由遗传基因导致的衰老。遗传基因作为生物信息的源泉，像程序一样控制着一个人的生长、发育、成熟，包括衰老和死亡。研究表明，在基因程序中，人的寿命平均在一百二三十岁。但实际上，大部分人的寿命只有七八十岁。非程序性衰老是环境、营养和疾病等原因使人体的老化速度加快，加快了基因程序的进程而提前进入衰老。

（2）不良情绪与基因程序性衰老："年轻基因"和"衰老基因"必须在某个时刻在一个细胞里同时彼此协作去完成一项工作，因此必然会有一些基因被表达而另一些基因被抑制。毫无疑问，基因的表达是受到我们内在心态环境（喜悦和悲伤、自信和自卑、宽容与计较、激动与平静等等）和我们所处的外在环境的综合作用影响。

从情绪和心态控制的角度而言，抑制负面情绪和心态，建立积极正向的心绪环境，有助于延缓"年轻基因"作用弱化的进程，促进细胞的正常分裂与更新，压制"衰老基因"的启动时间、作用强度与表现形式，使体内的心绪环境产生有利于逆转基因程序性衰老的机制。

美国新奥尔良市的一家诊所曾统计过50名住院的胃肠疾病患者，其中由情绪不佳而致病者占74%。另据耶鲁大学医学院门诊部报道，所有求诊的患者中，由情绪紧张而致病者占76%。研究表明，情绪的产生或波动受制于人的欲望、动机、价值观念、义利观念、善恶观念及荣辱观念。

3. 良好情绪抑制基因程序性衰老　情绪是人对客观现实的反映。当外界变化影响到人的利害得失时，情绪反应便通过"皮层-自主神经-内脏器官""皮层-垂体-内分泌系统"或"皮层-免疫系统"等途径而引起人的生理变化。当这些变化突破一定界限时，便会出现病理变化，导致疾病。如依赖性与焦虑之间的冲突会引起溃疡，愤怒与焦虑之间的冲突会引起高血压。

哈佛大学的心理学教授Langer带领8位老人作为实验控制组，控制组的8位老人仅仅被要求去积极地回忆他们22年前的时光，而不是假装自己年轻了22岁。而实验组的老人来到度假地点时，他们发现自己在翻着22年前的报纸，看着22年前流行的电视节目和电影，听着当时的广播，并且他们被要求讨论"现在"（也就是22年前）的时事和新闻。所有的元素都被精心地设计，来帮助这些老人去假装他们真的年轻了22岁。在这5 d过去之后，实验人员对这些老人进行了各种测试，并且跟实验前的测试结果做了对比。然后实验人员发现，这些老人的身体不管是从结构上还是功能上都年轻了。他们发现，这些老人因为脊柱变直而长高了，他们的关节因为关节炎的消失而变得更加灵活，他们的听觉和视力也变好了，甚至他们在认知测试中的分数都提高了，说明他们的记忆力在变好。这些老人，就在实验人员的眼皮底下，用5 d的时间真的变年轻了！

4. 情绪的神经反射通路

（1）情绪的神经基础：到目前为止，科学家对任何一种情绪的神经基础都未能彻底揭开其秘密，但对恐惧的了解也许是最为详尽的。要理解情绪的神经基础，恐惧可提供最佳例证。神经科学家通常认为，眼、耳等感官从外界获取的信息，被转换成脑的信号语言从丘脑再到相应的感觉皮质区域，在丘脑中我们所感知的信息被加工整合、分析、评估。经此处理后，感觉皮质将信息传至边缘系统，边缘系统做出适当反应，再反馈到机体各部分。

在研究恐惧的动物实验中，研究人员损伤了老鼠的听觉皮质区域，以声音刺激作为条件刺激，配合非条件刺激电击。结果发现，虽然老鼠的听觉皮质受损，已经不能加工整合这种声音信号，但这对条件反射并没有什么影响，老鼠仍然能很快学会害怕这种声音信号，但损伤老鼠听觉通路的中脑和丘脑位置则没有条件反射发生。这提示了我们，恐惧情绪反应并不一定需要感觉皮质的参与，但丘脑的参与却是必要的。听觉丘脑不仅与感觉皮质相通，还与杏仁核相联结。切断听觉丘脑与杏仁核之间的联结，就会阻碍条件反射。有两条神经通路传送恐惧条件反射：一条通路是眼、耳等感官传送的信息经丘脑传入感觉皮质，感觉皮质经若干不同水平的通路聚合信息，充分分析评估之后发出较精确的适当反应。若做情绪反应，信息传至杏仁核，以激活情绪中枢。另一条通路则是信息首先进入丘脑，经突触到达杏仁核。也就是说，杏仁核可直接获取感官输入的信息并赶在皮质思维中枢做出决策之前抢先做出反应。这一结果彻底推翻了以前认为的杏仁核必须依赖皮质的信息以形成情绪反应的传统观念，这条通路也足以解释为什么有时会出现"失态"或情绪会战胜理智。不过，这条小而短的神经通路承载的信息量很小，绝大多数信息仍然取道前者。有些条件反射的发生是由于环境中同时出现的情绪刺激。

已有研究表明，情境条件反射与恐惧条件反射相似，也受到杏仁核的控制，不同的是情境条件反射还要受海马的控制。海马是重要的记忆储存仓，它的主要功能是通过与类似的记忆进行比较，登记辨认有关情境的认知功能，并将信息传至杏仁核。杏仁核再给这些情境信息附加情绪的意义，即做出适当的情绪反应。海马的输入提供了鲜明的记忆背景。因此，有机体就能区分不同的情境，并表现出不同的情绪反应，比如在森林里看到熊和在动物园看到熊会有不同的反应。除了恐惧外，我们几乎还不太了解其他情绪的神经机制，不知道对恐惧条件反射的脑机制的认识是否能推广到恐惧的所有方面，也不是很清楚恐惧其他的变式。杏仁核是一个相当复杂的脑区，它可以出于不同的原因而以各种完全不同的方式参与恐惧过程。

（2）调节情绪的神经反射机制：情感的产生是一种综合了很多感知器官和神经中枢的高级感知行为，从严格意义上来说，情感产生的神经生物学基础涉及整个大脑皮层以及各神经传导系统（上至大脑白质，下至丘脑各核团，甚至脊髓）。但是面对相同的外界刺激，不同的高等动物个体产生的情感种类以及强度也是天差地别。打个比方，我们把在外界刺激下产生的情感看作各种素材做成的佳肴，那么个人的情感风格就是做出这些佳肴的大师傅，素材（外界刺激）相同，佳肴（情感）未必相同。

情感反射活动可以通过神经调节和体液调节（含激素调节）来共同完成，并以神经调节为主导控制。其中，体液调节适用于长期性、规律性情感，神经调节适用于短期性、随机性情感。各种体液和内分泌腺素从相应的分泌器官中分泌出来后，对特定的植物性神经产生作用，并转化为神经冲动传送到大脑相应区域的兴奋灶，接通与边缘系统及网状结构的固定神经联系，使大脑产生特定的情感体验和情感反射行为。不同的体液（如血液、黏液、黄胆汁、黑胆汁等）和内分泌腺素（如甲状腺素、脑下垂体腺素、肾上腺素、副甲状腺素、性腺素等）具有不同的情感反射功能。当人出现愤怒的情感时，垂体就会分泌出一种化学物质，它能够刺激血液循环的加速和肌肉的紧张，但这种物质的长期作用将会损害身体。

5. 基因抗衰老

（1）积极的情绪神经反射是可以重建的：神经学家发现我们的大脑不是一成不变的。相反，它时刻都在随着我们新的学习和体验而变化。科学家发现，每当我们学习一个新的知识或者产生了一个新的想法时，我们的神经元（神经系统的基本单位）之间都会建立起新的连接，而这种现象被我们称为神经弹性。

无关刺激信号在大脑皮层的相应区域产生一个兴奋灶，这个兴奋灶的兴奋冲动不断向周围扩散，并被某个或某几个较强的无条件情感反射的兴奋灶所吸引，从而建立了与它们暂时的神经联系，这种暂时神经联系随着条件情感反射活动的不断重复而巩固下来。无关刺激信号的重新出现会诱发这些无条件情感反射，自动接通相应的神经联系，使大脑产生不同性质、不同强度的情绪体验和外部表现，并对此实施一定的选择性反射行为。

近20年来，大量的证据表明神经突触不是硬连接的，而是总在变动之中，这就是突触可塑性或者说神经可塑性的含义。神经元之间的突触是可塑的，神经元可塑性使得建立积极情绪成为可能。当不断体验积极情绪时，大脑就会改变它的突触，对情绪要素和神经元之间制造联系。神经元可塑性说明了"用进废退"的道理。当你使用体现某种情绪的突触连接时，你是在强化它们，而当你让这种情绪处于休眠状态时，你是在弱化那些联系。

情绪其实就是你身体的记忆。当我们反复地体验到某种情绪时，接受代表我们情绪化学物质的细胞，会主动改变自己的形状，以适应更多这样的情绪化学物质。

有的时候这些同样的情绪化学物质因为我们反复体验到某种情绪而产生了太多，让我们的接收细胞经常处于被淹没状态。这就是为什么你在试图改变自己时会觉得力不从心。你惯常的情绪反应已经被储存在你的身体里，当你试图改变自己的想法或者行为时，你的身体会抵抗，它会觉得好像有哪里不对，于是你又回到了自己的老样子。这也是为什么如果我们要改变自己，重塑我们的大脑和我们的身体，我们需要更强的情绪力量来抵抗原来的情绪。

（2）重建基因抗衰老的情绪神经反射通路：人生需要有一种生活的艺术。而所谓生活的艺术，主要是统御情绪的艺术。在市场经济高速发展的今天，人们之间的利益关系急剧变化，社会-心理刺激越来越多，人们的身心系统随时被打破平衡。这种失衡如果适度，就能激发人的竞争意识，并通过发展建立新的平衡。但是如果失衡过度，造成情绪失调，就有损身心健康，甚至生病死亡。因此，现代人尤其需要掌握生活艺术，在快节奏强刺激的条件下，防止失衡过度，保持身心健康。情绪养生可以理顺自己与外部环境的关系及自身的各种心理矛盾，通过节欲而统御情绪。欲是情之因，情为欲之果。贪欲膨胀不仅可以直接导致情绪亢奋，造成生理功能紊乱，还常使人因贪欲难以满足而产生痛苦、愤怒、焦虑等消极情绪。

体察自己的情绪，适当表达自己的情绪，以合理的方式纾解情绪。一个人如果想获得快乐，不必他求，只需不断净化自己的心灵，让阳光明媚我们的心灵，不断地认识自我，运用积极的心态去面对现实，以一种良好的心境对待人生，用开阔的胸襟、宽坦的视野来陶冶我们的心灵、美丽我们的眼睛，时时做到心中有善、眼中有美、处世存真。

（四）激素和衰老基因表达

1. 褪黑素在基因水平上的抗衰老作用　褪黑素（MT）由色氨酸转化而成，是主要由松果腺分泌的一种激素。在人类出生后3个月，MT就开始分泌，6岁后达高峰，持续到青春发育期后开始逐渐下降。血MT水平下降与松果腺细胞数目及其分泌功能随年龄增长而降低有关。成年以后，血中的MT可能主要来源于胃肠道的嗜铬细胞。大量研究证明，MT对机体的生殖系统、神经内分泌免疫系统等均具有明显的调节作用。另外，它作为一种内源性同步因子可调整衰老过程，褪黑素的抗衰老作用是目前的一个研究热点，认为维持MT的正常节律性和分泌水平将有可能延长寿命。20世纪80年代末，有人将MT加入饮水中，在夜间喂养小鼠，结果发现MT可延缓小鼠的衰老，平均寿命较对照组延长20%。近年，有学者让老年患者在临睡前服用3 mg MT抗衰老片，5年的观察发现，这些老年患者的许多症状消失，并充满青春活力。

MT在基因水平上的抗衰老作用主要表现在以下几个方面。

（1）对细胞核DNA的保护。

（2）阻止细胞凋亡。

（3）激活或抑制某些基因的表达。

（4）MT作为细胞内自由基清除剂，同其他自由基清除剂相比，具有更高的活性。

2. 雌性激素在基因水平上的抗衰老作用 雌激素被认为是女性的"保护伞"。女性进入绝经期后，体内雌激素水平下降，机体各器官组织失去雌激素的保护作用，开始机体的衰老进程，导致骨质疏松、心脑血管疾病、痴呆等老年慢性疾病的发生发展。既往研究表明，雌激素作用的经典途径是雌激素与雌激素受体结合并直接或间接地与相应蛋白质结合，进而调节目的基因的mRNA水平。近年研究表明，雌激素不仅与雌激素受体结合，也可以通过多条旁路途径上调SIRT1的表达来达到抗衰老的目的。

（1）雌激素通过能量限制介导SIRT1的表达：SIRT1和SIRT蛋白家族其他成员是NAD依赖的Ⅲ类组蛋白去乙酰化酶。而SIRT1去乙酰化作用的底物包括组蛋白及许多非组蛋白。组蛋白去乙酰化影响其与DNA相互作用，引发特定基因沉默，而非组蛋白去乙酰化则引发一系列的生物学效应，如代谢调节、抗凋亡、抑制氧化应激损伤、减轻炎症反应等。在大量组织中CR诱导SIRT1的表达，延长哺乳动物的寿命。SIRT1通过去乙酰化Ku70的2个赖氨酸位点k539和k542，抑制线粒体凋亡促进因子的释放，抑制细胞凋亡，延长寿命。CR和SIRT1的相互作用可以延长不同器官组织的寿命，而雌激素在CR和SIRT1的相互作用中发挥重要作用。雌性动物中CR的部分保护作用可能是通过雌激素的作用实现的，动物机体在雌激素水平降低的情况下，能够增加卵巢外的激素合成的代偿途径及雌激素受体的表达，加强雌激素介导的限食的保护作用。

（2）雌激素通过多条旁路途径上调SIRT1的表达：在哺乳动物中，大量的生理过程都受雌激素和雌激素受体的影响，而雌激素及其受体在抗衰老方面发挥了重要作用。在细胞内，雌激素与雌激素受体结合，其形成的结合物进一步转移到细胞核，直接或间接地通过蛋白质之间的相互作用与基因启动序列上的雌激素反应元件结合，从而调节目的基因的表达。

（3）雌激素上调SIRT1表达，影响端粒酶逆转录酶活性：端粒是真核生物线性染色体的天然末端，具有维持染色体稳定性和完整性的功能。端粒酶是一种核糖核蛋白聚合酶，主要由端粒酶RNA组分、端粒酶相关蛋白组成，主要功能是合成染色体末端的端粒，以维持端粒长度的稳定性，在维持端粒稳定和抑制细胞凋亡方面有着重要作用。端粒缩短被认为是触发细胞衰老的分子钟，可作为衰老的生物标记。近期研究表明，SIRT1过表达可以激活hTERT活性，进一步延缓细胞衰老进程。雌激素通过直接或间接地与SIRT1、端粒酶相互作用发挥抗衰老作用。雌激素也可通过介导SIRT1的作用进一步调节端粒酶的活性。然而这些作用机制未明确，仍需进一步探索其作用的具体过程。

六、衰老与端粒、端粒酶

端粒是细胞核中染色体末端的一段DNA片段，而端粒酶是形成端粒DNA的成分。人端粒由6个碱基重复序列（TTAGGG）和结合蛋白组成。自1990年开始，Harley把端粒与人体衰老相结合：细胞愈老，端粒长度愈短；细胞愈年轻，端粒愈长，端粒与细胞老化有关；正常细胞端粒较短。细胞分裂一次，端粒就缩短一次，这是由端粒酶缺乏引起的。细胞内端粒酶的多少可预测端粒长度。正常人体细胞中检测不到端粒酶，良性病变细胞和体外培养的成纤维细胞，也测不到端粒酶活性。但在生殖细胞中，如睾丸、卵巢、胎盘及胎儿细胞中端粒酶检测为阳性。恶性肿瘤细胞中有高度活性的端粒酶。如此，人类发现的端粒酶是一种恶性肿瘤的特异性物质。

（一）端粒、端粒酶与衰老

科学家认为生物的遗传基因通过端粒长度决定细胞分裂的次数，端粒随着细胞分裂逐渐缩短，短至一定程度则启动停止分裂信号，正常的体细胞开始衰老死亡。端粒是位于真核生物染色体DNA 3′末端的帽状结构，由组蛋白与2～20 kb的核苷酸高度重复片段（TTAGGG）n构成，其功能是保证DNA结构在复制过程中的完整性和稳定性，防止核酸外切酶对DNA的降解，进而防止染色体丢失、融合和重组。正常体细胞每分裂1次，端粒会丢失50～200个碱基对，当端粒缩短到2～4 kb时，正常人的双倍体细胞就不能再进行分裂了，于是细胞开始凋亡。端粒酶的功能是帮染色体加尾，维持端粒的长度，避免细胞进入凋亡，目前这类生物制剂已在研究开发之中，但未能真正量产作为商业之用。

人体的衰老是由细胞衰老引起的。1973年，Olovfnikov首次提出了端粒丢失与衰老关系理论。目前认为，培养的人体成纤维细胞一代又一代分裂，达50代左右停止分裂活动，进入衰老期。如此，人类发现"细胞衰老钟""关键长度""临界长度"的存在（端粒缩短到2～4 kb），限制了细胞分裂次数和生物体的寿命。端粒的缩短引起衰老。将端粒酶注入衰老的细胞，可延长端粒的长度，使细胞年轻化，为人类抗衰老提供了新途径。

目前认为，细胞的衰老是由端粒丢失引起的。而端粒丢失又与端粒酶的活性有关，人类正常细胞内端粒酶活性的缺失，导致端粒缩短。端粒一旦短于"关键长度"，即几千个碱基的端粒DNA丢失后，细胞就会停止分裂进入衰老状态。科学家已证明，通过基因治疗可增加端粒酶活性；端粒延长可使细胞永生，延缓衰老，继而衍变为恶性肿瘤。由此可见，端粒、端粒酶与衰老有关，也与恶性肿瘤有关。

综上所述，端粒酶的活性决定端粒的长短，是调控衰老的关键因素。端粒的长度是生物年龄的完美显示器，测试端粒的长度可预知寿命。西班牙马德里国家研究中心比拉斯科博士等人开办了一个名为生命长度的公司，开展了测试端粒长度、预知寿命的医学研究。检测端粒的目的是：①通过弥补较短的端粒，达到延长寿命25%～30%的目的。长寿的因素包括多方面，如生活方式（合理膳食、适量运动、戒烟戒酒、心理平衡等）。②测试者可对自己的有限生命合理安排。③由于端粒的长度和某些疾病的发病率有关联，检测端粒可以提前阻止疾病的发生，从而延长寿命。由于寿命受多种因素影响，依据测定的端粒长度检测寿命，虽然有科学根据，但也不完全准确，同时伦理学问题也难以回避。

（二）染色体末端隐缩

20世纪70年代初，对DNA聚合酶特性的深入了解引申出了染色体的复制问题。DNA聚合酶在复制DNA的时候必须要有引物来起始，而且它的酶活性具有方向性，只能沿着DNA5′到3′的方向合成。染色体复制之初可以由小RNA作为引物起始合成，之后细胞的修复机器启动，DNA聚合酶能够以反链DNA为范本，以之前合成的DNA为引物，合成新的DNA取代染色体中间的RNA引物。但是线性染色体最末端的RNA引物因为没有另外的引物起始，没有办法被DNA取代。线性染色体DNA每复制一轮，RNA引物降解后末端都将缩短一个RNA引物的长度。尽管这个引物不长，但是细胞不断复制，如果不进行补偿，染色体不断缩短，最终就会消失。Watson（因为发现DNA双螺旋结构获得诺贝尔奖）最早明确指出了这个"末端隐缩问题"，并猜想染色体也许可以通过复制前联体（染色体末端跟末端连起来）的方式来解决末端复制的问题。

（三）端粒DNA序列的发现以及人工染色体的发明

提到端粒，不能不提到一种特殊的模式，即生物四膜虫。它对于发现端粒和端粒酶的贡献就像线虫之于发现细胞凋亡一样（2002年细胞凋亡的研究被授予诺贝尔奖）。四膜虫有两个细胞核。小核很稳定，含5对染色体，用于生殖传代。而大核在接合细胞的发育过程中，染色体断裂成200～300个小染色体，rDNA（含有编码核糖体RNA的基因）从染色体上断裂后通过复制形成高达10000个小染色体。

四膜虫的小染色体众多，也就说端粒非常丰富。这就为端粒研究提供了得天独厚的材料。1978年，布莱克本女士利用这种特殊的模式生物纯化了rDNA，以rDNA为范本通过体外合成掺入dNTP的实验，推断四膜虫的端粒是由许多重复的5′-CCCCAA-3′六个碱基序列组成的。这个重复序列的端粒DNA，本身隐隐暗示着解决染色体末端的隐缩问题和保护问题的机制。

1980年，当布莱克本女士在会议上报道她的这一发现的时候，引起了Szostak的极大兴趣。他那时候正试图在酿酒酵母中建构人工线性染色体，让它能够在细胞中像自然染色体一样复制。但是当环状质粒线性化转入酵母细胞后，它很快地被降解掉。端粒序列的发现让Szostak有机会把线性质粒末端连接上四膜虫的端粒DNA，然后再导入酵母细胞。奇迹发生了，线性质粒不再降解，它可以在细胞内复制，人工染色体的想法距离实现又近了一步。

值得一提的是，人工染色体的实现当初也许仅仅是满足人们的异想天开，但它实际上使DNA的大片段克隆成为可能，后来更是为人类基因组测序的工作立下了汗马功劳。这也是Szostak与其他两人共同获得诺贝尔奖的重要原因。

1984年，布莱克本女士的实验室通过将酵母端粒克隆到线性人工染色体，发现酵母的端粒序列是由不太规则的TG1-3/C1-3A重复序列组成的。

（四）端粒复制的两个假说以及端粒酶活性的发现

在1984年报道酵母端粒序列的同一篇文章中，布莱克本女士实验室发现了一个有趣的现象：带着四膜虫端粒DNA的人工染色体导入酵母后，被加上的是酵母的端粒，而不是四膜虫的端粒序列。由于端粒是由重复序列组成的，当时人们普遍猜想同源重组是延伸端粒补偿染色体末端隐缩的机制。但是同源重组只能复制出更多本身的序列，为什么在四膜虫端粒上加的是酵母的端粒序列，而不是四膜虫端粒本身的序列呢？这个现象同源重组是无力解释的。也许，酵母中存在专门的"酶"来复制端粒DNA。为了论证这两个假说，布莱克本女士意识到，最重要的是找到这个"酶"。

如前所述，在四膜虫接合细胞的大核发育过程中，大核产生了非常丰富的小染色体，每一个小染色体都被从头加上了端粒。可以推测，如果"酶"的假说成立，此时细胞内的"酶"活性应该是非常高的。

1984年，Carol女士作为博士生加盟了布莱克本女士的实验室。她们精心讨论和设计实验，用四膜虫的核抽提液与体外的端粒DNA进行温育，试图在体外检测到这个"酶"活性，看到端粒的延伸。经过不断优化条件，尤其是把底物换成体外合成的高浓度的端粒DNA后，同年的圣诞节，Carol打开暗盒曝光X光片，终于清楚地检测到了"酶"活性。在测序胶的同位素曝光片上，端粒底物明显被重新加上了DNA碱基，且每6个碱基形成一条很深的带，与四膜虫端粒重复基本单位为6个碱基正好吻合。这种酶活性不依赖于DNA范本，只对四膜虫和酵母的端粒DNA进行延伸，而对随机序列的DNA底物不延伸；并且该活性不依赖于DNA聚合酶。由于同源重组对序列没有特异性的要求并且依赖于DNA聚合酶的活性，至此，她们澄清了这两种假说，证明了有一种"酶"来延伸端粒DNA。这种酶后来被命名为"端粒酶"。从之前的实验结果得知，不同物种的端粒酶只用来增长该物种的端粒长度。

（五）端粒酶RNA亚基的发现

紧接着她们开始对端粒酶活性进一步定性。此时Cech（因为发现RNA可以有催化酶活性获得诺贝尔奖）正好访问布莱克本女士的实验室，他们一起做了个简单的实验，用RNA酶处理样品，降解样品的RNA，看看端粒酶活性是否受到影响。结果是酶活性竟然消失了。端粒酶活性依赖于RNA，端粒酶会不会是另外一种特殊的RNA催化酶？Cech开始被端粒酶深深吸引，并介入了这个领域。那时候也知道端粒酶是依赖于蛋白的，用蛋白酶消化后的样品也不具备端粒酶活性。1989年，Carol通过跟踪端粒酶活性，用柱子纯化并克隆了四膜虫的端粒酶RNA亚基。实验显示，RNA亚基有一段RNA序列正好和四膜虫的端粒DNA序列互补，端粒酶正是利用RNA亚基的这段序列作为模版不断复制出端粒DNA。

端粒和端粒酶领域的领军人物多数是女士。公平起见，不妨多介绍几位。Zakian女士实验室的Gottschling发现端粒区域具有端粒位置效应（telomere position effect，TPE），也就是置入端粒区域的基因会沉默，不表达。我们来看看Gottschling自己成立实验室后是如何利用TPE现象来设计实验，筛选出酵母的RNA亚基基因的，同时也见识一下酵母这个非常强大的遗传学模式生物。

首先把URA和ADE两个基因通过遗传重组的方法置入端粒区域。URA基因使酵母能够自己合成尿嘧啶；缺少ADE基因则会让酵母累积红色素，使酵母克隆变成红色。由于端粒的TPE效应，URA和ADE不表达，酵母只能在含有尿嘧啶的培养基中生长，且克隆是红色的。在这个遗传改造过的酵母中转入酵母的cDNA表达库，可以预计，某些调控端粒长度的基因通过表达可以改变端粒的长度。如果端粒长度变得足够短的话，TPE效应就会消失，URA和ADE两个基因就会启动表达。那么这种短端粒的酵母就能够在不含有尿嘧啶的培养基中生长，并且酵母克隆显示出白色。

用这两个指标进行筛选，可以筛选到一系列让端粒变短的基因。其中一个基因比较特殊，任何阅读框都只能阅读一小段蛋白序列，看起来更像个RNA基因。深入研究发现，这个基因含有酵母端粒序列的互补序列，而且对这一序列进行突变，酵母的端粒序列也发生相应的改变，这个基因正是编码酵母端粒酶RNA亚基的基因。这个发现有运气的成分，因为一般情况下，端粒正调控基因过表达，端粒应该变长才对。但是恰恰相反，端粒酶RNA亚基的过表达，反而使端粒变得很短。1995年，同样是Liz实验室报道了酵母端粒酶的活性。

（六）端粒酶催化亚基的发现

到RNA亚基被揭示为止，谜团就只剩下端粒酶的蛋白质亚基了。端粒酶既然能够利用RNA模版亚基来复制DNA，那么很容易推测这个蛋白亚基可能具有依赖于RNA的DNA聚合酶活性，也就是逆转录酶的活性。更进一步地说，它的蛋白序列里应该包含逆转录酶特有的结构域。尽管没有实验证据，这个谜底通过逻辑推理已经猜到了一半，很多人都想彻底地揭开它，不同实验室的竞争也变得激烈起来。

1989年，端粒和端粒酶领域的另外一位杰出女士，Szostak实验室的Lundbrad利用设计精巧的遗传学筛选方法，从酵母中筛选到了EST1基因。去除EST1基因，端粒会随着酵母的传代逐渐缩短，最后缩短到一定程度的时候，酵母就衰老死亡。

EST1蛋白从酵母的表型看来很像是端粒酶的蛋白催化亚基。Lundbrad和Liz在1990年的*Cell*杂志上大胆猜测EST1蛋白含有逆转录酶的结构域。Zakian实验室在1995年的*Cell*杂志上也报道EST1蛋白是酵母端粒酶的体外活性所必需的。但之后的研究发现并非如此。

1996年，Cech实验室用生化的手段纯化了四膜虫端粒酶复合体，其中有一个蛋白根据分子量命名为p123。同一时期，Lundbrad实验室改进了其遗传学筛选方法，筛选到了几个与酵母端粒复制密切相关的基因，命名为EST2、EST3和EST4（CDC13）。这个改进版的筛选方法非常厉害，它把酵母端粒酶全酶的亚基一网打尽。值得一提的是尽管这个结果只发表在"影响因子"不太高的专业杂志*Genetics*上，其影响却非常深远，此后很长一段时间乃至到目前，酵母端粒和端粒酶领域很大一部分精力都集中在阐述这几个基因的功能上。

用生化方法纯化出来的四膜虫p123蛋白，以及用遗传学方法筛选出来的酵母EST2蛋白后来都被Tom Cech实验室证明是端粒酶的催化亚基，它们含有逆转录酶的结构域，如果对该结构域的关键氨基酸进行突变，则端粒酶活性消失。1997年稍晚于Cech，第一个发现癌基因RAS的Weinberg也参与了这项工作，他们的实验室也报道了酵母和人的端粒酶催化亚基。此后，人们用体外转录和翻译系统共表达了端粒酶的催化亚基和RNA亚基，在体外重建了端粒酶活性，证明这两个核心亚基的存在是端粒酶活性的必要条件。

到发现端粒酶催化亚基为止，有关染色体末端隐缩问题和保护问题的谜底终于全部揭开了。端粒和端粒酶的一系列发现完美地解释了这两个问题。染色体末端的DNA由简单重复的端粒序列构成，端粒保护着染色体末端，使之区别于一般的断裂染色体末端，不被各种酶降解，相互之间不会融合。端粒酶负责端粒的复制，端粒酶的催化亚基利用端粒酶自己的RNA亚基作为模板通过转位不断复制出端粒DNA，从而补偿在染色体复制过程中的末端隐缩，保证染色体的完全复制。

以上的描述只是端粒和端粒酶领域发现的主线。实际上，生命经过亿万年的时光，在漫长的进化中尝试了各种可能性。端粒酶复制只是其中一种最为普遍的解决染色体末端隐缩问题的方式。细胞实际上也可以通过同源重组的方式延伸端粒。裂殖酵母可以通过染色体头尾相连、环化的方式来避开染色体末端隐缩的问题，在缺乏端粒酶和端粒的情况下生存传代。这与Watson提出的染色体联体的猜想颇有异曲同工之妙。果蝇能通过转座子的不断复制延伸端粒。而病毒更是无所不用其极，它们能够利用蛋白或者tRNA作为引物来起始基因组DNA的合成，从而使自己的染色体解决复制的隐缩问题。

（七）老化与端粒、端粒酶的关系

老化是一个受多重因素影响且高度复杂的过程。端粒是在染色体末端的连续性的DNA，端粒酶是用以合成及增长端粒的，端粒与端粒酶这个组合与哺乳动物的老化是相关联的。完整的端粒对延长细胞寿命、维持基因稳定及染色体完整性都很重要。缺乏端粒酶活性的体细胞会伴随着端粒的腐蚀，这与老化有关。在老鼠的实验模型中，我们可以看到短的端粒会引起早发性老化。端粒酶在抗衰老的过程中可能占了一个重要的地位。但是端粒酶可能也会促进癌细胞增生，这些是带癌生存者在使用端粒酶治疗时必须考虑的。

（八）端粒变短的临床影响

端粒变短与很多因素相关，如压力、过劳、辐射、紫外线、疾病、毒物、自由基等，很多疾病也与端粒变短有关，例如抑郁症；端粒的缩短被认为与心血管疾病或代谢性疾病相关。在粥状硬化的硬节中可见内皮细胞及血管平滑肌端粒变缩的现象。这种现象跟心脏衰竭末期和心肌肥大的心肌细胞是相同的。除此之外，在冠心病、早发性心肌梗死、高血压及糖尿病患者的白细胞中可见端粒缩短的情形。研究结果指出，端粒变短不会直接造成生命的结束，但身体的各种器官，例如心脏、大脑、肝脏等，却会因为细胞的端粒变短而引发一系列的疾病及功能损失，这才是影响生命长度的主因。端粒变短的机制目前并不是完全明确。对于这个现象没有单一的有效治疗方法。我们针对可能造成端粒变短的原因，例如压力、过劳、辐射、紫外线、疾病、毒物、自由基等来做改善，适当的休息、良好的生活习惯、注意防晒、减少接触环境毒物等都是可以采用的。除了生活上的调整外，维生素补充疗法、抗氧化食物或药品也都有正面的帮助。

（九）端粒酶的抗老化作用

端粒酶本身是核糖核酸酶，属于蛋白质，可以维持细胞分裂时染色体端粒的长度，在身体里，主要是胚胎细胞、生殖细胞、先体细胞、干细胞或是肿瘤细胞内才会有端粒酶的存在。

如何增加端粒酶在细胞内的含量是端粒酶抗衰老的主要目标。增加端粒酶的含量有两种方式，一种是刺激端粒酶基因表现活性的方式，如雌激素、白藜芦醇、中药的黄芩，甚至连静坐冥想等都有研究报告有效；另一种则是补充端粒酶，端粒酶因为只存在于胚胎细胞、干细胞等细胞内，因此纯化不易，难以量产及商业化。各种纯化方式层出不穷，如冷稳破碎法等。不同物种的端粒酶蛋白结构并不相同，在端粒酶的治疗上能否利用异种达到长寿的效果仍需多方研究。

有关端粒酶的实验最令人震惊的就是2011年哈佛医学院在*Nature*杂志发表的研究，其以皮肤、脑部都类似80岁人类老化程度的老鼠展开实验，为老鼠注射端粒酶。短短2个月，受试老鼠体内生成大量新生细胞，细胞组织几乎焕然一新，更让人惊讶的是，这只原本已无生育能力的老鼠，竟然成功繁衍大量后代。

目前已有一款端粒酶激活剂——TA-65上市，其为黄芪中提取的小分子端粒酶活化剂，尽管尚未证实其能够延长寿命，但对于免疫重塑、代谢、骨骼、心血管健康均有正面效应。最新随机对照研究表明，TA-65有效应用于治疗衰老相关的黄斑变性。

端粒酶的神奇让我们称奇，虽然目前没有明显的证据证实其应用于人类有明显的抗衰效果，但相信在不久的将来，这个领域的进步会让人类更接近实现长寿的梦想。

七、衰老与线粒体

线粒体是具有特殊性能的细胞器，其自身含有核糖体的遗传物质。线粒体DNA是环状的，有与标准真核生物遗传密码不同的变化。线粒体为细胞生命活动所在地，是细胞内氧化磷酸化和形成ATP的主要场所。有细胞"动力工厂""发电厂""细胞能量生产厂"之称。另外，线粒体有自身的DNA遗传体系，不过其基因组的数量是有限的，是一种半自主性的细胞器。

线粒体直接利用氧气制造能量。它是由两部分组成，一是呼吸链，二是ATP酶。呼吸链吸入氧气将食物进行燃烧，称为"发电厂的锅炉"，另一个ATP酶（三磷酸腺苷酶）是一个可以发电的分子马达，如同锅炉释放出能量推动马达发电而产生ATP。吸入的氧气95%以上在这个过程中被利用而产生能量，另一部分（1%～4%）成为游离、有毒性的氧自由基，不断损害细胞，使生物体老化，甚至使细胞衰老死亡。生物体再不断产生新的细胞而恢复生命活动。如此保持线粒体完好无损，人体就拥有健康活力，青春常在而美丽。这个过程是复杂生物化学的变化过程。

线粒体是细胞内的微小的细胞器，一个细胞内有几百个或几千个线粒体，以ATP形式生产几乎所有的赖以生存的能量。因此，有科学家称线粒体是"世界的幕后统治者"，即生命体的生命活动的幕后统治者。目前对线粒体的形态、结构功能尽管已有很多研究成果，但这仍是一个谜团。

线粒体DNA损伤是近年来国际上研究的热点，有学者认为线粒体是细胞数量与死亡的分子基础。俄罗斯的Skulachev自1958年发表第一篇论文，对线粒体已研究60余年，以第一作者的身份发表相关论文近80篇，其研究组人员已发表300多篇论文，实验室和动物实验研究现在已进入临床试验阶段。

同时，吕泽平等人于2010年4月报道关于中国广西巴马长寿老人的长寿相关线粒体基因的研究，对20位96岁以上的老人外周血液中线粒体全序列进行测定，其结论是线粒体基因4824位点是衰老相关位点，也是长寿负相关位点。

根据目前文献报道，抗氧化剂可清除自由基，其包括非酶类抗氧化剂（维生素、微量元素及其复合剂）和酶类抗氧化剂：

1. 维生素类　包括维生素 E、维生素 C、维生素 A。

2. 微量元素　已知的与长寿有关的微量元素有铁（Fe）、硒（Se）、镁（Mg）、锰（Mn）、铜（Cu）、锌（Zn）等。

3. 复合剂　目前国内外有多种维生素复合剂或维生素微量元素复合剂。

4. 酶类抗氧化剂　包括超氧化物歧化酶（SOD）、辅酶 Q、硫辛酸（LA）、过氧化氢酶（CAT）、过氧化物酶（POD）、谷胱甘肽过氧化物酶（GSH-Px）、还原型谷胱甘肽酶（GSH）、谷胱甘肽还原酶（GR）和酪氨酸磷脂酶等。俄罗斯的 Skulachev 研究的药物主要是叶绿醌的衍生物。

近年来国内外对中药进行了大量的研究，并进行抗衰老研究，如银杏叶、人参、枸杞、灵芝、五味子、绞股蓝、三七、何首乌、党参、黄芪、大蒜、西芹、红景天、桑寄生、鹿茸、蜈蚣、西洋参、党参、太子参、当归、生脉散、甘草、女贞子、附子等。这些中药抗氧化剂的有效成分有黄酮类、皂苷类、生物碱类、鞣质类、多糖类、苯酚类等。

欧美国家和日本对植物提取物进行药理研究和探索，目前在植物提取抗氧化剂方面已取得临床效果，包括欧洲蓝莓提取物（VMA）、葡萄籽提取物（OPC）、松树皮提取物等植物提取物与中草药抗氧化剂不完全相同。植物提取物中抗氧化成分浓度高达 90%（OPC），其疗效是普通抗氧化剂的几十倍。其中欧洲蓝莓被誉为"抗氧化之王"。美目蓝莓素片是第三代复合型抗氧化剂，是国家药监局批准抗氧化剂。该产品含有植物提取物、矿物质、维生素等。它们能提升体内的内源性抗氧化物质作用，促进外源性和内源性抗氧化物质的共同作用，形成抗氧化共生环，其氧化能力是普通抗氧化剂的 10 倍以上。美目蓝莓素片是目前国际上最流行的第三代复合型抗氧化剂。

八、衰老与能量医学

（一）能量医学的发展史

1. 5000 年前，中国人就发现了"气"的存在。古印度提到那普的宇宙能量，它是所有生命的来源和要素。

2. 公元前 538 年，犹太人卡巴拉将能量称为星光。

3. 公元前 500 年，希腊哲学家毕达哥拉斯提出，光对人体有很大的影响，包括光的治疗。

4. 公元1200年，博利克发现人类拥有某种能量，这导致一个人在一段距离之外会影响另一个人的身体健康。

5. 1873年，马克士威提出光就是电磁波。

6. 1900年，雷汉巴花了30年时间发现磁场的存在。

7. 1905年，爱因斯坦把光视为量子之后，"光的量子"即称为"光子"。

8. 1911年，凯耐医师发现人体能量可用于诊断疾病。

9. 1916年，美国亚伯拉姆发现各种疾病及药物都会发出一种微弱的波动。

10. 1929年，一批物理学家建立起光和物质相互作用的量子理论，称量子电动力学。

11. 1930年，凯拉吉拉博士发现了气与疾病之间的关系。同时期吉兹医师发现了器官与器官之间有一定的波动，生病时波动就会改变。

12. 费曼、施温格、朝永振一郎等提出了量子电动力学的计算方法。

13. 1950年，德国博尔医师发现人体带电能，具有电磁性的电能，分布在每个细胞内外之间，频率很低，波长极长，其特征类似中国人的经络穴位图，人体电能的特殊测量点相当于经络上的穴位，后来称EAV。其利用各种能量治疗疾病，包括热能、运动能、辐射能、电能、磁能、超声能、声能、光能等。

俄罗斯Kirlian发明克理安照相术和穴位反射诊断仪（ARDK）。其后人类又发明磁共振成像（magnetic resonance imaging，MRI）、人体超速（1/100 s）扫描系统等仪器。

（二）细胞能量疗法

细胞能量疗法有两大特性：

1. 细胞能量的增进剂和抗氧化剂通过增强细胞能量，促进细胞代谢和抗氧化清除自由基，使细胞健康并充满活力，保护细胞基因免受损失，从根本上防止人体衰老和疾病的发生。

2. 植物类黄酮和生物中药总黄酮，针对病灶，对症治疗，使损伤的细胞修复，促进细胞再生，预防衰老发生。

因此，细胞能量疗法标本兼治，能彻底、高效、迅速、安全地抗衰老和清除疾病。

九、衰老与靶向治疗

随着基因工程技术的迅猛发展以及人类对衰老相关基因和信号通路研究的不断深入，医学抗衰老已逐渐步入靶向治疗的时代。研究发现，降糖药物二甲双胍不仅能增加小鼠对胰岛素的敏感性，还能显著延长小鼠的健康寿命，并改善血脂谱，验证了GHRHGH-IGF-1/insulin信号通路在抗衰老领域的巨大应用前景，相关研究结果已经在 *Nature* 等权威杂志发表。2015年，美国

FDA 批准了一项称为"Targeting Aging with Metformin（TAME）"的人体药物研究，将有 3000 名 70～80 岁老人参与试验，全美 15 个医学中心参与，历时需 5～7 年，用于评价是否能将二甲双胍作为抗衰老药物应用于人类。研究表明，原本用于治疗肢端肥大症的生长抑素类似物，以及生长激素受体拮抗剂培维索孟，因其能够抑制 GH/IGF-1 轴，发现其有抑制衰老相关疾病及延缓衰老的潜力。PI3K-mTOR-S6K 信号通路也已被证实在衰老调控中发挥重要的作用。Harrison 等的研究表明，从出生后 270 天或者 600 天开始应用 mTOR 抑制剂雷帕霉素可以显著延长小鼠的寿命，而这种抗衰老作用在雌性和雄性小鼠中都能观察到。进一步实验亦证实，雷帕霉素在实验动物晚年应用亦能延长寿命，甚至在生存过程中一过性应用也有一定延寿效应，这些结果给雷帕霉素应用于人类提供了前临床研究支持。同时雷帕霉素能够抑制高脂饮食所带来的肥胖，逆转心脏功能退化，增强免疫功能，延缓神经退行性变。此外，天然酚类药物白藜芦醇以及生物合成的药物 SRT1720 等都可激活 NAD^+-Sirtuin 通路而延长高脂模型小鼠的寿命。最新关于白藜芦醇的人体组织研究表明，其保护作用与应用剂量有非线性关系，因此提示我们在未来人体应用中应注意剂量和血浆浓度。其他细胞周期相关基因如 P53、E2F、P16、P21，细胞骨架相关基因 DOC1、PAI-1 以及 MAPK/Ras-Raf-MEK-ERK 信号通路相关基因 MKK3、MKK6、p38HOG 等的功能及其在衰老调控中所起的作用也日益引起学术界的关注。如治疗恶性黑色素瘤的靶向药物曲美替尼，因其能够抑制 Ras-ERK 信号通路，也被应用于抗衰老研究，为靶向抗衰老治疗带来新的曙光。

（高景恒　张晨　赵启明　秦宏智　刘金超　张宇夫）

参考文献

［1］高景恒，王忠媛，李孟倩. 美容医学——第四医学的兴起与发展［J］. 中华医学美学美容杂志，2006，12（3）：173-174.

［2］高景恒，王志军，张晨，等. 再论美容医学［J］. 中国美容整形外科杂志，2008，19（6）：475-476.

［3］KAWESKI S，Plastic Surgery Educational Foundation DATA Committee. Anti-aging medicine：part3. Growth hormone replacement［J］. Plast Reconstr Surg，2006，118（1）：253-256.

［4］孙莹，邹亚学，郑梅竹，等. 端粒、端粒酶与细胞衰老及肿瘤的研究进展（综述）［J］. 河北科技师范学院学报，2007，21（2）：73-77.

［5］冯前进. 气、生物能与生物能量医学［J］. 山西中医学院学报，2006，7（5）：9.

［6］RINDFLEISCH J A. Biofield therapies：energy medicine and primary care［J］. Prim Care，2010，37（1）：165-179.

［7］OBUKHOVA L A，SKULACHEV V P，KOLOSOVA N G．Mitochondria-targeted antioxidant SkQ1 inhibits age-dependent involution of the thymus in normal and senescence-prone rats ［J］．Aging（Albany NY），2009，1（4）：389-401．

［8］SKULACHEV V P，ANISIMOV V N，ANTONENKO Y N，et al．An attempt to prevent senescence： a mitochondrial approach ［J］．Biochim Biophys Acta，2009，1787（5）：437-461．

［9］郭智彬，朱喜科．胸腺发育与衰老相关基因调控的研究进展 ［J］．国际免疫学杂志，2011，34（1）：24-27．

［10］宋佳乐，李丕鹏．胸腺神经内分泌功能与衰老 ［J］．中国免疫学杂志，2011，27（3）：274-276．

［11］龚张斌，金国琴．胸腺衰老与免疫衰老 ［J］．国外医学（老年医学分册），2009，30（4）：145-149．

［12］孙春龄．免疫与衰老 ［J］．生物学通报，1994，29（6）：18-19．

［13］王长山，李丽，朱喜科．胸腺增龄性萎缩分子机制研究进展 ［J］．国际免疫学杂志，2011，34（4）：257-261．

［14］NISHINO M，ASHIKU S K，KOCHER O N，et al．The thymus： a comprehensive review ［J］．Radiographics，2006，26（2）：335-348．

［15］LEE D K，HAKIM F T，GRESS R E．The thymus and the immune system： layered levels of control ［J］．J Thorac Oncol，2010，5（10 Suppl 4）：S273-S276．

［16］李江，尹帆，李玉谷．胸腺老化和再生的研究进展 ［J］．中国畜牧兽医，2011，38（7）：43-49．

［17］王通，曾耀英．胸腺保护与抗衰老 ［J］．中国临床康复，2005，9（23）：164-166．

［18］段建平．胸腺肽抗衰老作用实验研究 ［J］．传染病药学，1998，8（2）：26-27．

［19］王亦根，胡宗濂，陈惠英，等．小牛胸腺肽抗衰老的临床试验研究 ［J］．实用老年医学，1993，7（1）：31-32．

［20］POLGREEN L，STEINER M，DIETZ C A，et al．Thymic hyperplasia in a child treated with growth hormone ［J］．Growth Horm IGF Res，2007，17（1）：41-46．

［21］郭丽宏，俞光岩，施文元．唾液检测的研究进展 ［J］．现代口腔医学杂志，2009，23（1）：1-3．

［22］童梅玲，吴虹桥，张敏．儿童唾液检测的临床应用与意义 ［J］．中华全科医师杂志，2008，7（8）：545-546．

［23］ANTONELLI G，CAPPELLIN E，GATTI R，et al．Measurement of free IGF-I saliva levels： perspectives in the detection of GH/IGF axis in athletes ［J］．Clin Biochem，2007，40（8）：545-550．

［24］CHIDGEY A，DUDAKOV J，SEACH N，et al．Impact of niche aging on thymic regeneration and immune reconstitution ［J］．Semin Immunol，2007，19（5）：331-340．

［25］AIMARETTI G，CORNELI G，ROVERE S，et al．Is GH therapy useful to preserve bone mass in transition-phase patients with GH deficiency? ［J］．J Endorinol Invest，2005，28（10 Suppl）：28-32．

［26］VELDHUIS J D，KEENAN D M，MIELKE K，et al．Testosterone supplementation in healthy older men drives GH and IGF-I secretion without potentiating peptidyl secretagogue efficacy ［J］．Eur J Endocrinol，2005，153

（4）：577-586.

[27] MAGHNIE M，AIMARETTI G，BELLONE S，et al. Diagnosis of GH deficiency in the transition period：accuracy of insulin tolerane test and insulin-like growth factor-I measurement [J]. Eur J Endocrinol，2005，152（4）：589-596.

[28] 李健，高景恒. 人重组生长激素（GH）治疗成人GH缺乏十年的疗效（摘要）[J]. 中国美容整形外科杂志，2008，19（4）：319.

[29] 李健，刘建波. 成人重组人生长激素替代疗法的新进展 [J]. 中国美容整形外科杂志，2008，19（4）：319-320.

[30] 王有菊，史虹莉. 生长激素改善衰老症状的研究现状 [J]. 中国新药与临床杂志，2006，25（10）：787-791.

[31] 陈雪冬，张志勇，农清清. 端粒、端粒酶与衰老 [J]. 应用预防医学，2009，15（1）：57-59.

[32] 王联群，刘德伍. 端粒、端粒酶与干细胞 [J]. 中国组织工程研究与临床康复，2009，13（10）：1985-1988.

[33] 刘丹，汉丽梅，潘永荣. 端粒、端粒酶及其与细胞衰老的关系 [J]. 上海畜牧兽医通讯，2006（5）：20-22.

[34] 李美香，阳成波，李铁军，等. 端粒-端粒酶假说与细胞衰老 [J]. 甘肃农业大学学报，2007，42（1）：1-5.

[35] 郑继兵，耿引循. 从"和合治疗仪"浅析中医能量医学原理 [J]. 中国中医基础医学杂志，2008，14（增刊）：88-89.

[36] SMITH B W，DALEN J，WIGGINS K T，et al. Who is willing to use complementary and alternative medicine? [J]. Explore（NY），2008，4（6）：359-367.

[37] TAN G，CRAINE M H，BAIR M J，et al. Efficacy of selected complementary and alternative medicine interventions for chronic pain [J]. J Rehabil Res Dev，2007，44（2）：195-222.

[38] POPOVA E N，PLETJUSHKINA O Y，DUGINA V B，et al. Scavenging of reactive oxygen species in mitochondria induces myofibroblast differentiation [J]. Antioxid Redox Signal，2010，13（9）：1297-1307.

[39] SKULACHEV V P，ANTONENKO Y N，CHEREPANOV D A，et al. Prevention of cardioblipin oxidation and fatty acid cycling as two antioxidant mechanisms of cationic derivatives of plastoquinone（SkQs）[J]. Biochim Biophys Acta，2010，1797（6-7）：878-889.

[40] 吕泽平，郑陈光，孔放，等. 广西巴马长寿老人的长寿相关线粒体基因组研究 [J]. 中华医学遗传学杂志，2010，27（4）：423-427.

[41] 陈志蓉. 抗衰老药物的研究进展 [J]. 海峡药学，2008，20（1）：8-11.

[42] 李豪杰，代会莹，扈盛，等. 线粒体DNA突变与衰老 [J]. 中国老年学杂志，2010，30（18）：2714-2717.

[43] 孙晓生，杨柳. 抗衰老机制与药物的研究进展 [J]. 广州中医药大学学报，2009，26（6）：593-597.

[44] 许士凯，吴文国. 现代抗衰老化学药物研究进展（之二）[J]. 现代中西医结合杂志，2005，14（17）：2221-2225.

[45] 陈春萍，程大志，罗跃嘉. 雌激素对情绪的影响：心理、神经、内分泌研究 [J]. 中国科学：生命科学，2011，41（11）：1049-1062.

[46] 冯桂宝. 抵御性衰老：为女性健康美丽加油 [C] //第十一届东南亚地区医学美容学术大会，2007：78-81.

[47] 冯力民. 别让荷尔蒙开你的小玩笑 [J]. 医药与保健，2012（1）：26-27.

[48] 方枋，周東，黄海玲，等. 甲状腺功能亢进症患者性激素受体改变及意义 [J]. 第二军医大学学报，2007，28（7）：789-790.

[49] 郭涛，韩字研. 雌孕激素制剂的特点及临床应用 [J]. 实用妇产科杂志，2011，27（1）：11-14.

[50] 黄颖，钟思思. 倾听你的荷尔蒙找到抗衰老完美方案之一：女人的健康取决于各自的荷尔蒙风格 [J]. 健康大视野，2009（6）：60-65.

[51] 黄颖. 减肥新理念——荷尔蒙平衡饮食 [J]. 饮食科学，2008（8）：32-33.

[52] 韩字研，纪灵芝，黄秀玲，等. 应用雌激素或孕激素为主治疗青春期功血的止血效果比较 [J]. 实用妇产科杂志，2002，18（4）：215-216.

[53] 金海涛，刘秀荣，巩丽梅，等. 健身锻炼对绝经期妇女身心症状、生物学指标和雌激素水平的影响 [J]. 中国临床康复，2005，9（32）：194-196.

[54] 居锦芬，谢静燕，李炜虹. 低剂量雌激素替代疗法对围绝经期症状及激素水平的影响 [J]. 实用临床医药杂志，2013，17（1）：64-66.

[55] 林守清，葛秦生，姚复英，等. 低剂量雌、孕激素缓解更年期症状及降尿钙作用的研究 [J]. 中华妇产科杂志，1990，25（4）：198-201.

[56] 刘鹏，乔新民，张嘉庆. 男性乳腺发育与相关激素及雌孕激素受体之间关系的临床研究 [J]. 中华普通外科杂志，2000，15（3）：159-161.

[57] 林静雯，林锦鸿，陈美蓉. 科学新闻观点对不同年龄阶段女性健康决策之影响——以荷尔蒙疗法为例 [J]. 科学教育学刊，2014，22（3）：281-306.

[58] 刘千瑜. 在芬芳中舒缓生理期不适 [J]. 中国科学美容，2009（10）：74-75.

[59] 柳琪林，邓诗琳，王玉莲，等. 重组人生长激素促进烧伤病人创面愈合机制初探 [J]. 中华烧伤杂志，2000，16（1）：22-25.

[60] 钱伯钦. 维生素C的防衰老功能 [J]. 食品与生活，1998（4）：13.

[61] 孙雪林. 女性常闻玫瑰香既减压又安神 [J]. 健康伴侣，2012（2）：8.

[62] 孙逊，朱尚权. 生长激素的结构与功能 [J]. 国外医学：生理、病理科学与临床分册，1999，19（1）：6-9.

[63] 苏彦捷，黄翯青. 共情的性别差异及其可能的影响因素 [J]. 西南大学学报：社会科学版，2014，40（4）：77-83.

［64］谈智，王庭槐. 雌激素作用分子机制研究进展［J］. 中国病理生理杂志，2003，19（10）：1422-1426.

［65］王艳菲. 性荷尔蒙与女性健康［J］. 医药与保健，1996（2）：29.

［66］王若光，尤昭玲，冯光荣. 中药植物性雌激素研究［J］. 中国中西医结合杂志，2004，24（2）：169-171.

［67］吴锡春. 中医学、荷尔蒙、生殖医学［C］//第二次世界中西医结合大会，2002.

［68］杨剑虹，兰光华. 性激素与抑郁症关系的研究进展［J］. 浙江临床医学，2008，10（8）：1132-1133.

［69］袁加锦，汪宇，鞠恩霞，等. 情绪加工的性别差异及神经机制［J］. 心理科学进展，2010（12）：1899-1908.

［70］叶育韶. 女性荷尔蒙变化探讨［J］. 中医妇科医学杂志，2008（10）：34-36.

［71］幽草. 找到美肌关键决战荷尔蒙［J］. 医学美学美容：瘦佳人，2010（5）：54-55.

［72］周绪. 玫瑰香可以延缓女性衰老［J］. 大家健康，2012（1）：43.

［73］周荣庆. 绝经后妇女雌激素替代疗法新概念［J］. 国外医学：妇产科学分册，1994，21（5）：295-297.

［74］赵洁，侯连兵. 植物雌激素的活性成分及其生物活性研究进展［J］. 中药材，2005，28（6）：524-526.

［75］张天钧. 运动、荷尔蒙与健康［J］. 当代医学，2000（326）：955-958.

［76］张天钧. 女性荷尔蒙代偿疗法的再省思［J］. 当代医学，2002（347）：698-701.

［77］高景恒，王洁晴，王忠媛，等. 迅速促进我国顺势医学体系的科学发展：抗衰老与美容医学的顺势医学专业化发展（续）［J］. 中国美容整形外科杂志，2015，26（1）：57-59.

［78］高景恒，王洁晴，王忠媛，等. 迅速促进我国顺势医学体系的科学发展：抗衰老与美容医学的顺势医学专业化发展［J］. 中国美容整形外科杂志，2014，25（12）：756-759.

［79］高景恒. 美容医学学科体系的创建：美容医师中国梦的实现［J］. 中国美容整形外科杂志，2014，25（2）：127-128.

［80］高景恒，王彦，白伶珉. 试论：再生医学中再生剂的出现和认知［J］. 中国美容整形外科杂志，2013，24（8）：508-510.

［81］朱丽娜，金光柱，郑孝勤，等. AgeLOC技术：直击老化根源［J］. 中国美容整形外科杂志，2012，23（12）：745-748.

［82］高景恒. 胸腺与抗衰老［J］. 中国美容整形外科杂志，2012，23（11）：698-701.

［83］朱丽娜，郑孝勤，高景恒. 细胞食物DNA·RNA：长寿和细胞再生上的一种突破［J］. 中国美容整形外科杂志，2012，23（8）：499-502.

［84］王洁晴，刘金超，高景恒. 细胞食物抗衰老的研究与应用［J］. 中国美容整形外科杂志，2012，23（7）：442-445.

［85］王洁晴，王志军，张晨，等. 美容、长寿与基因（续）［J］. 中国美容整形外科杂志，2012，23（6）：324-326.

［86］高景恒，王志军，王炜. 二论美容医学是抗衰老的领军学科［J］. 中国美容整形外科杂志，2011，22（7）：439-442.

［87］高景恒，王志军，王炜. 论美容医学是抗衰老的领军学科［J］. 中国美容整形外科杂志，2011，22（3）：185-186.

［88］高景恒，曹孟君，刘金超，等. 再生医学研究的新领域——医学研究要重视太阳、空气、水对人体生命健康的影响［J］. 中国美容整形外科杂志，2010，21（8）：489-492.

［89］高景恒. 美容外科学［M］. 2版. 北京：北京科学技术出版社，2012：965-990.

［90］APOSTOLOVA N，VICTOR V M. Molecular strategies for targeting antioxidants to mitochondria：therapeutic implications［J］. Antioxid Redox Signal，2015，22（8）：686-729.

［91］SKULACHEV V P. Cationic antioxidants as a powerful tool against mitochondrial oxidative stress［J］. Biochem Biophys Res Commun，2013，441（2）：275-279.

［92］MORSE C K. Does variability increase with age? An archival study of cognitive measures［J］. Psychol Aging，1993，8（2）：156-164.

［93］SARKISIAN C A，STEERS W N，HAYS R D，et al. Development of the 12-item expectations regarding aging survey［J］. Gerontologist，2005，45（2）：240-248.

［94］CHOW S K，AU E W M，CHIU C Y. Predicting the psychological health of older adults：Interaction of age-based rejection sensitivity and discriminative facility［J］. J Res Personal，2008，42（1）：169-182.

［95］HARA M R，KOVACS J J，WHALEN E J，et al. A stress response pathway regulates DNA damage through β2-adrenoreceptors and β-arrestin-1［J］. Nature，2011，477（7364）：349-353.

［96］GROESCHEL M，BRAAM B. Connecting chronic and recurrent stress to vascular dysfunction：no relaxed role for the renin-angiotensin system［J］. Am J Physiol Renal Physiol，2011，300（1）：F1-F10.

［97］CURTIS B J，RADEK K A. Cholinergic regulation of keratinocyte innate immunity and permeability barrier integrity：new perspectives in epidermal immunity and disease［J］. J Invest Dermatol，2012，132（1）：28-42.

［98］FLINT M S，BUDIU R A，TENG P N，et al. Restraint stress and stress hormones significantly impact T lymphocyte migration and function through specific alterations of the actin cytoskeleton［J］. Brain Behav Immun，2011，25（6）：1187-1196.

［99］AKASE T，NAGASE T，HUANG L J，et al. Aging-like skin changes induced by ultraviolet irradiation in an animal model of metabolic syndrome［J］. Biol Res Nurs，2012，14（2）：180-187.

［100］DUNN J H，KOO J. Psychological Stress and skin aging：a review of possible mechanisms and potential therapies［J］. Dermatol Online J，2013，19（6）：18561.

［101］GAFFEY A E，BERGEMAN C S，CLARK L A，et al. Aging and the HPA axis：Stress and resilience in older adults［J］. Neurosci Biobehav Rev，2016（68）：928-945.

［102］ONG A D，BERGEMAN C S，BISCONTI T L，et al. Psychological resilience, positive Emotions, and successful adaptation to stress in later life［J］. J Pers Soc Psychol，2006，91（4）：730-749.

[103] MAIER H, SMITH J. Psychological predictors of mortality in old age [J]. J Gerontol B Psychol Sci Soc Sci, 1999, 54 (1): P44-P54.

[104] ROSSOUW J E, ANDERSON G L, PRENTICE R L, et al. Risks and benefits of estrogen plus progestin in healthy postmenopausal women: principal results from the Women's Health Initiative randomized controlled trial [J]. JAMA, 2002, 288 (3): 321-333.

[105] ROSSOUW J E, PRENTICE R L, MANSON J E, et al. Postmenopausal hormone therapy and risk of cardiovascular disease by age and years since menopause [J]. JAMA, 2007, 297 (13): 1465-1477.

[106] HERSH A L, STEFANICK M L, STAFFORD R S. National use of postmenopausal hormone therapy: annual trends and response to recent evidence [J]. JAMA, 2004, 291 (1): 47-53.

[107] SCHIERBECK L L, REJNMARK L, TOFTENG C L, et al. Effect of hormone replacement therapy on cardiovascular events in recently postmenopausal women: randomised trial [J]. BMJ, 2012 (345): e6409.

[108] SAMARAS N, PAPADOPOULOU M A, SAMARAS D, et al. Off-label use of hormones as an antiaging strategy: a review [J]. Clin Interv Aging, 2014 (9): 1175-1186.

[109] CLAYTON P E, BANERJEE I, MURRAY P G, et al. Growth hormone, the insulin-like growth factor axis, insulin and cancer risk [J]. Nat Rev Endocrinol, 2011, 7 (1): 11-24.

[110] MCCAY C M. Iodized salt a hundred years ago [J]. Science (NY), 1935, 82 (2128): 350-351.

[111] DE MAGALHÃES J P, CHURCH G M. Genomes optimize reproduction: aging as a consequence of the developmental program [J]. Physiology (Bethesda), 2005 (20): 252-259.

[112] KIM J H, LEE Y, KWAK H B, et al. Lifelong wheel running exercise and mild caloric restriction attenuate nuclear EndoG in the aging plantaris muscle [J]. Exp Gerontol, 2015 (69): 122-128.

[113] BAUMEIER C, KAISER D, HEEREN J, et al. Caloric restriction and intermittent fasting alter hepatic lipid droplet proteome and diacylglycerol species and prevent diabetes in NZO mice [J]. Biochim Biophys Acta, 2015, 1851 (5): 566-576.

[114] MENDELSOHN A R, LARRICK J W. Dissecting mammalian target of rapamycin to promote longevity [J]. Rejuvenation Res, 2012, 15 (3): 334-337.

[115] FENG J X, HOU F F, LIANG M, et al. Restricted intake of dietary advanced glycation end products retards renal progression in the remnant kidney model [J]. Kidney Int, 2007, 71 (9): 901-911.

[116] POULSEN M W, HEDEGAARD R V, ANDERSEN J M, et al. Advanced glycation endproducts in food and their effects on health [J]. Food Chem Toxicol, 2013 (60): 10-37.

[117] PUYVELDE K V, METS T, NJEMINI R, et al. Effect of advanced glycation end product intake on inflammation and aging: a systematic review [J]. Nutr Rev, 2014, 72 (10): 638-650.

[118] THORNALLEY P J. Use of aminoguanidine (Pimagedine) to prevent the formation of advanced glycation endproducts [J]. Arch Biochem Biophys, 2003, 419 (1): 31-40.

[119] STIRBAN A, NEGREAN M, STRATMANN B, et al. Benfotiamine prevents macro and microvascular

endothelial dysfunction and oxidative stress following a meal rich in advanced glycation end products in individuals with type 2 diabetes［J］. Diabetes Care，2006，29（9）：2064-2071.

［120］URIOS P，GRIGOROVA-BORSOS A M，STERNBERG M. Aspirin inhibits the formation of pentosidine, a cross-linking advanced glycation end product, in collagen［J］. Diabetes Res Clin Pract，2007，77（2）：337-340.

［121］ISHIBASHI Y，MATSUI T，TAKEUCHI M，et al. Metformin inhibits advanced glycation end products (AGEs) - induced renal tubular cell injury by suppressing reactive oxygen species generation via reducing receptor for AGEs (RAGE) expression［J］. Horm Metab Res，2012，44（12）：891-895.

［122］DELBIN M A，DAVEL A P C，COUTO G K，et al. Interaction between advanced glycation end products formation and vascular responses in femoral and coronary arteries from exercised diabetic rats［J］. PLoS One，2012，7（12）：e53318.

［123］GOON J A，AINI A H N，MUSALMAH M，et al. Effect of Tai Chi exercise on DNA damage, antioxidant enzymes, and oxidative stress in middle-age adults［J］. J Phys Act Health，2009，6（1）：43-54.

［124］MARCHAL J，PIFFERI F，AUJARD F. Resveratrol in mammals： effects on aging biomarkers, age - related diseases, and life span［J］. Ann N Y Acad Sci，2013，1290（1）：67-73.

［125］HARLEY C B，LIU W，BLASCO M，et al. A natural product telomerase activator as part of a health maintenance program［J］. Rejuvenation Res，2011，14（1）：45-56.

［126］HARLEY C B，LIU W，FLOM P L，et al. A natural product telomerase activator as part of a health maintenance program： metabolic and cardiovascular response［J］. Rejuvenation Res，2013，16（5）：386-395.

［127］DOW C T，HARLEY C B. Evaluation of an oral telomerase activator for early age - related macular degeneration-a pilot study［J］. Clin Ophthalmol，2016，（10）：243-249.

［128］PETERSON D R，MOK H O L，AU D W T. Modulation of telomerase activity in fish muscle by biological and environmental factors［J］. Comp Biochem Physiol C Toxicol Pharmacol，2015，178：51-59.

［129］MATTISON J A，ROTH G S，BEASLEY T M，et al. Impact of caloric restriction on health and survival in rhesus monkeys from the NIA study［J］. Nature，2012，489（7415）：318-321.

［130］Hayden E C. Anti-ageing pill pushed as bona fide drug［J］. Nature，2015，522（7556）：265-266.

［131］GIUSTINA A，CHANSON P，KLEINBERG D，et al. Expert consensus document： a consensus on the medical treatment of acromegaly［J］. Nat Rev Endocrinol，2014，10（4）：243-248.

［132］KOPCHICK J J. Lessons learned from studies with the growth hormone receptor［J］. Growth Horm IGF Res，2016，28：21-25.

［133］HARRISON D E，STRONG R，SHARP Z D，et al. Rapamycin fed late in life extends lifespan in genetically heterogeneous mice［J］. Nature，2009，460（7253）：392-395.

［134］KAEBERLEIN M. Rapamycin and ageing： when, for how long, and how much?［J］. J Genet Genomics，2014，41（9）：459-463.

［135］JOHNSON S C，RABINOVITCH P S，KAEBERLEIN M. mTOR is a key modulator of ageing and age -

related disease [J]. Nature, 2013, 493 (7432): 338-345.

[136] MINOR R K, BAUR J A, GOMES A P, et al. SRT1720 improves survival and healthspan of obese mice [J]. Sci Rep, 2011, 1: 70.

[137] CAI H, SCOTT E, KHOLGHI A, et al. Cancer chemoprevention: Evidence of a nonlinear dose response for the protective effects of resveratrol in humans and mice [J]. Sci Transl Med, 2015, 7 (298): 298ra117.

[138] FRIDMAN A L, TAINSKY M A. Critical pathways in cellular senescence and immortalization revealed by gene expression profiling [J]. Oncogene, 2008, 27 (46): 5975-5987.

[139] SLACK C, ALIC N, FOLEY A, et al. The Ras-Erk-ETS-signaling pathway is a drug target for longevity [J]. Cell, 2015, 162 (1): 72-83.

第十四章

顺势医学体系：美容医学专业化发展

　　早在6000多年前，在美索不达米亚的尤尔地区的苏美尔人中就出现了最古老的医学，其基础是占星术；直到公元前2000年汉谟拉比王朝统治时期，才在巫医的基础上建立了医学理论。西医学早期缺乏主动探索，后来，从大约公元前9世纪初古印度脱离巫医，直至发展到今天的现代医学。然而，中医是随着中华文化5000年的历史潮流而发展起来的。中医虽然没有较完善的顺势疗法基本机制一说，但是中医理论中蕴藏着较完善的顺势医学的基本机制，如顺势医学中的相似定律、小剂量法则与中医的反治原则颇为相似。

　　早在公元前400多年，西方医学之父希波克拉底就提出了"顺势疗法"的概念。大约200年前，即18世纪中叶，由德国犹太医师哈尼曼正式创立了"顺势疗法和顺势医学"，之后其经历了兴起、昌盛、衰落和再发展的过程。目前，顺势医学流行于世界80多个国家，而且世界卫生组织已认可顺势医学是西医、中医以外的另类医学。1979年，世界卫生组织向全球呼吁：必须研究顺势疗法以补充对抗疗法——西医的不足。顺势医学是西方的自然医学，中医是东方的自然医学，两者既有相同点，又有不同点。中国现已成立了中国顺势医学会，其宗旨是发展顺势医学，促进顺势疗法及顺势产品等顺势医学科学技术的发展，进而促进顺势医学在中国的创新发展。我们应当对以下几个问题加以了解：①顺势医学的定义；②顺势医学的基本理论；③顺势疗法的技术；④顺势疗法的特点与分类；⑤顺势疗法与中医的区别；⑥顺势疗法的历史；⑦德国抗衰老中心的基本技术；⑧顺势疗法与抗衰老的关系。顺势医学的关键核心技术是经稀释和振荡之后的顺势医学药物的制备及临床应用与发展。

第一节　顺势医学的出现、形成与发展

希波克拉底在临床实践中发现了"相似定律"和"相对定律"。"相似定律"为"顺势医学"的发展奠定了原始理论基础，由此，希波克拉底便成为现代西医学的创始人和顺势医学的奠基人。其后数百年该理论未能得到同仁的重视。直到公元1786年，德国犹太人塞缪尔·哈尼曼医师在从事传统西医实践中发现苏格兰的卡尔伦在论述金鸡纳霜治疗疟疾的草药中，多种药物具有两种药性，却不能治愈疟疾，而哈尼曼自服金鸡纳树皮后，自身产生了疟疾症状，发热、发抖、全身酸痛、四肢发冷、脉搏加快等，此被称为"人工疾病"。这一试验表明，希波克拉底的"相似定律"诞生了"相同者能治愈"的顺势疗法的基本原则。哈尼曼在试验中所用的药物均具有毒性，为减轻药物毒性和危险性，其将药物稀释为1∶99，且在药物治疗时发现能产生与原药同样的效果，但稀释到第4次时药物疗效则完全消失。哈尼曼在对药物稀释过程中还发现：药液稀释和振荡数越多，其疗效越强，由此证明，药物稀释和振荡不仅能减轻药物毒性，还能提高药物疗效。哈尼曼成功地进行了100多种药物实验，并在1796年编辑出版了《纯粹药物学》。直到1810年，哈尼曼将此学说命名为"顺势医学"，并在《医学研究》一书中做了介绍。哈尼曼共出版了116部著作和120本小册子，后来其被称为顺势疗法之父。从此，在世界医学发展中，西方医学、东方中医学概念外的另类医学——顺势医学，称为第三医学。

然而，顺势医学发展之路是不平坦的，也经历了衰退期。在美国，由于西医的极力反对，1950年美国顺势医学医师仅有100人。但西医的发展也遇到医源性并发症的大量出现，有数十种病西医无法治疗，而且昂贵的医药费用也限制了其的发展。1979年，世界卫生组织向全球呼吁：必须研究顺势疗法以弥补西医的不足，从而使顺势医学在全世界获得快速、全面的发展。

一、顺势医学的古典基本理论

经西方医学和顺势医学奠基人希波克拉底和顺势医学创始人及顺势医学之父塞缪尔·哈尼曼的研究发现，顺势医学的基本理论包括相同者能治愈、无穷小剂量、再生医学、赫尔凌定律等。

（一）相同者能治愈

相同者能治愈或称相似法则/相似定律，是顺势医学的实质和核心，指一个健康人服用某种物质产生的症状，与某种疾病所产生的症状相同时，上述物质就可以治疗这种疾病。如金鸡纳树皮使正常人产生发热、出汗、发抖等类似疟疾的症状，那么金鸡纳霜就可以治疗疟疾；又如切大葱可产生流涕、流泪等类似伤风感冒的症状，那么大葱就可以治疗伤风感冒。

（二）无穷小剂量

无穷小剂量是药理学早期定律之一，即安-舒二氏定律，为对抗医学和顺势医学并肩发展奠定了理论基础。其定律是：所有物质微小剂量仅起刺激作用，中等剂量起抑制作用，大剂量起杀灭作用。顺势医学药物制备工艺的关键是稀释和振荡；稀释的目的是加大微粒子之间的距离，减少它们之间的引力；振荡是纳米技术的切割工艺；稀释和振荡是将宏观的生化物质，变成微观的质子、中子、电子和量子的过程。这些微粒子均带有电荷，形成电磁场。水是储存电磁场的载体。电磁场是能量和信息的载体，顺势医学使用的药物经多次稀释，如 $1:10$、$1:100$、$1:50000$。根据阿伏伽德罗定律——摩尔的任何物质所含分子或原子数都是相同的，即 6.02×10^{23} 个分子或原子，称为阿伏伽德罗常数。当 $1:99$ 稀释12次之后为 10^{24}，也就是说物质稀释超过 10^{24} 后，这种物质就不含有原有物质的成分了，该物质就不能称作小剂量，而是小剂量的小剂量，即无穷小剂量。当原物质在水中留下的分子记忆信息和物理势能进入人体后，会促使受损细胞基因的自我修复。然而顺势药物在一定范围内稀释的倍数越多，振荡次数越多，药效越强。顺势药物若只稀释不振荡则药物无效。这就是顺势医学与中医学、西医学的本质区别。

（三）再生医学

再生医学是机体自我调节、自我修复与自我治愈的自然本能。顺势医学认为，人体内生态环境的平衡是大自然中最重要的生存法则，这就是"天人合一"。这进一步说明机体的自愈能力在人与自然的疾病斗争中起着至关重要的作用。这一点与目前公认的生命体的再生功能和细胞及干细胞的再生能力相一致。

（四）赫尔凌定律

赫尔凌定律是哈尼曼的学生赫尔凌发现的，其规律是：所有真正愈合或症状的消失，都是按次序依次完成的。常见的次序包括：①自上而下；②由内向外；③从较为重要的脏器至较为次要的脏器；④由近及远；⑤由新到旧。如同时患冠心病、心绞痛和慢性胃炎，心脏疾病先愈，胃炎后愈。

二、顺势医学的当代理论

医学科学技术的发展是伴随着社会科学、人文科学和自然科学的发展而发展的，换句话说，医学科学技术的发展是社会、人文、自然科学发展的成果不断向医学渗透的结果。当今，结构医学正在向功能医学（能量医学）和信息医学不断地发展；由对症医学向病因学发展；由对抗疗法向顺势医学发展；由宏观医学向微观医学发展；由细胞医学、干细胞医学、再生医学不断向基因疗法、端粒疗法、线粒体疗法及量子医学发展。

量子是指在细胞内原子核中的亚原子的微粒子（原子核以下即为亚原子层，是由电子、质子、中子、夸克、胶子等组成的能量单位，称量子）。量子物理促进量子生物学和量子医学的发展。量子医学、生物基因工程及纳米技术也促进顺势医学的发展，为顺势医学提出新的理论和诠释。将顺势医学药物经过稀释和振荡，制成有物理能量、有记忆、有信息、能复制、能感受的量子层面的微粒子，进入人体细胞膜内测试共频、共振、调节、平衡紊乱的生物电磁场，恢复动态平衡，激活机体的自愈系统，刺激大脑中枢系统，分泌HGH；激活神经内分泌；驱动细胞抗氧化功能；清除氧自由基；矫正细胞线粒体电子反应链，加快蛋白质生成，促进DNA修复，以上被称为现代顺势医学理论。

顺势医学药物经过稀释、振荡产生生物电磁波，以量子形式释放能量，因此，量子医学又称为波动医学。水的信息记忆功能和生物电磁波载体功能由稀释及振荡产生。稀释的目的是加大微粒子之间的距离，减少它们之间的引力；振荡的目的是纳米技术生产工艺，使分子结构发生质的变化，将机械能转化为电磁能，形成量子效应，从而使顺势医学药物由量变到质变，产生显著的疗效。量子医学的基本理论是人在健康状态时，DNA分子的微粒子产生生物电磁场，这种电磁场是生命信息的载体并产生电磁波。顺势医学药物粒子携带波的共振特性，经过稀释和振荡，DNA链上发生共振，可继发强大的反应，产生"生物信息放大"效应，形成药物的巨大量子能，进入细胞内修复受损的基因，达到根治疾病的目的。氧自由基是人体的万病之源，当人体氧自由基过多或对其清除能力降低时，人体会受损发病，利用顺势医学药物可提高清除氧自由基的能力。顺势医学药物能调节神经内分泌和免疫功能，是一种整体性治疗。其纳米级或飞米级稀释微粒子，很容易通过血脑屏障，刺激下丘脑，促进垂体分泌HGH，从而提高人体的免疫功能等。

细胞是生命体的基本结构和功能单位。生命体各项生化反应均在细胞内进行。细胞结构分为三部分：细胞核、细胞质和细胞膜。顺势医学药物信息通过核、质、膜的接收器，进入细胞的结构，称为特殊通道，从而实现其上述各项功能。

1988年，由法国、意大利、加拿大和以色列四国科学家共同完成的《稀释对试管白细胞反应》的双盲免疫实验报告指出，水本身确实有记忆力，证明顺势疗法稀释药物的疗效是一种物理现象。美国伯明翰大学 Trilin 实验室得出结论：韵律振荡过程传输了生命信息，促使细胞进行自我 DNA 修复，这是顺势疗法治病的基础。

人体衰老的基本症状都是基因决定的，症状相同，损害的基因相同，修复一个基因就根治一种疾病，这就是"一药治多病"。同一种疾病，因基因损害部位不同，症状也不同，需要其他药物来修复，这就是"一病多药"的基本机制。

总之，量子物理学出现之后，牛顿的宏观物理学理论已不能解释当今量子物理学的理论与实践，人类已将宏观物理学称为古典理论，将量子物理学称为现代理论。同样，将哈尼曼顺势医学原理称为古典理论；把微观粒子修复自愈系统的基因理论称为现代顺势医学理论。

第二节　中医、西医与顺势医学的区别

一、顺势医学的当今

顺势医学是有别于西医（传统医学）和中医，且是独立的、完整的、良好的、全新的医学体系，是世界医学史上的重大突破和重大革新，其创造了医学奇迹，成为 21 世纪最具发展前途的微观医学。顺势疗法是当今世界最具活力、安全、快速、有效的医学体系，能够持久地防治疾病，激活人体自愈系统。哈尼曼认为，顺势医学能快速、温和、永久地治疗患者。1979 年，世界卫生组织公开呼吁，全球必须研究、推广顺势医学这一新的医学模式，以弥补西医的不足。从此，顺势医学在世界医学的地位确立了，并在西方国家得到快速发展，至今已有 80 多个国家通过立法推广和促进顺势疗法的应用。1997 年，世界著名顺势医学家陈树祯博士将顺势医学引入中国。我国卫生部原部长崔月犁将陈树祯博士编著的中文版《顺势医学》一书题词为"顺势疗法，21 世纪人类征服疾病的武器"。2008 年，陈树祯博士与广东康力医药有限公司合作，推广宣传了顺势医学并研发相应的产品。现代顺势医学建立在量子医学和纳米、飞米技术之上，成为传统医学的有效补充，是 21 世纪人类征服疾病、保持健康的强有力武器，是 21 世纪的绿色药品。

中医、西医与顺势医学属不同的医学体系，各自有着自己独特的理论体系、诊治方法、临床实践经验等。中医源于中国，西医、顺势医学源于西方世界，三者各有其独特性，又有相同性，其具体区别见表 14-1。

表14-1　中西医与顺势疗法主要区别对照表

项目	西药	中药	顺势疗法
原料	化学制剂	植物、动物、矿物	植物、动物、矿物
药效成分	大分子	大分子	亚原子——量子（微粒子）
剂量	中、大剂量	中、大剂量	无穷小剂量，能量波
作用方式	生物化学作用	—	生物物理作用
生物利用度	一般	一般	良好
细胞穿透能力	差	差	良好
药物毒性	有	有	无
医疗方式	局部治疗	辨证治疗	修复基因，活化细胞——整体治疗
医疗手段	压制症状	调理平衡	提升免疫力，重建自愈——再生
运用工具	药物、手术	药物、理疗、针灸	顺势工艺喷剂
不良反应	大	一般	无
疗效	一般	标本兼治	根治，体能增强
主治类型	器质性疾病	功能性疾病	退行性疾病

　　近10～20年，顺势医学得到了迅速发展。目前，已有80多个国家开展了顺势医学、顺势疗法和顺势药物的推广与宣传活动。美国仅新莫伦州西部地区从事顺势疗法的医师就有20%～25%，其中有22所顺势疗法医学院、100多家顺势疗法医院和1000多家药店。波士顿密歇根大学自办了顺势医学院。1980年，加拿大成立顺势疗法学会和数个分会，全国已有70%的药房销售顺势疗法药物，现已有3～4所顺势医学院。法国有70%的医师相信顺势疗法，并设有顺势疗法研究院，全国有45000家药店，其中98%出售顺势疗法药物。1991年，德国一年销售顺势疗法的药物达4亿2800万美元，全国有98%的药店销售顺势疗法药物。顺势疗法在英国得到了英国皇室的大力支持，80%的患者对顺势疗法非常满意，顺势疗法医院人满为患，需等2年才能入院，顺势医学也已成为非常受硕士、博士研究生欢迎的学科。在俄罗斯、巴西、阿根廷、匈牙利、捷克、墨西哥、巴基斯坦、印度、澳大利亚等国家，顺势疗法也受到重视，相关疗法均广泛开展。目前国际上有四部正式的顺势疗法药典用以确定顺势疗法药物检验和生产规范，分别为法国大药典中的顺势疗法药典、德国顺势疗法药典（HAB）、美国顺势疗法药典（HDUS）、印度顺势疗法药典。世界卫生组织号召和呼吁各国要积极发展顺势疗法，目前该疗法已成为医学

发展中的新浪潮，相信在21世纪将会有更大的突破。

二、国际顺势医学的未来

医学科学家认为，未来医学发展在微创或无创技术发展的基础上，将会强调整体性治疗，即采用信息疗法、顺势医学、中医中药、针灸疗法等技术。同时将科学的生活方式，即适当的体育锻炼、保持乐观的情绪以及传统的西医疗法相结合，形成未来医学发展的新趋势。也就是说，医学的发展是由对抗疗法向顺势医学，由对症医学向病因学，由结构医学向功能医学和信息医学，由原始疗法向替代疗法，由宏观医学向微观医学，由细胞生物学向分子、基因、量子医学发展，从而全方位、广泛、深入、全面地向医学进军。可见顺势医学将会成为21世纪新的医学，并会得到较快发展，即顺势医学会成为除常规西医、中医外的第三医学，有可能成为真正意义上具有突破性的中西医结合的创新医学。

三、顺势疗法（医学）在中国的发展历史

20世纪90年代，康继周和陈树祯首次将顺势医学传入中国，并分别出版了中文专著，如陈树祯著的《顺势疗法》、康继周著的《康氏信息医学——中医学·西医学·顺势医学三融合》。至此，中国老教授协会医药专业委员会承办了数次顺势医学研讨会和培训班，并于2011年9月，在北京成立顺势医学筹委会，由卫生部原副部长顾英奇任主任。该筹委会得到了卫生部原部长陈竺的支持，从而开启了我国全面正式开展顺势疗法的新篇章。

2008年，广东康力医药有限公司与加拿大籍华人陈树祯博士合作，在中国开展了顺势医学研究和推广工作，成为中国最早也是唯一开展顺势医学研究和推广应用的单位。该公司建立了顺势医学研发基地、生产基地和临床试验基地。现在该公司已成为中医顺势医学领域研究和推广应用的先行者。

目前，我国顺势医学尚未形成新的医学体系、药典和顺势医学队伍，顺势医学药品的开发也才刚刚起步。这种现状说明我国的顺势医学落后于欧美等发达国家，甚至落后于印度等发展中国家。为此，我国应加快发展这一医学体系，迅速创立顺势医学体系。

顺势疗法（顺势医学）概念的提出很早，在公元前400多年的希波克拉底就已提出，而其发展缓慢，甚至有时受到攻击、迫害的原因是复杂、多样的。作者认为，顺势疗法古典基本理论之一，根据阿伏伽德罗常数提出的无穷小剂量的顺势疗法药物理论和疗效是客观存在的，应大胆推广发展。

四、顺势疗法及其药物

顺势疗法及其药物的最大优势和特点：①安全性。长期服用无任何毒副作用。②方便性。③高效性。永久性治疗疾病，特别是对中西医久治不愈的疾病。④抗衰老。该疗法在治愈疾病的同时，可改善睡眠、体能、精力、食欲、排泄、性功能等，使人体年轻化。⑤该疗法可整体全面地诊断和治疗疾病，是病因治疗，而非对症治疗，且疗效迅速，可实现真正意义的健康。⑥该疗法有助于提高人体整体的健康水平。⑦顺势疗法的药物属于食品范畴，老弱妇幼均可服用。

五、中医药学与顺势医学结合的可行性

（一）中药与顺势医学的药理药效

中医药学与顺势医学是不同的医学体系，都有着自己独特的理论体系和诊治方法。但两者都属自然医学范畴，均为临床实践医学，理论上在哲学思维、诊断治疗理念甚至药物性能功效的认识、应用等方面，有诸多相同，大有融合的可能性。

中医药学与顺势医学在理论和原理上有相通性。两者在基础学术思想和理论原理方面，有诸多相似之处。顺势医学推崇"大自然就是良药"的理论，与中医倡导的"天人合一"的整体观相一致；顺势医学中小剂量可减轻或治愈疾病、大剂量可加重病情的观点，与中医所讲的"重阳必阴，重阴必阳"的辩证思维相吻合。二者均重视正气与自愈在人体中的作用。

（二）药理药效认识方面的相同性

虽然顺势医学不具有中医辨证论治的医疗体系，其药物也无明确的性味归经和寒热属性，但其在治疗某些疾病的方法中，是根据寒热属性来选择不同的药物的。

中医学是东方古老的自然医学典型代表，顺势医学是西方古老医学的典型代表，两者有惊人的相似之处。一是机体的整体观和平衡论；二是"同症相疗"与"反治法"以及"以类治类""以毒攻毒"的机制；三是"未病先防，既病防变"与"不治已病，治未病"的理论；四是诊病方法基本相同，都以病症为主；五是用药大同小异。如此，顺势医学是与中西医两大学科相结合的原点。

中医学以"气"为本，西医学以物质为基础，而顺势医学的本质是通过生物电磁场、远红外摄像、经络、穴位来测试"气"的本质，"经络"是生物体内量子流的运行路线，"穴位"是

人体内的电磁场与外界量子交换的窗口。如此，中医、西医和顺势医学的本质是相同的，都是以物质为基础的，只不过中医学的物质是宏观的，西医和顺势医学的物质是微观的，而顺势医学和中医学在整体论、平衡和谐论、治则相似论等方面相同。

第三节　顺势医学的诊断原则与方法

顺势医学诊断疾病的方法与中医相似，而与西医的诊断方法不同。西医学是以病名为诊断，顺势医学与中医诊断疾病相似，是以症状进行诊断，并以此选择顺势疗法药物。顺势医学将其症状分为疾病的"综合症状"和"特殊症状"，综合症状是疾病的共同症状，特殊症状是个性症状。顺势医学的应用范围包括西医和中医能治疗的疾病。常见症状包括感染性疾病、疑难性疾病、老年病、损伤性疾病、心理性疾病、精神障碍性疾病、神经系统疾病等。治疗范围也有其局限性，主要有先天性疾病、单基因遗传性疾病、器官缺失和发育不全、先天性畸形、急症、大结石、寄生虫病、终末期癌、艾滋病、临终状态等难治性病症。

一、顺势医学诊断的基本原理

顺势医学诊断的基本原理是"相同者能治愈"。在顺势医学的诊断上，必须包括患者对疾病的反应和药物在健康敏感人体上的反应，当患者的症状与药物的反应相同时，这种药物就可以治愈疾病。患者对疾病的反应包括疾病综合症状和疾病特殊症状，药物在健康敏感人体上的反应包括药物综合症状和药物特殊症状。当疾病和药物两者反应在综合症状和特殊症状完全相同时，则可治愈疾病；当药物和疾病综合症状相同而特殊症状不同时，不能治愈病症。如此，顺势医学的诊断要点是疾病与药物在综合症状和特殊症状的相同或不同。

二、现代顺势医学的诊断要点

顺势医学的诊断方法与中医类似。中医是采取望、闻、问、切四诊合诊，辨证施治主要是通过问诊和物理检查来收集完整的病症。而顺势医学诊断过程包括以下几方面：①弄清为什么该患者趋向于患某种疾病，注重望、闻、问诊，同时重视身体检查及有关实验室检查。②弄清致病的内外因素。③注重人体的整体和病症的动态变化。④根据患者的综合症状和特殊症状的价值，寻找相同且能治愈的药物。⑤对症状和体征进行全面、综合、科学的分析，确定主要病症。

顺势医学是西方古老自然医学的典型代表，与中医学是东方古老自然医学的典型代表一样。二者的哲学特性有惊人的相似之处，包括整体性、平衡论及诊病方法相类似。顺势医学的诊断，主要偏向症状和鉴别诊断；西医学主要是以组织和器官的病变进行诊断，中医学主要是根据病因、症状和病情变化来进行临床辨证。三种医学在诊断上各有其特点，但都不全面，只有将三者科学地有机结合，才能真正提高诊断的准确性。

在高永献主编的《现代顺势医学》一书中，总结的诊断方法包括问诊、影像诊断、手诊、基因诊断、光波共振扫描仪（或称量子共振检测仪）等方法。

第四节　顺势医学的治疗原则与方法

一、顺势疗法的四大特点

（一）顺势医学的治疗方针是根治法

其特点是按着顺势疗法的相同定律与赫尔凌痊愈定律进行；治愈次序是自上而下、由内到外，其规律是从较为重要的脏器至较为次要的脏器。

（二）整体平衡特点

整体平衡是通过治疗的所有方法，使不平衡人体恢复平衡，亦是所有治疗药物的综合症状和特殊症状，与患者疾病的综合症状和特殊症状完全平衡并相符。

（三）愈合的动态与治疗顺序

顺势疗法之父哈尼曼的学生赫尔凌发现，顺势疗法疾病的过程有顺序、有轻重缓急，疾病是有层次、有系统地被治愈。因此赫尔凌总结出如下规律：所有真正愈合或症状消失是自上而下、从内到外、从较为重要的脏器至较为次要的脏器、由远及近、由新到旧的层次治愈。

（四）预防保健

顺势疗法药物根治疾病之后，还需要保健治疗。

二、顺势疗法药物的治疗

（一）顺势疗法药物的特点

1. 顺势疗法药物的功能与疗效。简单而言，"相同"疾病需要多种不同的顺势疗法药物来治疗，同一种药物可用来治疗不同种类的疾病。

2. 药物需经多次稀释和振荡制成，即稀释化和活性化。

3. 稀释药物至12次或更高次数振荡时，已超出阿伏伽德罗常数 10^{23}，即稀释的药物已无原药物的成分，但疗效确超出稀释和振荡前，而且稀释和振荡次数越多，其药物疗效越强。

4. 经稀释和振荡后的药物，其疗效和排毒功能增加。

5. 一般而言，本无药性的食物、盐和某些金属等，经稀释和振荡后，同样能产生疗效。

（二）药物稀释的过程

1. 原材料来源于植物、矿物、动物、微生物、气体性、能量性等。

2. 稀释器皿须灭菌处理。

3. 稀释前程序指通过研磨法，利用瓷性研钵、研棒和不锈钢刮铲，研制成混合物。采用高浓度的乙醇用于提取原材料中的主要成分和活性成分。

4. 稀释方法包括十进位比率稀释法、哈尼曼的百进位比率稀释法、柯尔萨科夫百进位比率稀释法和50次千进位比率稀释法。

（三）顺势疗法的快速治疗与评价

陈树祯博士经多年研究，通过对哈尼曼的稀释递升法和埃斯亚伽医师的逐步递升多次服用法等进行总结，得出了迅速治疗法、迅速递升治疗法和循环迅速递升治疗法。

1. 迅速治疗法 迅速治疗法指医师在短时间内多次给予患者服用200C或1M等高稀释的药物，而且在2～3 min给患者重复服用相同的单药四五次，至其主要症状减轻一半或一半以上，之后每天服用相同的低稀释药物三四次，然后按埃斯亚伽医师的逐步递升法，多次服用至2周，完成治疗。

2. 迅速递升治疗法 迅速递升治疗法指医师在短时间内多次给患者服用递升稀释药物，如从30C开始，迅速递升至200C、1M、10M等，直至主要症状减轻一半或一半以上，然后再按埃斯亚伽医师的逐步递升多次服用法来完成治疗。

3. 循环迅速递升治疗法 循环迅速递升治疗法是医师在短时间内循环使用递升的稀释药

物，如30C、200C、1M、10M等药物，至主要症状减轻一半或一半以上，然后按埃斯亚伽医师的逐步递升多次服用法来完成治疗。

顺势疗法快速治疗的效果评价：其病症经上述3种治疗方法，除有少数过敏者外，均达到了立竿见影的疗效。具体表现包括：①大部分急性病症及炎症，多数在数秒至数分钟内消失50%～70%。②骨折愈合只需2周，比传统的西医治疗时间缩短4周（原为6周）。③患感冒者可在数小时至数天内治愈（原1～2周完全恢复）。④可彻底消除心脏病患者的心理障碍。⑤对大部分慢性疾病及疑难病，可根治并迅速康复。⑥对药物依赖和戒毒治疗，有其独特的疗效。印度纳约堤中心在1988—1990年间，戒毒治疗了2500例，取得了显著的、独特的疗效并证实其安全有效，无不良反应，无镇静或催眠作用；戒毒中的患者神志清醒、精神活跃。⑦药物经多次稀释制成，不会成为替代毒品。⑧保健效果显著。阿根廷的埃斯亚伽医师随访了2000余例接受顺势疗法的保健者，长达30年，即从保健者的60岁开始至90岁，观察发现每个人的体能、心理及健康状况均正常。⑨帕特例医师采用50次千进位比率稀释的药物，对18000余例患者进行治疗，均无症状恶化现象。也因如此，帕特例医师愿意继续给患者服用千进位比例稀释的药物。

三、顺势医学药物的制作技术

顺势医学药物是由自然界的物质制成。1897年，由美国出版的药典，至1994年已经出版到第9版，我国的顺势疗法药物也是根据美国顺势医学药典的规定制作的。

（一）顺势疗法药物母液的制作技术

1. 清洗器皿并消毒。

2. 将选材洗净、风干、切碎或磨碎。

3. 浸泡药物，取1份药材，加9份95%乙醇浸泡2～4周。

4. 过滤药液后，再挤压药材，渗出液体，将两者混合，静止48 h后，再过滤形成母液，备用。

5. 将母液稀释和振荡，制备成顺势医学药物。

该药物是用母液进行稀释和振荡制成的，稀释和振荡的次数越多，稀释度越高。母液只稀释而无振荡，药物无效。药物的计量单位是稀释度，其作用强度称为"药力""药效"和"效能"。药力有4种表达方式，即X药力、C药力、K药力和LM药力。

（二）四种稀释振荡技术

1. 赫尔凌十进位比率稀释法　赫尔凌十进位比率稀释法用X、XH、DH表示，X和D代表十进位，H代表哈尼曼的学生赫尔凌。常用十进位稀释药物为3×、6×、100×、200×等。其十进位是将1份药物（母液）加9份95%乙醇（1∶9）比例配制，上下振荡混合100次，即10份稀释液，完成第1次稀释（1×）；第2次稀释是用第1次稀释的药液（1×）加入9份95%乙醇，上下振荡100次，即10份稀释液（2×）；以此类推。

2. 哈尼曼百进位比率稀释法　通用的哈尼曼百进位比率稀释药物为C、CH两种，C代表百进位，H代表哈尼曼的"H"。其稀释的比率为1∶99，即1份原液（母液）+99份95%乙醇，上下振荡100次，即100份稀释液（1C）；1份1C药液+9份95%乙醇，上下振荡100次，即100份稀释液（2C）；1份2C稀释液+99份95%乙醇，上下振荡100次，即100份稀释液（3C）；以此类推。

在国外，许多国家使用7C、9C、12C、15C、30C等稀释法。在美国，流行使用6C、30C、200C、1M（1000C）、10M、50M、CM（100000C）、MM（1000000C）等高稀释度药物。

3. 柯尔萨科夫百进位比率稀释法　此法用K、CK表示，C代表百进位，K代表柯尔萨科夫。该法一个瓶称单瓶稀释法。其具体方法是抽取100份母液（酊剂）振荡200次后，再抽取振荡后瓶中液99份，仅剩1份再加入95%乙醇100份，上下振荡200次，即100份稀释液（1K），完成第1次稀释液；将1K中的1份稀释液加95%乙醇100份，上下振荡200次，即100份稀释液（2K）；以此类推。

4. 50次千进位比率稀释法　此法亦称5万进位比率稀释法，用LM表示。前3次稀释法从3C的稀释液开始，第1次50次千进比率稀释。第一步，首先将1滴3C稀释液或0.062 g的第3次研制粉末溶在500滴的20%乙醇中，而后将其振荡混合100次；第二步，将上述混合液1滴以上加在100滴纯乙醇中振荡100次，即第1次50次千进位比率稀释液制作完成，简称1LM；第三步，将1滴1LM的稀释液滴在500粒药用糖丸中，使每一粒糖丸都浸上了1LM的稀释液，待糖丸风干后，即1LM稀释药丸制作完成。2LM稀释液制造，是将1粒1LM的药丸加入100滴纯乙醇中，随后将其混合物用力振荡100次，制作完成；2LM的药丸是将1滴2LM的稀释液滴在500粒药用糖丸中而制成；3LM稀释液是将1粒2LM的药丸与100滴纯乙醇混合，再次振荡而制成；以此类推。3种药力稀释与振荡比较见表14-2。

表14-2　3种药力稀释与振荡比较

药力	稀释度	振荡次数	药力	稀释度	振荡次数	药力	稀释度	振荡次数
1C	$1/10^2$	100	1X	$1/10$	100	1LM	$1/50 \times 10^4$	100
3C	$1/10^6$	300	3X	$1/10^3$	300	3LM	$1/1.25 \times 10^{14}$	300
6C	$1/10^{12}$	600	6X	$1/10^6$	600	6LM	$1/1.5 \times 10^{28}$	600
12C	$1/10^{24}$	1200	12X	$1/10^{12}$	1200	12LM	$1/2.5 \times 10^{59}$	1200
15C	$1/10^{30}$	1500	15X	$1/10^{15}$	1500	15LM	$1/2.9 \times 10^{78}$	1500
30C	$1/10^{60}$	3000	30X	$1/10^{30}$	3000	30LM	$1/9 \times 10^{136}$	3000

注：振荡次数越多，药物的作用随之增强，稀释度逐渐增高，药物的作用越强。

四、顺势医学医师对症给药的具体技术与方法

顺势医学中顺势疗法的疗效取决于顺势疗法医师判断治疗用药是否准确。赫尔凌痊愈定律中规定，医师给药必须遵守两个要点：①"最严重的"症状或疾病，最早获得缓解；②"最后出现的"症状或疾病，最早消失或痊愈。

（一）药物的选择

慢性疾病的发生常会由一种症状或疾病导致两三种或更多的症状或疾病（并发症）。顺势疗法的医师必须准确地判断其先后顺序，以及"最重要的"症状或疾病，而后按其顺序逐渐治疗，即根据首发的最严重症状或疾病给予正确的药物治疗。

（二）药量的确定

每个人对药物的敏感度不同，用药量也不同。对于大部分慢性疾病的治疗，一般叮嘱患者每天各服用药物三四次，或每次1粒或1片；对过敏者用药时须注意，即便药物完全对症，也可能出现严重的过敏反应，所以要特别小心、谨慎。对于急性病的患者需服药时，应按疾病的严重程度来增加用药的次数和每次的用药量。

（三）顺势疗法配合服用中、西药治疗

对长期服用中、西药且需配合顺势疗法药物治疗的患者，无须马上停用已服用的中、西药，否则有可能使症状或病情反复；待顺势疗法药物服用2周后，此时服用的顺势疗法产品已发

挥作用，可逐渐减少其服用的中、西药量。

（四）错用药物的处理

1. 多次稀释后的产品已经无毒副作用，比西药安全，但长期服用错药，会产生不适，经停用后，其症状会消失，反之则会因其病情加重而危及生命。

2. 错误用药分为治疗层面的错误和诊断方面的错误，前者是不对症用药的错误，后者是错误的诊断。

3. 如何判断错误用药。医师按"相同定律"和"赫尔凌痊愈定律"原则选择用药，不会产生用药的错误。因此，一定要严格执行"相同定律"和"赫尔凌痊愈定律"的用药原则。

4. 如何纠正错误用药。当发现错误用药时应立即停用，病情会好转。要严格选用正确药物及正确计量等，认真观察症状和病情变化。

综上所述，顺势医学或疗法是一门严谨的医学科学，医师在诊断和治疗时，必须从逻辑的角度来分析疾病和症状；应严格遵守顺势疗法的第一定律"相同治愈"来选择正确的药物；用顺势疗法的第二定律"赫尔凌痊愈定律"来衡量痊愈的动态和用药的准确性，以降低用药的错误率。对严重过敏者，要特别小心，能不用就不用。一旦发现错误用药，必须立刻停药，重新正确判断和正确选药，给患者一个诚实且合理的意见，履行医师救死扶伤的职责。

第五节　顺势医学与抗衰老

一、欧洲顺势疗法抗衰老美容中心

顺势医学是西医学和中医学以外的独立、完整、良好、全新的医学体系。换句话说，顺势医学是从西医学中发展起来的另类医学，是西医学中的自然医学。抗衰老和美容息息相关，年轻才有美貌，年轻是美貌的基石。

德国黑森林抗衰老中心成立于1974年，是世界三大抗衰老圣地之一，是欧洲顶级生物细胞医疗中心，该中心下设有抗衰老疗养院、抗衰老温泉酒店、世界级植物精华萃取实验室、植物药品生产工厂等机构，是全世界顶尖的以抗衰老为核心的私营综合产业服务体系。耐老化治疗的标准方案：①AKTIV输液系统，由各种维生素、酶和离子型矿物质组成的AKTIV静脉输入，4周内完成，前2周每周3次，后2周每周2次。②胸腺肽的应用。胸腺肽液是由小牛胸腺肽制成的多肽剂。肽含量为50 μm/ml，每瓶250 μm。初始剂量为3 ml，依次提升至4 ml、5 ml和10 ml。一个治疗周期为5周，一般使用15瓶。③顺势药物疗法，臀部肌肉注射，停用4～6个月再次应用。

威德曼顺势疗法技术有12种单独配方，均是由从纯草药（植物）中提取的有效成分组成。经50年的临床应用，证明其疗效可靠，服用后机体状态可年轻5～10岁。12种配方的适应证如下：

1. A配方　过敏、哮喘、气管疾病等。

2. BH配方　结缔组织衰弱、皮肤再生、皮肤及黏膜炎。

3. C配方　脑血管硬化、情绪低落。

4. G配方　关节疾病、风湿病、痛风。

5. H配方　心脏疾病，高血压。

6. I配方　免疫系统疾病。

7. L配方　肝、胆疾病。

8. NP配方　急性肾病。

9. O配方　更年期病。

10. R配方　再生，抗衰老。

11. RS配方　疼痛。

12. T配方（睾丸）　机能障碍。

该项技术是通过促进全身十大系统的整体抗衰老（耐老化），实现整体年轻化，实现根本性顺势抗老化的同时又实现细胞水平耐老化，继而保持细胞的年轻化。

二、顺势疗法抗老化与美容药品

（一）常用中药

顺势疗法常用的中药包括：①人参（切碎片，75%乙醇浸泡30天，每天振荡2～3次，过滤后制成母液，取50 ml，按6X法稀释，制成顺势疗法人参产品）；②黄芩；③五味子；④漏芦；⑤羌活；⑥余甘子；⑦金莲花；⑧石斛（马鞭石斛）；⑨茯苓；⑩灯芯草；⑪蚂蚁；⑫锁阳；⑬黄芪；⑭绞股蓝；⑮鹿茸；⑯蛤蚧；⑰海马（刺海马）（②～⑰制剂均与人参制备方法相同）；⑱白首乌（同法制备母液，取50 ml，按3X法进行稀释，制成顺势疗法白首乌产品）；⑲何首乌；⑳柴胡；㉑丹参；㉒女贞子；㉓银杏叶；㉔冬虫夏草；㉕沙棘；㉖西洋参；㉗猕猴桃；㉘龙眼肉；㉙当归；㉚青葙子；㉛红景天；㉜南瓜子；㉝灵芝；㉞西红花，别名藏红花；㉟牡蛎；㊱月季花；㊲松花粉；㊳枸杞子；㊴核桃仁；㊵啤酒花；㊶乌骨鸡（也称黑乌鸡）；㊷珍珠（⑲～㊷制剂均与白首乌制备方法相同）；㊸三七（切碎片，同法制备母液，取50 ml，按5X法稀释，制成顺势疗法三七产品）。

以上制剂用法均为早、中、晚口服。其中，西洋参、人参、三七、何首乌、黄芪、墨旱莲、鹿茸等可修复早期受损的基因。川牛膝、柴胡、大枣、苍术、阿胶等均有修复受损基因的作用，微量元素中的锌和硒也可延缓细胞衰老。

（二）复方制剂

1. 美国顺势营养液/喷雾/滴液　2001年美国法兰克博士研究出顺势营养液，并通过FDA和GMD双重认证，2002年引入中国。该营养液是由HGH等18种抗衰老成分组成，每种成分有三种不同的势能，分别是10X、30X、100X，共54种势能（18×3＝54种）复合配方。该营养液集顺势医学、基因技术和量子医学与纳米技术于一身，热销美国的保健市场，是当今第二代抗衰老产品。

2. 高级生命液　其主要成分是人类生长素、肝活性因子、海底生物胺类、碳酸钡、磷酸、砷酸、明蒿、山金车花、蝮蛇毒、多种氨基酸、植物酵素、叶酸、维生素B群等。其作用机制是：①抗衰老；②调节人体的免疫功能；③消除亚健康。

3. 细胞食物　1978年，艾瓦雷特研发的细胞食物，获得FDA认证。美国政府在"重氢自由法案"中肯定了细胞食物的价值，认为其是最有益于人类健康的营养物质。

第六节　顺势医学的七要素

为更好地学习、掌握和运用顺势疗法，赵传信系统整理并归纳了顺势疗法的七要素，即一个核心、两个定律、三个原理、四个周期、五个对抗、六个调理和七种疗效。

一、一个核心——母液

药物"母液"经多次稀释和振荡后，虽然没有原"母液"的药物分子，但仍有原药物超微粒电子波的能量和信息留在水溶液中，被水分子所记忆。此能量和信息波通过血液输送到发生病变的细胞中，与受损的基因微粒、紊乱的电磁波形成共振、叠加，使其能量增加，修复细胞中受损的基因微粒、染色体等结构，使细胞代谢活力恢复正常，从而促进人体康复。此法中，发挥作用的不是药物分子，而是携带有药物信息的电磁波。因此，稀释与振荡就成为顺势疗法的核心，而振荡又是核心中的核心。

二、两个定律

（一）安舒二氏定律

安舒二氏定律认为，所有物质都是一样的，即微小剂量起刺激作用，中等剂量起抑制作用，大剂量起杀灭作用。顺势疗法药物经多次稀释后，已不含或含有很少的药物分子，这时以电磁波形式存在的原药物分子的作用被放大。

（二）赫尔凌定律

赫尔凌定律是顺势医学的创始人哈曼尼的学生赫尔凌发现的，他提出顺势疗法治疗疾病的过程是一个有顺序、有轻重缓急、有层次、有系统地减轻症状和康复的过程。所有疾病的康复均是按自上而下、从内向外、由重要脏器至较次要脏器、由近及远、由新到旧的层次治愈。

三、三个原理

（一）"相同者能治愈"原理

相同是指电磁波相同、频率相同，也就是药物微粒电磁波长与病变部位受损基因的微粒电磁波长相同、与致病的抗原微粒电磁波长相同。不同微粒的相同波长相遇时，会发生波的共振、叠加，使生物能量加大，形成新的内能（动能和势能）来平衡病变部位紊乱的电磁波，此过程称为量子医学（亦称能量医学）。

（二）"无穷小剂量"原理

顺势疗法稀释药液（母液），常用十进位比率稀释法、百进位比率稀释法，甚至五千次进位比率稀释法。稀释后的药液中已不含母液中的药物分子。虽已不含原药物分子，但其药物分子的电磁波的信息和能量已被记忆在水分子内的电磁波，水已成为载体。

（三）"自愈能力法"原理

刺激使人体自身提高其自愈能力，使细胞和干细胞再生能力增强，达到电场、磁场、力场平衡，实现真正意义的"天人合一"。

四、四个周期

顺势医疗产品是高科技的基因修复产品，其细胞基因的修复周期是120～180天。这段时间可分为4个不同的反应期。

（一）蜜月期（适应反应）

电磁波携带的能量和信息要寻找相同波长的电磁波（即病灶部位的异常基因）进行对接与亲密的接触。

（二）调整期（有效反应）

外来电磁波（药物等）与病灶电磁波相遇时，相同波长会引起共振、叠加、增幅、能量增加，使紊乱的生物电磁波恢复为平衡的电磁波。

（三）反应期（好转反应）

根据赫尔凌定律，治疗过程有个康复次序，此过程一出现即说明治疗产生了效果。

（四）治愈期（排毒反应）

在疾病好转的情况下，可能会出现症状加重，也会出现新的症状，但在短期内会慢慢地趋向平稳，直至痊愈和根治。

五、五个对抗

（一）抗感染

顺势疗法不仅增强机体自愈能力，还有效地抗感染。

（二）抗肿瘤

人体免疫机能低下易发生肿瘤。人体淋巴细胞的自然杀伤细胞（NK细胞）具有监视杀伤癌细胞的功能。人体免疫功能正常时，NK细胞活跃，释放毒素杀死癌细胞。相反，如果免疫功能低下，NK细胞减少，癌细胞活跃性增强，引起癌肿发生和加重。顺势疗法的量子共振检测仪可在早期发现癌肿，并早期治疗。

（三）抗辐射

顺势医学产品通过电磁波的辐射波修复受损基因。

（四）抗疲劳

人体无氧代谢时乳酸增加，导致人体疲劳，顺势疗法产品可以促进有氧代谢，从而发挥抗疲劳的作用。

（五）抗衰老

人体随着年龄的增长，生长激素和胸腺素的分泌也逐渐减少，导致胸腺萎缩，引起免疫功能下降，从而导致人体因各种疾病的影响而衰老。顺势疗法可促进胸腺素和生长激素的分泌增加，从而发挥抗衰老作用。

六、六个调理

（一）调理内分泌系统

内分泌系统是由机体各内分泌腺和散布于全身的内分泌细胞共同组成的生物信息传递系统。顺势疗法药物就是通过将生物信息传递进入脑部靶细胞，刺激垂体分泌HGH，继而影响和修复基因，以达到调节作用。

（二）调理消化系统

顺势疗法产品可消融结石并修复胆囊，通过修复胆管内皮细胞和胃黏膜细胞，促使胃酸分泌正常化，进而维持消化系统的健康。

（三）调理脂类代谢

顺势疗法产品可以降低血压、血脂（升高HDL，降低LDL），平衡总胆固醇水平，从而防止心脑血管疾病的发生。

（四）调理循环系统

根据量子医学原理，顺势疗法产品能100%穿透血脑屏障，因其高能量是由7200次/分的高频振荡所产生，可强化脑细胞、提高记忆力、改善睡眠等。

（五）调理免疫系统

顺势疗法产品可提高人体免疫力，消除病原体。

（六）调理神经系统

顺势疗法产品对神经系统的调节是双向性的，表现在交感神经和副交感神经功能的双向调节，包括兴奋和抑制调节。

七、七种疗效

顺势疗法具有安全、有效、快速、温和、持久、全面和根治性。这七种疗效是由顺势医学的理论、原理以及量子医学所决定的。

第七节　顺势医学的研究与应用价值

一、顺势医学的发展

由于顺势医学古典理论基础之一是药物的微小剂量，甚至在无药物分子的情况下，仍有该物质的作用存在，所以此理论受到西医强烈的抨击长达100余年。由于顺势医学现代理论——量子医学的出现，为顺势医学诠释了该科学谜团，从而为该医学的发展开辟了广阔的空间。同时还有研究发现，生物电磁场紊乱是疾病发生的共性，这不仅为"一药治多病"提供了理论依据，也为三大医学体系（中医学、西医学、顺势医学）的统一奠定了基础。

二、顺势医学的优势

（一）不良反应少

世界卫生组织（WHO）公布，全球有1/3病例的死亡原因是不合理用药。2006年统计的数据显示，中国每年因药物不良反应而住院的患者有5000万人，死于医疗事故的有19.2万人。而顺势疗法实施200年来，无一例因药物的不良反应而死亡，由此可见，通过实行顺势疗法，人类有可能彻底摆脱由药物不良反应导致的危害。

（二）用量极其微小

1 g纯药物，可供几千万人使用1年，极大地节约资源，对我国具有重大的战略意义。

（三）无污染

该疗法产品的生产和消费环节对自然环境无污染。

（四）疗效好

顺势疗法产品为微观粒子，可透过细胞膜进入细胞内，直接修复DNA，因此，能根治许多疑难病、慢性病和老年病。顺势疗法产品也是治疗心理性疾病的药物。据统计，顺势疗法总的有效率在85%左右，而化学疗法的有效率仅为20%～25%。

三、顺势医学的局限性

顺势医学作为一种医学体系，仍然不够完整、全面，其诊断过程古老而烦琐，需要与现代医学结合，进一步完善其诊断体系。此外，顺势医学的古典理论认为，其药物的最小剂量，甚至经稀释和振荡到无分子的状态时，仍有可产生疗效的物质存在，这是不可思议的。笔者认为，医学家、生物学家和物理学家在自己的实践中应进一步证实、提高并深化这一理论。

该疗法对下述疾病仍有局限性：①先天性疾病；②单基因遗传性疾病；③发育障碍；④畸形；⑤急性大出血、穿孔；⑥机械性、梗阻性疾病；⑦大的结石；⑧寄生虫病；⑨晚期癌症；⑩临终状态等。

20世纪90年代，顺势医学传入中国，获得国家有关部门重视并广泛深入地开展研究。尤其随着当代细胞医学、再生医学、分子生物学、量子医学等高端医学学科的发展，其临床应用的核心技术是顺势医学产品（药品）的研发和应用，这为顺势医学的发展开拓了新的条件，为西方医学、中医学和顺势医学的结合发展创造了新的机遇和契机。

（高景恒　王志军　袁继龙　王洁晴）

参考文献

［1］SCHMIDT J M.New approaches within the history and theory of medicine and their relevance for homeopathy［J］.Homeopathy，2014，103（2）：153-159.

［2］VIKSVEEN P，RELTON C.Depression treated by homeopaths： a study protocol for a pragmatic cohort multiple randomised controlled trial［J］.Homeopathy，2014，103（2）：147-152.

［3］MERLINI L S，VARGAS L，JR R P，et al.Effects of a homeopathic complex on the performance and cortisol levels in Nile tilapia (Oreochromis niloticus)［J］.Homeopathy，2014，103（2）：139-142.

［4］SARKAR A，DATTA P，DAS A K，et al.Anti-rheumatoid and anti-oxidant activity of homeopathic Guaiacum officinale in an animal model［J］.Homeopathy，2014，103（2）：133-138.

［5］BIGAGLI E，LUCERI C，BERNARDINI S， et al.Exploring the effects of homeopathic Apis mellifica preparations on human gene expression profiles［J］.Homeopathy，2014，103（2）：127-132.

［6］Lier M E R，SIMÓN L M H，GÓMEZ R E L，et al.Intergrative health care method based on combined complementary medical practices： rehabilitative acupuncture，homeopathy and chiropractic［J］.Afr J Tradit Complement Altern Med，2013，11（1）：180-186.

［7］SCHMACKE N，MÜLLER V，STAMER M.What is it about homeopathy that patients value and what can family medicine learn from this?［J］.Qual Prim Care，2014，22（1）：17-24.

［8］RUTTEN L A L B.The importance of case histories for accepting and improving homeopathy［J］.Complement Ther Med，2013，21（6）：565-570.

［9］HAHN R G.Homeopathy： meta-analyses of pooled clinical data［J］.Forsch Komplementmed，2013，20（5）：376-381.

［10］MOURÃO L C，MOUTINHO H，CANABARRO A.Additional benefits of homeopathy in the treatment of chronic periodontitis： a randomized clinical trial［J］.Complement Ther Clin Pract，2013，19（4）：246-250.

［11］SAHA S，KOLEY M，MAHONEY ER，et al.Patient activation measures in a government homeopathic hospital in India［J］.J Evid-Based Complementary Altern Med，2014，19（4）：253-259.

［12］MCGUIGAN M.Observations on the effects of odours on the homeopathic response［J］.Homeopathy，2014，103（3）：198-202.

［13］DANNO K，REROLLE F，SIGALONY S D，et al.China rubra for side-effects of quinine： a prospective，randomised study in pregnant women with malaria in Cotonou，Benin［J］.Homeopathy，2014，103（3）：165-171.

［14］BANERJEE K，COSTELLOE C，MATHIE R T，et al.Homeopathy for allergic rhinitis： protocol for a systematic review［J］.Syst Rev，2014（3）：59.

［15］CĂLINA D C，DOCEA A O，BOGDAN M，et al.The pharmacists and homeopathy［J］.Curr Health Sci J，2014，40（1）：57-59.

［16］GHOSH A K.A short history of the development of homeopathy in India ［J］.Homeopathy，2010，99（2）：130-136.

［17］LEVY D，GADD B，KERRIDGE I，et al.A gentle ethical defence of homeopathy ［J］.J Bioeth Inq，2015，12（2）：203-209.

［18］SPENCE D.Good medicine：homeopathy ［J］.BMJ，2012，345（sep 14）：e6184.

［19］FISHER P.100 years of Homeopathy ［J］.Homeopathy，2011，100（1-2）：1-4.

［20］VIKSVEEN P，DYMITR Z，SIMOENS S.Economic evaluations of homeopathy：a review ［J］.Eur J Health Econ，2014，15（2）：157-174.

［21］FAN K W.Hong Kong homeopathy：how it arrived and how it connected with Chinese medicine ［J］.Homeopathy，2010，99（3）：210-214.

［22］PECHTER E A.Arnica montana and dosing of homeopathic medication ［J］.Plast Reconstr Surg，2005，114（1）：260-261.

［23］PETRY J J.Arnica and homeopathy ［J］.Plast Reconstr Surg，2004，113（6）：1867-1868.

［24］阿尔图罗·卡斯蒂廖尼.医学史：上册 ［M］.程之范，甄橙，主译.桂林：广西师范大学出版社，2013：132.

［25］罗伯特·玛格塔.医学的历史 ［M］.李城，译.广州：希望出版社，2003：13-15.

［26］史培圣.实用现代顺势医学 ［M］.北京：中医古籍出版社，2014.

［27］康继周.康氏信息医学：中医学、西医学、顺势医学三融合 ［M］.北京：中医古籍出版社，2008.

［28］陈树祯.顺势疗法：21世纪人类征服疾病的武器（修订版）［M］.北京：中国环境科学出版社，2011.

［29］安东尼斯，黎南洋.穴位注射顺势疗法药物的临床应用 ［J］.国外医学：中医中药分册，1991，13（5）：33-34.

［30］杨光，张晓春.中医反治法与顺势疗法 ［J］.辽宁中医杂志，2007，34（2）：155-156.

［31］邢玉瑞，张喜德，苗彦霞.中医顺势思维研究（续一）［J］.陕西中医学院学报，2001，24（1）：4-6.

［32］邢玉瑞，张喜德，苗彦霞.中医顺势思维研究（续二）［J］.陕西中医学院学报，2001，24（2）：3-6.

［33］邢玉瑞，张喜德，苗彦霞.中医顺势思维研究（待续）［J］.陕西中医学院学报，2000，23（5）：3-4.

［34］高永献.现代顺势医学 ［M］.北京：中国中医药出版社，2014.

［35］高景恒，王洁晴，王忠媛，等.迅速促进我国顺势医学体系的科学发展：抗衰老与美容医学的顺势医学专业化发展（续）［J］.中国美容整形外科杂志，2015，26（2）：122-125.

［36］高景恒，王洁晴，王忠媛，等.迅速促进我国顺势医学体系的科学发展：抗衰老与美容医学的顺势医学专业化发展（续）［J］.中国美容整形外科杂志，2015，26（1）：57-59.

［37］高景恒，王洁晴，王忠媛，等.迅速促进我国顺势医学体系的科学发展：抗衰老与美容医学的顺势医学专业化发展 ［J］.中国美容整形外科杂志，2014，25（12）：756-759.

［38］高景恒.美容医学学科体系的创建：美容医师中国梦的实现 ［J］.中国美容整形外科杂志，2014，25（2）：127-128.

［39］高景恒，王彦，白伶珉.试论：再生医学中再生剂的出现和认知［J］.中国美容整形外科杂志，2013，24（8）：508-510.

［40］朱丽娜，金光柱，郑孝勤，等.AgeLOC技术：直击老化根源［J］.中国美容整形外科杂志，2012，23（12）：745-748.

［41］高景恒.胸腺与抗衰老［J］.中国美容整形外科杂志，2012，23（11）：698-701.

［42］朱丽娜，郑孝勤，高景恒.细胞食物DNA·RNA：长寿和细胞再生上的一种突破［J］.中国美容整形外科杂志，2012，23（8）：499-502.

［43］王洁晴，刘金超，高景恒.细胞食物抗衰老的研究与应用［J］.中国美容整形外科杂志，2012，23（7）：442-445.

［44］王洁晴，王志军，张晨，等.美容、长寿与基因（续）［J］.中国美容整形外科杂志，2012，23（6）：324-326.

［45］高景恒，王志军，王炜.二论美容医学抗衰老的领军学科［J］.中国美容整形外科杂志，2011，22（7）：439-442.

［46］高景恒，曹孟君，刘金超，等.再生医学研究的新领域——医学研究要重视太阳、空气、水对人体生命健康的影响［J］.中国美容整形外科杂志，2010，21（8）：489-492.

第十五章

量子顺势医学的兴起与发展

医学科学在结构医学体系中的发展促进了医学的迅速发展。至今，结构医学已有百余年的历史，而当前又面临着医学科学如何发展的严峻挑战，尤其表现在物理方面的量子医学、信息医学、波动医学、能量医学以及化学、物理方面的无穷小剂量等的挑战性发展，从而实现由宏观发展转化为微观微粒子的发展。

量子医学是根据量子生物物理学理论发展起来的医学，是通过测量分析生物体所释放的振动频率大小（即微弱磁场波动能量）进行诊断与治疗的医学，亦称波动医学、能量医学和信息医学。

量子生物物理学认为，生物体是由量子构成，其基本粒子包括运动中的电子、质子、中子等；量子力学认为，生物体的所有物质是由原子组成，原子由电子、质子、中子等构成。这些基本粒子是以不连续性波动方式而存在的，不是以单体存在的。其量子是波动方式能量变化的最小单位。生物体中这些不连续波动的基本粒子或称量子在波动中都带有极微弱磁场，其磁场是由电子围绕原子核旋转而产生的。因此，在磁场能量中会带有不同健康或疾病的信息，并可以将不同微弱磁场能量或振动频率加以量化（能量最小单位），称为量子。

原子构成分子，分子构成细胞，细胞构成组织，组织构成器官（五脏六腑），器官构成系统，系统构成生命体。不同的生命体中有不同的组织器官，因此，就会产生不同的微弱磁场和不同的振动频率或波形。通过测量其波形进行诊断和治疗疾病，即通过量子共振检测仪器来测量分析人体微弱磁场波动能量的状态，从而确定细胞和器官的状态——健康或疾病的状态，实现由宏观发展为微观的量子医学诊断和治疗，即以量子层次水平诊断和治疗疾病，并推进医学从宏观医学发展到微观医学，即微粒子或量子时代，其是医学在21世纪中的一场革命性发展。

第一节　量子医学的起源与发展

量子物理是1900年由诺贝尔物理学奖得主马克斯·普朗克提出的新概念。1926年，奥地利物理学家薛定谔提出了量子力学，亦称其为波动力学的原理。1944年，物理学家薛定谔将量子力学、热力学和生命科学的研究结合起来。1990年，美国、日本、新西兰研制了"量子共振技术"，并用于肿瘤的早期诊断。同年，美国发明了"量子共振检测仪"。1994年，中、韩、日三国首次成功地研发了量子化制剂。1998年，本草量子化制剂、五清通体液首次研发成功，开辟了治疗各种疑难杂症和癌症的全新时代。2010年，我国姜厚福博士研制了五行生物权能量子跃迁技术，获得了重大成功，现已广泛应用于生物制剂、食品安全及量子康复理疗的各个领域。如此，量子医学是在量子共振科学技术基础上发展起来的一门新兴实用科学，是研究微观粒子的运动规律和物理分支的学科。1994—1996年，徐子亮等对量子医学进行了研究，经过对3万余例患者的检测实践，制定出了中国人身体检测标准并成立了研究中心，成为我国量子医学的发源地，由此使医学科学由宏观医学进入微观医学，由细胞水平进入微粒子水平（即量子层面）。

第二节　量子与量子医学

量子就是生物体中的电子运动所产生的磁能和超微粒子所产生的能量，是能量改变的最小计量单位。其实，它将能量分化为量子现象，是微观世界一切粒子（中子、质子、电子、光子、夸子、胶子等）变化的普遍规律。换句话说，微观世界中一切超微粒子都属于量子。量子是一种不连续波动的微粒子，具有两种特性：①微粒子特性。微粒子是比纳米更小的微粒，容易进入细胞。②高频能量波的特性。量子每秒能产生上亿次振动，可以与人体细胞磁场波动能量形成共振和共振信息，同时能纠正磁场波动混乱的细胞，以及修复受损的细胞，从而提高细胞的生命力。

量子医学是建立在量子力学原理基础上的医学学科。量子是 $1\times(10^{-15}\sim10^{-9})$ m 的微粒世界，其使量子医学的研究进入了更微观领域的医学，因此量子医学又称能量医学、波动医学和信息医学。量子医学由细胞生物学的宏观医学研究，发展为分子层次的微观医学研究，即量子力学、超微粒子性或波动性研究领域。而从细胞层次进入量子层次，医学上就必然建立起量子医学，利用量子运动的变化来诊断和治疗疾病，其典型的仪器是"量子共振检测仪"。

量子医学的核心是平衡。健康就是平衡与和谐，病态就是失衡与不和谐。量子医学的平衡有4个方面：①人体的酸碱平衡。正常人的血液pH值为7.35～7.45（呈弱碱性），人类饮食应达到酸碱平衡，酸性食物有鱼、肉、米、面等，碱性食物有水果、蔬菜等。②人体元素平衡。机体内微量元素缺乏、过剩或失衡，均会引起各种疾病。如镍高可引发癌症，硒、锗、锂、锶等元素在体内过低，也容易引发癌症。③体内微弱磁场平衡。如果磁场失去平衡，久之则患病。④心态平衡。心态平衡是健康长寿之本。

量子医学是21世纪医学的新曙光，是建立在量子力学、量子生物学、量子药理学和生命信息学基础上的现代医学新门类。它将医学从细胞层次推入人体分子生物学和基本粒子——量子层次，为治疗疾病开辟了新途径。当肉眼通过显微镜观察到癌细胞时，癌细胞数量已达到1×（10^8～10^9）个；然而，早期通过量子检测仪就可以检测到5～10个癌细胞的肿物，即可及早发现恶性肿瘤（萌芽状态）。

量子医学是顺势医学的现代医学基本理论，推进了顺势医学——第三医学的发展，也推进了中、西医真正意义上的结合，必然将推进整个人体医学科学的发展，是医学发展的新曙光，是21世纪的医学革命。

第三节 能量医学

在宇宙出现时，宇宙能量就应运而生了，并以光能、电能、磁能、热能、动能等形式源源不断地产生。这源于地心处于5000 ℃高温熔融状态的铁质，在地心内汇成不断流动的"汪洋"，其形成如同"发电机效应"，能产生恒定且经久不息的电流，再与地球南北极磁力线相互作用，使地球形成了一个电磁场，具有巨大的能量。这种巨大的能量汇聚在地球，以及人体内，并不断从宇宙中吸收能量，与人体维持平衡，延续人类生命。人是自然进化的产物，故人体本身也通过上述5种能量来维持生命的生生不息。

能量医学包括宇宙能量、自然能量、人体能量、心灵能量及全息能量。

一、宇宙能量

宇宙能量包括风、云、雷、电、光等。这些宇宙能量能对自然界产生巨大的影响力，如地震、海潮、洪水、火灾、龙卷风等，继而对人体产生巨大影响。

二、自然能量

自然界有山川、河流、花草、树木以及无穷的万物，它们自始至终产生着能量；同时，大自然还产生一种神秘莫测、变化多端、让人不可思议的能量，它们也对人体产生各种影响。

三、人体能量

人体能量分为先天能量和后天能量。先天能量就是细胞所产生的能量，后天能量是通过吸收营养物质获得的能量，先天能量和后天能量的结合转化，使人体细胞更活跃，人体能量更充足。不同生物体的相同组织和器官其生物能的频率是相同的。

四、心灵能量

心灵能量是人体能量的核心，可以实现"梦想成真"，也可以创造、改变一切，是一切事情成功的关键。

五、全息能量

人类进入21世纪后，对能量的诠释比以往更全面、更清晰、更彻底。"全息"包括天、地、人，物质、能量、信息，过去、现在、未来，也就是运用宇宙、自然、人体的全部能量和信息为人服务。因此，能量医学将成为未来医学发展的主轴，并由此带来划时代的革命性发展。

人体是一个高能量的发射器和接收体，就像一座生物雷达，传递并接收能量。能量医学是研究"能量"化活动能力的一种验证科学，能加以量化能量，包括电场能、磁场能、脑电波、神经激发，以及细胞和原子辐射。

1950年，德国博尔医师通过研究人体电能发现，电能分布在人体每个细胞的内外之间，其振荡频率很低，电磁波波长较长。其特性表现在人体皮肤上，可测出人体的电能变化。博尔在研究中发现，电能变化的"路线图"与中国人在2000年前绘制的"经络图"相同，于是博尔发明了"博尔电针"，开创了"能量医学"的研究热潮。其用电针和电频率保持体内"电能"的平衡，保证了1例患者膀胱癌切除术后未复发，最终该患者80岁时死于心脏病。

中华生命能量养生协会创会理事长苏永安提出，医学的最高境界是养生，养生的最高境界是长寿无病，而无病医学的新境界就是生命能量养生学。苏永安认为，生命能量养生学由中医天人合一学、波动学、仿生学、潜能学4个领域组成，上述4个领域构成生命能量医学的理论体系。其一，天人合一学是研究人体和宇宙能量共振规律的学科，人体是一个小宇宙，其能量运动也是高度复杂而有序的生物场运动。其二，波动学是高共振医学，运用高共振能量与生物体细胞水产生共振波效应，以提高细胞活性能量。其三，仿生学是指凡具有特殊禀赋与信息的生物皆可仿其健康、长生的信息，用于人类养生。其四，潜能学包括大脑潜能及经络潜能的开发。大脑潜能开发是将90%未开发的大脑能量开发出来；经络潜能开发是保证经络系统主宰的人体气血运转，其主宰生命的生长、发育，防止疾病与死亡的发生、发展，保证经络完全畅通。

中医能量医学与西医能量医学（量子医学）各有千秋且相辅相成。量子医学是国际医学新潮流，其本质是电磁场，是通过测定、分析生物体内生物电的振动频率来进行诊断与治疗疾病的医学，亦称波动医学。量子医学将医学从细胞层次推进到量子层次（微粒子层次），属微观医学。中医能量医学基本属于宏观思想范畴。中医认为，生命的一切活动源自机体的生命能量，生命能量充足则生机盎然，即"人体能量运动周期律数的增减不仅能直接影响机体的状态，也能反映生物电磁波的波长和频率的变化"。其反映在脏腑功能、呼吸、脉搏、血压、体温、血糖、血脂等主要生命体征和血液生化指数的能量运动上，与太阳、地球、月亮有很紧密的时间联系，变化规律基本一致。量子哲学整体观认为，相关分离部分必须看成是一个整体，分离部分具有紧密协作相关联性。而中医理论则认为，人自身与自然界是一个不可分割的整体，人体是以五脏六腑为中心的相辅相成的整体。

中医理论优于西医理念的四大特点：①中医在3000年前就已具备能量理论；②中医发现了生命的第一系统——经络图，与西医电能变化线路图相同；③21世纪已发现，宇宙是由物质、能量、信息三大要素组成，而中医发现的经络系统可以称为"第一生命系统"；④信息的形式是"场"，能量的形式是"波"，物质的形式是"粒子"，而经络具有"场"和"波"的特性，是人体的完整信息能量系统。十二经络体系与十二地球磁力线同步运转，共振交流，地球与十二经络体系同时依序各自转1周。因此，经络成为"场体医学"，远超西方"点、线、面"的医学。如此，"创新量子医学"成为兼具量子医学微弱磁场的微观科学。

纳米技术和量子医学诞生后，经过科研人员多年精心研究，将纳米技术和量子技术与远红外线的应用相结合，开发了远红外线负离子活化能液等一系列人类的液态整形产品；将固体整形物质液态化，为美容界和医疗保健界创造了新的产品。

1. 液态美容或抗衰产品是采用量子化技术原理，具有"微粒子和高频能量波"两大特性。①微粒子特性。量子比纳米还小，如果纳米是篮球大小，量子就如黄豆大小，量子很容易快速进入细胞内，激活和修复老化受损的细胞。②高频能量波特性。量子能在每秒产生上亿次的高频振荡波以补充细胞能量，增强生命体的生命力。

2. 液化的红外线物质很容易释放远红外线。在10 ℃时，液态物质就能释放大量的远红外线，而固体需要在80℃时释放远红外线。

3. 液化美容或抗衰产品中的矿物质能释放大量的负离子。负离子与生物体内的矿物质有着紧密的联系。当负离子增加时，细胞功能增强，血液中钠、钙、钾的离子化率也会升高。

4. 液态美容或抗衰产品中，远红外线产品包含细胞生长因子，能促进成纤维细胞分泌胶原蛋白，同时增强细胞的再生能力。因此，液体美容或抗衰产品的诞生，为养生、健康、抗衰老和美容产业的发展增添了新的技术。

2010年，高景恒教授报道了电气石（亦称托玛琳）的细胞养生作用。早在1880年，法国学者发现了电气石的压电性和热电性。1989年，日本学者发现电气石存有自发的、永久的电极性。2006年，姚鼎山报道了其四大特性：常温下发射远红外线；释放负氧离子；带电特性，微弱电流0.06 mA；含有微量元素及矿物质。七大功效：提高和增强免疫力，增强再生能力，保鲜食品，改善水质，净化空气，改善土壤，治疗各种疾病（保健功能）。同年，高景恒教授又报道了电气石可为细胞充电、充氧、充磁，提高细胞活性。电气石表面的微电流（0.06 mA）与人体微电流（0.06 mA）相匹配，从而能促进微循环。2005年，我国自主研发了电气石的产品——EME生态能量金合晶。EME能增强负磁能、远红外线、负氧离子3种生态能的叠加，协调物理特征，克服了电气石的压电和热电性效应，可以自主发挥其特征。除电气石和EME生态能量金合晶产品外，我国浙江、上海等地研制的竹炭和竹炭纤维均具有上述产品的同样功能；同时，上述固体产品经过高科技技术转化为液态产品，从而发挥和增强其疗效，实现了液态整形，以及细胞的充磁、充电、充氧。与人生命体每时每刻离不开阳光、空气和水一样，实现了真正意义的天、地、人合一。

苏永安撰写了《CLE量子中医康复医学：缔建信息、能量、物质完美新医学》。专著中提出，医学的最高境界是养生，养生的最高境界是长寿无疾，21世纪是能量医学的时代。21世纪初，人们期待新医学——CLE量子中医康复医学的诞生，即应用CLE活性量子共振技术的人体量子共振波频和生物电波与生物磁波，通过与人体第一生命系统——经络信息能量系统和人体第二生命系统——量子物质结构系统产生高度共振，快速治愈各种疑难重症，还能给予心肺衰竭的高危患者补充心肺生物电波，以快速救治。CLE活性量子共振技术改变了水的某些理化特性，如表面张力、黏度、离子溶解度、溶解氧浓度、渗透压等，对生物整体、生物大分子、细胞、组织、器官等不同层次均产生影响。欧盟权威能量检测机构验证了CLE量子共振水频谱图形，确认其能将水转化为强化人体能量的媒介，与人体经络及血液循环系统相共振，适当修补人体电磁能结构，提升水的质量，对细胞中水分的新陈代谢及细胞的再生有重大的效能，能快速促进病体的养生康复速度。《CLE量子中医康复医学：缔建信息、能量、物质完善新医学》的诞生标志着人类医学真正迈入了信息、能量、物质的较完善的生命领域，从而实现延年益寿的梦想。

然而，CLE量子共振水如今已研发335～348种与人体谐振的超能频（SLF），其中直接影响人体谐振低频的有133～138种，能立即改善重大疾病的有33～38种，其中包括有中医概念的十四经脉共振频率。目前，此崭新的技术正在被积极用于研发人类抗衰老的课题，相信在不久的未来，人体衰老将会延缓，人类寿命将提高到130岁。

第四节　量子医学与顺势医学

顺势医学又称量子顺势疗法，亦称能量医学，或称量子顺势医学。既古老又现代的顺势医学是21世纪的前沿医学，是集基因重组、微纳米技术、干细胞、再生医学、水的记忆功能和量子医学于一身的整体医学学科，既克服了药源性的交叉反应，又无不良反应，帮助修复机体，从而达到安全、快速、治愈疾病的目的。顺势医学将成为21世纪最有前景的微观医学，可达到延缓衰老、根治疾病的目的。量子医学的出现和发展进一步证实了"顺势医学"这一古老医学理论的科学性，并促进了该医学的快速发展。笔者进一步总结提出"四大关键词"和"五大因素"。

一、四大关键词

（一）稀释与振荡

顺势医学疗法产品的生产方法是稀释加振荡。稀释的目的是加大微粒子间的距离，减少粒子之间的引力；振荡是纳米技术的切割工艺。稀释和振荡是将宏观的生化物质变成微观的质子、中子、电子和量子的过程。微粒子的直径在 $1 \times (10^{-15} \sim 10^{-9})$ m，带有电荷，能形成电磁场。

（二）基因的修复和激活

基因是遗传的单位，基因损伤是万病之源。修复损伤基因可能就能治好一种疾病。顺势医学疗法产品的微粒子极易进入细胞内修复染色体上的基因，达到根治疾病的目的。顺势医学疗法产品中的微粒子可以激活老年人体内的沉睡基因，使老年人的头发变黑，老年斑消失，实现延年益寿。

（三）好转反应和旧病重现

85%以上的病例在治愈前有病情加重的现象，此现象称为"好转反应"。而大部分患者在治疗当前疾病的同时，出现老病"复发"的现象，称为"旧病重现"。两者出现时间不同，多集中在第3～14 d，持续2 h至7 d。

（四）深层次修复

人体有（3～4）×10⁴对基因，各有其功能，分为自愈系统基因和非自愈系统的基因。非自愈系统基因修复比较容易，可达到"立竿见影"的效果，为浅层次修复。而自愈系统的基因修复是"幕后英雄"，在顺势医学中常常是隐性修复，为深层次修复。

二、五大因素

顺势医学是集细胞与再生医学、微纳米技术、基因重组、水的记忆功能和量子医学于一体的整体医学学科，也是由宏观医学发展为微观的粒子层次的医学。

（一）干细胞与再生医学

干细胞与再生医学是近年来方兴未艾的生物医学新领域，具有重大的临床应用价值，通过干细胞移植、分化、再生，促进创伤修复。干细胞与再生医学将改变传统对于坏死性和损伤性等疾病的治疗手段，给疾病的机制和治疗带来革命性的变化，同时也证实顺势医学中的"自愈能力"是机体自我调节、自我修复、自我治愈的自然本能的科学性，从而促进了顺势医学的快速科学发展。这首先表现在抗癌和抗衰老的研究上。

近年来，干细胞与再生医学领域国际竞争日趋激烈，已成为一个国家衡量生命科学发展水平的重要指标。然而，自我修复是干细胞的重要特征，这源于干细胞的不对称分裂，取决于干细胞巢或其微环境。有学者提出，干细胞是致癌的部分或全部原因。一些学者认为，癌细胞具有与干细胞相同的性质，且此观点已存在很多年。John等于1997年第一次在白血病患者体内发现了肿瘤干细胞。2003年，Michael在乳房肿瘤中找到了肿瘤干细胞。干细胞与恶性肿瘤干细胞的关系已成为当前医学科学研究的热门和相关再生医学发展的主要课题之一。干细胞与肿瘤干细胞的关系，各自的特点、来源，肿瘤干细胞与肿瘤的发生、发展的关系，肿瘤干细胞与再生医学的关系等，都是需要解答的问题。

肿瘤干细胞可能源于正常的干细胞。对干细胞和肿瘤细胞的深入研究已表明，干细胞和肿瘤细胞有很多共同点，肿瘤细胞很可能是干细胞在长期的自我更新过程中，由多基因突变导致干细胞生长失去了调控而形成的。可见，肿瘤干细胞源于失衡的正常干细胞。两者既有相同点，又有不同点。其相同点：①两者均具有自我更新和无限增殖的能力；②相似信号参与两者的自我更新；③两者均具有端粒酶活性；④两者具有相同的特异性标志物；⑤正常干细胞具有迁移的特性，而癌肿瘤干细胞有转移能力等。其不同点：①干细胞可长期不对称分化下去，即一个干细胞可分化为一个子代干细胞和一个成体干细胞；肿瘤干细胞仅能分裂形成2个肿瘤细胞，对称性分裂。②某些恶性肿瘤可以自动消失或者经诱导剂诱导分化成为正常的细胞组织，如恶性黑色素瘤、脂肪母细胞瘤、视网膜神经母细胞瘤等，可以不经治疗自动痊愈。急性早幼粒细胞白血病可以用视黄酸和三氧化二砷诱导治疗而痊愈。体内外实验均已证明上述结果。研究表明，肿瘤干细胞存在于肿瘤组织中，而肿瘤干细胞是肿瘤生长、侵袭、转移和复发的根源，只要组织中残留一个肿瘤干细胞，就可以导致肿瘤复发，因此，肿瘤干细胞是肿瘤发生、发展的源泉。只有设法杀死全部肿瘤干细胞，才能治愈恶性肿瘤。

综上所述，肿瘤组织中存在有肿瘤干细胞，肿瘤组织是由肿瘤干细胞发生的，肿瘤干细胞是由干细胞基因突变而发生的，肿瘤切除的原位如残存有一个肿瘤干细胞，肿瘤就会复发。如此，肿瘤干细胞与成体正常干细胞之间的关系还在很多未知领域，需要进一步深入研究和证实。

（二）纳米医学

纳米技术是制作尺度小于数百纳米的物体的技艺。纳米医学是用由纳米生物医药发展起来的纳米技术以解决医学问题的学科。合成生物的发展以及开发细胞机器人和细胞生物计算机等技术，将会引来一场新的纳米技术革命。常规治疗中有药物的纳米化，可提高疗效，减少用量，降低不良反应。这与顺势医学的古典基本原理无穷小剂量相一致。

（三）基因医学

基因是每个细胞核内染色体上，具有编码蛋白质氨基酸系列功能的DNA分子片段。基因的主要功能是：①作为遗传信息储存单位；②基因表达，决定人的生老病死全过程；③基因自我复制，保持遗传的连续性。

（四）水的记忆功能

水有记忆功能是指水对溶解在其中的物质存在记忆能力，这是顺势疗法的核心。在顺势疗法中，有效成分被无限稀释，振荡后，无分子的药水（母液或称记忆水）仍有疗效。现已证明这种观点是科学的。水分子直径为 4×10^{-4} m，体积是 3×10^{-29} m³。

1970年，哈尼曼翻译了苏格兰药物学家的著作，提出了金鸡纳树皮实验。1976年，哈尼曼发表了他的实验结果，于是顺势疗法诞生了。该疗法认为，母液被无限稀释振荡后仍有母液的疗效。这一结论有上百年的时间未被承认，甚至被嘲笑。法国科学家贾科斯·宾文尼斯特发表了名为《研究水有记忆功能》的文章，却使其科研经费、实验室和学术地位均被丢掉。

2002年，瑞士化学家Louis在《物理学杂志A》中发表其研究结果，即高度稀释超过阿伏伽德罗常数的氯化锂和氯化钠，同样会发出热释光，与母液相同。而且，经稀释后的氯化锂和氯化钠溶液的信息水与顺势疗法中的记忆水一样。法国Denis以及拉非尔·维索赛卡斯证明了Louis结论的正确性，认为"实验有很好的可重复性"，而且是有信度的物理现象。因此有科学家提出，去除被污染水中的污物是不可能的，即无法恢复纯水的结构和功能。格兰特发现，水被污染后污染物消耗水中大量的能量，水分子团变大，活性减弱，振动频率异常，影响水的溶解力、渗透力等。由于水有物理记忆性，过滤或蒸馏仍不能有效改变这种属性。奥地利科学家证明，用被汞、铅污染的水喂小鼠，会致其患癌而死亡。经反渗透法（如蒸馏法），去除污染水中的汞、铅等重金属，以之喂小鼠，同样导致小鼠患癌而死亡，其原因是水有记忆功能，水中仍存在有害的电磁波。因此，奥地利科学家夫格卢域博士认为，真正对生物造成伤害的，并不是我们肉眼看到的那些有害物质本身，而是有害物质所释放的频率。仅仅靠简单的净化技术不能除去水分子的隐性污染。要想让水恢复先天的纯净，日本江本胜关于结晶水结构对不同信息反应的研究是一个很好的启示。水的记忆功能与日本江本胜的水结晶实验结果有异曲同工之妙，均具有里程碑意义。

（五）量子医学

量子医学是顺势医学当代的基础理论。量子医学的出现使顺势医学的宏观基本理论发展进入微观的微粒子层次（中子、质子、电子等）。如此，顺势医学才得以深入发展和普及，其科学性被证实。量子医学的特点：①量子医学是研究微观粒子运动规律的学科；②量子医学研究微粒子的量子化规律；③量子医学基于微观粒子量子化特征，开辟医学发展的新时代；④量子医学具有整体性、系统性、全面性的特点。量子医学的四大价值：①实现医学研究和实践从细胞层次进入微粒子层次；②诠释微观和宏观的医学模式的区别；③消除了医学领域的哲学争论，不再存在所谓对与错的问题，只存在视觉角度不同的本质区别；④使微观状态的微粒和宏观的症状有机结合起来。

量子医学也称波动医学，以量子生物物理为基础，是建立在量子力学、量子生物学、量子药理学和生命信息学基础之上的现代医学新门类，是新兴的交叉学科。它将医学科学从细胞层次推进到构成人体基本微粒子——量子层次，并转化成为生物电磁性信息，从而得到生物体有关身心具体的健康或异常信息。

第五节　量子医学在亚健康检测过程中的应用

一、亚健康状态的流行病学

随着人类对健康理念认识的不断发展，有越来越多的研究把注意力放在健康与疾病之间的灰色领域，即亚健康状态。然而对亚健康状态概念、分类及判定认识尚未达成共识，这成为制约亚健康研究发展的关键所在。

（一）亚健康状态的概念及意义

1997年，北京的"首届亚健康学术研讨会"上，我国学者正式提出亚健康状态的概念，即亚健康状态多指无临床特异症状和体征或者出现非特异性主观感觉，而无临床检查证据，但已有潜在发病倾向信息的一种机体结构退化和生理功能减退的低质与心理失衡状态。亚健康状态者不能达到健康的标准，表现为一定时间（3个月）内的活力降低、功能减退和适应能力下降的种种表现，但又不符合现代医学有关疾病的临床或亚临床诊断标准。与世界卫生组织（WHO）健康概念相对应，亚健康状态包括：排除疾病原因的疲劳和虚弱状态，介于健康与疾病之间的中间状态或疾病前状态，在生理、心理、社会适应能力和道德上的欠完美状态以及与年龄不相称的生理功能的衰退状态等。在"亚健康状态"这一概念提出后，很多学者投身于亚健康研究，并依据自己的理解对亚健康状态从不同的角度进行了定义。2006年，中华中医药学会发布了《亚健康中医临床指南》，定义亚健康是指人体处于健康和疾病之间的一种状态。有研究者进一步发掘亚健康状态的内涵，赋予了其动态化的概念，即亚健康状态的判断标准不是一成不变的，随着医学与社会的发展，亚健康状态的范畴也将发生相应的变化，其原因在于健康、疾病、亚健康之间存在相互重叠的现象，在相互转化的动态演变过程中，将相互重叠的部分划归哪一种状态是可以随着判断标准的变化而变化的。但该学者同时认为，随着研究的深入，三种状态间的界限将逐渐清晰并可据此做出更为准确的判断。健康、亚健康和疾病之间存在着一定的关系。有研究指出，若机体长时间处于亚健康状态，则可发展为亚临床状态，进而发展为疾病状态。当机体处于亚健康状态时，可通过休息调整等方法恢复到健康状态，而一旦发展到亚临床状态，即出现了病理改变，此过程为不可逆的改变，不可能再恢复到健康状态。这意味着对处于亚健康状态人群进行积极的干预，不仅可以改善人们的生活体验，还能够有效预防疾病的发生。

（二）亚健康状态发生的原因

国内有学者将造成亚健康状态的原因归结为以下五个方面：①营养不全。营养不全会造成很多重要的营养素缺乏和肥胖症增多，机体的代谢功能紊乱。②心理失衡。心理失衡会影响人体的神经体液调节和内分泌调节，进而影响机体各系统的正常生理功能。③缺乏运动。缺乏科学的运动方法指导会损坏人体的健康。④噪声干扰。噪声干扰对人体的心血管系统和神经系统会产生很多不良影响，使人烦躁、心情郁闷。⑤逆时而作。破坏生物钟规律，影响人体正常的新陈代谢。由此我们可以总结出，不良的生活习惯和工作习惯是导致亚健康状态的主要原因。

（三）亚健康状态的分类

在有些研究中，对应健康定义中不同领域的分类，将亚健康状态分为躯体亚健康、心理亚健康、社会交往亚健康、道德亚健康与混合型亚健康。躯体亚健康依据症状特征不同，可分为4个亚型，包括疲劳型亚健康、睡眠失调型亚健康、疼痛型亚健康、其他症状型亚健康；心理亚健康可分为焦虑性亚健康、抑郁性亚健康、恐惧或嫉妒性亚健康、记忆力下降性亚健康；社会交往亚健康可分为青少年社会交往亚健康、成年人社会交往亚健康、老年人社会交往亚健康。此外，还有研究按照亚健康概念的构成要素或亚健康的演进状态对亚健康状态进行分类。

（四）亚健康状态发生的机制

1. 神经内分泌功能的改变　研究表明，各种不良因素作用于机体导致的亚健康状态，最终都会引起下丘脑-垂体-肾上腺轴的功能改变而引发临床症状。Blake等人通过动物试验证明抑制应激反应可引起肾上腺皮质激素依赖性蛋白HSP70合成，这一生理反应可在一定程度上保护机体免受损伤，并且这种生理反应程度随着年龄的增长而降低。另外有研究发现抑郁症可使神经细胞的生长发育受到影响，表现为神经细胞树突减少，影像学测定显示大脑体积缩小，而应用抗抑郁药物后可纠正上述变化。总之，神经内分泌功能的改变在亚健康状态发生、发展过程中扮演了重要的角色，对这一生理反应过程的监控可能会有积极的作用。

2. 免疫系统功能的改变　各种应激因素极易影响机体的免疫系统功能，从而导致各种免疫相关性疾病的发生。Bonneau等研究发现，应激后的小鼠模型对单纯疱疹病毒的易感性明显提高，这表明机体在应激状态下可出现免疫功能低下，而亲情、爱抚及食物等良性因素可有效地提高机体的免疫力。这一研究结果也许在一定程度上解释了"一分治疗、七分护理"的道理。因此，用免疫功能的检测（如T淋巴细胞、B淋巴细胞功能）来评价亚健康状态的程度可能较为科学客观。另外，通过免疫学途径来控制亚健康状态的发生和发展也将成为可能，已有的研究表明，应用应激蛋白提高机体的免疫力可能是疫苗治疗后的又一种新的提高免疫力的方法。

3. 基因表达异常改变　在应激因素的刺激下，正常组织细胞的表达会出现异常。机体在受到不良刺激时，可产生热休克蛋白（HSP），该蛋白具有防止IE细胞凋亡及提高机体耐受力的作用。另有动物实验证明，当限制动物的活动，使动物处于应激状态时，纤溶过程的主要抑制因子纤溶酶原激活物抑制物-1（PAI-1）表达提高，导致血栓形成。

在应激因素的作用下，抑癌基因p53发生突变，其表达的全长突变型p53蛋白也可通过结合作用使转录调控蛋白Daxx丧失凋亡抑制作用，进而促进癌变发生。

这些研究说明，亚健康状态时发生的基因表达异常也可能会成为检测和控制其发展相关研究的科学手段之一。国内一项研究对19所高校的教师共7213份问卷用Logistic回归分析亚健康影响因素，得出结论，一般人群亚健康的高发年龄为40岁以上，高校教师这一特定人群的调查结果则显示<40岁年龄组亚健康发生率最高，即可以认为青年教师是高校教师亚健康的危险人群。

随着人们生活水平的不断提高，越来越多的人更加关注健康，亚健康状态的出现给人们的健康带来一定程度的威胁。

因此，对亚健康状态的深入研究显得尤为重要，只有以深入彻底的研究为基础，才能从根本上解决它带给人类的痛苦，使我们的生活更加健康。

（五）亚健康状态的判断方法

尽管亚健康状态的研究已开展了许多年，但始终没有一个有效、公认、标准化并能推广使用的判定方法。在既往的研究中，亚健康状态的判断方法主要有综合量化测定法、应用超高倍显微诊断系统（MDI）进行健康评估、虹膜图像分析法、量表法、基于《亚健康中医临床指南》中亚健康状态的诊断标准等。其中使用频率最高的方法为使用自行研制的亚健康状态判断量表来判断研究对象是否处于亚健康状态；而近年来较大规模的亚健康状态流行病学调查多采用《亚健康中医临床指南》中亚健康状态的诊断标准作为判断依据。在《亚健康中医临床指南》中对亚健康状态的诊断是依据临床表现而得出的。有如下三类临床症状。

1. 以疲劳、睡眠紊乱或疼痛等躯体症状表现为主。

2. 以郁郁寡欢、焦躁不安、急躁易怒、恐惧胆怯，或短期记忆力下降、注意力不能集中等精神心理症状表现为主。

3. 以人际交往频率减低或人际关系紧张等社会适应能力下降表现为主。

若上述三条中的任何一条持续发作3个月以上，并且经系统检查排除可能导致上述表现的疾病者，目前可分别被判断为处于躯体亚健康、心理亚健康或社会交往亚健康状态。在实际应用中该判断方法难以标准化并常常需要额外辅以自行设计的亚健康状态量表才能完成判断。研究者自行设计的亚健康状态评价量表常常是基于对国际上较为流行的评定量表或调查问卷的综合。一些研究基于SCL-90自行设计调查问卷对亚健康状态做出判断，也有研究所建立的评价量表借鉴了康奈尔医学指数（CMI）中的指标。有研究采用德尔菲法建立了亚健康状态诊断标准，该标准包括6类18项症状（躯体症状5项、心理症状6项、活力3项、社会适应能力2项、免疫力1项和到医院看病1项），在1年内持续1个月以上出现上述症状中1项以上者即可被判定为亚健康状态。

另一项研究也采用德尔菲法建立了亚健康状态判断指标体系，包括一级指标7项（消化道功能、睡眠、性功能、疲劳、疼痛、情绪、生活快乐）和满意度。

（六）亚健康状态的流行现状

国内的研究显示，一般人群中亚健康状态现患率在17.8%～60.5%。不同职业人群亚健康状态的现患率有所不同。企业员工、大学教工、机关干部等职业人群中现患率普遍较高。几项针对广东省人群进行的研究结果显示，企业员工亚健康现患率在44%～65%，机关干部亚健康现患率为51%，高校教工为65%～69%，入伍新兵中亚健康状态的现患率则较低。不同年龄人群的亚健康状态现患率也有所不同。大多数的研究显示，亚健康状态现患率随年龄增长而升高，特别是一项在老年人群中进行的调查发现，亚健康状态的现患率超过了90%，但也有研究得出了相反的结论。有研究认为中年人（30～44岁）是亚健康状态受累最严重的人群。不同性别人群亚健康状态的现患率也有差异。大部分研究发现，女性亚健康状态的现患率高于男性，而另一些研究结论与之相反，也有一部分研究认为不同性别间亚健康状态的现患率没有差异。另外有研究表明，随着学历上升，亚健康状态的现患率也随之增加，但近年来也有相悖的结果报道。

（七）亚健康状态的影响因素

有关亚健康状态影响因素的研究发现，心理因素、工作压力、个人行为习惯与亚健康状态的现患率有关，不少研究均报道工作压力是亚健康状态的危险因素，心理因素（如对工作、生活满意度低）等是亚健康状态产生的危险因素，其中工作满意程度对发生亚健康状态的影响较生活满意程度的影响大，不进行体育锻炼、吸烟、饮酒等人群的亚健康状态现患率较高。然而一些研究发现，吸烟、饮酒等不良生活习惯与亚健康状态发生并无关联。有研究认为，月经周期也是亚健康状态的影响因素之一，处在月经期的女性较易出现亚健康状态。另外，一项以入伍新兵为对象的研究结果显示，父母的职业及文化程度与其亚健康状态发生有关联：父亲职业为工人者，亚健康状态现患率较父亲职业为农民、知识分子低；父亲文化程度为大专以上或小学以下者亚健康状态现患率较高，而母亲文化程度较高者亚健康状态现患率则较低。

（八）目前研究中存在的问题与展望

对亚健康状态的研究已经成为一个由医学、心理学、社会学、哲学、人文科学等多学科交叉的有关人类健康的边缘科学。但是亚健康研究工作目前还存在着一些问题，如导致亚健康状态的确切病因存在争议、诊断标准尚未统一、缺乏针对性治疗等。但不可否认的是体育锻炼是亚健康状态向健康状态转化的重要手段，在全民健身广泛开展的今天，使更多的人了解体育对亚健康预防和消除的独特功能，对全民健身的开展将会起到重要的促进作用。亚健康状态拥有广泛的内涵，是人们在身心情感方面处于健康与疾病之间的健康低质量状态及其体验，其过程有着较大的时空跨度，且是在不断变化发展的，既可向健康状态转化，又可向疾病状态转化，究竟向哪方面转化，取决于自我保健措施和自身的免疫力水平。向疾病状态转化是亚健康状态的自发过程，而向健康状态转化则需要采取自觉的防范措施。亚健康与疾病发生的关系是否为量效关系，有待我们进一步研究。亚健康预后转归判断还不清楚，亚健康的病理基础较为复杂，它与疾病发生的规律性仍未明确，这仍然是我们今后研究的课题。由于亚健康的提出承袭了预防为先的基本思想，在这一阶段，如能及早采取干预措施，从心理、行为、生活方式各个环节切入，有可能阻断亚健康向临床病态的发展，真正起到预防作用。另外，社会发展迫切需要医学拓展其视野，解决病前亚健康状态，这对医学今后的发展具有重要意义，同时对提高个人生活质量，合理配置社会资源，降低国家、个人医疗费用具有切实意义。

二、亚健康状态的评价方法

1984年，世界卫生组织（WHO）定义健康是一种身体上、精神上和社会适应上的完好状态，而不仅仅是没有疾病和虚弱。从定义上可以看出，除了健康和疾病外，人类还有一种状态是虚弱现象，这种虚弱现象就是亚健康。亚健康是指机体虽无明显的疾病诊断，却过早表现出活力降低、反应能力减弱、适应性减退，是介于健康与疾病之间的一类生理功能低下状态。在身体、心理上没有疾病，但在主观上却有许多不适的症状表现和心理体现，也被称为不定陈述综合征，大体有以躯体症状为主的躯体性亚健康、以心理症状为主的心理性亚健康、以人际交往中的不良症状为主的人际交往性亚健康。亚健康的表现形式主要有慢性疲劳综合征、信息过剩综合征、神经衰弱、肥胖症等若干种。WHO一项全球性调查结果表明，全世界真正健康的人仅占5%，经医生检查、诊断有病的人也只占20%，剩下75%的人处于亚健康状态。处在亚健康状态的人群中的一部分，若不对健康给予足够的重视并及时进行治疗，进一步恶化就有可能转变为过劳死。需要指出的是，亚健康状态可能会由许多因素引起，主要的症状往往有多个，因此，要准确评价亚健康状态，需要考虑多种可能的症状，并进行综合辨证诊断。国内外研究者对亚健康的评价方法主要有以下几类。

（一）量表评价法

1. 康奈尔医学指数（corell medical index，CMI）　李燕华等人评价亚健康状态采用康奈尔医学指数（CMI）自评式健康问卷。CMI是美国康奈尔大学Wolff和Brodman等人编制的。问卷内容包括4个部分：躯体症状、家庭史和既往史、一般健康和习惯、精神症状。问卷分18个部分，每部分按英文字母排序，共有195个项目，每一项目均为两级回答：是或否。"是"记1分，"否"记0分。全部项目得分相加得CMI总分。美国常用的筛查界值总分为30分，M-R分15分（M-R部分有51个项目，是与精神活动有关的情绪、情感和行为方面的问题）；女性总分40分，M-R分20分。国内研究者结合我国特点，对CMI进行初步的修订，并提出不同性别筛查参考标准：男性总分35分，M-R分15分；女性总分40分，M-R分20分，达到此标准的即为正常人群中筛查到的躯体和心理障碍者。

2. 德尔菲法自测表　亚健康者大多以个人感受为主，处于亚健康状态的人体检无阳性体征，各方面实验室检查为阴性，在评价上有一定的难度。陈青山等人应用德尔菲法，对广东省19所高校9600名教工进行亚健康状况调查和评价，高校教师亚健康发生率为69.18%。该自测表内容一般包括个人基本情况、生活方式、工作、学习、生活压力、人际关系等相关因素和既往史、现病史和亚健康量化表等项目。评价一般包括6项一级指标、18项症状，即躯体症状5项（疲劳、头痛或头晕、耳鸣、肩或腿麻木僵硬、咽部有异物感）、心理症状6项（心烦意乱、孤独感、注意力不集中、焦虑、多梦、记忆力差）、活力3项（活力减退、对周围事物不感兴趣、情绪差）、社会适应能力2项（工作觉得吃力、同事关系紧张）、免疫力1项（容易感冒或患其他病）、到医院看病1项（感觉患病但未确诊）。若在1年时间内持续1个月出现所列的18项症状中1项以上者可评价为亚健康。

此外，也有学者应用疲劳量表、过度疲劳量表、SCL-900等多种量表进行亚健康检测。沈澄等人采用的"第三状态"量表所含30项检测内容中，阳性项目达6项时视为进入第三状态。温海辉等人根据亚健康评估表中的32项症状来评价亚健康，有6项或6项以上的症状者处于亚健康状态。

（二）检测评价法

1. 血液学检测

（1）超高倍显微诊断仪（multimedia computing microscopy diagnostic instrument，MCMDI）亚健康评估法：许多学者用世界流行的MDI健康评估法（俗称一滴血检查）对亚健康状态进行评估。MDI健康评估法是美国斯坦福大学Dradford博士研究推出的一种健康评估和疾病诊断方法。

它本来是WHO用于对人类死亡危害最大的疾病所提示的各项指标进行测定，根据被测定者的实际检测状况逐项打分（采用百分制，满分为100分），对应WHO的健康定义，进行综合评价，其标准是85分以上为健康状态，70分以下为疾病状态，70～85分为亚健康状态。这项用于亚健康诊断的技术在一些发达国家已很成熟，并被誉为健康的预警器和保护神。它的原理是通过超高倍显微诊断仪放大末梢血标本15000倍，直接观察血细胞的形态、结构、活动情况，早期发现和预测病情，为医学诊断提供重要信息。通过测量得出量化的体质测定标准，亚健康不再是一种说不清、看不见的模糊状态，医生可以借此评价测量者的体质状况。

（2）多媒体显微诊断仪（THMMDI）检测法：清华大学在MDI的基础上，改进设计出多媒体显微诊断仪。该方法保留了对一滴血的健康检查，与MDI相比提高了放大倍率（20000倍），增加了一些病原体和细胞学的检查。MDI不足之处是不能对特殊器官进行定量和定性检测，有些指标只能定性而不能定量。钱锦康等人采用THMMDI对86名志愿者进行检测，并将所得结果与临床检测结果比较，THMMDI的诊断符合率为78.0%，诊断阳性符合率为90.0%，临床检查确定为阴性项目中的25%被评为亚健康。

（3）血液流变学检测：目前测定项目主要有全血黏度值、血浆黏度值、全血高（低切）还原黏度、红细胞变形指数、红细胞聚集指数、红细胞沉降率、细胞压积等。许多研究表明，血液黏滞性的升高常常发生在亚健康状态或疾病的早期，是血液流变学指标的一个显著特点；同时标志着无症状的疾病病程已经开始，一个健康人渐渐发展为亚健康人。及早采取改善血液流变学的措施可以逆转此过程，防止向疾病转化，使亚健康转化为健康。

（4）血液细胞阻抗测量：陈安宇等人认为，亚健康状态可能会引起血液红细胞膜质的改变，而这种改变又会影响血液的阻抗变化，但未提出具体的判断标准。

（5）其他血液指标检测：钟玉昆认为，可以通过测定体内微量元素的含量变化，揭示亚健康状态。意大利学者对2486名老年人的研究发现，低血清蛋白和低血清铁可能标志亚健康，年龄与胆固醇负相关对于男性是有显著性意义的，对于老年人低胆固醇可能标志亚健康。澳大利亚学者发现，超重与亚健康有重要的关系。武维屏等人提出亚健康有两种情况，即特异性疾病的临界状态和非特异性疾病的临界状态。处于亚健康的人自觉会有诸多不适症状，实验室检查等可能有某些指标的变化，但尚未达到相应疾病的诊断标准，如血糖时常高于参考值，但尚未达到糖尿病诊断标准。

2. 仪器检测评价法

（1）福贝斯远程健康检测系统（TDS）：福贝斯远程健康检测系统是由福贝斯医疗器械开发有限公司研制开发的，是中国传统经络学理论和现代高新电子技术设备结合的产物。其理论依据：人体是一个生物信息的整体，睡眠细胞以代谢活动为基础，生物电的产生是一切活细胞的重要机能。人体经络和脑电、心电、肌电一样都能产生和传导生物电流。TDS检测仪依据经络理论，结合现代高新电子技术，利用感应器测定人体穴位的电能量值，通过网络将数据传送到TDS中央数据库，应用卫生统计学和模糊数学原理，与原保存的医学专家模型分析对比，对被检测者的健康状况做出评价，亚健康人群检出率为87.2%。福建省目前把TDS检测列入公务员健康体检项目。

（2）脑像检查（EEQG）：王德垫等人通过对神经行为功能测试和脑像检查的相关研究认为，脑像检查技术具有早期发现神经行为和大脑思维活动的亚健康状态的作用，且两者之间有较好的相关性，进一步研究认为，亚健康人群的脑功能活动不同于健康群体，亚健康群体的脑功能下降，亚健康状态是脑的亚健康，脑像检查技术具有较早测评亚健康的能力，人脑的高级神经活动可以用物理学和数学方式予以表达。

（3）量子共振检测法（QRS）：量子共振检测法是一种类似磁共振和红外光谱分析原理的新的波谱分析仪器，在国外只有5～10年研究应用历史。其通过量子共振仪的微量磁场测定装置对生物体及物质中的微弱磁场进行捕捉和解析，可达到检查人体疾病、营养水平和药品、食物功能的目的。由于其具有无创、灵敏、经济、简易、快速、重复性好等优点，现已被国内外誉为临床检验领域重大变革。全国现有近百台量子共振仪，在北京、上海、厦门、深圳、济南等十多个城市的医院配备，用于亚健康检测、慢性病检查、肿瘤良恶性的鉴别等。济南的曹京敏、鲁开化等人采用该技术进行了大量的研究。

（4）其他仪器检测：殷淑珍根据国外资料对心电图QT离散度进行研究，并将亚健康进行了分期，提出将QT离散度作为亚健康检测手段。

3. 症状标准评价法　较早关注亚健康问题并走在研究前列的美、日两国，针对亚健康状态者最普遍的慢性疲劳综合征（CFS）先后制定了诊断标准。CFS的诊断标准最早是由美国疾病控制与预防中心（CDC）在1988年制定，并于1994年加以修改完善。该标准被国际医学界公认为金标准，其内容包括以下3个方面。

（1）持续或反复出现的原因不明的慢性疲劳，该疲劳是新出现的或有明确开始时间的，病史不少于6个月；不是持续用力的结果；经休息后不能缓解；导致目前各种职业能力、接受教育能力、个人生活和社会活动能力较患病前明显下降。

（2）同时具备下列8项中的4项或4项以上症状：①短期记忆力或集中注意力明显下降；②咽喉肿痛；③颈部或腋窝淋巴结肿大、触痛；④肌肉疼痛；⑤没有红肿的多发性关节痛；⑥一种类型新、程度重的头痛；⑦睡眠质量不佳；⑧运动后的疲劳持续超过24 h。

（3）排除下述的慢性疲劳：①原发病原因可以解释的慢性疲劳；②临床诊断明确，但在现有的医学条件下治疗困难的一些疾病持续存在而引起的慢性疲劳。

评价依据：（1）必备，（2）症状同时出现4项或4项以上。需要指出的是，慢性疲劳综合征（CFS）的诊断是一个除外诊断，应在确信排除了其他疾病的基础上进行，不能以病史、体格检查或实验室检查作为特异性诊断依据。

日本厚生省在参考美国标准的基础上也制定了CFS标准；澳大利亚于1990年制定了CFS标准；英国于1991年制定了CFS标准。

4. 中医评价法　中医传统医学对亚健康的"九诊综合评估"被认为是一套科学的亚健康评估体系。韦玉科等人开发的亚健康状态常见症状临床诊断系统运用于测定人体亚健康状况，同中医专家诊断的实际情况基本相符，这表明模糊神经网络技术可以在中医诊断系统的开发中发挥较好的作用。

5. 其他评价方法　王红玉认为，亚健康状态诊断标准为持续3个月以上反复出现的不适状态或适应能力显著减退，但能维持正常工作；无重大器官器质性疾病及精神心理疾病；尽管有明确的具有非重大器官器质性疾病或精神心理疾病诊断，但无须用药维持，且与目前不适状态或适应能力的减退无因果联系。

陈国元等人提出亚健康状态分为3个阶段：①轻度身心失调。以疲乏无力、失眠、胃纳差、情绪不稳定等为其主要表现。②潜临床状态。潜伏着有向某些疾病发展的倾向，其表现比较复杂，可概括为3个减退，即活力减退、反应能力减退和适应能力减退。临床检查可发现有接近临界水平的高血压、高血糖、高血黏度和免疫力低下。③前临床状态。其指已经患病，但症状不太明显，医生尚未明确诊断，未开始治疗的状态。

总的来说，目前对亚健康的评价还缺乏统一公认的标准，亚健康作为人体的一种状态，是相对于健康和疾病而言的。对亚健康的评价应该与疾病状态区别对待，可以考虑采用主观指标和客观指标相结合的综合评估体系来评价。

三、亚健康状态的危险因素

国内的亚健康研究与国外的慢性疲劳综合征研究，都是对不明原因持续疲劳的研究，但在概念表述、诊断标准上有所不同。国内亚健康的判断是通过各种量表或自行编制的问卷来评价的，而国外一般采用保健医生筛查、专家面谈和临床检查相结合的综合性方法诊断。

（一）人群分布状况

1. 中国亚健康人群分布特征　国内对亚健康的研究多限于横断面调查，使用的工具多为自评量表或调查问卷。这些调查涉及教师、公务员、企业人员、社区居民、医务人员等不同人群。由于各研究采用的亚健康定义不统一、应用的调查问卷或量表不统一，各研究报道的亚健康检出率差别也较大，大致在20%～80%。亚健康的检出率在不同性别、年龄、职业上有一定差异，与出生地、民族无关。一般女性的检出率高于男性，40～50岁年龄段较其他年龄段高发，教师、公务员较其他职业高发。

朱丽等人采用专家咨询法制定出高校教师亚健康问卷，对广东省19所各类型高校7213名教师进行调查，结果显示，30～40岁组人群亚健康检出率最高，达79.17%；小于40岁高校教工男性亚健康的检出率为71.30%，女性为82.4%，女性明显高于男性（$P<0.01$）。刘晴等人参照世界卫生组织关于生存质量和健康的内涵和关于亚健康表现描述的相关文献自行设计调查问卷，对武汉市3360名中小学教师进行心理亚健康状况调查，结果显示，心理亚健康检出率为66.17%，其中男性为62.59%，女性为68.64%，女性高于男性。2005年，王志强等人选择北京市崇文区7个社区服务中心2335名辖区居民，进行包括个人社会人口学调查表、亚健康状态自测问卷、压力水平、应对方式、家庭功能评估表、生命质量问卷、家庭亲密度与适应性量表、居民对亚健康或抑郁状态认识和态度问卷、艾森克人格问卷、生活事件量表、社会支持评定量表、医院用焦虑抑郁量表等内容的调查。结果显示，崇文区居民亚健康状态人口检出率为22.48%（525/2335）；亚健康状态分布以41～50岁和71岁以上人群为高（$P<0.05$），其中离婚和初中人群中比例较高；与出生地、民族等因素无关。钟毓瑜等人采用朱丽的调查表，根据医务人员的特点加以修改后对江门市医院538名在职医务人员（包括医生和护士）进行调查，结果显示，该院医务人员亚健康的检出率为66.5%，其中女性亚健康检出率显著高于男性（$P<0.01$）。凌慧等人对武汉市某小区居民的亚健康状况进行了调查，结果显示，亚健康的检出率为79.64%；选取性别、年龄、学历、职业、婚姻状况等做Logistic回归分析，结果显示，性别和职业为主要影响因素，男性的亚健康检出率较女性低，OR值为0.602，与服务行业及其他人员比较，教师、公务员和个体经营者的亚健康出现率较高。孙晓敏等人参考《亚健康中医临床指南》的定义制定调查表，采用现场调查的方法对参加体检的广州某医科大学部分职工、东莞市某外资企业、深圳宝安区某私营企业的全体员工共6110人进行调查，亚健康状态的检出率为65.2%，女性职工较男性职工亚健康状态检出率高。

2. 国外慢性疲劳综合征的人群分布特征　国外将慢性疲劳综合征作为一种疾病来诊断，关于它的流行病学研究也较国内亚健康的研究更加深入。除了横断面研究外，还有病例对照研究方法、疾病的监测和队列研究，这对于探索病因更有说服力。

根据美国疾病控制与预防中心和其他研究机构的研究，美国有100万～400万人患有慢性疲劳综合征，其中，约1/4的患者失业或丧失能力。根据大规模的以社区为基础的病例监测数据，美国和英国提出了一个更现实的估计数字，0.2%～0.7%，即每10万人中就有200～700人患有慢性疲劳综合征。日本以社区为基础的大规模病例监测数据也显示，慢性疲劳综合征的发病率为1.5%。来自美国初级保健机构的数据显示，慢性疲劳综合征的发生率估计在0.5%～2.5%，这依赖于体检、精神病和实验室评价水平。在初级保健机构，每年慢性疲劳综合征新病例的发生率大约为0.4%。

美国疾病控制与预防中心的研究结果表明，尽管男女都有可能患上慢性疲劳综合征，但女性的发病率高于男性4倍；40～59岁是慢性疲劳综合征的高发年龄；成人比未成年人更易发病，十几岁的青少年比儿童有更高的发病率；世界上不同种族、不同国家的人都可能患上慢性疲劳综合征；所有收入水平的人都可能患上慢性疲劳综合征，但有证据表明，低收入人群比高收入人群更易得此病。尽管有研究表明，慢性疲劳综合征具有家族性或遗传性，但该结论还需进一步研究证实。

（二）危险因素

1. 亚健康危险因素　国内对亚健康危险因素的研究涉及医学、心理学、社会学、哲学、人文科学等多个学科。董玉整认为恶劣的生活环境、较大的生存压力、不良的生活方式是亚健康的危险因素。刘晴等人对中小学教师心理亚健康危险因素的研究中，将9种可能的危险因素同时引入 Logistic 回归模型，采用向前逐步回归法认为睡眠时间不足6h、感到工作繁忙、没有知心朋友、对工作条件不满意、缺乏体育锻炼、对家庭生活不满意、感到事业无成就为影响中小学教师心理亚健康的主要危险因素。谢雁鸣等人对北京地区不同人群亚健康危险因素的分析结果表明，父母健康状况较差，家庭矛盾较多，工作加班频繁，休闲、运动的缺乏，居住地条件相对较差及周围环境污染严重或噪声均对亚健康状态的形成有一定影响，是导致亚健康发生的危险因素。王志强等人对北京市崇文区居民亚健康危险因素的研究表明，除了社会支持总体评分外，崇文区居民亚健康状态组的正（负）性生活事件、家庭功能生命质量、家庭亲密度、家庭适应性、社会支持总分、压力水平、生理疲劳度、心理疲劳度、疲劳影响度、焦虑情绪、抑郁情绪等社会心理学方面的异常比例，均明显高于非亚健康状态组，其差异有统计学意义；亚健康状态组具有明显的神经质和精神质的人格特征，并且有较显著的低掩饰度；所遭受的应激总数较多，面对应激后不能采取正确的应对方式；以抑郁、躯体化（包括焦虑）障碍为突出。

综合上述文献发现，这些危险因素涉及生理、心理、生活方式、社会及环境5个方面的因素，未见遗传因素。生理因素包括年龄、性别；心理因素包括焦虑情绪、抑郁情绪、有明显的神经质和精神质的人格特征；生活方式因素包括不良的生活方式、睡眠时间不足6h、缺乏体育锻炼；社会因素包括较大的生存压力、感到工作繁忙、没有知心朋友、对工作条件不满意、对家庭生活不满意、感到事业无成、父母健康状况较差、家庭矛盾较多、工作加班频繁以及随之而来的缺乏休闲、居住地条件相对较差、正（负）性生活事件、家庭亲密度低、家庭适应性差、所遭受的应激次数较多、应对方式不良；自然环境因素包括周围环境污染严重及噪声、恶劣的生活环境等因素。

2. 慢性疲劳综合征危险因素　国外关于慢性疲劳综合征危险因素的研究同亚健康的研究一样，也涉及生理、心理、社会、行为等方面，但研究的具体因素不太相同。除此之外，国外关于慢性疲劳综合征与童年期创伤、体重指数、锻炼强度、遗传关系的研究在国内仍未见报道。美国CDC的研究结果表明，女性的发病率高于男性4倍，40～59岁是慢性疲劳综合征的高发年龄，成人比未成年人更易发病。Dobbins等人在美国新泽西州纽瓦克城市开展的病例对照研究发现，应激是慢性疲劳综合征的一个重要危险因素，慢性疲劳综合征发病的危险性与应激源的数量显著相关，以3个或3个以上应激源为突出；此研究还发现，经前综合征、湿疹、恐慌发作史和对日常活动失去兴趣也是慢性疲劳综合征的危险因素。日本鹿儿岛大学的Masuda等人的病例对照研究结果表明，慢性疲劳综合征患者较健康对照组有更多的生活应激事件、更严重的疲劳、较低的总体生活水平、更多的抑郁状态和社会内向表现。

Rimes等人对英国全国人口进行随机抽样调查，选取符合条件的英国青少年及其父母，并对他们进行访谈和问卷调查，研究发现慢性疲劳综合征与焦虑、抑郁、品行障碍和母亲忧伤有关。Heimc等人对来自美国威奇托地区全人口样本中的病例组（43例）和对照组（60例）进行研究后发现，病例组自我报告的童年期创伤和精神问题较对照组严重得多。童年期创伤包括在童年时期遭受的性、身体、情感虐待和在身体及情感上被人忽视。精神问题包括抑郁、焦虑和创伤后应激障碍。童年期创伤的暴露增加了患慢性疲劳综合征的危险，危险系数达3～8倍。

创伤的暴露与患慢性疲劳综合征的危险间具有等级关系。童年期的创伤是慢性疲劳综合征的重要危险因素。英国研究者通过一个长达53年的出生队列研究发现，在2983名调查对象中，有34人（占调查对象的1.1%）患慢性疲劳综合征，他们在儿童期和成年早期高强度的锻炼和低体重指数增加了患慢性疲劳综合征的危险。双胞胎和家族的研究提示遗传基因与慢性疲劳综合征有关。Torpyd等人的病例对照研究发现，皮质类固醇球蛋白（CBG）基因上的丝氨酸等位基因与慢性疲劳综合征有关。

将各文献中的危险因素进行汇总，慢性疲劳综合征的影响因素包括应激事件、应激源的数量、经前综合征、恐慌发作史、对日常活动失去兴趣、较低的总体生活水平、抑郁状态、社会内向、焦虑、抑郁、品行障碍、母亲忧伤、童年期创伤、创伤后应激障碍、儿童期和成年早期高强度的锻炼、低体重指数、皮质类固醇球蛋白（CBG）基因上的丝氨酸等位基因等。

总之，亚健康与慢性疲劳综合征的流行特征大致相同，都有女性的发病率高于男性、40～59岁是高发年龄的特点，与出生地、种族、民族无关。但两个概念在人群检出率或发病率以及危险因素的研究上均有不同。亚健康的检出率在20%～80%，而国外其他国家关于慢性疲劳综合征的患病率在0.2%～2.5%，两个数值相差甚远。这与两个概念的评价与诊断方法不同有关。国内亚健康危险因素研究的内容涉及生理、心理、生活方式、社会及环境5个方面的因素，而国外研究除了涉及生理、心理、社会因素、生活方式外，还涉及遗传因素的影响。另外，生理因素提到的体重指数、心理因素涉及的童年期创伤、生活方式中提到的高锻炼强度等因素在国内的研究中未见。

亚健康与慢性疲劳综合征的病因不明是国内外研究者共同的困惑。国外的诊断方法包括临床检查，但也一直没有发现特异性的生物学标记物。尽管国内外都开展了很长时间的研究，但国内外对两个概念病因研究的进展都很缓慢。国外慢性疲劳综合征的研究更加深入，应用的监测和队列研究的方法国内未见报道。因此，建议国内借鉴国外的研究方法及研究成果开展亚健康研究。

四、量子医学在亚健康检测过程中的应用

量子医学是在现代科学，特别是现代物理学和现代生物医学的影响和渗透下萌发的，属于建立在量子力学原理基础上的医学学科，结合了量子生物学、量子药理学和生命信息学，利用微观状态的电子波动、辐射、能量等形式，对机体进行综合、系统、全面、发展性的预防、调节、诊断、治疗与康复。由于量子是研究在 $1\times10^{-8}m^3$ 的微粒世界，这使量子医学研究进入了更微观的研究领域。

在科技飞速发展的今天，各行各业日新月异，蒸蒸日上，但也相应地给人类带来了综合污染，如化肥污染、农药污染、电磁波辐射污染、废气废水污染、噪声杂光污染、异臭怪味污染等等。这些污染辐射面积大、渗透力强、潜伏期长、对人体的危害极为严重。因此，综合污染引起的疾病及各种综合征越来越多，越来越复杂，而且还极为难治。近20年来，随着疾病谱的变化，人口老龄化的进展及药源性疾病的不断增加，人们已逐渐认识到社会环境、心理因素在疾病发生中所起的重要作用，也迫切需要医学在疾病的诊断上准确、快速、简单且省钱，在疾病的治疗上彻底、迅速且无副作用。为满足这一社会需要，通过吸取自然科学的最新成果，将量子力学引入医学领域，从而产生新的医学体系——量子医学。

20世纪产生的量子物理学发生了天翻地覆的变化，以牛顿力学为代表的物理学被推上了古典的搁板，从此量子的世界影响到了化学、物理学、医学领域。它的开端是微弱磁场能量测定装置的出现，通过微弱磁场能量测定装置对生物体及物质中的微弱磁场进行捕捉和解析，从而达到诊断和治疗疾病的目的，这种用微弱磁场能量测定装置测定物质的技术称为量子解析法，它在医学上的发展和应用则称为量子医学。

随着人们健康意识的增强和对健康体检重要性认识的不断提高，健康体检的关注和需求日趋广泛，人们对自身防御、监测疾病的免疫功能和大病、慢性病的风险程度也十分重视。我们采用量子共振检测无创伤体检系统对健康体检人群中的免疫功能和大病、慢性病的风险程度进行筛查，并对风险量化的信息加以统计分析。

（一）量子共振检测技术

量子共振检测技术（quantum resonance spectrometer，QRS）的出现给了我们一个全新的医学理念，一种全新的数字化健康和疾病的解读，一个全新的对人体测量的模式，一种全新的医学测量方法，一种从宏观监测发展为微观量子级监测的方法。

QRS可在数分钟内精确测出人体内5300种物质的生理反应和变化，可提供大量身体健康数据，并进行全方位的健康、亚健康、病态检测。其与磁共振（MRI）比较，有如下特点：①QRS和MRI两者均应用了共振的物理原理。②QRS体积小，质量轻（主机质量7.5 kg），便于携带，检测极稳定。③QRS对检测环境无特殊要求，适于医院内部活动检测。④QRS检测无创、快速、简捷、准确。手握检测杆，可测出人体各部位的健康状况，单项检测1 min即可获得结果。⑤QRS特别适合老年人、儿童的健康检查。⑥QRS对肿瘤的检查具有极高的灵敏度，只要5个肿瘤细胞就可测出，而MRI检测肿瘤需要有$1\times(10^8\sim10^9)$个肿瘤细胞才能测出。因此，利用QRS检测可大大提高对肿瘤的诊断率。

1. QRS的检测原理　人体是大量细胞的集合体。根据病理学的理论，当人体发病时，首先是组织细胞发生变化。而组织细胞的变化又是由构成组织细胞的生物分子发生变化所致。分子由原子组成，原子又由原子核及核外电子组成。原子结合成分子时，其外层电子有特定的运动规律。原子中的外层电子的活动对于生物分子的结构和变化以及分子间的相互作用都起着非常重要的作用。由于电子运动和磁场的相关性，不同的生物分子将辐射特定的电磁能量。也就是说，不同种功能的生物分子间，病变与正常的生物分子间所辐射的电磁能量都是不相同的，人体处在健康、亚健康、疾病等不同状态下，辐射的电磁信号也是不同的。

细胞在不断生长、发育、分化、再生、凋亡的过程中，通过自身分裂，不断自我更新，例如成人每秒大约有2500万个细胞在进行分裂；人体内的血细胞以每分钟大约1亿个的速率在不断更新。在细胞的分裂、生长等过程中，构成细胞最基本单位的原子的原子核和核外电子也在不停地运动和变化之中。因为原子核和电子都是带电体，所以电子绕核运动的过程是一个不断向外辐射电磁波的过程，细胞的生命活动一刻不停，这种向外辐射的电磁波也就一刻不停。如果能测出这些人体的电磁波信号，就可以测定人体每时每刻的生命活动状态。

人体本身是个"带电体"，每个器官、每个细胞也都是"带电体"，细胞膜内外有电位差，任何细胞的代谢活动都会导致电位的改变，产生极微弱的电流。依据电学原理，电场、磁场和力场是相互联系的系统，所有细胞的活动都会发出微弱的电磁波。QRS就是摄取这些人体细胞和器官发出的信号，利用电场、磁场、力场三向量及16种参数的数学转换，通过计算机分析比对，检测人体的身心状态。借助量子医学可以了解患者更全面的状况，特别是生化检验无法查出的情绪压力及心理状态。

量子医学认为，人体生病最根本的原因是原子核外电子的自旋和轨道发生了变化，继而引起构成物质的原子变化，到生物小分子变化，再到生物大分子变化，然后到整个细胞变化，最后引起器官的变化。当原子核外电子的自旋和轨道发生变化时，原子对外辐射的电磁波就会发生变化。人体疾病或身体营养状况变化所发生的电磁波变化能量是极其微弱的，通常只有毫高斯至微高斯，因此需要通过QRS采集信号之后与仪器内部设置的疾病、营养指标的标准量子共振谱进行比较，利用计算机软件对比分析、计算差异，以量化指标将结果显示，其值的大小标志着疾病的性质、程度，以及营养水平等，并将检查结果保存和打印出来。最后由临床医师对检测结果予以解析。例如肿瘤细胞与正常细胞不一样，肿瘤细胞所发出的电磁波与正常细胞也不一样。如果患者体内有肿瘤细胞，仪器就能测出这个信号，肿瘤细胞的数量越多，信号就越强烈，量化值就越趋向负方向，这就需要提醒患者及时就医，避免延误病情。

2. QRS的主要功能

（1）QRS根据储存在电脑中的上千种疾病信息检查软件，用数值计算的方法来判断疾病对人体的危害及其程度，可以达到早期诊断和治疗的目的：①量子检测是对人体内70%的水的微弱磁场进行测定，达到症状早期诊断和治疗的目的。②量子共振检测可发现人体5～10个癌细胞，实现对恶性肿瘤的早期诊断和治疗。③量子共振检测可实现识别病因，如过敏、不明发热等各种症状的原因。④量子共振检测可发现体内有害的重金属、化学类有害物质。⑤量子共振检测可确定药物疗效和有效剂量。⑥量子共振检测可检测到各种心理反应，如忧虑、苦闷、悲痛、恐惧、不满等，以及中药的药性、方剂的配伍原则的验证。⑦早期治疗是将人体标准磁场信息通过量子共振检测仪磁化系统辐射到天然优质矿泉水中，此水就成为"标准浓缩磁化液"，把此磁化液稀释后让患者饮用，经消化道吸收，流入全身各种器官、组织和细胞，从而将体内病态的磁场矫正过来，达到治疗各种疾病的目的，临床上已用这种方法治愈多例癌症、慢性病、疑难杂症、金属中毒等疾病。⑧量子远程诊断采用全自动量子共振检测仪与网络信息技术相结合，对能上网的计算机配置量子终端（量子网卡和量子网络传感器），以便能快速做出量子医学的远程诊断。⑨中、西医结合。中医理论的精髓是整体观念和辨证论治，符合自然界普遍规律的唯物辩证法，其医学模式属于社会、心理、生物医学模式；中医基本概念中，阴、阳、气、血、穴位和经络可用共振检测加以量化；情志病因与脏腑的关系可用QRS进行相关性分析；中药的药性和方剂的配伍原则都可用量子共振进行验证。如此，QRS成为中西医结合的桥梁。

（2）药物治疗：①鉴定药物疗效；②新药配方；③药物特性及优劣鉴定。

（3）农业方面：①可鉴定农药残留体；②可鉴定食品中的有害物质；③可检查出食物中毒病因；④可测定水质和土壤对健康的影响。

（4）工业方面：可确定工业产品对人体的影响等。

3. QRS的国内临床应用研究进展　1989年至今，台湾阳明大学在生物能量和Vega Expert上做了大约20个系列的实验，发现该仪器不仅对各种器质性病变有较高的诊断符合率，还对不同年龄段的健康人群的糖尿病及高血压控制等都具有较高的敏感度。

国内自1995年引进QRS后，已在多家医院开展了临床应用，如上海交通大学量子医学研究中心利用J2型量子共振检测仪，通过检测80例恶性肿瘤患者、50例良性肿瘤患者和50例无肿瘤患者，经双盲测定，良性、恶性肿瘤的鉴别符合率达93.3%。北京市中西医结合医院对125例患者的病情进行了检测，检查结果与西医（包括物理诊断、实验室诊断、病理诊断及各种辅助检查）总的符合率为93%。北京厂桥医院进行了20例肿瘤患者的检查，诊断符合率为92%；健康普查80例，与患者已知疾病的符合率超过90%。大连医科大学附属第二医院检查82例患者（住院64例，门诊18例），QRS检查与西医诊断（影像、病理、生化检测等，其中手术探查42例）在肿瘤的有无、性质、发生部位等的符合率不小于90%。上海五家市级医院进行检查肿瘤及特定项目138例，准确率达91%以上。上海交通大学健康普查100例，准确率达92%。另外还有应用于内分泌、传染病等方面的临床报道。江苏省青口盐场职工医院检查患者1048例（包括门诊和住院），其中男性580例，女性468例。检测的疾病种类包括肿瘤，心脑血管疾病，神经精神系统疾病，全身各组织系统的炎症，细菌、病毒、真菌感染等100种疾病，检测结果与B超、心电图、CT、生化、X线等结果对照，发现1048例患者的8743项代码检测完全符合，即病名、症状、体征完全一致，并经其他检查证实5651项，占64.63%；2114项基本符合，即病变的症状、体征完全一致，未做其他检查证实，占24.18%；978项不符合，即病变的症状、体征完全不符，占11.19%。综上，总符合率88.81%。

中国医学科学院和中国协和医科大学应用QRS测定了10名南极考察队队员的生理和心理改变。在出发前（BD）、南极居留6个月时（AR）和居留1年返回后次日（RE）分别进行磁场分析，并测定生理和心理指标：三碘甲状腺原氨酸（T_3）、四碘甲状腺原氨酸（T_4）、促甲状腺激素（TSH）、抑郁、孤独、不容忍、压力，评分以正负数值表示。QRS量化值的负向改变反映了考察队队员机体功能的异常，证实了在南极长期居留可引起甲状腺活动改变和心境失调。

4. QRS在研究中的应用及其特点

QRS检测结果发现，亚健康人群占总数的70.74%。总体而言，现代社会人群的身心健康状况不容乐观，大部分人群处在亚健康状态。消化系统功能受损率为75.39%，心脑血管机能受损率为80.18%。数据表明，随着人类社会经济的发展，人民生活水平的提高和人口老龄化进程的加快，慢性非传染性疾病（简称慢性病）已经成为21世纪全世界最紧迫的公共卫生问题之一，将会给世界范围内人民的健康和生活带来巨大的影响，而QRS为健康体检（大病、慢性病筛查和风险量化）提供了简便、快捷、准确、价廉、实用有效的方法。

QRS在检测中的数据结果与传统体检数据基本吻合；QRS检测疾病检出率非常客观、准确，并具有很高的应用价值。

（1）测量方法：现代医学大都以验血、验尿等作为初步检测，利用血样或尿样的生物化学性质来分析机体状况；现代医学由测量血压验出高血压，验血发现高血脂、高血糖，这些高血压、高血脂、高血糖都是疾病的结果，即症状。量子医学是依据电磁波信息来分析，也就是测量人体微弱磁场的能量，是生命活动所表现的有机、系统的整合，因此量子的检测可分、可合，对人体结构、功能、形态、意识都可测量，1次可检测包含人体12个系统的细胞组织，可比对扫描相关范围多达12000项。

（2）全新的数字化、健康、方便快捷的检查：量子检测是无创伤、无辐射、安全的、环保的人体检测，是简便、快捷、可重复且准确性高的健康检查。检测过程快速，每一项检测不到1 min，只需要30 min即可完成全身主要3D模拟断层扫描检测，可快速分析评估健康状况，费用也相对便宜。因此，其非常适合流行病学调查、健康体检、亚健康筛选、疗效观察等。

（3）量子检测信息量大，应用范围广泛：QRS检测一般有2800～5000种信息，其中疾病谱有3000余种，准确率高，唯一融合光谱共振分析、量子共振分析、音频共振分析，对比高达90%以上，涉及血液检查，疾病检查，细菌毒素、维生素微量元素检测，内分泌检查，生物年龄检测，基因检测，心理检测，中医中药理论验证等。内科、外科应用QRS检测对鉴别诊断、筛查疑难病症、佐证诊断非常有帮助。

（4）未病先知：在病变细胞仅有较少数量时，量子检测就能捕捉到亚健康状态下病变细胞的微弱磁波，预报发病前兆，同时能够在早期发现肿瘤。正常的细胞受到某种物理、化学、生物的因素长期作用后变成癌细胞，一个癌细胞一般情况下需经过5～6年时间发展至1亿～10亿个癌细胞（这时影像学和病理学才能发现），再经过1年左右的时间就长到1 kg，而QRS在癌细胞仅仅长到200个时就能发现，这相当于将我们现有的发现恶性肿瘤的时间提前至少3年。现代肿瘤学认为，此阶段具有较大的可逆性，如果在此阶段采取有效的治疗手段，就可以阻止癌细胞继续生长，从而达到预防恶性肿瘤的目的。

（5）利于健康管理：检测评估后通过电脑系统建立个人健康档案，有健康管理专业人员为测评者制订健康管理计划，随时追踪健康标志物、健康状况。

（6）适应医学新模式：不仅了解生理健康状况，还须了解心理状况和社会适应状况。量子检测评估可以测定个体心理和社会环境压力状况，以适应社会环境变化。

（7）QRS检测与传统的医学检测之间的"互补"：量子医学和QRS检测是全新的理论与实践，与传统的检测方法不一样，因此，人们认识它、了解它、认同它需要一个过程。正如量子论发展已经有百余年的历史，但它的基本观点和假说至今也未渗透到人们的意识里，仍带有神秘性。它和我们用日常经验来思考、观察的方法是截然不同的。我们目前的诊断是根据看得到的图像、影像、切片实物等进行的，而QRS的结果是摸不着的，只有一些抽象的数据结论。因此，未来量子检测技术将会与传统的生理检测、心理检测、中医辨证相结合，两者关系互补、和谐发展。

中医有几千年的历史，其生命力除在于它的实践性外，还在于中医理论的精髓——整体观念、辨证论治和符合自然界的普遍规律——唯物辩证法。其医学模式属于社会-心理-生物医学模式。中医基本概念中的阴、阳、气、血、经络可用微弱磁场能量测定装置加以量化，情志病因与脏腑的关系可用微弱磁场能量测定装置进行相关性分析，中药的药性理论、方剂的配伍原则都可用微弱磁场能量测定装置进行验证，可以说微弱磁场能量测定装置为中医走向现代化、为中西医结合架起了桥梁。

未来可以通过量子共振清晰了解人体未来3～5年的健康风险评估，降低被病魔攻击的概率，防患于未然。通常的做法为先行量子检查，有问题的再做详细的传统方法检查；另一方面，传统检查难以定性的，用量子筛查定性。

综上所述，量子医学的产生适应了时代发展的需要，解决了人类亟待解决而单靠中、西医难以解决的许多医学、社会学、心理学上的难题，并将促进医学模式向社会-心理-生物医学模式转变和中西医的结合。量子医学是一门新兴的交叉学科，具有强大的生命力，将成为21世纪医学的支柱之一。QRS检测技术的出现对现代西医和传统中医都具有很大的意义，它体积小，重量轻，便于携带，检测具有无创伤、整体性、简捷、快速等优点。同时，仪器的适用范围很广，其记忆卡中储存了26个大项4000多个小项的检测条目，覆盖了全身各个器官的不同侧面。由于它对一些慢性病、消耗性疾病等恶性病有较高的敏感度，能够对人体健康状态、亚健康状态做出评定，对重大疾病（如肿瘤、心脑血管病、肾病等）进行预防性检测，使得医师可以对患者进行早期的监控和治疗，满足现代人对疾病的早预防、早发现、早治疗的需要，为准确评估患者的身心健康状况，进一步做好预防保健工作提供依据，并可以作为内脏功能评估的辅助诊断手段，为临床诊断与疗效评估提供客观依据。

（二）临床资料

1. 一般情况　本组共646例健康人，其中男性276例，女性370例；年龄45～65岁，平均（49.74±0.32）岁。受检对象均来自医院健康体检者，其中男性50岁以上68例，50岁以下208例；女性50岁以上77例，50岁以下293例。

2. 检测方法

（1）双盲法：应用QRS进行检测，即受检者只需填写姓名、性别、年龄，佩戴检测仪的传感器，将自身磁场输入仪器，仪器将所测得的磁场与设定的标准磁场进行对照，对受检者进行内脏功能疾病及亚健康状态测定，只需要45 min左右即可对全身内脏功能做出诊断。

（2）检测项：针对性地选择肺、支气管功能，免疫功能，心脑血管功能，肝胆功能，颈椎、腰椎功能，血液功能，淋巴功能，泌尿生殖功能，胰脾功能，消化系统功能等12个与内脏器官系统亚健康状态紧密相关的项目。

（3）结果判定标准：检测值＝1级，为细胞功能健康；检测值＝2级，为细胞功能标准；检测值＝3级，为细胞功能良好；检测值＝4级，为细胞功能开始低下（衰弱）；检测值＝5级，为细胞功能受损（受损）；检测值＝6级，为细胞功能严重受损（危机）。4级、5级判断为亚健康。

（4）注意事项：受检者在接受检测前，需将身上的金属、磁卡、手机等影响磁场的物品取下，以免影响测试结果。安装有起搏器的患者及孕妇则不参与；体内有金属节育环及其他金属残留物者，应说明某些器官检测可能存在误差。

3. 结果　受检者中，肺、支气管功能处于4级与5级占70.27%，细胞严重受损率（6级）为13.62%；免疫功能处于4级与5级占68.58%，细胞严重受损率（6级）为10.68%；心脑血管功能处于4级与5级占80.18%，细胞严重受损率（6级）为14.71%；肝胆功能处于4级与5级占71.21%，细胞严重受损率（6级）为13.47%；颈椎、腰椎功能处于4级与5级占81.57%，细胞严重受损率（6级）为10.99%；血液功能处于4级与5级占62.23%，细胞严重受损率（6级）为8.20%；淋巴功能处于4级与5级占68.57%，细胞严重受损率（6级）为7.43%；泌尿生殖功能处于4级与5级占69.97%，细胞严重受损率（6级）为11.46%；胰脾功能处于4级与5级占59.44%，细胞严重受损率（6级）为6.81%；消化系统功能处于4级与5级占75.39%，细胞严重受损率（6级）为14.24%（表15-1）。

表15-1　646例患者量子共振检测结果

检测值/级	肺、支气管功能	免疫功能	心脑血管功能	肝胆功能	颈椎、腰椎功能	血液功能	淋巴功能	泌尿生殖功能	胰脾功能	消化系统功能
1级（细胞功能健康）	25	32	5	22	10	34	24	28	62	16
2级（细胞功能标准）	27	35	12	24	13	67	55	38	68	21
3级（细胞功能良好）	52	67	16	53	25	90	76	54	88	30
4级（细胞功能开始低下）	260	238	287	283	335	186	237	267	223	281
5级（细胞功能受损）	194	205	231	177	192	216	206	185	161	206
6级（细胞功能严重受损）	88	69	95	87	71	53	48	74	44	92
亚健康状态所占比例/%	70.27	68.58	80.18	71.21	81.57	62.23	68.57	69.97	59.44	75.39

4. 典型案例　患者，女，45岁，因面部长期有斑，曾采用各种方法治疗多年，效果甚微。患者自述经常失眠、多梦、易疲劳，外观皮肤颜色暗黄、发锈，两眼干涩无神，大面积色斑。经量子共振检测，发现患者肝胆功能严重受损（6级），免疫功能也已受损（5级），血液功能已经开始下降（4级）。按此诊断，我们采用综合疗法治疗1个疗程，短短3个月之后，患者面部色斑明显淡化，睡眠质量大幅度改善，皮肤紧致有光泽，眼睛湿润有神，经量子共振检测，患者肝胆功能良好（3级），免疫功能也已标准（2级），血液功能标准（2级），患者对治疗效果非常满意（图15-1～图15-3）。

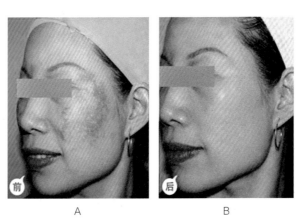

A
B

A. 治疗前；B. 治疗3个月后。

图15-1　面部黄褐斑治疗

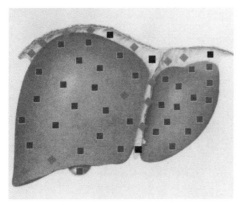

图15-2　量子共振检测肝胆功能治疗前6级

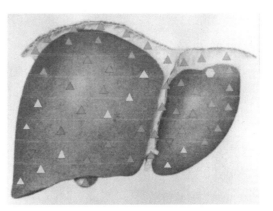

图15-3　量子共振检测肝胆功能治疗3个月后3级

第六节 量子医学的临床应用

量子医学的临床应用与研究主要是在诊断和治疗两大领域。第五节已明确说明量子医学已使医学从宏观医学阶段发展为当代的量子层次阶段，也可称之为微粒子和高频能量波的微观医学发展阶段。科学研究已证实，量子共振检测仪（QRS）对人体内电磁场的微细变化在其形成结构器质性变化之前就能捕捉到相关信息，并做出正确诊断，其诊断率可达到90%以上。目前西医的诊断一定要有可见的结构上的器质性变化时才能诊断为异常。当人体自身已感到异常（自觉症状）或有心理反应，此期间的就医者有可能检查不出客观器质性病变，西医就不能做出诊断。但症状与心理反应是先于西医诊断。上述事实说明，疾病发现时间是量子医学先于心理学，心理学先于中医的症状诊断，中医学又先于西医学的诊断。西医诊断是从动物实验上寻找诊断和治疗的根据，并把动物实验视为诊治根据，忽视了人类是有智慧、有意念、有思维的，是有"身""心""灵"的变化。

量子医学出现后，医学发展中的早期诊断率有了明显的提高，实现了对疾病的早期诊断、快速诊断和方便、无创、简易的诊断。量子化的治疗技术包括激光类和药物类等。然而，目前量子医学用于治疗的报道较少且分散，尚未形成完整、无创、快速、简易的治疗体系。量子医学的出现使医学从结构医学（"身"）转向功能和信息（"心""灵"）医学，医学研究者必须适应这种转变，进行科学、实用、发展的临床诊断和治疗的研究。

一、激光技术

20世纪40年代，人类发现激光，因其是物质由受激而辐射放大的光，称为激光。光是由一个个光子组成，每个光子都含有一定能量，又称光量子。激光也是由一个个光量子组成的。用激光照射血液，光量子被血液吸收转化为分子内能，从而起到激活血液细胞的作用。光量子还能使血液产生光化反应和生物效应。

低能量激光照射血管具有降低血黏度、血脂等作用，低能量激光照射血液可治疗脑梗死、高血压、高血脂、冠心病、糖尿病等。当前国内临床上使用的光量子血疗仪主要有紫外线辐射离体血液伴充氧后回输治疗仪、He-He激光血管内照射治疗仪、He-He激光辐射离体血液伴充氧回输治疗仪、半导体激光血管照射治疗仪（SLT）。其中SLT半导体激光治疗仪疗效较好。

通过MiniSLT半导体低能量激光（波长650 nm），对桡动脉、内关穴、通里穴、灵道穴等进行多靶点照射，可降低血黏度、降低血脂、防止血栓形成，治疗和预防高血压，改善头晕、头痛、健忘、乏力、嗜睡、全身的血液循环等症状，达到心脑血管疾病的辅助治疗的目的。

二、量子化药物

当药物量子化，其药效可上千倍增长，实现整体疗效，即"一药治多病，一病多药治"的特征。

量子化药物产品主要是以中药（植物）为原料，利用高端量子医学科学技术和量子磁化技术研制而成，是将中国传统医学千年的排毒祖方与现代西方发达国家的本草科学技术相结合而研发的产品。我国量子化药物产品有五清通体液、量子生物外用涂抹乳剂、康能平衡口服液、量子毒垢清除剂——丹梅净、量子抗衰再青春能量素、量子GH细胞再生素等。

（一）五清通体液

五清通体液由北京致明德量子生物科技有限公司经历十余年研发而成，经国家食品药品监督管理总局（现国家市场监督管理总局）许可为保健品，可在我国市场销售。2010年后相继获得澳大利亚、新加坡和美国（FDA）许可的自由销售证书。

五清通体液是把传统中医千年经典排毒祖方量子化的高端科技成果，复合西洋参、何首乌、决明子、黑芝麻、葛根、银杏叶等十几味中草药，经量子化后，其就具有了"量子特性（微粒子性）"和"高频能量波的特性"。其微粒子性是指比纳米更小的微粒；高频能量波特性是指量子能产生每秒高达上亿次的振动，形成高频能量波。

（二）涂抹乳剂系列产品

该产品是由瑞祥泰和健康产业集团研发的，其产品有量子抗衰再青春能量素、曲佳纤体精华乳、量子ED如意能量素、量子GH细胞再生素、稳压平衡能量素、前列通平衡能量素、量子Detoxifies（解毒/脱毒）清道夫、睡眠平衡能量素、量子系列涂敷剂、量子医学与美容养生、量子降压保健霜、量子袁睡得安保健膏等。

1. 量子抗衰再青春能量素　量子抗衰再青春能量素是以量子生物学及中医理论为基础，属于量子生物学外用涂抹乳剂产品。采用涂抹方式给药，避免了口服、注射传统给药途径的不良反应。袁重化已研制十几种量子生物外用涂抹乳剂，可治疗高血压、失眠、前列腺增生、肥胖、衰老、性功能障碍、过敏、糖尿病、抑郁症等，经临床验证取得了良好的效果并获多项发明专利。

量子抗衰再青春能量素采用先进的技术，是外用生物抗衰老产品，它能给人体提供所需要的能量，如提高免疫力和脑功能、促进激素平衡、调节消化能力、增强精力、调节全身平衡、修复细胞。功效涉及神经、循环、泌尿、生殖、消化、呼吸、运动、内分泌、骨骼、皮肤等十大系统，修复上述十大系统的衰老细胞，使身体年轻化。临床应用特点是方便（外涂）、安全有效、无毒性、无不良反应等。该产品秉承量子生物学原理，产品携带强大的生物电势能量，通过共振实现在体外与体内能量进行自由交换，从而补充人体生物能，促进细胞分裂再生，活化组织和器官的功能效果，真正实现延年益寿、抗衰老的效果。

2. 量子GH细胞再生素　量子GH细胞再生素亦称量子生长激素细胞再生素，是从印度植物余甘子（一般称印度醋栗或灯笼果）等30余种中草药中提取的，具有40多种有效成分，可维持人体健康并恢复青春活力。其原理是刺激人体分泌生长素，维持端粒酶活性，延缓细胞衰老，实现抗衰老。量子抗衰再青春能量素也是秉承量子生物学原理，生物电能促进细胞再生，活化人体组织器官功能，实现延年益寿。

该产品给人体提供健康所需要的能量，促进细胞分裂再生，同样活化人体的组织和器官功能，增强免疫、脑的功能，平衡激素，帮助消化，增强精力，提高睡眠质量以及调节全身，延年益寿。该细胞再生素成分包括余甘子、避罗、党参、肉桂皮、柏子仁、吴萸、积雪草、丁香、酸浆、普那那瓦、巴拉群、芦笋、香蜂花、牡丹根、远志、桔梗根、三七、酸枣、龙吐珠、催眠睡茄、枸杞萃取、人参叶、荜茇、千层塔、云南石梓、木蝴蝶、兔尾草、心叶黄花稔、大叶山蚂蝗、黄果茄、刺蒺藜、香附子、菜豆、蓝睡莲、漆树、铰剪藤、叶下珠、沉香等38种植物。

（三）量子硒

硒是一种人体必需的微量元素，成人每天需求量在50～60 mg，而这仅能满足最低生理需求，营养学会推荐量是100～240 mg。我国22个省份的几亿人口都处于低硒或缺硒地区，这些地区人口肿瘤、肝病、心血管疾病发病率较高，通过补硒可降低肿瘤、肝病等的发病率。乳腺癌、卵巢癌、结肠癌、宫颈癌、胃癌、肺癌、肝癌等肿瘤患者体内明显缺硒，有的病例血清中硒缺少近1/3，肿瘤越是晚期，硒水平越低。世界上有40多个国家处在缺硒地区。硒是一种多功能的生命营养素，能清除自由基，抗氧化，抑制过氧化脂质的产生，增强免疫功能，保护细胞膜，增强前列腺调节功能，防止血凝块产生，清除胆固醇，与胰岛素具有相同的作用，还能提高细胞摄取糖的能力，促进血液循环，防止皮肤老化，降低致癌物质的诱癌性，消除病变的癌细胞，防止癌细胞的分裂与生长等，被称为"生命的奇效元素"。量子硒又被称为抗癌之王，是心脏的保护神，是微量元素中的"胰岛素"，是肝病与肾病的天敌。量子硒通过共振技术及特殊工艺研制而成，并添加量身定制的人体必需的生物磁场。其能向细胞内及时补充营养，促进正常的基因信息波的流通，排除体内积存的废物，清洗细胞内外环境，活化正在老化的细胞并提高细胞活性，实现延年益寿。

第七节　量子医学与健康长寿

拥有健康就拥有一切，失去健康就失去一切，唯有健康才是最大的财富，这种观念已成为人们的共识。医学化验检查结果正常，不等于人一定健康。量子医学通过对人体微弱磁场的控制与解释，能了解人体异常的蛛丝马迹，从而获得健康状况的评价，达到及时发现隐患，实现早期诊断和早期治疗的目的。

量子医学的核心是平衡，即人体的酸碱平衡、人体元素平衡、人体内的微弱磁场平衡和心理平衡。如果人类能达到或接近上述四大平衡，人体就能处于健康状态并实现长寿。通过多吃有机食品可达到化学结构平衡；通过自我调节或心理医师调节可实现心理平衡；人体元素和生物磁场的平衡可通过服用量子化药物实现。

人类的自然寿命是人的生长期（20～25岁）乘以5～7，如此人类的自然寿命应是100～175岁。如果按细胞分裂40～60次，平均50代计算，每代是2.4年，平均寿命就是2.4×50＝120岁。如果按生物学规律计算人体最高寿命是成熟期的8～10倍（人的成熟期为13～15岁），其自然寿命应是104～150岁。

那么实际情况下，人类为什么不能或很少活到120岁呢？当今关于人类寿命的研究千差万别，主要受可控的和不可控的先天内因和后天外因的主宰。先天内因是基因，人的基因决定人可活到100多岁，要改变此项规律须深入研究基因重组。后天外因是人类意志不能控制的外界因素，如生活环境、气候、污染、社会等。另一个"可以控制"的主要因素是自爱、养生、保健。

世界卫生组织指出，人类的寿命长短，大部分取决于人体的自我调控，遗传因素的影响占15%，社会因素占10%。自爱、养生、保健三方面要严格要求自己并持之以恒，就可以实现防病、治病、健康。

那么怎样才能达到120岁的寿命呢？随着现代医学的发展和量子医学的出现及发展，肿瘤等不治之症可运用量子技术，实现早期诊断，早期治疗，早期康复治愈。目前我国已有多个长寿乡，上海的枭市有164万人口，百岁以上的老人达195人（居全国之首），90岁以上的老人达4000人，80岁以上的老人多达40000人。做到"自爱，养生，保健"，努力达到四大平衡（酸碱、元素、磁场），延长人体细胞分裂周期，就可以实现延缓衰老。

由于量子能量的不断变化，其正常和异常的平衡状态的变化，展现人体健康和病态的转变，可通过量子共振检测仪，测定其量子层次的正常和异常改变而诊断疾病。当肉眼见到肿瘤时，癌细胞已达到$1×（10^8～10^9）$个，然而量子共振检测仪等可测到5～10个癌细胞的肿物，从而实现人类对疾病的早期诊断。通过量子化的仪器和量子化的药物诊断和治疗疾病，医学研究由细胞生物学进入量子医学、量子层次的微观整体世界。量子医学的研究和临床应用为医学科学的发展指明了前进的方向，这是21世纪的一场医学革命。

（高景恒　郭澍　全宝玉）

参考文献

［1］USKOKOVIC V. Major challenges for the modern chemistry in particular and science in general ［J］. Found Sci, 2010, 15（1）：303-344.

［2］程永梅，燕南. 量子共振检测（QRS）与报告单解析［J］. 中国疗养医学，2011，20（11）：1021-1022.

［3］施牧. 量子医学：21世纪的医学革命（上）［J］. 大科技（科学之谜），2009（12）：41-42.

［4］施牧. 量子医学：21世纪的医学革命（下）［J］. 大科技（科学之谜），2010（1）：47-48.

［5］李基文. 量子医学在医学应用中的进展［J］. 职业卫生与应急救援，2002，20（4）：180-181.

［6］王簃兰. 量子医学在临床诊断及研究中的进展［J］. 中国医师杂志，2004，6（3）：289-291.

［7］史新中. 量子医学的发展及临床应用［J］. 东南国防医药，2006，8（2）：157-158.

［8］安会波，王青霞，魏艳苏，等. 量子医学临床应用进展［J］. 河北医药，2009，31（7）：856-858.

［9］安会波，刘征燕，王青霞，等. 量子医学在临床抗生素应用中的价值研究［J］. 河北医药，2009，31（24）：3426-3427.

［10］傅玮，魏伯林，杨德祥，等. 量子医学理论与中医学浅释［J］. 中医药学刊，2002，20（3）：326-327.

［11］陈亦欣，文飞球，徐敏，等. 量子医学在恶性肿瘤监测中的作用研究［J］. 中国临床医学，2005，12（4）：738-739.

［12］朱湘柱，朱汉祎. 量子理论与医学技术的发展［J］. 物理通报，2007（10）：56-59.

［13］侯耀芳. 量子共振检测仪的原理及在不同年龄层人群中的应用［D］. 大连理工大学：理论物理，2006.

［14］安林勇，陈晓磊. 量子共振检测仪原理及临床研究概述［J］. 现代中西医结合杂志，2012，21（4）：451-453.

［15］徐子亮. 量子共振检测仪诊断肿瘤130例［J］. 上海交通大学学报，2001，35（7）：1109-1112.

［16］徐子亮，阮笑芬，孙博文. 康能平衡口服液对乳腺癌术后的应用［J］. 中国自然医学杂志，2008，10（2）：126-129.

［17］徐子亮，杨天权．康能平衡口服液治疗10例癌瘤等疾病的量子医学分析［J］．中国自然医学杂志，2004，6（4）：229-232．

［18］王儒学．量子共振检测技术临床应用1048例［J］．淮海医药，2003，21（1）：46．

［19］刘继红，燕南．量子共振检测在健康体检中的应用［J］．中国疗养医学，2008，17（6）：360．

［20］姜堪政，郑谦，袁心洲．生物电磁场对人体抗衰老与保健的效果［J］．中国实用医药，2008，3（7）：45-46．

［21］吴应军．致力中医能量医学发展——记中华生命能量养生协会创会理事长苏永安博士［J］．中国科技财富，2011（7）：122-125．

［22］朱文元，王学民，西森孝治，等．皮肤能量理论开启美容护肤新观念［J］．临床皮肤科杂志，2006，35（4）：269-272．

［23］王守东，孟凡红，陈淑娟，等．基于实例分析的中药产品拓展美国市场的启示［J］．环球中医药，2012，5（7）：532-535．

［24］李善举．邹忠全：民族本草制剂国际化的先行者［J］．中国食品药品监管，2012（4）：62-64．

［25］何云．中医药文化"走出去"落地生根——五清通体组合获多项国际认证［N］．中国质量报，2010-09-09．

［26］傅其银，薛汉阳，陈根福．光量子血疗仪及临床应用［J］．上海生物医学工程，1994（2）：39-40．

［27］张臣舜．光量子血疗仪的原理、应用和维护［J］．医疗装备，1994，7（1）：41-42．

［28］邵世宏，姚运红．干细胞、肿瘤干细胞与肿瘤的关系［J］．现代肿瘤医学，2005，13（3）：430-432．

［29］于欣，乔守怡．肿瘤干细胞研究进展［J］．中国生物工程杂志，2010，30（1）：80-84．

［30］乔渝珍，孙近仁，贾锋，等．低能量激光鼻腔照射疗法的临床应用研究［J］．应用激光，2004，24（1）：61-62．

［31］高景恒，袁继龙，王洁晴．细胞治疗在美容医学中的应用进展［J］．中国美容整形外科杂志，2010，21（1）：37-39．

［32］高景恒，袁继龙，王洁晴．细胞治疗在美容医学中的应用进展（续）［J］．中国美容整形外科杂志，2010，21（2）：110-112．

［33］王劲松，刘金超，高景恒．生态健康与生命和谐——EME生态能量金合晶及竹炭和竹炭纤维的功能与应用［J］．中国美容整形外科杂志，2010，21（6）：379-380．

［34］王劲松，刘金超，高景恒．生态健康与生命和谐——EME生态能量金合晶及竹炭和竹炭纤维的功能与应用（续）［J］．中国美容整形外科杂志，2010，21（7）：442-444．

［35］高景恒，曹孟君，刘金超，等．再生医学研究的新领域——医学研究要重视太阳、空气、水对人体生命健康的影响［J］．中国美容整形外科杂志，2010，21（8）：489-492．

［36］JOVANOVIC-IGNJATIC Z，RAKOVIC D．A review of current research in microwave resonance therapy：novel opportunities in medical treatment［J］．Acupunct Electrother Res，1999，24（2）：105-125．

［37］高景恒，王洁晴，袁继龙，等．量子医学的理论与应用——量子医学与顺势医学的发展（续）［J］．

中国美容整形外科杂志，2015，26（7）：442-444.

[38] 高景恒，王洁晴，袁继龙，等. 量子医学的理论与应用——量子医学与顺势医学的发展［J］. 中国美容整形外科杂志，2015，26（6）：379-381.

[39] 王簃兰. 量子医学在临床诊断及研究中的进展［J］. 中国医师杂志，2004，6（3）：289-291.

[40] REICHMANIS M，MARINO A A，BECKER R O. Electrical correlates of acupuncture points［J］. IEEE Trans Biomed Eng，1975，22（6）：533-535.

[41] CHEN K G. Electrical properties of meridians［J］. IEEE Eng Med Biol Magaz，1996，15（3）：58-63；66.

[42] 韩仲志，叶洪涛，黄汉明. 基于物理学中共振原理的NMR和QRS理论和应用初探［J］. 广西物理，2004，25（4）：36-38.

[43] 侯俊卿. QRS量子共振检测仪临床检测247例双盲对比分析［J］. 国外医学（肿瘤学分册），2007，27（2）：69-70.

[44] 苏同义，倪海英，朱严冰，等. QRS检测F005值对恶性肿瘤疾病定性诊断的应用价值［J］. 海南医学，1999，10（6）：134-135.

[45] 张旭良，骆健. 量子医学与量子共振仪QRS［J］. 医疗设备信息，1999（1）：54.

[46] 恽君惕，朱广瑾，刘燕，等. 量子共振检测仪在南极医学研究中的应用初探［J］. 极地研究，2002，14（1）：57-61.

[47] 吴小和，陈燕. 健康体检程序化质量控制［J］. 中国临床保健杂志，2005，8（2）：189-190.

[48] 祝焱，谢兆霞，彭捷. CQRS-Ⅱ型量子共振分析检测仪在血液系统恶性肿瘤中的应用初探［J］. 中国医学工程，2006，14（3）：279-280.

[49] 曹京敏，姜本爱，鲁开化. 量子检测在内脏功能评估中的应用［J］. 中国美容整形外科杂志，2015，26（5）：282-286.

第十六章

量子医学时代：医学如何创新发展

量子理论的发展已有100多年的历史，在此领域已诞生诺贝尔奖获得者12人。1900年12月，诺贝尔奖获得者普朗克首次提出量子概念；1913年，诺贝尔奖获得者玻尔创建了玻尔理论；1924年，诺贝尔奖获得者德布罗意提出物质波概念；1925年，诺贝尔奖获得者海森伯创立了量子理论；1926年，诺贝尔奖获得者薛丁格创立了波动理论；1928年，诺贝尔奖获得者狄拉克提出并解决了物质在高速运动时的量子理论；1930年后量子理论在物理学、化学、半导体、微电子、芯片技术、生物学、医学等领域出现广泛、深入的发展与应用。

《中国美容整形外科杂志》第25、26卷已刊出高景恒教授撰写的顺势医学与量子医学的两篇论文。量子医学是建立在量子物理学、量子力学、量子生物学、量子药理学和生命信息学的基础上的现代医学的新门类。量子医学亦是顺势医学的现代基本理论。量子及量子医学促使顺势医学划时代的革命性发展，即由宏观医学发展转化为微观医学。

第一节　量子医学的发展历程

公元前400多年，希波克拉底提出顺势医学，18世纪中叶，哈尼曼再次提出，并经临床实践验证顺势医学的正确性，并总结出四项顺势医学的古典理论：①相同者能治愈；②无穷小剂量；③自愈能力；④赫尔凌定律。上述理论受到西方医学抨击长达100余年。直到顺势医学现代理论（量子力学、量子医学）及物理学界阿伏伽德罗常数出现，才真正揭开了这一谜团。

1990年，美国、日本、新西兰三国联合研制出量子共振检测仪。1994年，中国、韩国、日本三国首次成功研发出量子化制剂。1994—1996年，徐子亮等人对量子医学进行了深入临床研究，经过了万余例检测，制定出中国人身体检测标准，并成立量子医学研究中心。该中心成为我国量子医学的发源地，使我国医学研究由宏观的细胞学领域进入微观的微粒子领域。如此，演化出量子生物学、量子中药学和量子医学。量子医学又称能量医学、波动医学和信息医学，形成顺势医学当今理论，迅速促进顺势医学的革命性发展。世界卫生组织在1979年和1997年两次公开向全球呼吁："必须研究顺势医学以补充对抗疗法西医的不足。"顺势医学是西方的自然医学，中医是东方的自然医学，两者既有共同点，又有不同点。

第二节 量子、量子物理学、量子医学的发展

一、何谓量子

量子在狭义上是能量波动的最小单位；在广义上可理解为微观世界的粒子的总称。量子也是生命源泉。"量子科技是人类的终极科学！"这是一项伟大的预言，也说明了量子科技的超凡能力。量子科技运用到哪里，哪里就会出现超乎寻常的变化和快速的发展，而这种变化和发展不仅仅是"量"的变化，而是有"质"的飞跃！量子学科自1900年首次提出已有100多年的科学发展，相关领域已出现12位诺贝尔奖获得者。微观粒子包括中子、质子、介子、电子、夸子、胶子等微粒子。其微粒子的直径是$1\times(10^{-15}\sim10^{-9})$ m，一个原子可释放出10^{10}个量子形成运动的能量波频和磁场。其微粒子的两大特性为粒性和波性，奠定人类认识物质进入微粒子或称量子层面的基础。

二、量子力学

量子力学是现代物理学的理论基础之一，是微观粒子运动规律的科学。人们对世界的认识已进入微观粒子层面（量子层面）。1905年，爱因斯坦提出的光量子假说推动量子力学的产生与发展，玻尔应用量子理论解开了氢离子光谱之谜。海森伯的矩阵力学、薛定谔的波动力学、狄拉克方程等引发众多技术革命。实际上，我国就生活在量子时代，如手机、电脑、电视到核能技术、航天航空、卫星、遥感等均离不开量子理论，量子力学的应用无处不在。其已超出现代物理学范畴，进入信息、量子信息、量子纠缠、量子通信、量子密码乃至量子计算机等时代技术。21世纪量子理论发展三大热门是生命、信息、材料。在量子理论基础上已诞生出量子理论、量子电子学、量子光子学、量子通信、量子化学以及新兴的量子医学，这必将推动和促进

医学模式向社会-心理-生物医学模式转变及中西医结合。

三、量子医学

量子医学是建立在量子和量子力学、量子生物学、量子药学、生命信息学等的基础上的一门新兴医学科学。它是根据量子物理学理论展开的医学，是通过测定分析生物体所释放的振动频率大小（即微磁场波动能量），进行诊断与治疗的医学，亦称波动医学。它是通过量子力学原理来解析生物体的微磁场变化，从而诊断人体各种疾病及亚健康状态，称为量子医学。进入21世纪以来，生命科学进入量子时代，这是科学的伟大革命性进步，量子医学成为一门新兴且广泛发展的医学，新兴的发展中的美容医学有着广阔的发展空间。它是以量子物理学、医学、生物学知识为基础，运用量子力学的原理来揭示人体内微弱的生物磁场变化，从而预测疾病和亚健康状态，并延伸到药学、健康学、社会学、心理学、美容医学、长寿医学等多个领域。

量子生物学认为生物体是由量子构成的。量子力学解释，生物体的所有物质由原子组成，原子由质子、中子、电子等组成，上述所有粒子具有微弱磁场，这种磁场是由电子围绕原子核旋转产生的。这些微弱磁场能量中带有不同的健康或疾病的信息，即对不同的振动频率加以量化，称量子医学。不同振动频率构成不同的细胞、组织、器官、系统。

如此，人体发病首先是由于电子的旋转运动发生改变，与其相伴的微弱磁场发生异常，由原子到分子、由分子到细胞、由细胞到组织器官，疾病也就发生了。

量子医学的量子能量波是治疗疾病、修复损伤、逆转衰老和促进年轻化的主要武器。古代的治疗学是中医学治疗时代，近代是西医学治疗时代，未来是量子医学治疗时代。当前是量子医学出现、起步、发展的时代。

量子是一种非连续运动能量波的微粒子。它具有两大特性，即微粒子特性和高频能量波特性。微粒子特性是指量子是比原子核和电子还小，比纳米更小的微粒子，因此，量子很容易进入人体的细胞内；高频能量波特性是指量子能每秒有高达上亿次的振动，形成高频能量波，并与人体细胞磁场能量波形成共振和传导，清除毒垢，纠正磁场波动混乱的细胞，并修复受损细胞。量子化的药物进入体内后药效有上千倍的增长；量子疗法针对全身和整体，它是采用量子能量波激发人体自愈系统和自我修复功能，达到快速、安全、自然、温和地根治疾病，逆转衰老，促进年轻化。

量子医学的核心是实现人体健康的四大平衡：酸碱平衡、元素平衡、微弱磁场平衡和心态平衡。健康就是平衡与和谐，反之，病态就是失衡、不和谐。

简明扼要地说，量子医学是利用量子物理学的理论和方法研究人体生命现象的医学科学。其价值有4个方面：①使医学研究从细胞转化为微粒子（量子）层面。②进一步解释了微观状态和宏观状态的医学模式的区别和内涵。③解除了医学领域内的哲学争论。其解决了医学中对错的争论问题，且存在视野角度不同的本质区别。例如，中医主宏观视角，西医主微观视角，两者的立场决定了两者观察问题的结果不同，而量子医学可以使二者联合并有机结合。④微观状态的微粒子和宏观状态的症状有机结合等，可早期诊断疾病，根治疾病，温和地从整体上根除疾病，实现病因治疗和中西医结合。

第三节 量子医学的检测、诊断与治疗

一、量子共振检测仪

依据量子力学（量子理论或量子物理学）的理论开发、研究与应用在医学诊断和治疗的新技术，其主要应用在以下三个方面：①光量子血疗仪（ultraviolet blood irradiation and oxygenation，UBIO）；②磁共振成像仪（magnetic resonance imaging，MRI）；③量子共振检测仪（quantum resonance spectrometer，QRS）。我国第一台QRS量子共振检测仪在2001年5月2日由重庆天基权成功研制。

人类对物质结构的认识已由宏观世界进入微观世界，由细胞、组织和器官宏观发展进入粒子和量子的微观世界，原子运动空间产生电场、磁场和力场，并传递着电磁共振波和信息。因此，生物体都是带电、带磁、带波的信息体。量子共振检测仪就是根据上述原理研制开发的微观粒子层（亚原子层或量子层）的医疗诊断治疗仪器和技术。

微波共振治疗（microwave resonance therapy，MRT）是量子医学的基本技术。量子医学治疗学的基本原理是利用微波共振原理，通过电磁辐射（electro magnetic radiation，EMR）刺激到手或足的皮肤穴位。通过辐射频率、能量、操作时间、治疗期、次数、个性的特殊指征等，88%的患者单次治疗有效率达85%。

量子共振检测仪和人体的两个相同波相遇时会发生共振，其发出共振信号是单位共鸣音，表示人体健康；两个波长不同的波相遇时不会发生共振，所产生的非共振信号是共鸣音和非共鸣音同时出现，表示人体处于非健康状态。QRS检测数值范围为$-22\sim+22$。当人体器官患病时，QRS检测产生非共鸣音和以负值（－）形态表达，其负值越大，病情越重；人体健康检测用正值（＋）表示，正值越大，功能越佳。人体头发、体液、皮肤等都处在生命体的磁场中，可体现人体的生命信息、情况和状态。大量的临床研究验证其阳性率（准确性）可达到90%以上。

QRS可在数分钟内精确测出人体5300种物质的生理反应和变化，可提供大量身体健康数据，进行全方位的健康、亚健康病态检测。其与MRI比较，有如下特点：

1. QRS和MRI两者均应用共振的物理原理。

2. QRS体积小，重量轻（主机重7.5 kg），便于携带，检测极稳定。

3. QRS对检测环境无特殊要求，适用于医院内部活动检测。

4. QRS检测无创、快速、简捷、准确，手握检测杆，可测出人体各部位的健康状况，单项检测1 min即可获得结果。

5. QRS特别适合老年人、儿童的健康检查。

6. QRS对肿瘤的检查具有极高的灵敏度，只要有5个肿瘤细胞时就可测出，而MRI检测肿瘤则需要有$1\times(10^8\sim10^9)$个肿瘤细胞才能测出。

因此，利用QRS检测可大大提高对肿瘤的诊断率。

量子共振检测仪出现后，临床诊断、治疗由宏观细胞层次进入微观粒子层次（微粒子层面），该仪器检测可在早期发现体内有5～10个癌细胞，阳性率达90%以上。量子医学诊断早于心理诊断，心理诊断早于中医诊断，中医诊断又早于西医诊断。如此，量子、心理、中医、西医为先后诊断规律。西医诊断时需要在动物实验和病理学上找到根据，但其忽略了"身""心""灵"的变化。

二、量子医学的诊断与治疗

地球中水占70%，人体中水也占70%，体内的一切生物化学反应场在体液（水）中进行，与水接触的所有代谢物由于水的记忆性被赋予其磁场性能，水出现磁化（即量子生命液），这种磁化的水会迅速进入细胞内发挥其生命体电、磁、波场的小宇宙的功效——天、地、人合一。经磁化的水再用矿泉水稀释200～1000倍即可饮用，经胃肠吸收，进入细胞内，矫正异常磁场，达到治疗疾病的目的。

10多年前，莫斯科研究人员研制出一台米尔塔的仪器，将电磁场作用与激光、红外辐射结合到一起，磁场提高组织活性，激光渗透到组织深处，起光化学反应，提高机体免疫力。其治疗慢性胃十二指肠溃疡、胰腺炎、肾炎，已有96例取得好的效果；其治疗159例心肌缺血病例，疗效达90%；对支气管哮喘、动脉硬化、心肌缺血等病例疗效满意。

三、量子化药物治疗

量子医学治疗的核心思想是无穷小剂量（阿伏伽德罗常数），其揭开了量子（微粒子）的谜团，使人类摆脱药物危害，并节约了资源，1 g纯药采用无穷小剂量，可供几千万人使用1年。同时保持和提高疗效，消除毒副作用。临床上实现了"三增强""四调节"和"五对抗"。"三增强"指增强基因修复能力、增强干细胞的再生能力、增强组织和器官的功能。"四调节"指神经系统的调节、内分泌系统的调节、免疫系统的调节、新陈代谢的调节。"五对抗"指抗感染、抗肿瘤、抗辐射、抗疲劳、抗衰老。

1. 药物治疗的特点

（1）"相同"疾病需要多种不同药物治疗，同一种药物可治疗不同疾病。

（2）药物经多次稀释和振荡制成稀释化和活性化药物。

（3）药物稀释至12次或振荡次数更高时，已超出阿伏伽德罗常数（10^{-23}）。其药物无原药成分，但疗效已超出稀释和振荡前。稀释和振荡次数越多，疗效越强。

（4）经稀释和振荡的药物，药物排毒功能增强。

（5）研究证明，本无药效的食物、盐、某些金属等，经稀释和振荡后，同样能产生一定疗效。

2. 药物的制作技术　量子化药物是自然界的物质制成的，包括植物、矿物、动物、微生物等。1897年，美国制定并出版第一部药典，1994年已出版第九版药典。我国量子顺势医学中的药物制备执行美国药典标准。量子化药物母液及其制作技术如下：

（1）将精制药器皿进行清洗和消毒，洗净、风干、切碎或磨碎药物。

（2）母液的制作：将经上述处理的药物浸泡，取1份加9份95%乙醇浸泡2~4周，经过滤、挤压出的液体静止48 h后形成母液。

（3）将母液经稀释和振荡制成量子化药物（液体）。其具体有4种技术：①赫尔凌十进位比率稀释法（X法）；②哈尼曼百进位比率稀释法（C.CH法）；③柯尔萨科夫百进位比率稀释法（K.CK法）；④50次千进位比例稀释法。

3. 药物的量子化　药物量子化后，其药效可上千倍地增长，而且可实现人类的整体疗法，拥有"一药治多病，一病多药治"的特征。

量子化药物主要是以中药（植物）为原料，利用高端的量子医学科学技术和量子磁化技术研制而成。目前国内量子化药物有五清通体液、量子生物外用涂抹乳剂、康能平衡口服液、量子毒垢清除剂——丹梅净、量子抗衰再青春能量素、量子GH细胞再生素、量子营养生命再生素（LIFE-HGH）、量子硒等。

第四节　量子医学的未来

　　量子是生命的源泉。量子是能量波动的最小单位，也是微粒子的总称。量子科技是人类的终极科学。量子科技自1900年由普朗克首先提出，至今量子科技发展了100多年，已涌现12位诺贝尔奖获得者，证明了微粒子包括中子、质子、电子、介子、夸子、胶子等。电子围绕原子核（质子、中子等）旋转而产生能量，产生电场、磁场和波场。

　　量子医学亦称波动医学、能量医学、信息医学。量子是微粒子能量改变的最小单位，是小于纳米的微粒世界。量子医学有别于西医和中医，是独立、完整、良好、全新的医学体系，是西医和中医以外的另类医学——第三医学，是中西医结合的桥梁，标志着医学发展进入量子/微粒子层面。

第五节　医学如何创新发展

一、医学学科创新发展的到来

　　长寿和年轻化是全人类的两大心理需求，也是全人类大健康的需求。

　　21世纪是知识经济时代，也是第四次工业革命时代。知识经济的生命和源泉在于创新。当今也是伟大变革时代，最需要的是创新和创新人才的出现。创新意识、创新素质、创新教育、创新思维、创新视野、创新精神、创新方法的到来推动了时代的发展。创新就要淘汰旧观念、旧技术、旧体制；培养新观念、新技术、新体制；创新是一切事物发展的本质，一切事物都要创新，有创新才能有发展。要实现创新，必须培养创新人才，利用科技和科技创新管理人才。临床医学要创新，其人才必须掌握临床的基本知识和丰富的实践经验。为能具备上述知识和经验，在临床实践中要努力做到多听、多看、多学、多想，实现学习是基础、实践是根本、思考是关键的基本原则。方法是一把钥匙，把握钥匙就要学会运用逻辑方法思考问题，提高思维能力就要学习哲学，培养哲学思维。

二、学科发展的"规律""途径"及"方式"

《再论美容医学学科发展建设的基本问题》一文中论述了美容医学的两大任务、三项原则和五大技术发展问题。这里进一步描述学科创新发展的"规律""途径"和"方式"。

(一)规律

医学发展随着社会科学、人文科学和自然科学发展而发展。换句话说,就是上述三大科学发展成果不断向医学渗透。这种渗透方式表现在物理(各种诊断、治疗、设备等)、化学(药物等)和生物学(再生医学等)方面。其表现形式是以微创或无创技术为主要形式而发展的,外科手术是局部疗法。樊代明院士曾在西安二次整合医学会议上说:"有人说再等50~100年外科手术会自灭,你信,我信!"

(二)途径

"医学发展依赖于试验研究,其最终结果依靠人体实验,但以不损害患者利益为第一位!"这是世界伦理学宣言(《赫尔辛基宣言》)的结论。医学发展是依靠人体实验作为最终结果,但以不损害患者利益为第一位,即实践是检验真理的唯一标准,这是我国中医学的基本原理。上述认知如何深入理解并在实践中执行是需要各级人才认真考虑和贯彻的问题。尤其是对科技和科技管理两类创新人才的一项严重挑战,如此才能紧跟第四次工业革命大发展的需要。医生的科技医疗水平是从患者身上学来的,医师再用从患者身上学到的技术服务于患者,这就是辩证法和哲学思想。我国的三位诺贝尔奖获得者就是遵循于这个原理、思维而获得成功的。

(三)方式

鼓励探索,宽容失败,尊重个性,敢为人先;科学的本质是批判,而学术交流在于质疑,能证伪的问题才是科学的问题;学术争鸣是学术原生态建设的灵魂。

总之,上述学科创新发展的核心是创新人才的培养与出现。创新人才主要是指科学技术创新发展的主体是人才。主体的出现与培养也必须具备创新发展的外环境。其外环境的创新是指创新人才在创新过程中首先要遵守和执行创新"规律",然后通过创新"途径"和创新"方式",从而实现创造过程的创新发展。创新的主体是创新人才。首先是知识的创新,"知识经济"的创新。知识的创新是创新人才收集文献,整理、分析、总结文献,确定创新方向与目标,创新课题和创新条件与方法,得出结果和结论。这个过程就是知识经济从研究到应用的全过程。创新是一切事物发展的本质。随着第四次工业革命的大发展,美容医学市场不断繁荣壮大，中国大健康不断发展。复杂高端的再生医学、抗衰老医学、顺势医学和量子医学也会快速地进入大发展之中，从而促进医学科学的大发展，实现和满足人们年轻、美丽、健康、长寿的心理需求；实现医学学科的整合医学的大发展——美容医学，或称为第四医学，即临床、康复、预防以外的另一类医学学科的大发展。

三、知识经济的发展与创新

1984年，我国学者段纪宪首次在《世界经济导报》上报告"知识经济"的概念。1986年，我国学者王光铸、李宝泰在《光明日报》上报道诠释了"知识经济"的概念。1990年10月，国外学者托夫勒提出"知识经济"的知识是基础。1994年，温斯洛和布拉马正式出版知识经济专著，此后，知识经济的概念被广泛应用。

（一）知识经济的定义

知识经济不仅是信息经济、数学经济、网络经济，也是一种智力经济。智力是主要劳动力，知识分子是主要劳动者，知识经济是建立在高端技术基础之上的。因此，知识经济是一种高端技术经济，是一种"软"经济；知识经济又是一种生态经济，是一种持续发展的经济。因此，知识经济是多种经济形式的代表经济。"知识就是力量"需要不断发展创新。

知识经济是一种新的经济形态，是以知识为基础的经济。知识经济是一个时代的标签，就世界范围而言，少数先进国家已率先进入知识经济时代，也就是说世界已开始进入知识经济时代，并会在21世纪下半叶全面进入知识经济时代。

（二）知识与创新

知识是在不断的发展中创新的，而创新中的知识才能不断发展。知识创新的结果从哲学上讲是一种推陈出新的活动，包括创新事物、创新理论、创新方法，超越旧事物、旧理论、旧方式，创造和强调新颖性和独特性。创造具有首创性，创造发明成果，而创新是执行一种新方案。创新与发明、发现也不同。创新是发明的充分条件，是第一次商业化应用（产业化），而发明是创新的必要条件；科学发现和技术发明是科学知识与技术知识的创造，是创新的知识来源。创新的关键是知识创新，知识创新将成为首要的创新。

（三）知识经济需要创新

知识经济离不开创新，创新需要良好的政策、文化、精神氛围，持续的创新必将促进知识经济的持续发展。

创新体系的主要功能是知识创新、技术创新，知识依赖和知识应用。创新的基本任务是形成和保持强大的创新力，加速最新科技知识的传播，全面推进知识和技术的转移。创新是知识经济的源头，必须重视各方面的创新，在创新中求发展，在发展中不断创新，迎接21世纪知识经济的真正到来，实现知识经济的革命性发展。创新是一切事物发展的本质，学习需要创新，搞科学技术研究需要创新，创新是知识的生命源泉和灵魂。

四、创新与创新人才

不断实现创新发展必须具备科技发展的创新人才和创新管理人才。管理人才是为科技创新人才创造创新的外环境，或称创新条件，是为创新服务的。只有具备上述两类人才，才能顺利实现创新发展。

（一）科技发展创新人才的培养

科技发展创新人才的培养是从知识的获取开始的，科技知识的获取是一个不断积累的过程，即小学、中学、大学、研究生到专科专业教育的全过程。这包括基础教育、理论教育、实践教育（理论与实践结合）。知识是从收集研究方向的文献、整理归纳文献、撰写综述、文献复习、学习国内外进展等知识整理过程中获得的。在此基础上进一步确立个人的研究课题，配合管理人才创建实施研究课题，最终使研究成果市场化。美容医学人才培养的重点是临床应用，即对临床知识能力的培养（应用型人才的培养）。国家已明确美容医学属于产业医学。美容医学的服务对象是健康人群，服务的目的是满足全人类长寿、年轻化的两大心理需求；其属性是为人类服务的产业，是服务人类的特殊性产品（包含涉及人类伦理道德的问题），符合《赫尔辛基宣言》之伦理的要求。从上述意义上讲美容医学人才培养具有更高的科技创新人才要求和更高的创新人才标准。在医学实践中，只有不断涌现管理和科学实践两类人才，医学领域才能不断出现创新人才，由此知识才能创新，知识的力量才能不断增长。

中国科学院和工程院院士裘法祖教授告诫青年医师：要勤于学习，善于实践，勇于探索，敢于创新，做人要知足，做事要知不足，做学问要不知足。如此，才有培养自己成为人才的可能。

（二）创新管理人才的造就

21世纪人类进入知识经济时代，知识经济时代的重点是创新，创新需要创新人才，而创新人才离不开创新管理人才的支持与协助。因此，创新既需要创新人才，又需要创新管理人才。

总之，知识经济时代化的管理核心是知识的管理，知识的管理离不开创新。管理是对资源进行有效的整合，每次整合都是管理理论的发展和创新。因此，管理的结果本质是创新，知识经济时代化管理的重点是创新。管理的创新人才需要在创新中造就，创新管理人才是不可缺少的。当今的创新时代的到来必然造就一大批创新人才和创新管理人才，科技创新人才是主体，科技创新管理人才是科技创新发展的外环境，主体和环境两者是不可或缺的，如同组织离不开细胞。两者是知识经济时代的生命源泉和灵魂。

（高景恒　鲁开化　袁继龙　臧培卓）

参考文献

[1] 高景恒，王洁晴，王忠媛，等. 迅速促进我国顺势医学体系的科学发展：抗衰老与美容医学的顺势医学专业化发展 [J]. 中国美容整形外科杂志，2014，25（12）：756-759.

[2] 高景恒，王洁晴，王忠媛，等. 迅速促进我国顺势医学体系的科学发展：抗衰老与美容医学的顺势医学专业化发展（续）[J]. 中国美容整形外科杂志，2015，26（1）：57-59.

[3] 高景恒，王洁晴，王忠媛，等. 迅速促进我国顺势医学体系的科学发展：抗衰老与美容医学的顺势医学专业化发展（续）[J]. 中国美容整形外科杂志，2015，26（2）：122-125.

[4] 高景恒，王洁晴，袁继龙，等. 量子医学的理论与应用——量子医学与顺势医学的发展 [J]. 中国美容整形外科杂志，2015，26（6）：379-381.

[5] 高景恒，王洁晴，袁继龙，等. 量子医学的理论与应用——量子医学与顺势医学的发展（续）[J]. 中国美容整形外科杂志，2015，26（7）：442-444.

[6] 高景恒，王洁晴，袁继龙，等. 量子医学的理论与应用——量子医学与顺势医学的发展（续）[J]. 中国美容整形外科杂志，2015，26（8）：509-512.

[7] 王巍. 试论量子理论与中医药现代化 [J]. 世界科学技术，2002（3）：17-21.

[8] 李基文. 量子医学在医学应用中的进展 [J]. 职业卫生与应急救援，2002，20（4）：180-181.

[9] 史新中. 量子医学的发展及临床应用 [J]. 东南国防医药，2006，8（2）：157-158.

[10] 安会波，王青霞，魏艳苏，等. 量子医学临床应用进展 [J]. 河北医药，2009，31（7）：856-858.

[11] 王篯兰. 量子医学在临床诊断及研究中的进展 [J]. 中国医师杂志，2004，6（3）：289-291.

[12] 杨慧，丁良，岳志莲. 纳米生物技术在医学中的应用 [J]. 生物技术通报，2016，32（1）：49-57.

[13] 燕南，刘继红，朱红宇，等. 量子共振法对2428例体检人群胰腺疾病的筛查 [J]. 中国疗养医学，2010，19（9）：838-840.

[14] 郭芝芳，师建国，刘飞虎，等. 量子共振检测幻觉症状诊断价值的初步研究 [J]. 中国行为医学科学，2008，17（6）：537-538.

[15] 侯耀芳，唐一源，张雪. EDSD的原理及实验概述 [J]. 医疗设备信息，2005，20（6）：36-37.

［16］刘岩，高炳爱．生物共振治疗慢性荨麻疹的疗效评价［J］．中国现代医药杂志，2010，12（12）：92-93．

［17］师建国，罗园园，刘飞虎，等．量子共振检测情感障碍诊断价值的初步研究［J］．中国民康医学，2009，21（8）：797-798．

［18］罗园园，刘飞虎，郭芝芳，等．量子共振检测注意障碍、记忆障碍诊断价值的初步研究［J］．中国医学创新，2009，6（17）：41-43．

［19］房彦军，宁保安，高志贤．量子点荧光探针在生物医学中的应用进展［J］．解放军预防医学杂志，2009，27（3）：224-226．

［20］丁玲，刘鹏，钟婷，等．量子点的制备及其在生物医学中的应用进展［J］．化工进展，2010，29（8）：1681-1686．

［21］何介元，何斯．新骨膜奇穴疗法［J］．中国临床康复，2003，7（11）：1664-1665．

［22］侯耀芳．量子共振检测仪的原理及在不同年龄层人群中的应用［D］．大连：大连理工大学，2006．

［23］程永梅，燕南．量子共振检测（QRS）与报告单解析［J］．中国疗养医学，2011，20（11）：1021．

［24］徐子亮，杨天权．康能平衡口服液治疗10例癌瘤等疾病的量子医学分析［J］．中国自然医学杂志，2004，6（4）：229-232．

［25］徐子亮，阮笑芬，孙博文．康能平衡口服液对乳腺癌术后的应用［J］．中国自然医学杂志，2008，10（2）：126-129．

［26］陈树祯．顺势疗法：21世纪人类征服疾病的武器（修订版）［M］．北京：中国环境科学出版社，2011．

［27］朱栋培．量子力学基础［M］．合肥：中国科学技术大学出版社，2012．

［28］姚鼎山，张朝伦，田小兵．生命在于和谐：生态健康之路［M］．北京：化学工业出版社，2006．

［29］高永献．现代顺势医学［M］．北京：中国中医药出版社，2014．

［30］江本胜．水知道答案［M］．猿渡静子，译．海口：南海出版公司，2004．

［31］康继周．康氏信息医学：中医学、西医学、顺势医学三融合［M］．北京：中医古籍出版社，2008．

［32］希波克拉底．希波克拉底文集［M］．赵洪钧，武鹏，译．北京：中国中医药出版社，2007．

［33］马文熙，林蔚茜，汪义亮，等．抗衰老与健康［M］．南京：东南大学出版社，2014．

［34］曹景敏，吴传成．抗衰老美容医学［M］．天津：天津科学技术出版社，2014．

［35］ROBERT GOLDMAN，RONALD KLATZ．抗衰老革命［M］．王汝祥，SHI C Y，董丽君，等译．沈阳：辽宁科学技术出版社，2005．

［36］刘奇，刘雪平．抗衰老学［M］．北京：军事医学科学出版社，2006：137-139．

［37］王玉帅．自然疗法大全［M］．北京：中国华侨出版社，2010．

［38］RAINER H. Treatment of back pains with biophysical quantum medicine. Is the biofield test a medically necessary diagnostic technique? ［J］. Versicherungsmedizin，2015，67（2）：92-93.

［39］李国红．知识经济与创新［J］．现代情报，2001（5）：65-67．

［40］耿允玲，徐豪．知识经济与创新人才［J］．现代情报，2003，23（4）：140-143．

［41］裴法祖. 临床外科医生如何创新［J］. 中华外科杂志，2004，42（12）：705-706.

［42］王强. 哲学与科技创新能力的关系［J］. 理论前沿，2003（19）：21-24.

［43］刘鲁明. 新世纪中医药学科发展与创新［J］. 科技通报，2000，16（z1）：111-116.

［44］薛飞，王秋萍，王锦玲，等. 如何培养医学研究生的创新性探讨［J］. 中国误诊学杂志，2007，7（27）：6547-6548.

［45］张廷卫. 知识创新与教育创新浅析［J］. 读写算：教育教学研究，2013（22）：59.

［46］阮琼英，朱智敏. 知识经济时代中国原始型创新能力的培育［J］. 现代管理科学，2017（9）：82-84.

［47］崔绪治，黄辛隐. 知识经济与创新［J］. 江南社会学院学报，1999，1（1）：43-46.

［48］KANEVSKY J，CORBAN J，GASTER R，et al. Big Data and Machine Learning in Plastic Surgery： A New Frontier in Surgical Innovation［J］. Plast Reconstr Surg，2016，137（5）：890e-897e.

［49］DOLEZAL L. The Body, Gender, and Biotechnology in Jeanette Winterson's The Stone Gods［J］. Lit Med，2015，33（1）：91-112.

［50］NAHAI F. Aesthetic innovations： is the tail wagging the dog?［J］. Aesthet Surg J，2015，35（3）：349-351.

［51］THOMA A，KAUR M N，HONG C J，et al. Methodological guide to adopting new aesthetic surgical innovations［J］. Aesthet Surg J，2015，35（3）：308-318.

［52］WANG Y，KOTSIS S V，CHUNG K C. Applying the concepts of innovation strategies to plastic surgery［J］. Plast Reconstr Surg，2013，132（2）：483-490.

［53］SPYROPOULOU G A，FATAH F. Decorative tattooing for scar camouflage： patient innovation［J］. J Plast Reconstr Aesthet Surg，2009，62（10）：e353-e355.

［54］MAIO M D. The minimal approach： an innovation in facial cosmetic procedures［J］. Aesth Plast Surg，2004，28（5）：295-300.

［55］DARDOUR J C. Tonsure reduction. Principles and innovation： scalp lift［J］. Ann Chir Plast Esthet，1989，34（3）：234-242.

编后语

    随着医学科学的发展，中国自20世纪90年代以来，关于美容医学已先后出版《医学美容学》《美容外科学》《美容皮肤科学》《美容牙科学》《美容中医学》《医疗美容技术》以及《微整形注射美容》等专著，而《中国美容内科学》是首次出版。

    《中国美容内科学》共16章，包括基础知识部分6章、技术部分（实用性）5章、进展部分（创新性）5章。进展部分突出撰写再生医学、抗衰老医学、顺势医学和量子医学。量子医学是21世纪征服人类疾病、保障健康的有力武器，是人类科学技术，尤其是医学科学技术的一场革命性和创新性发展，也意味着美容量子医学时代的到来，为健康中国增添新的医学技艺。在量子医学、量子纠缠、无穷小剂量、阿伏伽德罗常量（定律）、微粒子、暗物质、暗能量等领域会有新的发展空间，今后会为本书的再版增添新的内容。

    谢谢！

主编

2021年9月18日